口颌面美学
从宏观到微观

Dentofacial Esthetics
From Macro to Micro

QUINTESSENCE PUBLISHING

Berlin | Chicago | Tokyo
Barcelona | London | Milan | Paris | Prague | Seoul | Warsaw
Beijing | Istanbul | Sao Paulo | Sydney | Zagreb

Dentofacial Esthetics

From Macro to Micro

口颌面美学

从宏观到微观

主编 ［美］戴维·M. 萨维尔（David M. Sarver）

主审 刘伟才

主译 王 璟 彭怡然 李 晅

北方联合出版传媒（集团）股份有限公司

辽宁科学技术出版社

沈 阳

图文编辑

张　浩　刘玉卿　肖　艳　刘　菲　康　鹤　王静雅　纪凤薇　杨　洋　戴　军　张军林

图书在版编目（CIP）数据

口颌面美学：从宏观到微观/（美）戴维・M. 萨维尔（David M. Sarver）主编；王璟，彭怡然，李晅主译. —沈阳：辽宁科学技术出版社，2025.9
ISBN 978-7-5591-3361-8

Ⅰ. ①口… Ⅱ. ①戴… ②王… ③彭… ④李… Ⅲ. ①颌面—美容术 Ⅳ. ①R622-64

中国国家版本馆CIP数据核字（2024）第013964号

出版发行：辽宁科学技术出版社
（地址：沈阳市和平区十一纬路25号　邮编：110003）
印 刷 者：深圳市福圣印刷有限公司
经 销 者：各地新华书店
幅面尺寸：210mm×285mm
印　　张：31.5
插　　页：4
字　　数：630千字
出版时间：2025 年 9 月第 1 版
印刷时间：2025 年 9 月第 1 次印刷
出 品 人：陈　刚
责任编辑：苏　阳
封面设计：袁　舒
版式设计：袁　舒
责任校对：李　硕

书　　号：ISBN 978-7-5591-3361-8
定　　价：498.00 元

投稿热线：024-23280336
邮购热线：024-23280336
E-mail: irisin0120@163.com / cyclonechen@126.com
http://www.lnkj.com.cn

关注辽科口腔好书

咨询客服

主审简介
Reviewer

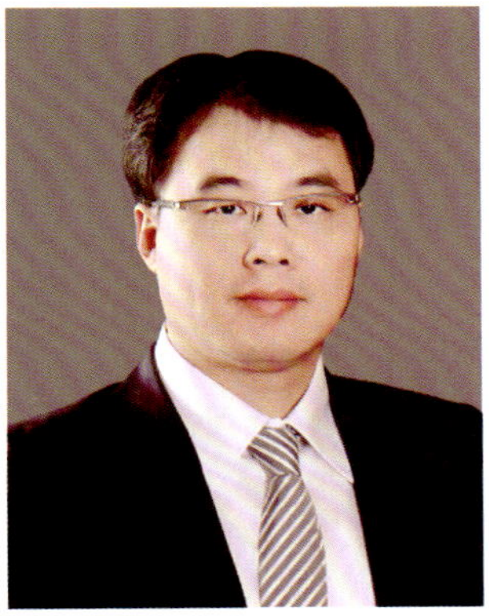

刘伟才

口腔医学博士，主任医师，同济大学口腔医学院教授、博士研究生导师。现任同济大学附属口腔医院数字化口腔诊疗中心主任、口腔技工工艺教研室主任。中华口腔医学会口腔美学专业委员会常务委员，中华口腔医学会口腔修复学专业委员会常务委员；中华医学会医学美学与美容学分会美容牙科学组副组长；数字化口腔产业分会（CSDDI）副主任委员，上海市口腔医学会理事，上海市口腔医学会口腔修复学专业委员会主任委员。《中华口腔医学杂志》《口腔医学杂志》编委。

主译简介
Translators

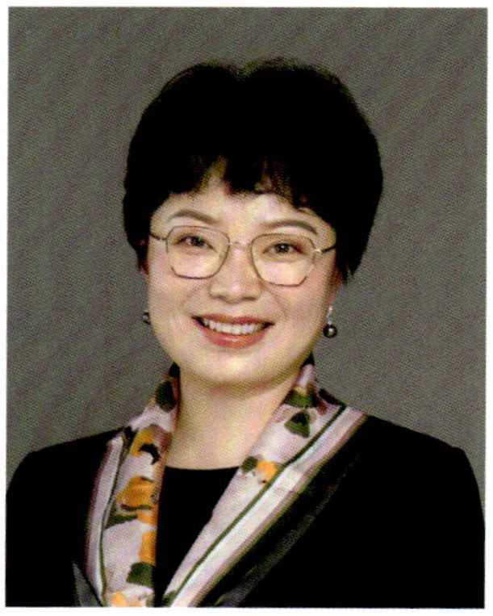

王　璟

口腔医学博士，副主任医师，同济大学副教授、硕士研究生导师。2012年毕业于四川大学华西口腔医学院正畸系，获口腔医学博士学位。现任同济大学附属第十人民医院口腔正畸亚学科负责人。中华医学会医学美学与美容学分会委员；上海市口腔医学会口腔正畸专业委员会委员，上海市口腔医学会口腔美学专业委员会委员。中国大众文化学会口腔文化专业委员会副主任委员，口腔文化创新与大众传播学组组长。

擅长各类儿童及成人牙颌面畸形的矫治。长期从事口腔正畸学的临床、教学、科研工作，具有丰富的经验和独到的见解。作为负责人主持国家自然科学基金项目1项，省部级基金项目1项，教育部育人项目1项，上海市局级课题项目4项，同济大学校级课题项目2项，院级课题项目4项。作为主要研究者参与完成国家自然科学基金项目4项，省部级基金项目2项。以第一作者或通讯作者身份在*JDR*、*MAT SCI ENG C*、*J MATER CHEM B*等期刊发表专业论文30余篇。编著学术专著《早期矫治诊疗思维与技术》，主编英文专著《Mesenchymal Stem Cells and Craniofacial Regeneration》，主译英文专著《儿童牙外伤诊疗指南》《无托槽隐形矫治中的难点与对策》，参编专著《口腔正畸隐适美隐形矫治技术》《口腔种植影像学》《Osteogenesis》。

主审简介

Reviewer

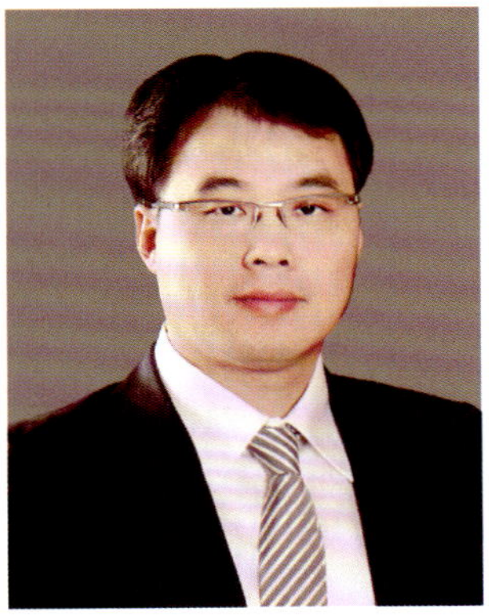

刘伟才

口腔医学博士，主任医师，同济大学口腔医学院教授、博士研究生导师。现任同济大学附属口腔医院数字化口腔诊疗中心主任、口腔技工工艺教研室主任。中华口腔医学会口腔美学专业委员会常务委员，中华口腔医学会口腔修复学专业委员会常务委员；中华医学会医学美学与美容学分会美容牙科学组副组长；数字化口腔产业分会（CSDDI）副主任委员，上海市口腔医学会理事，上海市口腔医学会口腔修复学专业委员会主任委员。《中华口腔医学杂志》《口腔医学杂志》编委。

主译简介
Translators

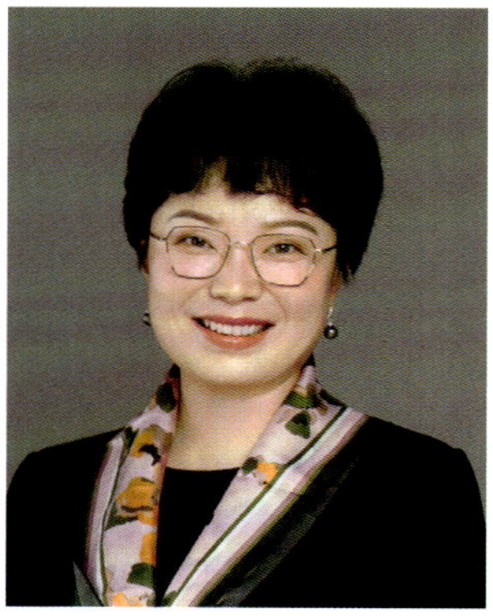

王　璟

口腔医学博士，副主任医师，同济大学副教授、硕士研究生导师。2012年毕业于四川大学华西口腔医学院正畸系，获口腔医学博士学位。现任同济大学附属第十人民医院口腔正畸亚学科负责人。中华医学会医学美学与美容学分会委员；上海市口腔医学会口腔正畸专业委员会委员，上海市口腔医学会口腔美学专业委员会委员。中国大众文化学会口腔文化专业委员会副主任委员，口腔文化创新与大众传播学组组长。

擅长各类儿童及成人牙颌面畸形的矫治。长期从事口腔正畸学的临床、教学、科研工作，具有丰富的经验和独到的见解。作为负责人主持国家自然科学基金项目1项，省部级基金项目1项，教育部育人项目1项，上海市局级课题项目4项，同济大学校级课题项目2项，院级课题项目4项。作为主要研究者参与完成国家自然科学基金项目4项，省部级基金项目2项。以第一作者或通讯作者身份在*JDR*、*MAT SCI ENG C*、*J MATER CHEM B*等期刊发表专业论文30余篇。编著学术专著《早期矫治诊疗思维与技术》，主编英文专著《Mesenchymal Stem Cells and Craniofacial Regeneration》，主译英文专著《儿童牙外伤诊疗指南》《无托槽隐形矫治中的难点与对策》，参编专著《口腔正畸隐适美隐形矫治技术》《口腔种植影像学》《Osteogenesis》。

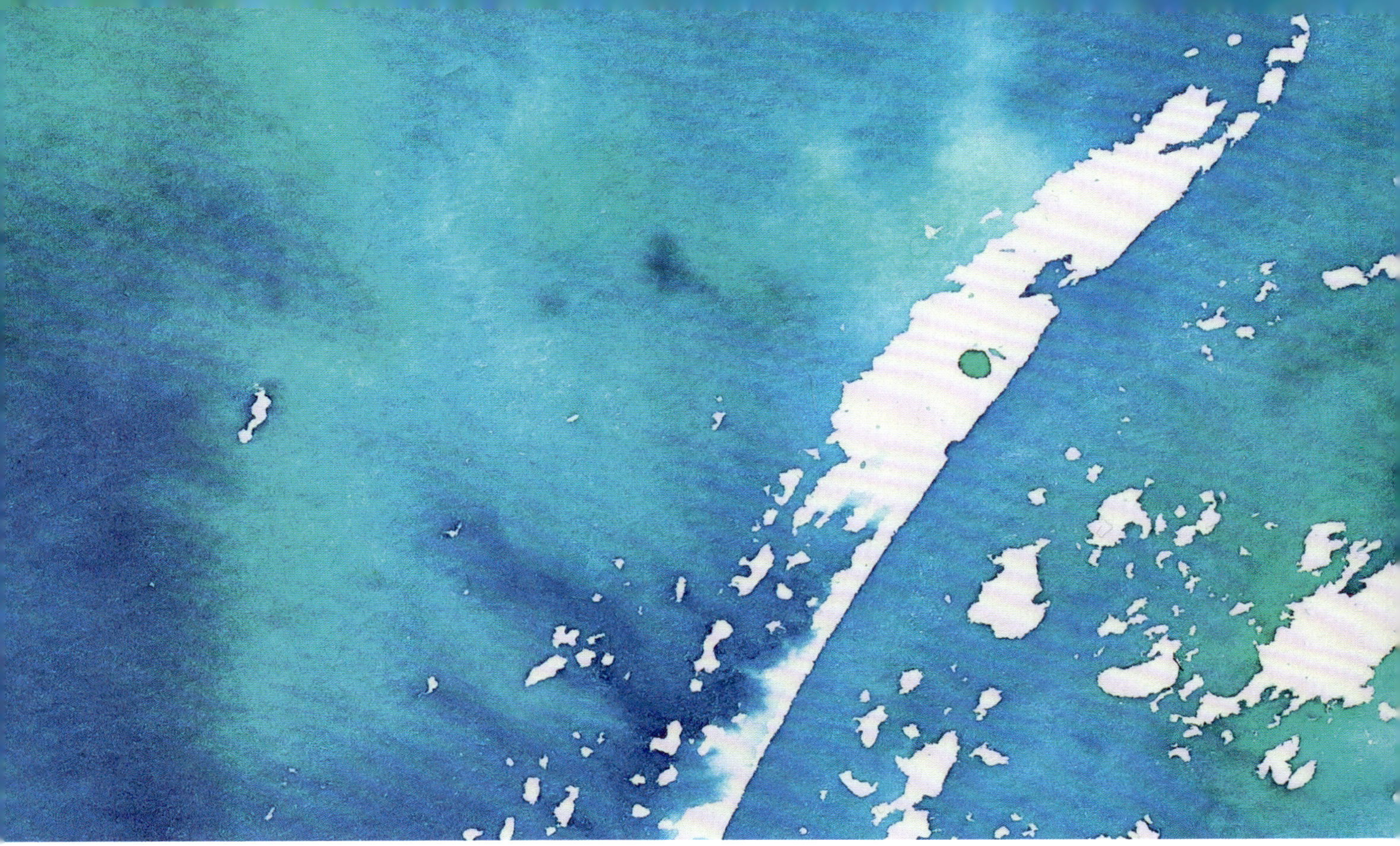

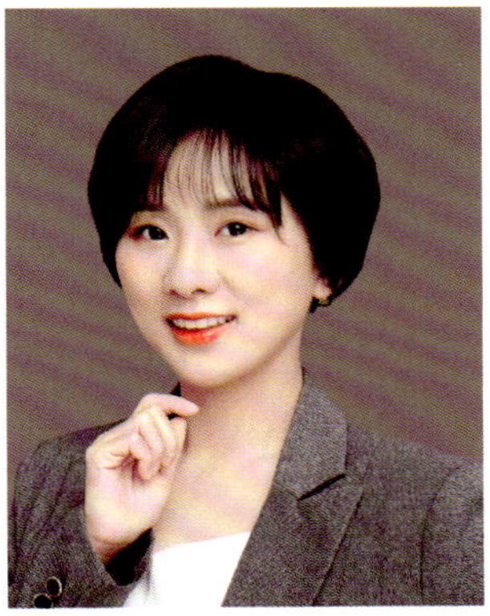

彭怡然

口腔医学博士，主治医师。2013年毕业于四川大学华西口腔医学院正畸系，获口腔医学博士学位。现就职于四川大学华西口腔医院儿童口腔科。中华医学会儿科学分会口腔学组秘书；四川省口腔医学会儿童口腔专业委员会委员，四川省口腔医学会口腔正畸青年委员会委员；中西医结合专家志愿者委员会委员；中国大众文化学会口腔文化专业委员会常务委员；四川省医师协会睡眠医学分会青年医师委员会委员。

擅长各类儿童牙颌面畸形的预防性、阻断性治疗及儿童与青少年错𬌗畸形早期矫治。以第一作者或通讯作者身份在国内外学术期刊发表论文10余篇。获得实用新型专利1项。编著学术专著《早期矫治诊疗思维与技术》；在专著《当代儿童正畸矫治经典应用》《儿童口腔早期矫治：基础、原则、策略》担任副主编，参编专著5部；参译英文专著1部。

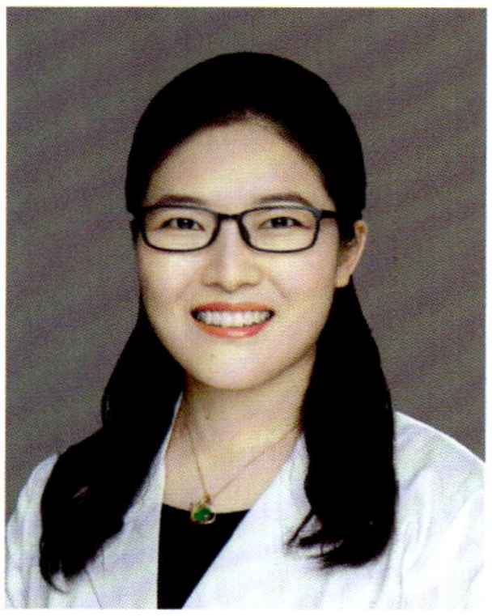

李　晅

医学博士，副主任医师。2009年毕业于上海交通大学口腔医学院，获口腔临床医学博士学位。现任上海市口腔医院·复旦大学附属口腔医院副主任医师、复旦大学附属儿科医院口腔科副主任（主持工作）。英国爱丁堡皇家外科学院正畸专科院员。上海市口腔医学会儿童口腔专业委员会常务委员，上海市医师协会睡眠医学专业委员会委员；中国大众文化学会口腔文化专业委员会常务委员，口腔文化创新与大众传播学组副组长；中国医师协会睡眠医学专业委员会第四届委员会口腔学组组员。上海市“医苑新星”健康科普讲师团成员。

擅长各类儿童和青少年骨性错𬌗的早期矫治及掩饰性治疗，成人牙颌面畸形的多学科联合治疗。主持上海市卫生健康委员会课题项目3项，牙病防治基金会课题项目1项，复旦大学人文医学项目1项，上海医学院“地高建”课程项目1项。复旦大学口腔专业英语课程（上海市教育委员会重点课程）负责人。2023年荣获复旦大学课程思政教育教学改革研究课题“优秀项目”，2024年荣获第四届复旦大学教师教学创新大赛一等奖、第36届上海市优秀发明选拔赛优秀创新银奖。获批多项专利并转化2项。参译专著《儿童牙外伤诊疗指南》，参编专著《早期矫治诊疗思维与技术》。

审译者名单
Reviewer and Translators

主审

刘伟才（同济大学附属口腔医院）

主译

王　璟（同济大学附属第十人民医院）
彭怡然（四川大学华西口腔医院）
李　晅（上海市口腔医院·复旦大学附属口腔医院、复旦大学附属儿科医院）

译者（以姓名首字拼音为序）

邓舒文（浙江中医药大学附属杭州市中医院）
郝泽良（首都医科大学宣武医院）
何东明（上海交通大学医学院附属第九人民医院）
李　晅（上海市口腔医院·复旦大学附属口腔医院、复旦大学附属儿科医院）
刘淑艳（杭州医学院附属人民医院）
陆珮珺（上海交通大学医学院附属第九人民医院）
彭怡然（四川大学华西口腔医院）
孙　柯（杭州口腔医院）
王飞宇（四川大学华西口腔医院）
王　璟（同济大学附属第十人民医院）
王晓旭（上海市徐汇区口腔医院）

前言
Preface

自20世纪50年代以来，随着头影测量分析的发展，使得正畸医生愈加地意识到上下颌骨不调也会导致错𬌗畸形。然而，即使到了20世纪70年代，对于颌骨关系不调的患者，特别是Ⅱ类患者，拔除前磨牙进行代偿性治疗仍是常规治疗方法。经过这种治疗后，患者多数侧貌扁平，形成“盘形侧貌”。但是正畸学科的疗效评估一直以来都是通过“展示模型”来判断的。这种以石膏模型评估疗效的方式，以口内是否达到中性咬合作为评价的重点，导致医生对患者的外观关注不足，包括对面部美学和微笑美学的关注。

在本书中，你将看到与患者进行沟通和制订治疗计划时广泛使用的数字成像技术。在我参编的第一本书《Esthetic Orthodontics and Orthognathic Surgery》（Elsevier，1998）的序言中，William R. Proffit医生曾说：“计算机成像改变了正畸和正颌治疗的重点。当与患者讨论治疗计划时，如果主要看的是一组牙齿的模型，那么治疗重点一定是牙齿如何调整。但当面部图像成为治疗计划的重要组成部分时，我们无疑将更加关注面部美观。这点很重要！”这些文字是21年前写的！我在那本书中主要负责面部美学、手术结果的数字化预测，以及如何将鼻整形手术纳入患者的治疗计划等部分。

那么我们现在发展到什么程度了呢？这20年来，我们极大地扩展了自己的视野，正畸治疗应该涵盖面部、微笑和牙齿。此外，大量的多学科治疗也将正畸治疗扩展到“牙套”和咬合之外的广大领域。另一个需要考虑的重要方面是骨骼和软组织的增龄性变化。我在美国北卡罗来纳大学实习期间，深度学习了颅面发育，同时对患者正畸治

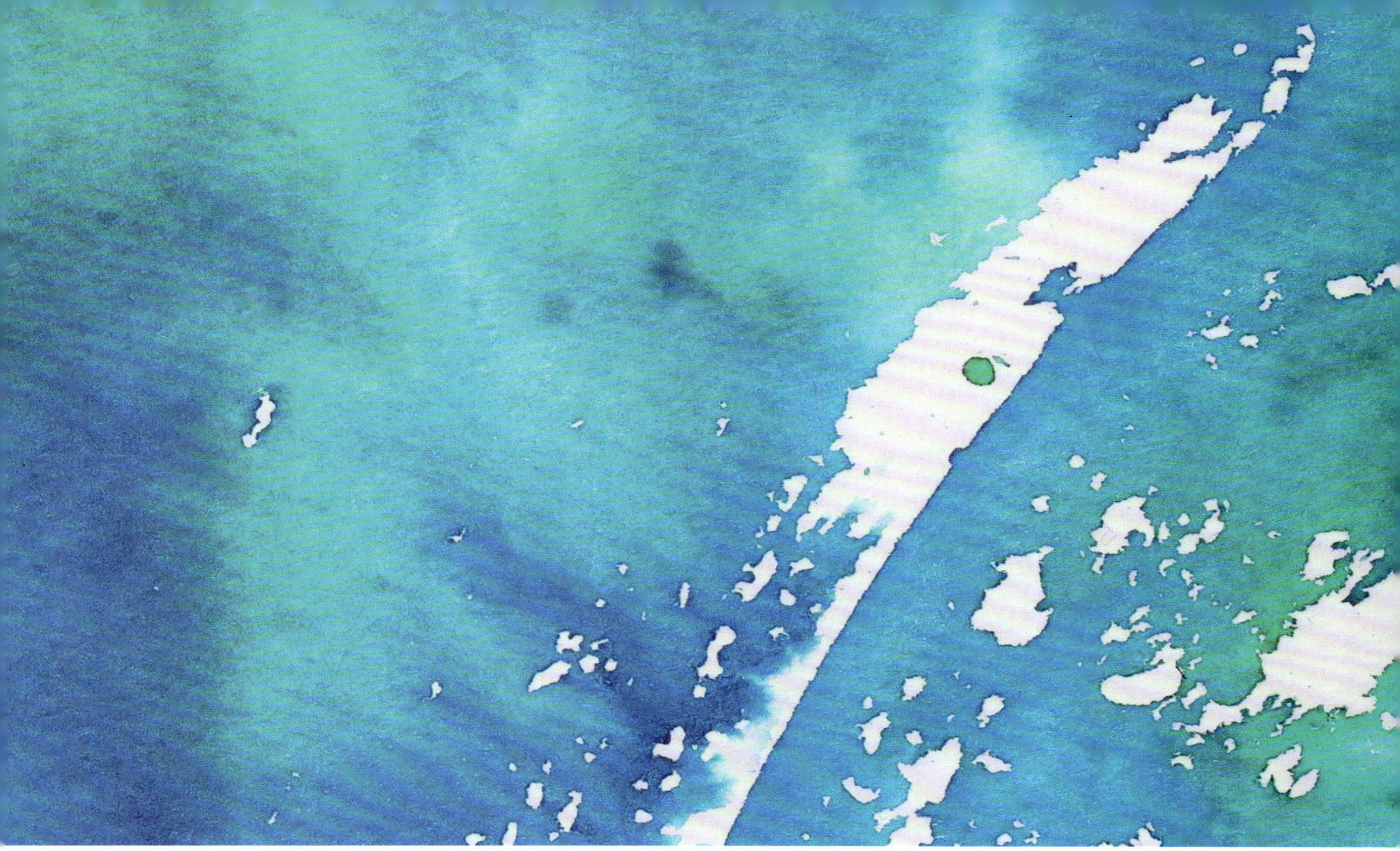

疗后10年、20年和30年的随访观察以及个人的临床经验都引导我研读了软组织增龄性变化的相关文献。这些研究大多是基于头影测量分析，因此我又把研究范围扩展到面部整形外科领域，衰老面部的年轻化是该学科的重要内容。这些研究教会了我如何制订治疗计划才能让患者尽可能长时间保持年轻。在本书中，你将阅读到一系列随访长达20～30年的完整病例。

这不是一本关于如何提供正畸治疗的“食谱”。每名正畸医生在如何处理正畸患者的问题上都有不同的想法，那么本书的主要期望是什么呢?

1. 拓宽读者的“审美眼界”，向读者展示如何以不同的方式审视患者。
2. 创建一种新的诊断模式，强调微笑和颜面外观美学，同时保持功能性的治疗目标。
3. 激励读者在制订治疗计划时，从以问题为导向转变为以目标为导向。过去，我们接受的教育是以问题为导向制订治疗计划。当关注的是局部问题时，往往会忽视患者的颜面外观和微笑的积极特质。重要的是，我们不应将治疗方案强行灌输给患者，而是要通过借助数字成像技术交流，共同决定治疗计划，以实现患者的治疗目标。
4. 通过提供检查表，明确治疗目标和治疗策略。

本书体现了我40多年来的思想演变。我曾讲授和主持过许多课程，课程中经常与临床医生进行互动，在这个过程中，我的思想体系逐渐完善。经过这些年的努力，在口腔所有领域的思维和研究不断变化的情况下，本书将能说清楚一些问题。

中文版前言
Preface

千百年来，人们对“美”的追逐与探索从未停止，我们口腔人也是如此。爱美之心人皆有之，《诗经》中“巧笑倩兮，美目盼兮”的东方美学风韵更是深藏于华夏基因。基于对美学的深度思考与追求探索，我们在众多著作中精心选择了由美国阿拉巴马大学牙学院的David M. Sarver医生主编的《口颌面美学：从宏观到微观（Dentofacial Esthetics From Macro to Micro）》一书。这是一部以系统化诊断为基石，以目标为导向，通过多学科治疗实现美学与功能的学术专著。David M. Sarver医生希望通过本书向口腔医生传递一种以功能目标为基础，以面部整体美学改善为最终评价指标的全新诊断模式。

该书由表（面部表型及软组织范式）及里（骨性结构及生长方向），通过大量的临床病例及配图讲解基础诊断及方案设计；化繁为简，通过逻辑清晰的检查表，明确系统化诊断评估体系，给出清晰的临床实践路径；面面俱到，通过多学科联合，以自身丰富的多学科临床实践经验，给出“全局化视野”下面部美学目标中各学科之间的诊疗合作策略。正所谓“细微之处见真章，毫厘之间定乾坤”，本书作者从宏观到微观，为广大的读者构建出系统、完整的诊治过程，对诊疗思路和学术观点进行了循证、客观的介绍与总结，“鱼渔兼授”。本书是一部不可多得的口腔美学必读佳作。

喜怒忧思悲恐惊，面部之美在于灵动，可传情达意，更在于稳定。关注骨骼和软组织的增龄性变化，以发展的眼光动态评估患者对颜面之美的诉求，书中大量长期随访的“面部年轻化”病例，可为正畸临床提供全新的“审美视角”。

为满足国内口腔医生日益增长的系统化美学及多学科诊治能力的

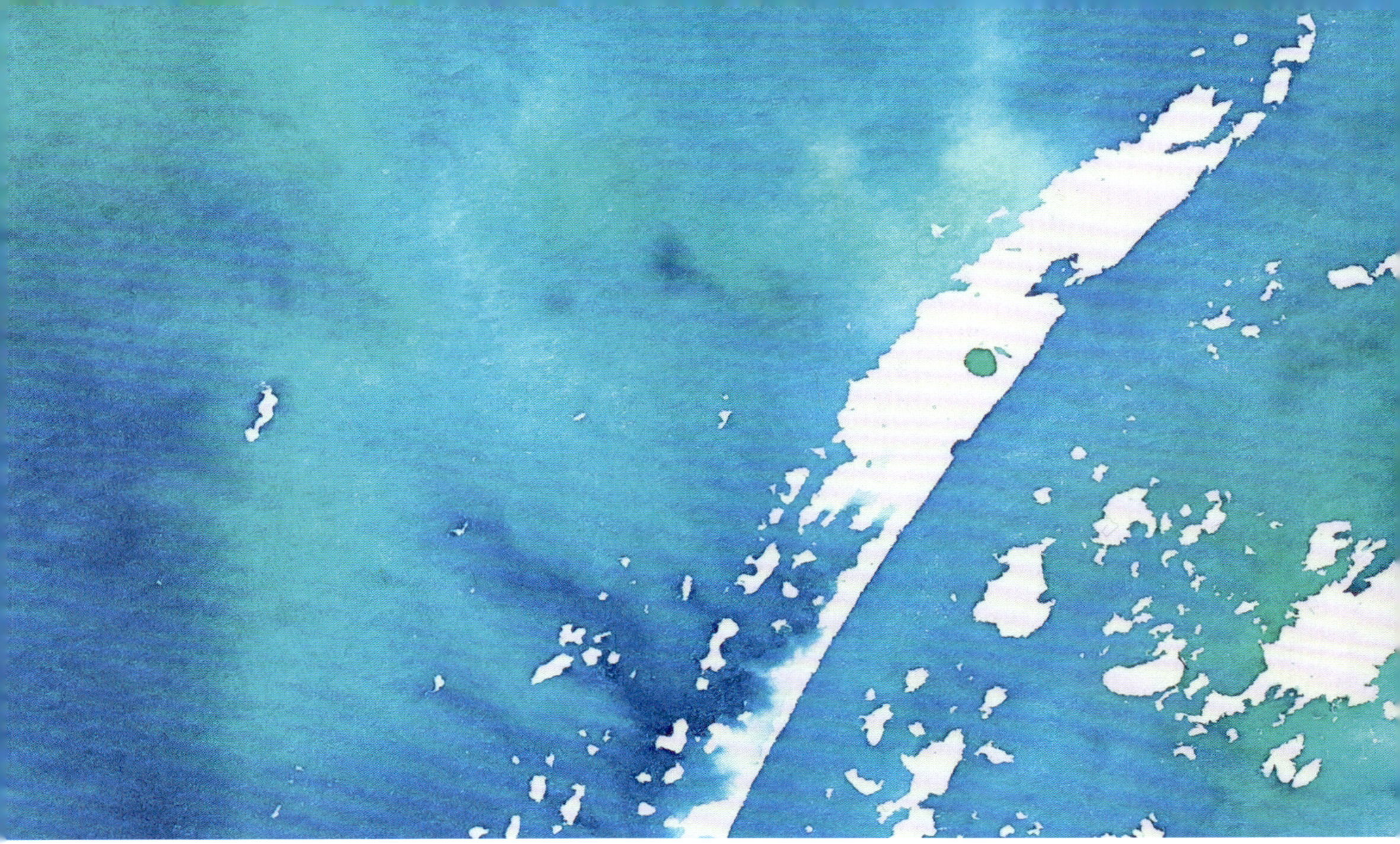

需求，给广大口腔医学工作者和学习者提供最新的诊疗思路与研究进展。在辽宁科学技术出版社的大力支持下，由同济大学附属第十人民医院的王璟副教授、四川大学华西口腔医院的彭怡然博士及上海市口腔医院·复旦大学附属口腔医院、复旦大学附属儿科医院的李晅博士担任主译，并组织国内多名青年骨干医生参与，共同翻译并交叉互审。特别邀请中华口腔医学会口腔美学专业委员会常务委员、中华口腔医学会口腔修复学专业委员会常务委员、中华医学会医学美学与美容学分会美容牙科学组副组长、同济大学附属口腔医院数字化口腔诊疗中心主任及口腔技工工艺教研室主任刘伟才教授担任主审，对全书进行审校与修订。

美，是《洛神赋》中“丹唇外朗，皓齿内鲜，明眸善睐”的风流清雅和仪态万千，也是俗语中“人间三千事，淡然一笑间”的自在与泰然。一个美字，至简至繁。作为口腔人，用技术表达艺术，用技术完成另一个人的自我追求，这是我们的美学修养与责任担当。让我们借鉴西方的科学标准，根植东方的审美文化，为美而来，以诚意修皓齿朱颜。

本书在不影响传达原著精神和内容的基础上，尽量保留了原著的语言风格和特色，同时根据国内外教材的不同，对一些名词加以润饰以确保翻译文稿的准确性和可读性。因译者水平有限，如有疏漏之处还请各位同仁见谅。希望以本书为各位同仁打开全面诊断和多学科诊疗的大门，将理论与实践相结合，为患者带来更大的裨益。

王璟

2025年初春于上海

致谢 Acknowledgments

我要感谢团队的伙伴们，特别是Rebecca Payne和Cynthia Grammas，感谢他们在持续追踪35年前患者资料的过程中所做出的努力。这些记录确实有助于理解“正畸不仅仅是2年的问题，而是关于一生的决定”。此外，感谢Erika Killian保留了数字化记录之前追踪病例的纸质记录图表，确保本书中所有患者的信息来源可靠。也非常感谢团队其他成员，在我专心著书期间，努力使门诊工作保持原有的节奏。

我还要感谢Sara Proffit慷慨地把William R. Proffit医生借给我作为本书的主审。我知道他花了大量时间来纠正我的语法错误并简化文本，使内容尽可能简洁明了。而他本该是享受退休生活的！

感谢Daniel Diaz Rubayo医生为每个章节收集的相关参考文献，工作量非常大。同时，他还负责头影测量分析重叠，我非常感激。

我还要感谢本项目的负责人——Quintessence出版社总监Bryn Grisham。感谢图书制作专家Sarah Minor完成本书中2500多幅照片和插图，并完美布局、协调图像。

特别感谢Quintessence出版社高级编辑兼副总编Leah Huffman，感谢她投入大量精力为照片制作说明，并通过电话和电子邮件方式为本书提供深入指导。

我还要感谢美国北卡罗来纳州教堂山（Chapel Hill, North Carolina）的James Ackerman医生。他是我的老朋友，他能理解我疯狂的想法，并将其转化为连贯的思维。

最后，我要感谢我的妻子Valerie，感谢她在我为这个项目忙碌的几年中对我缺席家庭生活的包容。我的孩子Dave、Leigh和Suzanne也值得称赞，尽管他们的父亲常常因专注于自己的事业而忽略了他们，但他们依然成长得非常优秀。

贡献
Dedication

本书献给美国北卡罗来纳大学前正畸学系主任William R. Proffit（1975—2001）医生。他是一名非常好的老师、学者、导师和朋友。如果没有他的启发和指导，本书将无法面世。

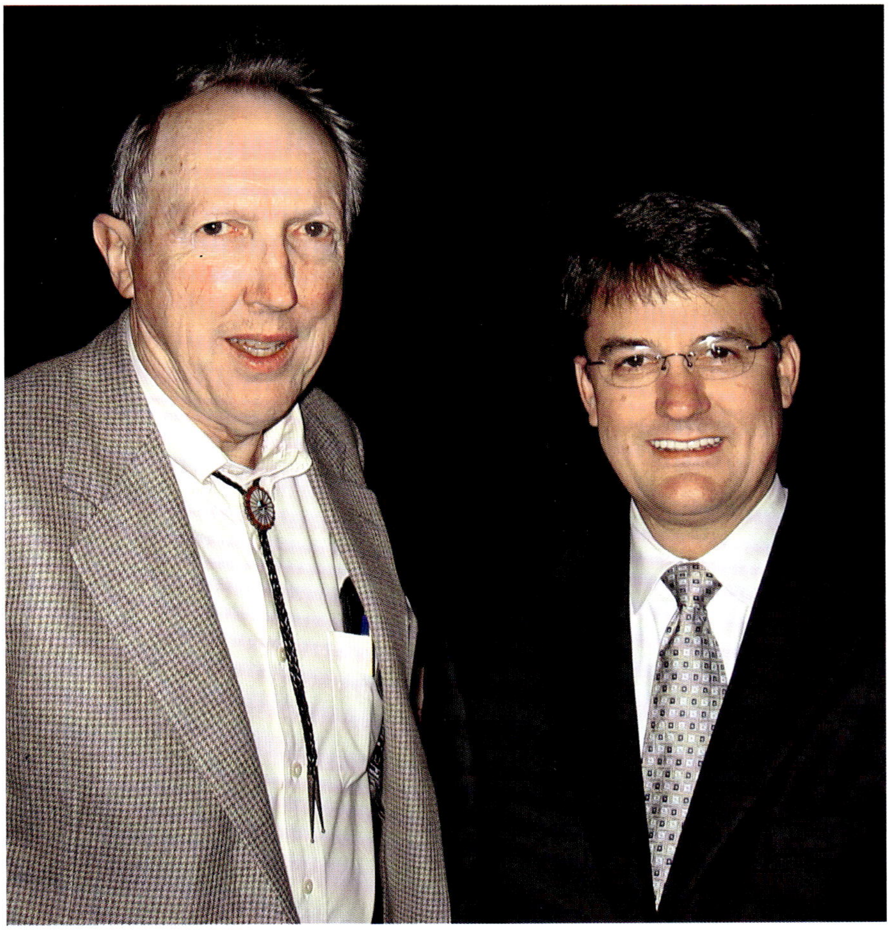

目录
Contents

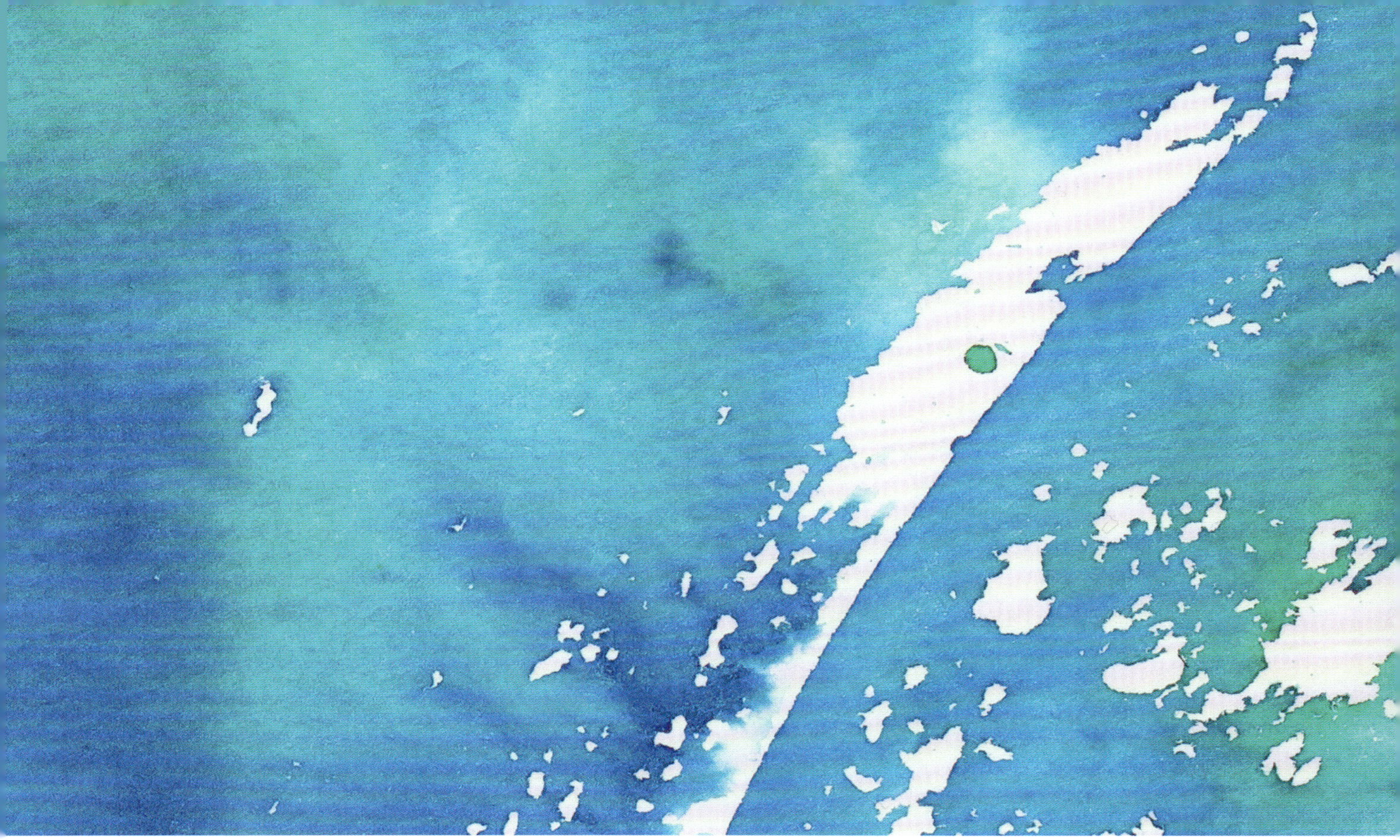

扫一扫即可浏览
参考文献

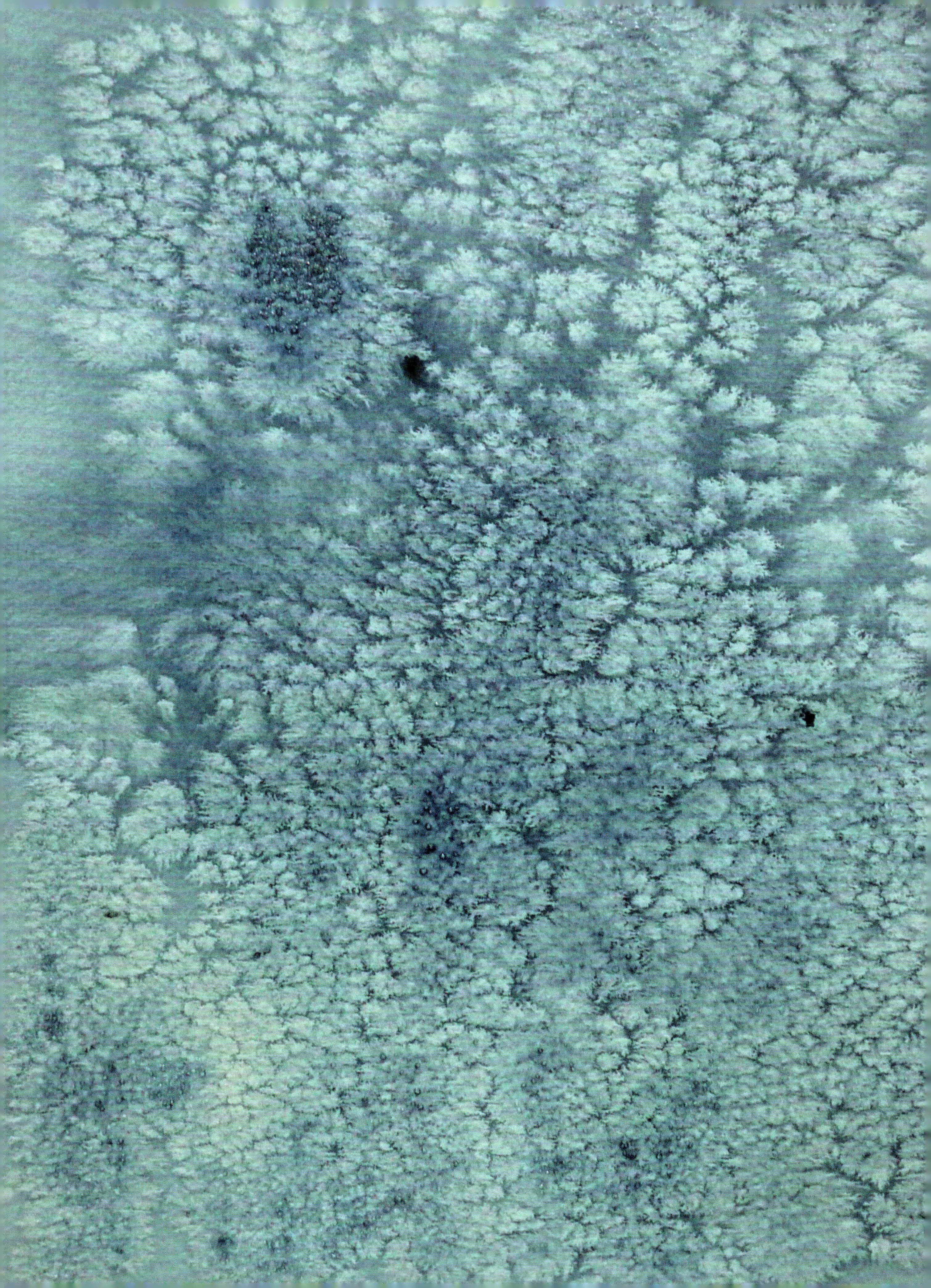

第1章

我为何写这本书

Why Did I Write This Book?

我的个人经历

每当我坐下来写关于面部美学和正畸-正颌联合治疗的文章时，都会自问为何要这么做。答案很简单：我厌倦了人们说“我曾在一次会议上听过Sarver 45分钟的发言，我已经知道他的理念了”。我想向口腔全科医生和正畸医生传达一种全局观。为了达到这个目的，我想让对此有兴趣的医生能够看到和读到我是如何将现代美学概念纳入治疗计划，从而产生最佳美学效果的。这就是我的动机：让口腔医生具备面部美学的全局观，至少是我所理解的全局观。

我的教育背景很简单，在美国阿拉巴马大学伯明翰分校口腔医学院毕业后，很幸运地被北卡罗来纳大学的正畸住院医师项目录取。在那里，我接触到了现代的正畸-正颌联合治疗，这是当时在其他任何地方都无法接触到的。后来，我接受了阿拉巴马大学伯明翰分校口腔医学院的教职，并在那里开始帮助建立规范化的正颌外科项目，就在此时，我开始关注到面部美学在治疗过程中的重要性。

当我们开始将面部整形外科纳入学校和私人诊所的宏观美学课程规划时，我越来越深刻地理解到对患者进行软组织美学评估的重要性。我也开始收到多学科美学团体的演讲邀请，去学习非正畸专业学者的演讲［旁注：我是美国美容牙科协会（American Academy of Esthetic Dentistry，AAED）的会员，该学会是多学科牙科团体，成员包括修复在内的所有其他牙科专业的专家。我强烈建议大家参与此类多学科团体，可以接触到更多宝贵的理念和见解］。于我而言，我学到了：①口腔全科医生在美学领域的工作内容和他们的理念；②口腔全科医生对正畸诊断和治疗的常见误解。因此，我的任务之一就是教育口腔全科医生了解当代正畸思维。

这正是我写本书的目的。同时，我还希望它能帮助外科的同事了解在处理超出单纯正畸治疗范畴的严重牙颌面畸形时，正畸医生将如何与他们合作，并鼓励多学科口腔医生团队对患者进行更全面的评估，而不仅是微笑评估。微笑美学固然重要，但患者的面部整体外观决定了他们在别人眼中的形象。

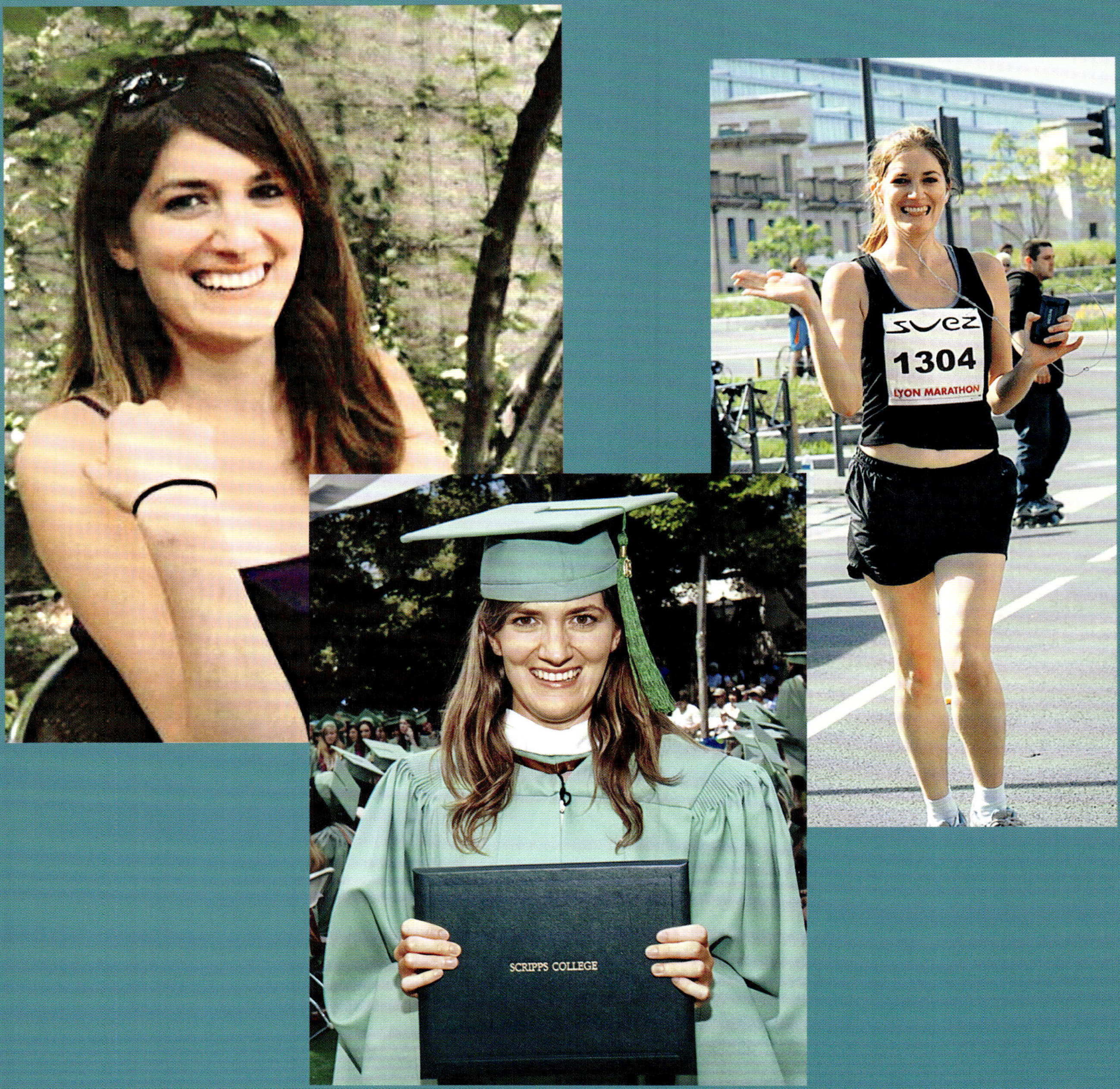

这名患者因外伤导致牙齿严重受损，这是她在事故发生前的照片。接下来在她身上发生的故事强调了我们不能只根据自己的经验对患者进行治疗，而应该进行慎重而全面的考虑。

思考解决问题的方法

我妻子于20世纪末在IBM工作过23年。为什么要强调这一点呢？Thomas Watson创立IBM时将其定位为一家打字机公司，但随着20世纪80年代初计算机的问世，科学技术的发展开始发生变革。硬件和软件极速革新，我妻子会在每周一晚上带回家一大堆培训手册，这些手册记录了本周的所有新进展。我问她是怎么能做到阅读如此繁多资料的同时还能拜访客户的。她的回答让我想起了Thomas Watson创立IBM时的座右铭：思考。“我会尽可能多的阅读相关资料，但事实上技术更新太快，在为客户提供建议或者安装计算机时，我们只能在遇到问题时边思考边解决。”

想想我们正畸医生的日常工作：从制订治疗计划开始，到整个治疗过程突发的各种问题的解决。没有一名正畸医生能保证治疗100%按照最初计划进行；我们必须要不断思考并努力达到最终治疗效果。感谢我的老师William R. Proffit医生让我把这个概念的理解更深入一步。所有美国北卡罗来纳大学的正畸住院医师都会告诉大家，教授如何指导我们思考问题。直至今日，我问他一个问题，他的回答很可能是提出另一个问题。Proffit医生的理念是，通过自行思考得出的结论更有利于理解和记忆。他培养了一代又一代的正畸医生，教育大家首先要学会思考。所以本书也会提出很多问题，鼓励你去思考这些问题并得到答案。当你遇到此前从未见过的疾病时，最关键的是提出正确的问题，接下来的病例都会完美的阐明这个观点。

图1-1是一名24岁的女性急诊患者。一个星期五下午，我接到本地一名修复医生的电话，他说：“David，我有一名患者需要紧急会诊。”我的回答是：“你确定吗？一个必须在周五下午去看的正畸紧急会诊？”“闭嘴，看看患者的情况，你就知道了！”他反驳道。因此，那天下午3点半，我在诊所见到了这名患者，她刚咧嘴一笑（图1-2），我就脱口而出：“这确实是紧急会诊！”

我们必须要不断思考并努力达到最终治疗效果。

接下来我了解了事情发生的经过，这名年轻女士在法国巴黎工作，有一次在夜间慢跑时（那可是法国，而不是美国得克萨斯！），被一辆汽车撞倒。她住院治疗了几周，除四肢、肋骨骨折外，还有牙齿损伤。外伤的牙齿用纤维带固定（图1-3）。我当然不是要批评当时医生对牙齿的处理，因为急诊外科的主要治疗目标是让她活着。在她的身体状况稳定下来以后，医生允许她回到美国伯明翰的家中。她的父母打电话预约了口腔修复医生，她一回来就来看诊。修复医生一看到患者的状况，就给我打了电话。

我问自己的第一个问题：这到底意味着什么？

从患者口内情况看（图1-4～

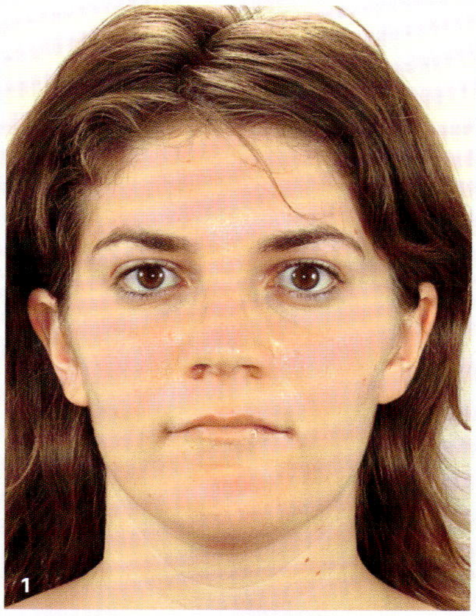

1

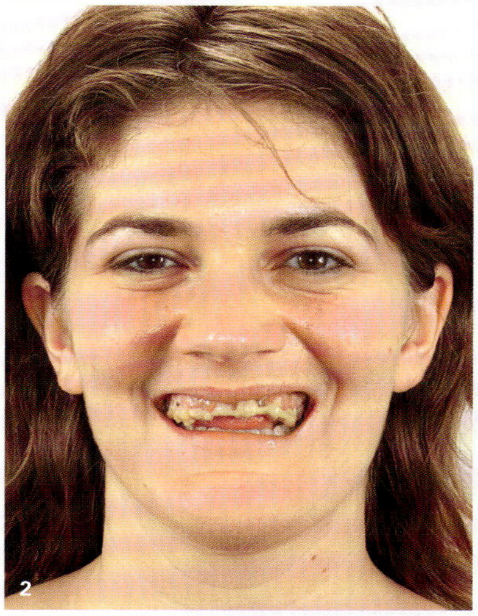

2

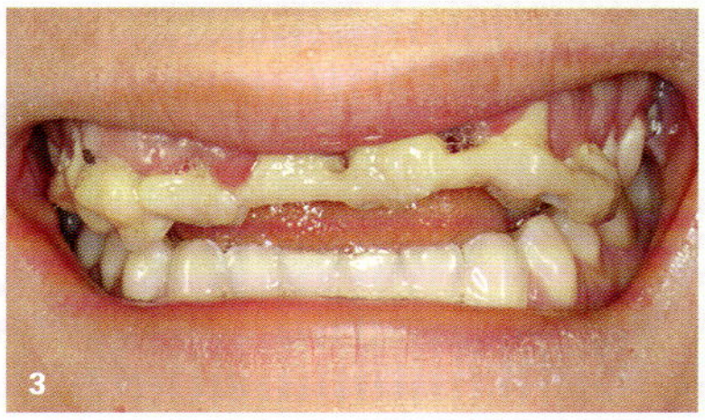

3

图1-1 在24岁时，这名女士发生了车祸并身受重伤。

图1-2 从正面微笑照可以看出她切牙损伤严重，同时在事故发生后，局部进行了暂时性的松牙固定。患者病情稳定后，她的口腔医生将她转诊给我，来寻求最合适的治疗。

图1-3 特写微笑像显示受损的牙齿由大量的复合树脂和纤维带进行固定。这当然不是要批评当时提供的牙科治疗；当时医疗团队正努力挽救她的生命，并尽力把牙齿固定在合适的位置。

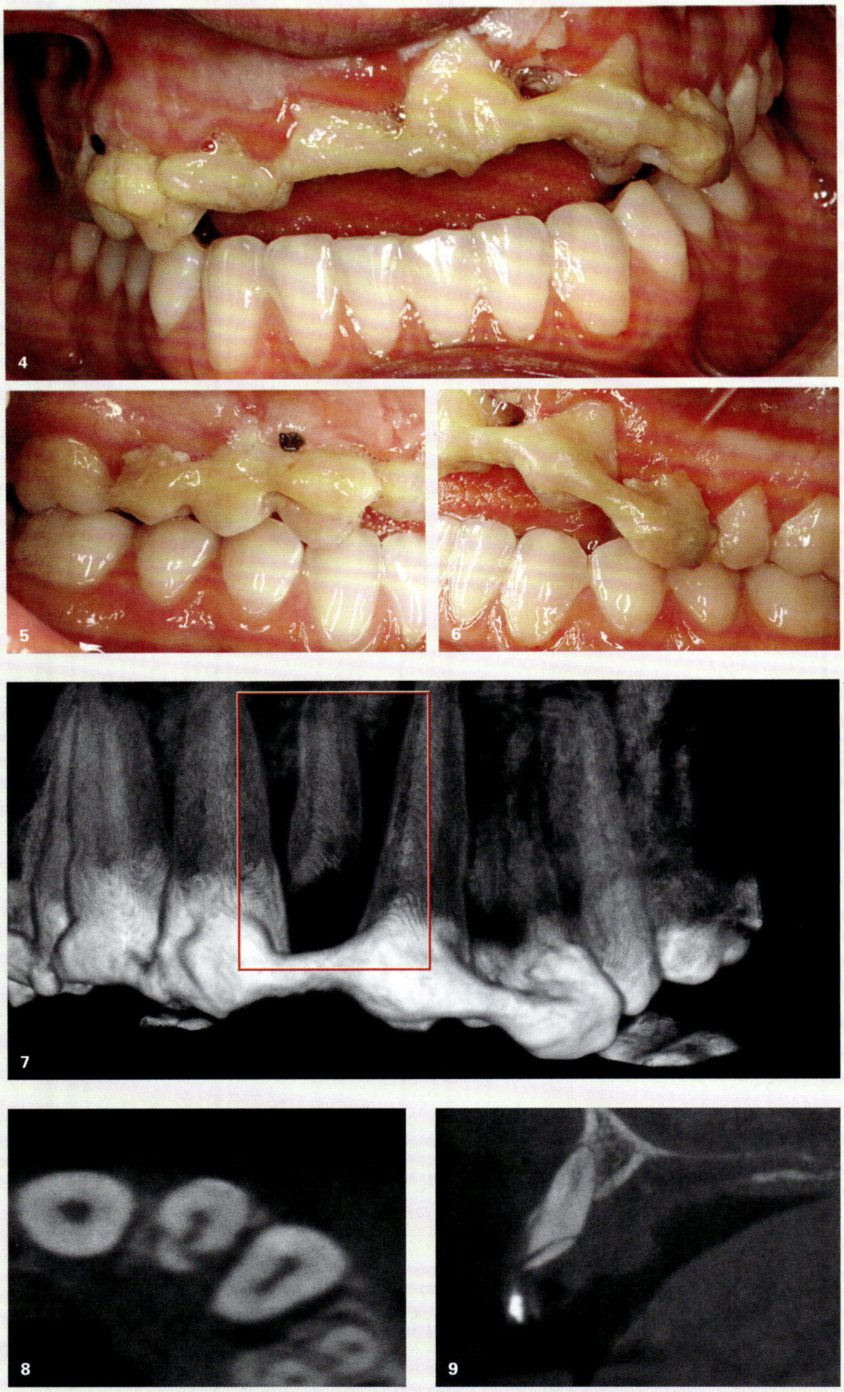

图1-4～图1-6 第一次口内检查显示牙齿被复合树脂覆盖，牙龈发炎。我最初的想法是这些牙齿会脱落，需要进行骨移植和种植。我想这是大多数口腔医生的第一想法。但首先为了弄清楚复合树脂下面牙体组织的情况，我们拍了CBCT。

图1-7 CBCT显示这些牙齿的牙根完好，但是左上侧切牙冠折裂。

图1-8 CBCT切面可见左上侧切牙根折。

图1-9 矢状切面显示左上侧切牙为不完全根折，是倾斜折裂，唇侧还有牙釉质剩余，这给我们带来了希望。

图1-6），很难准确识别牙齿形态、牙髓活力，以及骨骼和牙齿的长期存活能力。可能尚有牙齿（或残片）和牙根存留，但我实际看到的却是看似牙齿的表面覆盖着大块的树脂材料，上面有大量牙菌斑堆积导致牙龈增生。我们首先给患者拍了CBCT，结果显示大多数牙冠和牙根完好（图1-7）。然而，当我观察CBCT的横断面时，注意到左上侧切牙根折（图1-8），矢状切面发现是倾斜根折（图1-9）。同时可见中切牙根部向前脱位，完全脱出固有牙槽骨。此外，左上侧切牙牙冠有折断和缺损，牙根完整但有垂直向移位（图1-7）。

看到这种程度的外伤，我的第一反应是什么?

我的第一反应是这些外伤牙几乎无法挽救，都得拔掉。当然，我们必须要考虑拔除外伤牙可能带来的一系列后果：拔除所有切牙会导致牙槽骨巨大的骨缺损，随后需要大量的骨移植来修复牙槽骨，可以预计移植后牙槽骨会发生吸收。而患者最终修复只能根据情况选择一定数量的种植体（从美学的角度，不适合连续的种植体修复）或可摘义齿。这是一串复杂的连锁反应，每一个环节都需要处理好。

考虑到患者受伤的严重程度，我们的治疗目标是什么?

许多临床医生制订诊疗计划时往往只思考“该做什么”，而不考虑“为什么这样做”。相反地，我需要问自己治疗的主要目标是什么，而我的答案又是什么。

我承认，我不仅为她真正恢复了原本的面型和笑容而欣喜，更为我完全分辨不出她事故前与6年后的照片有何区别而惊讶。

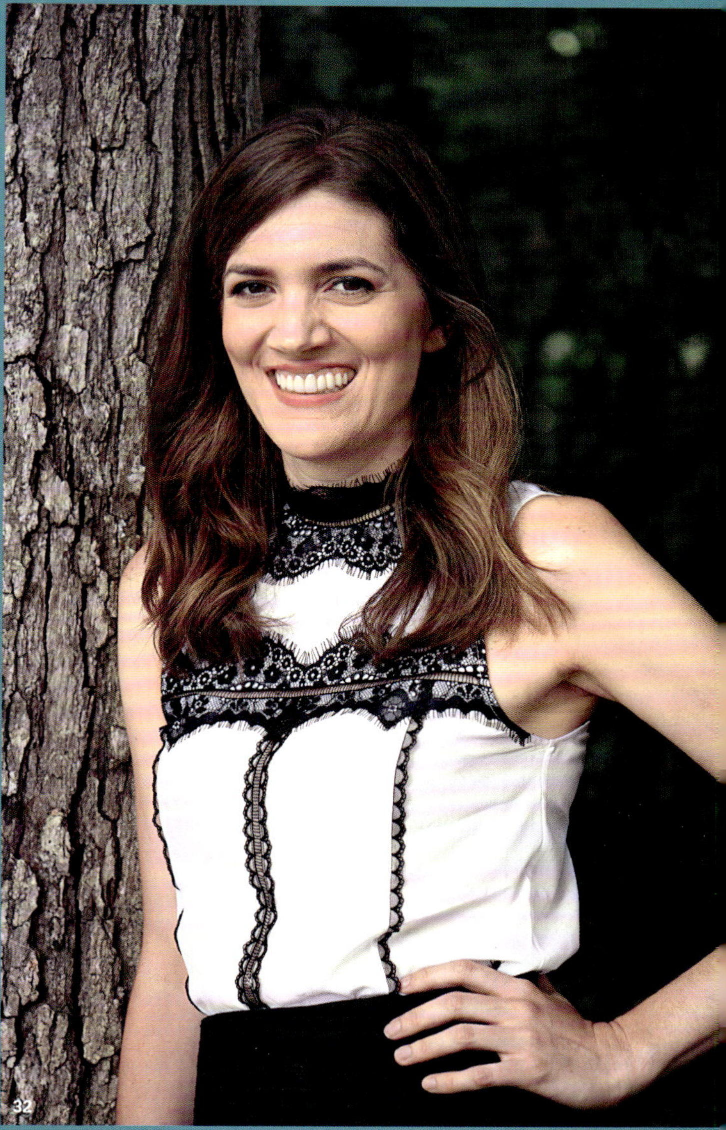

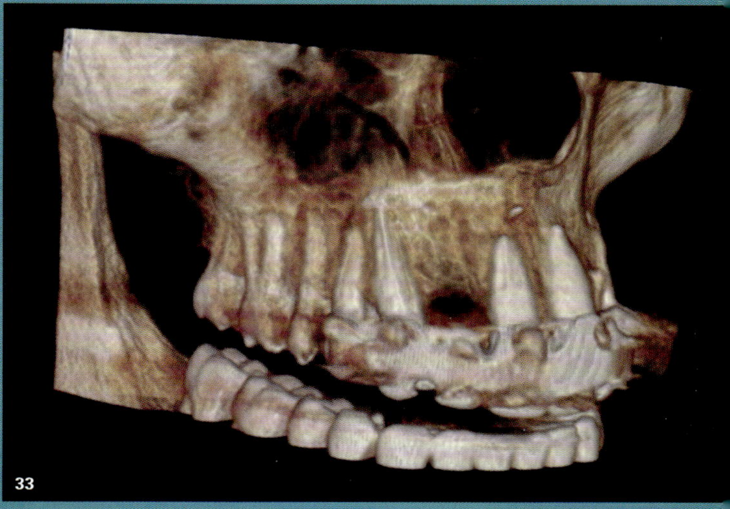

图1-32 患者出事故之前的生活照。
图1-33 患者出事故时的CBCT三维重建影像。
图1-34 患者最终治疗效果。

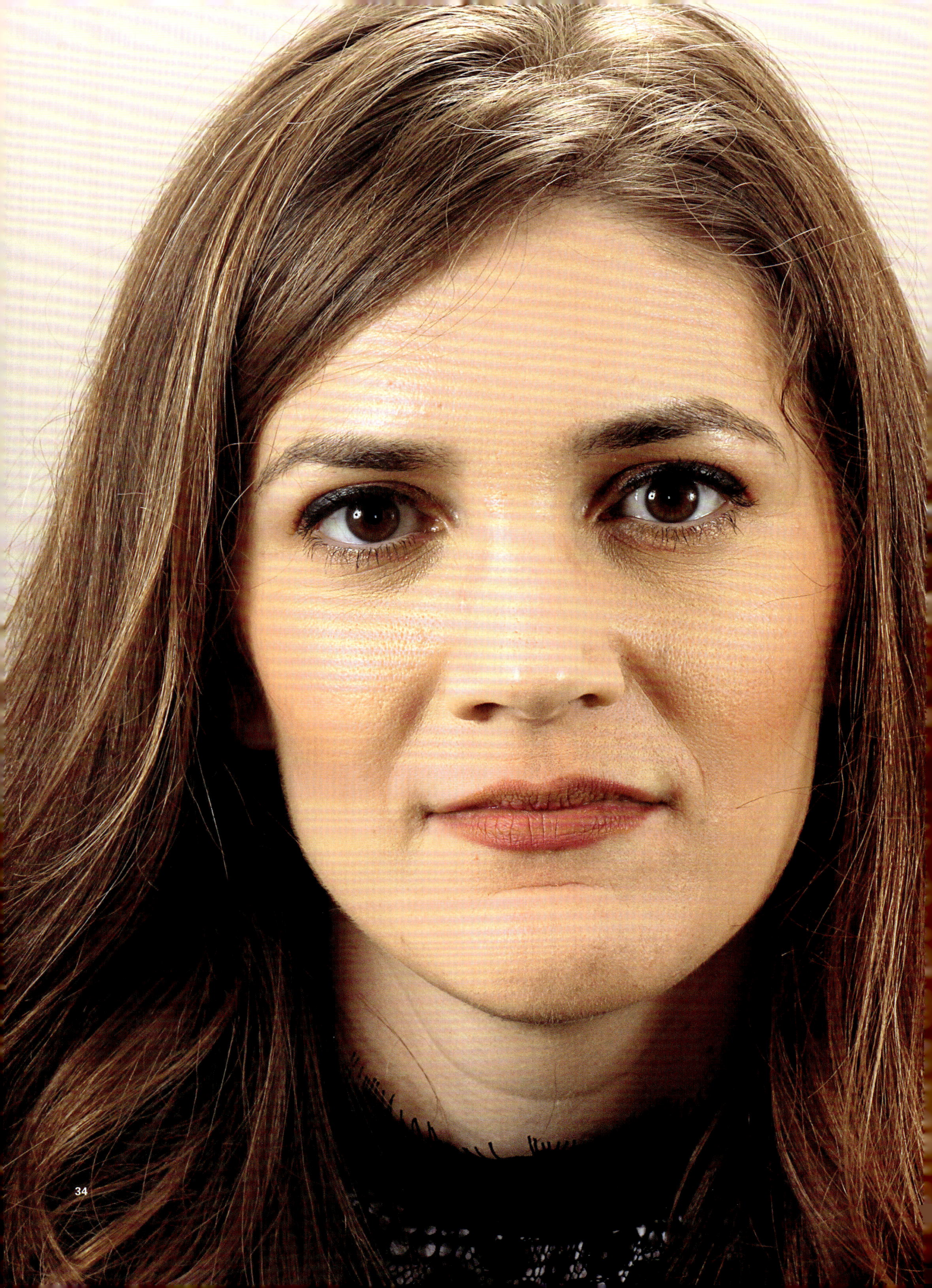

你所能期待的

在本书中，我将和你分享大量资料。在第一次讲课时，我在课程反馈表上收到这样一个回复：“我本来只想喝一口水，不曾想嘴里却被塞了根消防水带。”我希望本书中所展示的大量的资料，能让你坐在家中读书时有所思考，并且能将实际工作和本书内容联系起来。我从许多参加过内部课程的正畸医生那里了解到，他们都已将所学的知识运用到临床实践中，例如如何将尖牙代替侧切牙，并使用激光正确勾勒牙龈形态，从而向家庭口腔医生证明，如果治疗方式正确，尖牙确实能很好地代替侧切牙。本书还包括一些相关的参考资料，不仅包含我写的文章，还有我将在本书中讨论的其他文献，以供大家参考。

我儿子在美国阿肯色大学任放射科住院医师期间，很想成为医学院教员，并深入研究如何才能成为一名优秀的教师。他推荐我读一本名为《认知天性：让学习轻而易举的心理学规律（Make It Stick: The Science of Successful Learning）》的书。这是为了能够实现我们的教学目标：让跟随我们学习的医生听懂并理解90%以上所教授的内容。而实现这个目标需要两个方法：①参与和②重复。如果你发现很难理解我的内容，那么是我没有很好地吸引你。多年前，我在一次大型正畸会议上作为讲师时学到了这一课，我的一位同行讲师公开劝诫我，说我的教材“太复杂了，没有人能理解”。他总结道：“我预测你会消失在正畸历史的垃圾桶里。”那天晚上，在讲师的招待会上，我找他谈话，他满怀戒备。我说“我是来感谢你的”，这句话出乎他的意料，也让他放松了下来。然而，我相信每个人说每句话都是有原因的，无论是积极的还是消极的。我整天都在想他的评价——我的教材太复杂。考虑到我在美国阿拉巴马的背景，我认为我所能理解的东西一定也是易于理解的。我的结论是，教材并不太复杂，只是我教得不好。因此，我花了整整1年的时间修改我所有的演讲材料，试图使其更浅显易懂。我认为，从这个角度来看，本书比我之前的书有了相当大的进步。

非所察，不能治。

也许本书的箴言就是“非所察，不能治”。在接下来的章节中，我想教你以不同的角度看待面部和牙列，了解问题所在，与患者一起看待问题，以便你和患者就治疗目标达成一致，然后选择最合适和有效的治疗方法。

（刘淑艳　王　璟）

1. Brown PC, Roediger HL III, McDaniel MA. Make it Stick: The Science of Successful Learning. Cambridge, MA: Belknap Press, 2014.

我们为何而为之：软组织范式的演变

Why We Do What We Do: The Evolution of the Soft Tissue Paradigm

我的执业生涯曾经遇到过一次瓶颈，那天直到凌晨2点我还在质疑自己的领导能力和专业才能，对自己全盘否定。我敢肯定每个人都有这样的时刻，想知道自己是否真的是一个好的领导者，或者员工为何不按我们的指令执行。我是那种想到问题就要立即着手解决的人，即使在凌晨也是这样，因此我立即起身着手处理此事。我在互联网搜索，偶然看到了Simon Sinek关于苹果公司的TED演讲片段。虽然我不是Mac用户，但毫无疑问苹果公司具有独特的吸引力，所以我点击播放了这个视频。Sinek在演讲开始时解释了苹果与其他计算机公司的不同之处，这让我非常感兴趣，也让我反思自己与周围的人有什么相同或不同之处。我该如何做才能成为一名更好的临床医生，让自己卓尔不群，而不是泯然众人。然后他质询观众们，问大家为什么早上要起床，又为何要值得被关注？我突然想到：为什么我早上要起床，又为何值得他人关注？

我不能说这个答案是显而易见的，但我已经得出了结论：人们的确应该关注，因为我的目标是改善我的患者（和家长）的生活质量，我将尽一切努力来实现这一目标。我已经执业30年了，诚实地说，我每天都在努力让自己成为一名更好的临床医生。

我最近随机选择城镇，访问了10个城镇诊所的正畸网站。可能因为用的是类似的模板，这些网站看起来都很相似，标题都是：“我们可以排齐牙齿，我们可以创造美丽的笑容，我们可以提供最先进的牙套，我们在这些方面遥遥领先。”接着展示如何治疗：“我们使用最新的技术、定制弓丝、个性化托槽、透明牙套、隐适美、多彩的外观。”虽然这些短语显示了他们如何提供正畸治疗，但没有解释为什么。为了说明他们这样做的原因，很多网站都说了类似的话：“我们希望你开心，并向其他人推荐我们。”换句话说，这些表述的核心仍是“以自我为中心”！正畸业务宣传网站始终遵循着这一模式。而我们做的事情不只是为了技术本身！

我最近对网站进行了全面改

版，以“为何而做”作为开篇——“我们坚信，正畸不止于牙套。我们在你孩子的生命中扮演着重要角色：提升他们的健康与外貌，通过提升幸福感而提高生活质量。”

关于铁路公司为何衰落，一个老派观点认为：他们总以为自己在从事铁路业务，却没有意识到自己在从事运输业务。作为正畸医生，我们从事的是牙套业务吗？我们的任务是排齐牙齿吗？或者我们是在做美容业务，顺便改善外貌、改善生活？我们这些从业30年的正畸医生，已经在接诊第一代患者的子孙，主要是因为我们从事的是人的业务（如果他们去找了别的正畸医生，我们岂不是会很伤心？）。所有这一切都意味着，若我们从“为何而做”开始，紧接着是“做什么”，然后到“如何实现”结束，便更有可能取得成功。人们认同的并非你所做之事，而是你为何要做此事！

如果你的员工与你在“为何而做”方面的答案不一致，那要么是你没有很好地传达理念，要么是他们不认同你的企业文化。

科技正在迅速改变我们做事的方式以及公众对我们所做事情的评价，但真正改变的是我们对于“为何而做”的理解。过去的治疗重点是获得理想的咬合，诊断完全基于硬组织评估，而现如今随着我们的患者和正畸专业对面部美学和微笑美学的理解更为全面，正畸治疗的重点已经发生了转变。

正畸诊断的重点

让我们先来看看正畸诊断的演变，以及为何会如此强调头影测量和硬组织关系。最初引入X线头影测量是为了更好地了解生长、发育和成熟的模式。到了20世纪50年代和60年代，由于骨骼和牙齿在X线片中清晰可见，而软组织并不清晰，人们越来越重视硬组织指标，治疗计划越来越多地基于研究模型和所谓规范的头影测量，却逐渐忽略了患者的临床检查[1-5]。

如今患者的软组织评估是制订正畸治疗计划的关键步骤[6]。在以问题为导向的治疗计划中，正畸医生需要识别问题并对需要矫正或改善的功能和美学异常进行量化[7]。以问题为导向的诊断和治疗规划进一步深化，不仅需要辨别患者的问题，还需要辨别患者当下外貌和微笑中哪些因素是正常的或是积极的，这些因素在治疗过程中是需要维持或加强的。

如果我们的治疗目标只是建立Ⅰ类咬合，那么治疗通常是高效的，甚至是简单的，但这并不现实，患者和家长通常还关注外观的改善。如果我们唯一的治疗目标是排齐上颌切牙，即“社交时露出的6颗切牙”，那么整个治疗过程将会非常快捷。但是医学发展到今天，我们的治疗视野应该更全面。在改善咬合的同时，也要改善患者的外貌。虽然获得良好的咬合和美学效果可能相当困难，但在患者允许的条件下，这才是我们所有人都应努力去实现的目标。治疗仅关注咬合，只能解决患者一半的问题。几十年来我们一直致力于矫正咬合，如果我们现在也一样致力于改善外观，那么我们就能够为患者提供在功能和美学方面的多维度治疗。本书强调了软组织和硬组织临床检查的重要性、它们的静态和动态（微笑）关系，以及这些组织随时间变化的规律。

治疗仅关注咬合，只能解决患者一半的问题。

这并非否定头影测量在正畸治疗计划中的作用。而是为了简化诊断，我们有长期以来习惯使用的测量指标，并定义了标准值，且治疗计划也往往围绕这些测量值展开。然而仅通过头影测量结果制订的治疗计划有一个严重缺陷，就是它只关注单个时间点的矢状向和垂直向问题，而没有考虑到面部、颌骨和牙齿在人一生中的变化。本书关注面部比例如何随时间发生变化，以及这对我们而言意味着什么。无论是8岁、12岁、50岁的患者，还是其他各年龄段的人群，其治疗目标都必须从这一角度考虑。试想：用1/60秒内获得一张二维图像，却要据此做出影响患者的一生的决定，我们绝不能这么做。

Brodie在1949年指出，“头影测量从来不是正畸治疗计划的唯一决定因素；它的主要优势在于量化生长和定量研究[6]。”我在临床中应用头影测量也正是出于这个目的，重点评估两个不同时间点头颅定位侧位片之间的变化，以了解患者的生长发育程度及生长方向。目前只有一种方法可以精确测量面部的生长，那就是连续的头颅定位侧位片。新兴的3D技术很可能会改变这一现状，但通过叠加图像来呈现随时间变化的过程至关重要。然而，对诊断而言，侧位片的重要性已经逐渐降低。

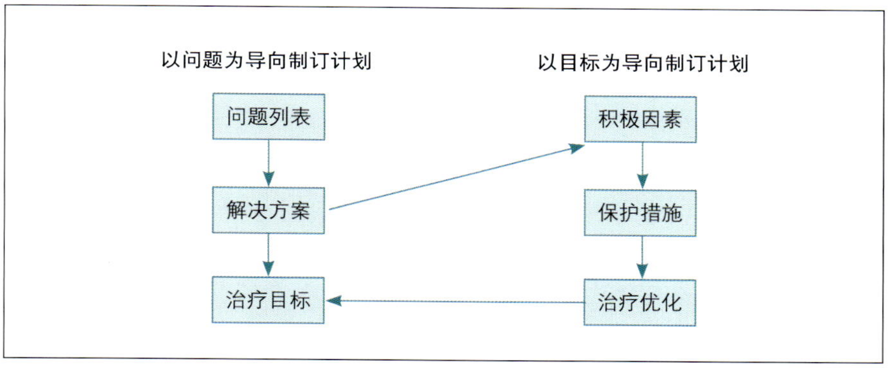

图2-1 该流程图阐明治疗优化的理念，其内涵很简单：当我们接诊患者时，维持积极因素，矫正不利因素，做到有效趋利避害。

维持积极因素：这是一个重要目标

当临床医生专注于矫正他们看到的问题时，有时会忽略患者的积极因素，这样做可能会对患者的美学产生不利影响。典型的例子是面中部正常，下颌发育不足的Ⅱ类患者，当治疗计划为上颌前磨牙拔除和上颌切牙内收时，会导致上唇变平，外形不美观。在这个治疗方案中，问题在于患者被诊断为牙性Ⅱ类错𬌗，拔牙足以解决该问题，然而面部美学却被忽略并被破坏。

趋利避害。

类似地，对于Ⅲ类错𬌗，20年前针对儿童的解决方案是使用颏兜，而针对成人的解决方案是下颌骨后退手术。现如今的治疗方案则变为对儿童多使用前方牵引，成人手术则会设计上颌前徙。为什么会有如此的改变？因为下颌骨后退手术会产生一系列美学缺陷（如颏-颈角更钝、颏颈距离更短）和潜在的功能问题（气道挤压），而将上颌前移将产生更多积极的影响。

未能维持积极因素的最新例证可见相关研究：数据显示，33%接受正畸治疗的患者在结束治疗时，笑线比开始治疗时更平坦。不知不觉中，我们让笑容变得更糟糕：牙齿虽然排齐了，但是有1/3的笑容却是变差了[7-8]。为什么会发生这样的情况？在我看来，这与我们粘接托槽时，未能识别患者的笑线以及其他需要维持的积极因素有很大的关系，下面这个病例很好地说明了这个问题。

学习识别需要维持的积极因素以及需要矫正的消极因素是“优化治疗计划”的关键（图2-1）。本章后面将进一步详细讨论该主题。在这种情况下确定治疗目标非常简单：趋利避害。

病例1

这名19岁的女性（图2-2～图2-9）在另一个城市接受正畸治疗后，由其家庭口腔医生转诊来咨询正畸治疗效果。她有着良好的笑容和稳定的咬合关系。然而，她的侧貌很突，她对自己的整体外貌并不满意。尽管她是在20世纪90年代接受的正畸治疗，但她堪称一个典型案例，诠释了在尚未将颌骨关系和面部软组织关系纳入考量之前，正畸为何会背负不良声誉。她是骨性Ⅱ类错𬌗，而矫正这一错𬌗畸形显示了当初那名正畸医生对正畸治疗范畴的全部认知。在他看来，Ⅱ类错𬌗畸形的矫治可通过拔除4颗前磨牙、内收上颌切牙来减小过大的覆盖，解决患者的问题。在20世纪90年代，这种治疗方式很常见，而这种侧貌却被贴上正畸面容的标签。他内收了上颌切牙，导致鼻唇角变钝，却未用任何方式解决下颌后缩的问题，而是让正常的面中部变形以适应后缩的面下部。在现代正畸学中，建议应用某种形式的生长改良来矫正骨骼问题（如果患者年龄太大，无法进行生长改良，则建议正颌治疗前移下颌），即使需要拔牙治疗，也应注意避免上颌切牙过度内收。

在我们提出的以目标为导向的治疗计划示意图（图2-10）中，左侧列表的问题得到了解决，但右侧列表均未解决。若将诊断视角扩展至面部，本可重新界定问题清单，将下颌发育不足纳入其中。然而，最初的诊断并没有认识到这一点，随着上颌前磨牙的拔除和切牙的内收，鼻唇角变钝这一问题又被新增到了问题列表中。

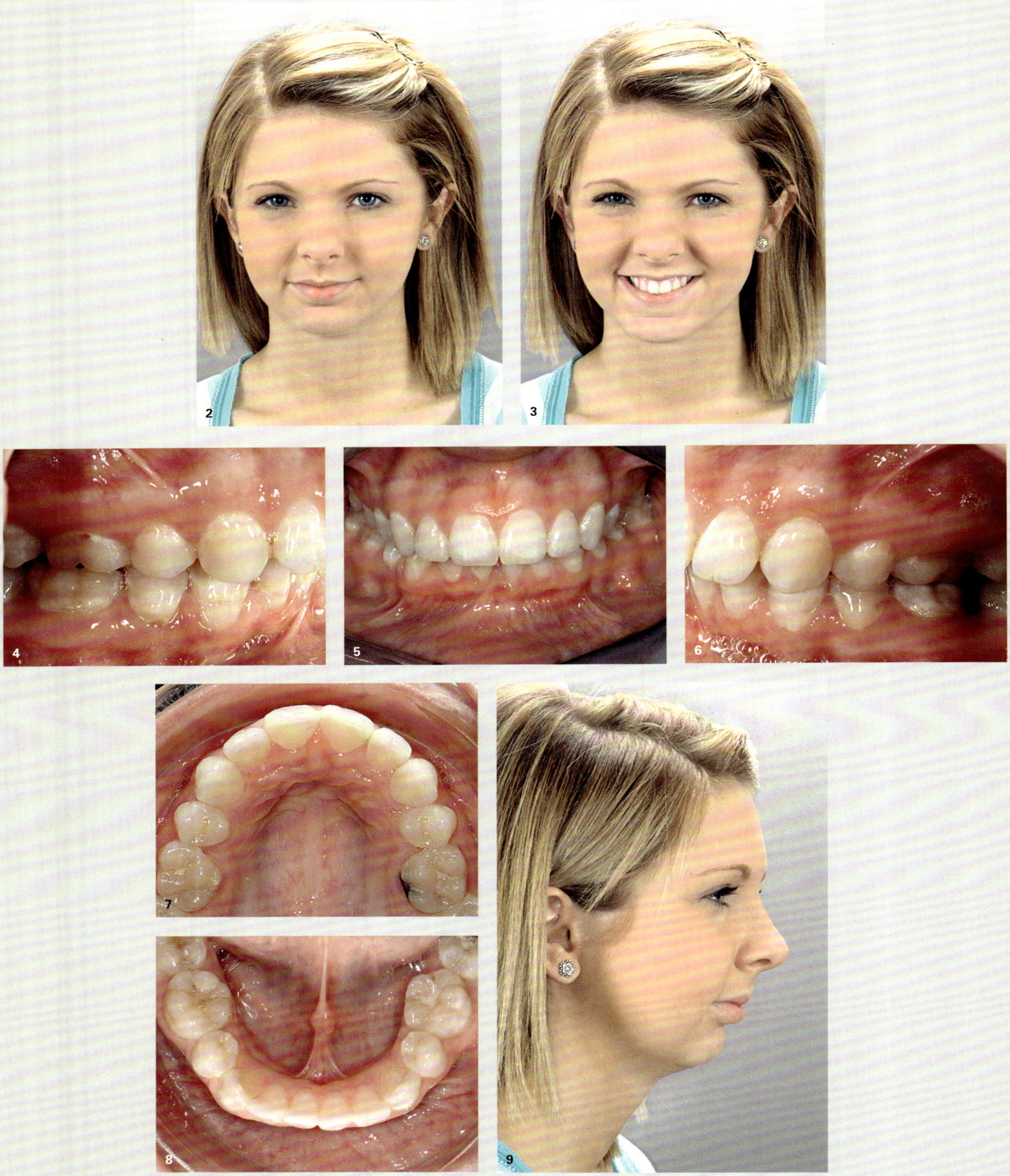

图2-2 这名19岁的女性之前曾接受过正畸治疗，通过拔除4颗前磨牙来矫正她的Ⅱ类错殆畸形。

图2-3 她的笑容很迷人，那时她和她的家长都能接受。

图2-4～图2-8 她的咬合关系是稳定的。

图2-9 患者并不满意自己的侧貌。这是一个很典型的例子，正畸医生将该问题确定为Ⅱ类错殆，需要通过拔除4颗前磨牙进行治疗，其目标仅限于实现Ⅰ类咬合关系，未能认识到Ⅱ类错殆的病因——下颌骨严重发育不足。所以，通过对牙齿进行正畸治疗去适应发育不足的下颌骨，并没有真正解决问题，最终因为下颌及颏部的后缩，侧貌依然为凸面型。

我考虑了治疗目标，确定有两种治疗方案为她解决侧貌问题和改善咬合：①正畸治疗，前移上颌切牙，拓展拔牙间隙，恢复的间隙通过修复前磨牙进行治疗，创造的覆盖用于手术前移下颌；②在不拔牙的情况下，使用Ⅲ类牵引和方丝对上颌切牙去代偿，正颌手术前移上下颌骨。我用数字成像技术向她展示了两种方案的预期侧貌变化（图2-11），两种方案带来的变化很相似，但是方案②在上颌骨前移时会带来鼻部变化，这些变化包括鼻翼基底加宽、鼻尖向上旋转、上鼻尖变深。由于患者更倾向于双颌手术，我将她转诊给口腔颌面外科医生和面部整形外科医生进行咨询，他们也使用数字成像技术帮助她了解手术的效果。最后，在谈到她正面的面部比例时，我向她展示了颏成形术延长颏部，以及下颌前徙时同期发生的顺时针旋转，都会加长她的脸型，从而改变她的面高-面宽关系。换句话说，她的脸型将从圆形变为卵圆形（图2-12）。

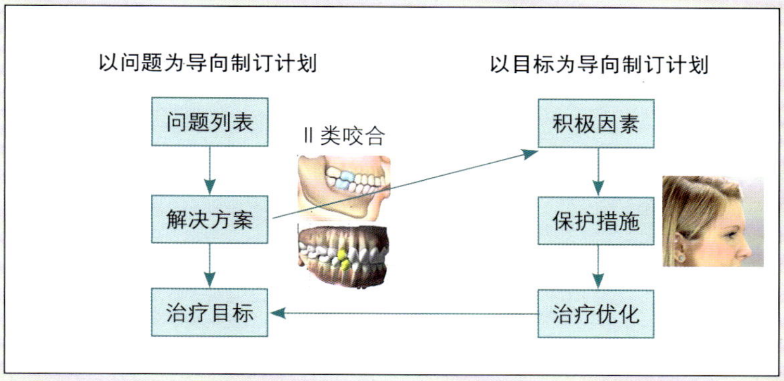

图2-10　现在，流程图的左侧显示了由来已久的“以问题为导向制订计划”。正如正畸医生所看到的，是Ⅱ类错𬌗畸形，他忽略了右侧的积极因素（即正常的面中部需要保护）。

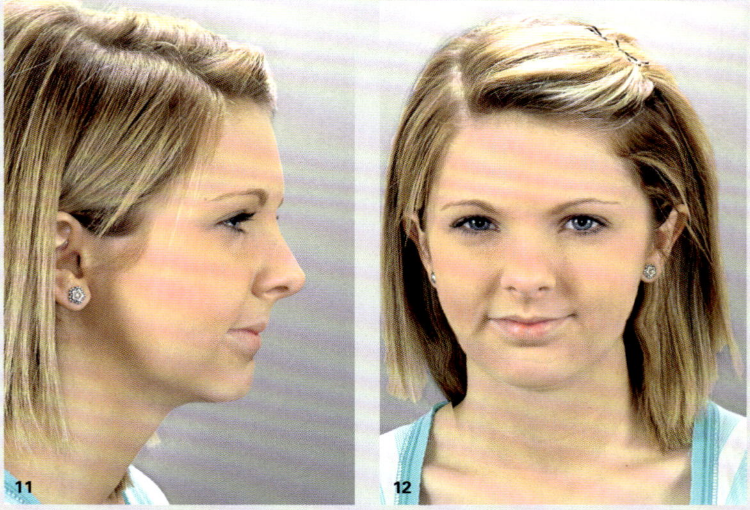

图2-11　使用数字成像技术来演示她在正畸去代偿和双颌手术结束后可以预期的侧貌变化。

图2-12　患者的面下部短，导致脸型较圆，颏唇沟深。通过数字成像技术，我们得以在正面观中直观呈现改善效果：实现面高增加，脸型从圆形向卵圆形转变。

对比两种方案后，患者选择了双颌手术，因为它更快，并且不需要额外的种植体和牙冠。如第4章中详述的，我将一开始使用的数字成像讨论过程称为“咨询阶段”。在这一阶段，图像没有校准，也没有量化移动，只是采用“剪切、粘贴”的方法模拟移动，让患者大致了解治疗目标。这种可视化的目标设定让患者对治疗有了心理准备，同时为多学科治疗团队提供了宝贵的反馈工具。

经过7个月的正畸治疗，牙列已经充分去代偿，为外科手术做好了准备（图2-13～图2-16）。手术计划由2名外科医生在同一手术室依次进行，以协调所有手术步骤（下颌前徙手术、颏成形术、鼻整形术）。术后正畸在3个月后完成，咬合良好（图2-17～图2-21）。她在下颌姿势位时的正面像显示面部比例改善（图2-22），笑容也显得更加饱满，并给了她更多的“微笑饱满度”（图2-23和图2-24），这将在第8章中进行详述，她的侧貌变直（图2-25），覆盖得到矫正后，患者成功恢复唇闭合功能并实现良好的唇部平衡（图2-26和图2-27）。

病例2

本病例集中体现“保护性策略”的典型应用——在矫正不良特征的同时，保持牙颌面美学的优势特征。这名15岁的女孩（图2-28）

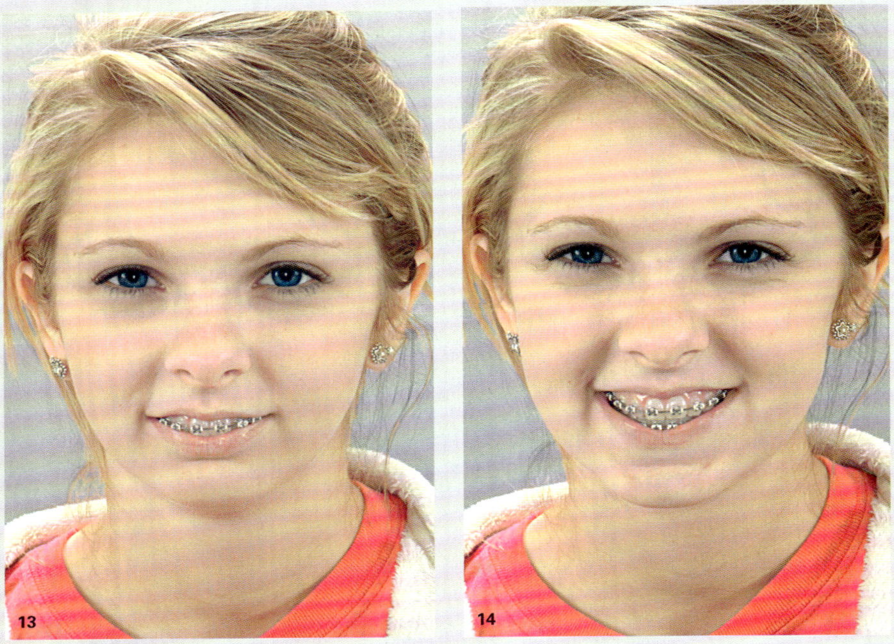

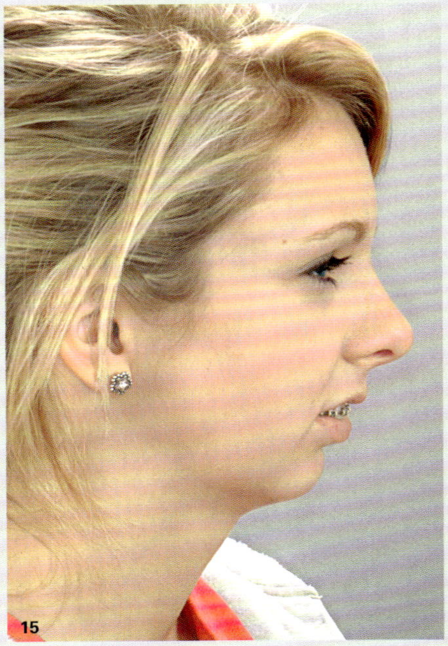

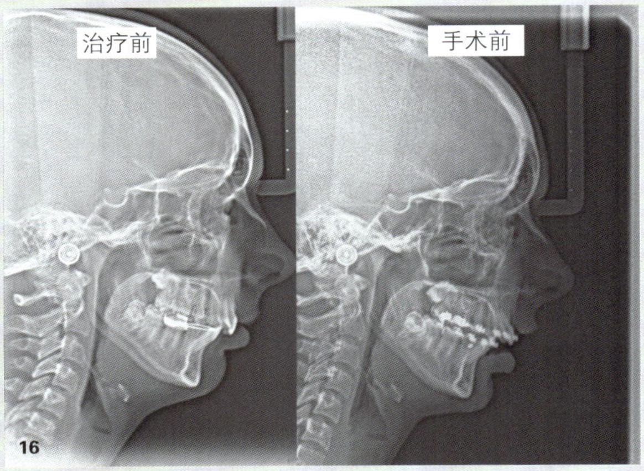

图2-13和图2-14 术前正畸和上颌中切牙直立后的面像，增加了覆盖，获得了更好的上颌中切牙角度。

图2-15 患者手术前的侧貌显示覆盖的增加导致下唇外翻和颏唇沟加深。

图2-16 初诊时和手术前的头颅定位侧位片对比，显示了上颌切牙倾斜度的变化和正畸去代偿的预期效果，去代偿后覆盖明显增加。

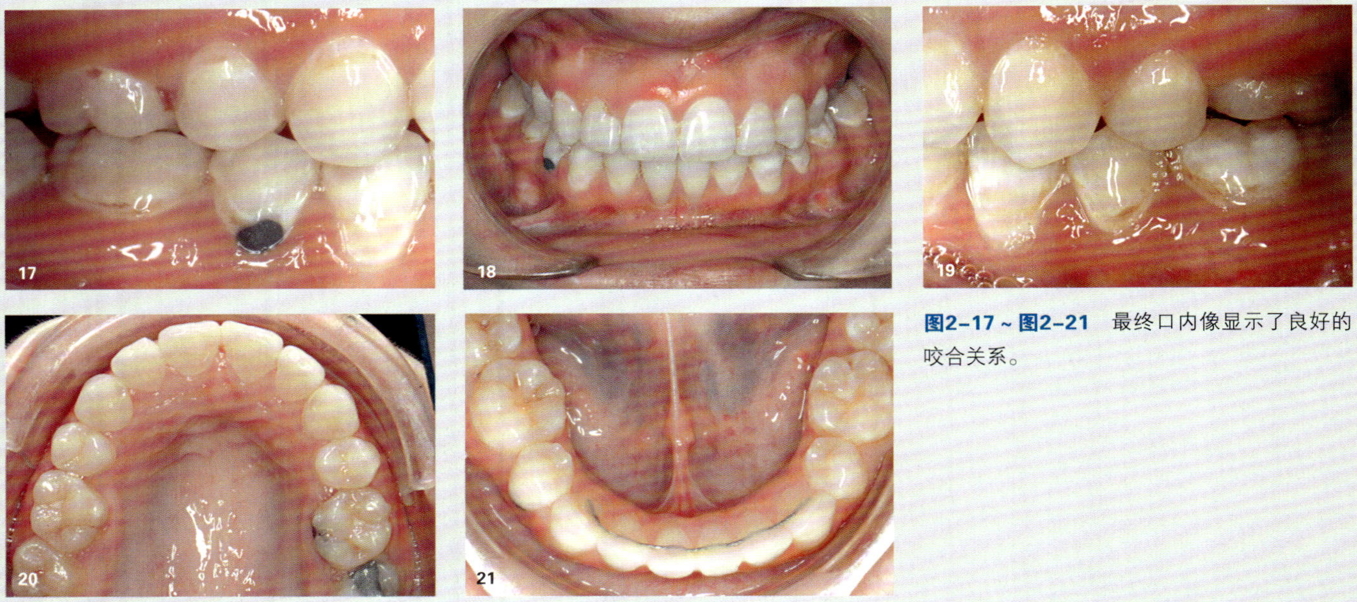

图2-17～图2-21 最终口内像显示了良好的咬合关系。

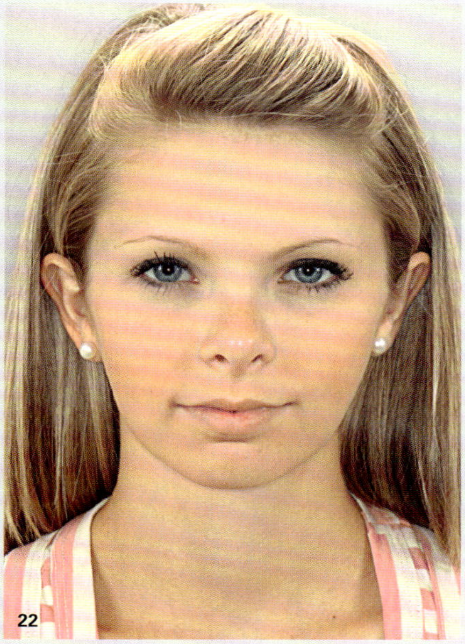

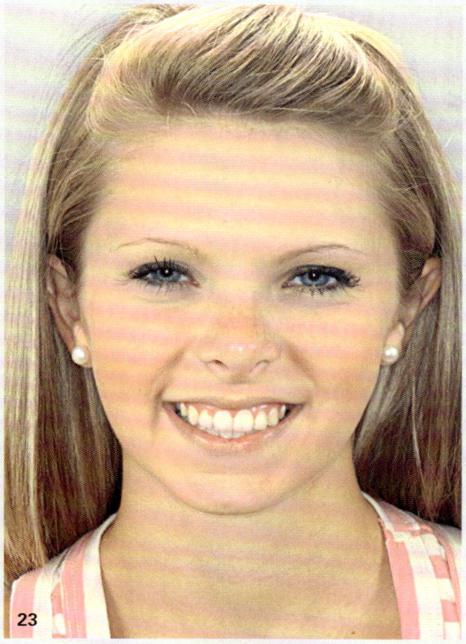

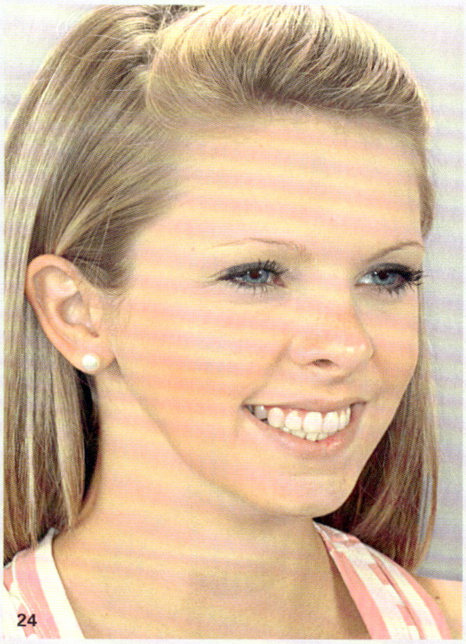

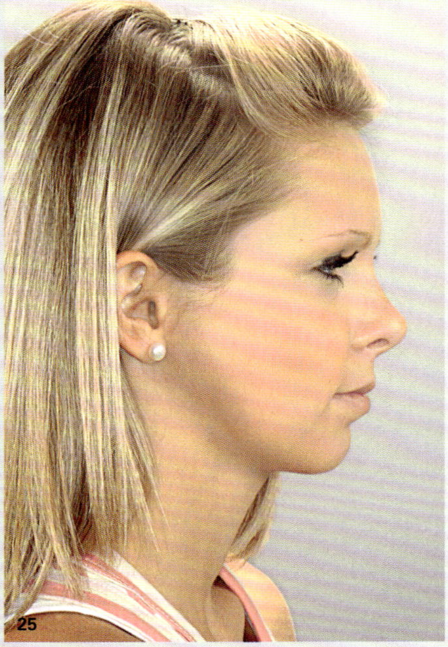

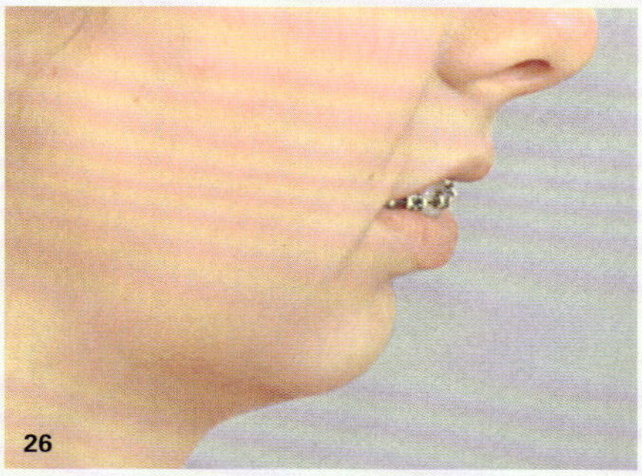

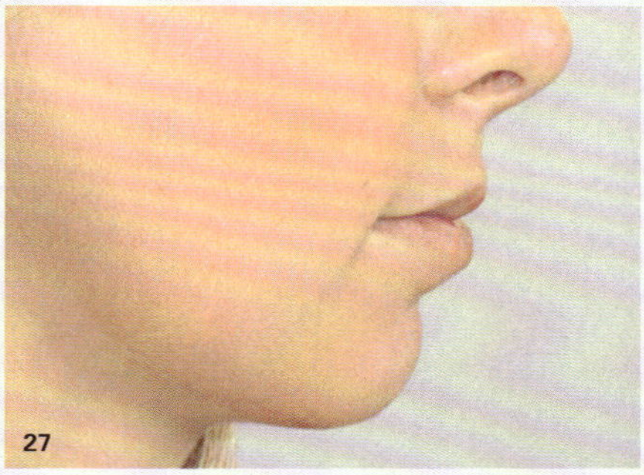

图2-22 最终正面像有非常美观的面部比例，面部长宽比增加，面型更长，颏唇沟改善，外貌更年轻。

图2-23 最终微笑像有更出色的上颌切牙暴露量，切缘位置更合理，笑容更舒展。

图2-24 45° 侧面微笑像显示上颌切牙的倾斜度改善，微笑饱满度（更多的切牙暴露量）感染力十足。鼻整形术也为她塑造了非常好的鼻形。

图2-25 最终的侧面像显示面下部侧貌、颏颈距离和颏下形态都有很大改善。鼻整形术消除了上颌前徙经常伴随的副作用。

图2-26和图2-27 术前侧貌可见外翻的下唇抵在去代偿后的上颌切牙之下，唇闭合不全是严重的深覆盖所致。治疗完成后，患者唇部闭合功能良好，形态协调。

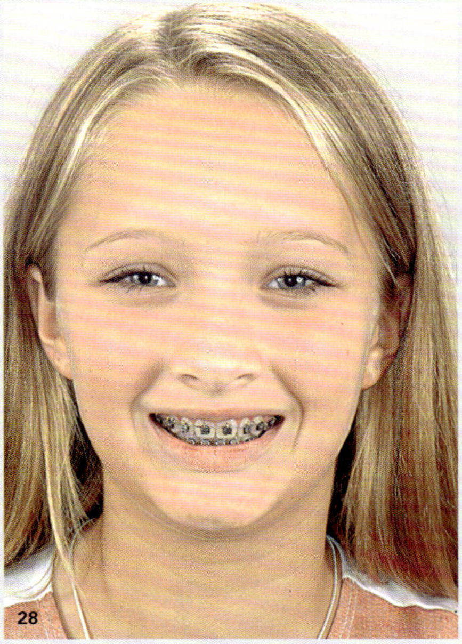

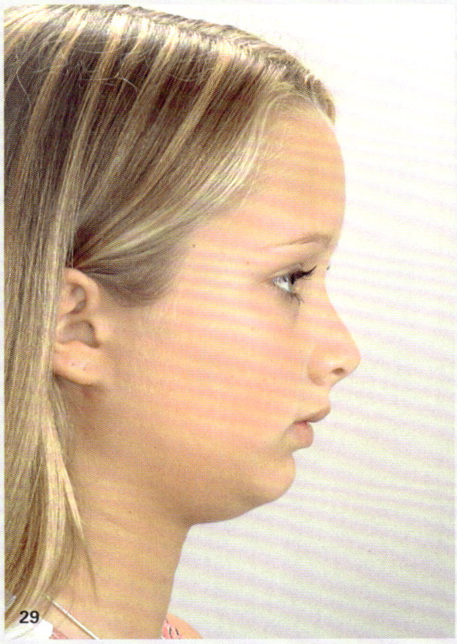

图2-28和图2-29 这名15岁女孩的正畸医生将其转诊给我，希望能进行下颌前徙手术来改善她的侧貌突度。

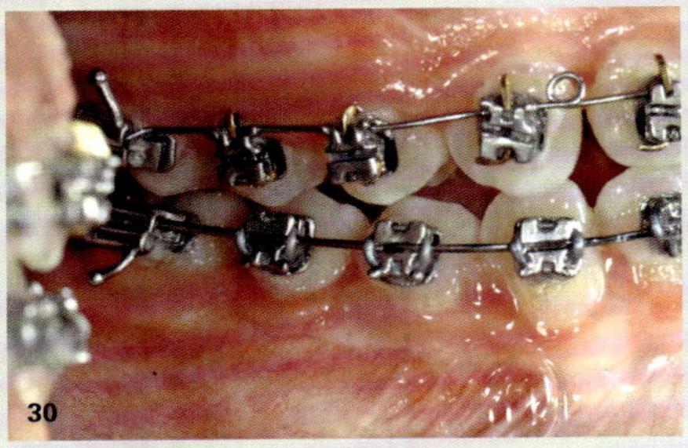
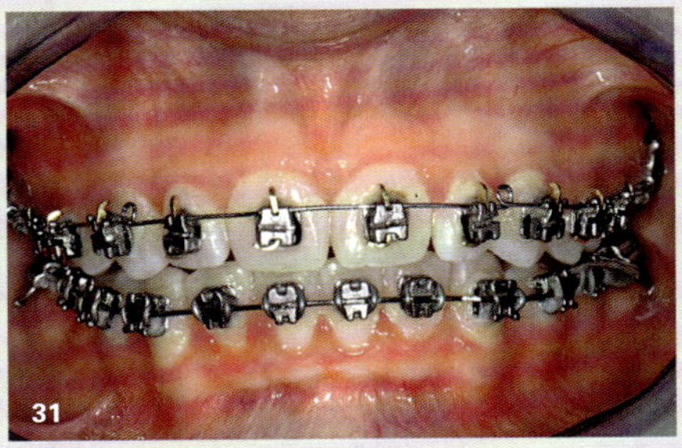
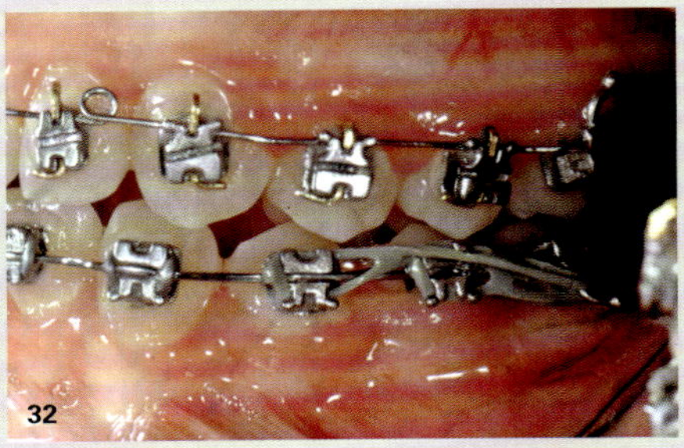

图2-30～图2-32 Ⅱ类错𬌗畸形。

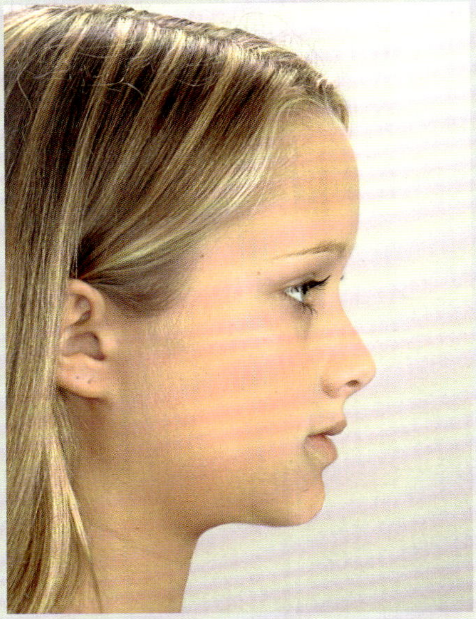

图2-33 通过使用数字成像，我得出结论，若能在不施行正颌手术的情况下进行咬合调整，那么侧貌的改善则可通过颏成形术来完成。

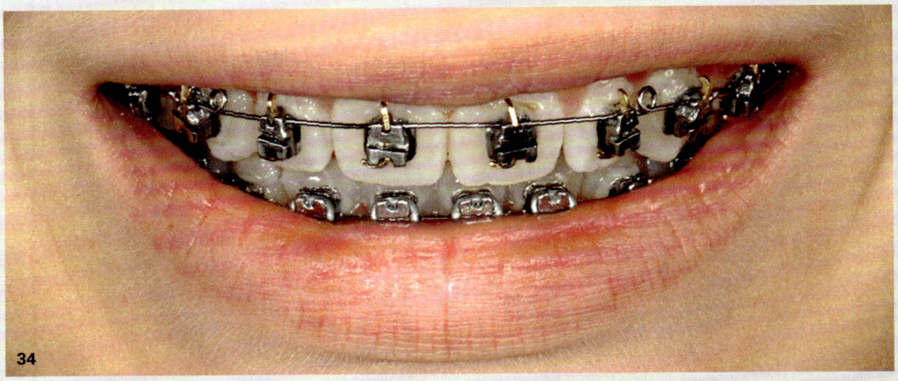
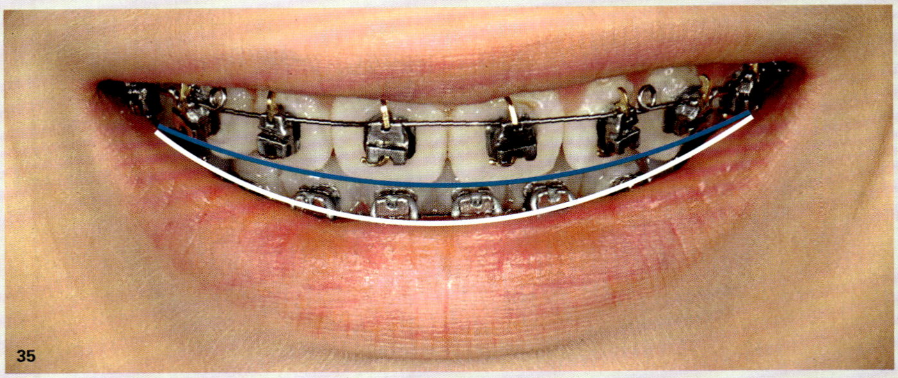

图2-34 特写微笑像显示了切牙暴露不足和扁平笑线。

图2-35 蓝线代表她的上颌切缘位置和𬌗平面，白线代表更理想、美观的切缘位置。这可以作为指导，将她上颌切牙的托槽粘接在更高的位置，从而使上颌切牙伸长，改善微笑美学。

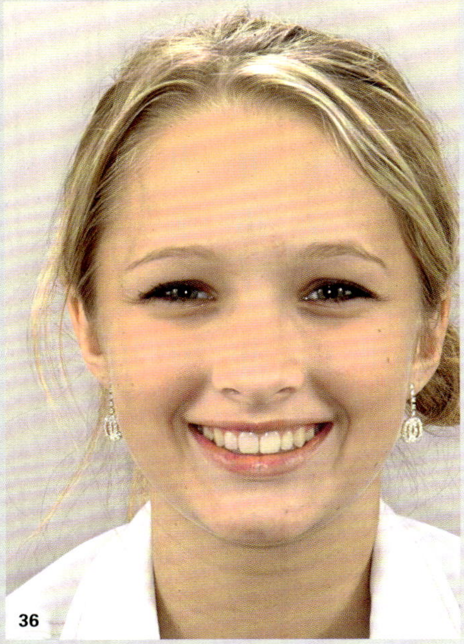
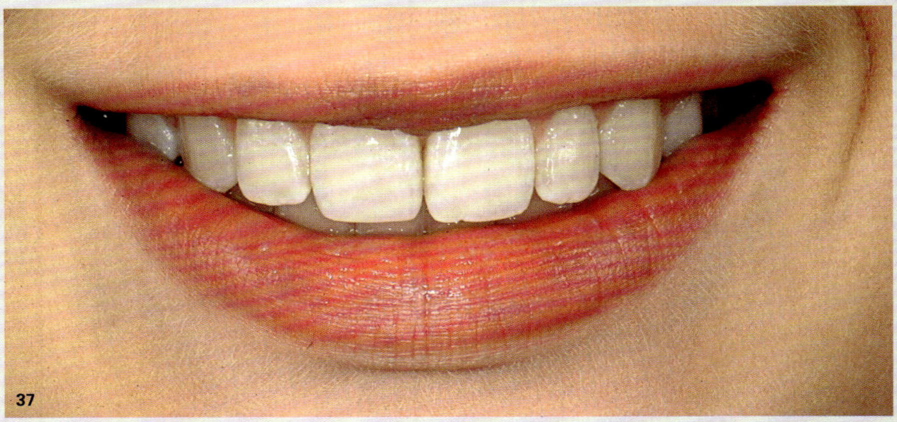

图2-36和图2-37 正畸治疗完成后，患者有更令人满意的微笑，切牙暴露完全、笑线和谐。

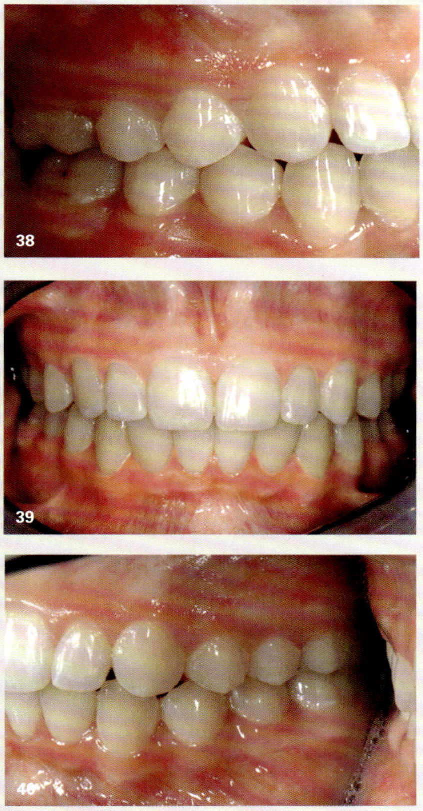

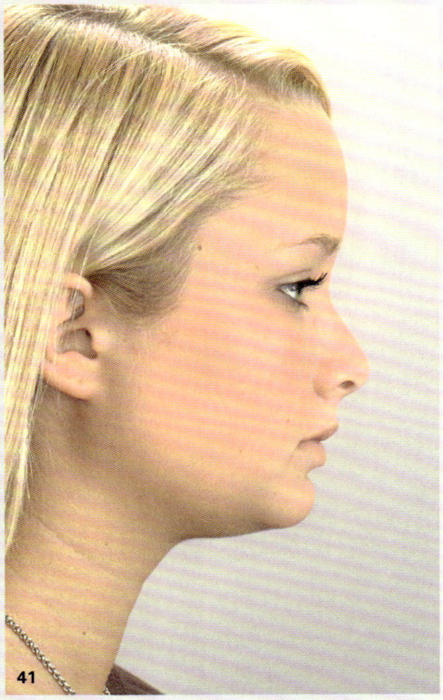

图2-38～图2-40 不需要正颌手术，通过患者良好配合，进行Ⅱ类牵引能够获得一个非常好的咬合关系。

图2-41 在完成正畸治疗后，我将她转诊去拔除第三磨牙，在同一个手术中，口腔颌面外科医生通过颏成形术重塑颏部，取得了良好的结果。

被她的正畸医生转诊到我这里，她的医生认为这名患者可能需要通过下颌前徙手术来改善侧貌突度，完成她所期望的治疗（图2-29），同时改善中度Ⅱ类错𬌗关系（图2-30～图2-32）。她之前的正畸治疗有一定的效果，牙齿间的关系比较合理，我的工作是完成正颌外科手术阶段的治疗，并进行精细调整。在我对她的侧貌进行评估时，发现做颏成形术就能获得足够的侧貌改善，而不需要下颌前徙。我为她进行数字成像模拟，获得可视化治疗效果（图2-33）。正面微笑像比较饱满，但仍有一些美学问题，没有完全达到理想的微笑（见第3章）。

在制订精细调整方案时，我感觉到她的微笑有两个主要缺陷：①切牙暴露不足；②扁平笑线（图2-34和图2-35）。我将上颌切牙托槽重新龈向定位，伸长切牙，从而使治疗结束后微笑时切牙暴露量更完全、笑线和谐（图2-36和图2-37）。通过Ⅱ类牵引获得了良好的咬合（图2-38～图2-40）。患者及其家长选择在颏成形术时拔除第三磨牙，同时获得了协调的侧貌（图2-41）。

该病例为本书重点论述内容奠定了实践基础。多年来，头影测量中的下颌切牙定位法决定了正畸治疗计划的方向。而就切牙定位而言，上颌切牙现已成为关键考量要素（后文将对此进行反复阐述）。本病例还阐明了一种更全面改善患者外貌的方法，即硬组织与软组织的关系决定了治疗目标。

软组织范式

就目的而言，“范式”最好定义为“代表科学或临床实践领域概念基础的一组信念和假设”。软组织范式指出，现代正畸和正颌治疗的目标与局限性是由面部软组织决定的，而不是牙齿和骨骼。这种转变标志着主导20世纪的正畸理念——Angle范式的重大突破，通过对比两种范式在治疗目标设定、诊断侧重点和临床思维模式上的本质差异，即可清晰把握这一学科演进的核心脉络。软组织范式的重点是临床检查，而不是颌骨和牙齿关系的检查。通过临床检查可获得这些重要的诊断信息，对于治疗计划的制订不可或缺。

从Angle范式到软组织范式的演变

软组织范式实际上起源于正畸学发展的早期。Norman Kingsley（1829—1913）是一名口腔医生，同时也是艺术家，他是口腔正畸学发展早期最重要的人物，他在《口腔畸形论（Treatise on Oral Deformities）》一书中广泛论述了将面部的艺术形式作为口腔正畸诊断开始的重要性。他将面部印模作为病史记录保存过程的一部分。面部印模是利用面部印模材料进行的面部复制，当时的印模材料是软蜡，带有通鼻的管子，患者可以呼吸，阴模制取后将石膏倒入该模具中以产生阳模。这种方法在为死者制作“死亡面罩”中常用，当然到那时，取印模带来的不适感已无关紧要。

没有什么比艺术更能引起正畸医生的强烈兴趣了……

——Edward H. Angle

Norman Kingsley之后是Edward H. Angle（1855—1930），他建立了错殆畸形的Angle分类法，强调咬合关系的同时，他认为包括完整牙列的理想咬合意味着理想的面部美学，这是“此人应有的容貌”。他教导大家说，最佳的面部美学总是与理想的咬合相吻合，咬合理想时美学基本上可忽略不计，因其会自然达成。然而，软组织在Angle学派仍然有着重要地位，以至于他将艺术专业的Edmund Wuerpel教授纳入了授课团队，教授学生希腊罗马雕塑和面部比例。事实上，Edmund Wuerpel向成为他最亲密朋友之一的Angle致敬，并总结了自己在Angle学派中的角色。正如Edmund Wuerpel的故事所述[9]，Angle向他表示，他不得不开设自己的正畸学校，因为没有任何一所大学能按照他希望的方式进行教学。他引用Angle的话说，“我想给我的学生提供我力所能及的最好指导。当我询问一位艺术家时，他可能会为我写一些基本规则，这些规则囊括了所有面部特征，只要我的学生们掌握了这个规则，就能保证矫正所有的畸形，但我找不到任何人给我这个规则。”

显然，对面部及其在制订正畸治疗计划中的重要性的认识是Angle早期正畸愿景的一部分。在他1907年出版的书中提到“正畸学的研究与人类面部美学艺术有着密不可分的联系。口腔是塑造或破坏面部美学和特征的最有利因素。口腔的形态和美学在很大程度上取决于牙齿的咬合关系。我们作为正畸医生承担着巨大的责任。没有什么比艺术更能引起正畸医生的强烈兴趣了，尤其是它涉及与人面部的关系，因为正畸医生的每一次努力都是为了美或丑；为了和谐或不和谐；为了面部的完美或缺陷。因此，这才应该是他的毕生追求”[10]。

然而遗憾的是，他仅写下了这样的基本原则，如前所述：“理想的外貌是在理想咬合的基础上实现的。”由于他当时巨大的影响力，在20世纪的大部分时间里，咬合是正畸治疗的主要目标。即使在20世纪70年代发展了正颌外科并引入了儿童生长矫形治疗，正畸治疗的目标更多的仍是获得更好的咬合，而非更好的面部比例。

正畸学的技术进步主要基于头影测量学的进步，这让我们远离了临床检查，而把注意力集中在头颅定位侧位片上，进行头影测量分析。但任何头影测量分析都有一个与生俱来的弱点：标准值要么是其他人认为的理想值，要么是从横向研究样本中进行一系列测量，从而产生所谓的“标准值”。这种对头影测量标准值的关注并不意味着完全忽略脸型，但它更强调侧貌与Angle错殆分类的关系。Charles Tweed意识到拔除前磨牙所产生的侧貌变化。Robert Ricketts致力于预测面部生长，其中也包括软组织，Daniel Subtelney在“颅面部正畸学”中强调了面部软组织的重要性。1966年，Merrifield的侧貌分析受到了广泛关注。1970年，Peck及其发表的“面部美学概念”，评估了面部的正侧面观。1983年，发表了侧貌的Holdaway软组织分析法。1986年，Park和Burstone证明了软组织差异会造成侧貌的巨大变化[11]。例如，不同个体之间的唇部厚度差异可多达1cm。

20世纪80年代，随着手术和正畸治疗在技术与理念上的不断发展，正畸诊断和治疗计划受到多学科经验的极大影响。在20世纪90年代，材料和牙科技术（如种植体和贴面）的改进促进了美学牙科的发展，同时促进了正畸修复联合治疗。因此，正畸医生现在以与20年前截然不同的方式使病例可视化。在正畸-正颌联合治疗中，可以达到理想的咬合关系，但如果美学效果欠佳，患者可能极不满意。我们对咬合的关注开始转移到面部，现在随着多学科美学牙科的参与，微笑美学也越来越受到大家关注。

我从Angle范式的转变

就本人而言，从20世纪80年代初开始，我的理念从Angle范式逐渐发生了改变。在我正畸职业生涯早期，我在美国阿拉巴马大学的职责主要集中于正颌外科领域。

最初正颌手术是一种仅针对最严重牙颌面畸形的有限治疗方式，随着双侧下颌支矢状骨劈开术和Le Fort Ⅰ型截骨术的发展，正颌外科逐渐转变为一种治疗模式，致力于实现美学改善最大化。正因如此，越来越多的患者开始能够接受这种曾被视作极具侵入性且恢复期长的治疗手段。我从业初期，接诊病例中正颌手术患者占比很大。这意味着我们要首先考量面部美学，其次才是咬合关系调整。

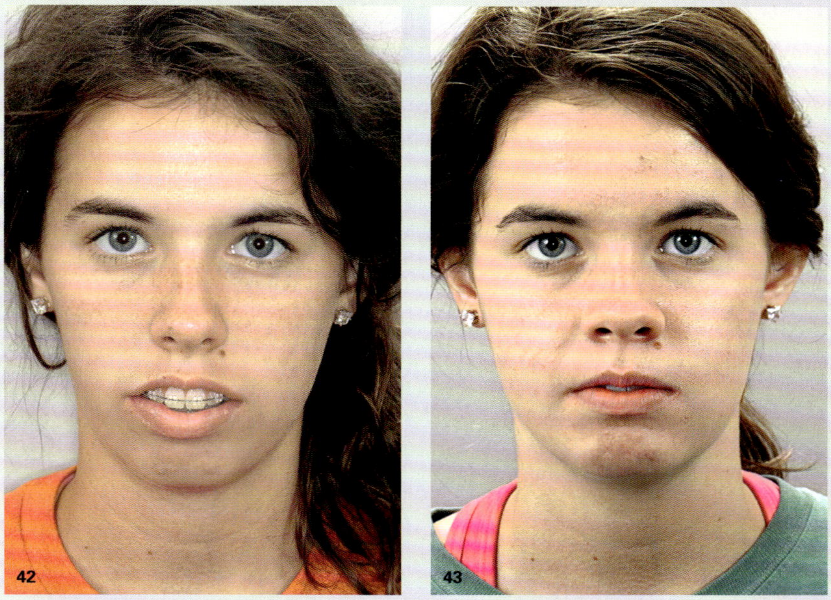

图2-42和图2-43 显示了上颌骨上抬和前徙对鼻宽度的影响。左侧为术前，右侧为术后，这种鼻宽度增加、鼻尖升高、鼻孔扩张的鼻子通常称为“牛鼻”。

主修口腔外科和面部整形外科的Lou Costa医生加入我们多学科外科团队后，我对面部软组织的理解更为深入。当时，他每周有1天在口腔颌面外科系授课，这与我的授课时间一致。Costa医生主要在两个方面对我的观念转变产生影响。首先，他拓宽了我对面部的理解（特别是鼻部解剖），让当时的我明白面部整形外科医生是如何看待面部美学的。其次，由于他具备口腔颌面外科背景，他向口腔外科团队（包括Victor Matukas医生和Peter Waite医生）提出上颌骨前徙手术对鼻部美学会有诸多不利影响。具体而言，上颌上抬和前徙都可能导致鼻基底部变宽；侧貌会出现鼻尖升高和鼻尖上转折加深的现象。在某些情况下，鼻尖的升高和鼻基底部的加宽会导致鼻孔更宽且更突出，这通常被称为“牛鼻（*译者注：一种鼻骨和鼻翼都宽大的鼻形）”（图2-42和图2-43）。

我承认自己从未注意到这些令人遗憾的变化，但意识到这些情况的发生后迫使我复盘之前的病例。可以肯定的是，很多病例中鼻变得不那么美观了（请记住这本书的箴言，“非所察，不能治”）。Costa医生建议，由于我们现在完全使用坚固内固定，而不是颌间结扎固定，这使我们有机会开发一种技术，改变患者的麻醉方式，从而允许在正颌外科手术的同时进行鼻整形术（这一过程将在第8章中详细描述）。

随着我们常规对鼻部和面中部进行评估，我就面中部对面部整体美学贡献的理解也更为全面——我从主要关注面下1/3，到开始关注面中1/3。因此，包括软组织在内的更全面的面部评估成为我们常规正颌检查诊断的一部分。随着我私人诊所的发展壮大，我开始以不同的视角来看待生长发育期的患者。没过多久，我的脑海中就出现了这样的问题：“为什么我要用一种标准对待成年人，用另一种标准来对待青少年？我的治疗目标不应该是相同的吗？仅仅是矫治工具不同而已，而成年人缺乏的只是青少年的生长潜力。”

因此，我将软硬组织评估纳入了常规患者评估，也就是本书的中心主题。在20世纪80年代中期，我开始研究所有关于面部如何随着生长、成熟和衰老过程而变化的文献。随后，我的许多研究工作都在这一领域进行，而非只局限于正畸文献，因为它仍然主要关注硬组织。所有这些研究产生了现有的软组织范式。

> 患者想要漂亮的、自然的微笑，让面容更具魅力，从而更显自信，并且能长期维持。我的经验证明这是绝对正确的。然而，许多正畸治疗虽然也期待一个美丽的微笑，但是关注点却在排齐牙齿和获得一个理想的咬合，而不在于预期的美学效果。由于正畸诊断和治疗计划包括大量不同的、动态的和相互依赖的元素，它需要有能力结合良好的批判性思维技能，以解决复杂的问题。解决复杂问题的方法和手段与解决技术问题的方法和手段是不同的。处理复杂的问题需要我们广泛和系统地思考，具备“全局观”，然后通过技术细节加以实现。
>
> ——Linwood（Sonny）Long医生，夏洛特，北卡罗来纳

软组织范式对方案制订的影响

认识到正畸诊断重点的转变，Ackerman等[12]于1999年提出了“软组织范式”一词。该文献总结了诊断重点的变化及其重要性：“正畸医生的任务是实现最有利于患者个体的咬合和面型，而患者的美学需求通常是首要的。因为软组织在功能、稳定性和美学的角度上来看，决定了正畸治疗的局限性，正畸医生必须在患者软组织适应性和软组织轮廓的范围内制订计划。这种新兴的软组织诊断和治疗计划模式比以往更加强调软组织功能与美学的临床检查。”随后的文献也强调了这一概念[13-14]。

这对正畸医生而言意味着诊断顺序的重大转变，之前是首先关注咬合关系和头影测量数据，然后是侧貌，最后才是面型和微笑，现如今转向以美学为导向的全新评估框架，是颠覆性的革新。众所周知，头影测量表由测量值、参数的平均测量值、测量值范围和表示样本离散度的标准差组成。该理念以平均面部模型为参考，确立患者治疗后的美学目标。但笔者坚信，患者前来寻求正畸治疗时，往往并非只求达到平均值的效果——其真正诉求在于获得卓越的美学改善！美的本质是常规之外的“例外”。了解这一点，我们可以更好地将我所称的“逆龄工程”纳入治疗计划的制订。换言之，我们的重点应以建立理想的美学软组织和正常功能为导向，而不仅仅是着眼于咬合，并让软组织自洽。

在软组织导向的诊疗范式中，治疗的首要目标在于实现软组织间协调关系及适应性改建，而非追求理想咬合关系。软组织协调关系（涵盖面部比例与牙列-唇面空间关系）是决定面部美观的关键因素。此外，软组织对牙齿位置的适应性决定了正畸治疗结果是否稳定。治疗的第二个目标是功能咬合。静态咬合定义为下颌不运动时牙齿的接触关系。简单来说，就是口腔医生要求你在咬合纸上“叩齿，叩齿”并研究哪颗牙齿最先受到撞击以及撞击时牙齿是如何接触的。功能咬合的定义是，当关节运动或咀嚼运动时，颞下颌关节（Temporomandibular Joint，TMJ）、颌骨肌肉组织、切牙、后牙及其本体感受器之间相互协调运作的方式。

这与软组织有何关系呢？颞下颌关节功能障碍若与咬合问题相关，其本质为紧咬牙导致颞下颌关节周围软组织损伤。因此，治疗的一个重要目标是矫正咬合，以尽量减少创伤的机会。Angle的理想咬合与整体治疗目标并不相悖，但在制订治疗计划时，针对特定患者，适度调整Angle标准可能获得更优疗效，值得临床优先考量。

软组织范式与“解决患者的问题”这种思维方式是相反的。过去，临床医生关注的是牙齿和骨骼的关系，他们的默认假设为——当牙颌骨结构达至理想状态时，软组织协调将自然达成。如果关系正确，软组织关系必然自洽。随着我们对口颌面软组织越来越重视，现在的思考过程是软组织的目标位在哪里，然后确定牙齿和颌骨如何安排以实现软组织的目标。为什么这对确定治疗目标很重要？因为这与患者和/或父母为什么寻求正畸治疗，以及他们的预期治疗获益密切相关。

正畸治疗不是一项为期2年的交易，我们现在要从更长远的角度

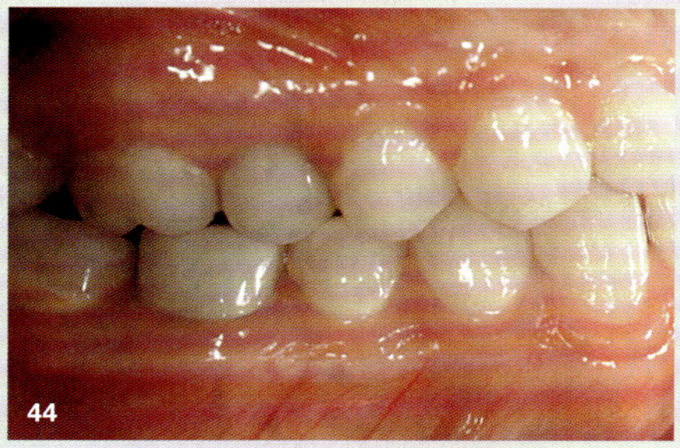

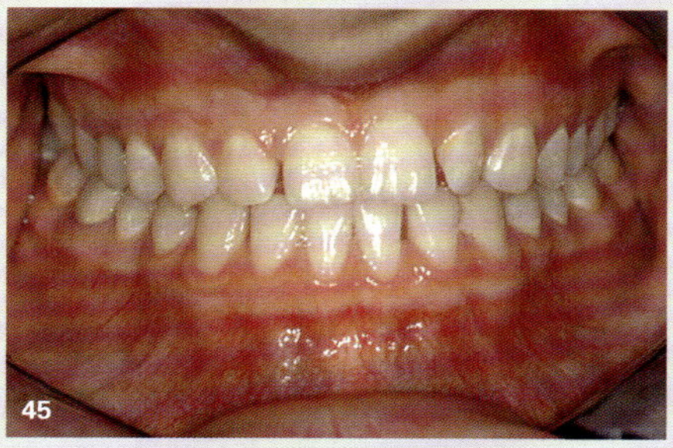

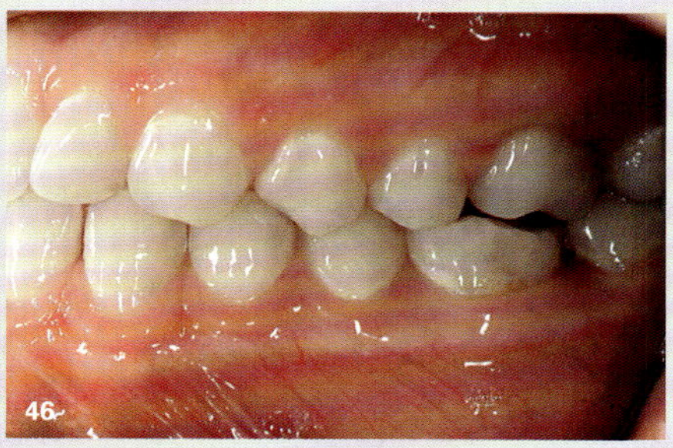

图2-44～图2-46 这是一名19岁女性的口内像，因咬合良好，没有功能问题，她的正畸医生一直在随访而没有采取正畸治疗。然而，到了19岁，上颌切牙之间的间隙困扰她并让她最终求治。

看待问题。在青少年时期，口腔医生可能是第一个认识到他们美学缺陷的人，因此治疗方案中的美学决策将影响患者终身容貌。

了解生长、成熟和衰老的原理以及长期软组织支撑的重要性非常重要，这将占据第3章的大部分内容。接下来，让我们从牙齿、正畸和外科治疗几个维度看看现代诊断评估的发展。

我们的诊断路径：由外而内

许多年前，当我访问西班牙巴塞罗那时，我们在导游的带领下参观了由Antonio Gaudi设计的著名的圣家族大教堂。他的建筑作品享誉世界，广受赞赏。在参观过程中，我们从建筑的外部开始，导游描述了Gaudi对他想要的教堂最初外观风格的愿景，以及从街道上第一次看到它时给人留下的印象。然后，他逐层细化至各楼层设计，最终完成每个房间的室内设计，从空间形态规划到涵盖盥洗台、水龙头和门把手等小细节。这名导游评论说，Gaudi的哲学是“我们必须全面了解自己的工作”。

这句话打动了我，我对妻子说：“这也是我多年来一直想说的！”换言之，当我们对正畸患者进行治疗时，最好遵循相同的方法。患者的整体外貌是首要和最重要的考虑因素，其次是微笑美学，然后才是牙齿的美学。

本节旨在反映正畸诊断重点的转变，以及诊断重点理应如何，目标是：

1. 展示正畸专科和口腔全科的诊断与治疗视野的扩展。
2. 展示正畸医生如何将治疗方法融合，以紧跟口腔医学的发展趋势。最近对微笑美学的强调也反映了这种相互作用。
3. 系统构建可逻辑推导优良疗效的临床诊断体系，实现治疗结果与患者照护质量的双重提升。
4. 建立口腔全科医生与专科医生的美学问题联合诊疗协作机制，推动当前跨学科诊断标准的统一化进程。

由外而内与由内而外的诊断方法

让我们用一些真实的病例经验来阐述这些宽泛的想法，从由内而外的方法及其固有的局限性开始。图2-44～图2-46的口内像是一名19岁的女性，从青春期开始，她的家庭口腔医生和正畸医生一直在随访。家长选择不进行正畸治疗，因为她咬合良好，没有功能问题。他们被告知，除非想要改善切牙间隙这个美学问题，否则不需要进行治疗。

然而，患者最终决定想要改善笑容，并再次咨询她的正畸医生，后者认为她的问题就是切牙间隙（图2-47）。切牙间隙用隐形牙套很快得到了关闭，这也是推荐的治疗过程。她的家庭口腔医生，由于有美容口腔医学教育背景，具有更全面的视角，他扩大了问题列表，将切牙暴露不足和扁平笑线纳入其中［微笑时只有50%的上颌切牙暴露量（图2-48）］。有充分的证据表明，随着时间的推移、年龄的增加，我们在下颌姿势位和微笑时上

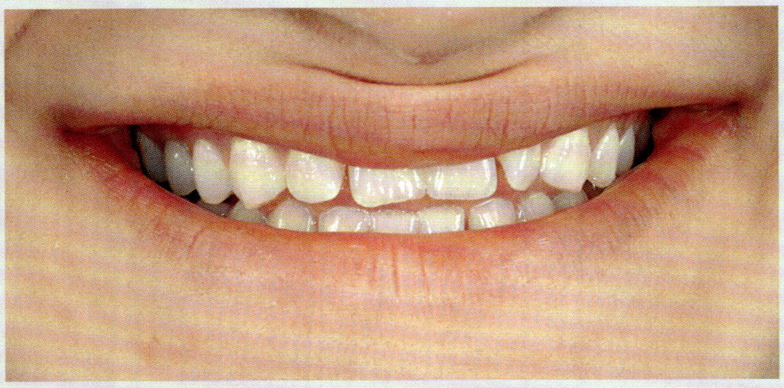

图2-47　因为存在的问题似乎很简单，她的正畸医生建议使用隐形矫治器治疗，以关闭切牙间隙。

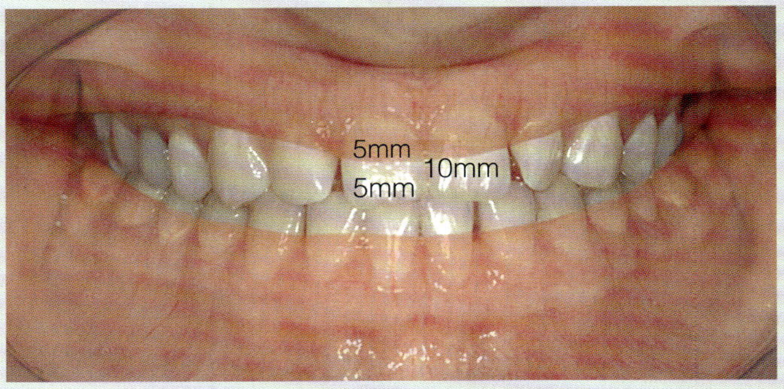

图2-48　临床检查的重要性。患者微笑时切牙暴露不足。她的中切牙临床冠高度有10mm，但她微笑时中切牙只露出5mm。此外，她的上颌骀平面相对于她的下唇弧度较为平直，有一个扁平的笑线。

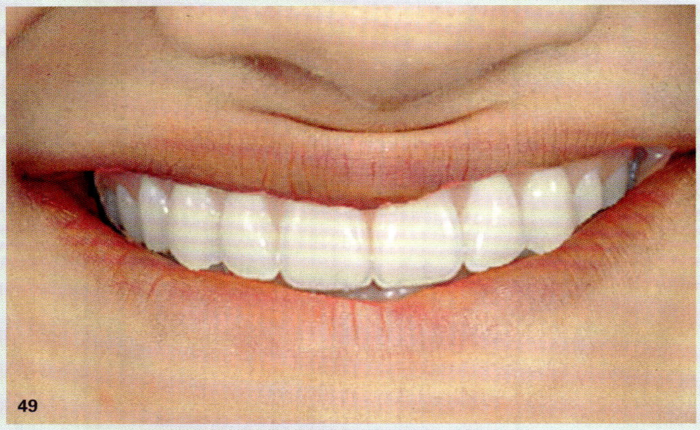

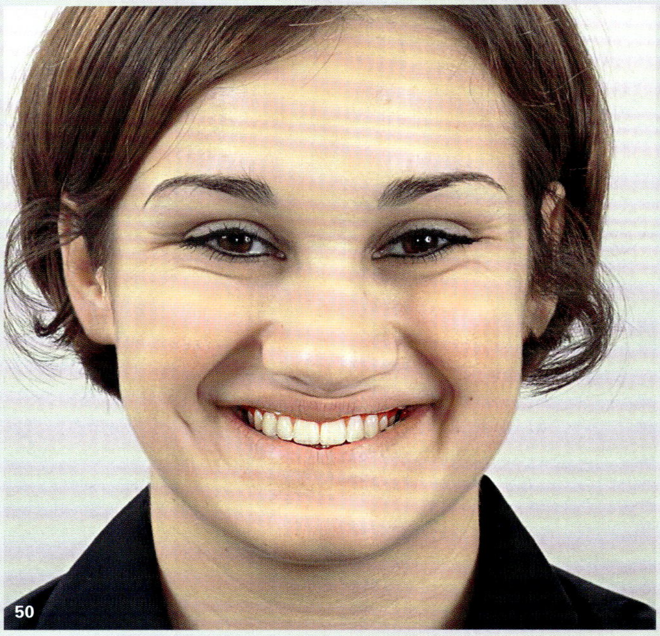

图2-49和图2-50　美学修复可以改善她的笑容，通过瓷贴面增加中切牙的暴露量。这些数字化模拟的图像展现了可能出现的效果。

颌切牙暴露量将减少[6-8]。在理解了她微笑中亟待解决和长期存在的问题后，家庭口腔医生考虑了另一种选择——瓷贴面，以增加她的切牙暴露量（图2-49和图2-50）。尽管知道有更多的选择，他仍将患者转诊到我这里，想听听是否还有其他可供参考的选择。

我的临床评估由外而内，包括面部特征（宏观美学）、微笑特征（局部美学）和牙齿特征（微观美学）。正如你所知，这3个类别并不是独立工作的：宏观美学问题通常具有局部美学成分，而微观美学问题通常会对微笑产生影响。因此，由外而内可以看出，她微笑时切牙暴露不足的原因不是牙齿问题，而是骨骼逆时针生长型导致的。

她下颌姿势位时宏观美学的相关特征（图2-51和图2-52）包括以下几点：

- 面下部高度比例不协调，偏短
- 鼻基底宽
- 唇突不足导致唇红暴露量不足
- 口裂过宽

菲薄的唇红暴露量和口裂过宽使她看起来更为显老。由她微笑引

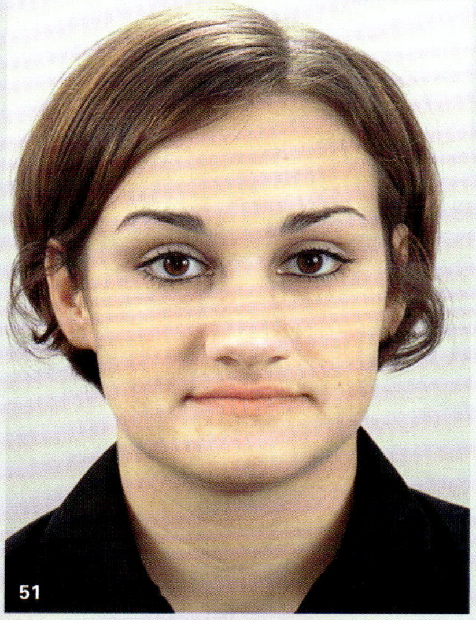

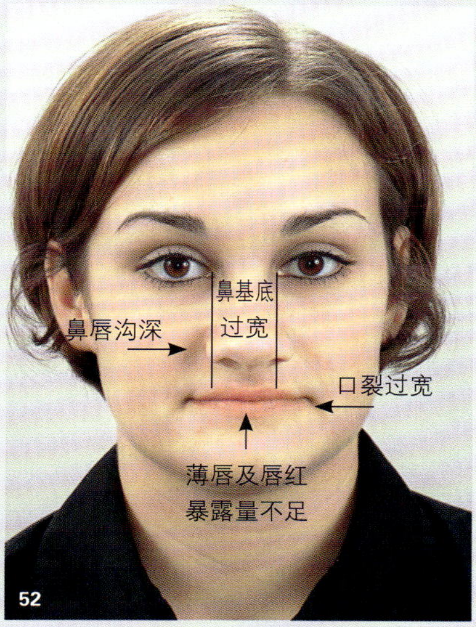

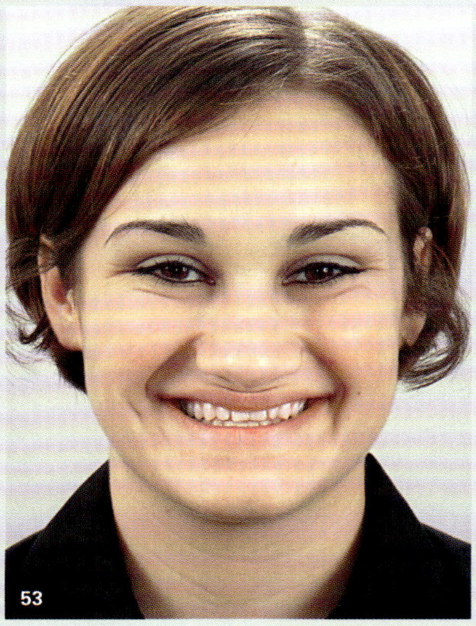

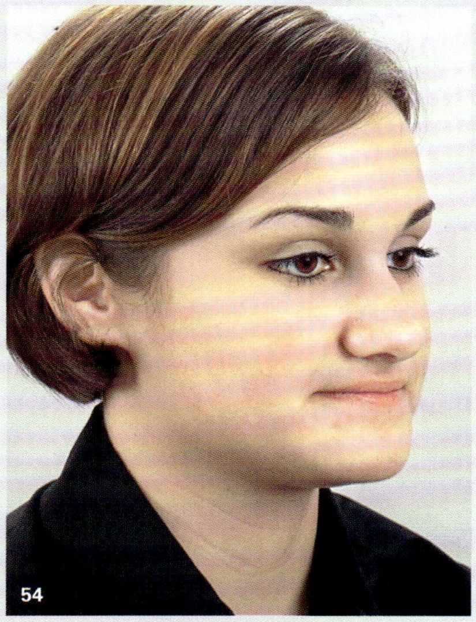

图2-51和图2-52 对于她的评估需要"由外而内"，我注意到她的正面面部比例特点是面下部高度不足。完成了宏观美学的评估后，我注意到她的鼻基底过宽，唇不够丰满，还有与她年龄不相符的口裂过宽。

图2-53 微笑时鼻唇沟过深。

图2-54 45°侧面像反映出缺少唇部支撑，这让她看起来比一般19岁的女孩更显苍老。

图2-55 由于骨骼生长模式和唇突度不足，侧貌是扁平的。

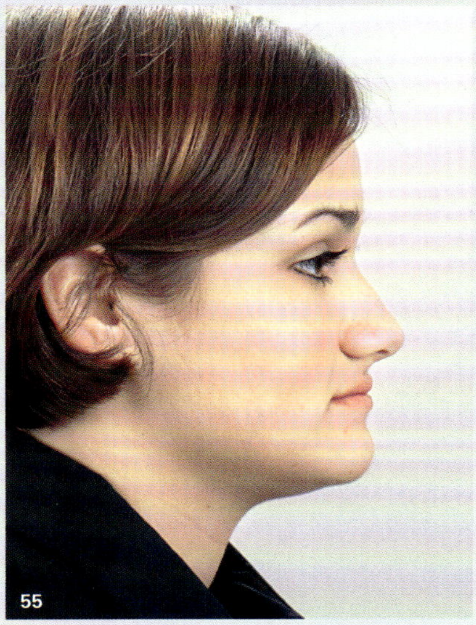

起的软组织反应是鼻唇沟皱褶加深（图2-53），她的45°侧面像反映出缺少唇部支撑（图2-54），由于她的骨骼生长模式和唇突度不足，她的侧貌是扁平的（图2-55）。她的凹面型（看起来像Ⅲ类）确实显示了逆时针生长模式的特征。我们都倾向于将颌骨关系定义为Ⅰ类、Ⅱ类或Ⅲ类，但这种分类是有百年历史的牙性Angle分类法，不足以描述骨骼关系。在矢状向、垂直向和横向以及沿着X轴、Y轴、Z轴的旋转方向上，骨骼的相互关系得到了更好的定义（图2-56）[9-10]。

45°侧面微笑像（图2-57）很好地可视化她的上颌骨方向，这也是我经常拍摄45°侧面微笑像的主要原因之一。我发现她上颌殆平面逆时针倾斜（图2-58），与面下部的逆时针生长旋转一致，导致殆平面变平，下颌平面角减小，面下部高度变短。这种生长模式是上颌骨垂直向生长不足的结果，导致下颌相对前突，而唇突度不足。下颌姿势位的45°侧面像显示由于唇突度不足和颏部过于前突，上下唇后缩，这使得笑容更加糟糕。有些患者的鼻部特征可能与骨骼型密切相关，也可能与骨骼型无显著相关性，但由于鼻部特征对整体外貌的影响，也需要仔细分析，因此应将其纳入数据资料库中。

在考虑到正面、45°侧面和90°侧面的面部特征后，问题列表从简单的切牙间隙扩展成更全面的颌骨之间不平衡的旋转，微笑时切牙暴露不足以及扁平笑线。术前正畸完成后，正颌手术计划包括：

1. 上颌骨前徙伴前部下移。这将

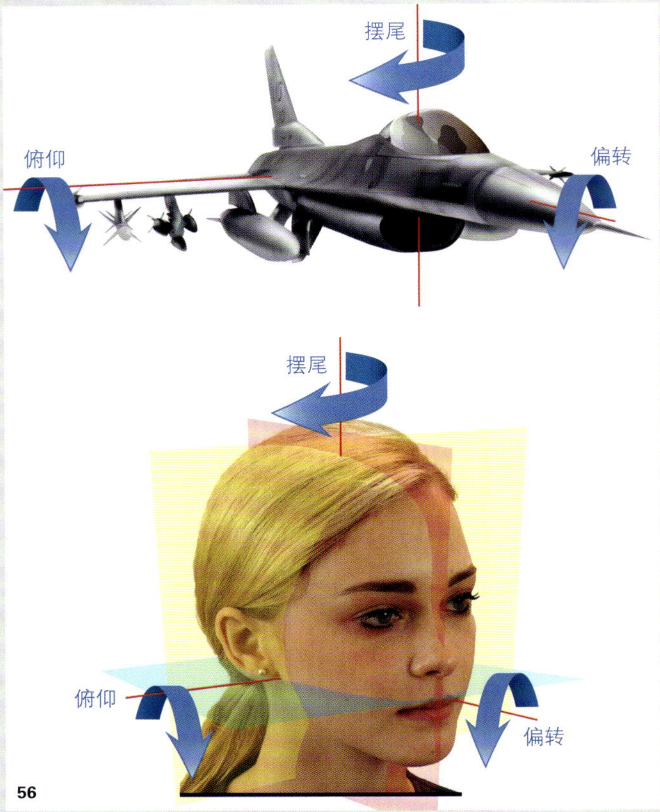

56

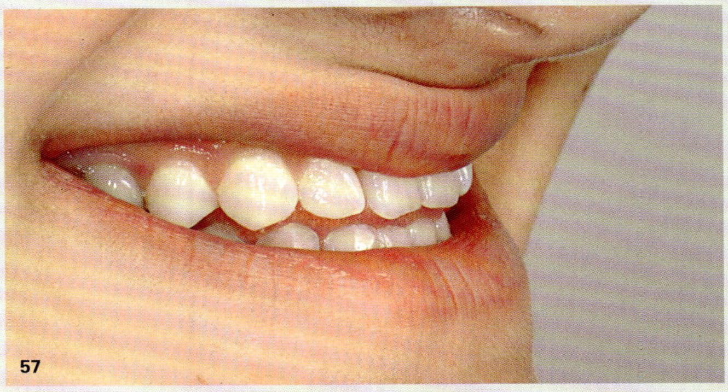
57

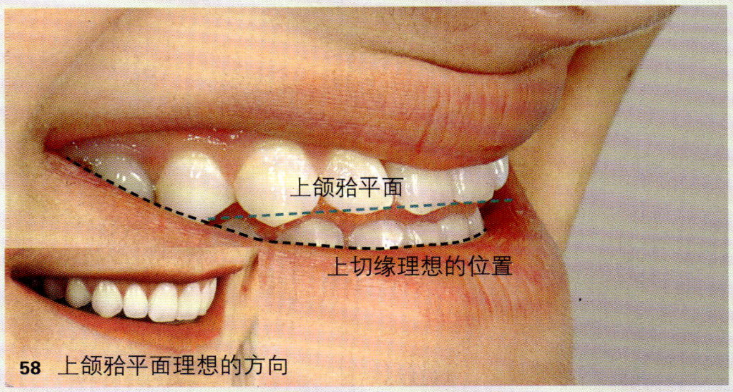

58 上颌殆平面理想的方向

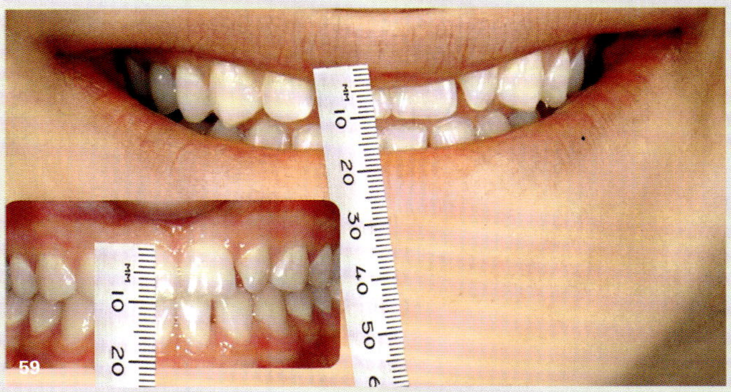
59

图2-56 与传统牙性Ⅰ类、Ⅱ类和Ⅲ类不同，在矢状向、垂直向和横向以及沿着X轴、Y轴、Z轴的旋转方向上，骨骼的相互关系得到了更好的定义。

图2-57 从45°侧面微笑像观察，上颌骨逆时针“倾斜”，后部上颌骨比前部上颌骨更低。

图2-58 显示上颌殆平面逆时针倾斜。黑线表示上颌尖牙牙尖和切牙切缘较合适的位置。为供参考，模拟了微笑时上颌骨与下唇的理想高度关系。

图2-59 口内检查显示中切牙临床冠高度为10mm，微笑时切牙暴露量为5mm。

使上唇支撑增加，切牙暴露量增加，面下部高度增加。

2. 下颌骨前移并顺时针旋转，与顺时针旋转的腭平面相协调，使面下部整体顺时针旋转。这将增加唇部支撑，增加面下部高度，并使腭平面、殆平面和下颌平面变陡[11-14]。上颌骨前下移位也会增加切牙暴露量，并增加殆平面曲度，以改善笑线。准确的移动量取决于术前临床检查时收集的测量值。

3. 单纯进行上颌骨前移会扩宽鼻基底，这对她而言是不良的后遗症，因此鼻整形术应与正颌外科手术需配合进行，以缩小鼻部并改善美观（见第8章）。

手术中骨的移动量不是基于头影测量数值，而是基于我们的临床检查，它量化了硬组织和软组织的相互关系（图2-59）：

- 下颌姿势位时上颌切牙无暴露
- 中切牙临床冠高度为10mm
- 微笑时切牙暴露量为5mm

最终的手术计划要求上颌骨前移5mm，前部下移5mm［10mm（牙冠长度）－5mm（微笑时切牙暴

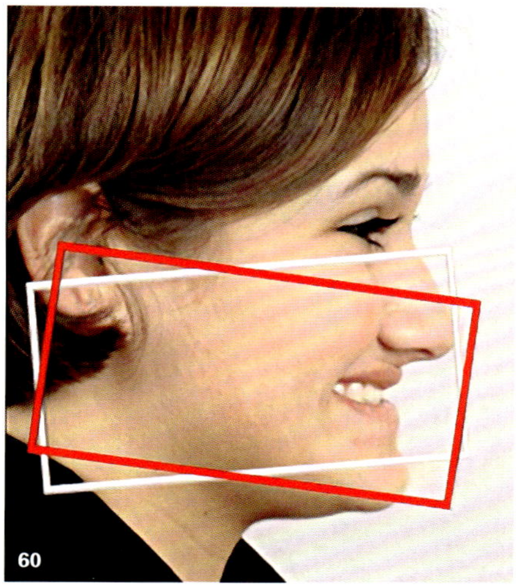

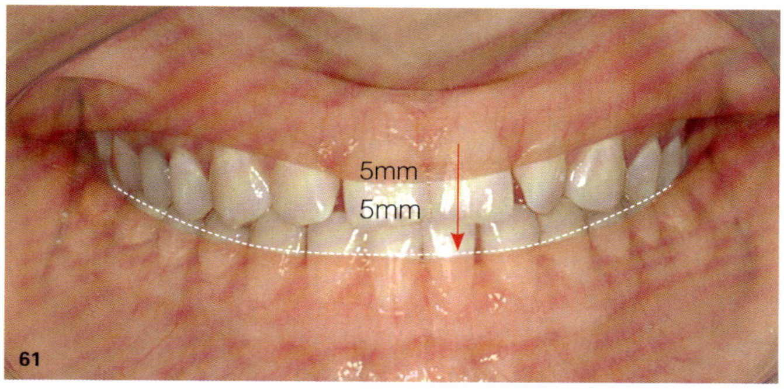

图2-60 我们的手术计划是顺时针旋转上颌骨和下颌骨，以矫正逆时针生长模式。我用这张照片向家长解释双颌顺时针旋转的手术术式，白框为术前位置，红框为术后计划位置。

图2-61 上颌骨顺时针旋转的手术目标是增加微笑时切牙暴露量，使切牙切缘靠近下唇。

露量）=5mm（所需完整的切牙暴露量）]，下颌骨前移伴顺时针旋转，以配合上颌骨的移动（图2-60和图2-61）。

经过20个月的治疗，效果非常好，显示了出色的团队合作和协调能力（图2-62~图2-70）。

需要重点强调的是，本次手术方案的设计并非依据模型关系或头影测量数据。而是完全基于临床检查中明确定义并量化分析的软硬组织间的相互关系，同时将咬合功能与美学目标相结合，全面考量所有美学构成要素。同样重要的是，家庭口腔医生的全局观以及与患者和家长讨论治疗方案的意愿，使我们最终取得了良好的效果。

以问题和目标为导向的治疗计划

近年来，以问题为导向的治疗计划已成为临床医学和口腔医学治疗领域的标准方案，但在现代正畸治疗规划中尚未形成规范。以问题为导向的治疗计划原则很简单：识别问题，解决问题。然而，在当代正畸治疗计划中，我们拓展了这一观点，不仅要确定患者的问题是

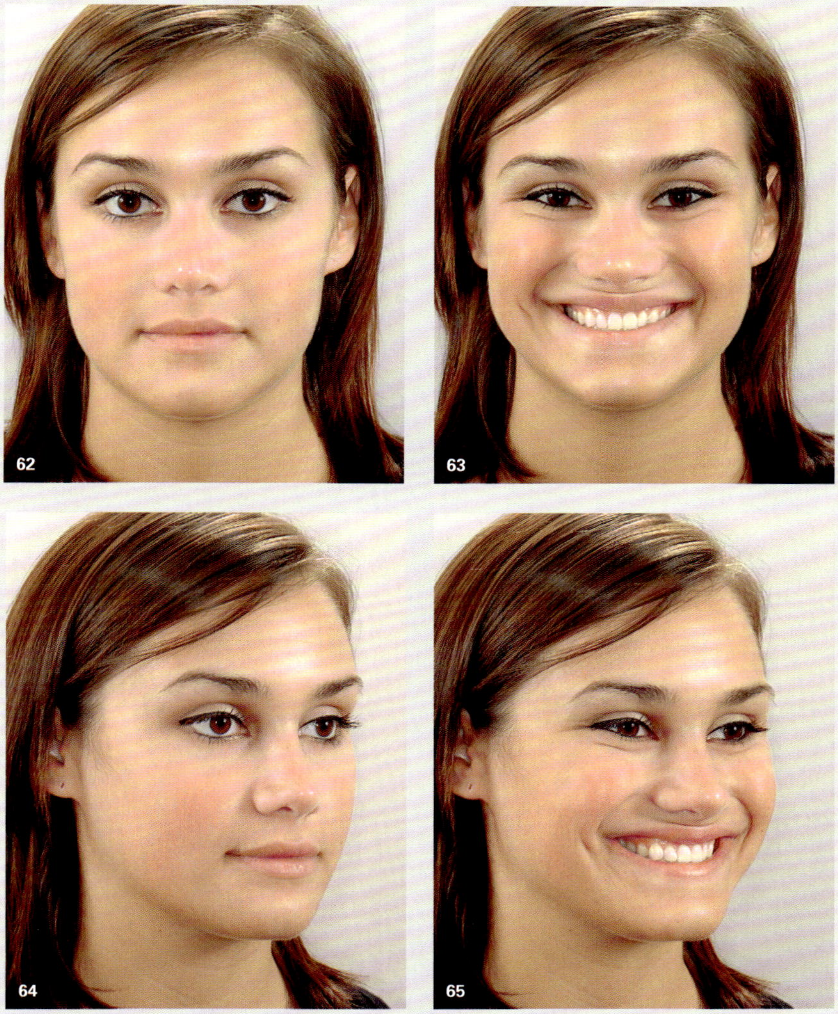

图2-62~图2-70 治疗在20个月内完成，功能和美学结果不言而喻。这个病例说明了临床检查的重要性，软组织和硬组织的相辅相成，以及美学目标应该如何指导治疗。→

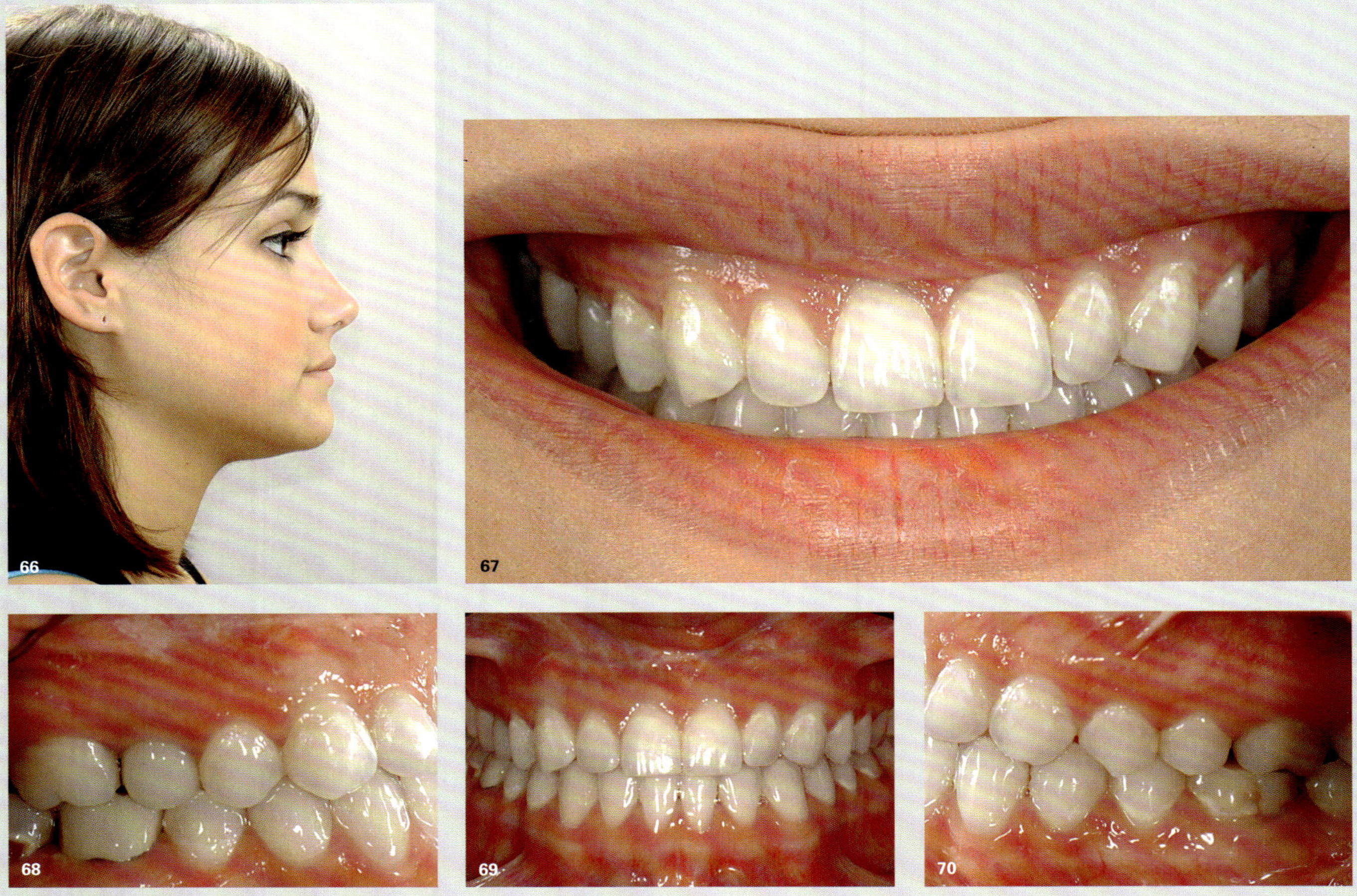

图2-62～图2-70（续）

什么，而且需要记录正常和积极因素。

为什么要建议改变我们的治疗方式？我用两个例子来阐述：①下颌骨后缩、上颌完全正常的患者，如果拔除上颌第一前磨牙内收切牙，最后上唇和侧貌都不美观；②具有正常笑线的患者，正畸治疗后导致笑线比治疗前更平坦。通过识别患者的积极因素，正畸医生可以避免在矫正消极因素时对他们产生不利影响。

我称之为“治疗优化”，源自计算机术语。当计算机硬盘崩溃时，计算机会重新启动，并弹出一个小时钟，表示计算机正在“优化”磁盘。此过程意味着正在扫描磁盘，丢弃损坏的文件，并维护好的文件。简而言之，我们要识别患者的优势因素并规避劣势因素来实现治疗目标。这最初被Duncan Brown医生和Terry Carlisle医生称为“保护性策略”，作为一种解决问题的同时重点保护积极因素的方法。

过去10年中，以目标为导向的治疗计划不断发展。鉴于正畸临床决策的核心在于患者的美学诉求，因此治疗过程中需要系统确认患者的主诉，正畸医生的职责在于为患者提供专业咨询，告诉他们美学改善的可行方案。通常，我们的患者根本不知道有哪些方案可供选择。例如，图2-71～图2-78中的12岁女孩寻求正畸治疗以改善咬合、排齐牙齿和改善微笑。在治疗计划中，我指出了看到的问题：①上颌切牙牙冠长度较短（中切牙为8mm），导致露龈笑；②牙齿散在间隙；③

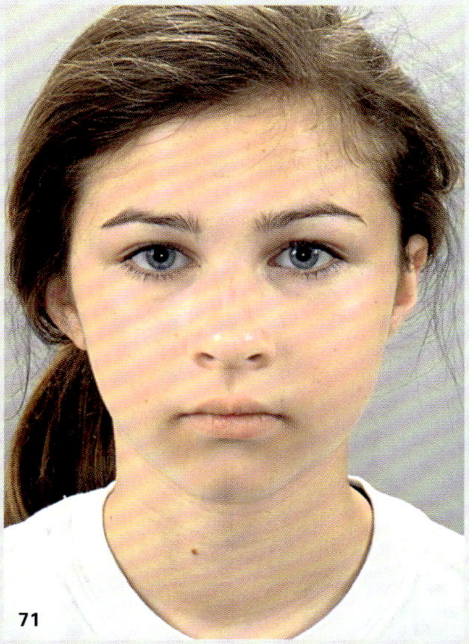
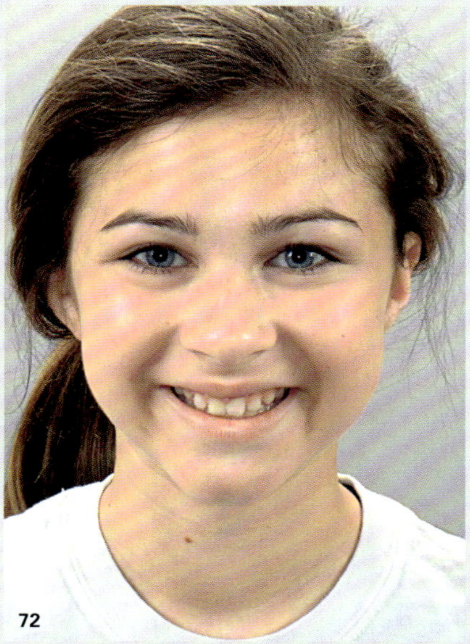
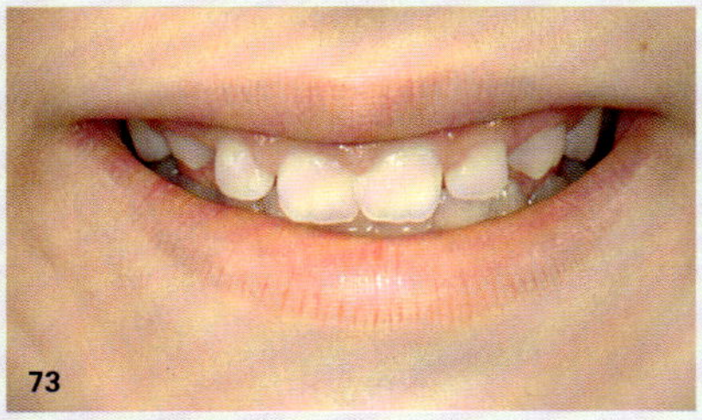
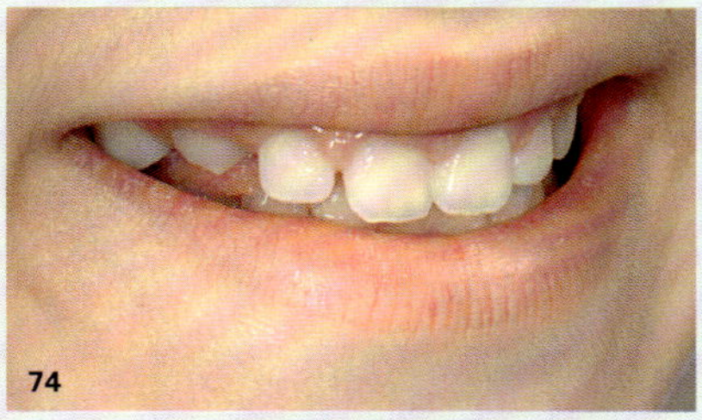
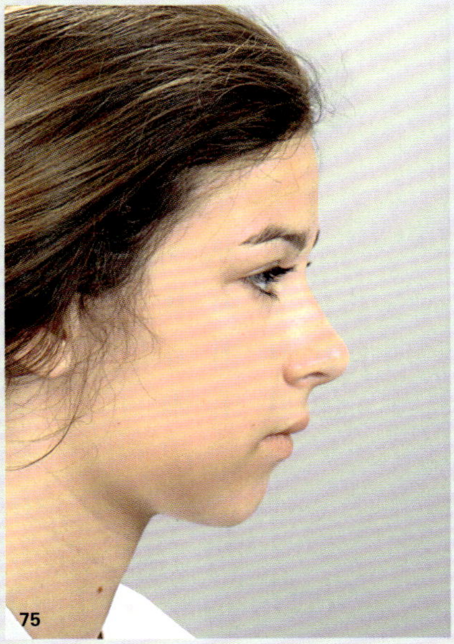

图2-71～图2-75 这名12岁的女孩寻求正畸治疗以改善咬合和微笑。她的问题列表包括露龈笑，这是由于上颌切牙牙冠长度不足、上颌切牙向后倾斜造成的。由于颏部发育不足，导致侧貌是凸面型。她的优势是有一个和谐的笑线和理想的切牙垂直向位置。

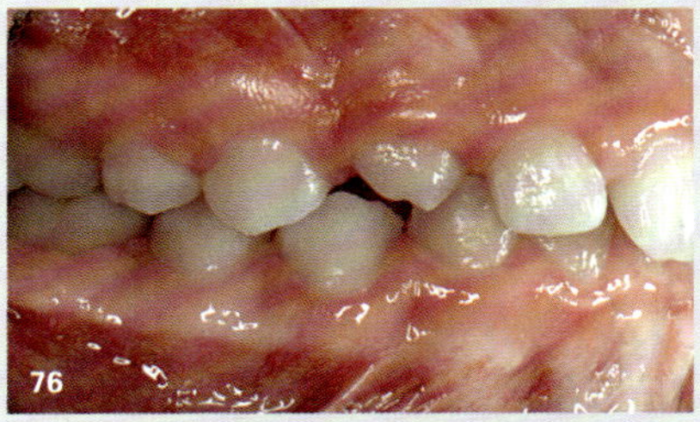
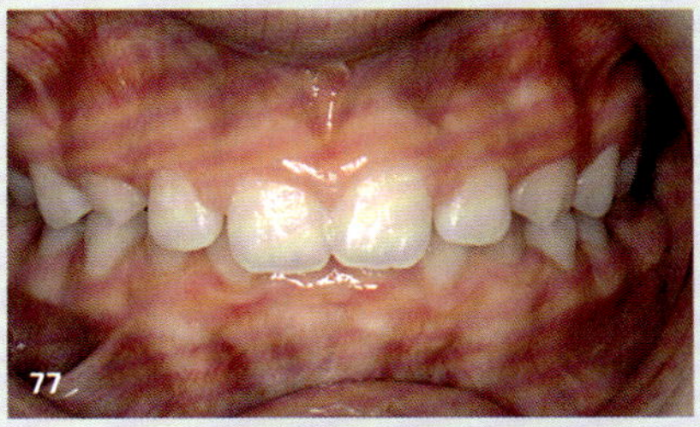
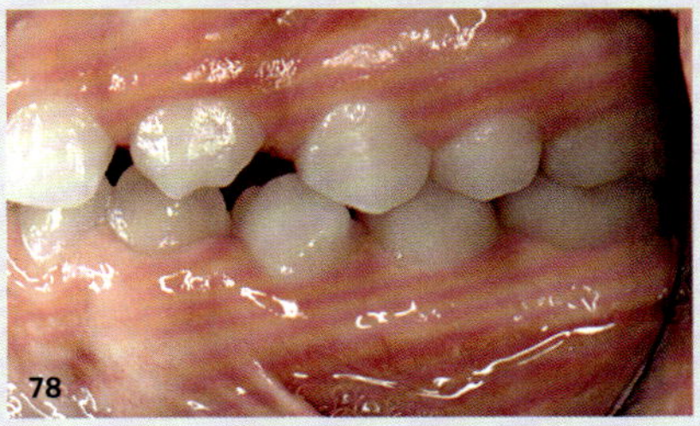

图2-76～图2-78 咬合关系尚可，尖牙轻微Ⅱ类关系，100%深覆𬌗和切牙散在间隙。

颏部发育不足导致侧貌突。她的积极因素是什么？她有一个和谐的笑线和完美的微笑宽度。

因此，我们的治疗目标是改善露龈笑、关闭间隙，并建议将颏部前移作为一个治疗选项。保护性策略很简单：保护笑线。我们建议在粘接托槽之前进行牙龈切除，以减少过多的露龈，以保护笑线。由于被动萌出改变，患者的临床牙冠长度较短（图2–79），因此在粘接切牙托槽之前，我无法观察到从切牙切缘到釉牙骨质界的真实牙冠长度（解剖牙冠）（图2–80）。如果将托槽粘接在临床牙冠的正中（我可以看到的暴露在口腔中的牙冠），托槽位置过低，无法保持切牙的垂直向位置，会导致笑线变平（图2–81）。

我们还介绍了正畸治疗后，她可能会需要颏成形术。当然，她父母从来没有想过这一点，但我建议在治疗结束后，有需要的话可以在第三磨牙拔除时，由同一名外科医生进行颏成形术。家长们赞成这个想法，但希望在治疗结束时再考虑。

因此，让我们总结一下以问题和目标为导向的治疗计划。

问题	目标
• 露龈笑	• 减少露龈
• 切牙牙冠长度过短	• 优化切牙长宽比，同时保护笑线
• 侧貌突，颏部发育不足	• 促进颏部前移

粘接托槽前，进行激光牙龈切除术，将牙冠长度增加至解剖牙冠

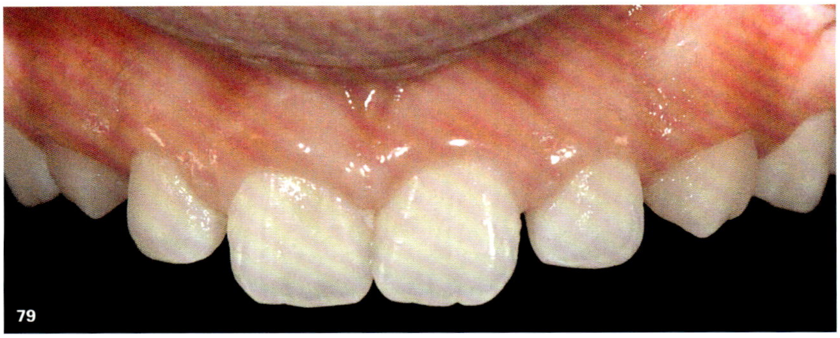

79

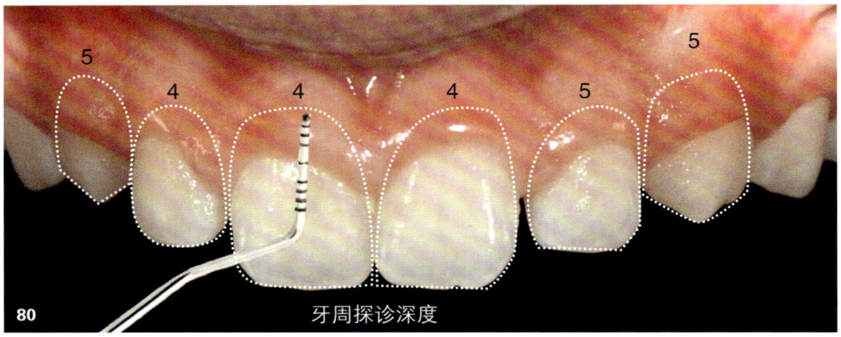

80

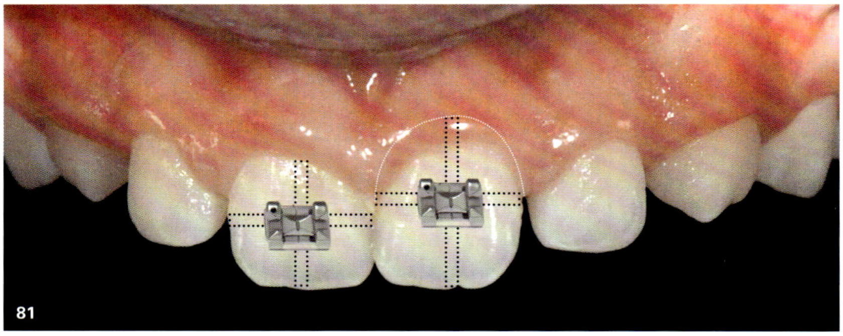

81

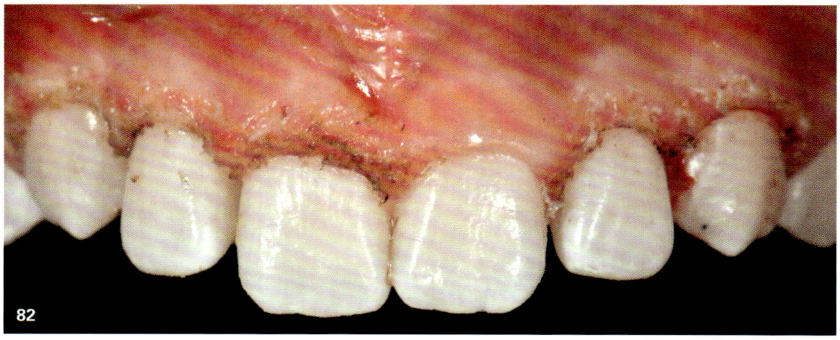

82

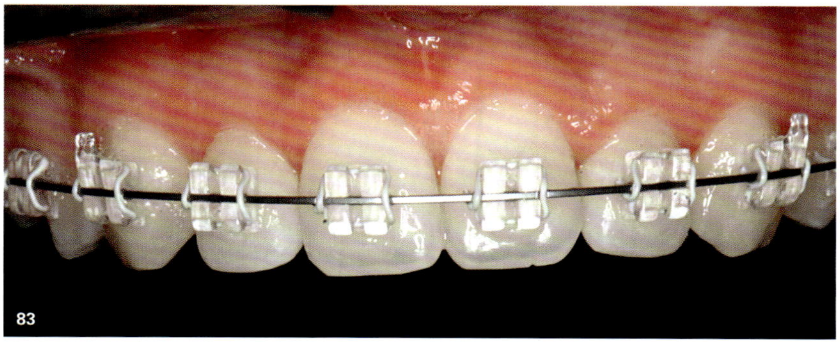

83

高度（图2–82）。托槽是专门根据患者的需要粘接的（图2–83），治疗在16个月内完成，最终治疗结果体现了良好的咬合和美学效果（图2–84～图2–91）。

她16岁时与母亲一起又来到我们诊所，就颏成形术进行咨询。在我们使用计算机成像来模拟颏成形术的效果后，她们决定继续推进治疗。我们拍摄了一张新的头颅定位侧位片，与侧貌照片重叠（图2–92），用以模拟颏部的移动，并确定移动量，以便与手术团队尽可能精准的合作（图2–93）。她治疗后的面像如图2–94～图2–97所示。通过这种治疗，我们能够提高患者的自信和微笑饱满度（图2–98和图2–99）。

图2–79 由于被动萌出不足及厚龈型的牙周表型，患者的临床牙冠长度较短。

图2–80 所有上颌前牙的牙周探诊深度均为4～5mm，表明她存在被动萌出不足。

图2–81 这幅图说明了粘接托槽的基本策略。大多数正畸直丝弓系统规定托槽粘接在临床牙冠水平与垂直方向的中1/3区域。右上中切牙显示托槽粘接在现有的临床牙冠中间，会导致切牙的压低。根据之前的牙周探诊深度得到的解剖牙冠的长度，左上中切牙托槽粘接位置正确。

图2–82 为了保持现有切缘的垂直向位置，我通过激光切除牙龈进行牙冠延长，以暴露牙冠真实的解剖长度。

图2–83 牙龈切除术后，托槽可以粘接在正确的位置上。

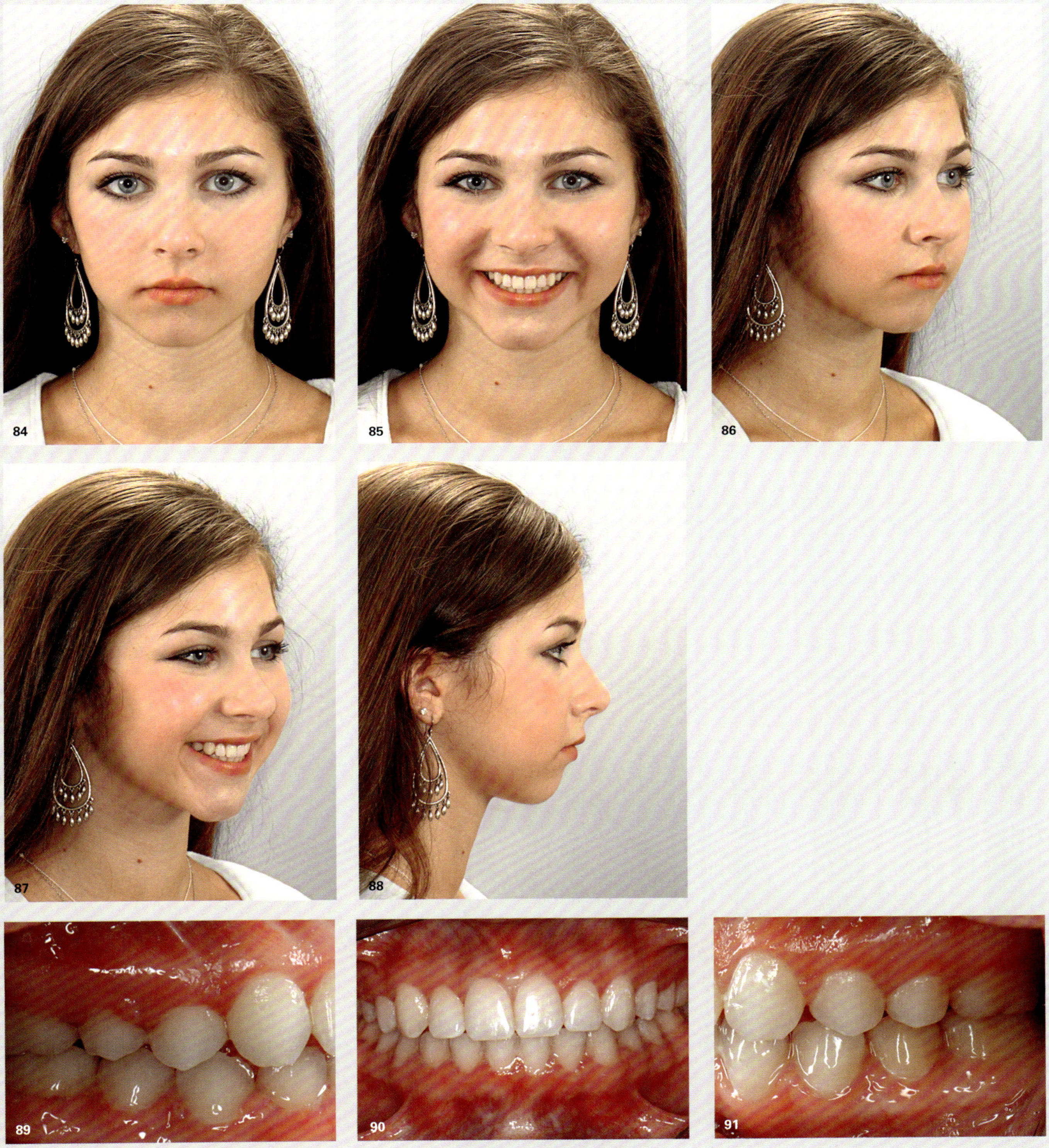

图2-84～图2-91 最终治疗结果体现了良好的咬合、迷人的微笑和出色的外貌。

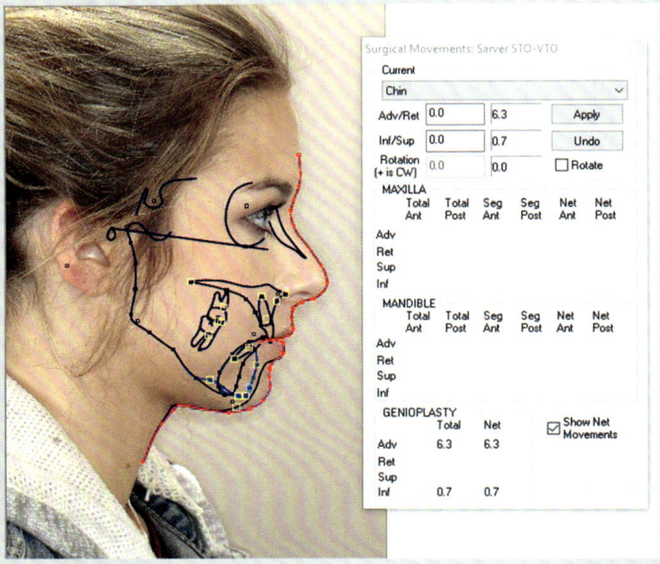

图2-92 我们曾讨论过在拔除第三磨牙同期进行颏成形术的可能性，她和父母认为那样的结果可能会更好。与口腔颌面外科医生探讨后，我们使用二维数字成像模拟出颏部前移6mm的图片。图中右表即为计划的移动量。

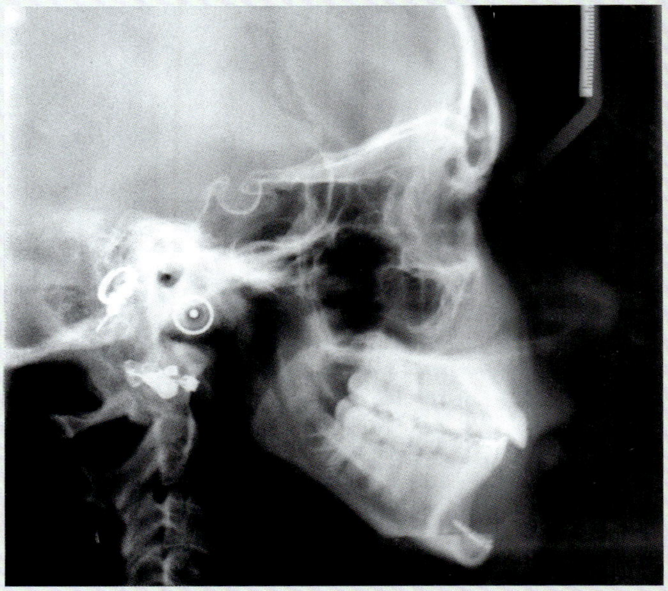

图2-93 她的术后头颅定位侧位片显示通过颏成形术使颏部前移。在口内入路的手术中，她的下颌下缘被切开、前移，并用钛板或螺钉固位（本病例使用的是螺钉固位）。

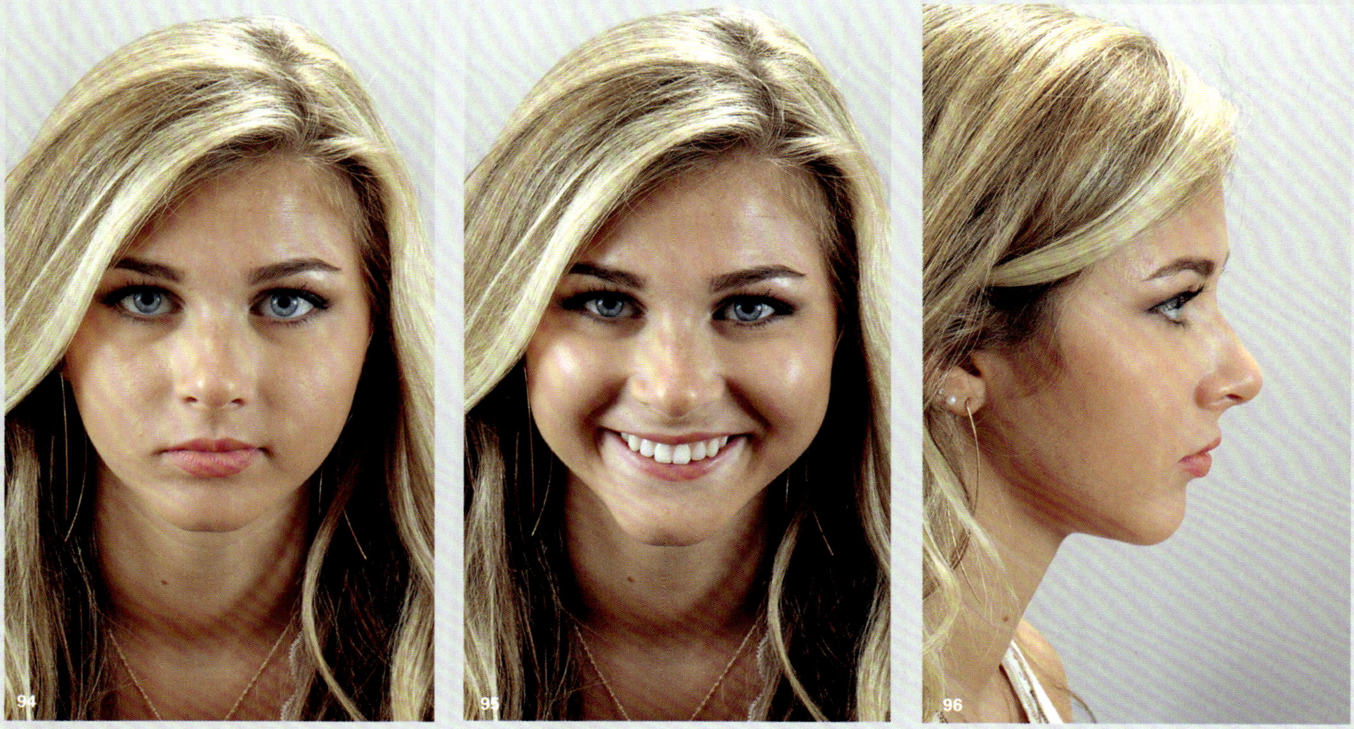

图2-94～图2-99 颏部的前移使她的外貌得到了显著改善。

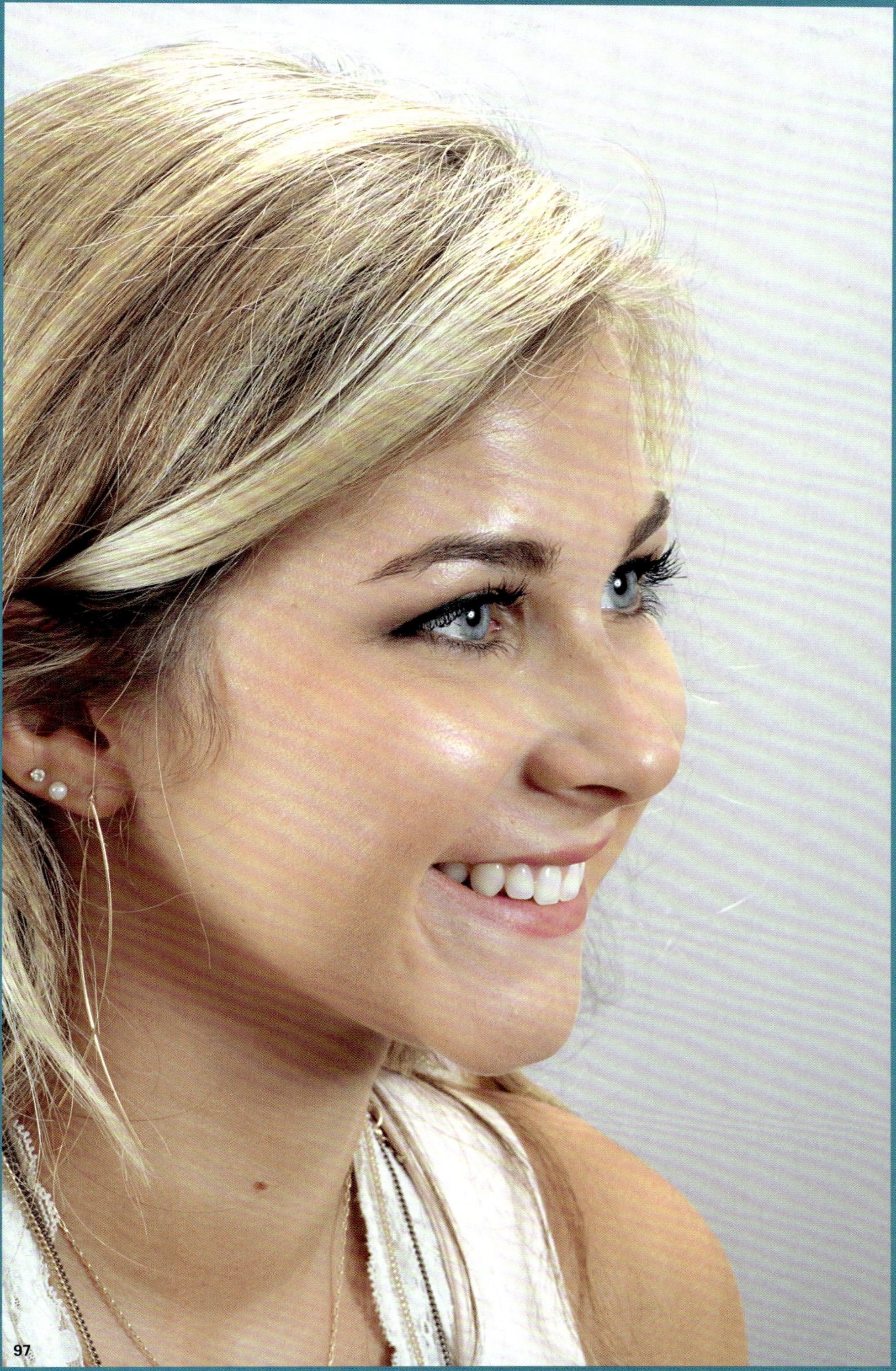
97

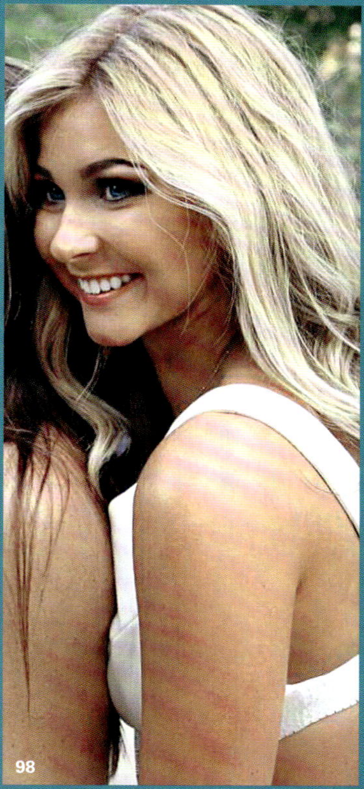
98

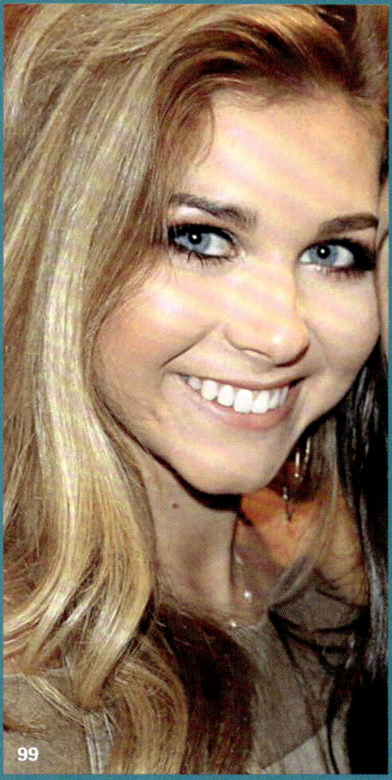
99

最佳美学的托槽定位

标准化正畸治疗中粘接托槽遵循一套预定的规则，被称为Procrustean准则。Procrustean是一个希腊神话巨人，他拥有一家旅馆。据说，他只有一张床。如果你长得太高，躺不下，他会把你的脚砍断以适合这张床；如果你长得太矮，他会将你放在拉肢刑具上，拉长身体直到适合为止。如Procrustean准则诊断和制订治疗计划的过程，从对每名患者进行相同的头影测量分析开始，然后根据图表将托槽粘接在距切牙切缘或牙尖相同标准距离的位置。最常见的粘接托槽方法是，用尺子仔细测量，将托槽中心放置在距离切牙切缘4mm的位置，侧切牙为3.5mm，尖牙为4.5mm。如果你使用直丝弓矫治，粘接托槽的标准化是很重要的，但这也可能是笑线变平的原因。

关于粘接托槽的一般准则，我建议考虑以下几点：

- 在下颌姿势位时上颌切牙的暴露量（随着年龄增长，上颌切牙的暴露量会减少）
- 微笑时上颌切牙的暴露量（使笑容相对年轻的特征）
- 切牙与笑线的关系
- 切牙的比例：牙冠宽长比
- 牙龈高度和形态特征

如你所见，每名患者的托槽定位取决于患者的个性化需求或治疗目标。第4章更详尽地介绍了这一观点。

结论

自20世纪90年代中期以来，我广泛使用数字成像技术与患者讨论可能的治疗方案并量化治疗计划。在20世纪90年代，我更多地关注面部影像而非微笑，这一点很快就发生了转变，详见本书后续章节。但以当今的数字化微笑设计标准来看，我的软件很粗糙。牙齿比色、贴面复制和其他优化都不可用，且当时的公司对正畸市场缺乏兴趣。当类似的产品问世时，为什么在美容口腔医学界获得了很大的关注，而在正畸学界却没有呢？我认为有3个主要原因：第一，正畸医生和口腔其他专业的医生在多学科病例中的交流并没有如今这么广泛。第二，当时的正畸医生更关注其他问题，直到21世纪才真正重视微笑。第三，当时我们没有现在的技术条件。2018年，智能手机拍摄的照片超过10000亿张，现如今大家对“自我”都有强烈意识，无处不在的“自拍”就是最好的体现。如今，人们期望可视化的交流，尤其是在外貌方面。在我的正畸执业过程中，使用影像学“由外而内”帮助我们过渡到正畸学的软组织范式的演变。

推动正畸的发展是不计其数的口腔医生、正畸医生和外科医生学术思维演变及多学科协作的成果。本书的后续章节将深入探讨如何将这种软组织范式的治疗计划和实际治疗过程相结合。

（刘淑艳　王　璟）

诊断和治疗计划制订的理念

Diagnostic and Treatment-Planning Concepts

宏观、局部和微观美学

在现代正畸学中，要兼顾整体，就需要对患者进行全面的评估，而不仅仅是专注于牙齿的排列和咬合。即使医生都明白这一点，也很容易在评估口内外细节时忽略整体观。那么应该怎样对患者做出全面的评估呢？对于多学科联合治疗团队来说，必须强调牙齿整齐并不能保证笑容美丽，笑容美丽也不能保证面型理想。

我的正畸评估方法借鉴了Morley和Eubank描述微笑设计宏观美学的一组术语。在此基础上扩展了描述范畴，包括更广泛的、评估治疗美学的正畸方法，并将正畸美学评估分为以下3类（图3-1）：

- **宏观美学：**侧貌和垂直向面部比例（即面部）
- **局部美学：**微笑的组成部分（如颊廊、笑线、切牙暴露量等）
- **微观美学：**牙齿的多种特性（如接触点和邻接区关系、外展隙、牙龈形状和轮廓等）

这一基本方法的关键是对组成面部和微笑所有的解剖结构进行静态与功能动态的系统分析。这将有利于更好地评估每个面部元素之间微妙的相互作用，以及如何通过统一的治疗方法适当地管理每个元素。在本书中，诊断和治疗计划的制订需要将宏观美学、局部美学和微观美学相应的检查按照一定的次序有机结合。这个方法不仅能帮助正畸医生，也能帮助其他口腔医生和外科医生看到面部特征的大框架与决定牙齿面部美学的整体模式。正如在第2章中所指出的，美学并不是诊断的全部，但它是一个关键的组成部分，它源自模式分析，而不是一系列特征的叠加。美丽的面部特征令人赏心悦目，正常的面部特征没有重大的比例失调，没有美

牙齿整齐并不能保证笑容美丽，笑容美丽也不能保证面型理想。

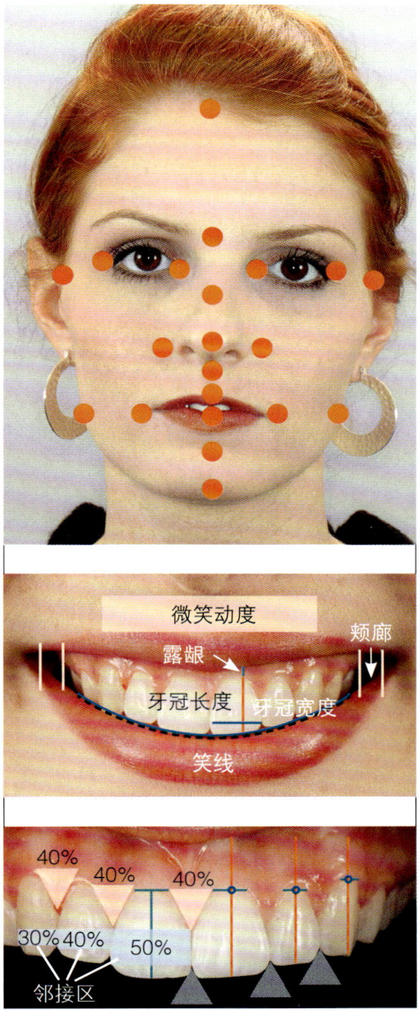

图3-1 口颌面部美学可以分为3个部分：①宏观美学（面部）；②局部美学（微笑）；③微观美学（牙齿）。

感，甚至是丑陋的面容往往有严重的面部比例失调。

宏观美学就是当你后退一步检查患者的面部时，所呈现的对称性和比例协调性。宏观美学的概念很直观，面部的比例构成了一个宽泛的框架，围绕它可以看到更详细的特征，而你确定的任何图像框架将会影响观者对图像的反应。

局部美学强调微笑时切牙暴露量，这意味着它结合了牙齿排列以及面下部周围软组织的位置和轮廓。这是面部整体美学中的细节之一——牙颌面美学。毫无疑问，微笑是否饱满会极大地影响我们对一个人主要特征的评估。回想一下，你见过多少人通过笑容提升了你对他们的印象。男性如果看起来自信且霸道，他们的性吸引力会更强，而当他们有迷人的微笑时，在工作中也会更受欢迎[1]。

微观美学旨在评估牙齿本身的形状和比例，侧重于牙齿的美学。在这项检查中，并非所有的牙齿在美学中具有同等的重要性，在笑容中暴露越多的牙齿越重要——因此，上颌切牙是最重要的牙齿，而上颌尖牙和第一前磨牙以及下颌切牙则起到次要作用。你也许已经知道，随着人们年龄的增长，下颌切牙的暴露量会增加；也许还未曾考虑到，随着患者年龄的增长，下颌切牙的位置和形状会变得越来越重要。

需要注意的是，虽然宏观、局部和微观的美学特征似乎是3个独立的元素，但它们的作用是协同的。例如，如果改变微观美学，会改变患者的微笑。同样，宏观美学的变化也会对患者的微笑产生一定的影响。你将在之后的内容中看到，通过改变这3个组成部分，能够使矫治结果变得更好。随着逐渐深入阅读本书，大家会越来越熟悉这3个术语。现在只需要知道它们的意思。当你遵循以下章节中介绍的方法时，你将会把它们合并到诊断数据库和患者的问题列表中。

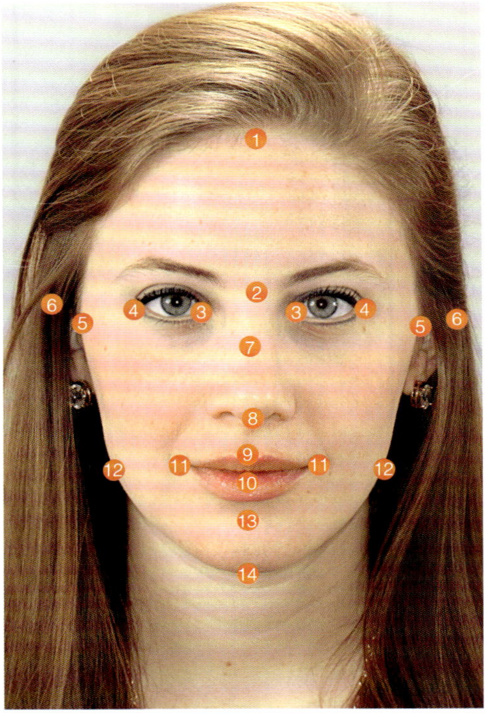

图3-2 面部大小和形状各不相同，所以线性关系相对而言意义不大。真正让所有解剖结构完美契合的，是各部分之间的比例协调与相互适配。

宏观美学评估与思考

在本节中，我们将简要介绍面部分析。我不打算赘述已发表的该部分内容，但我确实打算讲讲面部评估，因为口腔医生和正畸医生都应定期评估患者的面部特征。在进行宏观美学比例的评估时，我建议从3个角度对患者进行评估：①正面；②90° 侧面；③45° 侧面。用这种方法，可以从三维方向评估患者面部，需要强调的是，你使用的不是绝对的测量值而是相对的比例。例如，我大约5英尺11英寸（约1.8m）高，而纽约尼克斯队的Kristaps Porzingis有7英尺3英寸（约2.2m）高。我敢肯定，如果定量测量比较他与我的脸，我的面部三维的绝对尺寸都比他的小，但比例却相近。重要的是面部各个点之间的相互关系，而不是线性关系。图3-2显示了我们从正面看的所有解剖点。我当然不会建议仔细衡量所有这些点之间的关系。这不仅费力，而且在许多方面毫无用处。另外，我参与合作开发了一款软件，可以将重要的比例进行数字化处理并自动测量，就像我们使用头颅定位侧位片自动获得测量数据和角度一样。

正面像的面部比例

整个面部的主要比例，即面部指数，是根据宽高比来评估的，需要测量颧骨宽度与整个面部高度（从发际线最低点到颏下点）的比值。随着青春期开始男性成长和睾酮水平增加[2]，他们的面部宽度随着身高的增长而增加（宽高比增加），而与身体大小无关。男女面部比例的差异主要在青春期形成[3]，这反映了男性在这个成熟阶段睾丸激素增加对面部的影响。在更大的层面上，男性和女性之间的激素差异也影响到身体其他部位的比例，女性在青春期骨盆和臀部会变宽，因为雌激素水平的增加会对骨骼产生影响并为生育做准备。而睾酮则在男性的青春期产生扩宽肩膀和扩张胸腔的作用。

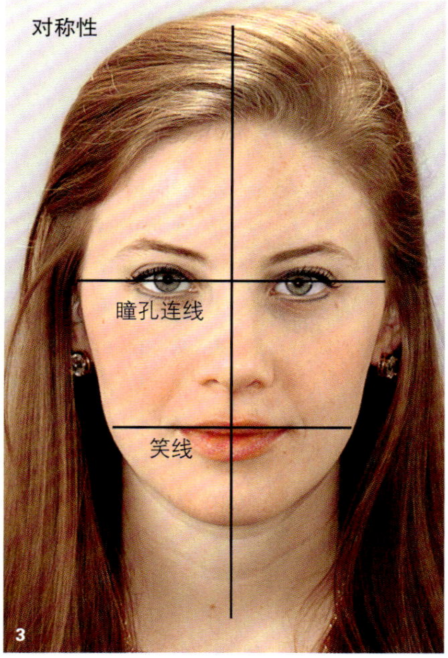

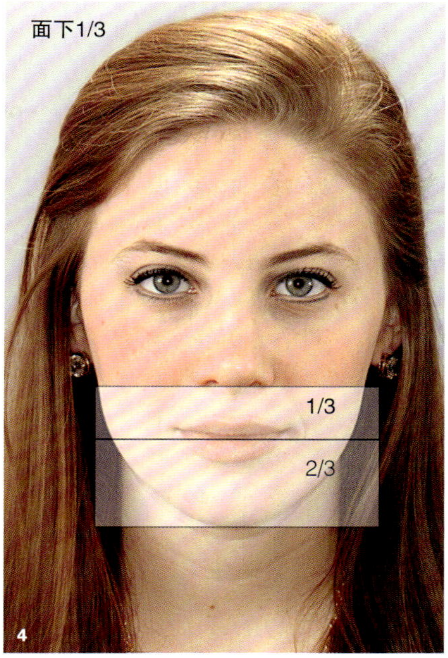

图3-3 评估面部对称性从建立正中矢状面开始，瞳孔连线和笑线（口角连线）应垂直于正中矢状面，彼此平行。

图3-4 在评价面部垂直比例时，理想的面部的下1/3比例由上唇占面下部的1/3，下唇和颏部占2/3。

面部整体比例的第二个重要方面是对称性。面部对称性的分析从识别正中矢状面开始（图3-3）。理想情况下，它应该与软组织鼻根点和鼻尖点重合，平分人中，并与颏正中联合相交。瞳孔连线应与口角连线平行。在现实中，完美对称的面部很少存在。当你拍一张面部照片，把它从中线分成两半，把左边水平翻转到右边，或者反过来，照片会变得很有趣。你可能见过这样的插图，而且你肯定注意到面部的整体外观发生了巨大的变化。在进行任何治疗前详细记录面部不对称是很重要的，包括在贴面、正畸治疗和正颌手术前，都要告知患者。很多时候，患者治疗前不会意识到自己不对称，等他们到治疗结束时才指出上颌牙齿中线不齐时，你打算怎么办呢？记录下不对称并告知患者，可能会使临床医生在治疗结束时避免一些不必要的麻烦。

经典的面部美学描述为：垂直向三等分，面部的上1/3是从发际线最低点（发际线最下端）到软组织鼻根点（刚好在鼻上方的凹陷底部，软组织鼻根点大约覆盖在硬组织鼻根点之上）。中1/3是从软组织鼻根点到软组织A点，即鼻底部弧度的底部，大约高于对应的硬组织A点。面部的下1/3包括从鼻底到颏部下缘的距离，位于软组织颏部，下颌联合部弯曲的下端。面下1/3可以再三等分，上1/3为上唇，下2/3为下唇与颏部（图3-4）。医生必须认识到颏部在面部比例中的重要性，但这一点经常被忽视。

Powell和Humphreys[4]在描述“五等分法则”时，描述了对面部横向宽度的系统评估，其依据是：在内眦处测量的两眼之间的宽度等于1/5的面宽度（图3-5）。最外侧1/5延伸到经常被头发盖住的耳郭。

面中部或中央1/5的比例（图3-6）尤为重要。在五等分规则中，内眦被确定为内眼角包含泪道的点。理想情况下，从内眦开始的垂直线应该与鼻底最外侧的方向一致，所以鼻的宽度应该与内眦距离相同。然而，不同种族和民族的鼻宽差异很大，鼻翼宽度应与鼻间距离一致的准则只适用于北欧人群。

面部内1/5的外边界是穿过外眦的垂线，这里存在两个相关的比例准则。其一，经过内眦中心的垂线应该穿过口角，从而建立起理想的唇宽度。其次，经外眦的垂线应该与下颌角重叠。这部分面部的不

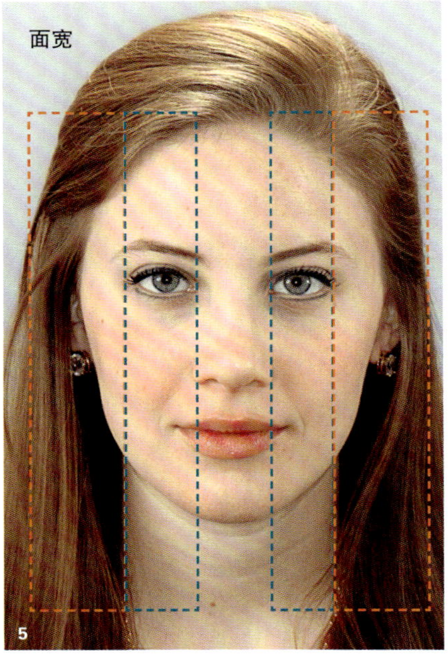

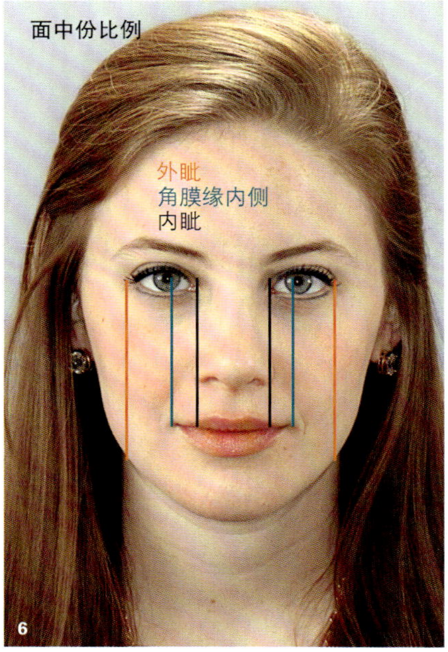

图3-5 “五等分法则”中的五等分描述为内眦宽度、眼宽、外眦到颧骨外缘的距离、颧骨到耳郭的距离。

图3-6 面中部的理想比例。通过过眼角膜缘内侧的垂线应穿过嘴角外缘。从内眦所做的垂线应与鼻翼基底最外侧重合，从外眦所做的垂线应与下颌角重合。

对称性是一个细微的临床判断，但可以通过手术增加或减少下颌骨侧面的突出部分以改善美学问题。例如，因磨牙症继发的咬肌肥大可以通过多次注射肉毒杆菌（Allergan）来减轻（参见后文对肉毒杆菌的进一步讨论）。

面部的外1/5，即外眦线以外的区域，包括面部的最外侧和耳郭。除非这部分的异常是主诉的一部分，否则突出的耳朵通常是正畸医生或其他口腔医生最难与患者讨论的异常，因为他们很可能曾经因此被取笑，并在被提及时做出防御的姿态，“我来看矫正牙齿的医生，而你却在跟我说我的耳朵！”对于那些有牙颌面畸形的人来说，意识到发型会影响对垂直和横向比例的感知是非常重要的。发型通常不会出现在我们的关注重点中，但如果耳朵是患者问题的一部分，发型可以有效遮掩耳朵的畸形。

我发现阅读关于艺术家如何教授学生绘制面部的教程，以及造型师如何在推荐特定发型之前对脸型进行分类的教程是很有趣的。我记得在口腔医学教育读大一的时候，义齿修复学老师教我们有3种脸型——圆形、卵圆形和方形，它们应该对应相应形状的牙齿。一般来说，艺术家把脸型分为椭圆形、长型、圆形、方形、心形和菱形。有趣的是，他们用面部的宽高比作为画面部的基础。在设计义齿时，面部形状有助于确定义齿的宽度和形状，以及牙齿的形状，以达到最大限度的牙齿美学。尽管我们努力做到科学，但在某种程度上，我们与艺术家和造型师的努力是相同的，因为我们正在将自己的“审美”应用到患者身上。

面型评价：面部锥度

你应该如何评估患者的面型？看看图3-7中的患者。她不喜欢自己的微笑或整体外观，我最初注意到她是方形脸。在她青少年时期，我曾通过面中份前牵引成功地治疗了她的Ⅲ类错殆畸形（图3-8），虽然她的咬合是令人满意的，但她觉得她的面部外观还可以再改善。她的侧貌（图3-9）没有明显异常，但她抱怨颏部过度突出。她的微笑特征以（图3-10）切牙暴露不足和扁平笑线为主。作为我们常规记录的一部分，我强烈推荐下颌姿势位和微笑时的45°侧面像（图3-11）。我将其称为“社交视角”，因为这是我们大多数人被他人看到的角度。这也让我们可以观察到殆平面的方向和笑线。还可以看到切牙的暴露量和“微笑饱满度”（将在第8章更详细地讨论）。微笑饱满度包括45°侧面像时可看到的牙齿数量及垂直暴露量。在这个病例中，患者的3颗切牙以及尖牙、第一前磨牙和第二前磨牙的一半，在45°特写微笑像中清楚地显示出来（图3-12）。

在评价她的面型时，参考Farkas对北欧血统的加拿大人的研究是很有帮助的，该研究[2]提供了面部宽高比（面部指数）的数据，以及许多其他的面部比例。相比线性测量的绝对值，面部比例有助于建立整体的面部类型，在评估面部正面像时很重要。

为了更好地定义面型，我提出

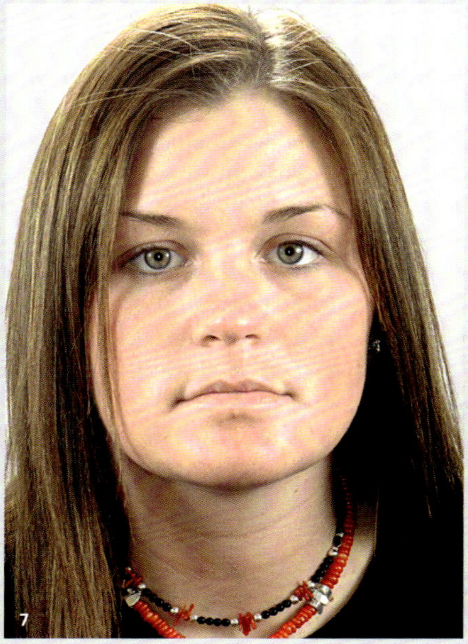

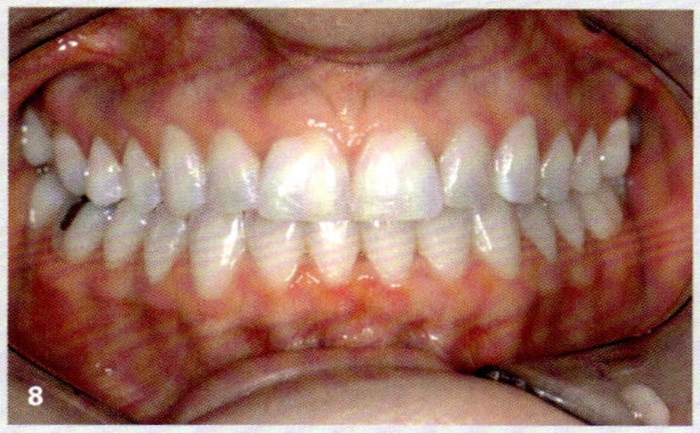

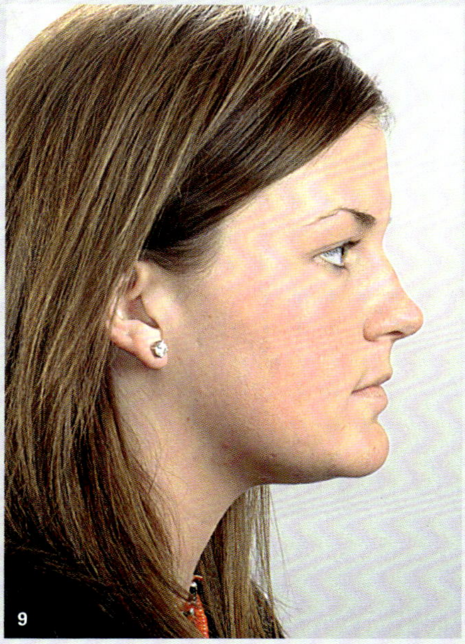

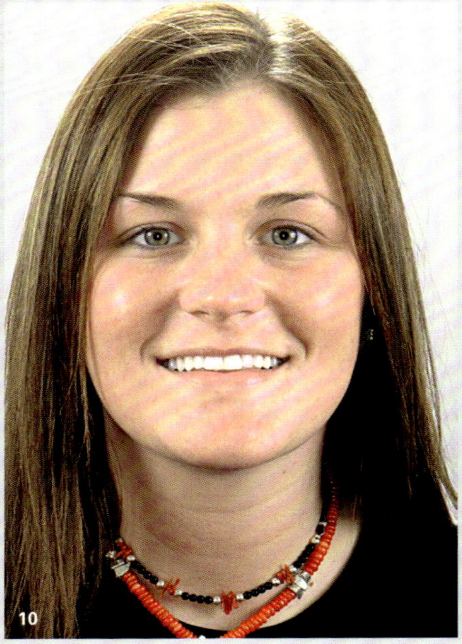

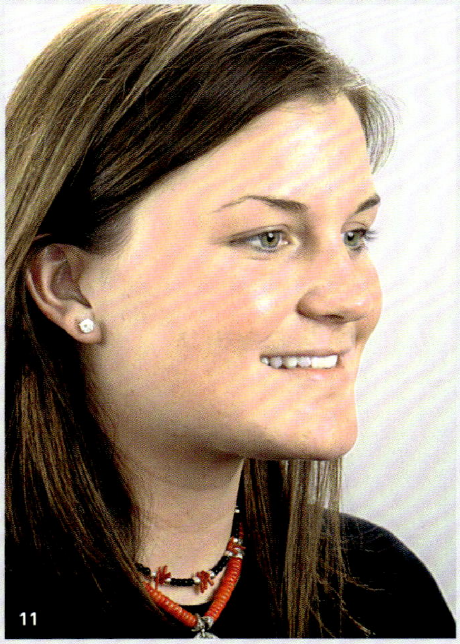

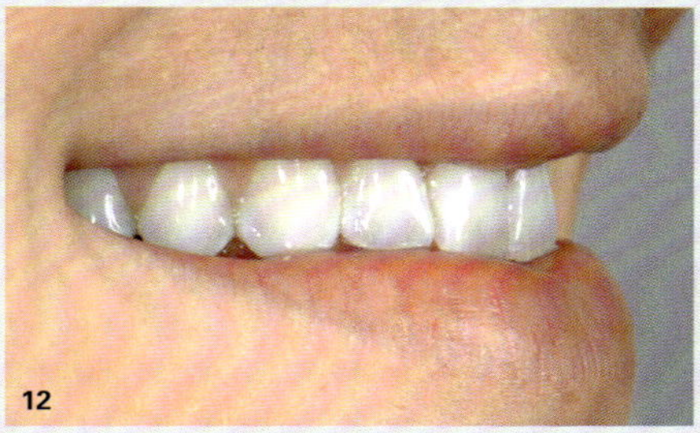

图3-7 该患者的面部看起来比理想型更方。

图3-8 当她是青少年时，我成功地治疗了她的Ⅲ类错殆畸形。

图3-9 她主诉之一是她不喜欢自己略微过突出的颏部。需要指出的一个重要部分是她的鼻部和凹陷的鼻尖上区。

图3-10 微笑时上颌切牙暴露不足，笑线扁平。

图3-11 我常规会拍摄45°微笑的照片（“社交视角”），因为这是我们大多数人被他人看到的方式。可见的是殆平面的方向、笑线和切牙暴露量。

图3-12 在45°特写微笑像中，除了切牙外，我们还可以看到尖牙、第一前磨牙和第二前磨牙的一半。

了一个面部锥度的概念。在深入研究了Farkas的数据后，我认为可以通过以下方式描述面部锥度：

1. 进行面部宽度和面部高度测量：面部宽度主要包括面中部宽度（双侧颧骨间宽度Zy-Zy）和面下部宽度（双侧下颌角间宽度Go-Go）；面高度为软组织鼻根点到软组织颏下点的距离（N-Gn）。就像Farkas所做的那样，将面中部宽度除以面高度来确定面中部的宽高比。
2. 将面下部宽度除以从面部高度来确定面下部的宽高比。
3. 比较面中部和面下部宽高来确定面中部以下的面部锥度。

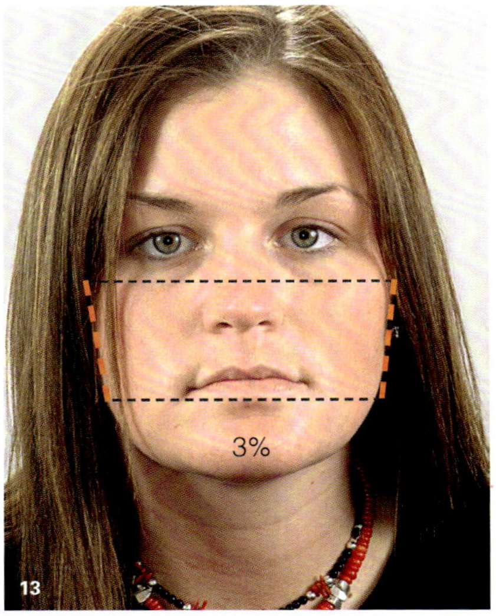

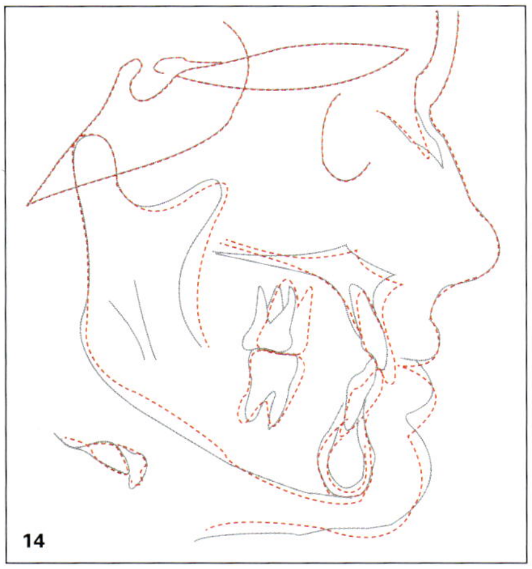

图3-13 采用Farkas的指导方案，将面部锥度确定为颧骨间宽度与下颌角间宽度的比值。用我认为的理想面孔作为模型，我设置大约7%为理想的面部锥度。而这名患者只有3%，这使她的面部看起来更方。

图3-14 双颌骨手术时，上颌骨和下颌骨顺时针旋转，上颌骨后部抬高，向下旋转上颌骨前部。双颌均向前，以提供更多的唇部支撑，且下颌的顺时针旋转在避免颏成形术的情况下缓解了颏部前突。

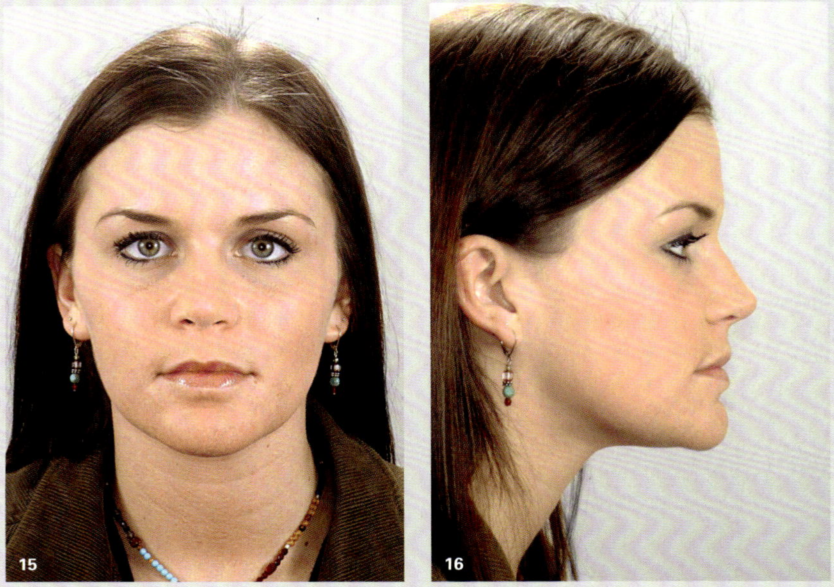

图3-15 患者最终下颌姿势位的正面像显示了面部锥度的变化，以及通过与正颌手术同时进行的鼻整形术实现的面中部精细调整。

图3-16 患者的术后侧貌轮廓显示唇部支撑、颏唇沟和颏部达到了良好的平衡。另一个需要提及的要点是鼻整形术防止鼻尖随上颌骨前移而发生凹陷加深，有助于形成优雅的面中份。

为进一步说明，让我们以一名12岁的孩子为例，我是如何计算面部锥度的：

$$面中部比例=\frac{面中部宽度（Zy\text{–}Zy）}{面部高度（N\text{–}Gn）}$$

12岁女孩的平均面中部比例为87.6%。

$$面下部比例=\frac{下颌骨宽度（G_0\text{–}G_0）}{面部高度（N\text{–}Gn）}$$

12岁女孩的平均面下部比例为80.6%。

应用平均面中部和平均面下部比例的差值（87.6%–80.6%），12岁女孩的平均面部锥度为7%。我相信读者一定想知道我打算做什么。事实上，我并不是每天都测量面部锥度，所以为什么要这样费心解释呢？只是为了让你认识它（你不必测量它），并注意到它在哪个方向上是极端的。

继续我们的面部分析，评估患者的面中部宽高比与下颌角间宽高比得出的面部锥度为3%（图3-13）。我们发明了一种双颌𬌗平面旋转的正畸手术方案，包括上颌骨后段上抬、上颌骨前部下旋和通过双侧下颌支矢状骨劈开术顺时针旋转下颌骨以配合上颌移动（图3-14）。我们特别设计在下颌前牙切缘周围的旋转，这样面中份就会前移，并在不后移颏部（这将不利于颏颈部轮廓）的情况下减少颏部的突度。上颌骨前部和𬌗平面旋转可在不改变下颌角间宽度的情况下延长面部高度，增加面部锥度。

患者术后下颌姿势位时的面部外观（图3-15）和侧貌（图3-16）均有很大改善。随着上颌骨前部的下降（图3-17），微笑和切牙暴露量有所改善，而且笑线（图3-18和图3-19）更接近下唇弧线，因为上颌骨的新位置让牙弓前段弧度在垂直向上有所表达。

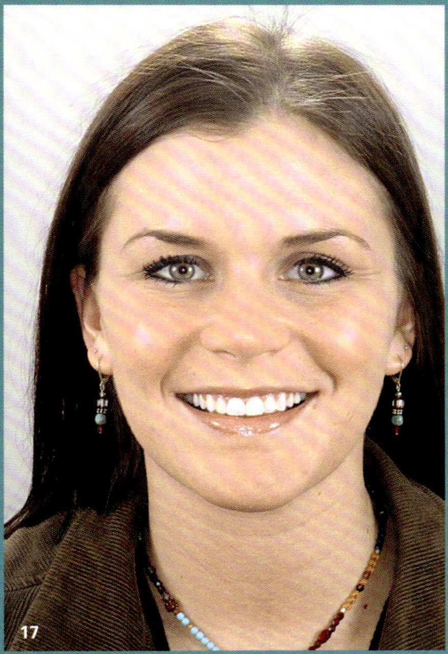

17

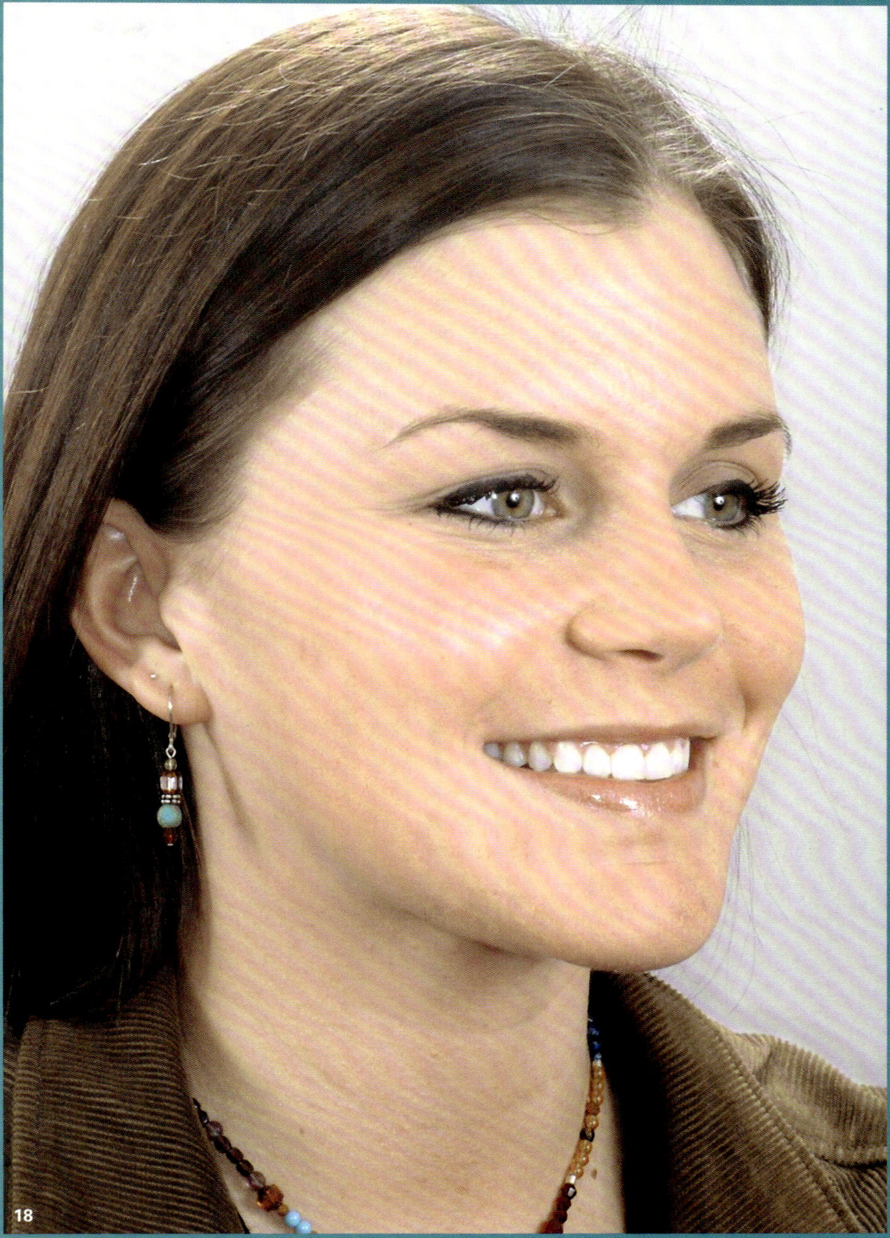

18

图3-17 治疗完成后的微笑像显示上颌的垂直位置良好，笑线理想，切牙暴露完全。

图3-18 术后的45°微笑像说明了其指导意义。在这张照片上可以看到患者在切牙暴露量、与之匹配的笑线和微笑饱满度方面的改善。

图3-19 治疗后45°特写微笑像显示，患者微笑时尖牙、前磨牙和第一磨牙近中都可良好的展现。

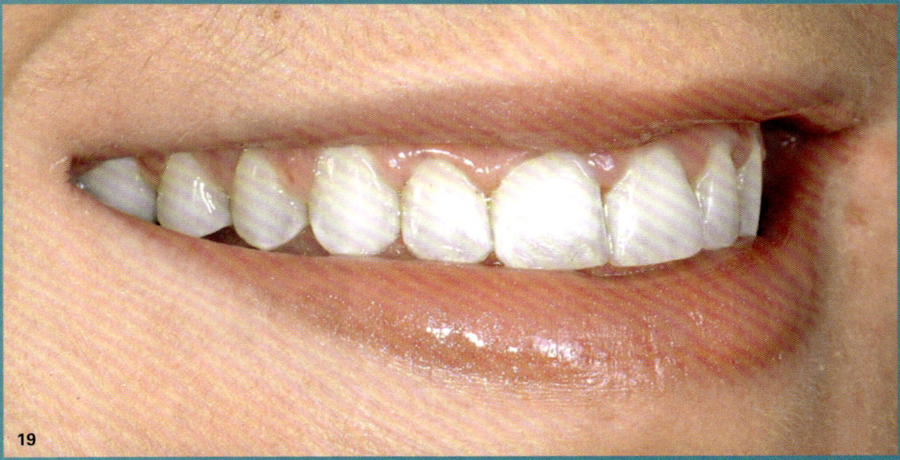

19

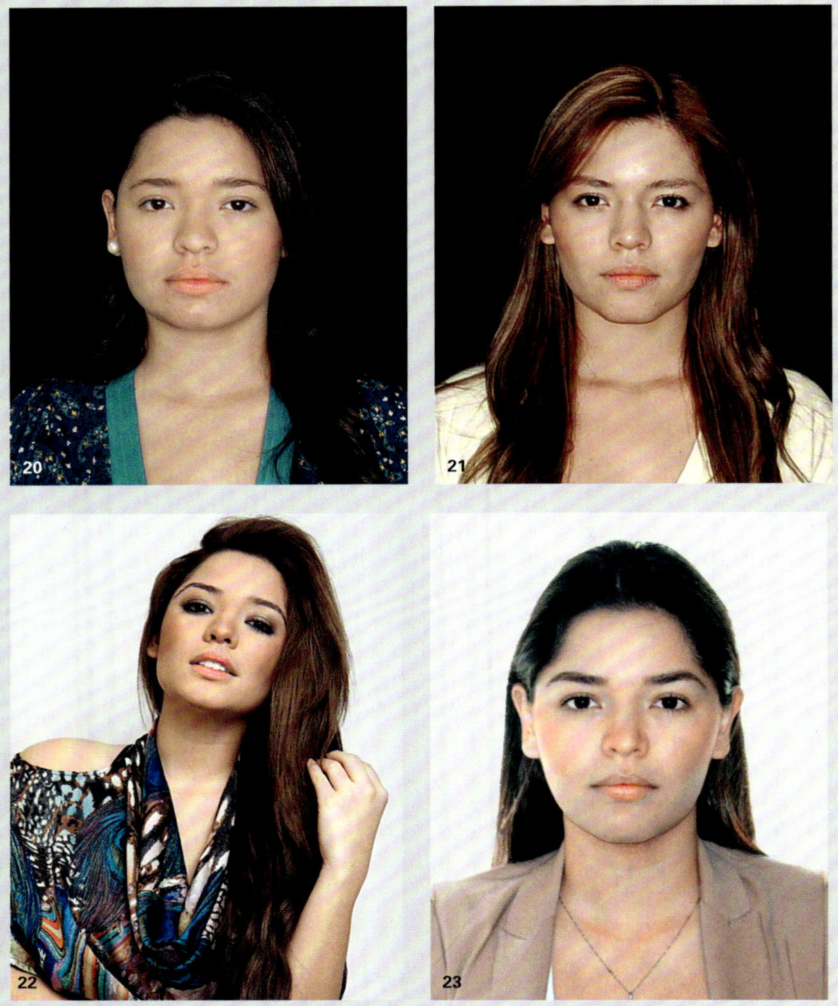

图3-20 这名女性的面部锥度呈方形，下颌角间与颧骨间宽度相似（Tomas Castellanos医生提供）。

图3-21 经过1年的肉毒杆菌治疗，她的咬肌萎缩，面部锥度改善。

图3-22 这种显著的改善提升了患者的自信。

图3-23 4年后，维持剂量有效地保留了她的面部变化。

肉毒毒素治疗

近年来还可以通过肉毒毒素来减小下颌角间宽度[5-7]。肉毒毒素是肉毒梭菌（革兰阳性杆菌）的代谢产物，在口腔领域因两大应用而受到广泛关注：面部年轻化以及面部疼痛的治疗。肉毒杆菌最常见的用途是抚平前额的面部皱纹，两眼之间（眉间区）和眼角周围（鱼尾纹）。皱纹首先出现在皮肤上是因为其下层肌肉的运动，这些称为动态皱纹。肉毒毒素作用机制非常简单：一旦注射进面部肌肉，毒素就会附着在运动肌肉的突触连接上，阻止神经递质乙酰胆碱的通过，从而抑制肌肉运动。它的效果是暂时的，持续时间为3～6个月。

因为肉毒毒素的主要作用是削弱肌肉，所以定期向咬肌注射可能会导致肌肉萎缩。注射量要小；剂量是每侧的3个点位注射45单位的Dysport（Galderma）或15单位的Botox。注射频率可能有所不同，一般建议每2个月注射1次，直到感觉面部锥度缩窄，然后每年注射1次保持效果。具体的治疗方案如下（来自Tomas Castellanos医生）：

1. 在粘接托槽前1个月开始注射。
2. 正畸治疗开始后4个月时进行注射。
3. 每年进行1次随访注射。

使用肉毒毒素的专业培训推荐［参见Altamiro Flávio的《新面部密码：肉毒毒素全方位注射攻略（Botulinum Toxin for Facial Harmony）》（Quintessence，2018）］。

图3-20中的年轻女性寻求正畸治疗和美学改善，她的宏观美学评价包括不满意面部锥度，因其下颌角间宽度几乎等于颧骨间宽度。经过1年的肉毒毒素治疗，她的面部比例有了很好的改善（图3-21）。图3-22可以看到患者更加自信，在接下来的4年里，维持剂量使她有效地保持了这个变化（图3-23）。

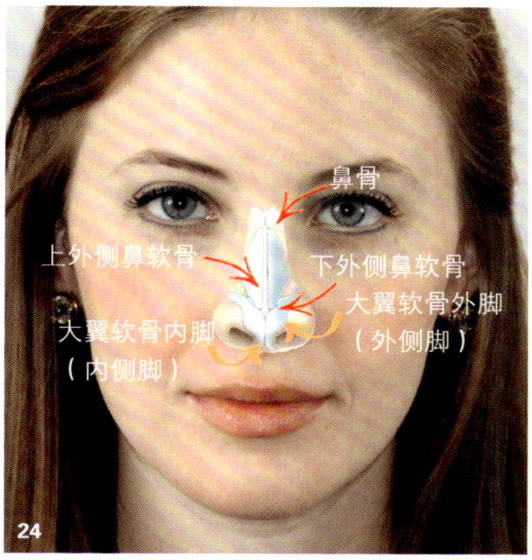

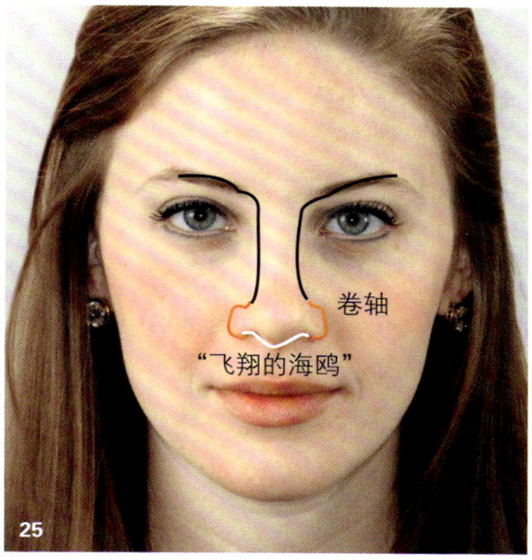

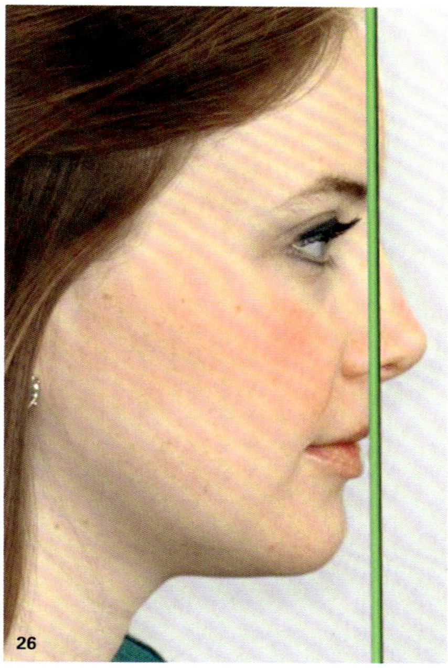

图3-24 本张照片展示了鼻的骨和软骨部分。鼻背由骨和软骨组成，鼻基底和鼻尖主要为软骨。

图3-25 理想的鼻应从眉平滑地延伸到鼻背部，连接到"卷轴"一样的鼻翼。鼻基底呈现出"飞翔的海鸥"般的轮廓。

图3-26 González-Ulloa线是一个对于侧貌的简单评估方法。理想情况下，额部、鼻基底和颏部在图中所示的同一平面上。

鼻部解剖结构：正面像

在这里，为了让读者熟悉面中部的重要组成部分，我将简要描述鼻部解剖。

从正面可以清楚地看到鼻孔，它是鼻气道最窄的部分。如前文所述，鼻翼基底的宽度应该大致与眼内眦间距离相同，而眼内眦间距离应该与眼睛的宽度相同。在生长中的患者中，女孩在14岁以后这个宽度几乎没有波动，而男性在11～13岁有一个显著的激增，但持续增长到16岁左右。鼻翼基底的宽度受遗传的民族特征影响很大。鼻翼增宽是上颌正颌外科手术同步进行鼻整形术的主要指征之一（这在第8章中有更详细的描述）。

鼻小柱代表鼻中隔软骨下段，位于鼻尖和鼻基底之间（图3-24）。当头部处于自然的头位时，鼻孔应该几乎不可见，理想状态下，鼻基底部呈现出"飞翔的海鸥"般的轮廓（图3-25）。无论从哪个方向看，鼻小柱基底部都略低于鼻翼。

侧貌评估

在正畸学中，侧貌一直是审美评价的核心。在第2章中已经提到了一些软组织分析，在此不再赘述。然而，我想强调我发现在临床上效果最好的侧貌评估方法，并为接下来讨论的内容做准备：即面部，特别是侧貌是如何随着时间的推移而生长、成熟和衰老的。

侧貌的总体评估

临床评估时，首先要考虑的是侧貌突度。在整形外科，几十年来一直以González-Ulloa线[8-10]作为标准。González-Ulloa线定义非常简单：垂直于额部的一条线，穿过鼻部直到颏部（图3-26）。侧貌微突是正常的，甚至是意料之中的，这通常与性别有关，男性的侧貌更直，女性的侧貌更突。对于大多数人来说，这是我们首次侧貌评估的一个很好的起点。

接着进行面下部的评估，这是正畸治疗范围之内的区域。我将对我认为特别重要的领域进行总结。然后回顾鼻部解剖学和鼻对其下方结构感知所产生的影响。

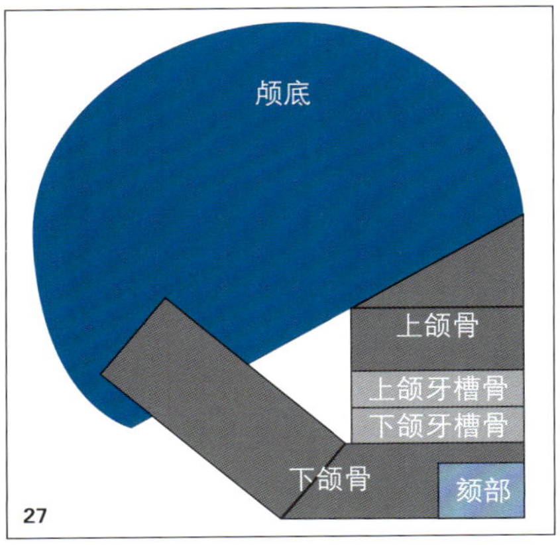

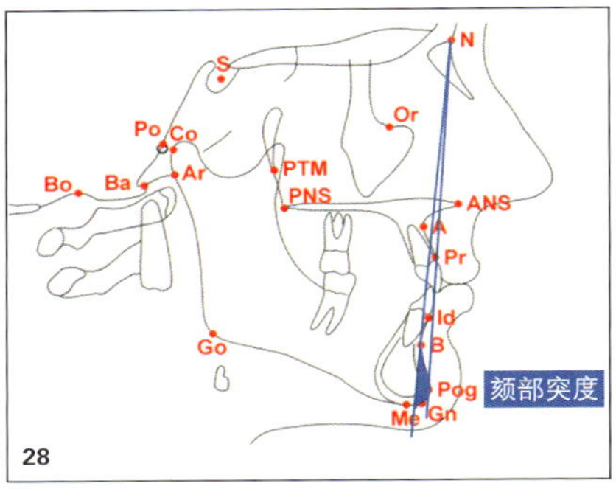

图3-27 这张示意图展示了侧貌中牙性骨性组成部分和关系。颅底在6岁以后几乎没有变化，通常评估上颌骨、下颌骨和牙齿的排列。虽然颏部只是下颌骨的一部分，但它在图形上可以被看作是一个单独的组成部分。

图3-28 颏部突度可通过头影测量法量化为N-B线与颏前点之间的距离。

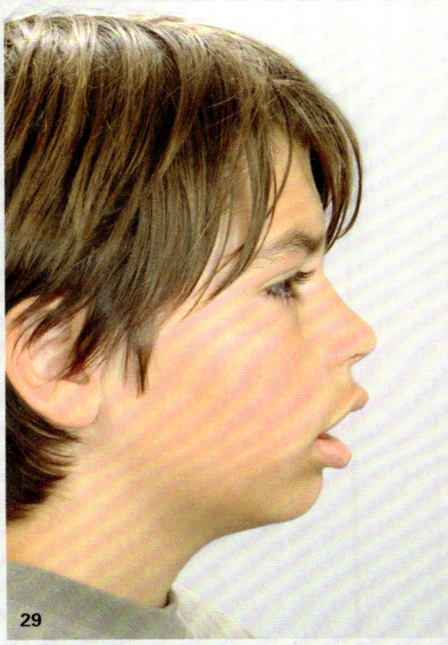

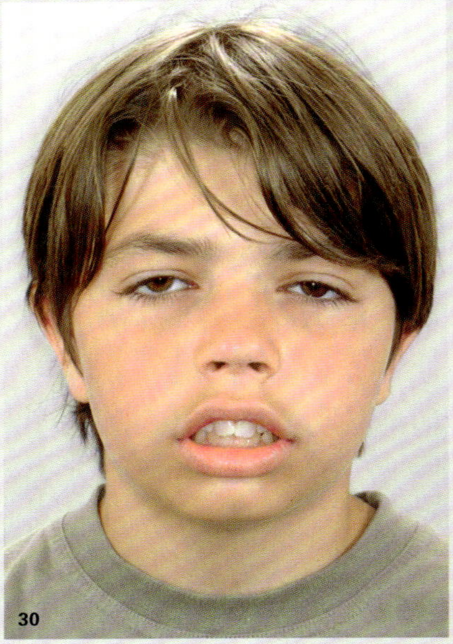

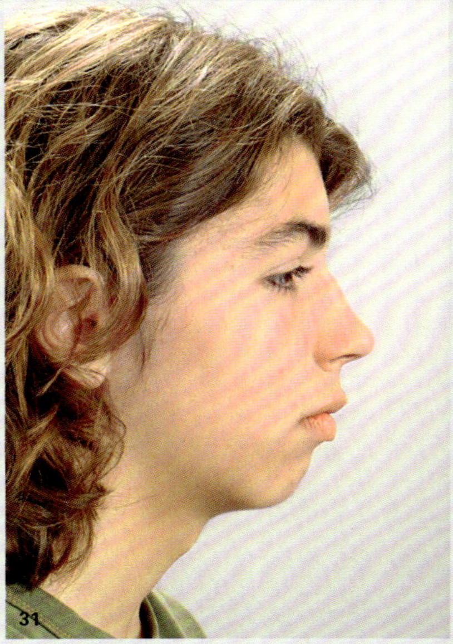

图3-29 这名12岁的男孩，其上下唇相对于鼻和颏部显得外翻，这很容易被判定为由于牙齿突出而需要拔除4颗前磨牙以减少面部突度。

图3-30 他有明显的唇闭合不全，对他这个年龄的青少年来说，并不少见。

图3-31 我选择了非拔牙正畸治疗方案，期望鼻和唇的进一步生长完成。这是他15岁时的照片，他的口唇关系平衡，但颏部发育不足。

侧貌中的面下部

颏部突度

颏部突度由两个因素决定：①代表下颌骨前后长度的骨性投射标志矢状向（AP）的前突量和②覆盖在骨性颏部的软组织量。让我们用Proffit的牙齿骨骼关系示意图开始讲解（图3-27）。在这个示意图中，理想的侧貌和理想的咬合特征是上颌骨、上颌牙列、下颌牙列和下颌骨都相对落在同一空间平面上（如同González-Ulloa线一样）。我还要再加上一个元素，那就是颏部本身。我认为颏部是一个独立要素，因为虽然它是下颌骨的一部分，但颏部本身可能是不对称的，例如导致临床医生对下颌骨不对称的错误判断。在头颅定位侧位片上，颏部相对于下颌骨的突度[11]可通过颏前点与N-B线之间的关系量化（图3-28）。在临床上，人们会把颏部的位置和下唇联系起来，然后再与下唇上面的组织联系起来。

颏部突度对侧貌的影响有很多方面。过度突出的颏部会掩饰下颌后缩，或者颏部不足可能加重下颌发育不足的外观，增加了侧貌突度。例如，图3-29是一名12岁的患者，由于唇、鼻和颏部的关系，可能被诊断为双牙槽前突。然而，正畸治疗并不是为了减少唇突度，因为我知道鼻会在青春期急剧生长并向前挺拔（尤其是男性）。我选择了非拔牙治疗及正畸治疗结束后进行颏成形术。治疗前的正面像（图3-30）也显示了他这个年龄常见的唇闭合不全。治疗结束时唇继续发育，唇肌闭合得到了改善，但由于颏部发育不足，仍存在一定唇肌紧张（图3-31）。由于他的侧貌与鼻和颏部的相互关系，他的牙齿仍然显得突出。经过下颌颏成形术，使他的颏部前移时略微上抬（图3-32），使面上部与下部的平衡得到了很大的改善，可以看到下唇向上向前移动（图3-33）。治疗后6年，他的面部生长和平衡相当令人满意（图3-34和图3-35）。注意，在头颅定位侧位片中，骨沉积发生在截骨部位和牙槽嵴之间的区域（图3-36），正如Chamberland等所描述的[12]。

唇突度

唇突度似乎是一个相当简单的概念，但面部综合分析中，它是一个更复杂的问题。在文献中，头影测量分析量化唇突度的方法有Ricketts审美平面（E线）[13]和Holdaway平面[14]。然而，这些测量方法在面型分析上不够全面，无法对侧貌平衡做出充分的判断。

例如，理想的E线关系被定义为从鼻尖到颏前部的一条直线，下唇在线上，上唇在线后方约1mm。然而如果患者是长鼻，E线可能将问题定义为牙弓或双颌后缩，而不是鼻部突出。这也是一种静态测量，因此它没有考虑到患者的年龄和在较长时间内发生的软组织变

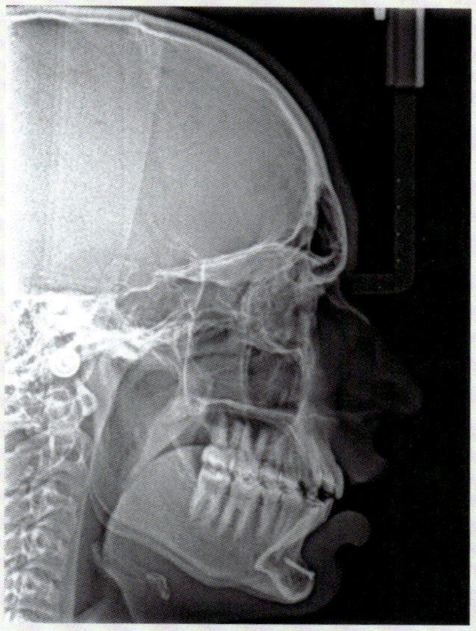

图3-32 我建议通过下颌骨颏成形术前移颏部，同时拔除第三磨牙。我们设计了颏部水平向和垂直向前向上移动以减少面下部高度，并有助于唇肌放松。

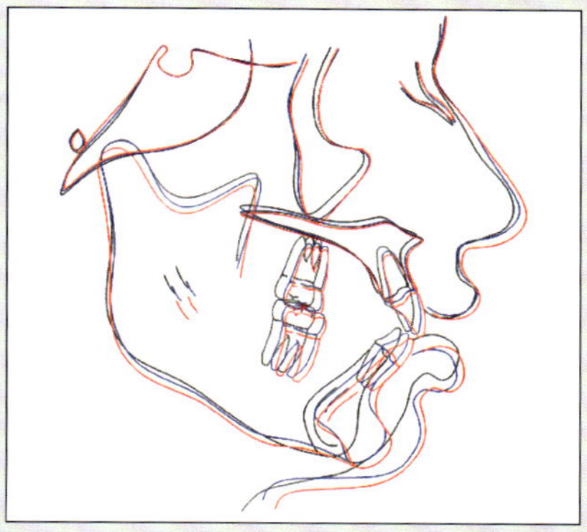

图3-33 患者正畸治疗结束时与手术完成后的X线头影测量结果经重叠后显示，在正畸治疗后的生长以及颏成形术后下唇向前上移动的效果。

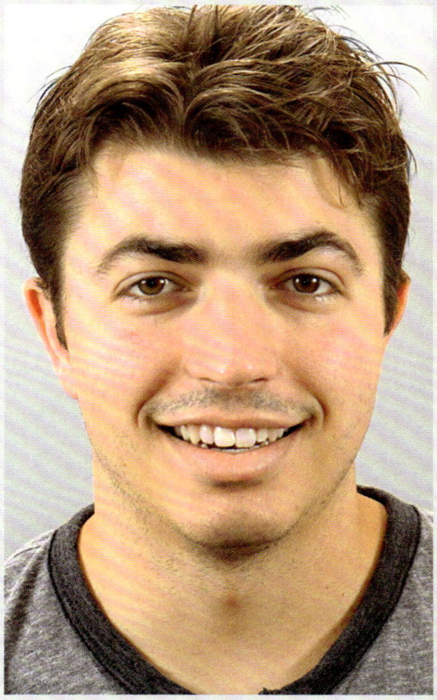

图3-34 患者在治疗结束后6年的微笑观显示良好的面部平衡。

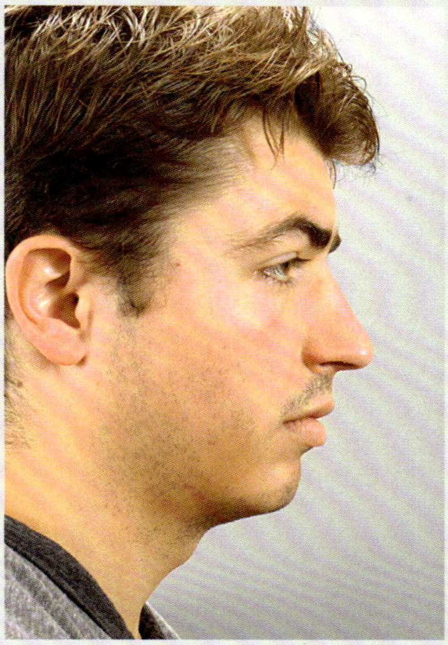

图3-35 颏部前移6年后的头颅定位侧位片显示，患者的颏颈距离有所改善，唇和颏部平衡良好。

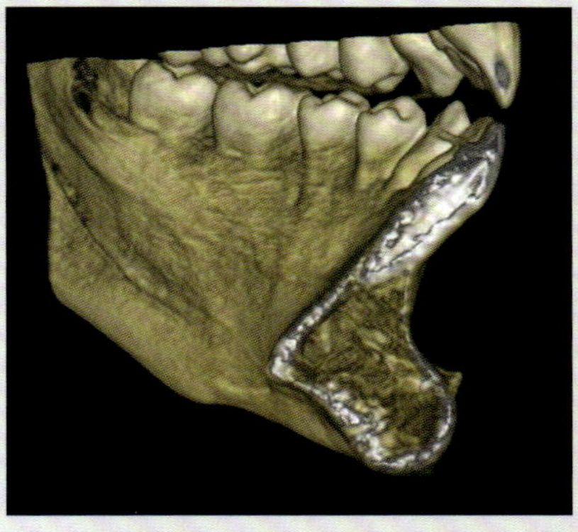

图3-36 请注意，发生在截骨部位上方的骨沉积，这增加了下颌切牙前方的牙槽骨量。

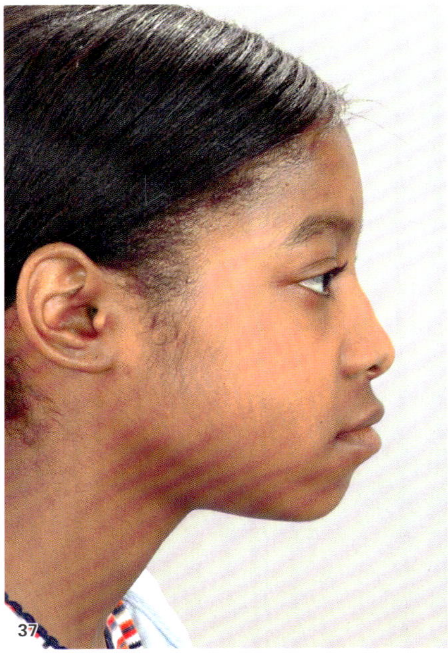

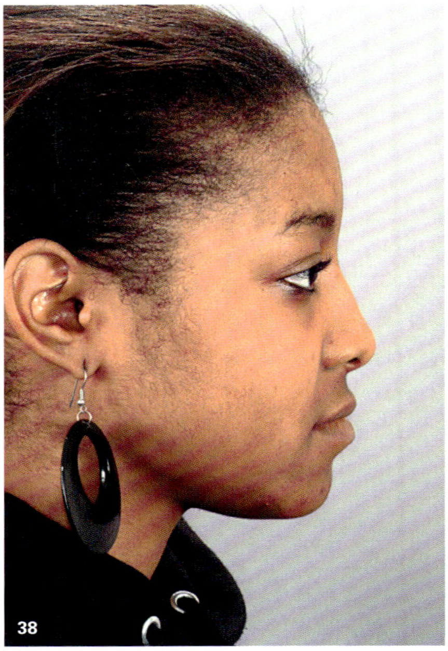

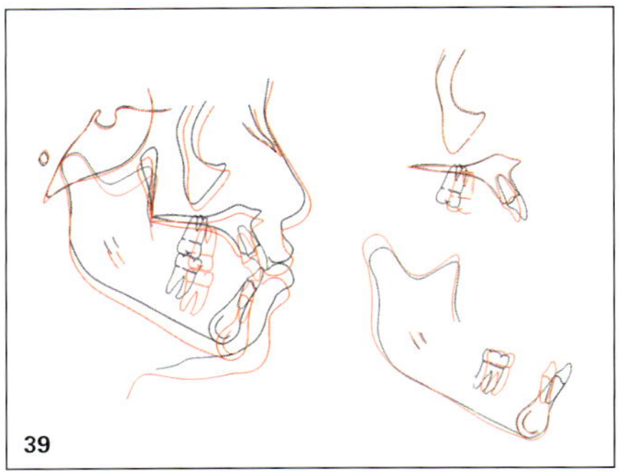

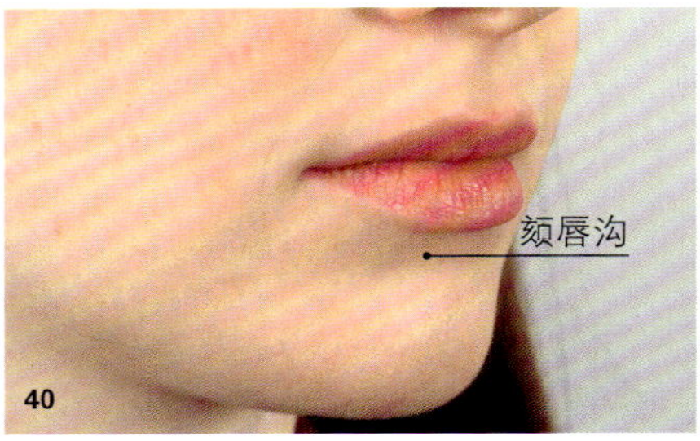

图3-37 唇部软组织及其与其他面部结构的关系影响我们对唇突度的感知。这名12岁的女孩，由于双颌前突导致鼻唇角为锐角，唇显得丰满。

图3-38 经过拔除4颗前磨牙和切牙内收后，患者的侧貌明显改善，唇突度减少，颏部平衡更好。

图3-39 她的头影测量显示切牙的直立和内收。持续的下颌骨生长有助于改善颏部突度。

图3-40 颏唇沟是下唇和颏部之间的凹陷，是面部的重要美学组成部分。它受面部高度、覆盖和颏部突度的影响。

化。儿童的鼻部在青春期将经历显著的生长，E线自然而然随之变化，使最初的测量几乎没有参考价值。Holdaway平面也有类似的问题，但没有那么严重。

事实上，唇突度是由唇厚度、牙齿支撑和骨骼支撑共同作用的。唇突度与其他解剖结构关系密切，难以量化。唇部的软组织本身及其与其他面部结构的关系对唇突度的感知影响非常大。例如，图3-37中双颌前突的12岁女孩，鼻唇角为锐角，唇相对于鼻底突出，似乎看起来是颏部发育不足。经过拔除4颗前磨牙内收切牙的正畸治疗后，最终侧貌轮廓非常平衡（图3-38），颏点未实施任何调整。但是颏部形态在治疗过程中由于下颌生长（图3-39）而逐渐挺阔。

颏唇沟

颏唇沟是下唇上部和颏部之间的软组织凹陷（图3-40），其形态和深度可能有很大差异。它受面部高度、覆盖和颏部突度的影响。为了充分描述面部高度是如何影响颏唇沟的，我这样向长面型、颏唇沟平坦孩子的父母解释："孩子的面部骨架比软组织更长。"而深颏唇沟则相反，这可能是由于上颌垂直不足或颏部高度较短造成的。请注意，即使在正常面高或短面型的患者中，深覆盖通常也会导致深颏唇沟，这是因为上颌切牙使下唇外翻或卷曲，患者在没有过度张力的情况下闭唇。图3-41和图3-42中的女性开始治疗时表现为短面型、深覆秴，深覆盖导致了深颏唇沟。你可以在她的头颅定位侧位片中观察到（图3-43）由于切牙过大的覆盖和过深的覆秴，她的下唇是如何顺着上颌切牙外翻的。对于青少年，我可能会在生长高峰期使用打开咬合的装置来治疗这类病例，如口外弓配合颈带低位牵引、下颌摇椅弓丝或秴板等任何可以增加面下部高度和减少覆盖的方法。我选择用这名成人患者为例来说明这一点，因为对比强烈更能表达我想要阐述的观点。在这个病例中，我们选择了正畸-正颌联合治疗，手术设计通过顺时针旋转上下颌骨，上颌骨前部向下后部上抬，达到改变秴平面的目标。下颌相对于上颌放置在理想的咬合状态，这也要求下颌骨前移以改善深覆盖。在治疗完成后，你可以看到面下部高度的增加和深覆盖的改善（图3-44～图3-46），使颏唇沟形态得到有效改善。

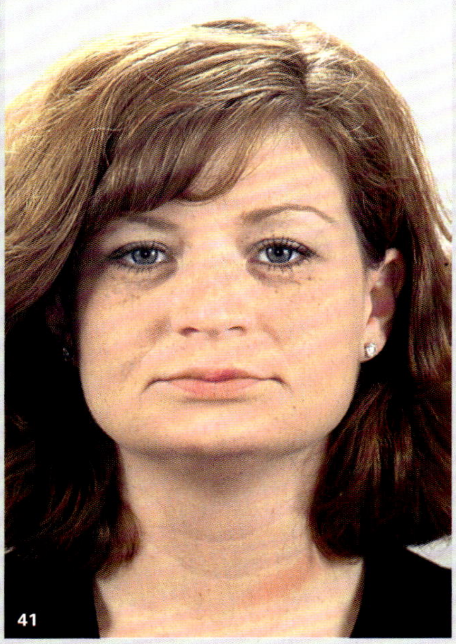

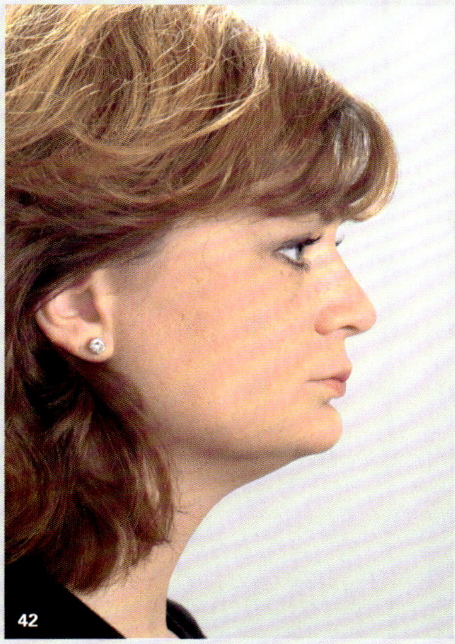

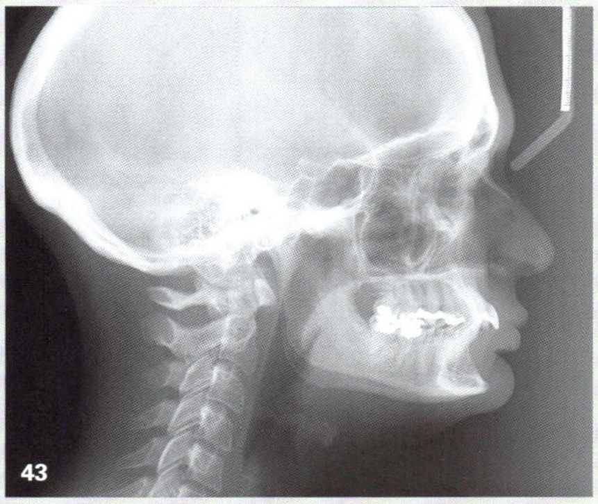

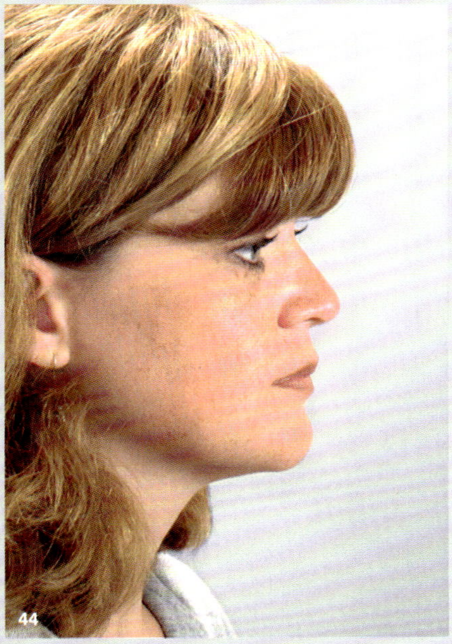

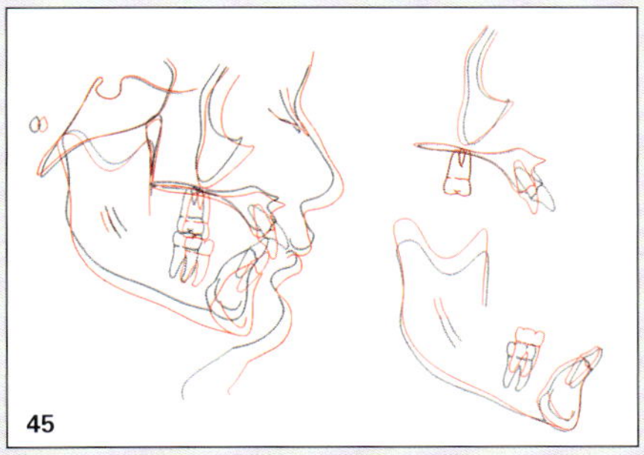

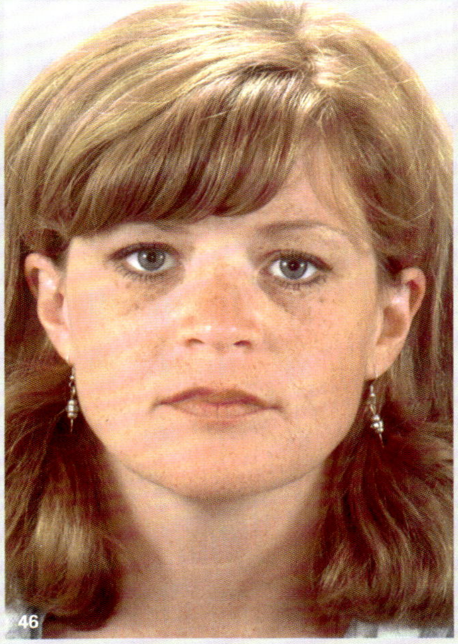

图3-41和图3-42 这名女性的颏唇沟非常明显，这是由于深覆殆和深覆盖造成的。

图3-43 由于过度唇倾的上颌切牙，下唇外翻。

图3-44 通过外科手术使上颌骨向下移动增加面下部高度，下颌骨前移减少覆盖，从而改善颏唇沟形态。

图3-45 头影重叠反映了正畸和手术对颌骨的移动，使面下部高度增加、上颌切牙内收，减少了覆盖。

图3-46 术后正面像显示了面下部高度、唇突度和颏唇沟的改善。

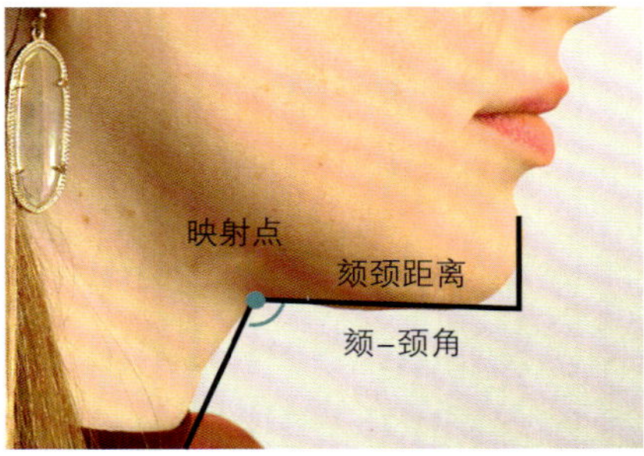

图3-47 颏下区重要的审美特征包括颏颈距离和颏-颈角。

颈部和颏下部解剖结构

颈部和颏下部的解剖结构也是侧貌评估中的重要组成部分，而这一结构通常被忽视或没得到应有的重视。最好的评估方法有两个：①颏-颈角（从颏下到“映射点”再到胸骨的角度）；②颏颈距离（图3-47）。颏-颈角（从颏下到“映射点”到胸骨）应该是钝角，我认为美观的颈和颏下区域应该表现出下颌骨主体清晰的轮廓。对颏下区域会产生负面影响的因素包括下颌发育不足、颏部发育不足和颏下脂肪堆积过多。人们通常认为是颏下脂肪垫的问题，但看图3-48中的这名19岁的女性下颌骨和颏部后缩，导致她面下部不美观。她的颏下脂肪堆积过多，一直延伸到下颌角，掩盖了下颌角和下颌下缘的解剖结构。我们通过正畸-正颌联合治疗矫正骨骼畸形，同时联合面部整形外科医生进行了一系列颏下部整形术，包括抽脂术和颈阔肌提拉术。术后结果显示患者颏-颈部的美学有了显著的改善（图3-49）。

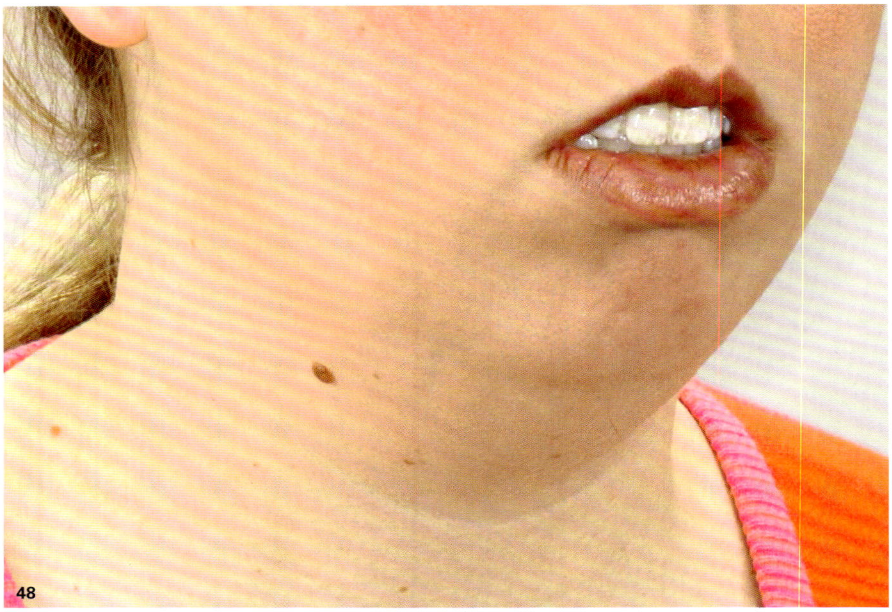

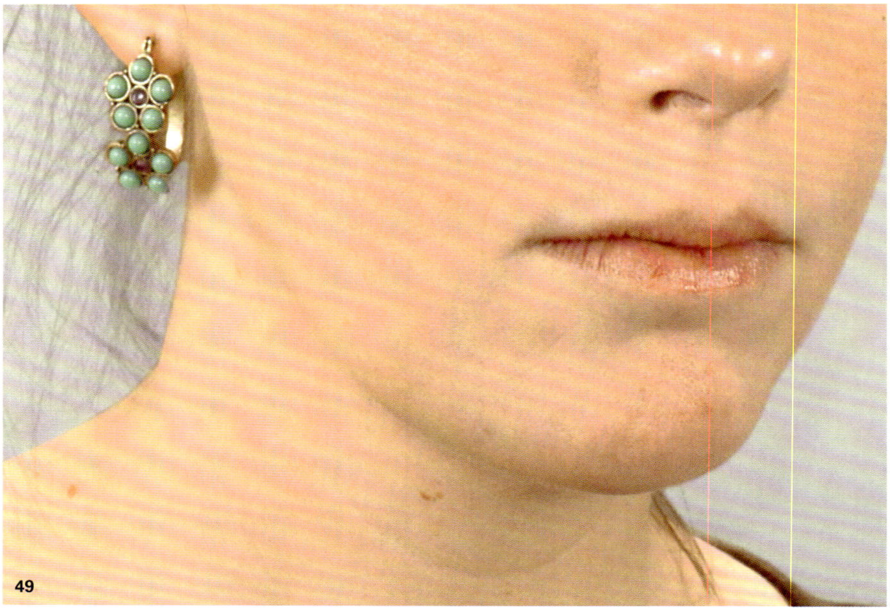

图3-48 这名19岁的女性颏部形态不良，表现为：①下颌骨及颏部后缩，舌骨上肌群松弛；②颏下区过多的脂肪堆积。

图3-49 通过正颌手术改善骨性缺陷，在正颌手术的同时进行颏成形术解决面部美学缺陷。

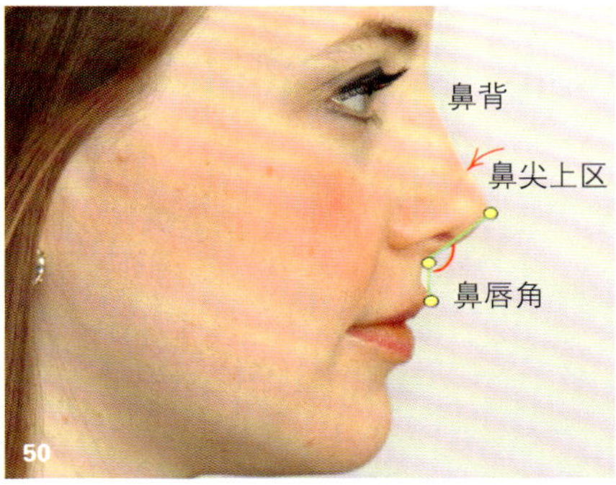

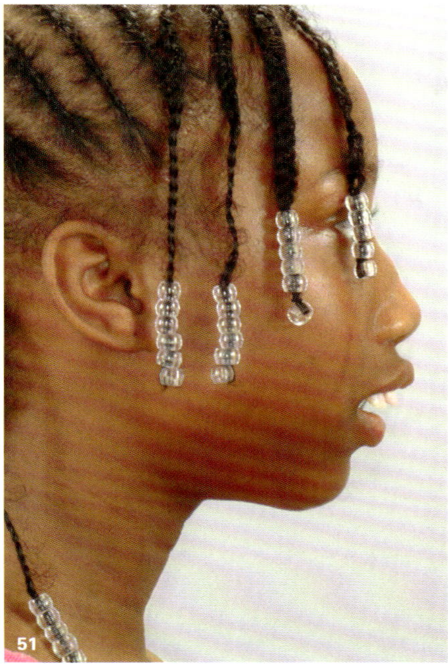

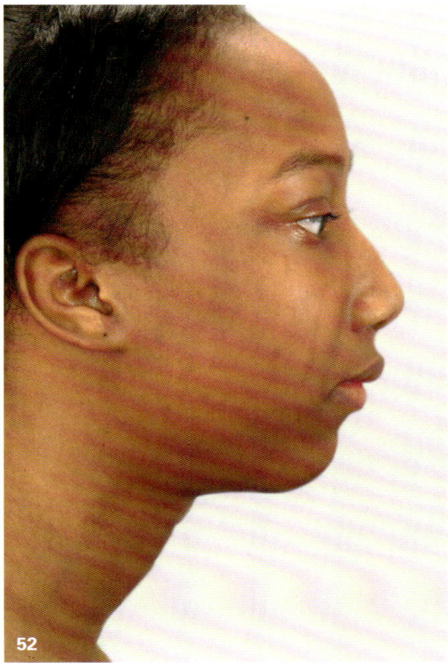

图3-50 鼻唇角是指上唇突点与鼻底连线和鼻底与鼻顶点连线形成的角度。理想鼻唇角为女性95° ~105° ，男性90° ~100° 。鼻尖上区是由鼻尖软骨和鼻中隔交界形成的。

图3-51 这名14岁的女孩上颌切牙非常突出，导致鼻唇角成锐角。

图3-52 正畸治疗拔除上颌第一前磨牙并内收上颌切牙后，鼻唇角变为钝角。

侧貌中的面中部

鼻部评估

面中部的突出特征是鼻。作为口腔医生，我们不做鼻整形或其他面部美容手术。我们倾向于注意颅面综合征中的鼻畸形。本书的重点并不是鼻整形术，在本节中提到鼻整形术是为了提醒口腔团队要熟悉解剖学，以便在与患者讨论计划时能够想到鼻部美学的相关问题，并更清楚地理解本书其他部分中患者治疗的结果呈现。

图3-24显示了决定鼻形态的基础鼻部解剖结构。鼻背由鼻中隔和鼻外侧骨组成。从鼻骨下部向前伸出的软骨与外侧鼻软骨相交形成鼻尖上转折，即鼻梁和鼻尖的交界。中央软骨继续延伸到鼻尖并向下延伸到鼻小柱。鼻尖由鼻外侧软骨、外侧脚和内侧脚组成。外侧脚和内侧脚支撑鼻翼，保持鼻孔通畅。

最美观的鼻有直而连续的鼻背，明确的鼻尖区和由鼻尖后面与下面的轻微凹陷的轮廓组成的“双折”，因此在解剖学中强调一个轮廓分明的鼻尖。没有双折的鼻尖被标记为无定形鼻尖，美学鼻整形术通常包括更好地形成鼻尖轮廓。鼻小柱构成鼻唇角的上缘，唇构成下缘。

鼻唇角

鼻唇角是测量鼻小柱相对于上唇的倾斜度（图3-50）。在审美圈中，女性的理想鼻唇角为95° ~105° ，而男性的鼻唇角更小，为90° ~100° 。在口腔医学中，我们倾向于认为上唇相对于鼻的位置是由切牙的前后位置决定的。唇倾的上颌切牙会导致唇受到的支撑增加，鼻唇角减小，而直立舌倾的切牙会导致相反的结果。例如，图3-51所示的14岁患者表现为非常严重的牙齿前突，鼻唇角过锐。由于前突程度严重，在矫治过程中使用固定矫治器和种植体支抗（Temporary Anchorage Device，TAD），拔除前磨牙并通过最大支抗内收切牙，从而增加鼻唇角的角度（图3-52）。

无论如何，鼻唇角的形态受到软组织和硬组织的影响。影响这个角度的其他重要因素包括：

- 鼻尖的垂直位置。鼻尖抬高可能导致鼻唇角钝化，而鼻尖较低可能导致鼻唇角减小
- 软组织唇厚度的变化。同样的鼻，薄唇患者鼻唇角会比厚唇的患者大。根据经验，影响唇厚度的最大因素是种族
- 年龄和生长完成因素。这些将在本章后续部分进行讨论

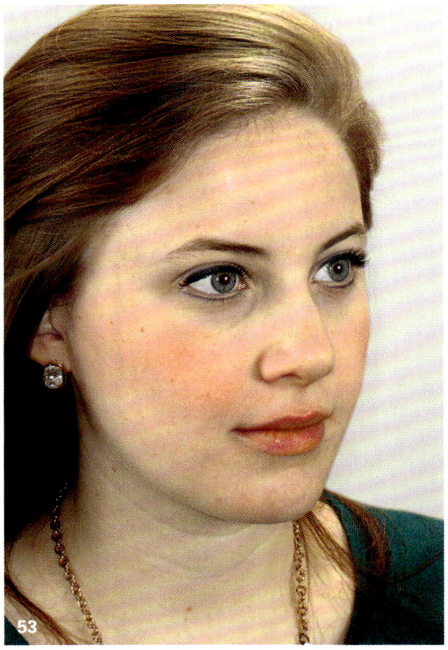

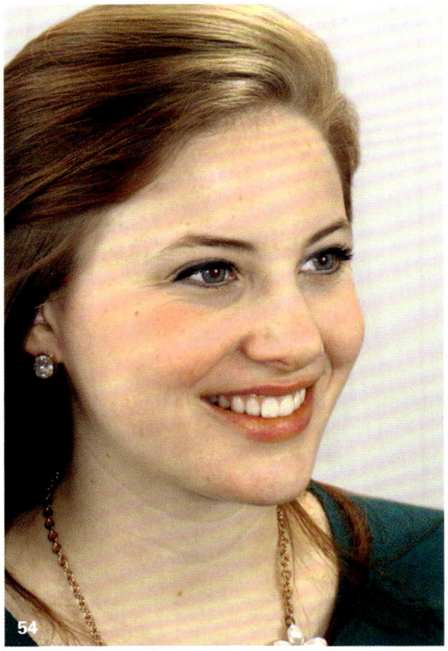

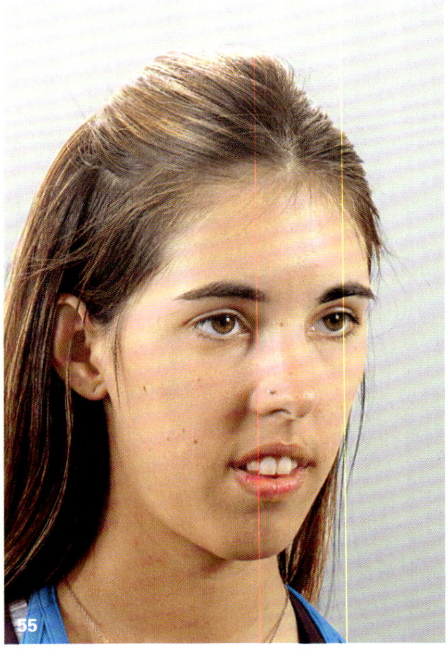

图3-53和图3-54 患者的45° 侧面像具备以下优势：①显示正面像和侧面像上不明显的审美元素；②显示社交场合中患者被看到的角度。该患者颏-颈部轮廓良好，下颌角棱角清晰。

图3-55 该患者为骨性长面型，下面高长，下颌平面陡。

45° 侧面像

我经常使用患者45° 侧面像，因为它有两个显著的优点：①它允许我看到在正面像和侧面像中不那么明显的美学元素；②是我在前文中提到的“社交视角”。换句话说，这是人们在社交环境中最常看到患者的方式，因此这个视角在美学上非常重要。但是，正畸医生和口腔医生通常不会在治疗计划中考虑它。

下颌姿势位的45° 侧面像让我们看到面上部眶缘和颧隆起的相对突度。面中部可被描述为凹陷、协调或前突。颧骨和颧弓区域可以评估面颊的突出程度。在老年人群中可观察到这个区域的皮肤松弛，颧骨脂肪垫萎缩，以及该区域骨支持的丧失。有证据表明，这种面中部支撑力的丧失可能是由于骨骼体积减小和软组织变化造成的。我们可以通过增加软组织支持来解决这些问题，无论是牙齿通过正畸前移还是面部骨骼通过正颌前徙。

45° 侧面像最大的价值之一是使下颌体、下颌角包括颏-颈区域可视化。图3-53和图3-54中的年轻女性显示了颏-颈部解剖结构的理想形态，可以看到下颌角轮廓清晰，角度适宜。而图3-55中的年轻女性为骨性长面型，其下颌平面陡峭，不如前者美观。如图3-56所示患者表现为骨性短面型，下颌角较锐，下面高较短。鼻部解剖结构在正面检查中已做概述，由于鼻的三维特征，其在45° 侧面像中对面部有更明显的贡献。图3-57展示了组成鼻部的骨骼解剖结构。鼻额缝（鼻部）代表鼻骨与额骨的骨

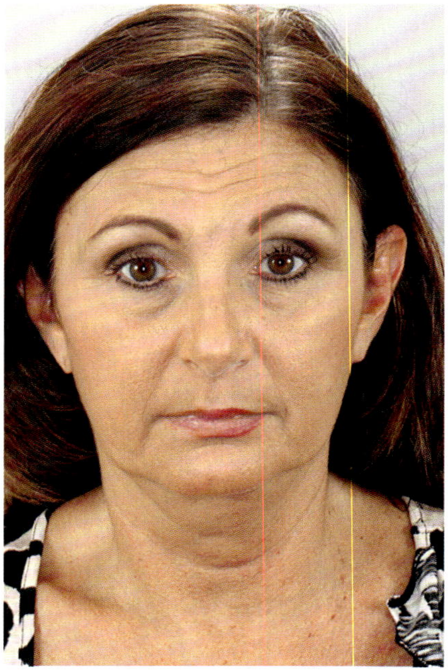

图3-56 该女性表现为骨性短面型，面下部高度较短，下颌角较锐。

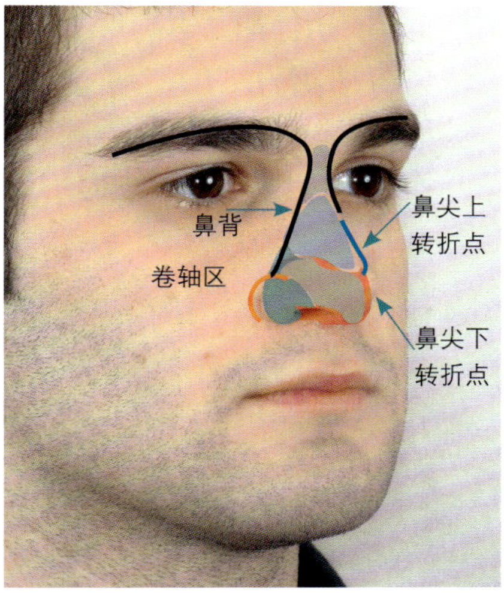

图3-57 这张图像展示了45° 侧面像上组成鼻部的骨骼解剖结构，以及它们如何参与形成鼻部的软组织形态。

性连接[15]。鼻背的其余部分为软骨（Cartilaginous Dorsum），鼻梁上鼻骨体部与软骨部分的连接处称为鼻缝点（Rhinion）。鼻背和鼻突出的形态是45° 侧面像上最容易在患者身上识别的。从这个角度看，不美观的鼻型通常是过度突出和/或表现出"鼻背隆起"的情况。因此，大量的鼻整形术都专注于减少"鼻背驼峰"。

生长、成熟和衰老的影响

随着面部美学研究的不断增加，正畸医生对美学在定义面部特征方面的作用有了更深的了解。了解面部软硬组织在青春期、中年和老年各个生活阶段的变化，对获得良好的面部与微笑美容效果具有重要作用。在过去的几十年里，大量的研究记录了软组织随年龄发生的变化，及其对正畸和口腔多学科决策的潜在影响。牙槽骨和颅颌面衰老特征也得到了广泛地评估[16-20]。

综上所述，软组织形态对正畸思维有显著影响，正畸治疗计划的重点从完全基于咬合关系转变为更多地关注面部比例、软组织支撑和轮廓，以及牙齿对微笑效果的影响。面部生长是骨骼、牙齿和软组织三者共同作用的复杂过程，遗传因素和环境因素都在最终的面部形态中发挥重要作用。同时考虑正畸和面部美学的想法并不新鲜[14,21-23]，但直到最近才得到正畸医生的广泛关注。

在当前强调多学科治疗和初级保健口腔医生参与治疗计划的情况下，口腔治疗团队的所有成员都必须了解这些原则。这样正畸医生才能做出恰当的决策，并提供经得起时间考验的治疗结果。

面部增龄性变化的新数据

在口腔医学教育中，儿童和青少年的面部生长发育知识是正畸与儿童口腔住院医师的学习重点，但成熟和衰老的持续变化并未得到同等重视，往往理解得不透彻。在本章中，我们将按逻辑顺序展示测量正面和侧貌变化的数据，说明整个生命周期中面部的变化。在青少年、成人和多学科病例中必须考虑这些数据的变化，并将其应用于临床治疗决策。面部衰老不仅仅是软组织的问题——大量的研究记录了骨骼随时间变化对面部衰老的潜在影响。这包括对口腔修复学和种植学领域的多学科团队重要的数据。

面部软组织衰老的特征

让我们先来看看20世纪完成的3项头影测量研究：第一项研究记录了8～18岁唇软组织型的静态变化，第二项研究分析了18～42岁相同的软组织参数，第三项研究是对17～80岁年龄组面部硬软组织变化的分析。在回顾这些之后，我们将转向关注正面像唇部软组织长期变化的临床数据。

软组织变化的头影测量学研究

Mamandras[24]使用头颅定位侧位片评估了32例未接受治疗的8～18岁患者横断面样本，测量项目包括唇长度、唇厚度和软组织颏部厚度等变量。他发现，女性上唇在14岁时达到最大厚度，直到16岁前一直保持不变，然后变薄。男性的唇厚度在16岁左右达到峰值，此后开始逐渐变薄（图3-58）。男性和女性在15岁时，下唇水平向厚度增长接近其最大值。Nanda等[25]的一项研究也得出了类似的结果，两者有轻微的差异，但趋势基本一致。

这种上唇变薄的趋势会减缓还是会持续呢？在这段时间里，下唇发生了什么变化？Formby等[26]报道了在25～42岁的男性和女性的软硬组织变化量与18～25岁时发生的变化程度相似；也就是说，唇继续以相同的速度和相似的程度变薄。这一发现改变了关于正畸治疗何时"结束"的想法，也对放置修复种植体以获得适当唇部支撑的位置和时间产生了影响。

颌面部到了青中年（22～45岁）之后会发生什么？对于这些年龄组，最全面的数据来自Behrents[16]的研究，涉及Bolton-Brush生长研究中对患者的长期追踪，并获得的

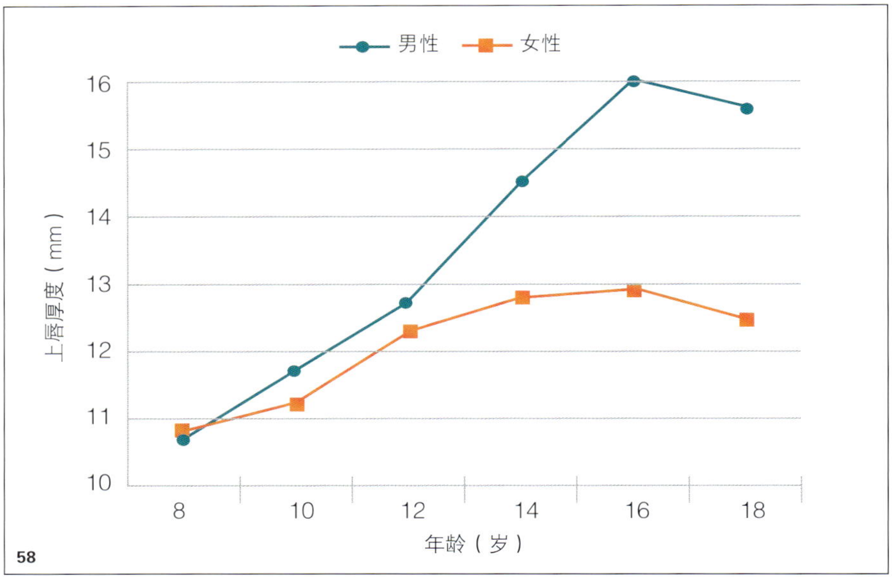

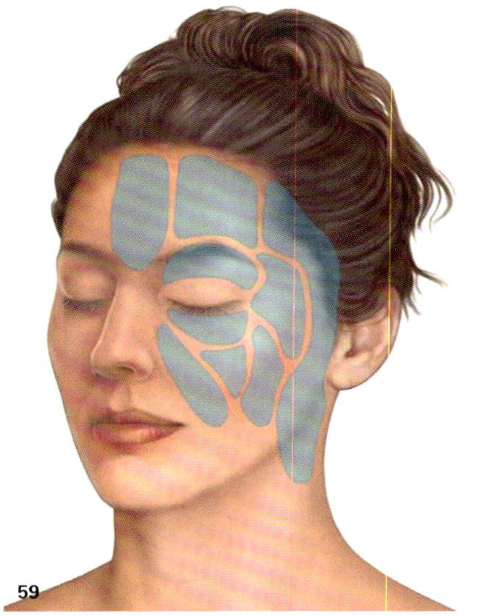

图3-58 女性的上唇在14岁时达到最大厚度，直到16岁前都保持不变，此后开始变薄。男性上唇在16岁左右达到最大厚度，此后逐渐变薄（数据来自Mamandras[24]）。

图3-59 面部皮下脂肪的独立分区（转载得到Rohrich和Pessa的许可[27]）。

从青少年时期（17岁）到中年及以上（最多83岁）个体的头颅定位侧位片的头影测量纵向研究数据。他指出，几乎所有的参与者都有显著的骨骼变化，而且骨骼变化往往有着初始颅面类型的特点。那些在生长发育高峰期后仍为Ⅲ类错殆的人，随着年龄的增长，会变得更加Ⅲ类；而那些Ⅱ类错殆的人则更加Ⅱ类。这些变化往往显著并具有临床意义。当一个接受了Ⅲ类错殆正畸治疗的青少年随着年龄的增长而“复发”为对刃殆或反覆盖时，口腔医生很少感到惊讶。但当接受了Ⅱ类错殆治疗的患者在20年或更久后出现前伸殆不调时，他们常常感到惊讶。

Behrents还记录了大量的软组织变化，反映了上唇在人到中年后会继续变薄，在某种程度上认为这是贯穿一生的模式。随着成熟和衰老，面部轮廓变得更平坦，鼻部更突出，面下部高度相应降低。

三维X线摄影技术允许我们提取头颅定位侧位片，甚至可以对图像进行侧面向“截图”，因此可以想象，还可以进行更多的三维测量。然而，目前最常用的X线摄影技术有一个明显的缺点，那就是它只能产生静态图像。三维X线动画摄影是可行的，但从辐射暴露和成本的角度来说完全不能接受。这意味着软组织的动态（如微笑），不适合任何形式的影像测量。直接临床观察和测量是关键的诊断要素。

临床软组织变化的正面像评估

让我们先看看影响宏观审美特征的软组织变化有哪些。Rohrich和Pessa[27]描述了面部皮下脂肪被独立划分为9个区（图3-59）。例如，鼻唇沟是由位于面颊内侧脂肪垫前方的鼻唇脂肪隔膜形成的，并与下颌脂肪重叠。

下颌姿势位时的唇缘，通常在年轻面孔的切缘上方，随着时间的推移而下降[24]，其中一个可能的影响因素是上唇垂直肌纤维数量的减少[28]。衰老的面部特征包括持续的“松弛下垂”。这指的是双侧下颌角区域软组织体积的增加。松弛的脂肪位于外侧眶脂室的下方。它通常被认为是衰老以及伴随着软组织松弛程度的增加，潜在骨骼支撑的丧失，以及这些脂肪堆积区域（面部肌肉）变化的结果。

肌肉反复收缩会加深并加强鼻唇沟[29]。整形外科文献描述了上唇和下唇的“M”和“W”型纹是如何变平、变薄的，有时几乎变成直线[30]。

大量研究表明，面部软组织丰满度降低的原因之一是面中部骨支持的丧失。由于这是软组织丰满度下降的主要原因，因此在整形外科中首选的治疗方法是增强组织而不是收紧皮肤[31-32]。

图3-60显示的是一名55岁的女性，她表现出了许多衰老的特征：①唇薄，上唇红唇平坦；②眼皮松弛症：上眼睑赘皮，眼袋或黑眼圈；③鼻唇沟深；④双颊下垂；⑤木偶纹：在嘴角深深的褶皱。图3-61为她面部年轻化手术后的样子。

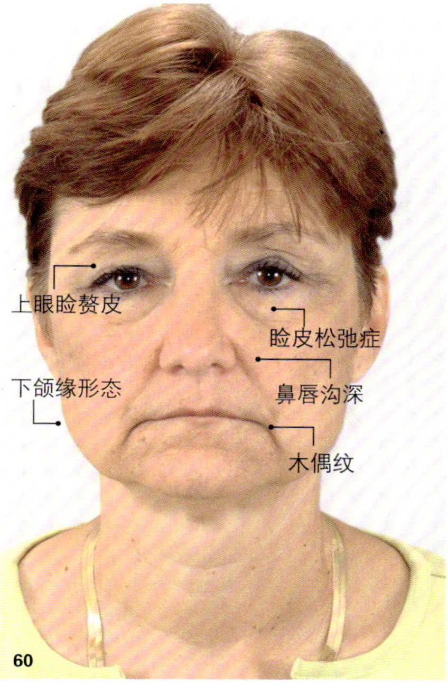

60

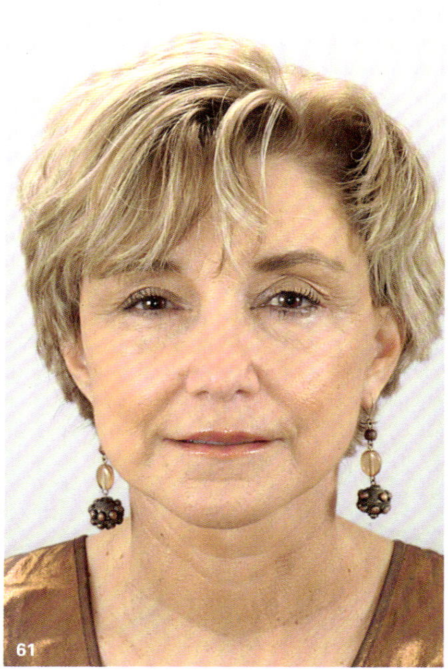
61

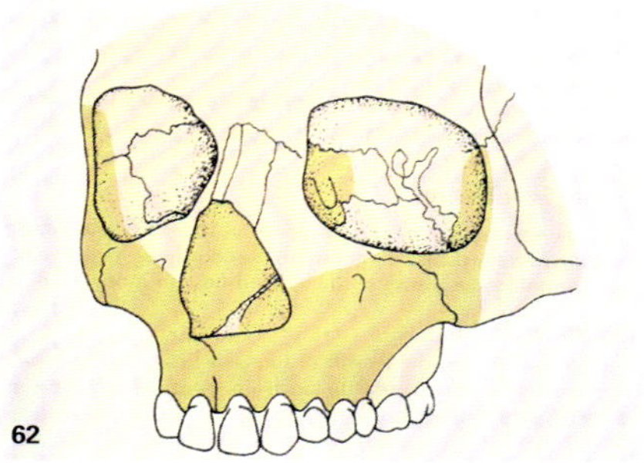
62

图3-60 面部衰老是软组织变化和骨骼体积减小的结果。这名55岁的女性展示了衰老的许多软组织特征。

图3-61 该患者接受了双颌正畸和正颌前移术，随后进行了除皱术（拉皮术）和眼睑成形术（眼部软组织手术）。

图3-62 面中部骨骼体积的丧失在Enlow的正畸文献中有描述。

> 很明显，细胞、组织和器官在颅面复合体中产生变化的能力可能只有在死亡时才会停止，而不是在发育过程的某些事件中停止。
>
> ——Rolf Behrents

年龄相关变化：人体测量学和组织学分析

衰老的过程

三维计算机断层扫描（Computed Tomography，CT）的出现是评估面部骨骼年龄相关变化极好的工具。在一项使用高分辨率立体光刻技术（快速成型）的早期研究中，Pessa[20]收集了两组20名受试者的CT扫描结果，一组较年轻（平均20.2岁），一组较年长（平均58.8岁）。每名受试者的面部骨骼使用激光聚合技术复制。该研究旨在直接测量每名受试者面部骨骼复制品在三维方向上的精确数据，并研究成年后面部骨骼持续差异生长和/或显著重塑的数量和模式。

尽管这是一项采用了现代方法学的横断面研究，其测量结果仍支持Enlow[18-19]的结论，即骨骼改建贯穿整个成年期（图3-62）。面中部体积的减少是重要的发现。最近的研究证据表明[17]，上颌骨的衰老主要是在主动生长的骨吸收过程中已发生的表面吸收的延续。整形外科医生对此特别感兴趣，目前面部年轻化的趋势是充填面中部而不是收紧软组织，以弥补下方的骨吸收。

第5章强调了颅面生长、生长完成和衰老对多学科与恢复性治疗的影响。了解面中部和牙槽骨在我们一生中是如何改变和重塑是非常重要的，随着我们对这些变化如何影响种植牙的植入时机和位置有了更深入的了解，多学科的联合诊疗体系将被重新评估。

我是如何将这些发现转化为正畸治疗和正颌治疗的呢？简单地说，根据尝试，硬组织最好向前和向外发展，而不是向后和向内发展。但要清楚，任何事情都可能矫枉过正。这将在本书后面章节的病例介绍中加以说明。

总结

在人的一生中，衰老过程始终伴随骨骼的变化，包括上颌骨和牙槽骨垂直向的进一步发育，下颌长度不成比例的变化（加剧青春期结束时的上下颌关系），以及上颌骨的表面吸收。软组织的改变包括上唇丰满度降低、面部侧貌变平、鼻尖下降而鼻突度增加、上唇位置更低、鼻周软组织皱纹和张力丧失。这些部分是基于潜在的硬组织的变化，但更多的是由于软组织本身的变化。重要的是，这些变化并不局限于特定的年龄群体或我们生命中的某个时期，而是永无止境的持续过程。

终身美容的治疗策略

长期以来，正畸治疗被认为是一种“交易”：我同意为你矫正牙齿并收取某种费用，这是一种典型的交易模式。就我个人而言，我一直认为正畸治疗是一个能让患者“变形”的机会，这是一个完全不同的概念。我的意思是，我们的治疗为口腔基础治疗团队提供了一个机会，让他们可以真正地塑造、调整和指导一个正处在生长发育期的患者，利用牙颌面部所有结构的生长潜力取得出色的结果。有了生长发育的指导和多学科联合治疗，我们现在可以提出一个面部和微笑的设计构想，显著且积极地改变一个人的外观。有些人看到的是事物的局限性，有些人则在其中寻找着无限可能。

长期维持姣好面容的治疗原则概括如下：

1. 支持或增加软组织，而不是减少它，利用常识和结合从本文中获得的知识，在一定范围内实践这一原则。
2. 了解软硬组织的发育和长期变化的原则，以及颅面复合体在一生中持续变化的方式。
3. 维持或改善切牙暴露量。

青少年终身美学的治疗策略

病例1：支撑或提升软组织

本节介绍的第一个病例似乎是一个“常规正畸病例”，在该病例的治疗中，我们不仅解决了拥挤的问题，而且还抓住机会通过增强牙齿对软组织的支持获得患者的长期美学结果。这名11.5岁的女孩（图3-63～图3-67）因严重拥挤被转诊治疗，她的口腔医生计划序列拔除4颗第一前磨牙。她的牙列非常拥挤，上颌尖牙完全阻生。后牙咬合良好，第一乳磨牙和第二乳磨牙仍然存在。我们考虑了两种治疗方案：①序列拔牙为阻生尖牙获得空间；②通过切牙唇倾来扩大牙弓。拔牙疗法可以解决牙列拥挤，但无法改善唇突度。考虑到她的侧貌和唇会随着时间推移而变平，切牙唇移有明显的优势，因为它可以在解决拥挤的同时改善唇突度。然而，在1983年治疗这个病例时，所有的正畸标准，包括美国正畸委员会（American Board of Orthodontics），都不赞成切牙唇倾，即便有特定的头影测量指标显示该方案是可取的。比如下颌切牙长轴与下颌平面的交角（the Incisor Mandibular Plane Angle，IMPA）建议为在90°～95°范围内，而该病例的头影测量分析显示IMPA为90°（图3-68）。

选择该患者作为代表性病例的原因如下：①预期的面部长期变化是制订正畸治疗计划的重要因素；②此病列极好地说明了生长和发育过程中软硬组织变化是如何指导治疗计划的；③治疗计划表明，传统的头影测量硬组织标准在当代正畸诊断决策过程中的重要性降低；④此病例的治疗展示了如何最大限度地利用软组织生长的原理。

患者侧貌平坦，主要是由于下颌后缩（图3-69），牙齿和骨骼支持减少，导致唇部支撑及唇突度不足（图3-70和图3-71）。我认为，从长远来看，患者生长完成后及后期的增龄性变化会导致轮廓进一步变平，面下部的高度减少。我的治疗目标是解决牙齿和面部美观的需求，目标是不仅能“排齐牙齿”，还要能让她的面部外观立即得到改善，提供一些额外的突度抵抗增龄性变化。

治疗的第一阶段计划利用青少年生长发育高峰，在她生长最迅速的阶段进行矫形治疗。女孩平均在11～11.5岁，男孩平均在12～12.5岁处于生长发育高峰，与个体差异和家族史有关。首先，生长引导治疗开始于11.5岁，我选择使用低位头帽牵引，因为其向下的分力可提供后牙伸长的效应，不仅有助于打开深覆ｈ，还可通过升高后牙增加面下部高度。

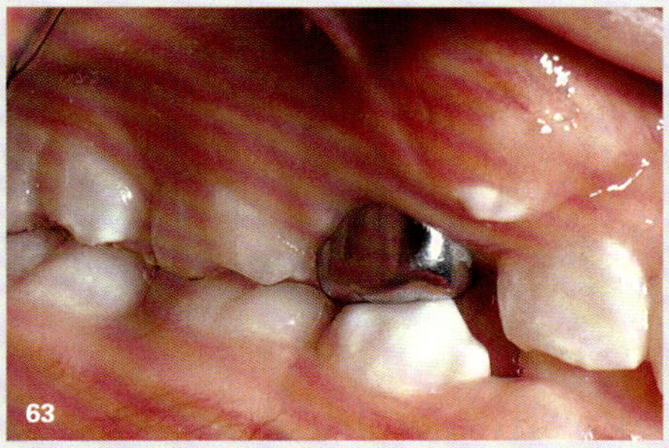

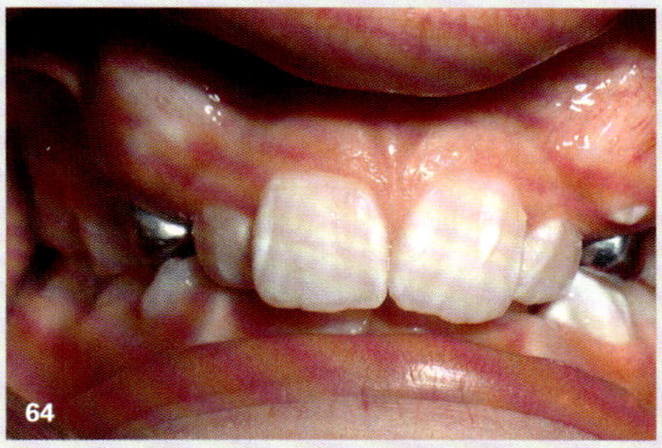

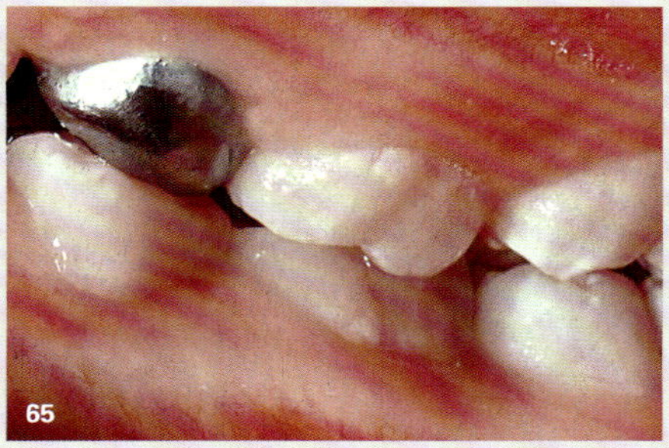

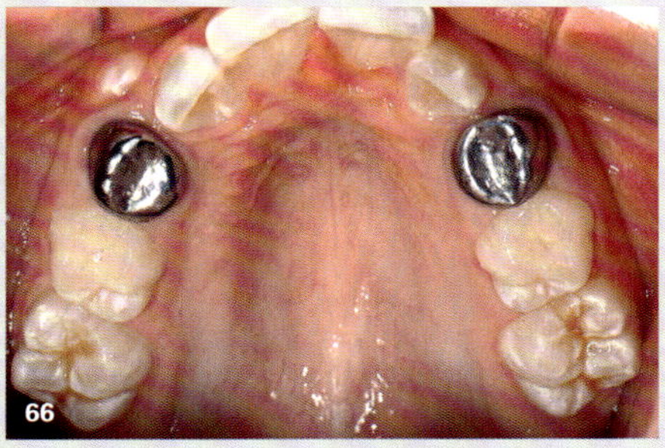

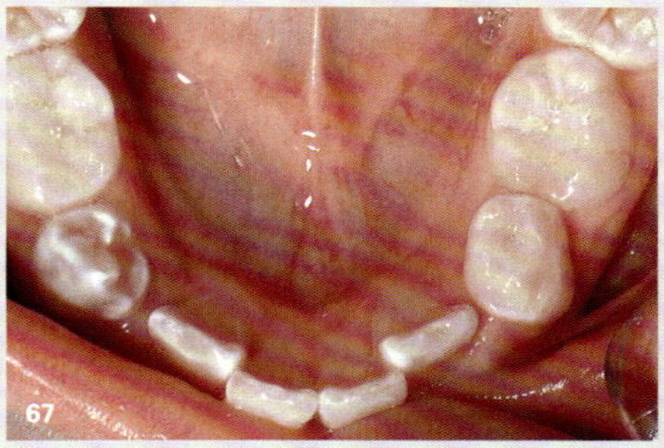

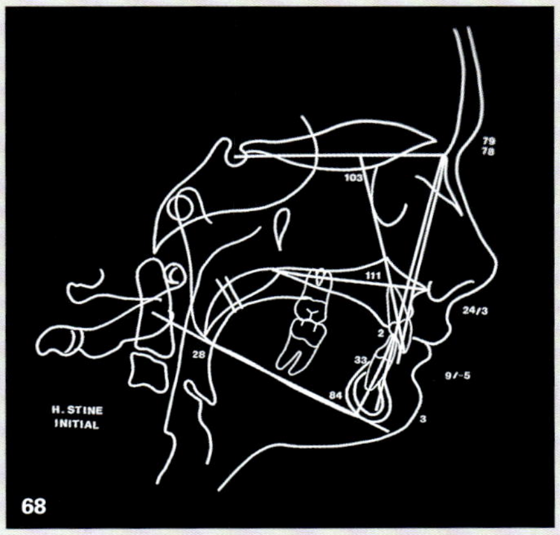

图3-63～图3-67 儿童口腔医生建议这名11.5岁的女孩进行正畸咨询。她的上颌尖牙区非常拥挤，位于牙弓外，还剩极少量剩余间隙。20世纪80年代早期的标准治疗是建议序列拔除第一乳磨牙，接着拔除恒第一前磨牙。

图3-68 她的头影测量显示双颌矢状向上发育不足，面下部高度短和90°的IMPA。

经过大约9个月的口外弓治疗引导生长后，下颌后缩显著改善，面下部高度也有改善（图3-72～图3-74）。此时乳牙替换已经完成（图3-75～图3-78），于是开始固定矫治阶段的治疗，通过维持剩余间隙，使第一磨牙不能向前漂移。这提供了解除牙弓拥挤所需的一半空间；其余部分可由轻微的扩弓和切牙唇倾解决。治疗在接下来的14个月完成，最终面像和微笑像在三维方向上都得到了显著改善（图3-79～图3-81），并获得了良好的咬合（图3-82～图3-86）。

就口腔团队而言，正确的转诊时间是该患者治疗结果成功的关键因素之一，主要是因为牙龄和骨龄匹配弱相关性。当同时存在牙齿和骨骼问题时，治疗必须分开考虑二者。如果可能的话，在一个阶段同时解决这两个问题将会是一种挑战，但转诊的时间应该基于患者的骨骼生长状况，而不是恒牙是否已经萌出。转诊时间得当，在排齐牙齿之前开始生长改良是改善面部比例和牙齿与面部软组织关系的关键。

治疗结束时她的面部外观证实了这种治疗方法是恰当的——预期的软组织改变发生了。如果按照转诊口腔医生的期望进行序列拔牙，在治疗过程中侧貌将不会发生改变。虽然正畸文献中有许多文章引用了比较前磨牙拔除与非拔除治疗最终疗效的研究，但该患者的面部美学改善无法在没有增加唇部软组织支持的情况下实现。她的外貌不会有任何改善，也没有人会知道她最终会变得多么迷人。同样重要的是，她在完成正畸治疗30年后的咬合和面部外观（图3-87～图3-96）证明了衰老过程的美学考虑中软组织支持的重要性。

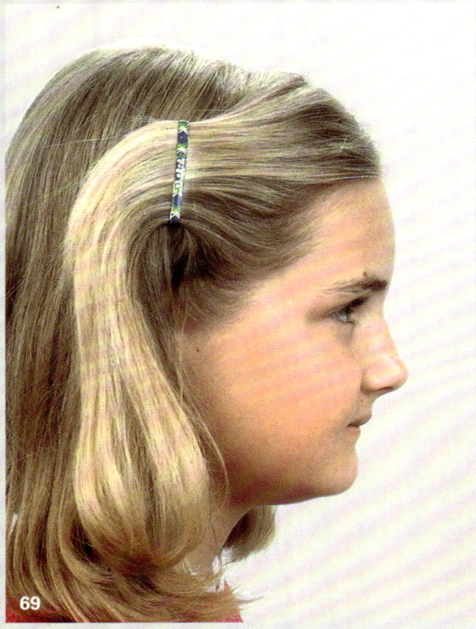

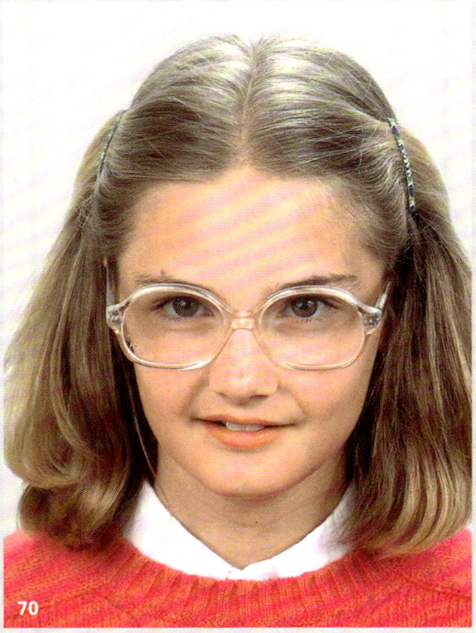

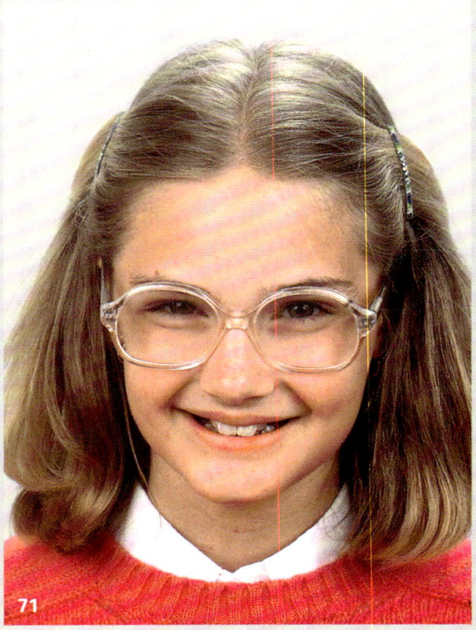

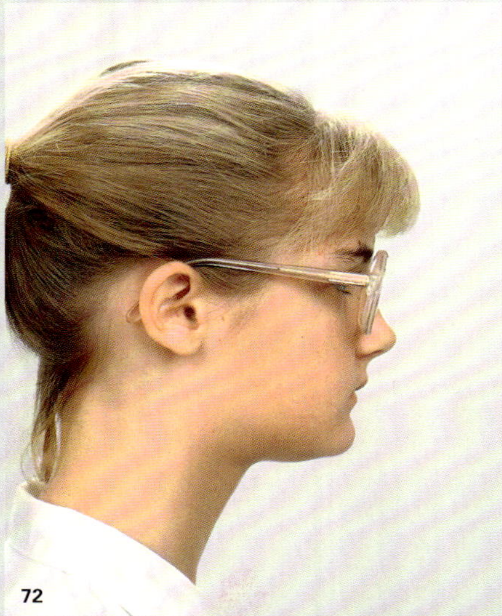

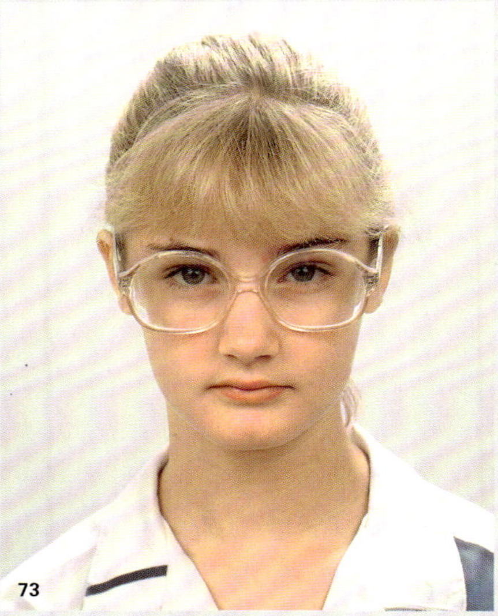

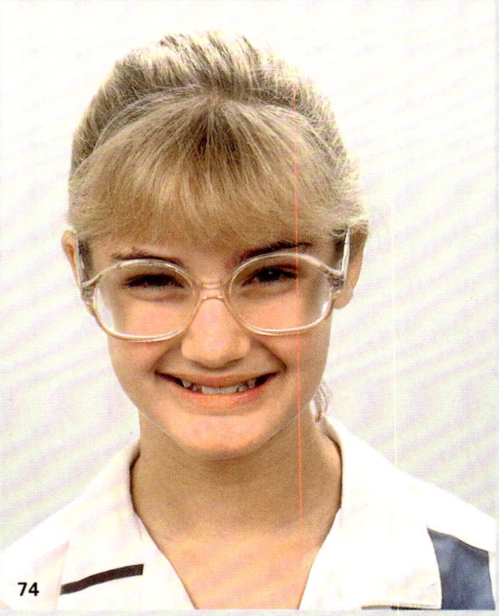

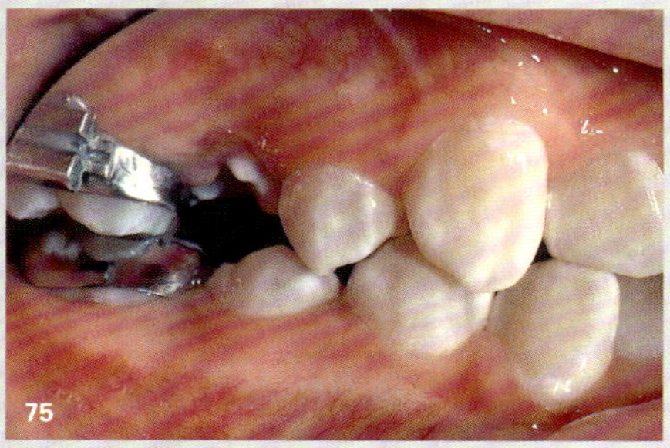

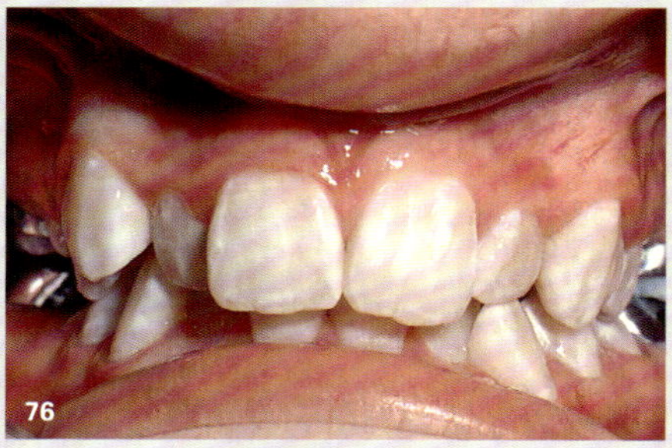

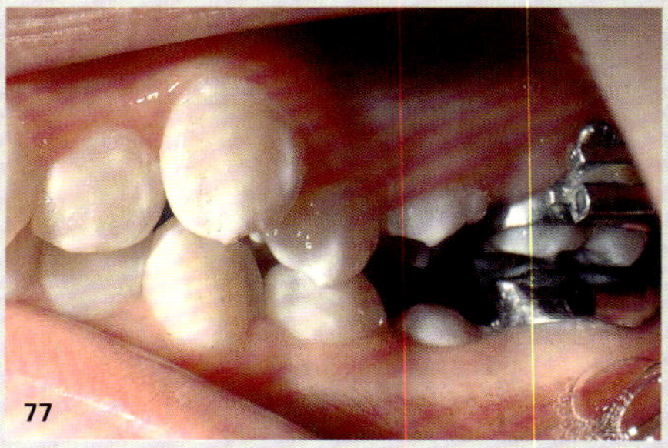

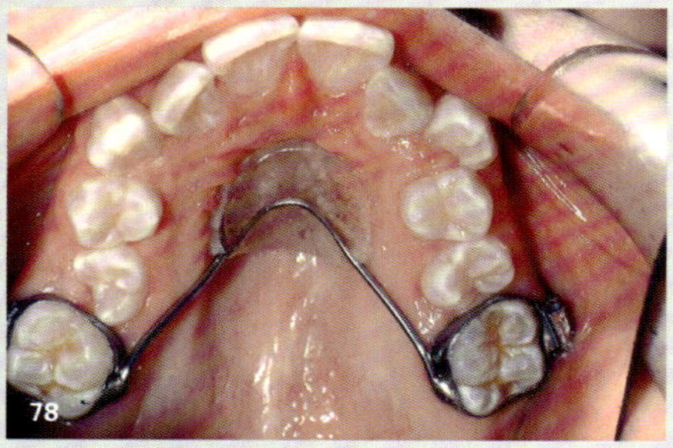

图3-69 患者的侧面像反映出与其头影测量值一致的双颌后缩。她面下部平坦，唇薄而缺乏支撑。

图3-70 正面像，面下部高度短，唇部支撑和唇红暴露量不足。

图3-71 微笑时，切牙暴露不足，牙弓狭窄，颊廊过大。

图3-72～图3-74 尽管她的恒牙还没有萌出，我们还是开始了治疗，以利用她骨骼生长最旺盛的时期。选择低位头帽牵引进行生长改良，增加了她的面下部高度和下颌突度。

图3-75～图3-78 口内像反映了替牙过程中的变化，替牙间隙显著缓解了牙弓拥挤度。

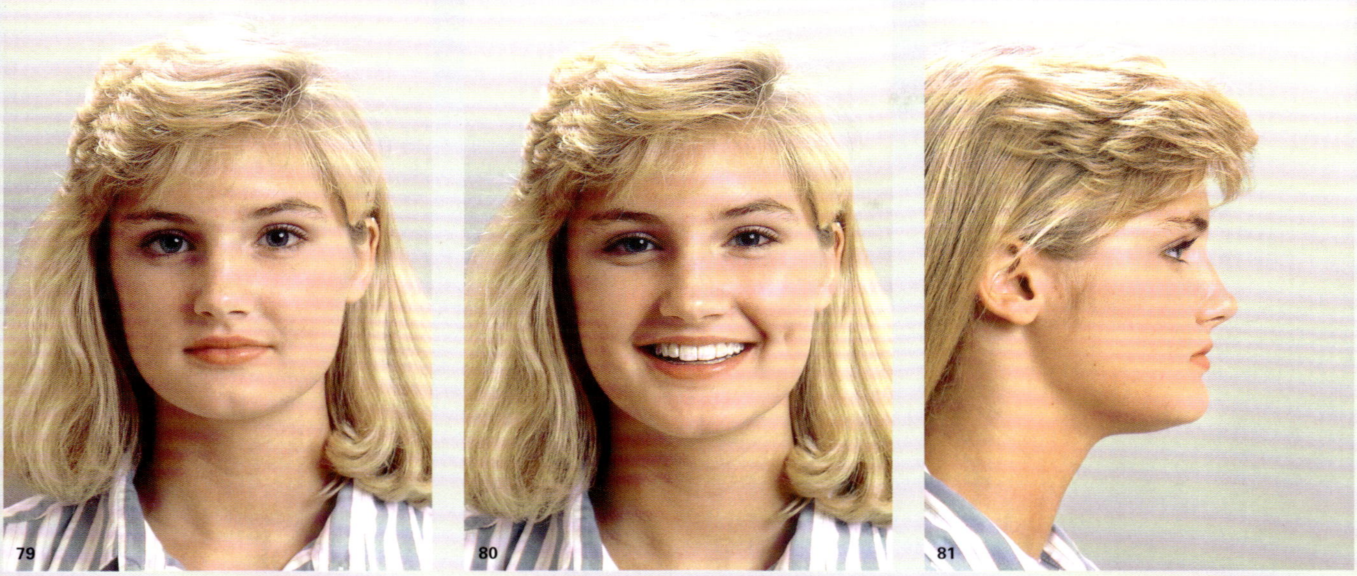

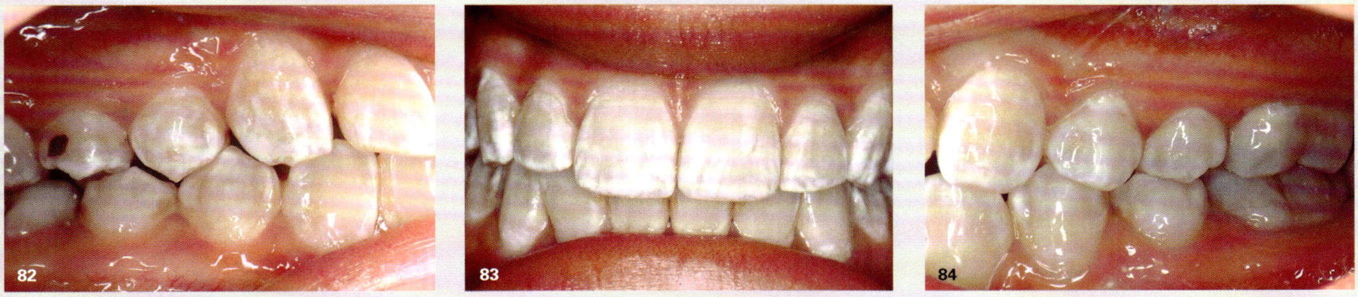

图3-79～图3-81 鉴于患者极好的配合和良好的生长，让我们能够实现显著的宏观美学变化，特别是唇丰满度的改善（通过切牙的唇向移动实现）和更理想的侧貌。

图3-82～图3-86 她最后的咬合在各方面都非常出色。

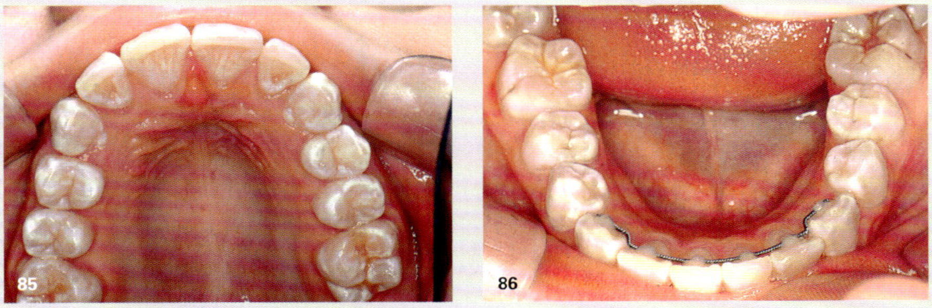

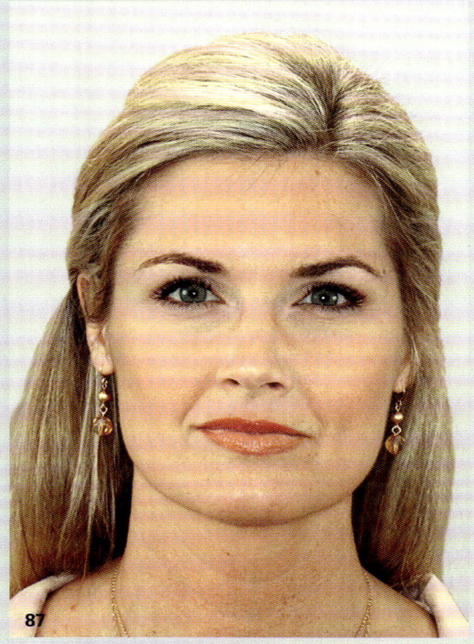
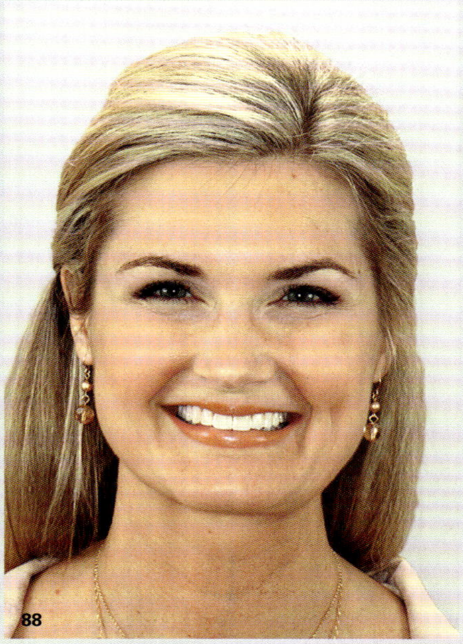
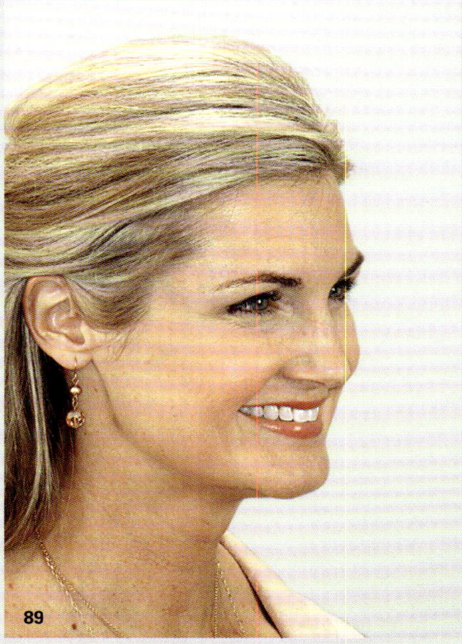
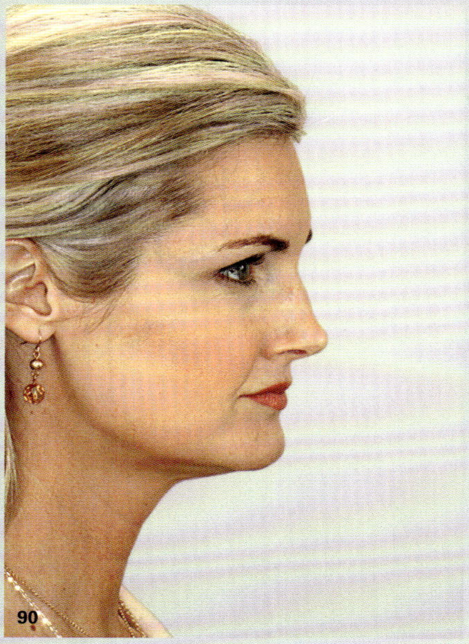
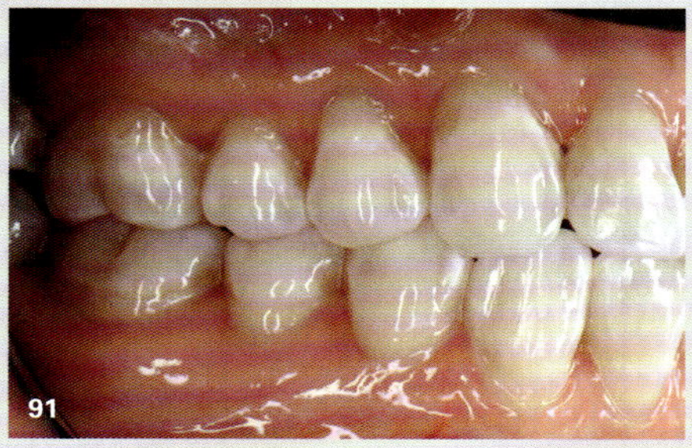
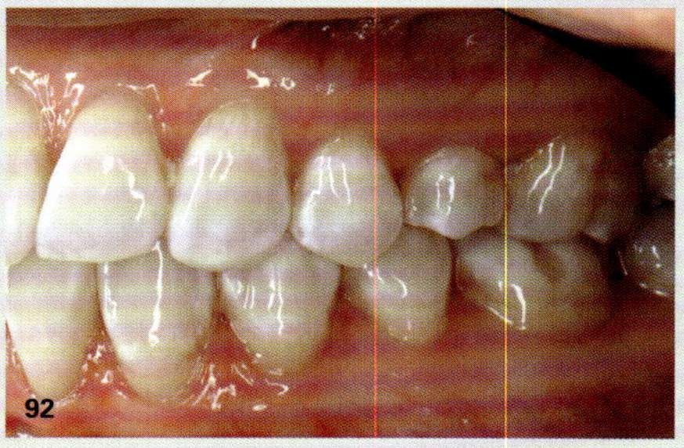
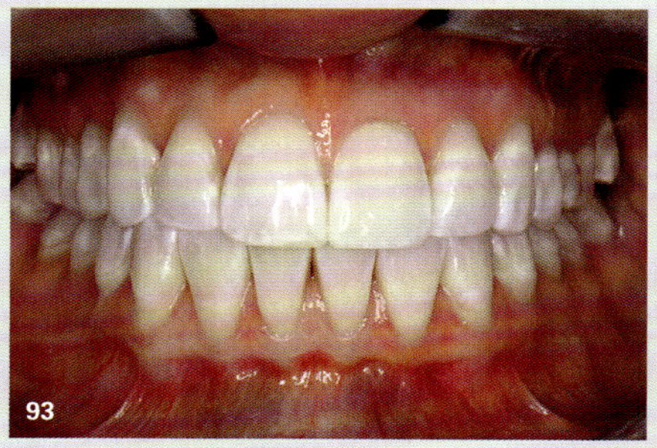
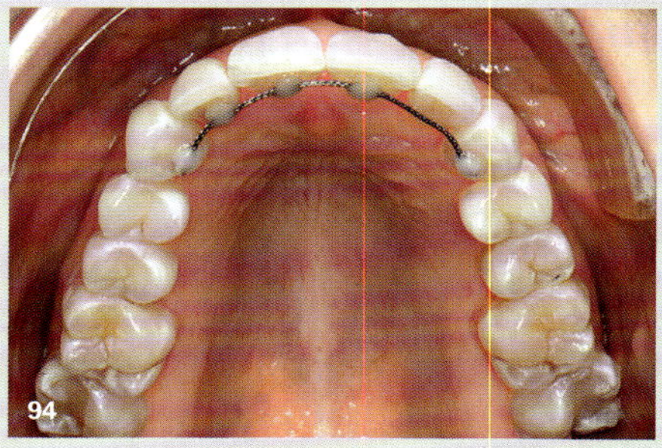

图3-87～图3-96 在她治疗完成30年后，面部外观依然相当年轻。因为唇和面部软组织支持，以及微笑的宽度和切牙暴露量良好，前6颗牙齿用固定保持器保持。

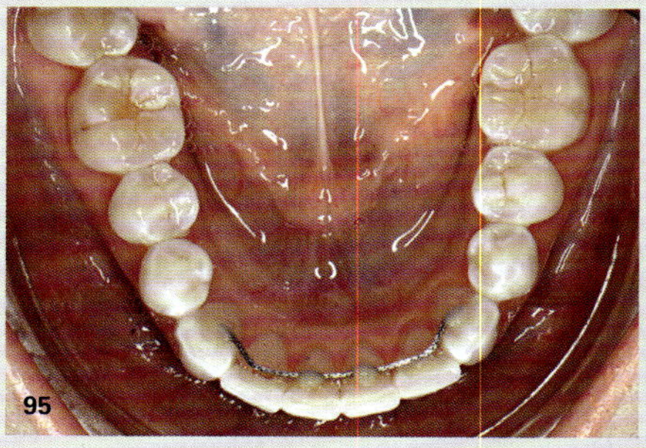

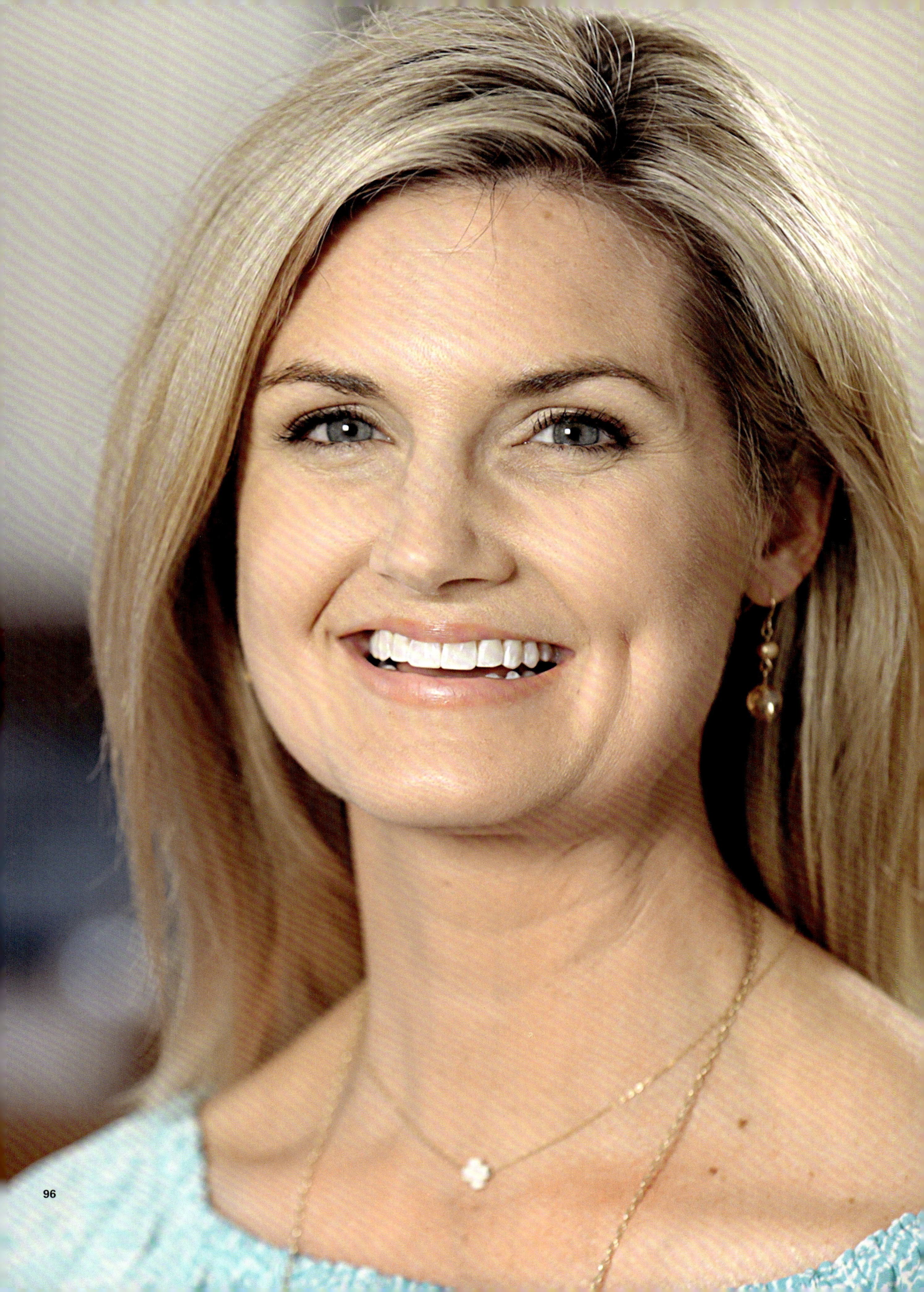

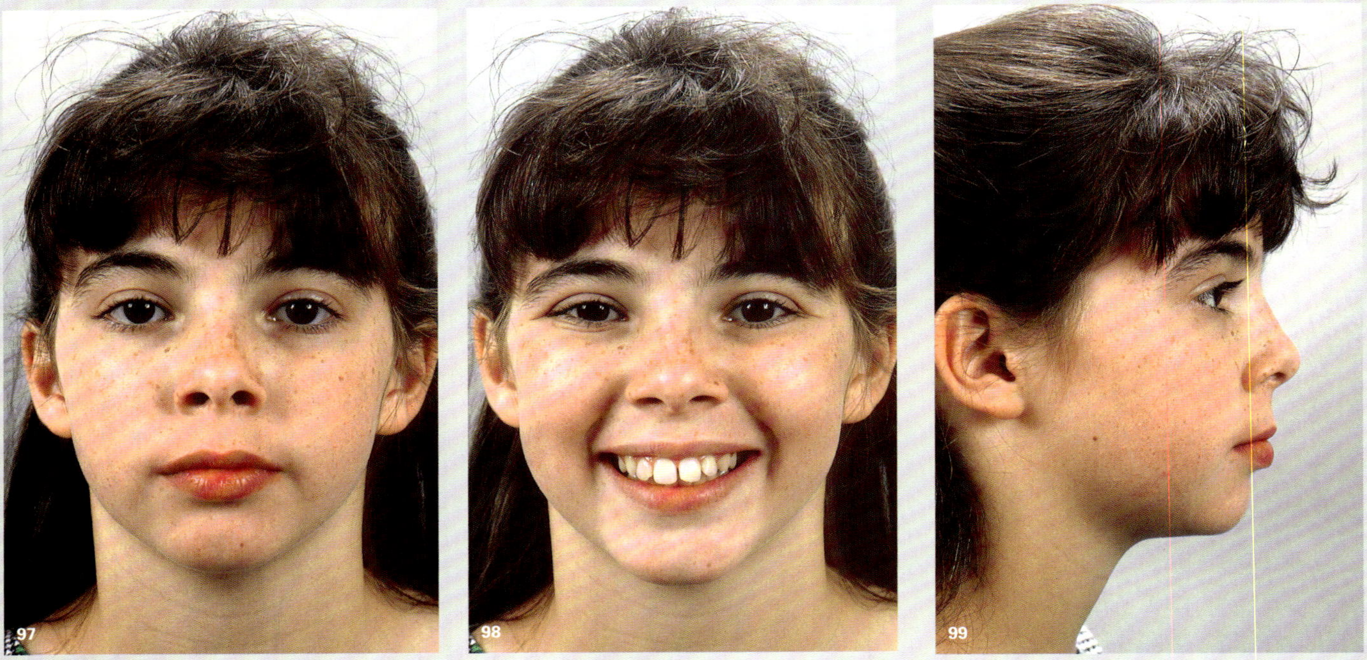

图3-97～图3-99 这名12岁女孩经正畸医生诊断为牙齿前突，这一诊断主要依据她的头影测量数据得出。

病例2：制订正畸治疗方案时对面部成熟度的考量

根据30～50年的长期变化数据，Behrents记录了随着唇部变薄而出现的侧貌变平现象，但他也表明在这段时间内发生了显著的鼻部变化——鼻尖下降、鼻突度增加。当然所有变化都因个人而异，但下面的病例说明了这一知识在治疗决策中的重要性，也是在正畸治疗计划中依赖头影测量指标存在不足的另一个例证。

图3-97～图3-99中的12岁女孩被她的家庭口腔医生转诊至正畸专科咨询拔牙矫治意见。她看过另一名正畸医生，被诊断为轻度Ⅱ类错𬌗伴中度拥挤和前突（图3-100～图3-104）。那位医生建议拔除上颌第一前磨牙和下颌第二前磨牙。为什么制订这样的方案呢？他的治疗方案取决于：①患者存在牙列拥挤；②侧貌为凸面型，下唇位于E线前；③下颌切牙唇倾，诊断依据是患者的下颌切牙位于A-Pg线前4mm。因此，为了解除拥挤，使下颌切牙回到“稳定的位置”并使唇回到E线上，所有这些因素加起来，需要减数治疗。

患者的家庭口腔医生对于在轻微拥挤的情况下拔除前磨牙感到不妥，当然也不了解E线或下颌切牙至A-Pg线的距离！这对他来说毫无意义。当然，关于这是否是正确的诊断还有很多争论，但是在软组织为导向的时代，我们必须考虑到唇体积会随着时间的推移而减少（正如Mamandras和Formby的数据所记录的那样），鼻突度可能增加，这是大部分研究的共同结论。考虑到这些远期的变化，我建议采用非拔牙方案，借助Ⅱ类弹性牵引来矫治错𬌗，因为我认为治疗后侧貌会变平。

她的正畸治疗需要14个月，治疗计划的决策在她治疗结束的照片中得到验证（图3-105～图3-112）。但我们不能止步于此，因为长期的结果非常具有指导意义。在治疗完成25年后，她的咬合稳定，面部变化经受住了时间的考验，在我们治疗结束后的很长一段时间内，她的面容仍然迷人（图3-113～图3-116）。想象一下，如果她的家庭口腔医生没有对前一个治疗方案提出异议，会发生什么。她会经历4颗前磨牙的拔除，上下颌切牙内收，她因此会承受一个不幸

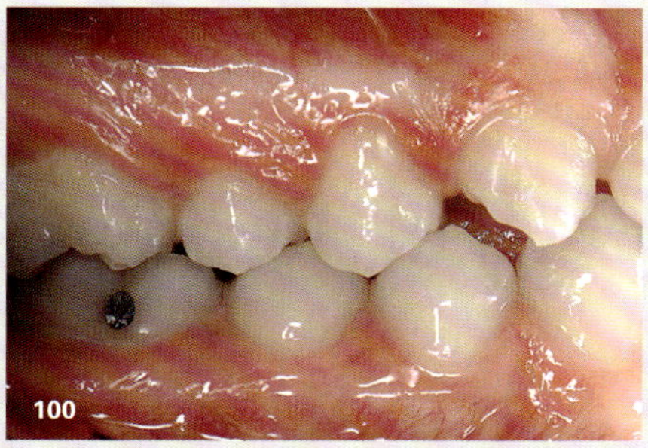

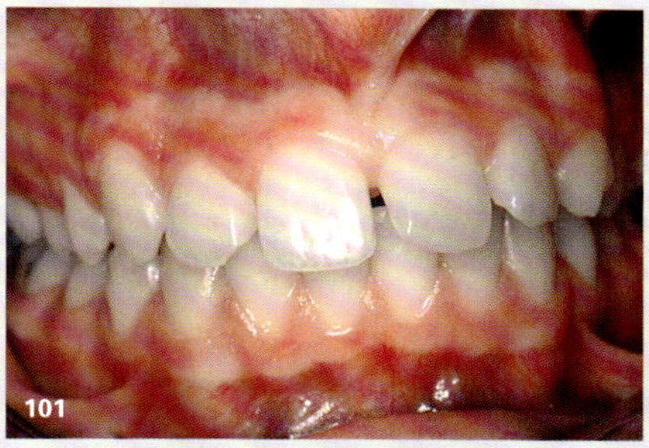

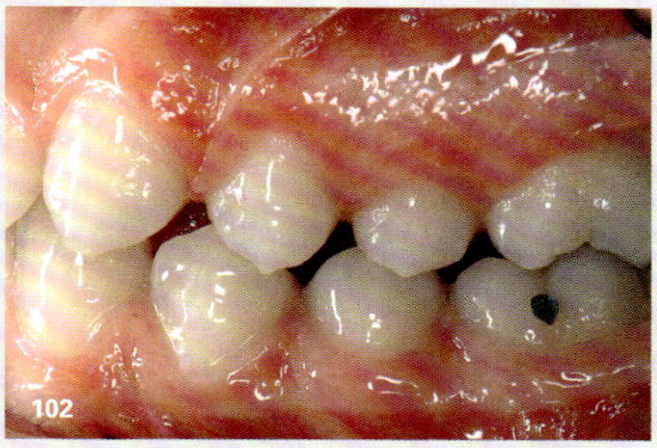

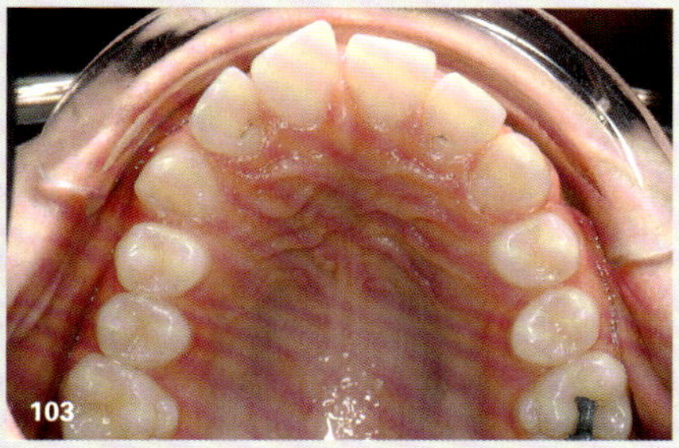

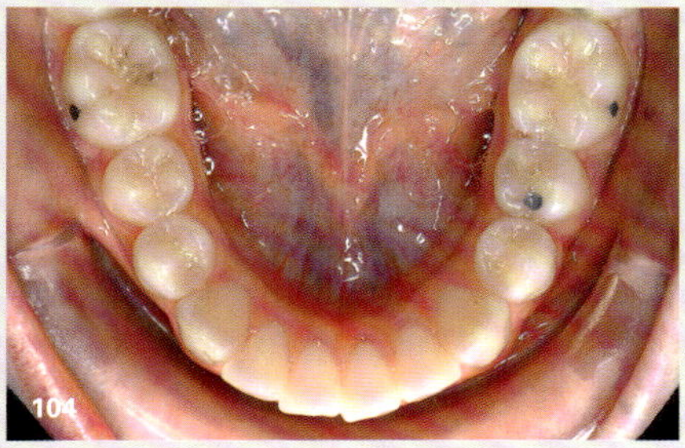

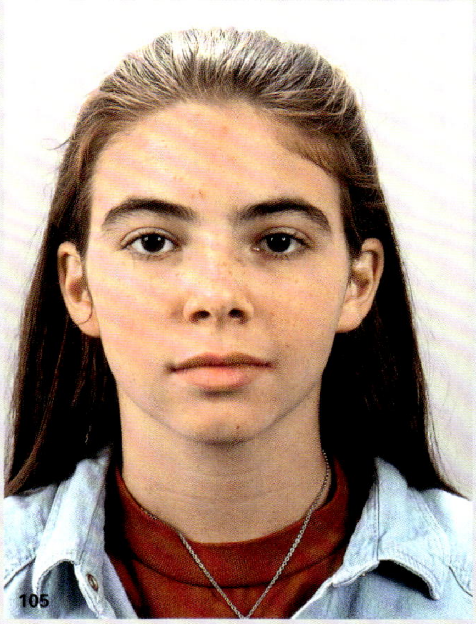

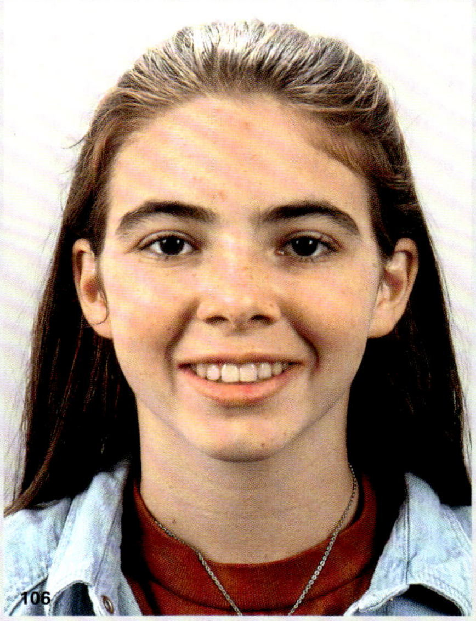

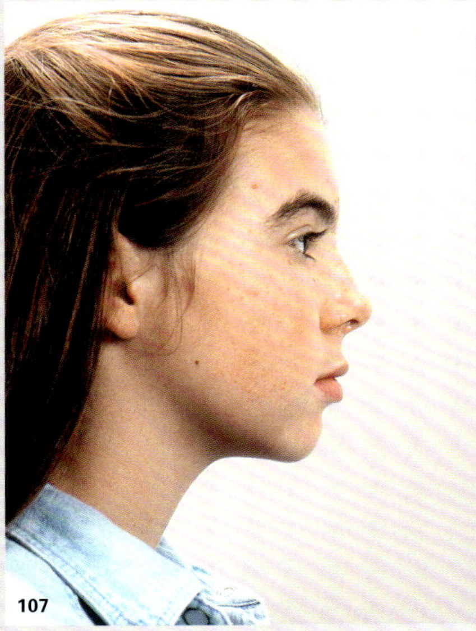

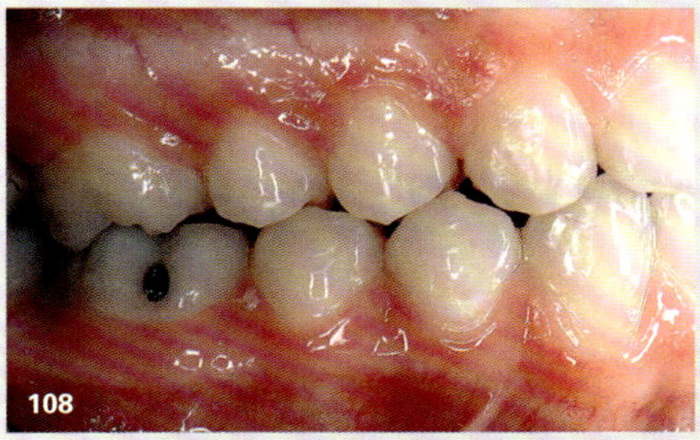

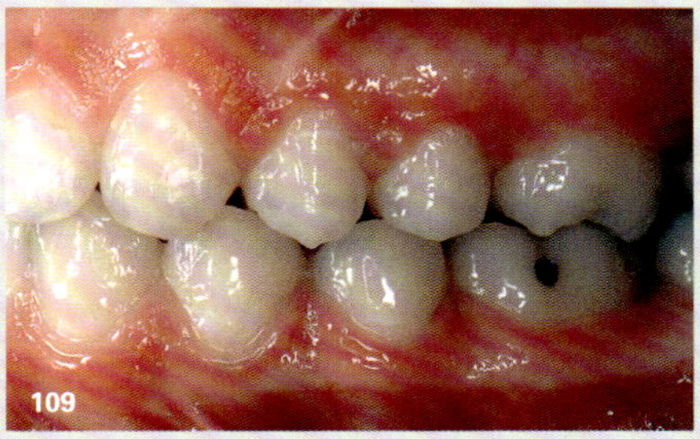

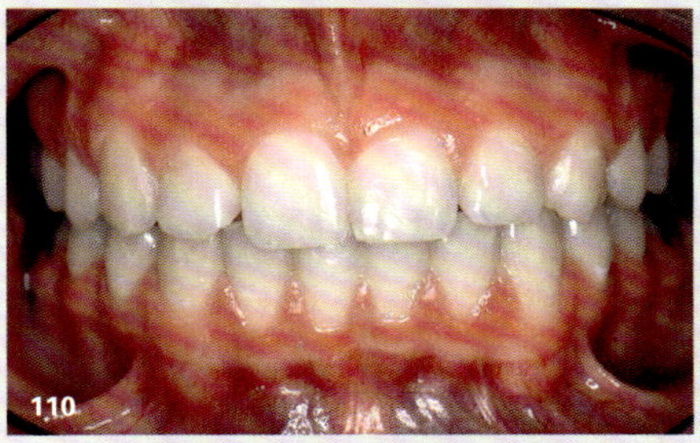

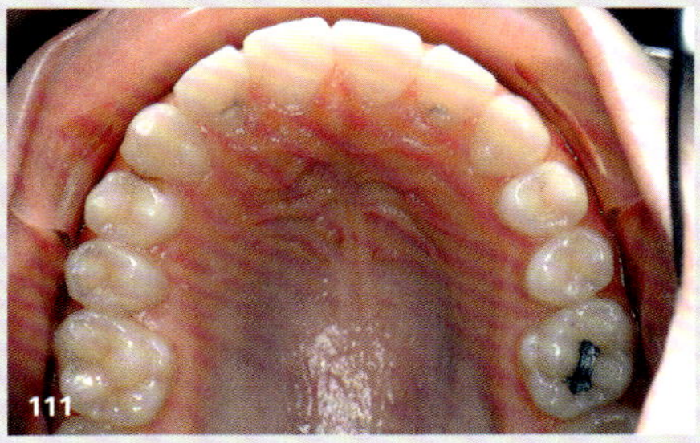

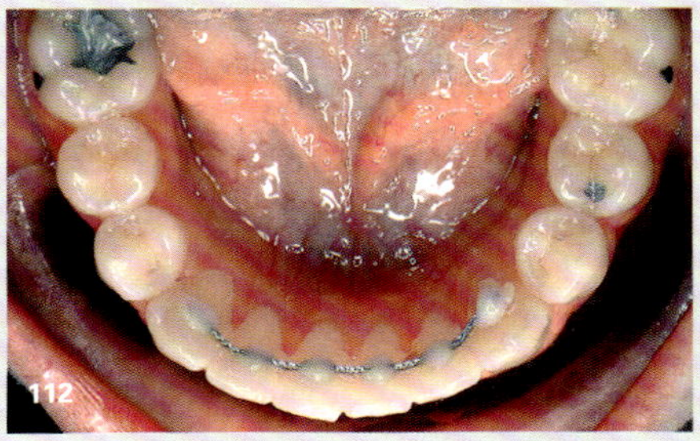

图3-100～图3-104 她的牙列轻度Ⅱ类错𬌗伴中度拥挤。随着时间的推移，她的鼻会越来越大，唇会越来越薄，为了保护她的唇丰满度，我建议非拔牙治疗，家庭口腔医生和父母都同意这个判断。

图3-105～图3-112 经过14个月的正畸治疗（患者现在14岁）获得了良好的咬合，她的最终侧面像验证了非拔牙治疗的决定是正确的。

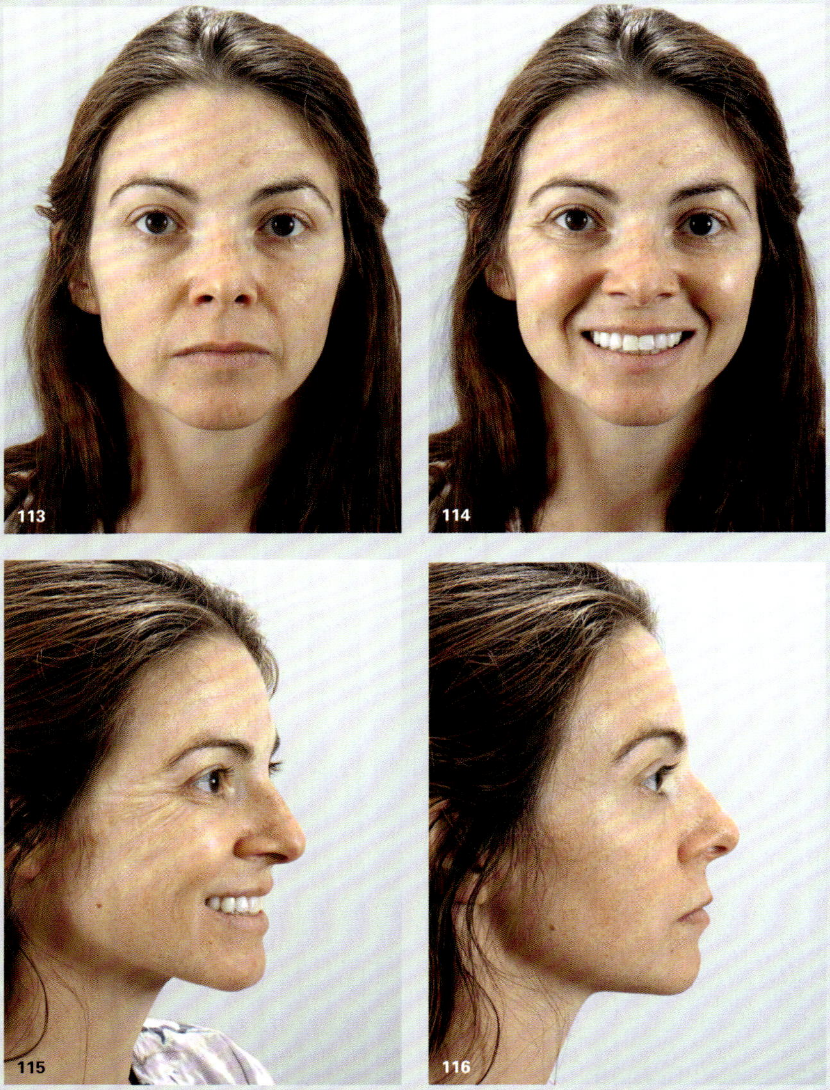

图3-113～图3-116 正畸治疗结束25年后，令人惊奇的是患者的鼻部进一步显著发育，唇突度减少。这说明了什么呢？如果当年采用了拔牙正畸治疗内收切牙，她可能无法像现在这样“年轻”地老去。

我没有按照预先设定的拔牙百分比来制订治疗计划，可以大胆地说，这样做是愚蠢的。

的远期后果。这个病例很好地说明了我认为E线在正畸美学分析中不是一个准确的美学元素的原因。它只是动态生长的面部两个变化点之间的一条线，这意味着它会随着时间的推移而改变位置，并不代表面部将来的样子。

病例3：根据适应证拔牙，个性化方案制订

可能读者目前觉得作者提倡非拔牙正畸治疗，其实并不然。只是我在制订治疗方案时，会考虑到多种因素，包括功能需求、美观需求，并考虑和预测远期的效果变化。换言之，如果患者在美国阿拉巴马州维斯塔维亚山（Vestavia Hills，Alabama，译者注：作者居住地）的遗传代码可使病例非拔牙率达到100%，我也是可以接受的，但为了实现某些患者的特殊矫治目标，我会在必要的情况下采用拔牙矫治方案。我没有按照预先设定的拔牙百分比来制订治疗计划，可以大胆地说，那样做是愚蠢的。

这是一名16岁的青少年女孩（图3-117～图3-124），之前在某个正畸医生处经历了2年非拔牙正畸治疗，这名医生的理念是“我们坚决不拔健康的牙齿”。患者的上下牙弓明显扩宽，切牙唇倾，尽管牙列排齐并实现了Ⅰ类咬合的治疗目标，但是唇突度很明显，鼻唇角成锐角，颏部形态不明显。患者家长就是否寻求再次矫正有过争论，但一直拖到女孩几次告诉家长自己在学校被人说丑，才付诸实施。以现在的话说，她是遭遇了校园霸凌和语言羞辱。之后患者和家长来我的门诊咨询，初诊时患者母亲谈论到“她戴牙套矫正之前的样子更好看”。

经过重新评估，患者面部和咬合的问题列表如下：

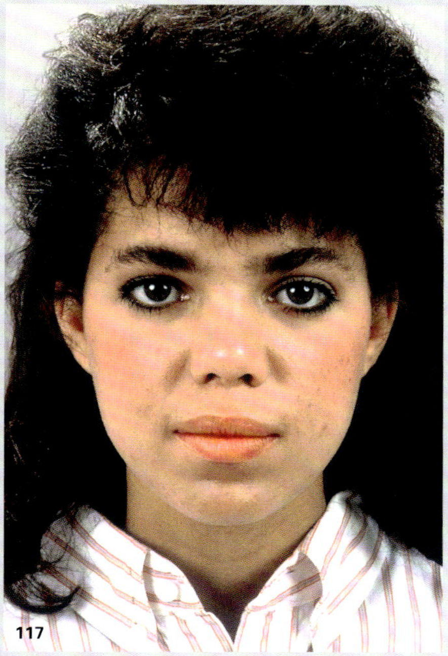

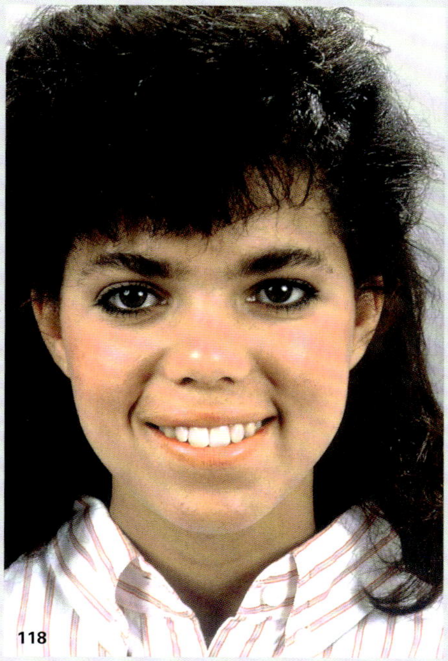

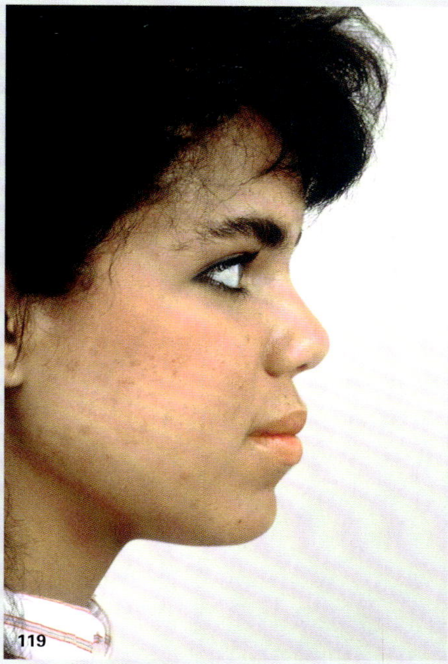

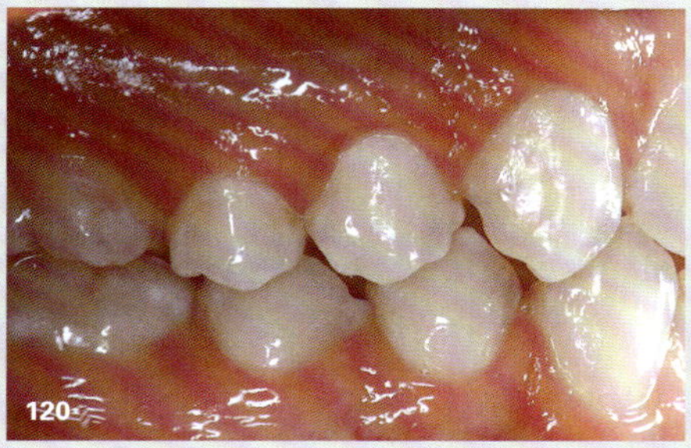

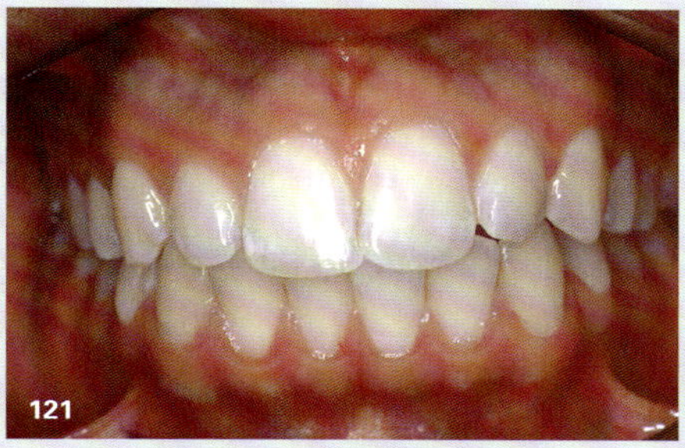

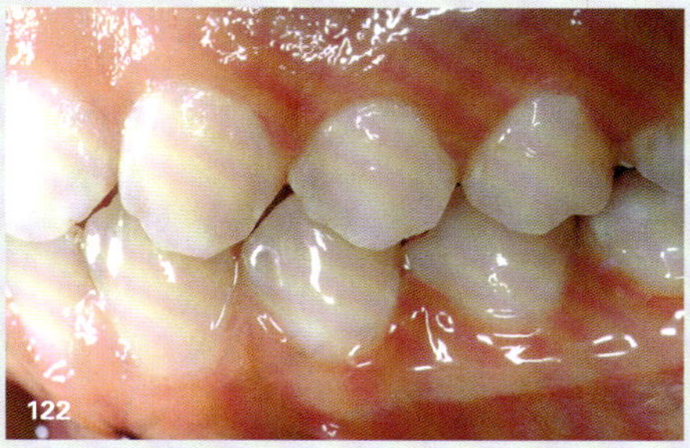

图3-117～图3-124 这名16岁的女孩之前接受了2年的非拔牙正畸治疗。她的咬合和微笑都尚可，但在完成治疗1年后，她的父母带她来咨询，因为他们的女儿不喜欢自己前突的外貌。

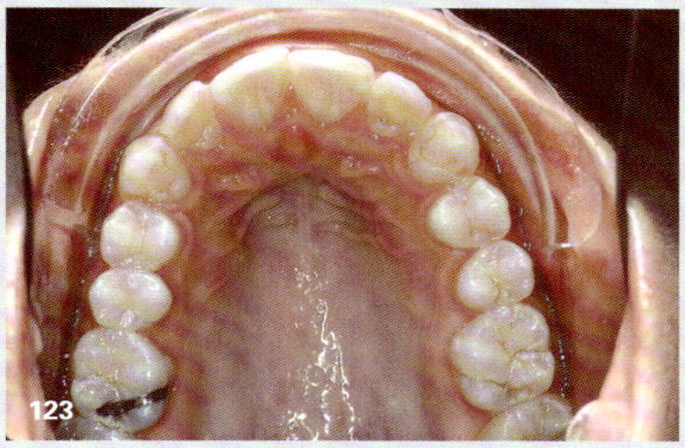

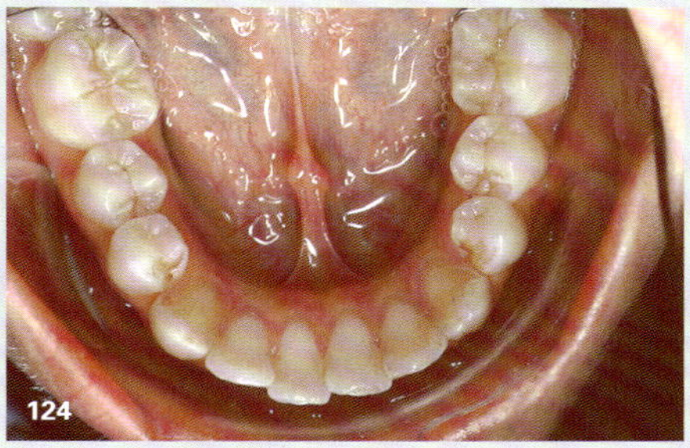

- 正面下颌姿势位：唇过于“饱满”接近于中度肿胀的程度，唇红暴露过多，鼻尖略宽
- 正面微笑像：垂直向切牙暴露量和笑线基本正常
- 侧面像：唇丰满，鼻唇角成锐角，颏部形态稍不足。鼻部突度不足，轻微鼻外翻
- 头影测量（图3-125）：唇丰满和鼻唇角锐角主要由于上颌骨轻度发育不足，但是上颌切牙位置基本正常（在N-A线后4mm以内）。下颌也呈现轻度发育不足的情况，下唇丰满主要由于下颌切牙明显唇倾，其牙冠在相对于B点垂直向前8mm的位置上。头影测量可以作为初步指导，但“标准”（实际上只是人群平均值）的应用作为治疗目标毫无意义，也不被提倡。在我们的方法中，设计了最终的口腔和美学目标，并通过计算机量化出推荐的牙移动量。换句话说，最终目标已经确定，而技术将帮助我们测量如

125

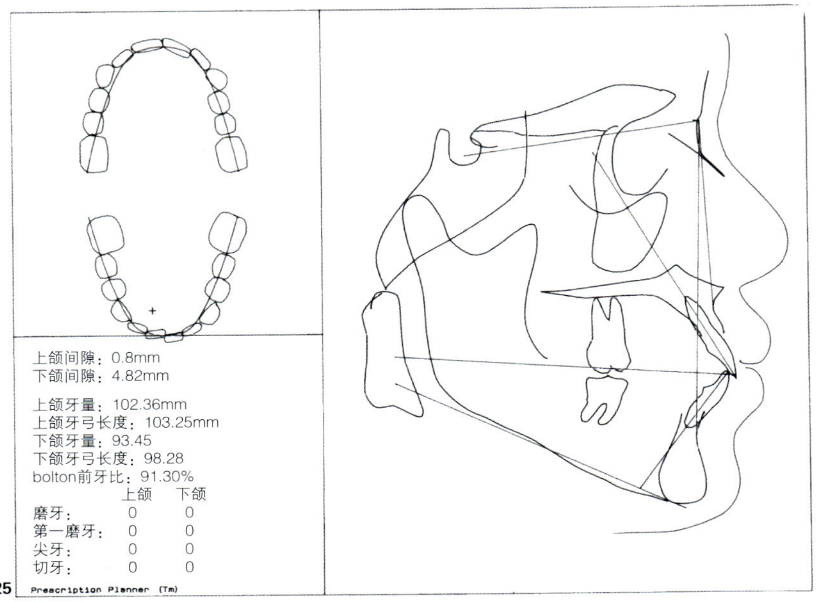

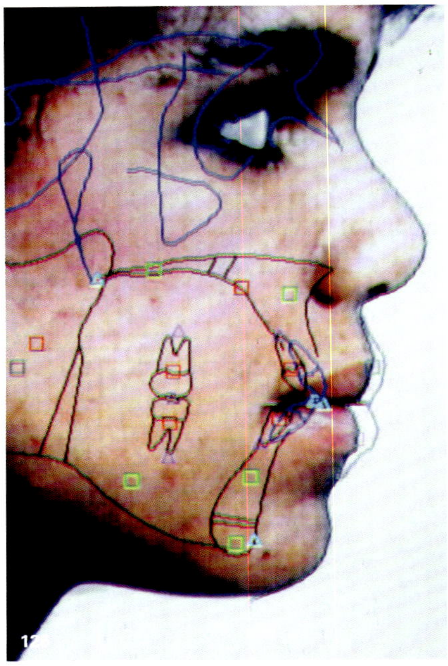

图3-125 患者的头影测量分析显示上下牙弓均后缩而切牙唇倾。头影测量分析往往是围绕“标准样本”设计的，或从患者人群中收集的数据的平均值。虽然头影测量分析有很多应用，但我更喜欢将分析和治疗目标指向“优秀”或“理想”。大多数患者来找我们不是为了做个普通人。

图3-126 为了以患者和家长都能理解的方式讨论治疗方案，我在20世纪90年代带领团队创建了数字成像软件，这个方法今天仍然很有用。其基本原理很简单：将头影测量重叠加在患者侧貌上，并将相关研究的数据点连接起来，这样我就可以模拟出拔除4颗前磨牙、内收切牙以减少突面程度的理想侧貌。为了看到潜在的面部结果，患者的侧面像同时被“转化”为侧貌轮廓线，让患者和父母能很好地了解他们可能从重新治疗中获得什么。

何实现这些目标

- 咬合：在被矫正为Ⅰ类咬合关系后，上下颌切牙变得唇倾前突

在讨论他们的治疗方案时，我使用了当时可用的二维计算机软件，向他们展示了在拔除4颗前磨牙为切牙内收提供足够间隙，切牙内收4mm后的软组织预期效果。这个内收量是通过研究中建立的基于硬组织移动的软组织变化而计算出来的（图3-126）。

演示完成后，还有几个问题。矫正治疗可以减少唇突度，但是否需要颏成形术来改善轻度发育不足的颏部？显然，一名有经验的临床医生可以通过解读轮廓描记来可视化这些变化和颏成形术的可行性。但是，家长或患者能否根据醋酸纸上的侧貌轮廓，对再次治疗的成本效益或治疗类型做出合理的判断？他们肯定在面对数字化图像预测时，能做出更好的判断。患者的侧貌轮廓图对家长和患者来说很难解读，而一张与整个面部重叠的描记图可让解读更有意义。

女孩和她的父母一起决定进行前磨牙拔除治疗，但不想为了更明显的颏部而做整形手术。拔除4颗前磨牙后，切牙内收，患者获得了良好的治疗效果（图3-127～图3-134）。2年后，她被评为阿拉巴马小姐（图3-135）。再以后的故事，以及软组织优先思维的真正实质，可以在治疗完成25年后的图像中看到（图3-136～图3-144）。她的故事刊登在www.thesmileinside.com上。

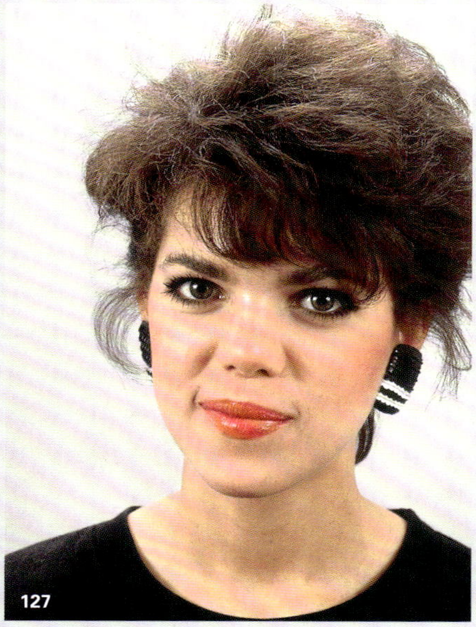

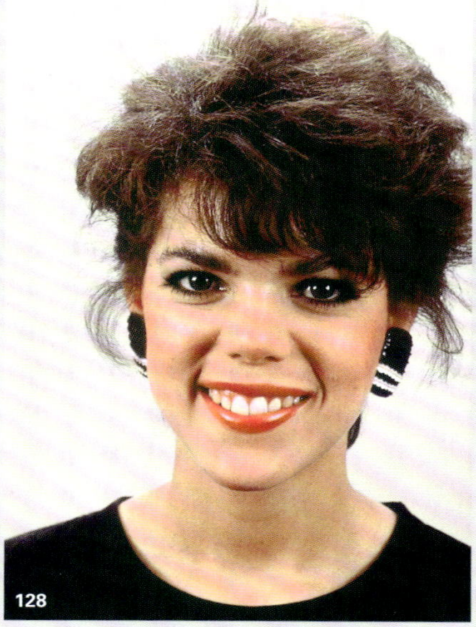

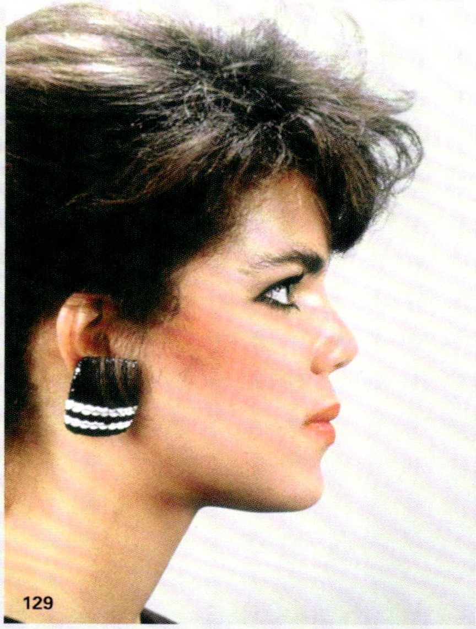

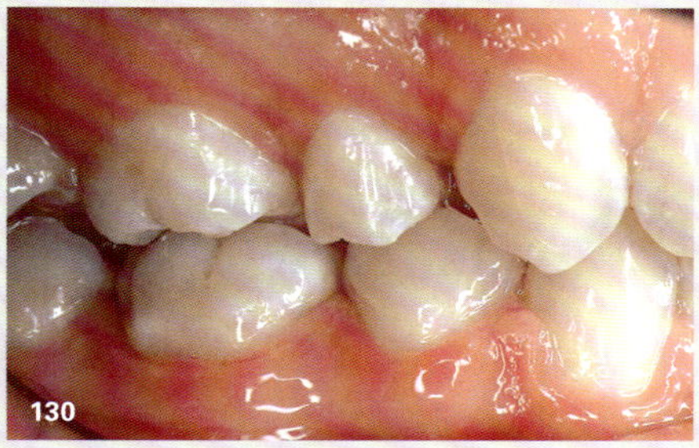

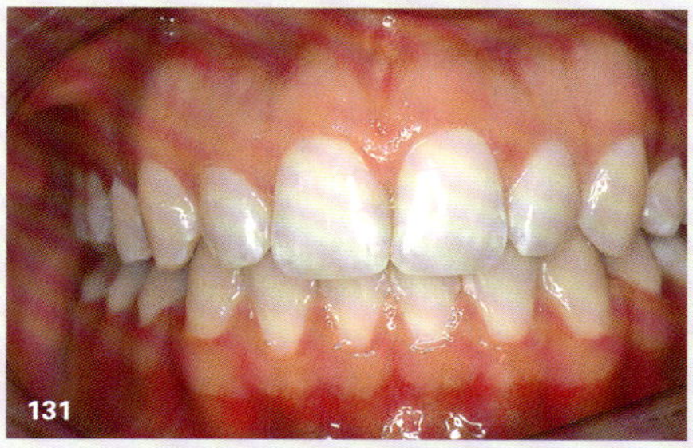

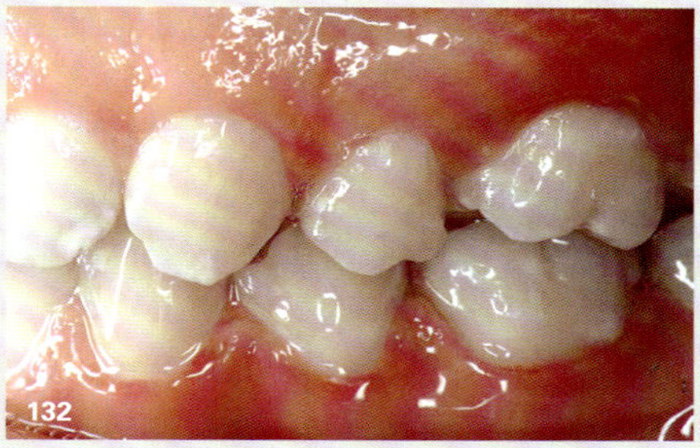

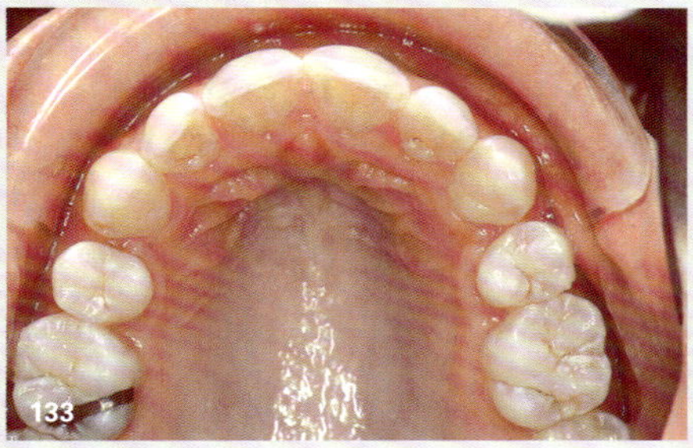

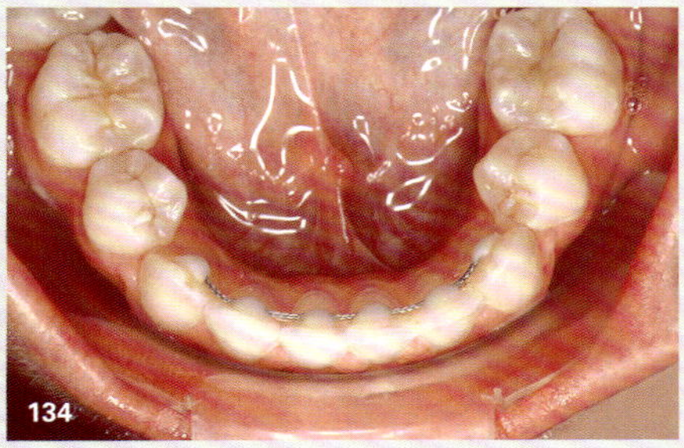

图3-127～图3-134 再次正畸治疗开始拔除4颗第一前磨牙，并通过切牙的内收改善了她的侧貌轮廓。

图3-135 治疗完成2年后，我们的患者竞选为阿拉巴马小姐！

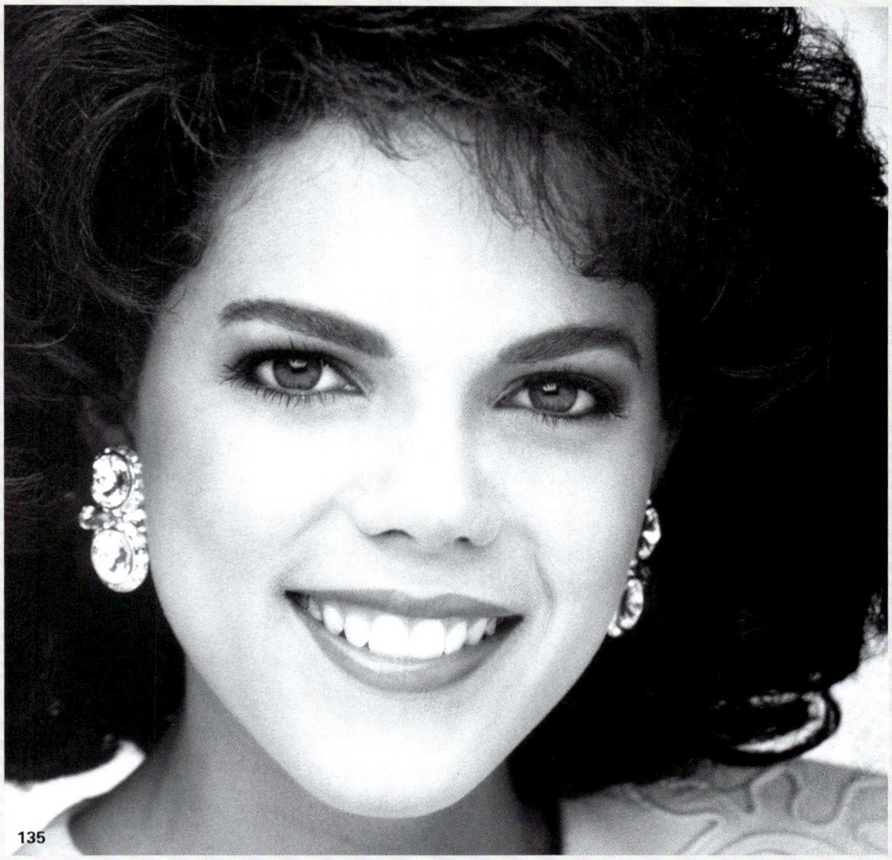

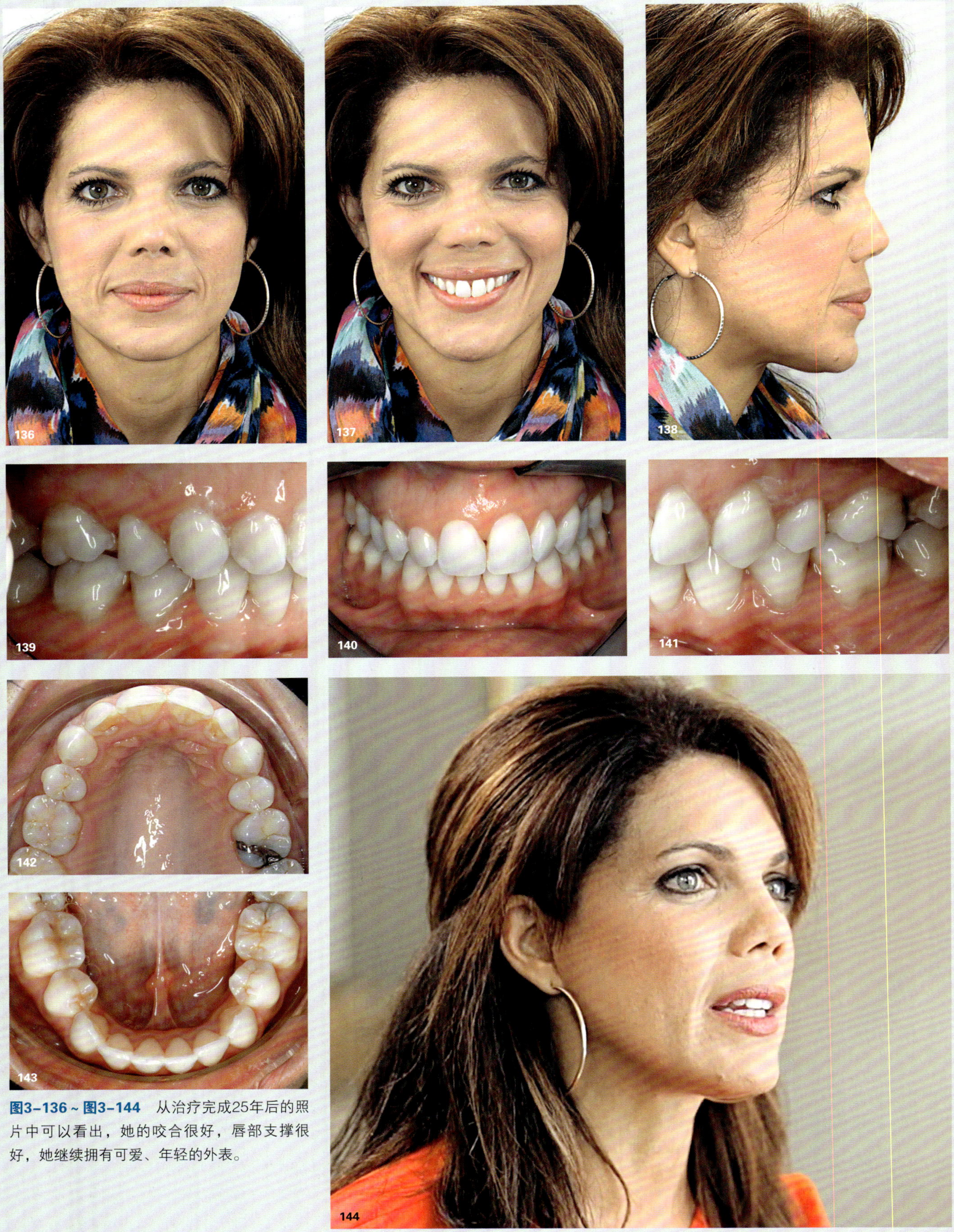

图3-136～图3-144 从治疗完成25年后的照片中可以看出，她的咬合很好，唇部支撑很好，她继续拥有可爱、年轻的外表。

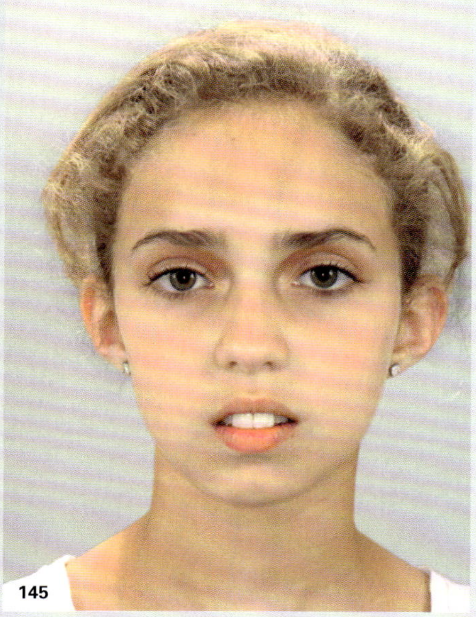

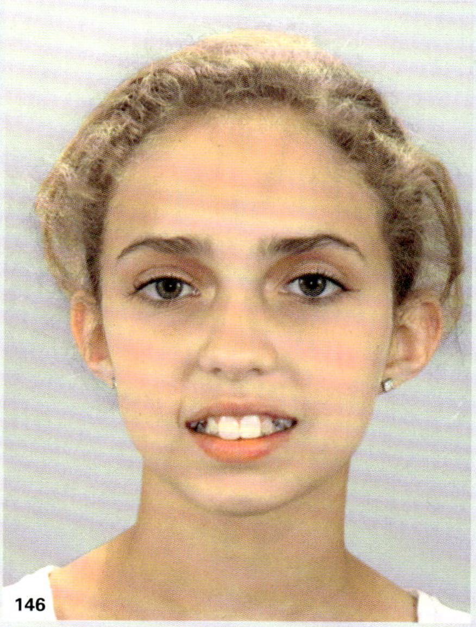

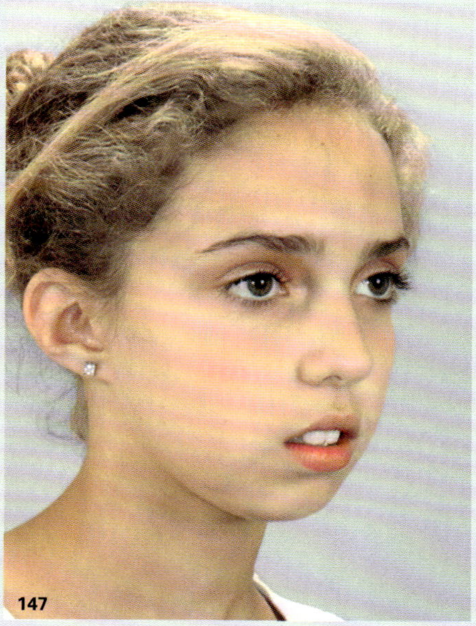

图3-145～图3-149 我第一次见到这名患者是在她7岁的时候，之后一直观察她的发育情况，直至治疗的合适时机。如图所示是在她12岁的时候，仍处于替牙列期。请注意，她的唇略丰满并存在唇闭合不全。

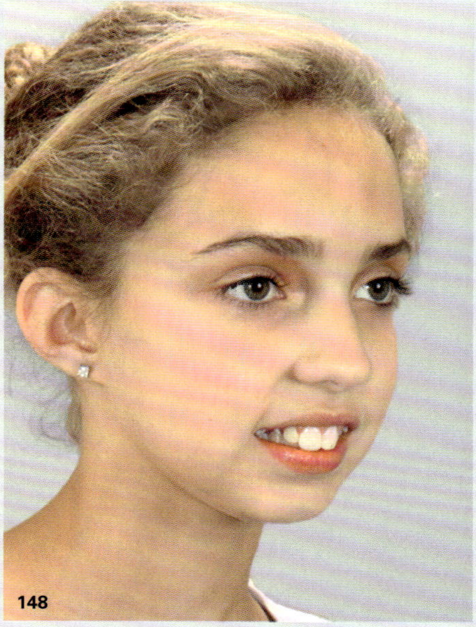

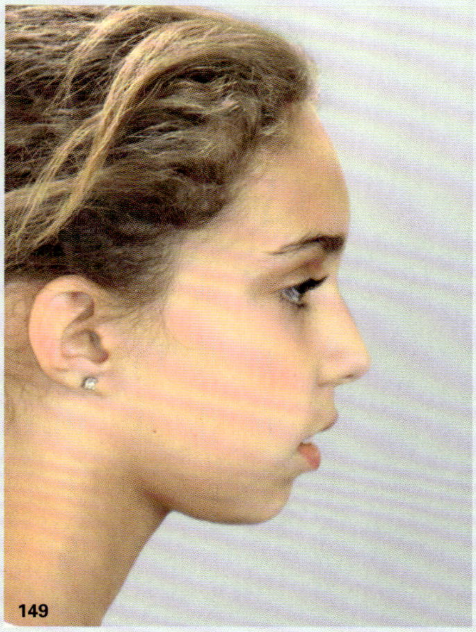

病例4：在青少年治疗时期预测衰老变化

这些关于面部软硬组织增龄形变的知识如何改变了我们对成长中儿童的治疗方法？这个病例说明了策略的变化，并且特别有趣，因为她是上一个病例——阿拉巴马小姐的女儿。

她的母亲在她7岁的时候就带她来就诊，她的面部和口内检查并不是特别令人担忧，但我注意到她有中度Ⅱ类错殆、侧貌突和唇闭合不全。我们最初的讨论不仅包括错殆畸形和面部外观，还包括长期目标。我已经非常了解她的母亲，但从未见过她的父亲，他是一名执业医生。一个重要的发现是他居然有6英尺9英寸（约2.06m）高！对我来说，这意味着我们治疗时需要考虑到她的这种生长潜力。

我们把时间推进到她12岁时（图3-145～图3-154），那时她已经到了替牙晚期。正面看，她还是唇闭合不全，她的笑容在我的主观

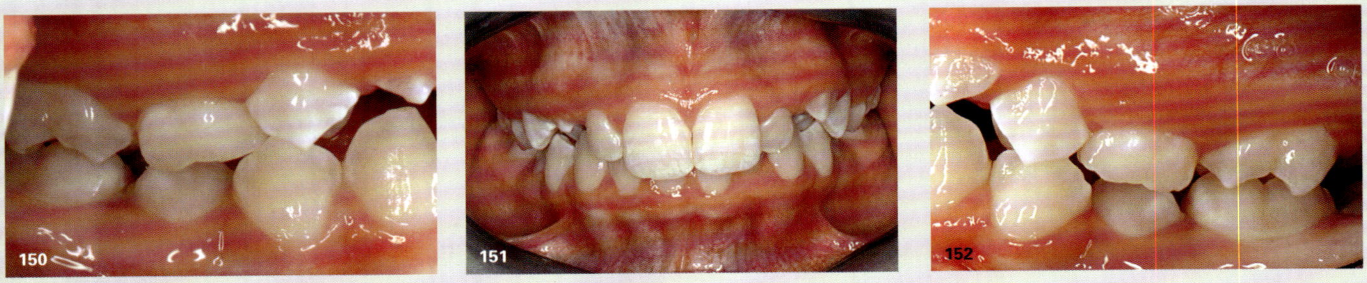

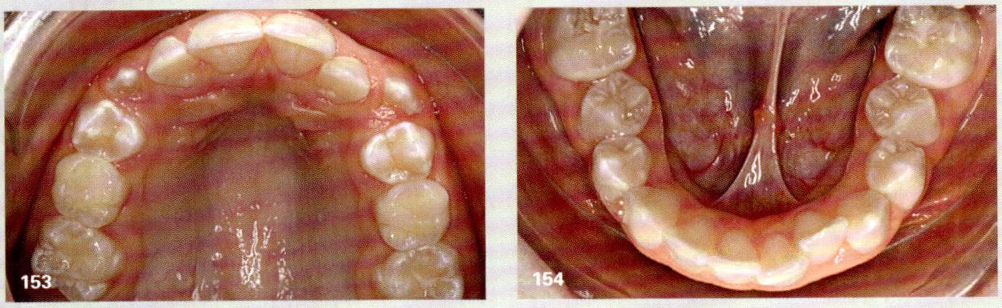

图3-150～图3-154 患者的口内像显示牙列轻度拥挤，Ⅱ类磨牙关系，牙列内存留剩余间隙。两颗上颌第二乳磨牙脱落后可为上颌提供大约5mm间隙，用于解除拥挤和内收尖牙至中性关系。按照这个思路，作者希望能保持患者现在的唇部支撑，以另一种方式改善侧貌。

观察中有点“牙齿太多”。她侧貌相当直，但鼻唇角为锐角且颏部明显发育不足，下颌牙弓明显拥挤。在有剩余间隙的情况下，拥挤程度是可以改善的，但在不拔除恒牙的情况下，切牙的内收量有限。

切牙内收多少才算太多，多少才算刚刚好？答案在于正畸医生对于何时谨慎使用数据与正畸“艺术”相结合的教育和技能。现在，请允许我在这里做一个陈述：在青少年和成人的治疗中，正畸治疗部分是科学，部分是艺术。我们可以使用所有现有的技术，但重要的是发展对三维空间艺术形式的感知。用我这位美国阿拉巴马州籍医生的话来说，有时“你必须知道”该做什么——这当然是模式分析的结果，把所有的关联因素和背景数据放在一起。

在青少年和成人的治疗中，正畸治疗部分是科学，部分是艺术。

在本病例中，能够观察父母的面部形态和女儿的相似之处。据我估计，女儿的体型和她父亲一样，各种迹象都表明她将会有很大的生长空间。对我来说，这意味着大量的鼻生长和需要观察记录的垂直向生长骨面型。那么唇闭合不全是由于唇垂直向生长不足引起的，还是先天的骨性问题呢？

到她12岁时，是时候开始为她的全面正畸治疗制订计划了。我的感觉是有两个独立的问题需要处理：①可以利用剩余间隙矫正Ⅱ类错𬌗；②她轻微的凸面型，与未来几年软组织预测的变化相平衡。

我们的决定是利用剩余间隙，维持切牙的位置以支持唇突度，同时保留颏成形术的选择，这一选择可供患者家长在正畸治疗结束时考虑。如果要在治疗结束时进行颏成形术，我建议在拔除第三磨牙的同时进行，因为外科医生可以在同一过程中进行两种操作。从社交的角度来看，一名16岁的青少年做“颏成形术”，其术后肿胀可以被第三磨牙拔除后的肿胀所掩盖，这是一个明显的优势。父母有时会担心，16岁的孩子接受颏成形术后，其他家长和孩子的同学们会对这件事评头论足。根据我的经验，尽管患者带着身体上的某些变化回到了学校或工作岗位，但颏成形患者最常得到的评价是“看起来不错。你换新发型了吗”。当然，实际上他们得到的是更好的面部平衡，看起来更美观，而这种变化并不明显。

图像在向患者及其父母传达治疗目标方面特别有帮助。当与一名12岁的孩子讨论潜在的审美问题时，我们通常的策略是先向父母和孩子提出牙齿及咬合问题，然后找借口让孩子离开房间（“我知道你听这个会有点无聊；你想玩iPad吗？”）。这样，就不会在青少年面前提及敏感话题。在某些情况下，家长理解后愿意和孩子讨论这个问题。通常在患者离开房间后，我才会展示我们想要为患者保留的面部特征和想要改变的面部特征。要做到这一点，一种简单而传统的方法是在计算机屏幕上调出个人资料图像。对于这名患者，我首先通过在颏部区域放置一张黑纸来解释面上部基本上处于理想状态（图3-155）。然后，看着图像，家长可以很容易地想象出我们整体宏观美学规划的主要目标是保持唇部支撑，并在完成治疗后于适当的年龄（通常在正畸装置被移除后）进行颏成形术。重要的是要牢记，在16岁之前完成手术时，颏部上方和后方的骨骼轮廓重塑会更彻底（见第8章），所以不要拖延太久。

我要求孩子的父母们把关于颏成形术或鼻整形手术的信息保密，我和我的工作人员不会再向孩子或父母提起这件事。正畸治疗完成后，如果他们想要获得更多改善，可由他们发起进一步的讨论。如果有这种情况，我们会在“医生想和你谈谈你的第三磨牙”的约定下单独进行一次咨询。我告诉父母，在任何情况下我都不希望他们告诉自己的孩子，他或她的外貌不吸引人或不漂亮，这类话题只能在与医生咨询的情况下讨论。

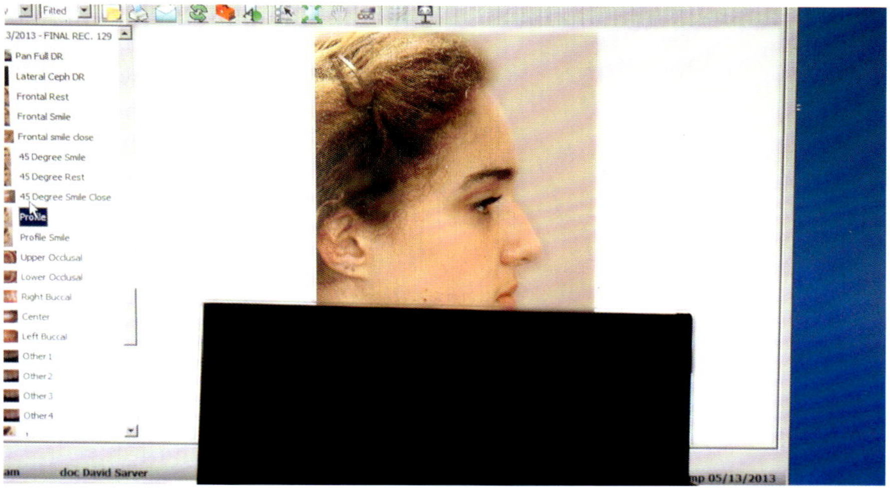

图3-155 为了向父母展示我的思考过程，在计算机屏幕上，我只是把颏部遮住了，这样父母就可以看到她的面上部是正常的，颏部突度不足是导致她凸面型的主要因素。

对于该患者，经过20个月的治疗后，我们拆除了矫治器并让患者佩戴保持器（图3-156～图3-165）。大约1年后，这名母亲询问什么时候适合讨论颏成形术，于是我们安排了一次配有图像的会谈。这一次，由于后续生长更少，成像的准确性将比以前好得多。图3-166和图3-167展示了“剪切和粘贴”的模拟效果。

下颌颏部需要前移多少呢？与其展示头颅定位侧位片上的一系列数字，或是对正常或理想值的先入为主的概念，我主张合适的颏部前移量应该是患者在屏幕上能看到的他们所喜欢的移动量。当然，成像是经过校准并与轮廓协调的，颏部的移动恰好是成像中最精确的部分。在成像程序中，我们有一个窗口可以量化我们所做的移动量（图3-168），该信息将传输给外科医生，以确保尽可能高的准确性。

她最终的面部结果显示在图3-169～图3-171中。其显著特征包括面下部的平衡：直面型，唇丰满度和比例良好，颏唇沟角度适中。虽然她的鼻型不理想，但我觉得这是使年轻女孩脱颖而出的个人特点。换句话说，我们本可以给她一个和杂志上其他模特一样的鼻子，但是理想鼻型的细微差异特征有时反而会成为一个人的特别之处。她的头发和鼻子实际上是不可忽视的特征。16岁的时候，她已经有6英尺（约1.83m）高了，虽然她的职业目标还没有确定，但她很自信且努力（图3-172和图3-173）。

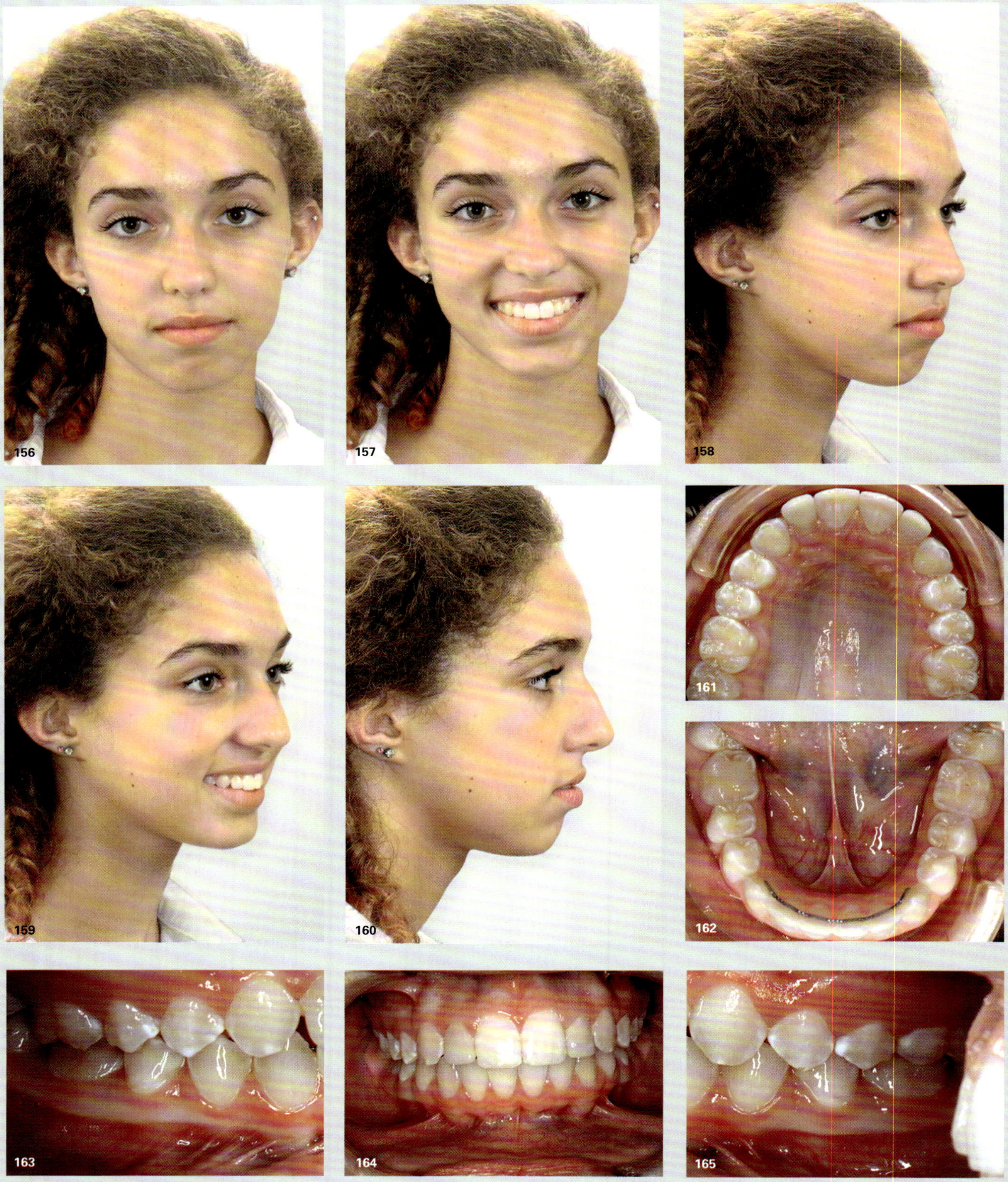

图3-156～图3-165 经过20个月的治疗，当面部和咬合目标达到时，拆除正畸装置，让患者佩戴保持器。

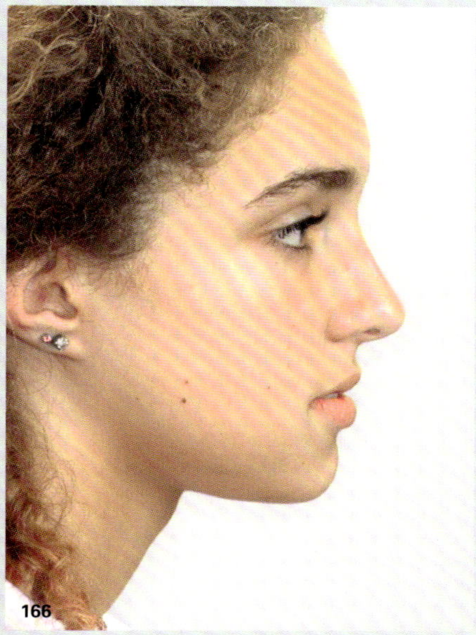
166

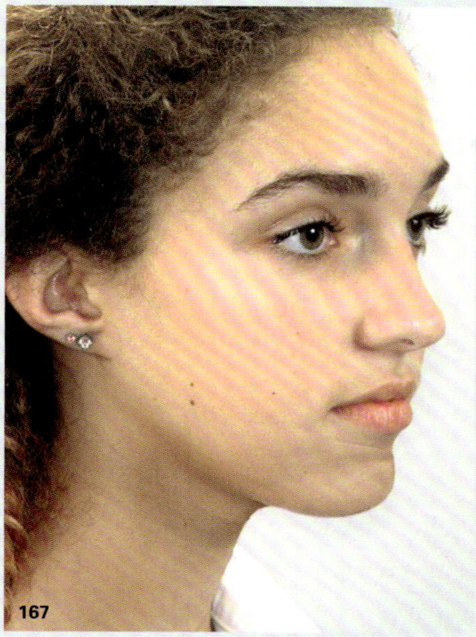
167

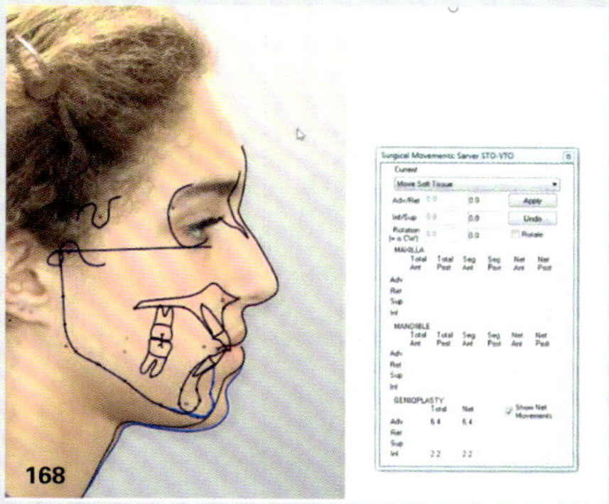
168

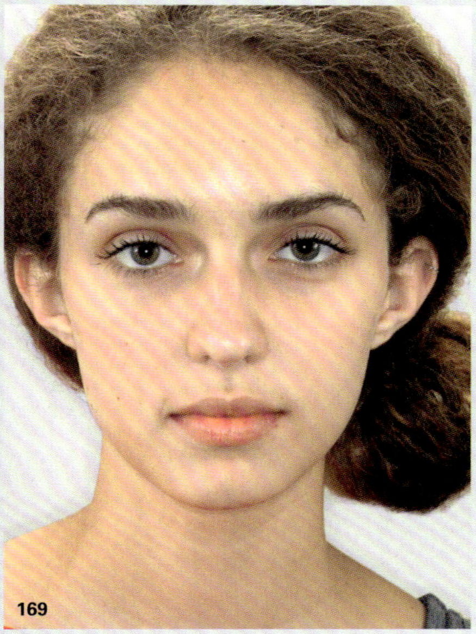
169

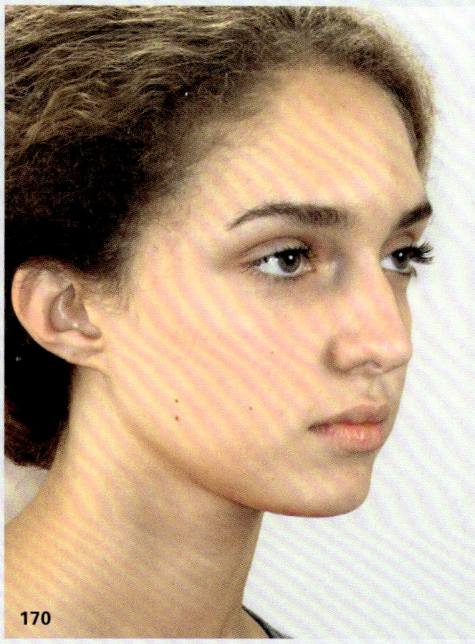
170

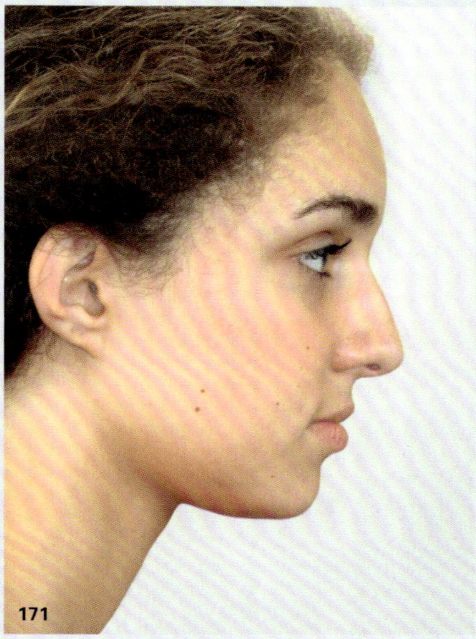
171

图3-166和图3-167 当患者16岁时，我与患者及其父母讨论，是时候进行第三磨牙拔除的评估了，并建议同时进行颏成形术以增加颏部。为了平和地讨论这个话题（不在讨论时指着孩子而制造不安），我使用计算机成像作为讨论模板，向他们展示了一个建议的结果。

图3-168 在提供了她的颏部前移图像后，更重要的是量化患者觉得颏部前移的适当程度。由于软组织反应与骨性颏部本身移动的比例是1：1，使用叠加的头颅定位侧位片和侧面像，可以相当准确地量化所需的移动。

图3-169～图3-171 她最后的面部结果是在16岁。需要注意的重要特征是在正面、45°侧面和侧面像上的唇支持与颏部的增加。

图3-172和图3-173 17岁时，她开始了模特生涯，一直持续到高中毕业后。到目前为止，她已经走遍了欧洲和澳大利亚。

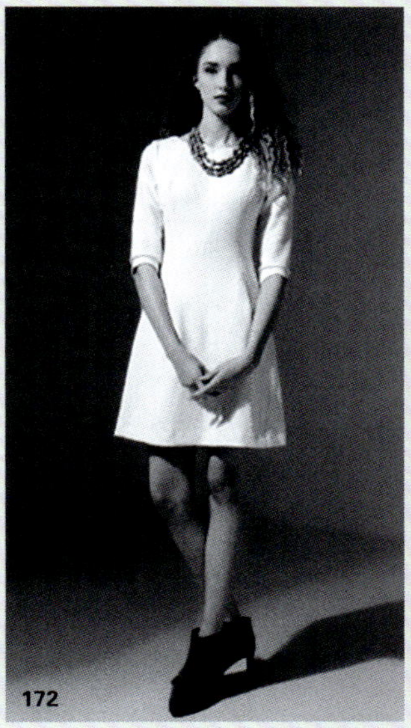
172

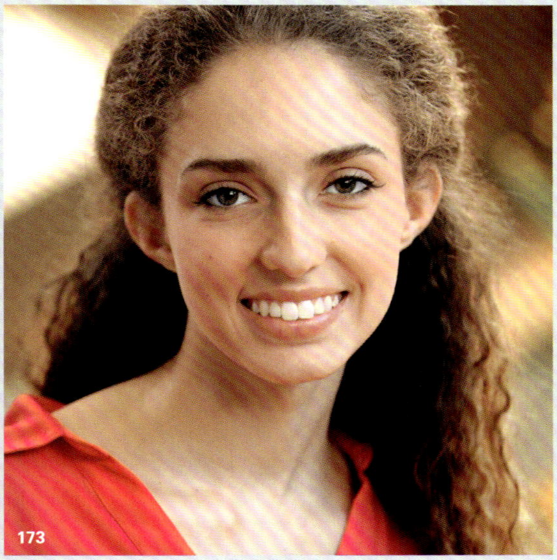
173

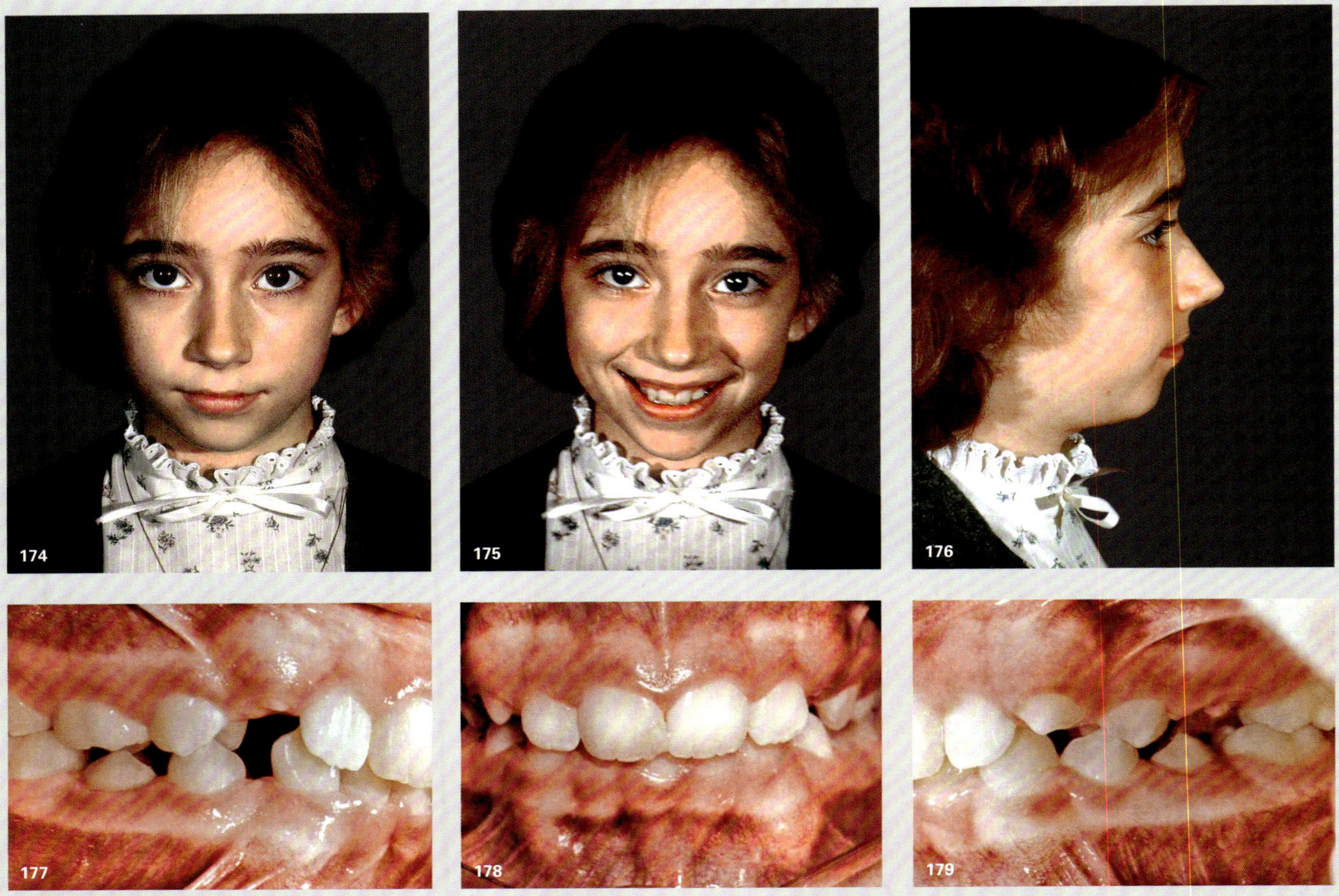

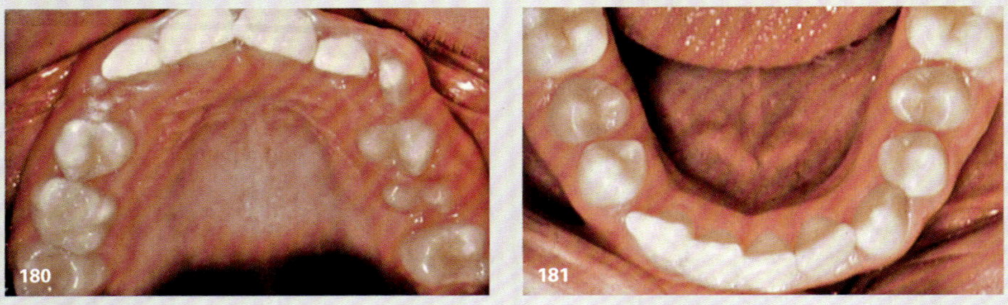

图3-174～图3-176 这名10岁的女孩因为她的Ⅱ类错殆而被建议口腔正畸咨询。她的面下部高度不足，侧貌突和颏部发育不足。

图3-177～图3-181 她的切牙深覆殆程度达到100%，上颌切牙舌倾以补偿下颌后缩，更加重了深覆殆。她的下颌中线向右偏移，右下尖牙萌出空间不足。

病例5：不伤害

所有的软组织数据是如何影响正畸治疗的决策过程呢？再次强调，这在很大程度上取决于治疗的目标，即强调对面部的正畸治疗，与正畸医生对面部协调舒适度的讨论。在这种情况下，旨在矫正错殆畸形的正畸治疗也必须被设计为“不伤害”的概念。

该患者（图3-174～图3-176）是明显的凸面型，鼻唇角为100°，鼻过度突出。唇本身看起来相当协调，但颏部突度不足，颏-颈部轮廓略钝，颏部长度较短。面上部在水平面上正常，颏部相对于其他轮廓位置靠后。下颌缺陷导致了颏唇沟浅。

她最初在10岁时转诊至正畸门诊，就她的“下牙倾斜”进行咨询（图3-177～图3-181）。口腔医生还指出下颌中线偏移，部分原因是左下尖牙突出。这名患者还对上颌牙齿“向口腔内侧扣进去”表示担忧。她月经初潮未至，母亲身高5英尺10英寸（约1.78m）。父母都没有类似的错骀，但她和妹妹的牙齿几乎完全一样。这个家庭没有其他的治疗经历，虽然他们表达了对高质量治疗的渴望，但他们对正畸的认知相当低。

切牙Ⅲ°深覆骀，上颌切牙明显拥挤。在下颌牙弓中，4颗切牙向右倾斜，下颌牙中线右偏。下颌骨后牙段仍有剩余间隙，右侧剩余间隙较左侧大。患者双侧Ⅱ类磨牙关系，无反骀，Spee曲线1～2mm。

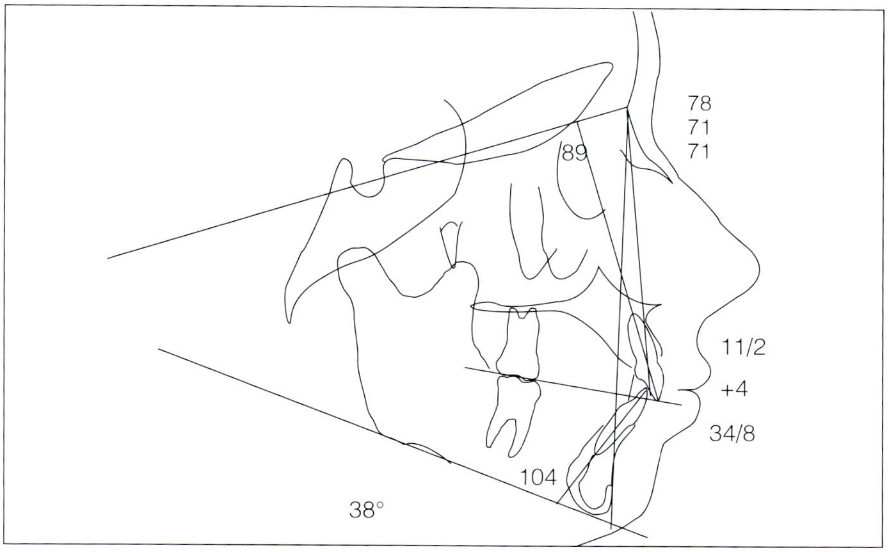

图3-182 患者的头影测量分析结果显示她的下颌明显发育不足。上颌切牙代偿性舌倾显著，下颌切牙明显唇倾。从NB-Pg数据来看，颏部突度几乎为零。

下颌姿势位面下部高度不足，唇型正常，人中长度正常。面部对称性非常好，鼻翼基底部比理想的略宽。微笑时有约3mm的牙龈暴露，牙冠高10mm。因为面下度高度较低，过度的露龈肯定不是上牙槽垂直向发育过度的结果。软组织关系协调，因为她有合适的人中和口裂高度。最后，我们确定过度的露龈是由于上颌切牙直立和舌倾造成的。

头影测量分析（图3-182）显示，患者骨性Ⅱ类，颌间关系不协调：上颌骨位置良好，下颌骨明显后缩；下颌平面略陡，后面高短，下颌升支短。直立的上颌切牙反映出牙齿代偿明显（上颌中切牙与腭平面夹角是5°，与S-N平面夹角呈81°）。下颌切牙相对于下颌骨唇倾（与下颌平面成100°）。在许多正畸医生的观念里，唇倾的下颌切牙被认为“不在正常范围内”和不稳定。就我个人而言，下颌切牙唇倾是下颌骨后缩的正常代偿结果，而不一定是需要治疗的问题。重要的是切牙位置和颏部的关系。

有3种治疗方案：

1. 拔除上下颌第一前磨牙，为下颌中线向左移动留出空间。同时，通过上颌切牙的内收和下颌磨牙的向前移动达到Ⅰ类磨牙关系，从而矫正切牙覆盖和Ⅱ类磨牙关系。
2. 拔除上颌第二前磨牙和下颌第一前磨牙，使用Ⅲ类弹性牵引，通过直立下颌切牙来去代偿，以便为手术进展做好准备。
3. 非拔牙治疗，利用剩余间隙将下颌中线向左移，为右侧尖牙萌出提供空间。然后建议使用低位头帽牵引进行生长改良（*译者注：利用剩余间隙将下颌中线向左移，为右侧尖牙萌出提供空间）。

因为她的颏部突度测量值为零，所以期望她仅仅通过下颌切牙的内收就能长出颏部是不合理的，尽管那样可能会对面下部的比例产生一些相对应的改善。因此，我建议家长在治疗结束时，可以考虑通过颏成形术来增加颏部突度。

我认为如果患者愿意合作，治疗方案3将是最好的选择。这需要相当快的开始，因为她已经有了进入青春期的迹象。下颌骨很后缩，我们希望能尽量改善下颌骨相对于上颌骨的突度。如果生长改良是为了改善骨骼，治疗应该在她生长的活跃阶段进行。当上颌切牙直立并需要施加根腭向转矩时，也可使用口外弓作为支抗。

与患者和家长协商后，患者非常积极，尝试非拔牙生长矫形治疗是可行的。我决定使用低位头帽口外弓，使用Ⅲ类弹性牵引配合头帽，以利用剩余间隙远中移动牙列，用推簧将中线向左移动。患者配合良好，由于下颌平面角高，采用下颌切牙压低而不是后牙升高来改善深覆骀。

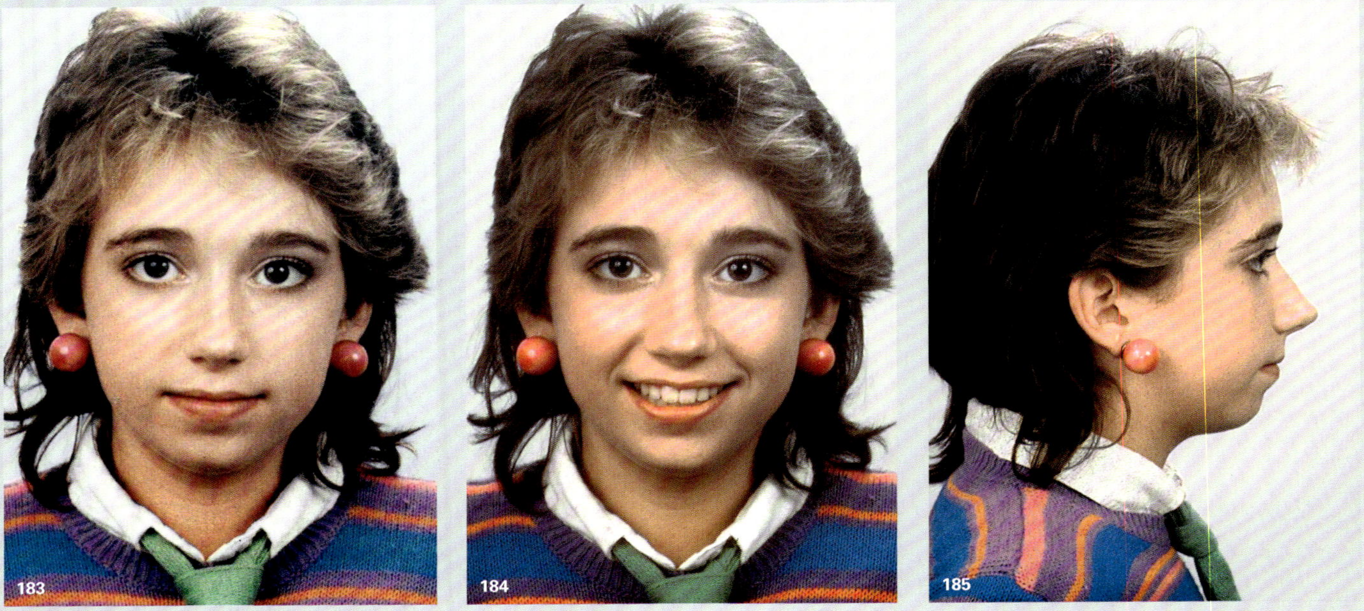

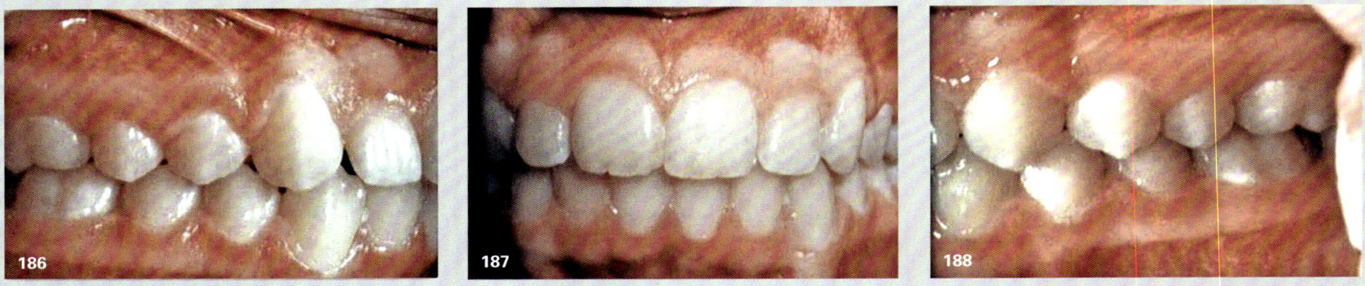

图3-183～图3-185 使用颈带低位头帽牵引进行生长改良有可能增加面下部高度。由于正畸治疗令切牙直立，患者唇部显得更为丰满，但侧面突度相对不受影响。

图3-186～图3-188 正畸治疗包括固定装置用于：①将患者的下颌中线向左移动，为右侧尖牙萌出提供空间；②直立舌倾的上颌切牙；③通过下颌切牙压低打开患者的深覆𬌗。

在治疗的最初阶段结束时，下颌中线是连同Ⅱ类磨牙关系一并矫正。在保持面下部高度和唇部支撑的情况下，对上颌切牙进行压低和直立，以减少微笑时过度露龈（图3-183～图3-188）。对牙齿的垂直和矢状向位置的控制很好，通过切牙转矩的变化和轻微的上颌切牙压低改善了过度露龈。

侧貌仍然是颏部发育不足，但唇部支撑良好。回想一下，之前预计进一步的颅面生长并不会导致颏部突度有任何增加，尽管下颌骨长度的任何增长都将有助于矫正Ⅱ类关系。

头影重叠（图3-189）显示由于预期的生长不足，实际上几乎没有实现骨骼改变。事实上，除了鼻突度和颏部突度有轻微的增加外，几乎没有别的生长。唇部支撑维持原状但没有改善。上颌切牙的转矩得到了很大的改善，但下颌骨的前后位置几乎没有改变。只有在垂直平面上有移动，下颌骨向下旋转。

由于侧貌轮廓的改善并不显著，患者和家长决定继续进行颏部的前移。父母选择了一名外科医生，没有做颏成形术，而是放置了一个同种异体植入物。对她和她的父母来说，即刻的改善（图

3-190）是显而易见的。

患者在我们诊所进行了大约2年的随访后就再没出现，直到10年后我召回她以获得治疗后随访记录。此时，她表达了对治疗结束后自己侧貌发生改变的担忧。在回顾当时的治疗建议之前，让我们先看看患者颏部手术时发生的问题。这个病例是在20世纪80年代早期治疗的，当时提出的一些治疗建议与今天的建议有所不同。

这名患者使用了硅胶植入物来提升颏部。今天我们倾向于正颌颏成形术，因为通常就像在这个病例中一样，植入物引起颏部皮质骨吸收，导致种植体嵌入和颏部突度丧失。公平地说，植入材料从那时起已经发生了变化［如Mersilene网（Ethicon）和Medpor（Stryker），一种多孔聚乙烯材料］，以应对上述缺点，但硅胶树脂仍在小范围内使用，以减少潜在的吸收。因此，虽然植入物仍然是一个可行的选择，但我们倾向于不使用它们，因为它们是由同种异体材料组成的，而且我们的许多年轻患者的父母并不希望以任何方式在他们的孩子体内植入“异物”。

颏成形术有很多优点：

- 它可在没有同种异体成分植入的情况下改变下颌骨形态
- 下颌下缘向前移动收紧了舌骨上肌组织，从而改善颏-颈部轮廓
- 截骨术可以改变面下1/3的垂直高度。对于长面型的人，可以楔状切除骨块，缩短颏部；对于短面型的患者，可以将颏部向下移动，延长面下部；对于骨性不对称的患者，颏部的侧向移动可以改善面部的对称性

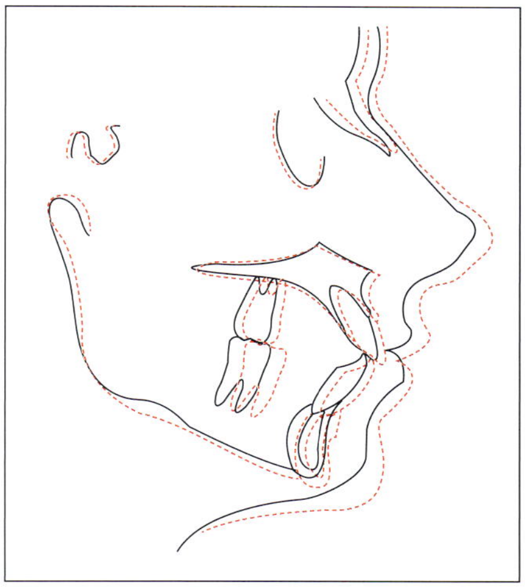

图3-189 她的治疗前后头影测量重叠反映了切牙倾斜度的变化和下颌骨矢状向位置的改善。也要注意在2年的治疗期间鼻部的生长变化。

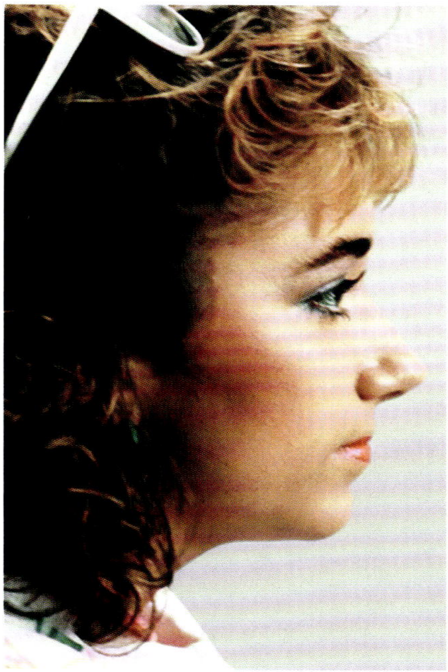

图3-190 为了改善她的外形，我推荐她通过颏成形术增强颏部形态。然而，她的父母选择了一名外科医生，为她植入了同种异体材料，她的外形立刻得到了改善。

因为即使没有治疗，颏部发育不足的个体中下颌切牙也倾向于唇倾，15岁前的早期手术矫正会产生更好的结果，因为面部牙槽骨增生改建将发生在截骨部位上方，为下颌切牙提供更多的骨支持。与年长人群相比，早期颏部上移的另一个好处是减少了颏点本身的改建而导致突度丧失。然而，颏成形术有以下缺点：

- 它可能会在下颌骨外侧边缘留下切迹，严重者可能会影响美观。在成年人中的发生率高于青少年。然而，如果确实出现切迹，外科医生可以用种植体材料或其他移植体或同种异体材料来增加外侧边界，由于种植体材料在颏部侧貌受到的压力较在颏部前方时受到的压力低，它们被吸收的风险就会减少
- 如果患者对手术效果不满意，就必须重做颏成形术。然而，充填的种植体材料可以相对简单地被移除，这取决于种植体材料

对于图中所示的患者，在10年随访期间（图3-191～图3-193），颏-颈角更加钝化、边界模糊（继发于颏下脂肪垫过量），加上更突出的鼻部加重了颏部突度的减小。颏部突度的减小是由于两个原因：①在我们之前的数据中看到的颏部软组织厚度常规根据预期随着年龄减少；②种植体材料的向后移位，穿透了颏部的皮质骨板。这种硅胶假体的向后移动引起了人们对颏部

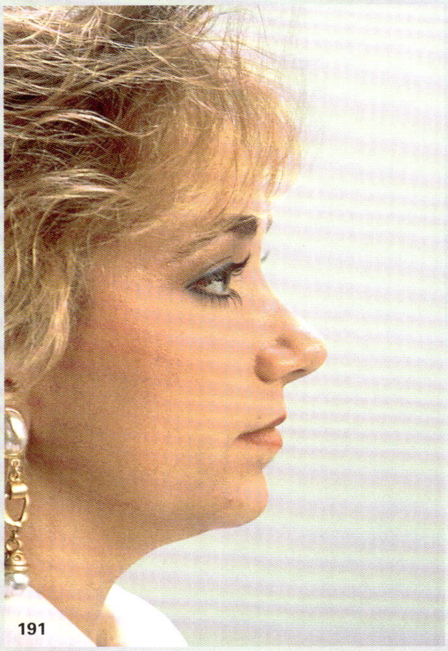

191

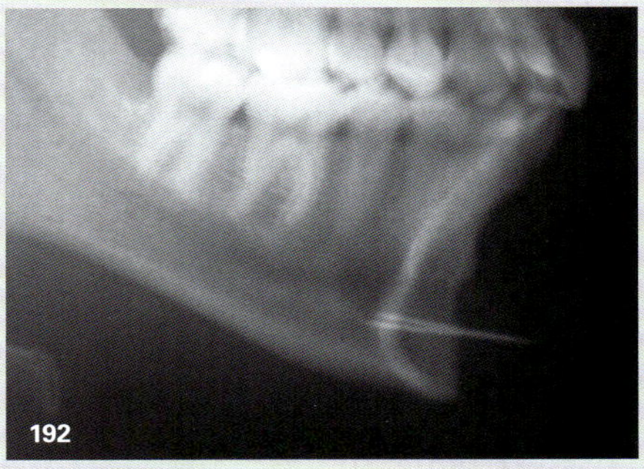

192

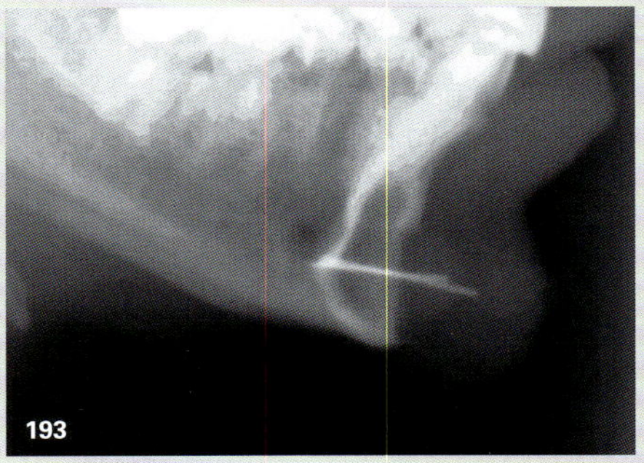

193

图3-191 治疗10年后，她回来咨询面部外观的情况。我们明确了一些值得关注的方面，如颏部支撑力的丧失、颏-颈角变得更钝、鼻尖皮下脂肪沉积导致的鼻部突出增加。

图3-192 该图像显示10年前完成正畸治疗时放置的颏部植入物。

图3-193 颏部植入物放置10年后，下颌骨前缘皮质骨吸收，继发颏部软组织突度丧失。

假体的缺点的质疑，特别是硅胶假体已经流行了很多年的今天。

下颌种植体材料有两个优点：①手术比颏成形术的损伤更小；②如上所述，它们可以用于受到软组织压力较小的区域，如下颌骨或颏部的外侧边缘。

在回顾了优缺点后，我建议移除颏部植入物，通过颏成形术前移颏部。会推进颏隆突，这将提供更好的长期可预测性和颏部的稳定性，从而改善颏-颈角和获得更向前的舌体位置。

推荐用颏下吸脂术去除过多的颏下脂肪垫，以改善颏-颈角和下颌体的轮廓。同时推荐用鼻整形术改善鼻尖形态和减少鼻突出。10年后的随访图像反映了这些治疗所达到的改善（图3-194～图3-196）。然而，真正的故事是在她治疗后27年的随访图像中（图3-197～图3-203）。她年轻活泼的外表有赖于最初旨在矫正咬合和提升面部美观的治疗计划。

病例6：实施辅助美容手术

辅助美容手术是否只建议用于正颌手术患者？不，因为如果我们发展出一个理念，即在青少年患者中设定与成年人相似的功能和审美目标，那么在远期面部规划中结合正畸治疗纳入辅助程序是完全合适的。与患者及家长沟通的时候，用面部和牙齿照片来进行阐述，这种理念更易理解。

这名13岁的女孩子（图3-204～图3-211）转诊至我们门诊治疗她的单侧Ⅱ类咬合和深覆殆。最初，这个病例被认定为是一个简单的病例。从咬合改善来说，这个病例确实很常规。

从宏观-局部-微观做方案设计时，需要考量每一步改变咬合的操作都可能带来这3个维度的影响。例如，让我们来回顾打开咬合的操作有哪些。包括：①后牙升高；②上颌切牙压低；③下颌切牙压低；④切牙唇倾（见第4章的图4-415）。

让我们先通过正面像来评估这个病例，患者面下1/3短，面中部横向突出，鼻翼基底宽，鼻背呈金字

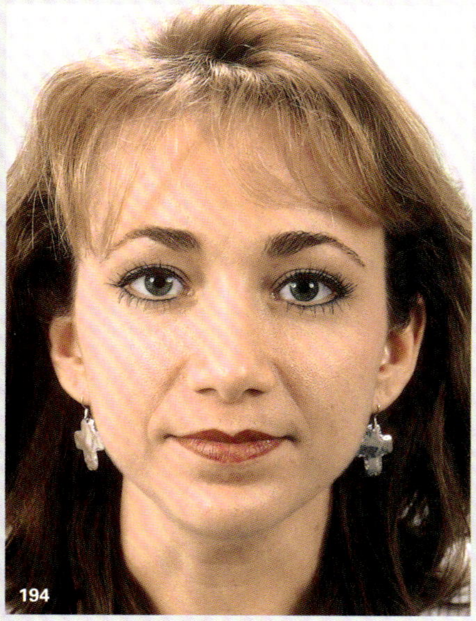
194

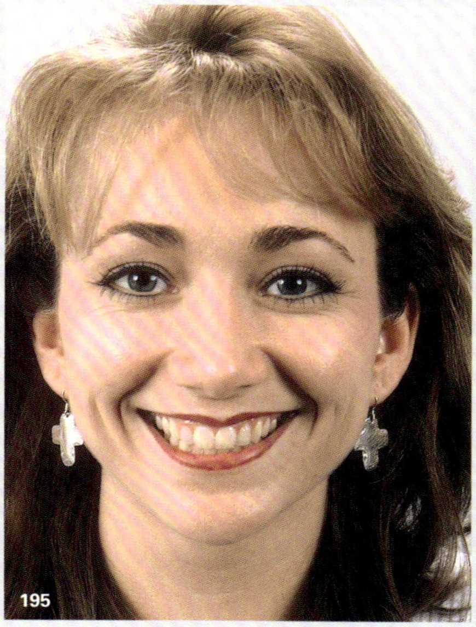
195

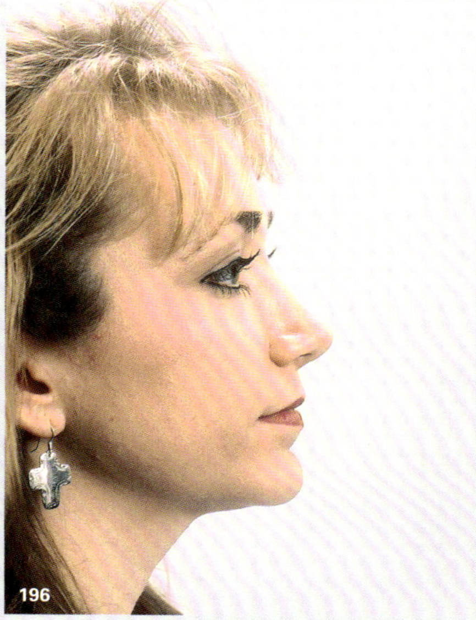
196

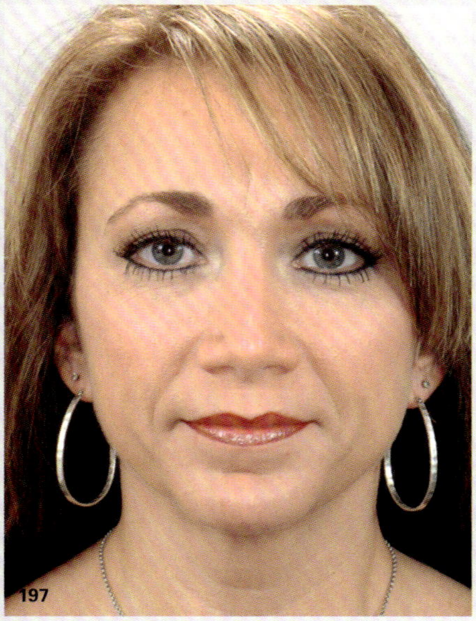
197

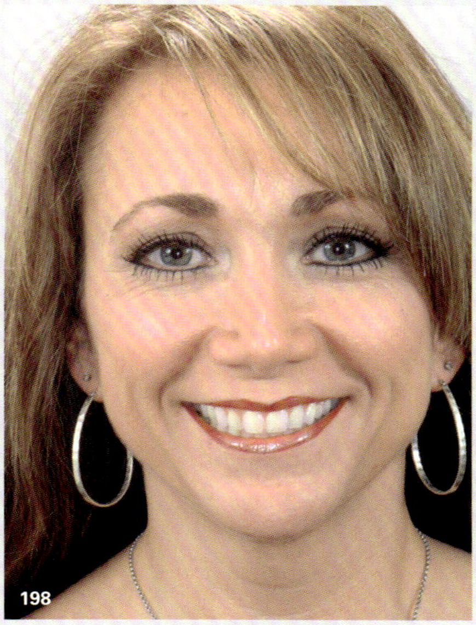
198

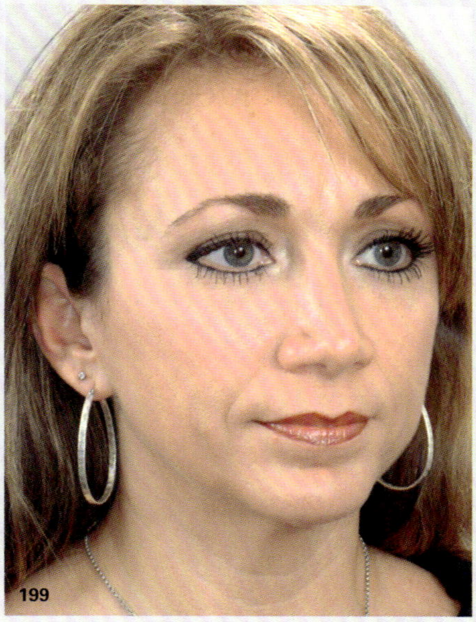
199

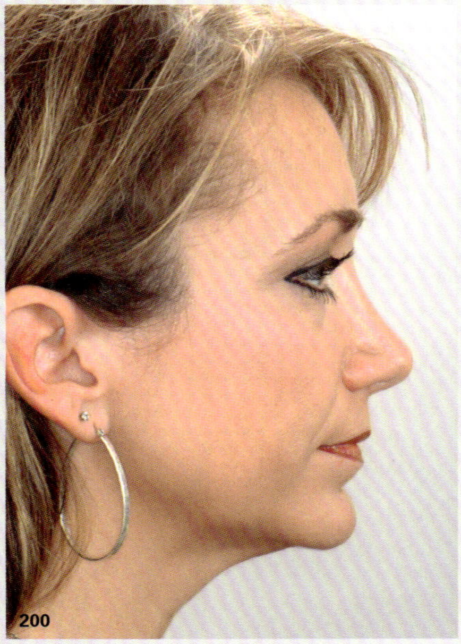
200

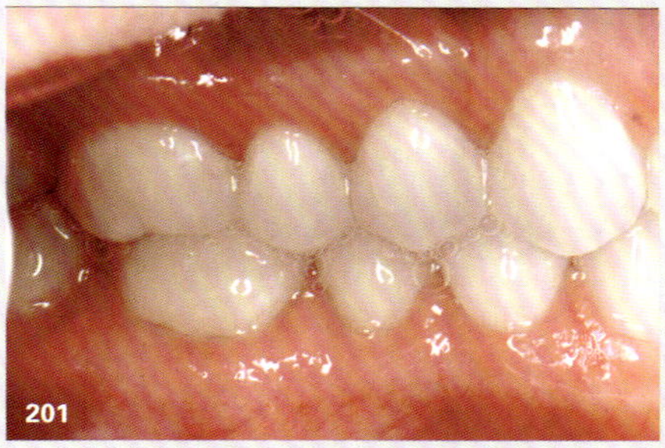
201

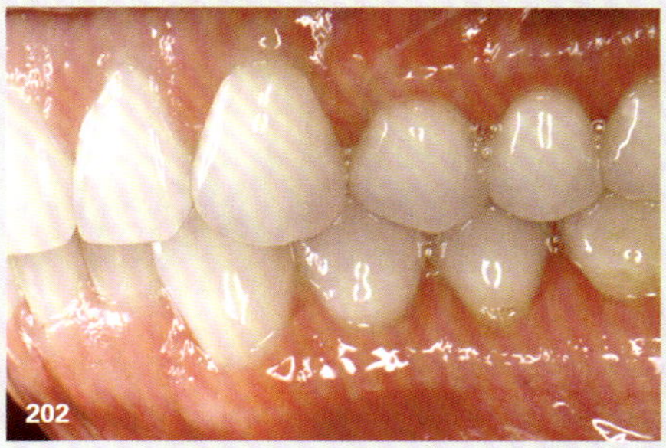
202

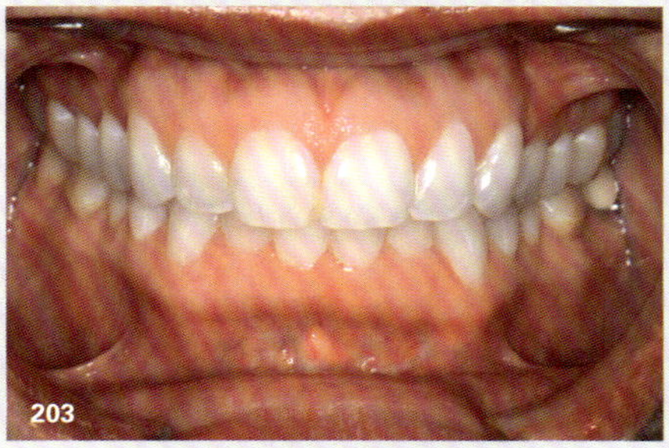
203

图3-194～图3-196 我们推荐并进行了面部调整，包括：①移除颏部植入物，通过颏成形术使颏部前移；②通过颏下抽脂术去除过多的颏下脂肪垫；③鼻整形术精修鼻尖形态，减少鼻突度。她对自己的面部年轻化感到满意，并恢复了年轻时的面部表情和微笑。

图3-197～图3-203 完成整形手术25年后，她的咬合和面部外观都很好。

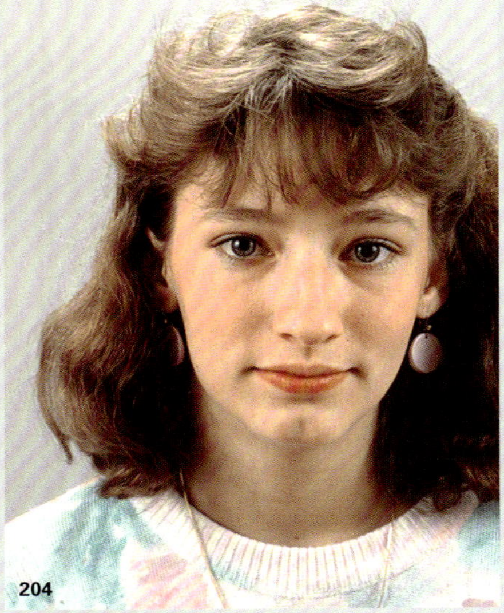

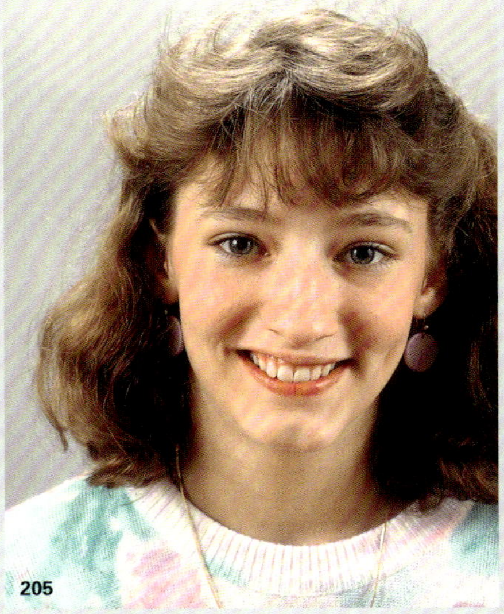

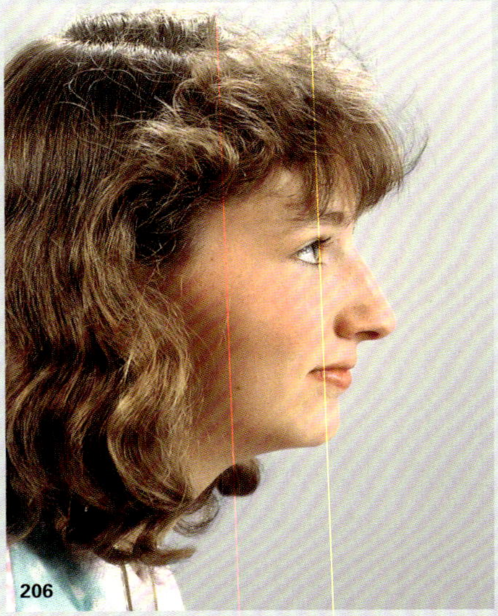

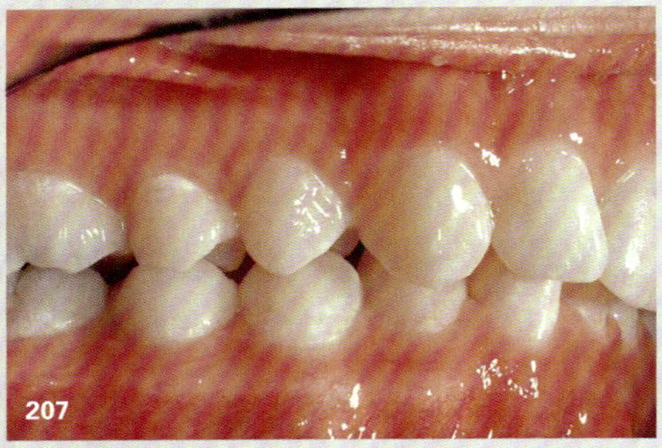

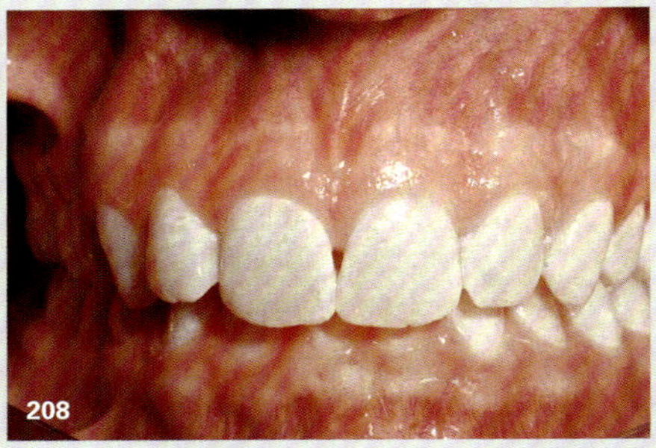

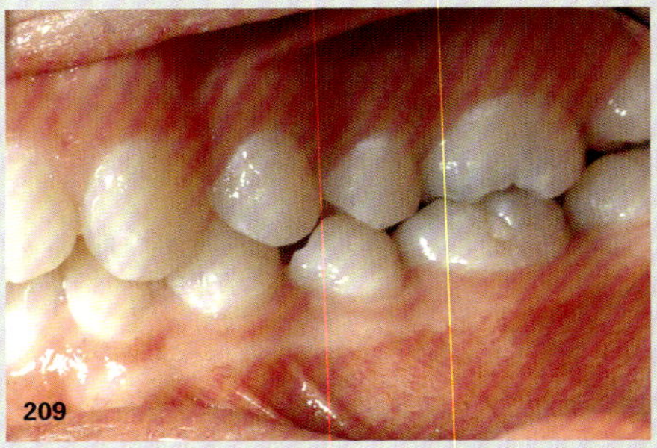

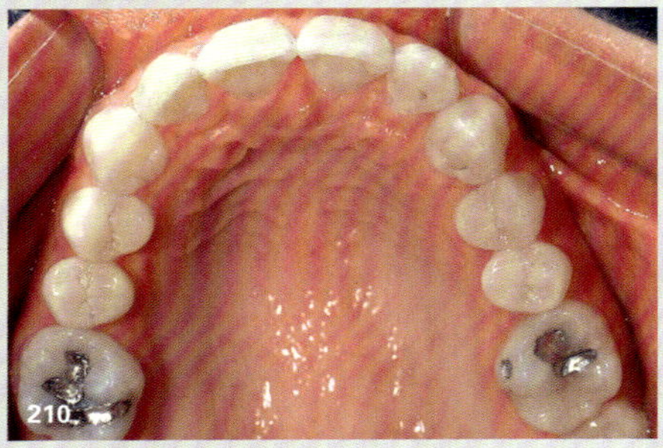

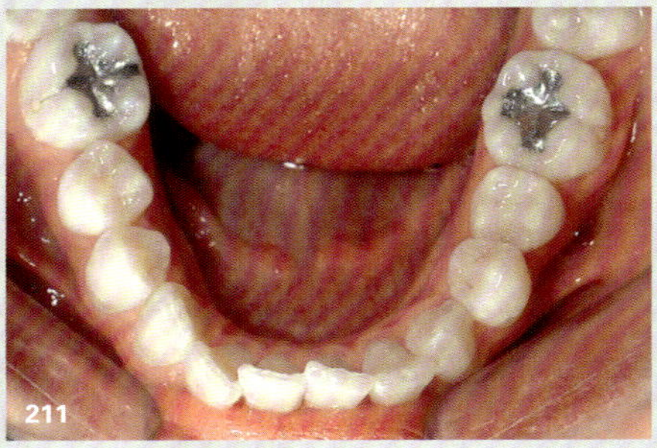

图3-204～图3-211 患者在13岁时因单侧Ⅱ类深覆殆就诊，这名患者可采用多种方法治疗。

塔形。她的侧貌略突，下颌骨相对于面上部发育不足，因此治疗的第一个目标是通过生长改良来矫正Ⅱ类错殆，以改善下颌骨与上颌骨的相对位置。不幸的是，她处于月经初潮后1年，因此预计生长改良是困难的，但也有一定可能性。

在20世纪80年代早期她接受治疗时，头帽口外弓是主要的选择。活动或固定功能矫治器，如Herbst矫治器，并不像今天这样应用广泛。由于她的面下部高度较短，选择低位头帽牵引是因为它有伸长后牙的作用，可增加面下部高度。基于同样的原因，在下颌使用摇椅弓来升高后牙。

由于鼻尖较低，鼻背隆起，鼻过长，患者鼻唇角明显（图3-212）。过度的鼻突度导致了整体轮廓的突出。这也有助于引导方案会谈，因为矫正她的Ⅱ类错殆的

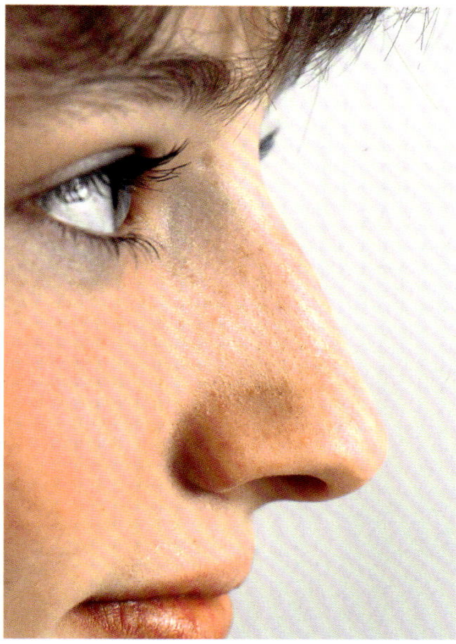

图3-212 在我们对患者侧貌突度和整体治疗表现和目标设定进行评估时，将患者的鼻部轮廓特征纳入考量：较低的鼻尖、隆起的鼻背和适度偏高的鼻长度。

治疗方案之一是拔除2颗上颌前磨牙并内收上颌切牙以减少覆盖。我已经知道对这名患者来说是一个糟糕的选择，但我仍然使用了数字成像来模拟上唇后移的侧貌变化。她的父母惊呼道："哇，这使她的鼻子更大了！"

这让我顺利转到了关于她的鼻形态和治疗目标建立以及包括宏观美学的讨论上，这在20世纪80年代是一个不同寻常的讨论。如果你想一下我们刚刚提到的关于脸部如何成长和衰老的数据，我们应该对这名13岁女孩未来的侧貌变化做出什么预期呢？当然，这将包括更多的鼻部的规划和进一步降低鼻尖。回想一下，在12～15岁，鼻的矢状向显著以向下和向前的方式发生增长。Posen是第一个使用纵向数据来描述成长期间鼻向下和向前生长的人。他指出，14岁以后，鼻尖不像鼻骨向前移动那么多，这导致了鼻背有隆起的趋势[33]。2年后，Chaconas报告了类似的结果[34]，然而，尽管这两项研究的历史如此悠久，但在正畸文献中，除了Behrents，它们是唯一涉及这一主题研究的人。

使用侧面像和正面像对该患者进行逐步描述是不可或缺的，由此得到问题列表和可能的解决方案。从医学法律辩护的角度来看，有必要告诉父母和患者，在治疗结束时看到的一些面部变化可能与即将进行的正畸治疗无关。医生和家庭成员之间的沟通能否成功在很大程度上取决于与他们之间的关系。除了牙齿以外的治疗目标可以而且应该在治疗开始时坦率地讨论，这样建议鼻整形术就不会显得意外。

但是，让我们回过头来看一下：鼻的外观和鼻整形术的可能性真的是正畸医生关心的问题吗？如果我们真的要在治疗计划中加入宏观审美标准，那么鼻特征当然应该纳入讨论。讨论的时机很重要。因为患者只有13岁，我问她的父母，她是否成熟到可以在她面前讨论隆鼻的可能性。她的父母不愿意在那个时候向她提出这种可能性，尽管他们自己也没有否认这种可能性。因此，在我们最初的治疗计划报告中，没有提及鼻整形术。咨询的脚本是为了让父母明白鼻整形术只是一种治疗选择，不是非做不可，但可能是可取的治疗。

全口正畸治疗历时21个月。治疗结束时，达到了打开咬合和建立正常咬合的治疗目标（图3-213～图3-220）。从宏观美学上看，她的面下部高度随着深覆秴打开而增加，面部轮廓的凹凸度有适度的改善。到治疗结束时，患者15岁，她的鼻突出只轻微增加。她的家长决定先拔除她的第三磨牙，而不是同时做鼻整形术，但后来她还是做了鼻整形术。

图3-221～图3-224展示了正畸治疗和鼻整形术后的最终结果。鼻整形术的设计为通过使用取自鼻中隔的鼻下软骨支柱来减少鼻背隆起和抬高鼻尖。从正面看，鼻尖变细、变窄。这是通过一个双穹顶式操作来实现的，用跨鼻中隔缝合线来缩小鼻尖，这也同时减少了鼻尖的突出。在本书中，我不打算花很多时间阐述鼻整形术的确切技术，因为这方面教科书有很多，如果你想要深入学习，能从中获得更多的细节。这个病例的要点在患者19岁时为选美比赛拍摄的45°像（图3-225）中得到了放大。它反映了一种完全用美学的方法来治疗该患者的"正畸"问题所带来的回报。

软组织手术联合正颌手术是正畸医生必须向患者和/或父母说明的方案，即使他们并不能接受。在正畸医生介绍完整的治疗方案后，外科医生应该扩展讨论手术的细节和潜在的美学并发症。最常见的问题是过度加宽的鼻，鼻尖因上颌骨前移而抬高。

进行生长改良、更好地了解面部生长，以及我们对面部比例重要性的重新认识，让我们能更全面地了解青春期的患者。这些知识也能成功应用于"正常"患者人群，提升治疗的美学效果。

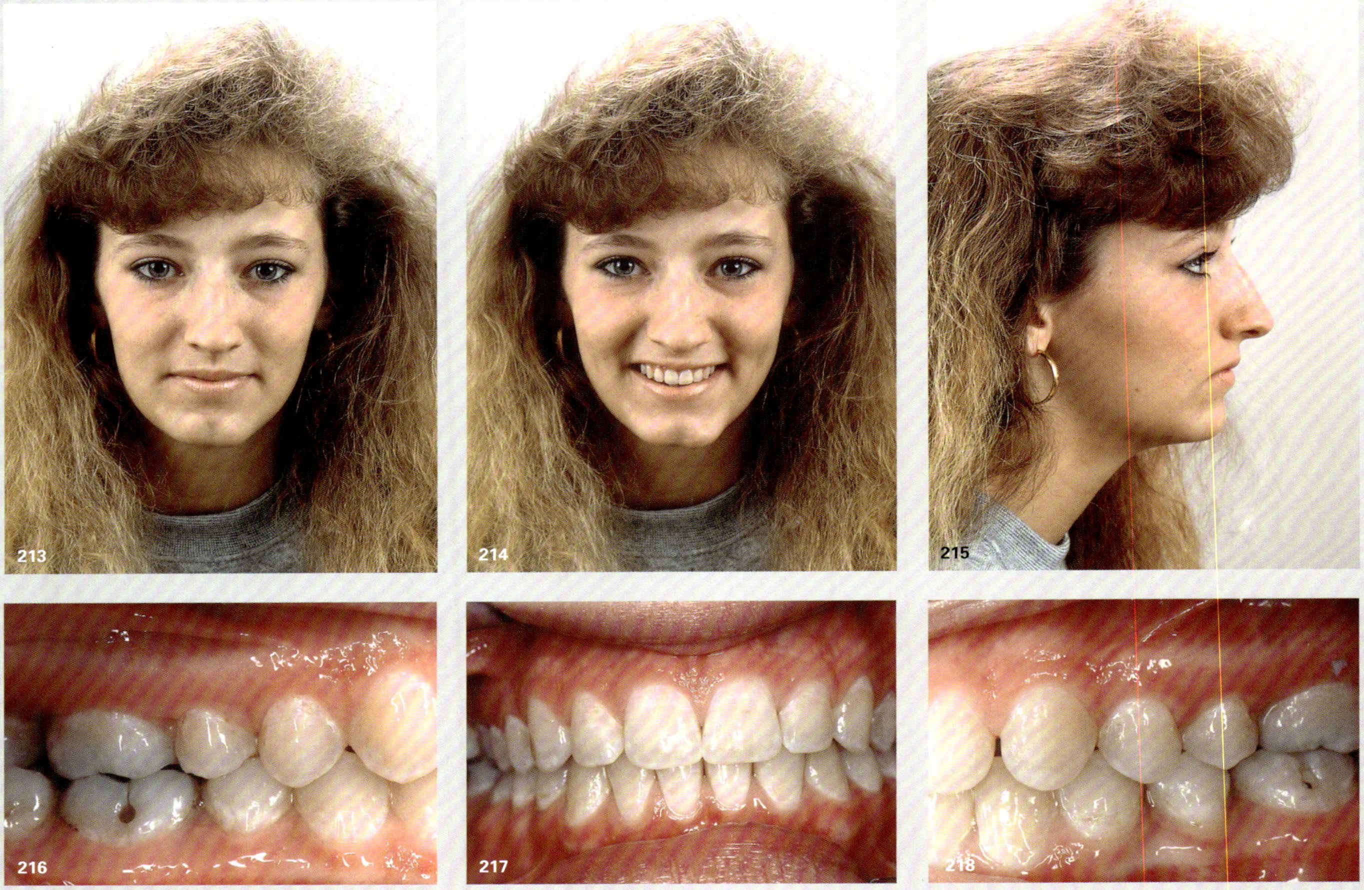

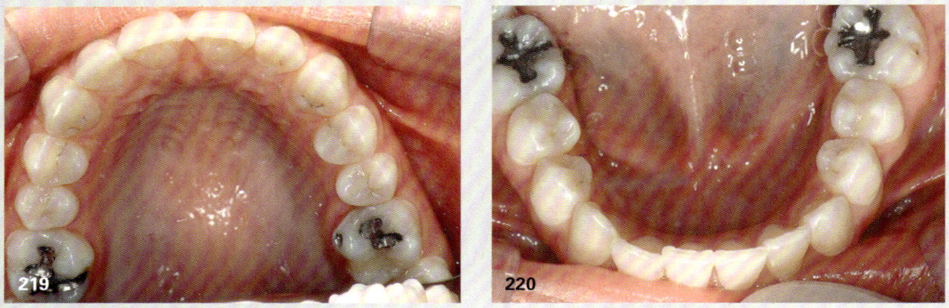

图3-213～图3-220 正畸治疗历时21个月，结束时患者的单侧Ⅱ类关系和深覆骀得到矫正。面下部高度明显增加，侧貌突度得到一定程度的改善。

我经常被问到的一个主要问题是："你怎么跟患者家庭成员谈论这件事？"答案在于两个方面：①对谈话主题的全面了解，这样口头讲解时才能清晰表达；②使用数字图像作为进行这种类型讨论的视觉模板。人们对图像的理解要比口头描述清楚得多。让我们再来回顾一下这个病例，看看我是如何在每一步向患者家庭成员展示的。

基本上，有两种方法向患者展示图像。第一种方法我称之为咨询阶段，我们使用简单的成像工具修改图像，以展示我们通过某些程序所期望的变化。这些都不是准确的预测；它们只是用来交流的。例如，在这名女孩12岁时的最初咨询中，为了说明生长改良对她侧貌轮廓的改善，我将照片中下颌骨向前和向下轻微地剪切和粘贴，以反映出通过增加面部高度来减少覆盖，

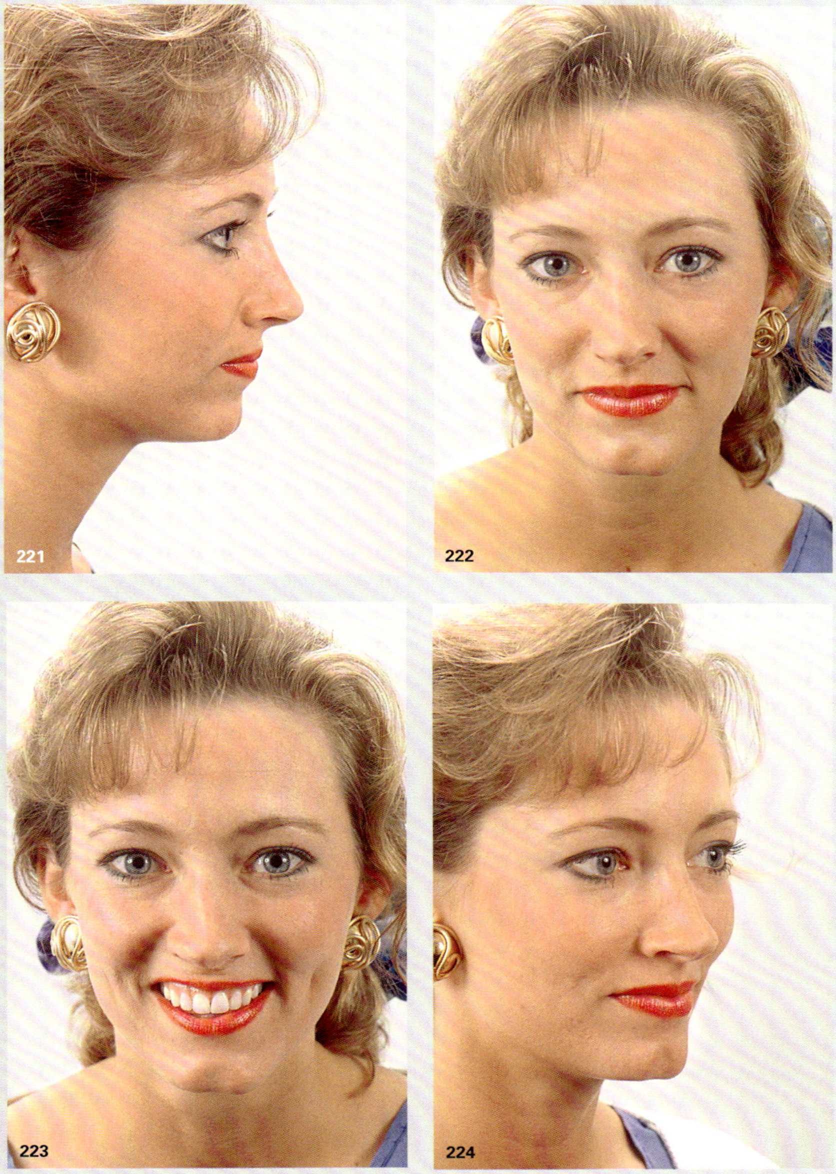

图3-221～图3-224 患者18岁时，她和她的父母选择鼻整形术以进一步精细调整治疗结果。

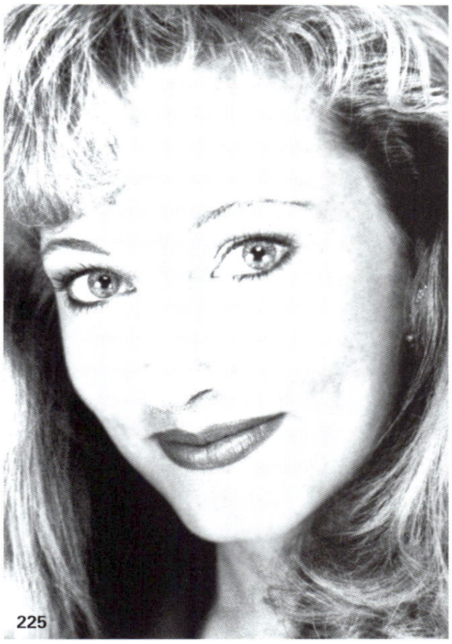

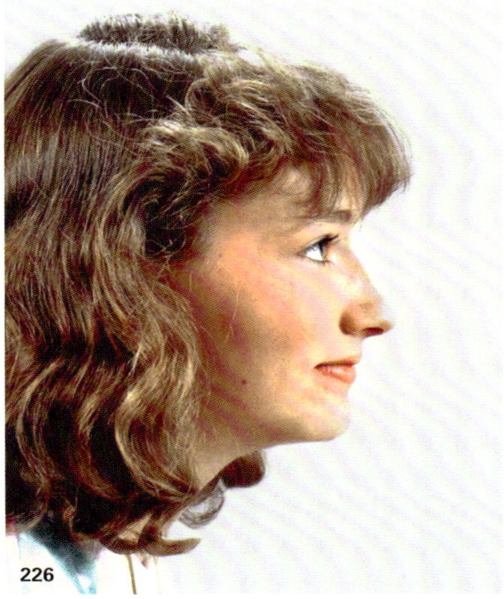

图3-225 鼻部的改善对面型的修饰作用可通过上图显示。

图3-226 在计算机上修改照片，可以看到生长改良和鼻整形术的预测结果。

打开咬合。为了进一步说明鼻整形术的潜在好处，我使用整形工具改变鼻背驼峰，然后再次使用剪切和粘贴工具抬高鼻尖、减少鼻突度，形成了一个新的图像，作为可视化治疗目标位（图3-226）。

第二种方法，我称之为预测阶段，在程序中关于移动可行性定量表的指导下，利用成像程序的算法将下颌骨移动到估计的最终位置。换言之，如果我把下颌骨移动的距离超过预期生长的距离，程序会提

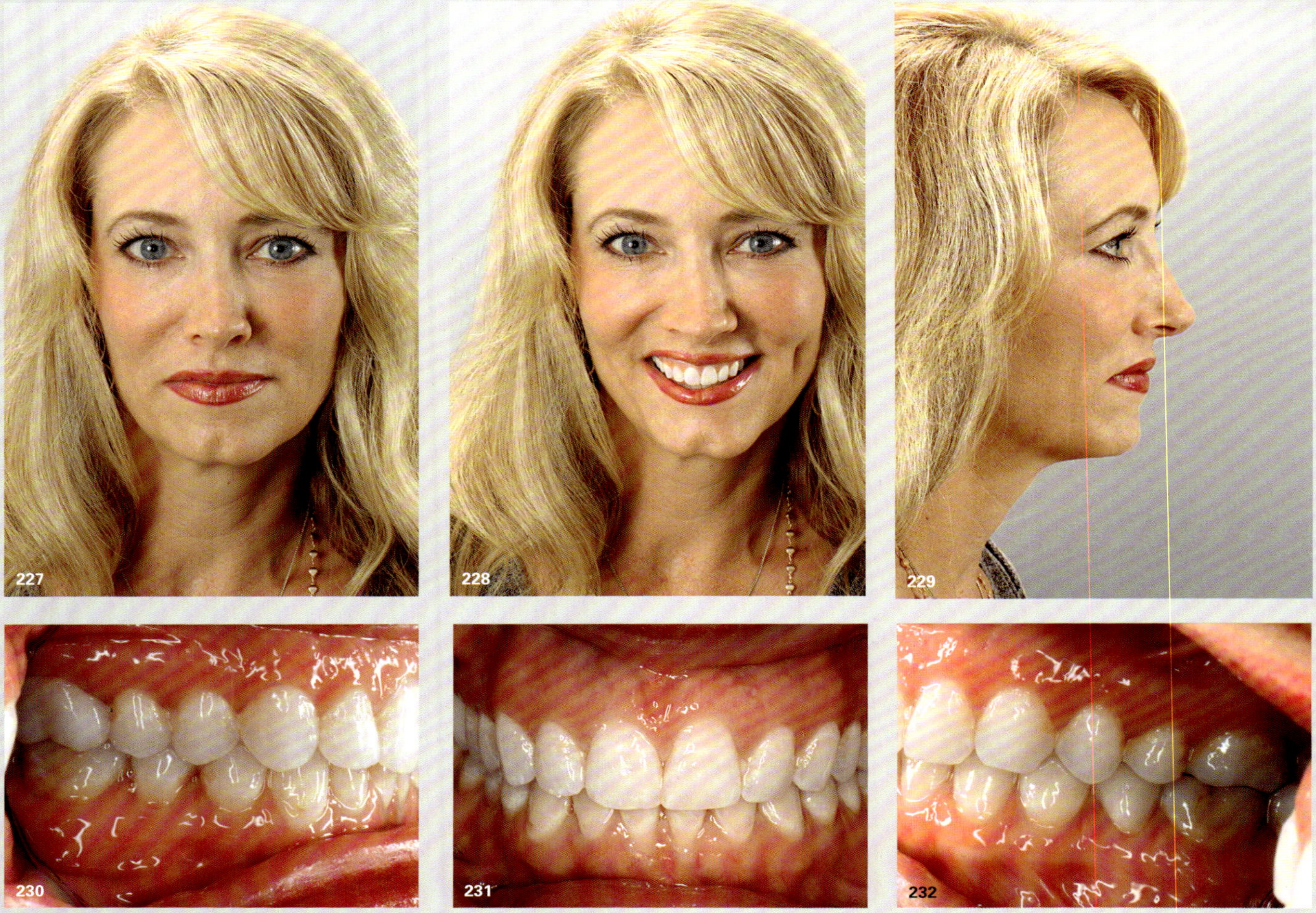

图3-227～图3-232 正畸治疗结束25年后，患者面像和口内像。

示我。我很少在青少年病例中使用预测阶段，因为对于青春期的患者，预测的准确性会低很多。相反，青春期后期生长基本完成后，预测会更加准确。

一旦患者决定进行鼻整形术，图像预测就不是特别必要了，因为我为她介绍的外科医生把鼻整形术当作艺术来对待。我也同意这种方法，因为鼻整形医生不受咬合参数的限制。大多数鼻整形外科医生要么通过教科书插图，要么通过他们治疗过的病例照片来解释他们的手术目的。在某些情况下，他们使用计算机成像程序，类似于为正畸医生开发的程序，但根据他们的使用进行了调整，就像我在美国伯明翰的同事们所做的那样。这就提出了一个重要的问题——如何协调所有这些治疗？我们将在第8章详细讨论这个问题。

在本章中，关于面部如何衰老以及早期决策的重要性非常有指导意义，可以看到25年后的随访图像展示了良好的面部美学和稳定的咬合关系，这些都经受住了时间的考验（图3-227～图3-232）。

总结

口腔专业人士所做的决策会影响孩子一生的面部外观。初级保健口腔医生对问题的识别和转诊时机，正畸医生对衰老和生长完成的全面了解和长期规划，是维持面部和微笑持久美学特征的基本出发点。

成人终身美学的策略

根据2018年AAO患者普查/经济调查，大约33%的正畸患者是成年人。当然，取决于患者的主诉和治疗需求，治疗计划应该始终反映医生对面部长期变化的了解。

病例1：通过增加牙齿体积来增加唇部支撑

正如我们在青少年中所证明的，有足够的牙周支持的成年人，前移切牙以增加唇部支撑。下面的例子很好地诠释了我在理念上的转变。

这名女性第一次见到我时40岁（图3-233～图3-240），主诉是牙列拥挤。当时，我向她推荐了拔除4颗前磨牙的治疗方案，经过考虑，她拒绝了这个方案。8年后她再次复诊（图3-241～图3-248），牙齿几乎没有变化。我看到她的面部变化，经过慎重考虑，决定前移切牙以提供更多的软组织支撑，并考虑牙周移植而不是拔牙以及减少唇软组织支撑的相关负面影响。患者下颌切牙唇侧有相当厚的角化组织（图3-249），所以我认为通过前移切牙来排齐牙齿是安全的。虽然治疗后她的牙周组织变薄，但没有发生骨开窗。这可能通过两种机制来解释：第一种是有利的牙周表

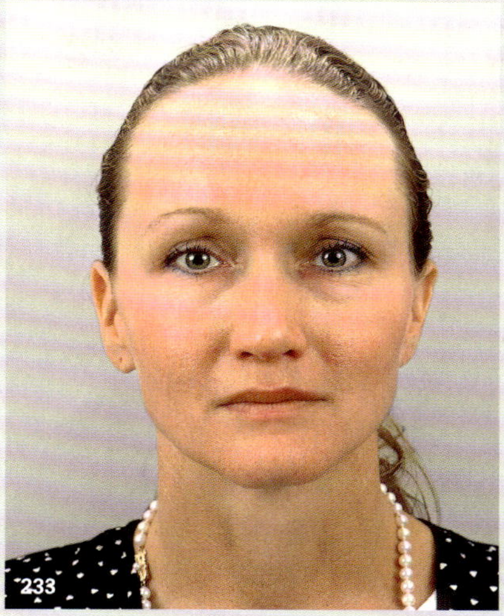

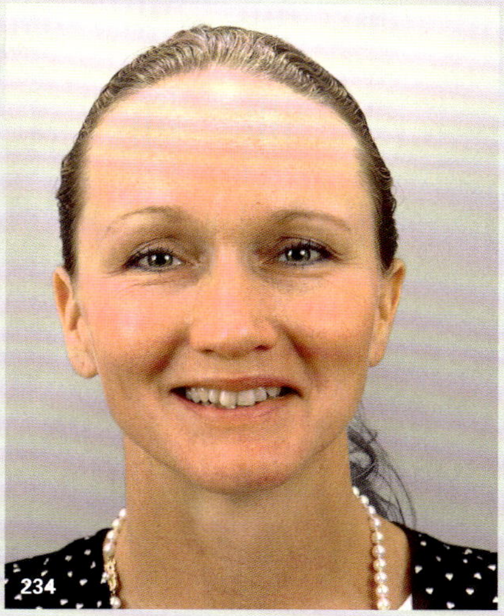

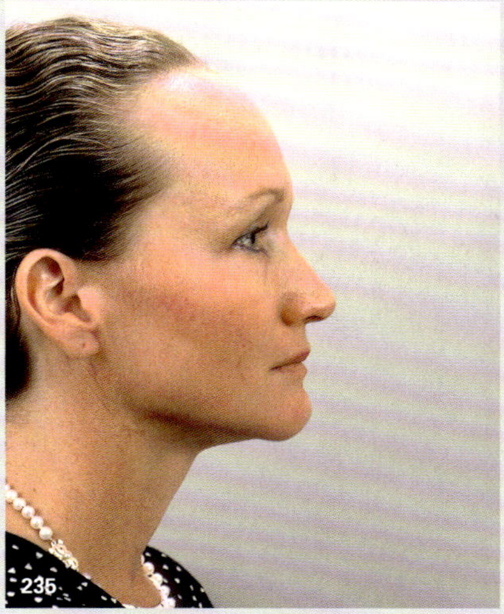

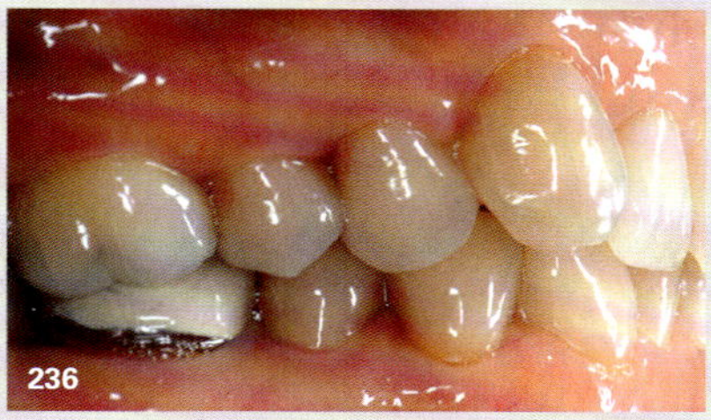

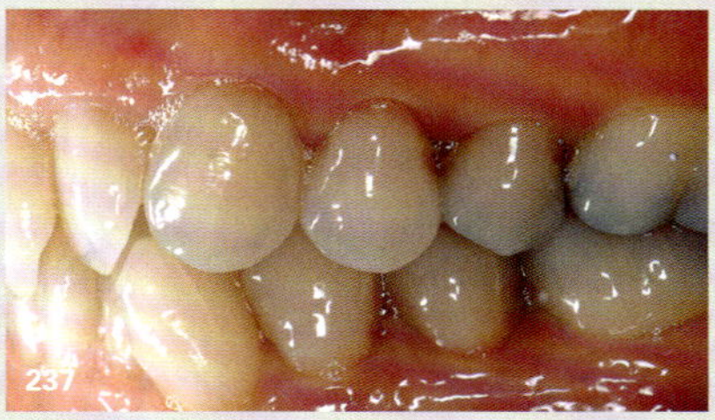

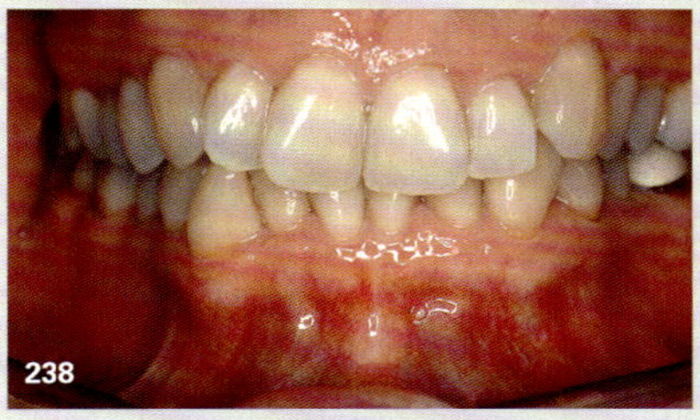

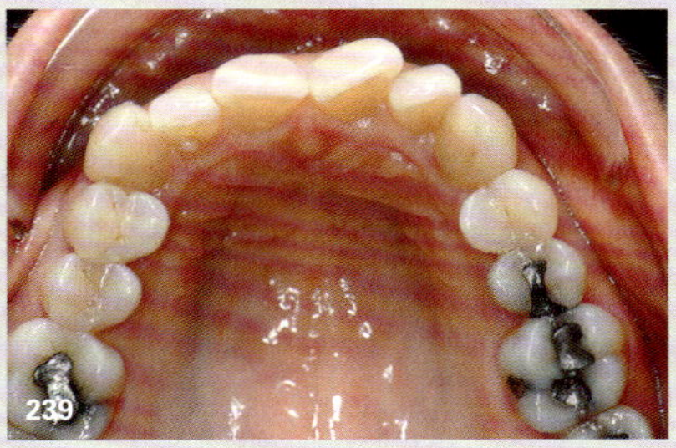

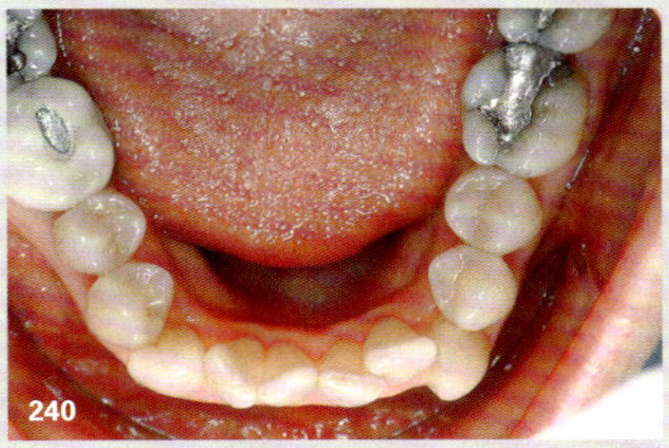

图3-233～图3-240 这名女性在40岁时自行转诊至正畸专科，主诉牙列拥挤。当时，我觉得拥挤的情况非常严重，所以我建议拔掉4颗前磨牙并进行正畸治疗。她和丈夫决定不接受任何治疗。

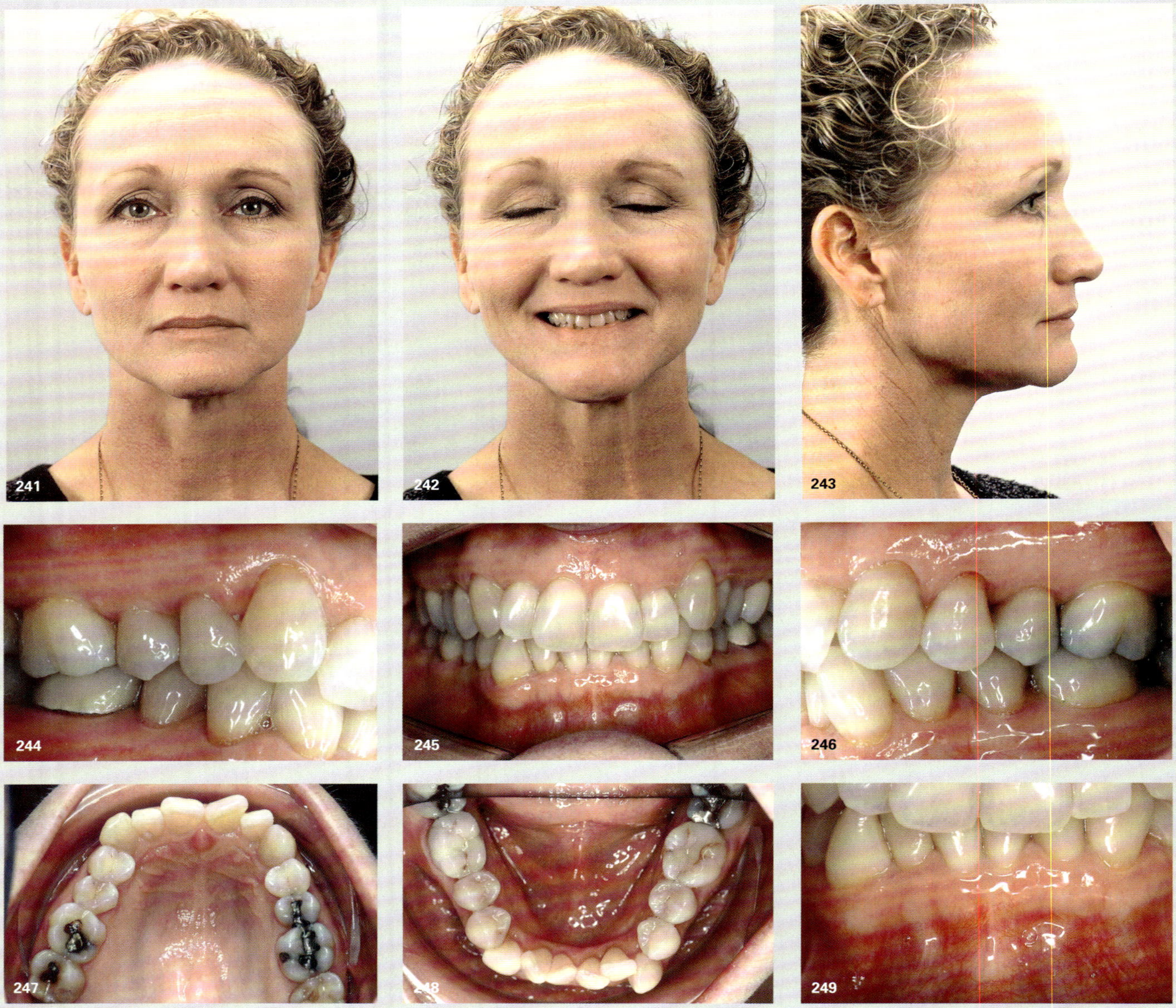

图3-241～图3-248 8年后她回来了，她的牙齿基本没有变化，但一些面部衰老的迹象已经出现。这时，我对之前拔除4颗前磨牙的计划进行了重新考虑，更倾向于扩大她的弓形和增加唇部支撑，并需要终身保持。

图3-249 我确信，下颌切牙唇侧的厚角化组织将允许下颌切牙前移。

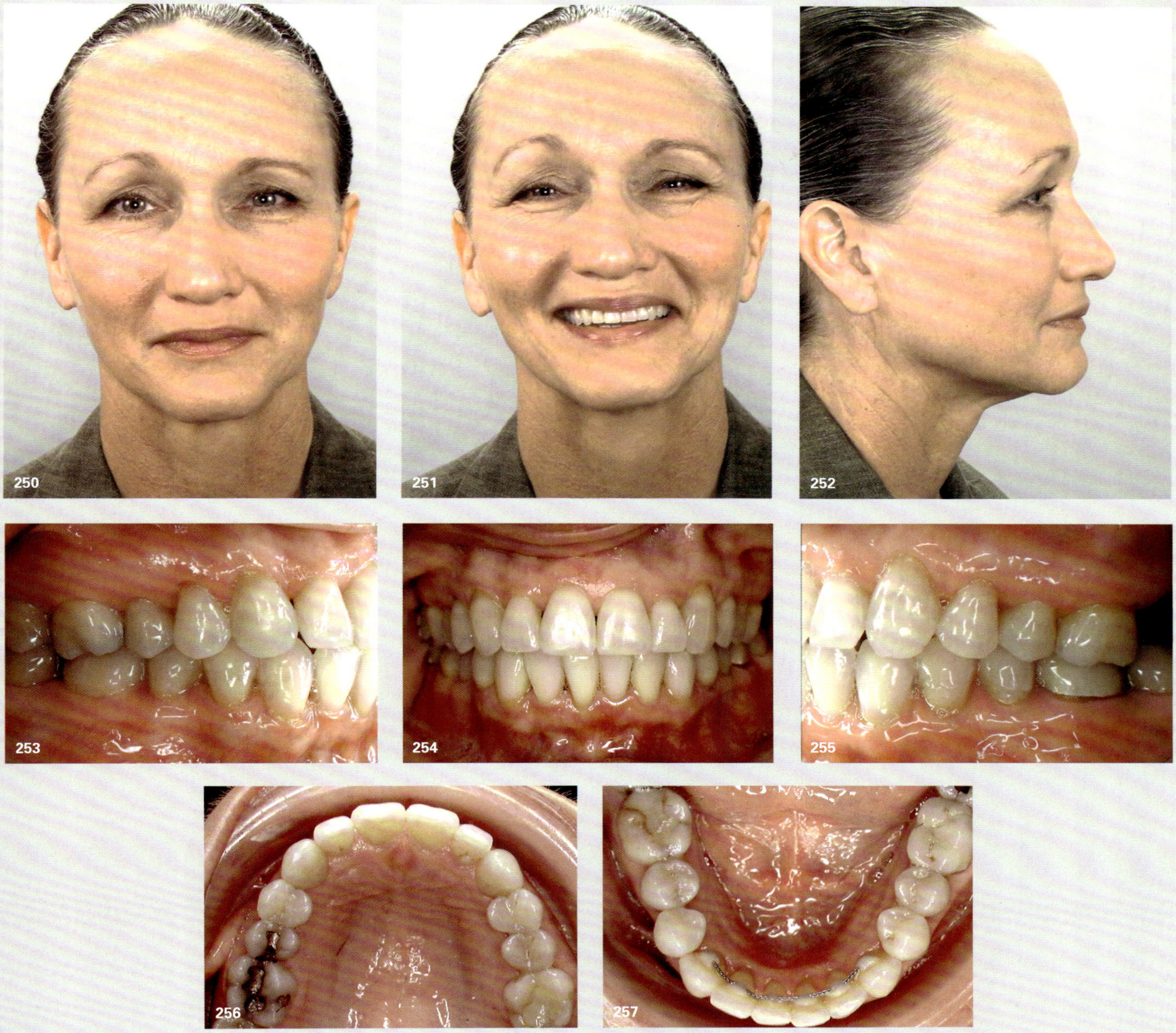

图3-250～图3-257 她的正畸治疗过程并未减数，而她的切牙前移增加了唇部支撑，获得了良好的唇红暴露量。

型；第二种是切牙向前倾斜，而不是整体移动。这样的结果是牙冠唇向倾斜，根尖舌侧移动，尽量保持牙齿在牙槽骨内。增加的唇部支撑和由此增加的唇红暴露量令人印象深刻（图3-250～图3-257）。但是，时间并没有停止，11年后，她表现出更多的衰老迹象（图3-258～图3-260）。那么这是徒劳的努力吗？绝对不是。如果她的软组织没有得到改善，那么在她61岁的时候，衰老会更加严重。

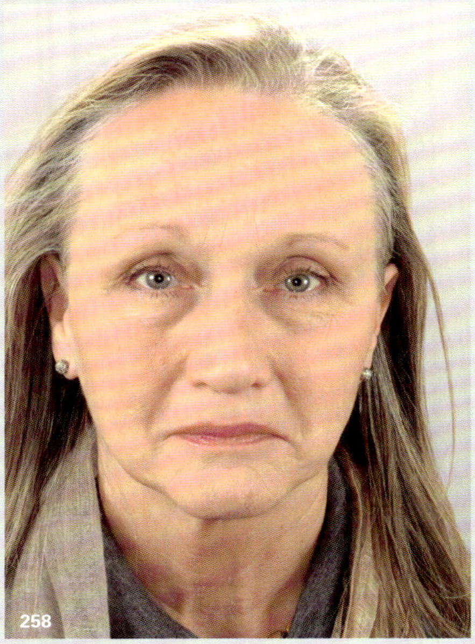

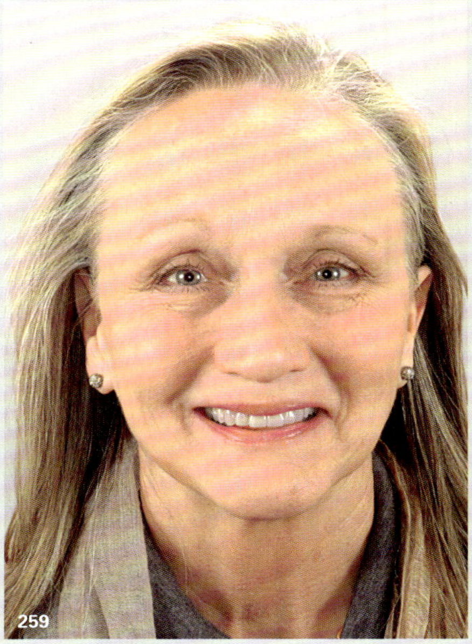

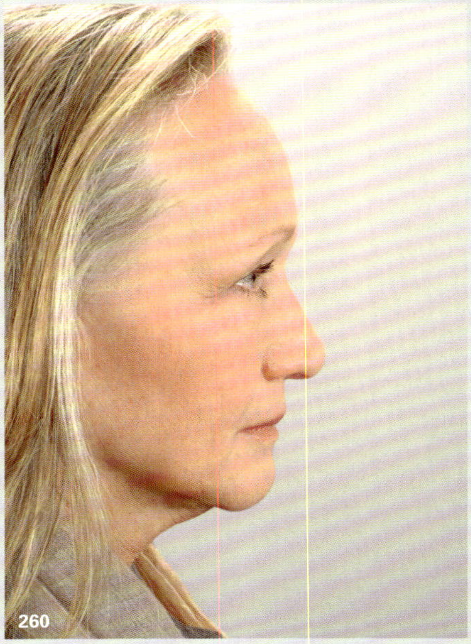

图3-258～图3-260 正畸治疗结束11年后，她显示了如预期的衰老迹象。

病例2：通过正颌手术增加骨量

这名37岁的女性患者希望改善她的鼻唇形态，来到整形医生门诊咨询。整形医生推荐她选择充填物或者其他丰唇方案。但是，当告知她做完唇部充填治疗后可能出现的暂时或者永久性的副作用后，整形医生建议她咨询正颌手术结合软组织手术的可能性。

我之前已描述过正颌手术在增加骨量上的贡献。相较于使用充填材料增加唇部体积，我更推荐正畸-正颌联合治疗前移上颌骨及下颌骨，为唇部提供更好的牙支撑作用，而不是在唇部充填人工材料，并且整形医生可以同时进行鼻部整形手术。

宏观美学评估

正侧面像评估（图3-261和图3-262），患者的面下部高度比例合理，但是她的鼻尖较低，唇红较薄。侧面像（图3-263）显示鼻尖较低，鼻唇角为锐角。患者侧貌平坦，骨性和牙性支撑不足，导致唇突度不足。

局部美学评估

患者下颌姿势位时唇丰满度不足，但是比例正常（见第4章对唇丰满度和理想唇部比例的进一步描述）。毋庸置疑，任何人看到她的唇都会用“薄”来形容。患者的微笑美学各因素都不错（图3-264～图3-266），笑线和谐，但上颌侧切牙稍短于上颌中切牙，尖牙与下唇线相交。她的上颌切牙暴露不足，颊廊面积稍大。上颌及下颌前移对减少微笑时颊廊面积的作用将在第4章详述。作为局部美学评估的一部分，需要拍摄患者完整微笑过程的面部视频，这样我们就可以将微笑动作分解为几个部分帮助进一步分析（图3-267）。因为很难在一次就诊中捕捉到患者“自然的”微笑。

治疗计划

患者的牙性关系为Ⅰ类，骨性关系为Ⅲ类，存在切牙代偿（图3-268～图3-272）。术前正畸计划为排齐牙列，协调弓形，并使用Ⅱ类牵引使切牙去代偿。我没有试图通过扩弓来解决颊廊过大的问题，

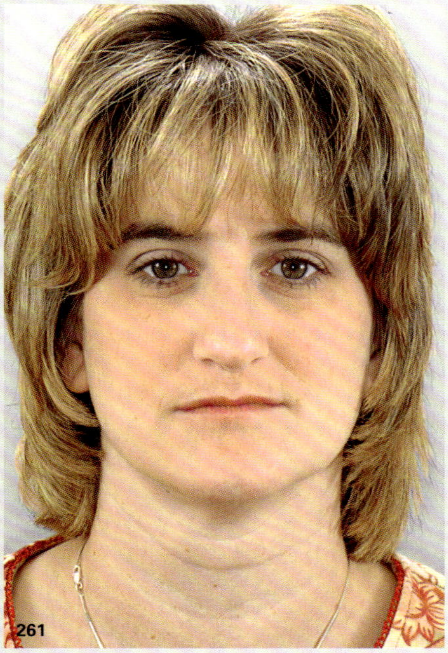

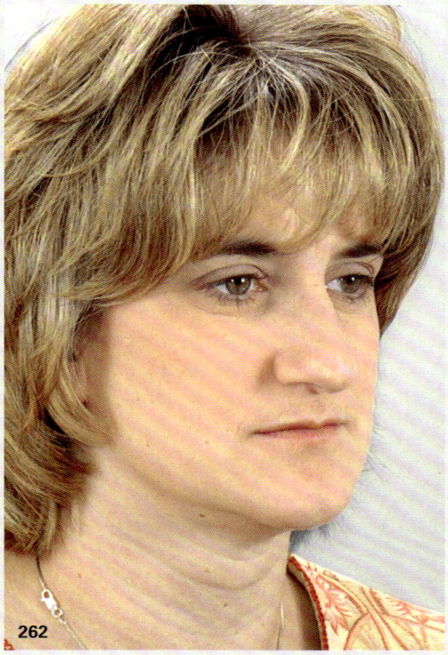

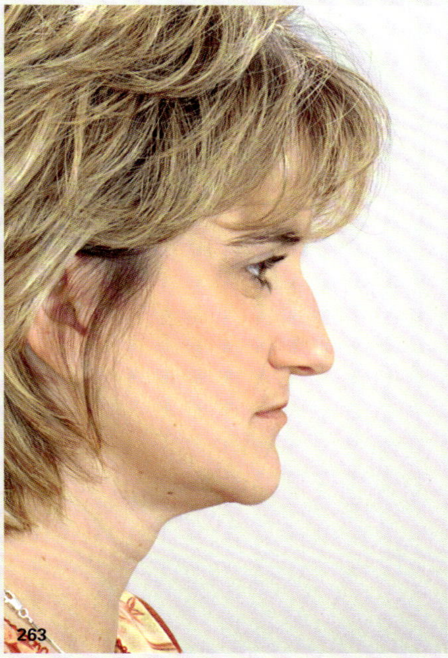

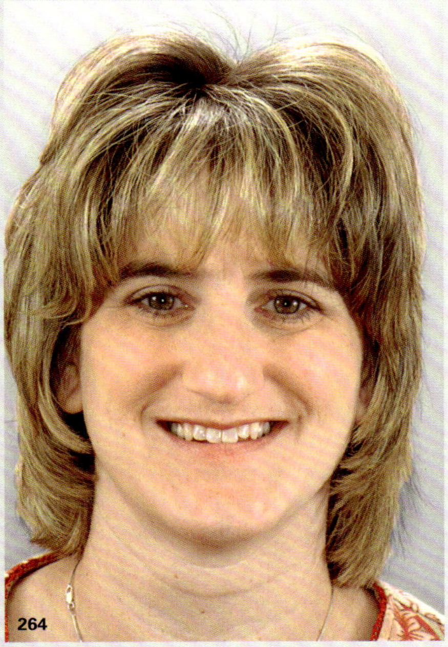

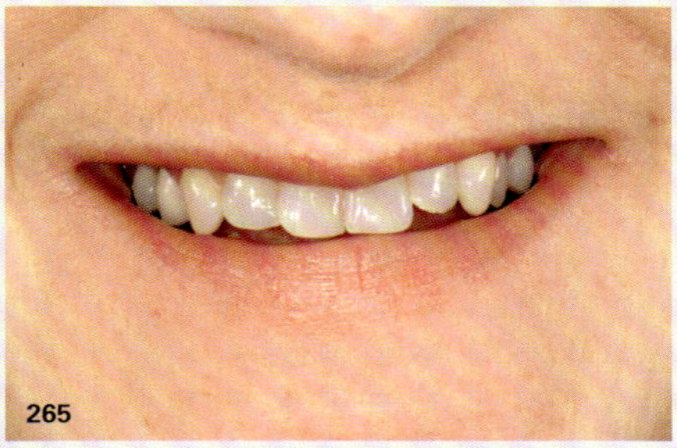

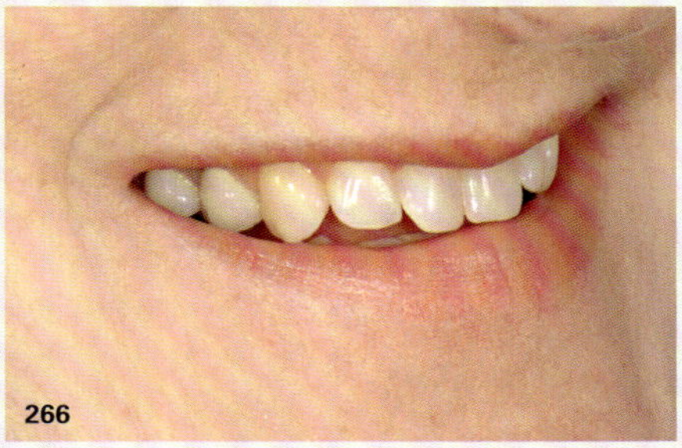

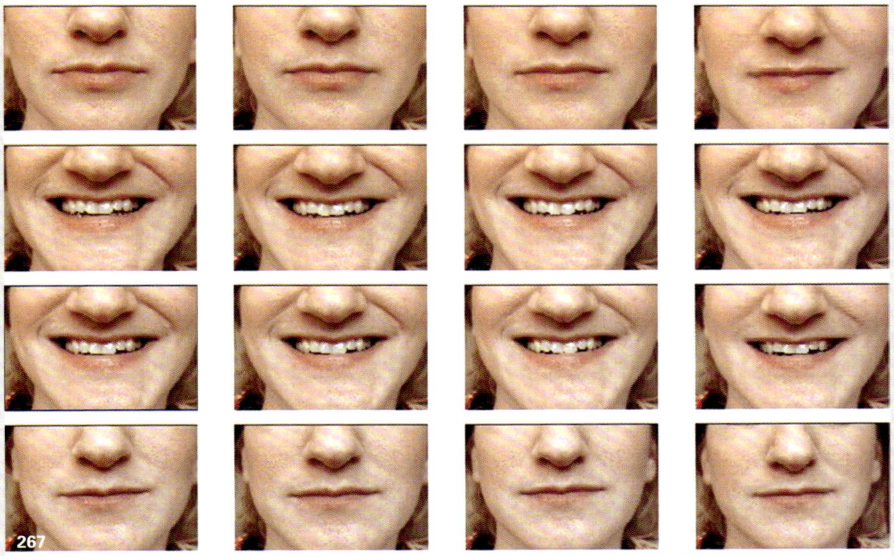

图3-261和图3-262 这名成年患者由整形医生转诊而来，患者希望改善唇薄的问题。唇部充填可能会有一定程度的帮助，但是整形医生觉得她应该再寻求口腔医生的建议，因为她的主诉与潜在的骨性问题相关。

图3-263 患者的侧貌很平，骨性和牙性支撑不足致唇丰满度欠佳。

图3-264～图3-266 她的笑线和谐，但上颌侧切牙稍短于其他牙齿，上颌切牙暴露不足，颊廊略大。

图3-267 拍摄患者微笑过程的视频图像，这样我们可以把视频分解，以确定获取可重复的微笑。

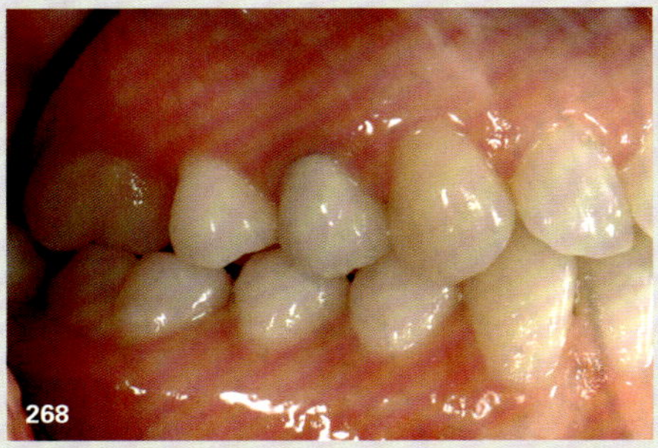

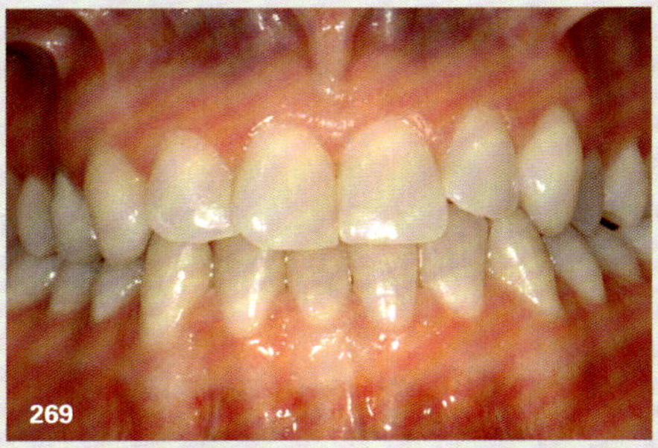

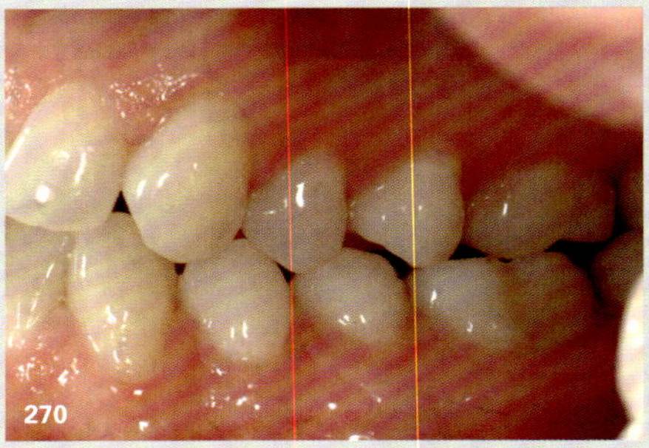

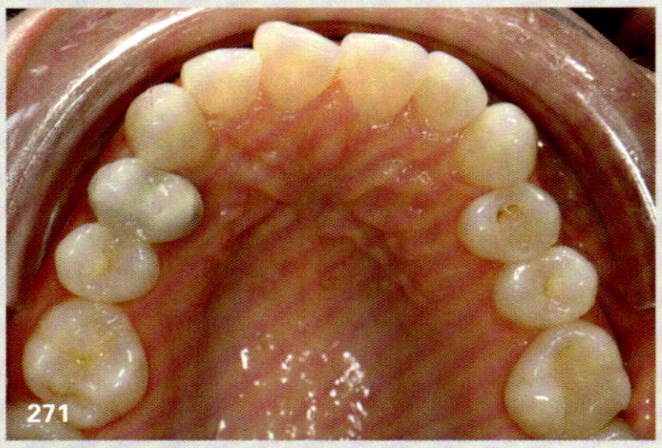

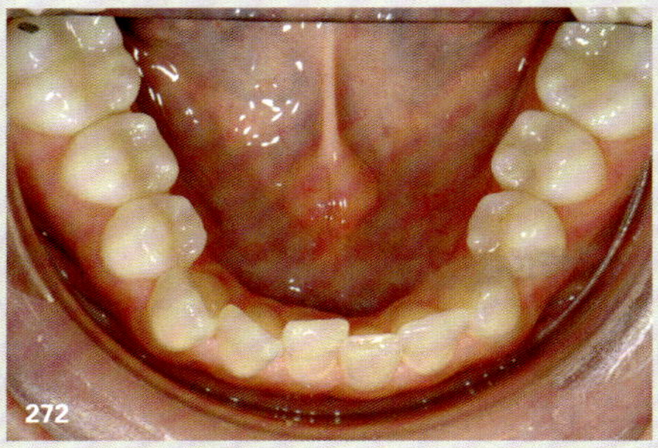

图3-268～图3-272 患者具有牙性Ⅰ类，骨性Ⅲ类关系，切牙存在代偿。

原因会在治疗总结的时候说明。术前正畸工作完成后，患者将进行正颌手术前移上下颌骨，同时设计上颌骨轻微前下旋转以增加切牙暴露量。鼻整形术也计划同时进行，多学科团队的配合协作完成了这些工作。

协同方案

一般来说，我接受转诊的患者时会进行一个完整的评估。会诊过程中，我们会用计算机成像来直观地讨论治疗方案和治疗目标，以展示患者可能预期的美学和功能变化。在这个过程中，我们会尽可能精确地量化移动。与患者的“协商”形成一个合理、精确的正颌计划。作为我们交流的一部分，初始资料（包含我对患者的初步印象和临床测量）将一并发送给团队，以便他们了解诊断基础（图3-273）。

一旦术前正畸治疗完成（图3-274～图3-278），我们会再次进行全面的临床测量，并制订最终的治疗方案（图3-279）。患者接受了最终的治疗方案后，我们便将这些治疗建议转给团队的其他成员（本病例还包括口腔颌面外科医生和面部整形外科医生），征得他们的同意并听取他们的意见建议。这些沟通是通过文字和我转化的图像来完成的，这样就可以确定资料的同步性。作为正畸医生，我与患者会面，从治疗的正畸部分开始，协调治疗方案有序进行。正畸治疗在大约6个月的时间内及时完成，我们门诊与口腔颌面外科医生预约，确定手术计划，并与整形外科医生预约手术时间。

计划是在医院进行正颌和面部整形手术。颌面外科医生将开始手术（上颌、下颌前移），在距离正颌外科手术完成约30分钟时，呼叫整形外科医生，以便他可以及时前往手术室。然后，颌面外科医生将患者“移交”给整形外科医生，整形外科医生将鼻插管改为口插管进行鼻整形术。我们没有进行软组织丰唇手术，因为我们认为她的双颌前移将会足够支撑唇部丰满度。

手术前初步评估表

姓名：________________________________ 日期 ________

下颌姿势位宏观美学评估，唇/切牙关系

面下部高度 50 %
中线：上颌/面中线 对正 上颌/下颌 对正 下颌/颏部 对正 颏部/面中线 ____ mm
上唇长度 19 mm
下颌姿势位上颌切牙暴露量 1 mm
微笑时上唇长度 17 mm
微笑活动度 21 %

动态微笑

水平向偏斜：右 无 左 无
微笑时切牙暴露量 6 mm
牙龈暴露量/微笑 0 mm
笑线：和谐 X 扁平 ____ 反向 ____ 过度 ____
切牙牙冠长度 10.2 mm
覆𬌗 10% 覆盖 0 开𬌗 ____
开口度 40 mm

手术建议：

上颌：上颌前移，前部下降

下颌：下颌前移，随上颌顺旋

颏部

其他：鼻整形术

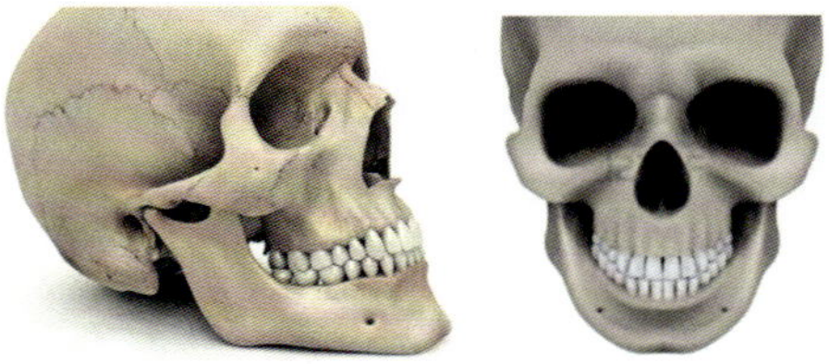

签名/日期

273

©David M. Sarver, Future Visions, DMD, MS

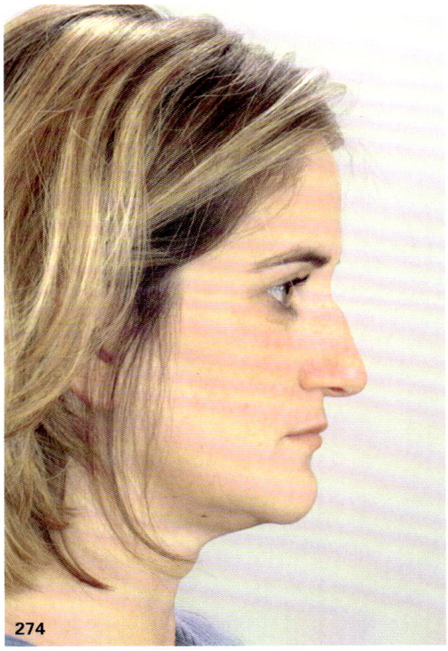

274

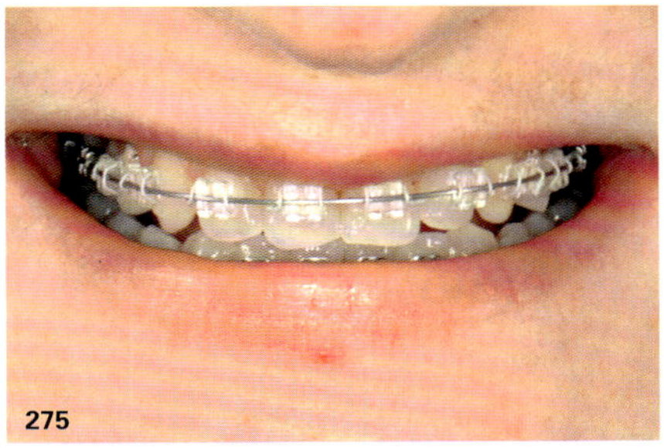

275

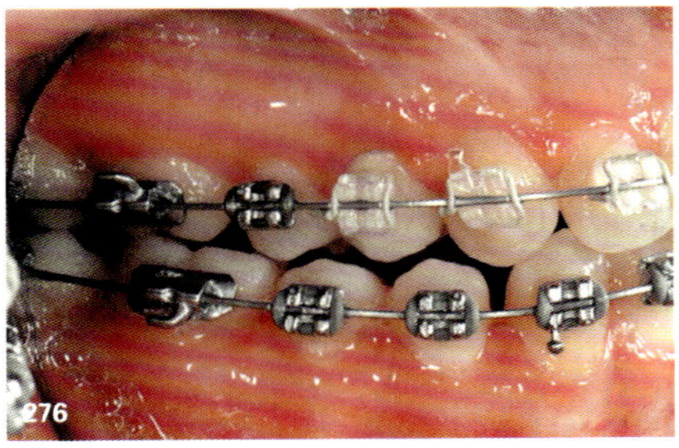

276

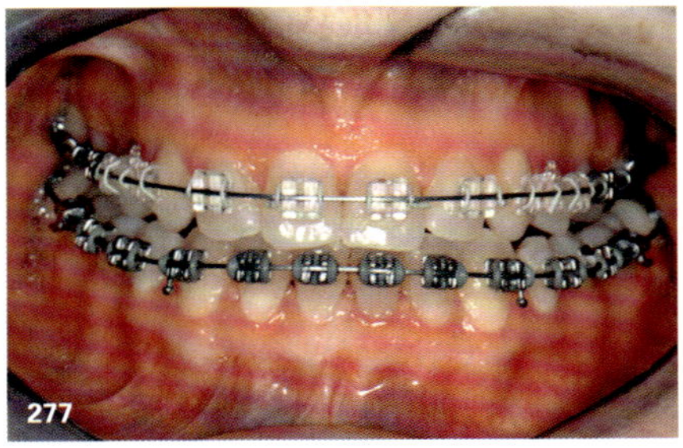

277

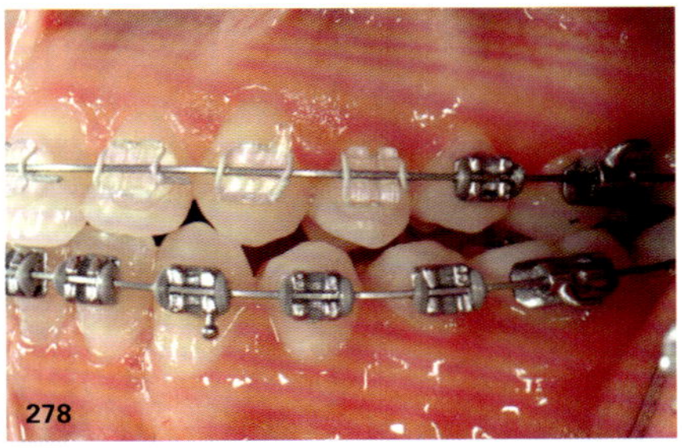

278

图3-273 我对患者进行了临床评估，然后使用数字化图像形象地展示出各项治疗选择，尽可能精确地量化移动。一旦我们就总体治疗方案达成一致，一份包含我的初步印象和临床测量结果的初始文件就会发送给多学科团队的所有成员。

图3-274～图3-278 术前正畸治疗完成后，去代偿导致Ⅱ类骨性关系的“显露”。

手术前最终评估表

姓名：________________________ 日期 ________

下颌姿势位宏观美学评估，唇/切牙关系

面下部高度___50___%

中线：上颌/面中线__对正__上颌/下颌__对正__下颌/颏部__对正__颏部/面中线__对正__mm

上唇长度___19___mm

下颌姿势位上颌切牙暴露量__2__mm

微笑时上唇长度___17___mm

微笑活动度___21___%

动态微笑

水平向偏斜：右__无__ 左__无__

微笑切牙暴露量___7___mm

牙龈暴露量/微笑___0___mm

笑线：和谐___X___ 扁平________ 反向________ 过度________

切牙牙冠长度___10.2___mm

覆𬌗___10%___ 覆盖___0___ 开𬌗________

开口度___42___mm

手术建议：

上颌：上颌前移5mm，前部下降3.5mm，上颌分块水平向扩弓2mm

下颌：下颌前移以匹配下颌骨

颏部

其他：鼻整形术

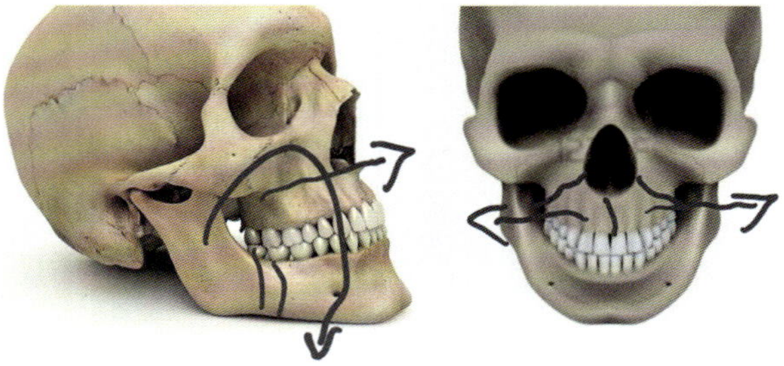

©David M. Sarver, Future Visions, DMD, MS

图3-279 当术前正畸阶段完成时，我再次重复整个临床测量过程，最终版治疗决定总结在最终的手术前文件中，并提交给多学科团队。

在门诊手术中心康复后，患者被转移到附近一家酒店，那里有专门设计的康复套房，家庭成员可以住在套房的另一个房间里，套房里有小厨房、电视、电话和互联网。我们建议患者雇一名夜班看护（从和我们一起工作的护士们中挑选）来照顾患者，定期清除口腔中多余的唾液和血液，并保持鼻内部的清洁。护士还定期更换冷、热敷料，以促进愈合和减少肿胀。我们的目标是使整个过程尽可能地舒适。患者在医院过夜，第二天一早出院回家，这满足门诊23小时保险的要求。

我让患者在手术后1周复诊，拍摄一套头颅定位侧位片和全景片。主要是基于以下3个方面的考虑：①通过术前和术后的头影重叠，我们可以评估手术是否尽可能接近所设定的治疗目标。如果手术结果有所偏差，有时间开始做出反应。②术前和术后的头颅定位侧位片重叠，还能让我看到我和患者拟定的治疗方案是否真实。③如果患者未感到不适，我们可以利用这个机会开始进行术后正畸治疗，而不是再等2～3周，帮助缩短术后治疗时间。

最终结果

治疗结束后，她的唇丰满度和唇红暴露量显著增加（图3-280～图3-285）。45° 侧面像显示出鼻整形术为面中部带来的改变。面部轮廓变化显著，颏-颈角、颏颈距离和轮廓都得到了改善，唇丰满度，鼻尖位置和鼻型也得到了改善。

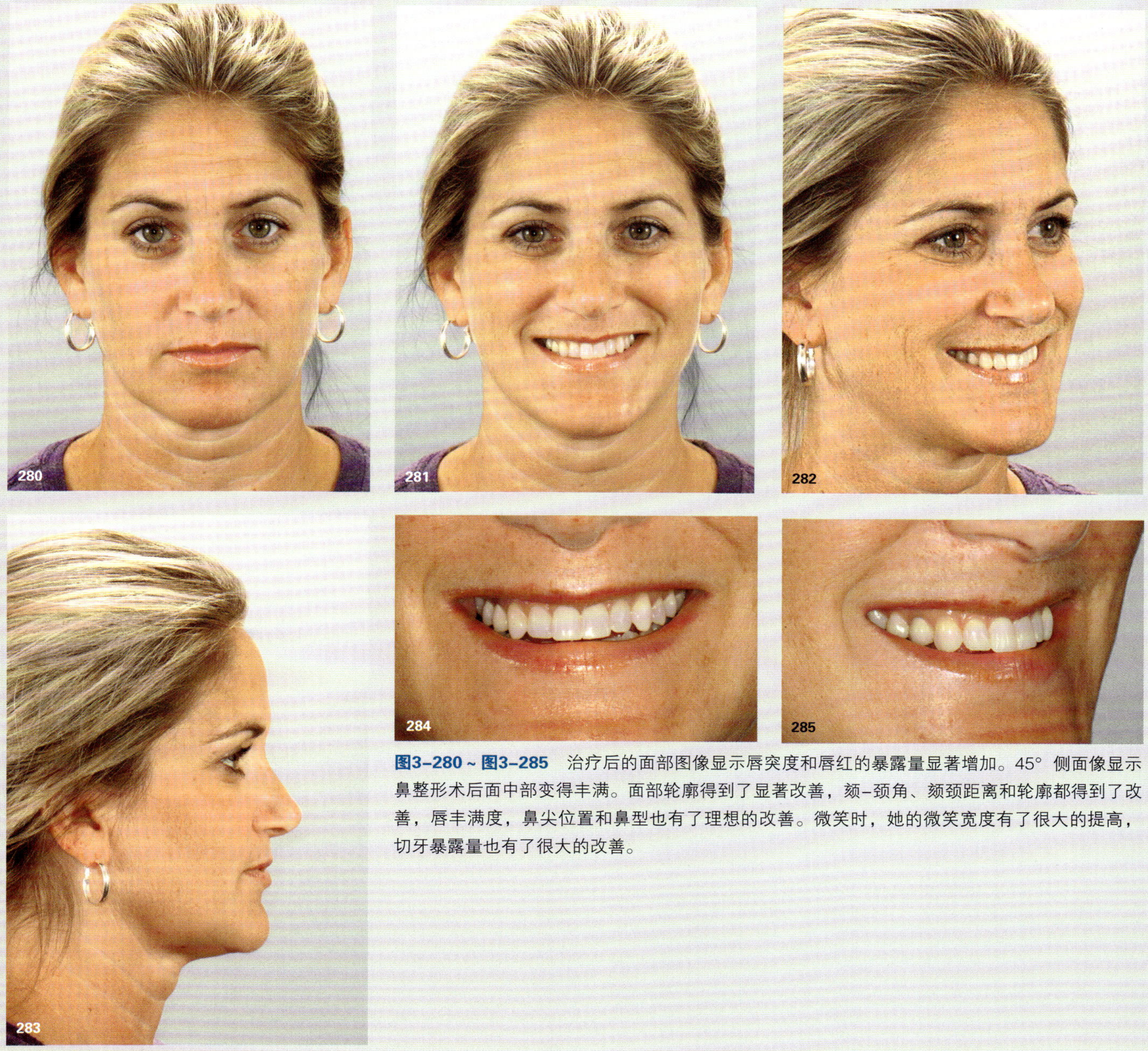

图3-280～图3-285 治疗后的面部图像显示唇突度和唇红的暴露量显著增加。45°侧面像显示鼻整形术后面中部变得丰满。面部轮廓得到了显著改善，颏-颈角、颏颈距离和轮廓都得到了改善，唇丰满度，鼻尖位置和鼻型也有了理想的改善。微笑时，她的微笑宽度有了很大的提高，切牙暴露量也有了很大的改善。

她最后的咬合关系如图3-286～图3-290所示。

微笑宽度的增加也是她治疗结果的一个重要特征。向前方移动后，更多牙列的部分进入了颊廊的空间（图3-291）。

病例3：组建扩展的多学科团队

这名52岁的女性因担心由于衰老和磨牙症引起的牙齿损伤而被口腔医生转诊（图3-292～图3-296）。她有明显的深覆船，前后牙齿有明显的磨损。回顾我们得出最终治疗方案的过程是很有用的。

宏观美学评价

下颌姿势位时（图3-297），患者面下部高度较短，外观“过度聚合”。唇红暴露量不足，鼻唇沟深，还有整形医生所说的木偶纹。这些线条从鼻唇沟与外侧口角的交界连接到面颊下垂的下颌，强化了

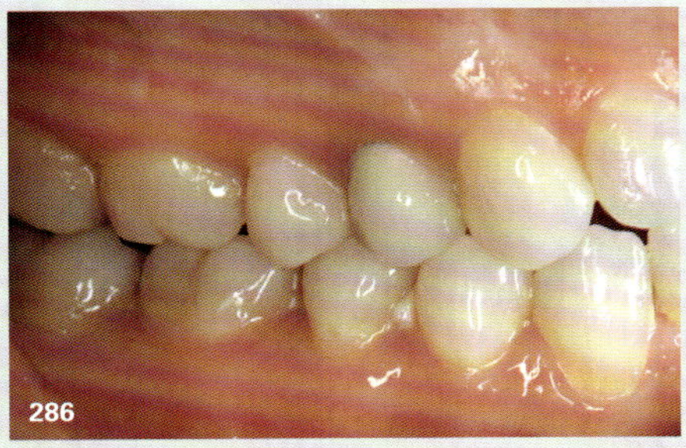

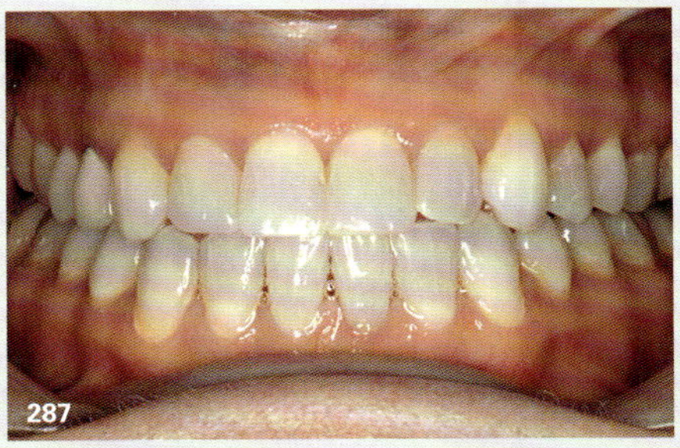

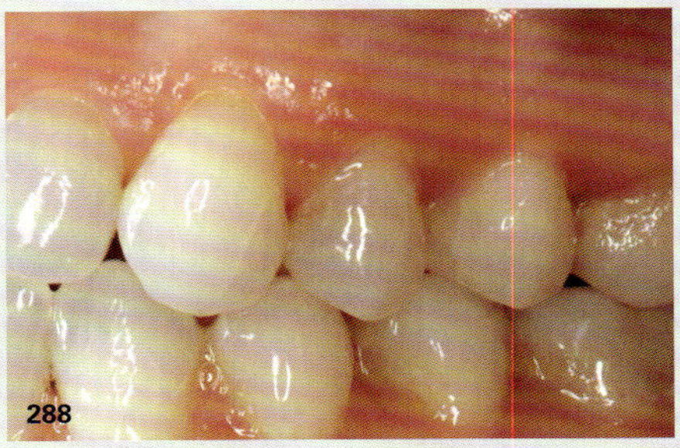

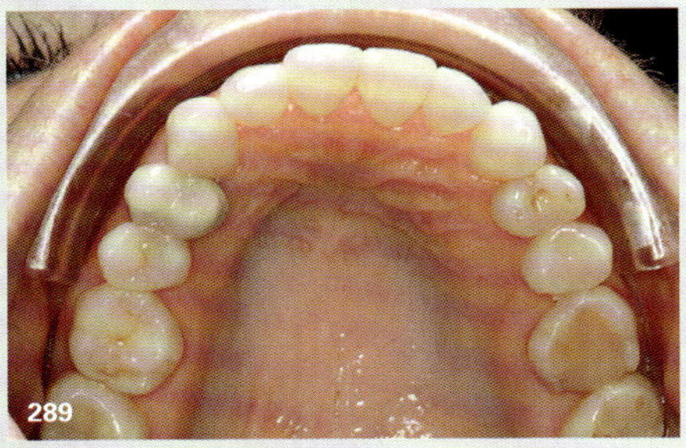

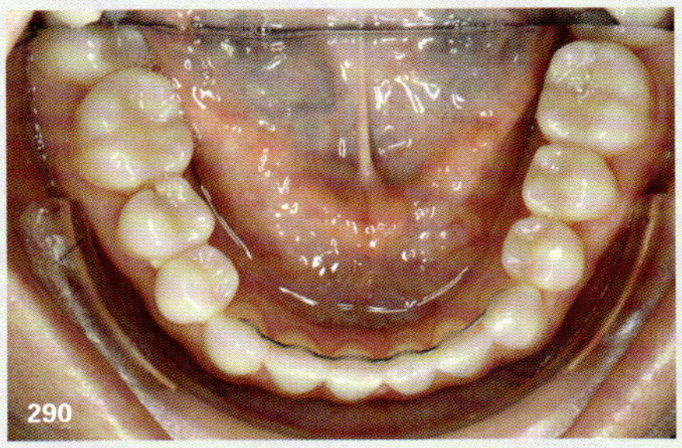

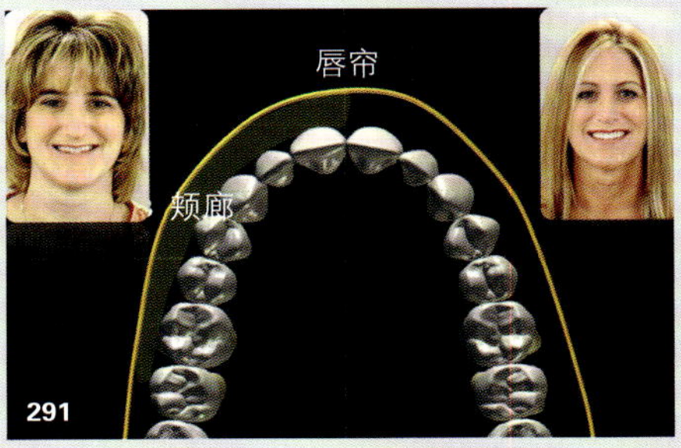

图3-286～图3-290 她最后的咬合关系非常好。

图3-291 颌骨的前移是如何改善颊廊的？把唇软组织想象成窗帘的帷幕，把颊廊想象成唇窗帘和牙列之间的体积。向前移动牙齿可以将更多的牙列移动到那个体积中，从而减少颊廊的体积并用牙齿填充它。

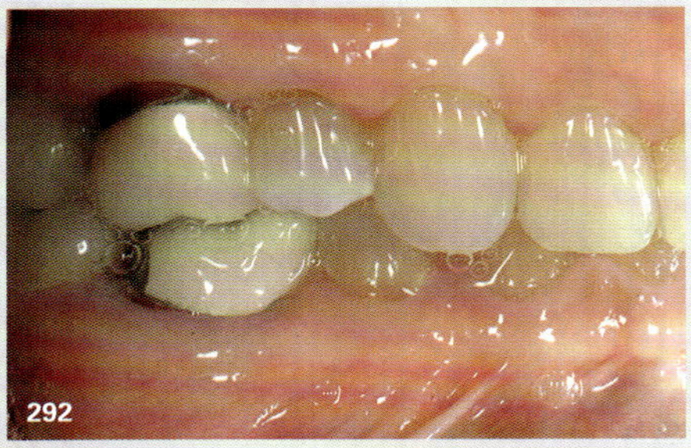

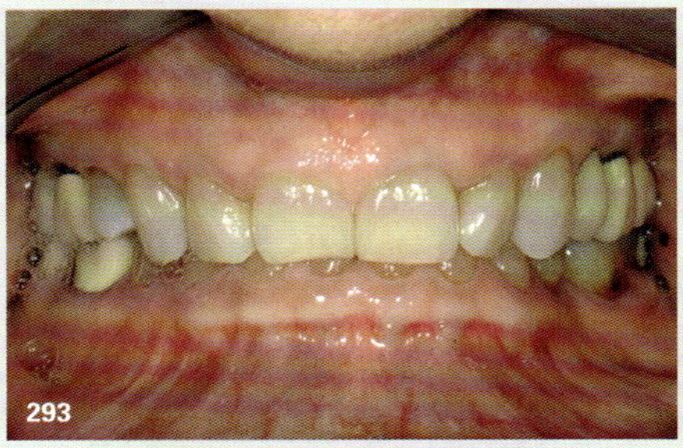

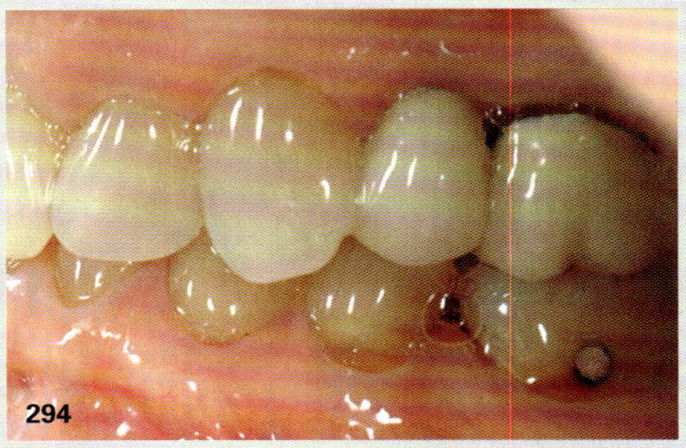

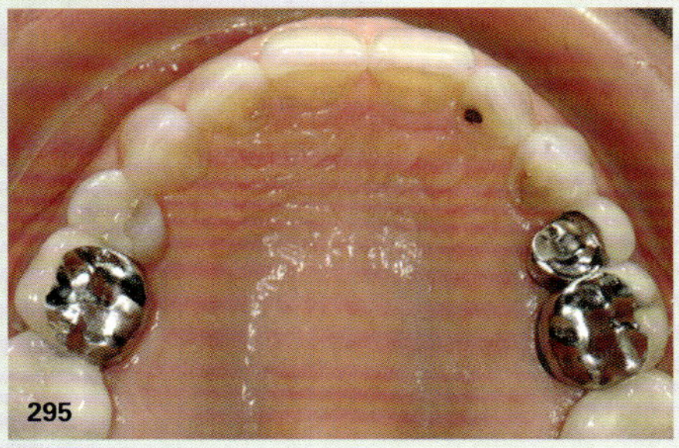

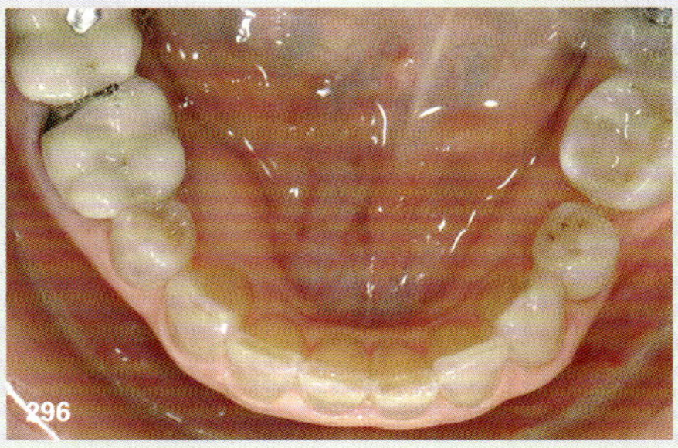

图3-292～图3-296 这名女性被转诊是因为她担心衰老和磨牙症对她的牙齿造成损害。

口角向下的外观，她用语言描述为“我看起来像一直皱着眉头，人们都以为我在生气。”患者微笑时切牙暴露不足（图3-298）。侧面像，患者相对González-Ulloa线双颌突出，下颌角和颏下区软组织松弛（图3-299）。

局部美学评价

患者下颌姿势位时，上颌切牙暴露量不足；微笑时，面下部垂直高度不足。我们需要让她做鬼脸才能暴露出牙齿（图3-300和图3-301）。

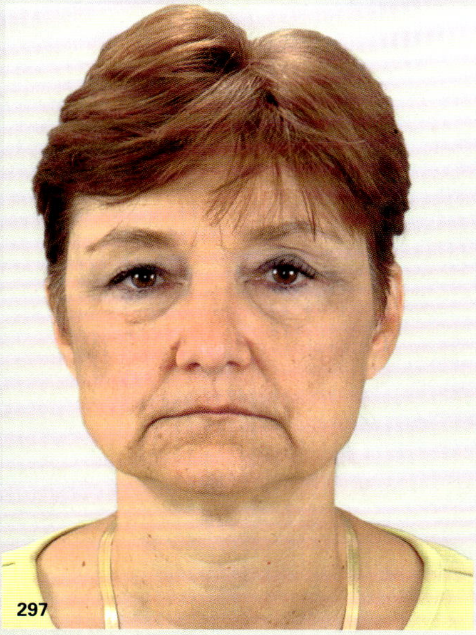

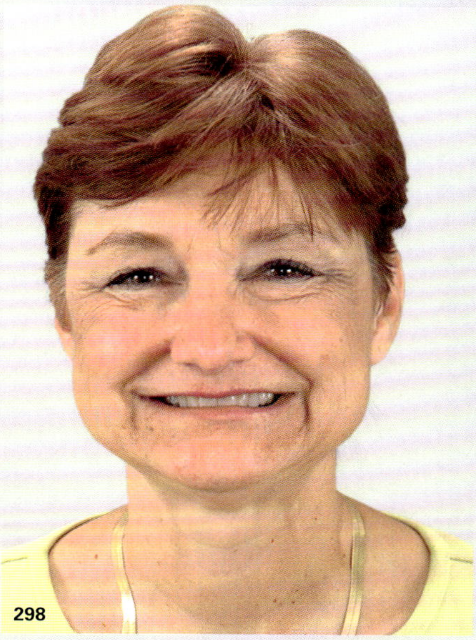

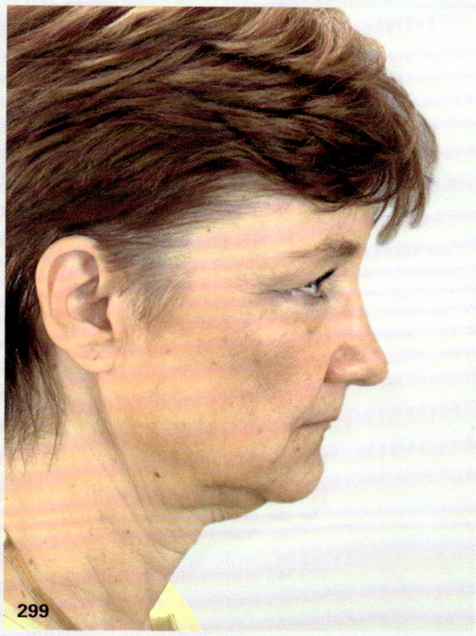

图3-297～图3-299 她的面下部高度较短，外表过于“聚合”。薄唇和深鼻唇沟等衰老特征也是她担心的问题。

图3-300和图3-301 临床检查从测量微笑时的上前牙开始。她的切牙暴露不足，我们几乎必须让她做鬼脸，才能量到牙齿的暴露量。

图3-302和图3-303 切牙冠宽长比基本上是1：1，中切牙宽8.5mm，高7.5mm。

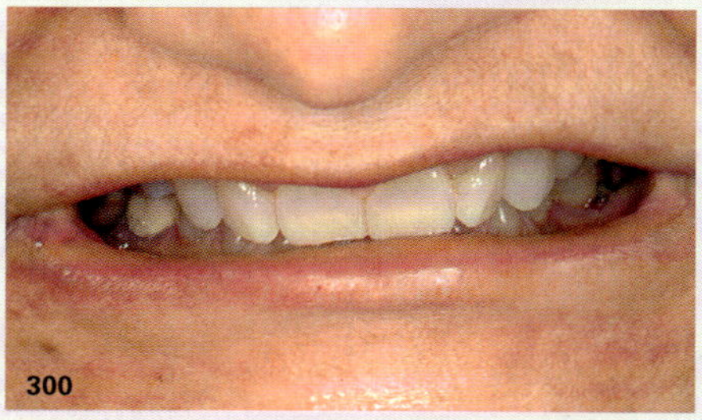

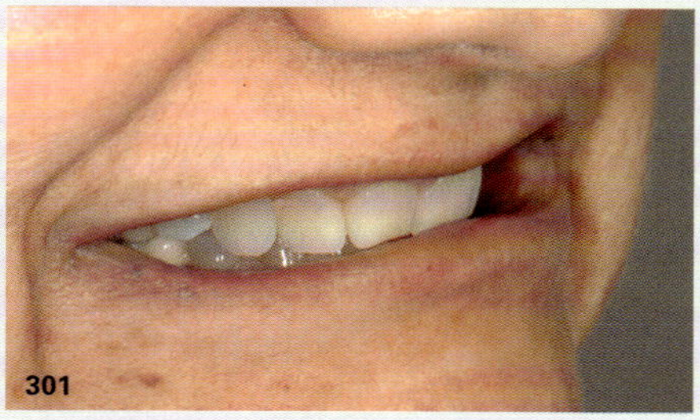

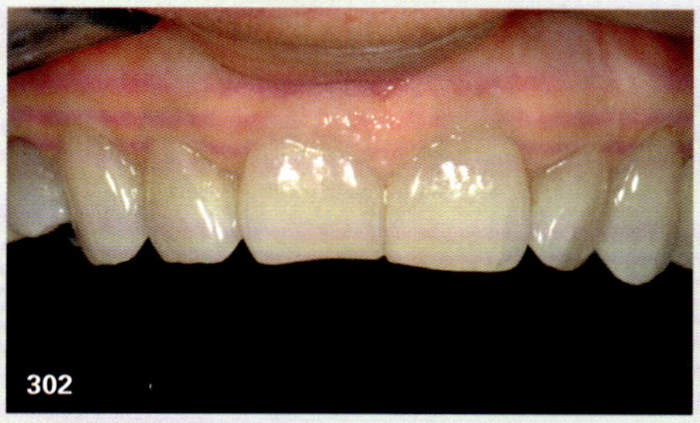

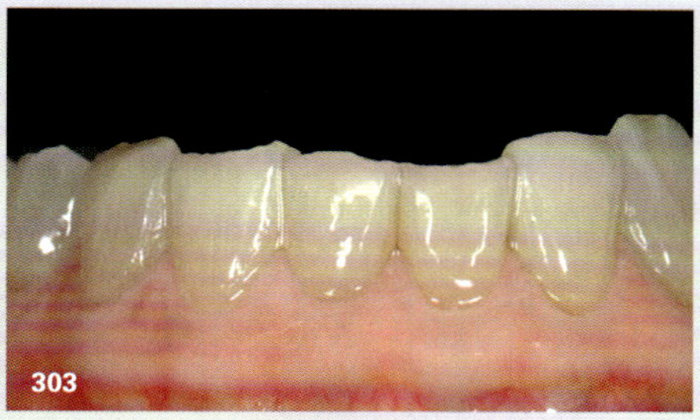

微观美学的评价

切牙冠宽长比基本为1：1，中切牙的宽度为8.5mm、高度为7.5mm（图3-302和图3-303）。这导致她与自己的口腔医生和我们团队其他成员进行了大量的讨论，以确定合适的治疗顺序。这看起来不应该是一个很难的决定，因为通常在这种情况下最后需要修复治疗来收尾。这可能是全口咬合重建治疗计划中唯一的治疗阶段，包括通过后牙冠修复及上下颌切牙冠修复打开垂直咬合。但正如你将看到的，对这个病例更全面的评估和方法使我们以一种更好的面部软组织改善方式进行治疗。

治疗计划

显然，我们的患者有很多选择可以考虑。她可以用牙冠/贴面进行全口修复，打开咬合，恢复牙齿外形。但在我们讨论她的宏观审美关系时，她表示希望在下颌姿势位时和微笑时都能改善自己的容貌。为了做到这一点，她需要结合硬组织

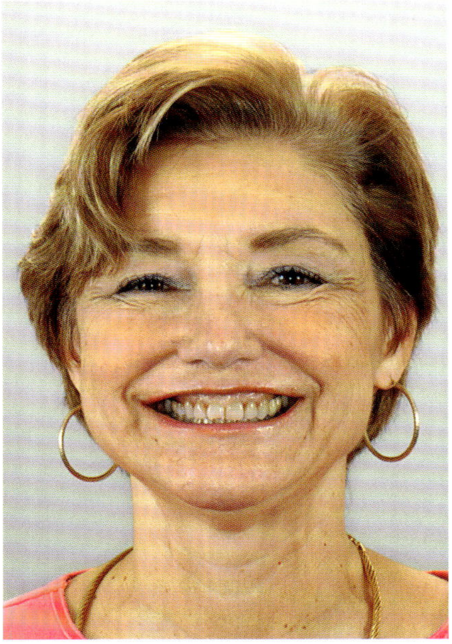

图3-304 术后面像。上颌骨向下旋转，拉长了面下1/3，从而产生了一个露龈的微笑。这是预期的，并计划通过牙冠延长和修复治疗进行矫正。

和软组织的改变，从通过上下颌前移增加她的骨骼体积开始。这将改善她的侧貌，增加牙槽骨对唇部的支持，从而增加唇红的暴露量。除了上颌向前移动，我们还计划进行上颌前部向下旋转以增加面下部高度。这也将增加切牙暴露量，并通过增加面高来改善木偶纹，这样软组织就不会被压缩而显得垂赘。

经过协商后，我们确定了以下治疗顺序：

1. 正畸排齐牙齿和协调牙弓形态。
2. 正颌外科手术，双颌前移和上颌骨前部下旋，以增加切牙暴露量和面下部高度。
3. 术后正畸，直接从正畸装置过渡到修复治疗。与转诊口腔医生仔细协调，以便在正畸装置拆除和修复治疗之间不耽误时间。在这种情况下，口腔修复医生计划在患者允许的情况下尽可能多地进行前牙冠修复，但不会在后牙使用过高的牙冠。

术前正畸治疗需要6个月。在与外科医生会诊时，主要的操作是很明确的，但这个病例的情况更复杂一些。要知道，她的牙冠长度很短，当上颌骨向下移动时，最为关键的是确定上颌切牙的垂直位置。从某种意义上说，这反映了我们想要围绕上颌切牙的位置制订治疗计划，因为上颌切牙垂直向和水平向的位置及最终暴露量主导了整个治疗计划。但在这种情况下，我们必须与口腔修复医生一起考虑最终的修复方案，因为他制作牙冠的方式将决定切牙切缘的位置，从而影响正常的下颌姿势位和笑线目标。她8mm的牙冠长度仍然是一个问题，如果我们调整上颌骨的垂直位置，使切牙的牙龈边缘与微笑时的上唇重合，那么修复阶段可能会导致切牙牙冠尺寸不合适。

我们考虑了先修复上颌切牙的方法，这样我们就能知道上颌应移动的位置，但这将进一步加深切牙深覆殆，让正畸矫治器的放置变得困难，使术前正畸极具挑战性。牙周会诊后，牙周医生认为，如果术后要接着进行修复治疗，患者有足够的空间做冠延长术，所以我们决定通过外科手术将上颌切牙切缘下移至接近微笑时的下唇位置，并把它们放在理想的笑线上。我们明白这些移动会导致微笑时过度露龈（图3-304），我们在正颌手术术后将实施冠延长术，以获得正确的牙齿比例，完整的切牙暴露和理想的笑线。

按照既定的治疗顺序，在颌骨手术后不久，患者立刻进行了牙周牙龈和骨的冠延长术，同时继续佩戴正畸矫治器。当牙周稳定后，我按照惯常的方式与口腔修复医生进行协调，也就是说，我们帮她拆除矫治器后，直接让患者去修复医生那里进行牙体预备和临时修复，不需要使用正畸保持器一段时间，因为修复体本身就可以提供完整的保持效果。

当她完成了正畸-正颌手术、冠延长术和修复治疗（图3-305～图3-309）后，随着面部高度增加和软组织支撑得到了改善，她的面部外观显得更加年轻。上下颌前移和牙齿支撑的增加使她有更多的唇红暴露量，上颌骨前部下旋使微笑时上颌切牙能暴露完全，并具有适当的切牙冠比例与和谐笑线（图3-310～图3-314）。

她的故事还不止于此。她从面部的改善获得了极大的鼓舞，修复治疗结束后不久，她走进来问："接下来做什么？"我立刻明白了她的意思，并把她介绍给面部整形外科医生，咨询可能的除皱（面部拉皮）、丰唇和眼睑成形术（上下眼睑手术）。接下来是一个有趣的故事。她和面部整形外科医生约谈后，没有预约就直接来到我的门诊想见我。我们在咨询室见了面，我问她我能为她做些什么，她说："我需要问你一个问题。""好吧，什么？"我回答道。"我可以支付眼睛整形费用，但我不能同时负担眼睛整形和面部拉皮手术费用。我该选哪一个呢？"我没有多想，只是问她"让我理解一下。你是在问，是要拥有年轻的眼睛，留

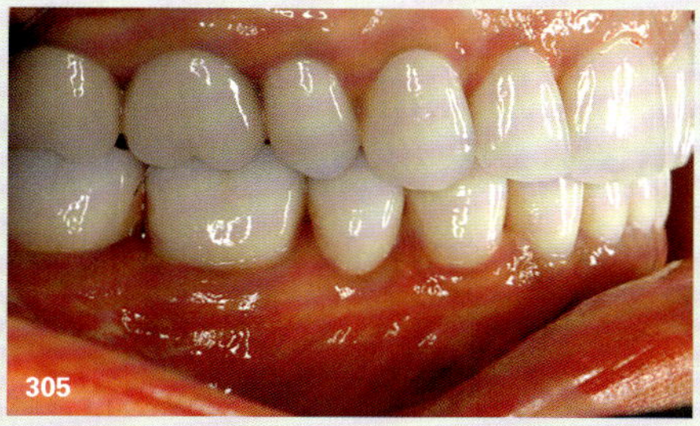

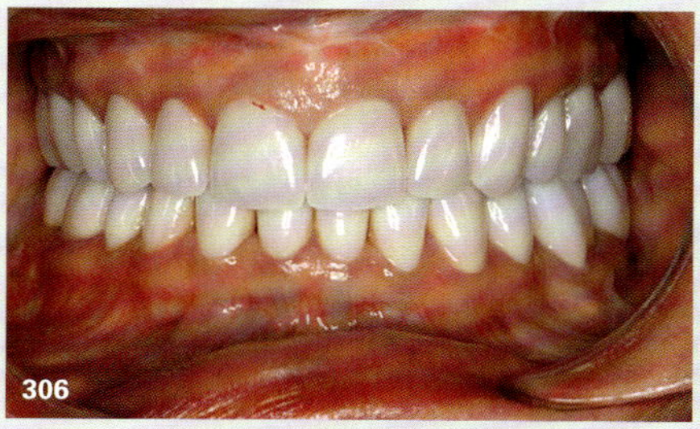

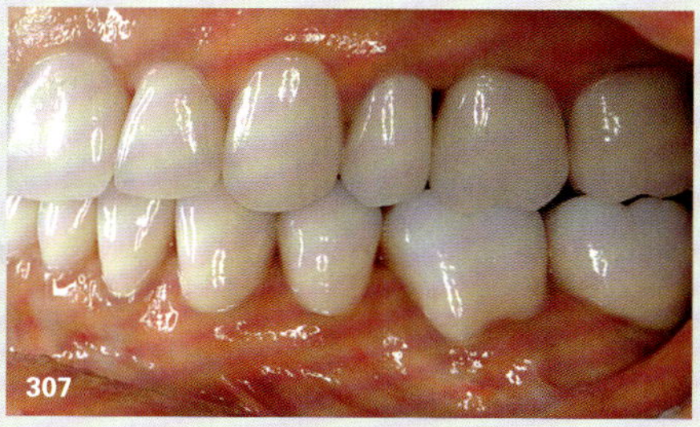

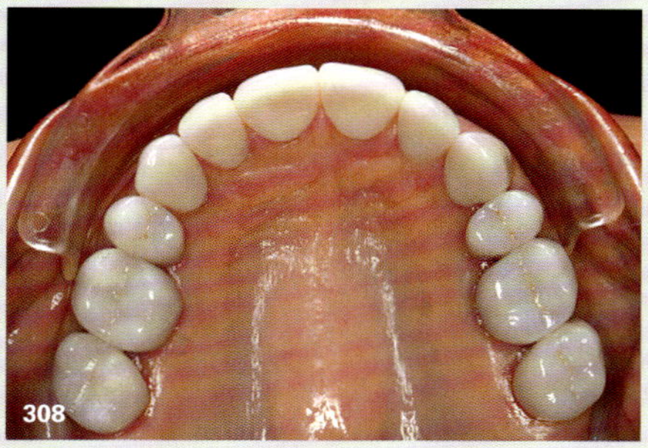

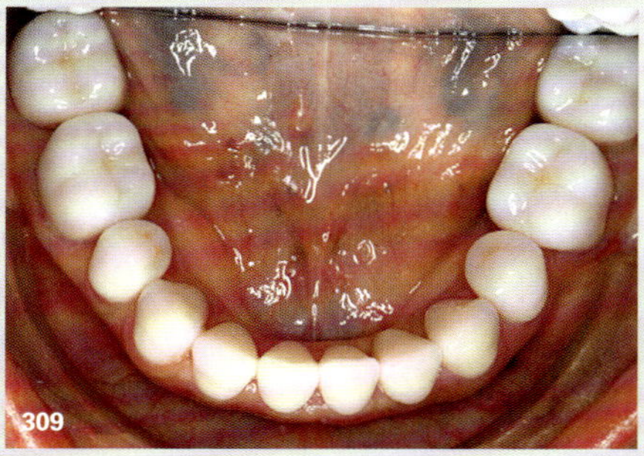

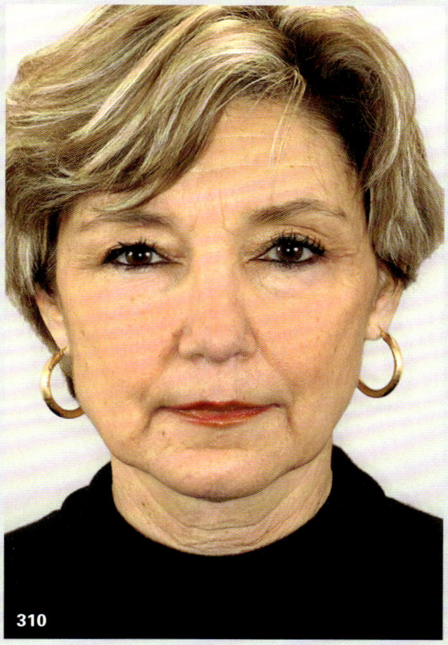

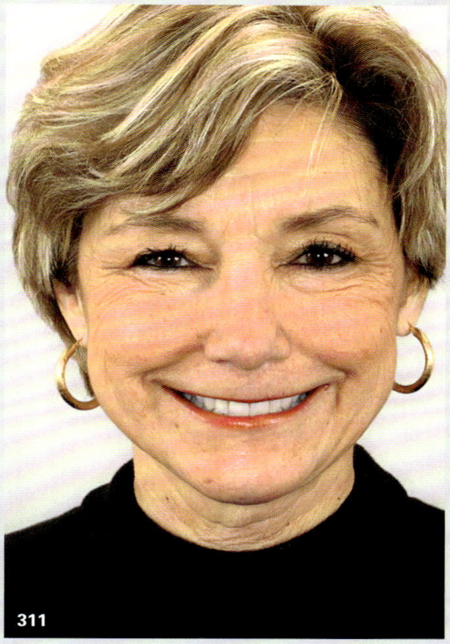

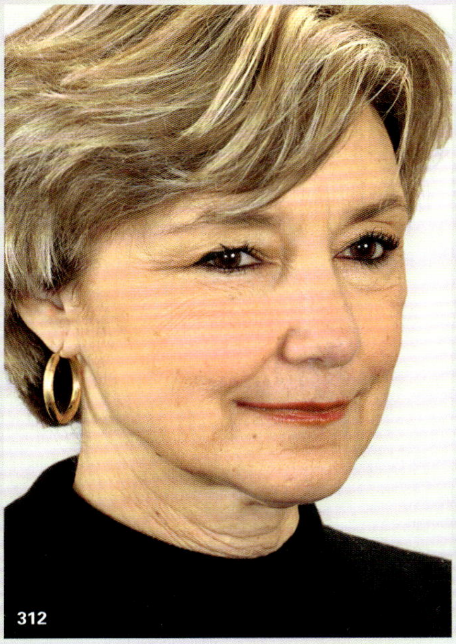

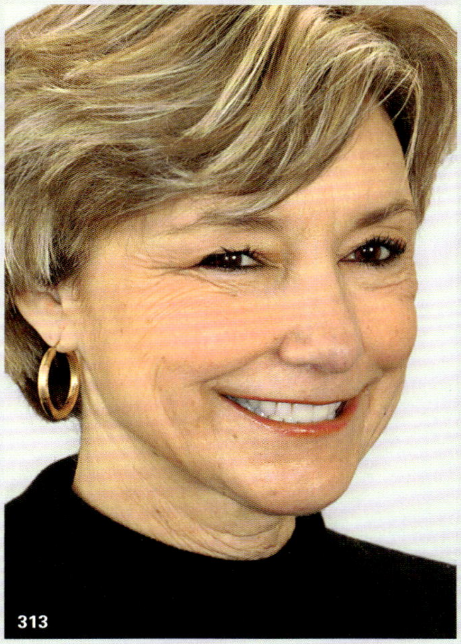

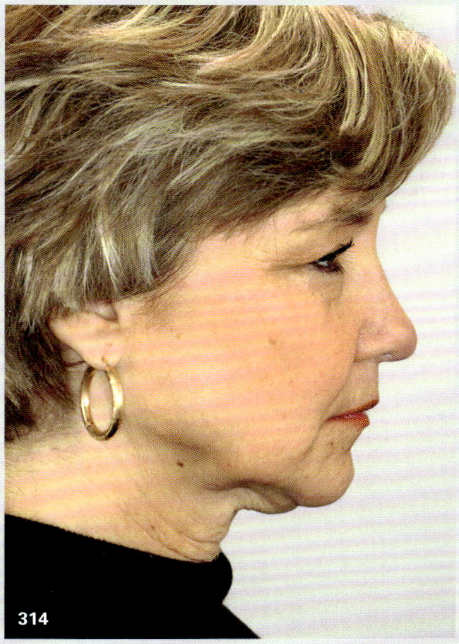

图3-305～图3-309 正畸-正颌手术、冠延长术和修复治疗后的最终牙列。

图3-310～图3-314 治疗结束的面像。上下颌前移增加了牙齿的支撑，有更多的唇红暴露量，上颌下旋带来了微笑时切牙的完整暴露及和谐的笑线。

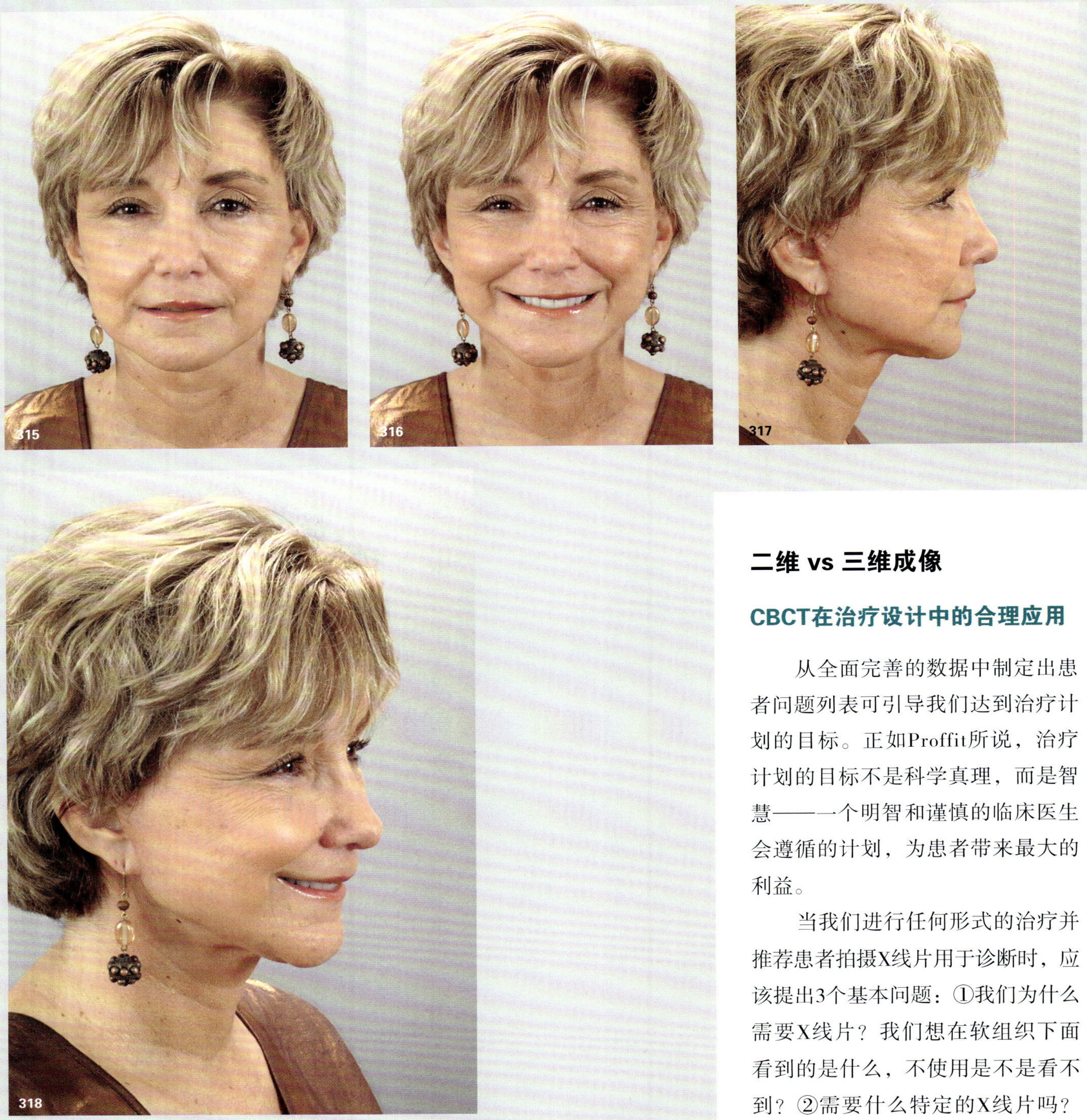

图3-315～图3-318 除皱术和眼睑成形术使她的面部与微笑恢复了活力。

下一张衰老的脸；还是拥有一张年轻的脸，留下一双衰老的眼睛？”她笑了笑，转身离开了办公室，在离开的时候喊道：“好吧，接下来的一年都只能吃米饭和豆子了！”在最终的软组织手术后，她的面部和微笑恢复了活力（图3-315～图3-318）。

二维 vs 三维成像

CBCT在治疗设计中的合理应用

从全面完善的数据中制定出患者问题列表可引导我们达到治疗计划的目标。正如Proffit所说，治疗计划的目标不是科学真理，而是智慧——一个明智和谨慎的临床医生会遵循的计划，为患者带来最大的利益。

当我们进行任何形式的治疗并推荐患者拍摄X线片用于诊断时，应该提出3个基本问题：①我们为什么需要X线片？我们想在软组织下面看到的是什么，不使用是不是看不到？②需要什么特定的X线片吗？根尖片可以吗？我们需要全景片还是CBCT？如果你想到了CBCT，你会想到哪种类型的CBCT？③最后，我们如何使用这些信息？

为了回答这些问题，让我们回顾一下几十年来X线片是如何应用于正畸治疗的[35]。头颅定位侧位片用于量化生长，量化治疗变化，用于研究、揭示病变，提供重要的诊断信息。全景片用于评估牙列的发育，定位可能的阻生牙，寻找病理机制，判断治疗进展，并评估第三磨牙。锥形束放射照相术的引入改变了正畸放射成像的前景，但锥形束计算机体层扫描（CBCT）在正畸学的真正用途还有待进一步确定[36-37]。

有两种锥形束放射机用于口腔和正畸。第一种是所谓的“大视野”CBCT机，可将影像数据重建成包括头盖骨在内的整个颅面复合体的三维图像。第二种是“小视野”CBCT机，图像对准特定感兴趣的区域而不是完整的颅骨显像，减少辐射并将X线片限制在感兴趣的区域。例如，如果我们寻找一颗阻生尖牙，我们实际可看到的影像是阻生尖牙周围的区域，而其余的解剖结构并未显示在图像中。

与大视野CBCT相比，小视野检查有两个内在的优势：①辐射仅限于感兴趣的区域，辐射量显著减少；②在医疗法律责任范围内，需要识别病理问题或让放射科医生审阅胶片以确认存在病变的区域，小视野可以缩小范围以便让我能更好地胜任这项工作。

即使可以获得三维信息，正畸医生也喜欢获得与头颅定位侧位片相同的中线视图。这能从CBCT文件中获得吗？是的，以“虚拟头颅定位侧位片”的形式从大视野CBCT中提取，作为正中矢状面的图像切片。此外，大视野CBCT的辐射暴露约为数字头颅定位侧位片的10倍。那么它和现代的数字头颅定位侧位片相比，优势在哪呢？

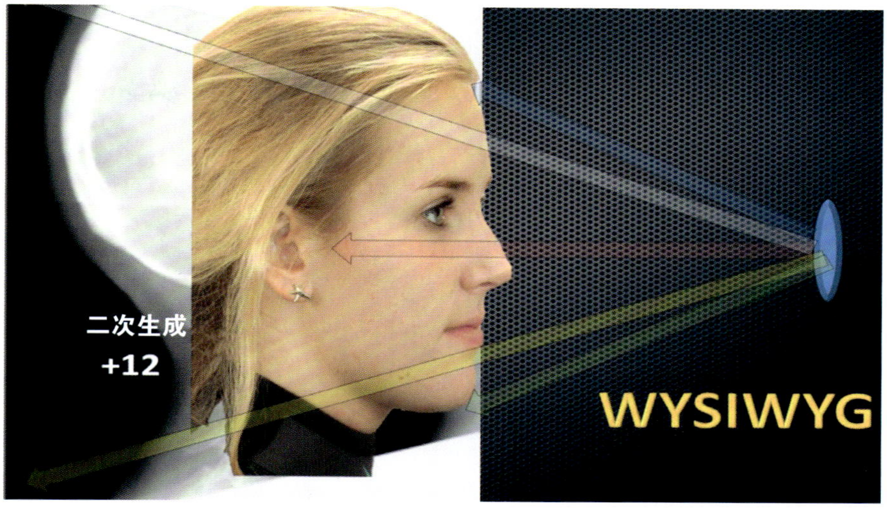

图3-319　根据制造商的不同，有多种方法可以创建数字头颅定位侧位片。垂直扫描使传感器垂直于X射线源平行移动，而在水平扫描中两者都会水平移动。无论哪种情况，图像中的放大率和失真都不等同于用发散光束拍摄的头颅定位侧位片。

这就提出了数字化头颅定位侧位片是如何创建的问题。根据制造商的不同，你可以使用垂直扫描（即传感器与X射线源垂直移动）或采用水平扫描（即传感器水平移动到X射线源进行扫描）。在任何情况下，图像中的放大倍数和失真都不等于发散光束拍摄的头颅定位侧位片（图3-319）。大量的正畸研究和数据都是基于这种类型的头颅定位侧位片，这意味着即使使用标准的头影分析方法也无法提供完全相同的信息。在某种意义上，中线切片甚至比最好的数字头颅定位侧位片更精确；在另一种意义上，它不能提供完全相同的信息，这必须在分析虚拟头颅定位侧位片的比例和颌骨颏部关系时加以考虑。然而，最近的研究得出结论，虚拟头颅定位侧位片和标准头颅定位侧位片非常相似，在临床中没有区别[38]。

在评估所有设备采购时，有几点需要考虑：

- 成本效益比：作为一名执业临床医生，我必须评估技术投资的回报。这可以通过收取服务费用或简化时间管理来弥补
- 对患者的负担：当然，这是一笔经济成本，但也需要时间来收集X线片，最重要的是患者所受的辐射量
- 情感需求：在当今的当代正畸环境中，人们常常竞相成为第一个拥有新技术的医生。与大多数口腔医生一样，我们确实喜欢这些“新玩意”

让我们举一个患者的例子，她是我多年前在引入CBCT之前治疗的。这名11岁的女孩（图3-320和图3-321）被转诊治疗她的深覆殆和上颌埋伏阻生的尖牙。全景片（图3-322）清楚地显示了阻生，但要解释它的位置是困难的。阻生牙在邻牙的唇侧还是腭侧？它们的角度和牵引路径如何？最后，左上侧切牙的根尖是否因尖牙的萌出造成了损伤？

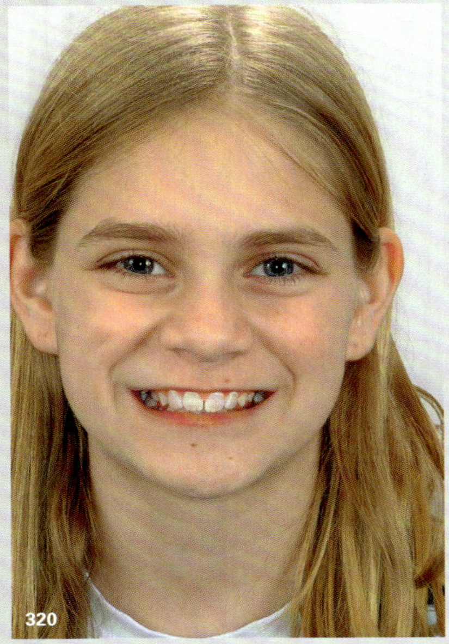
320

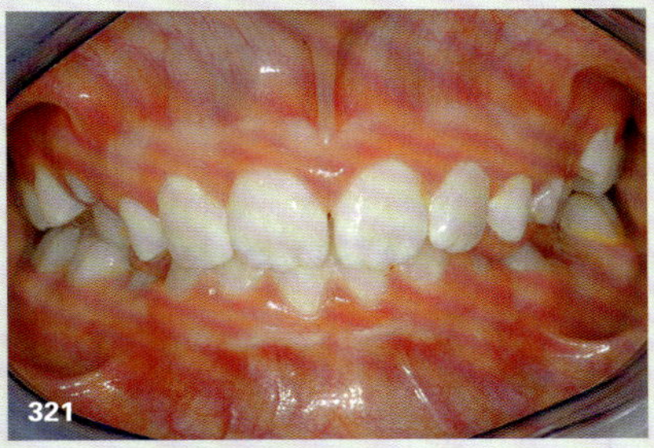
321

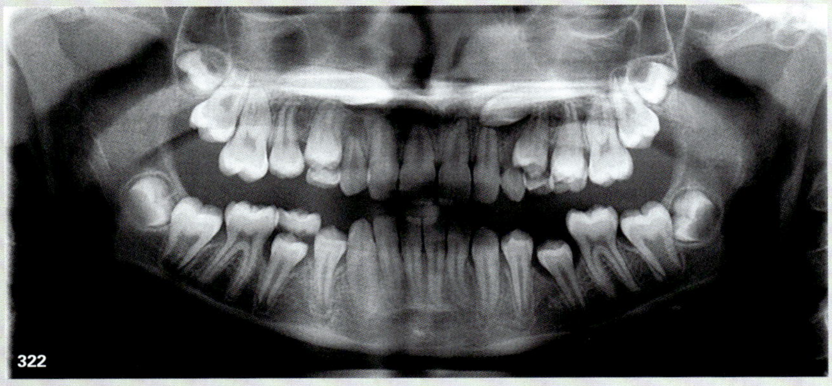
322

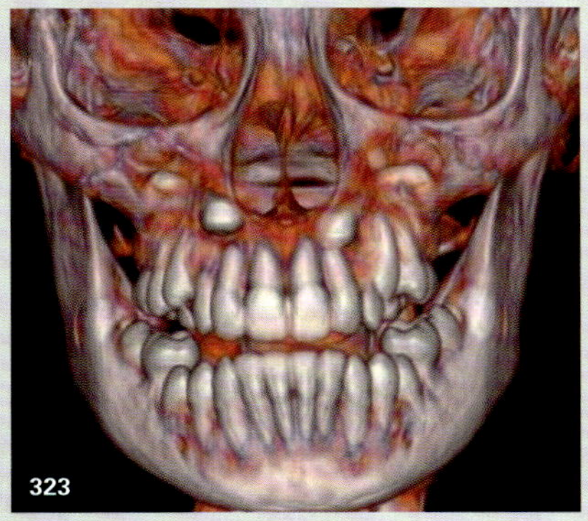
323

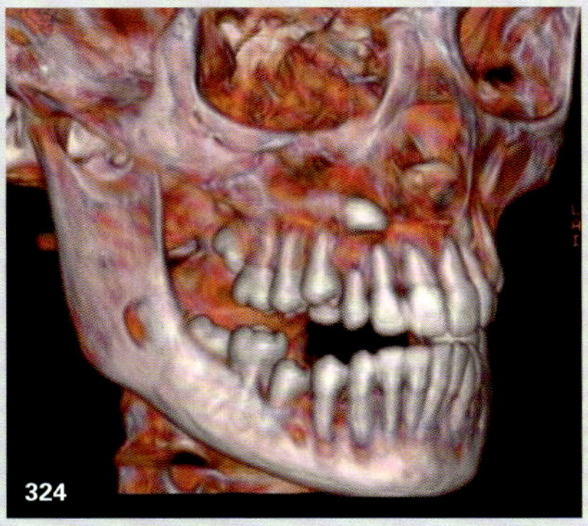
324

图3-320和图3-321 一名11岁女孩的面像和咬合情况，患者有深覆殆和上颌埋伏阻生尖牙。

图3-322 全景片显示尖牙阻生，但它们的确切位置很难确定。

图3-323 螺旋CT正面像显示，尖牙冠位于乳尖牙上方，而不是在腭侧。

图3-324 现在我可以看到，阻生尖牙的冠根位置有利于我们在尖牙的冠上粘接附件，并以倾斜移动的方式让其垂直向下移动。

现今，三维影像技术在医学中已经普遍应用，但主要在大型医院，私人诊所的正畸医生尚未普及，至少他们完全没有意识到可以使用这种技术。对于一名上颌尖牙未萌出的患者，我怀疑这可能会导致侧切牙牙根的吸收，因此我决定将患者转给一家能使用螺旋CT的机构。螺旋CT（也称为Helical CT、Spiral CT）的放射剂量比我们在口腔中习惯使用的剂量要高，但仍然低于医院标准的轴向CT。

我收到的图像令我茅塞顿开。正面像（图3-323）显示尖牙牙冠刚好在乳尖牙上方，而不是腭侧，45°侧面像（图3-324）提供了更多信息，我可以想象出牙根和牙冠的位置，并看到这有利于将附件粘接在尖牙的牙冠上，使其垂直向下倾斜移动。有了这样的三维图像，你就可以想象牙齿需要移动的虚拟路径。有了这些视角，我能够与口腔外科医生合作，确定阻生的位置和粘接附件的位置，从而提供最有效的正畸手段。实际治疗并没有我想象的那么困难，并在2年内完成了她的治疗（图3-325和图3-326）。在决定何时使用这项新技术时，我问了自己一些基本问题：我真正需要了解什么？我真的需要了解颅颌面解剖学的其他部分吗？或者更进一步，我真的想知道那里有什么吗？我是否有资格阅读和解读除颌面部以外的图像吗？（不，我没有。）

医学法律的问题

这自然迫使我们探索与口腔放射学有关的医学法律问题。放射学的一般原则规定，拍摄X线片必须基于临床适应证，放射学检查不应作为“摸底调查”的一部分。这个想法是为了保护患者和公众免受过多的辐射。这意味着从业者获得CBCT机器的最大障碍不仅是费用，而且是谁负责解释图像以及随之而来的责任问题。事实是，口腔医生有责任阅读他或她开具的整个扫描区域检查结果，即使这个扫描区域不属于他们的执业范围。口腔医生也不能通过让患者签署弃权书来限制他们阅读CBCT的责任。弃权不具有法律效力，在诉讼中是无效的[39]。就目前的情况而言，许多此类医疗法律问题取决于你在哪个州行医，但到目前为止，还没有一个州明确通过法律或政策，允许外州医生和无证口腔医生阅读其公民的X线片。结论很简单——不要把你的CBCT发给在你目前执业的州没有执照的放射科医生阅读。

为了增加真实性，Gawande[40]引用了Peter Franklin诉麻省总医院（Massachusetts general Hospital）一案。在这个病例中，医学院二年级学生Peter Franklin被诊断出肺部有肿块（霍奇金淋巴瘤）。他的父亲记得，4年前，Peter Franklin在麻省总医院进行了全麻下拔除第三磨牙，并住院1晚。作为常规麻醉程序，他在当时拍摄了一张胸片。从医院检索到的胸片显示肿块4年前就已经存在了。事实上，原来的放射科医生已经看到了肿块，并建议进一步检查，但口腔外科医生和外科住院医师在所记录的读片结果却是“正常”。Peter Franklin提起诉求，庭审持续了4天才结束，最后他得到了60万美元的赔偿。顺便说一句，Peter活了下来，最后成为一名放射科医生。

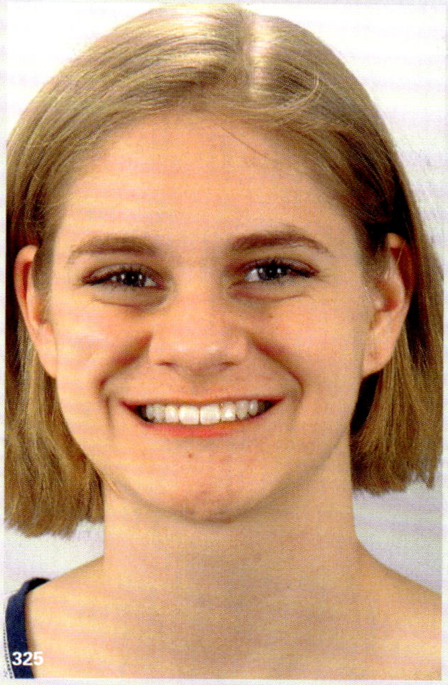
325

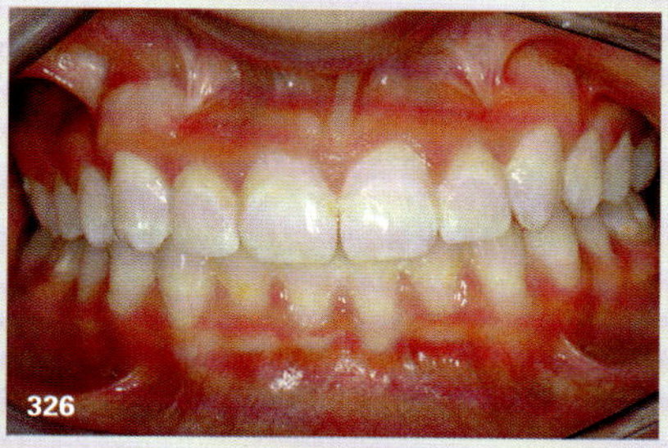
326

图3-325和图3-326 治疗并没有我预期的那么困难，在2年内便完成了。

事实是，口腔医生有责任阅读他或她开具的整个扫描区域检查结果，即使这个扫描区域不属于他们的执业范围。

在密歇根大学的一项研究中[41]，正畸医生和正畸住院医师被分为两组，并显示3组CBCT扫描重建的全景片，包括：①无病变；②单病变；③合并多个异常病变。要求正畸医生在全景片上识别病变，收集反馈用于评估。接下来，每个人都参加了一个长达3.5小时的关于正常结构变异和头颈部病变的研讨会。然后每组对第二组重建的全景片扫描进行评估。

结果如下：正畸医生和住院医师在训练前对病变的正确识别率为41.1%。经过CBCT培训后，正畸医生的总体病灶识别正确率提高到56.7%，住院医师的总体病灶识别正确率提高到55.5%。训练后的大部分改善是在识别非骨性病变和颞下颌关节（TMJ）病理方面。牙齿和颌面病变的鉴别无明显变化。但事实仍然是有相对43%的“漏诊”病变。相对于报道的普通放射科医生的平均4%～13.5%的漏诊率，这一比例仍然相当高[42-45]。由于放射医疗事故诉讼的一个常见原因是未能诊断病变，建议经验丰富、训练有素的诊断专家参与阅读和解释扫描结果，直到正畸医生/住院医师接受了CBCT读片的深入培训。

气道和颞下颌关节

最近，使用CBCT重建来模拟患者的气道，寻找潜在的气道阻塞和睡眠呼吸暂停问题变得流行起来。这种气道容积量化有几个潜在的变量：①什么程度的缩窄会导致阻塞性睡眠呼吸暂停（Obstructive Sleep Apnea，OSA），尤其是对患者个体而言？②图像是坐姿还是俯卧（睡眠）姿势拍摄的？③软组织在同一天中的不同时间和同一年中的不同季节有多大差别？此外，容积重建是否可以作为睡眠呼吸暂停的充分诊断？就目前而言，睡眠呼吸暂停诊断的“金标准”仍然是睡眠监测，但CBCT当然可以作为一种测量工具，测量在治疗后容积大小的变化。然而，它不是诊断性的工具，不应该成为进行治疗的基础。

CBCT对颞下颌关节功能障碍的评估如何？颞下颌关节由肌肉（在X线片上不可见）、软骨关节盘（也不可见）、髁突和关节窝（明显可见）组成。这意味着放射学对关节功能障碍的判断通常是基于髁突的形状。据我所知，没有任何研究显示正常或典型的髁突在CBCT图像中是什么样子的。

然而，这并不是说大视野CBCT在临床正畸和正畸研究中没有意义。记住，Broadbent[35]最初使用X线头影测量的目的是：①量化生长、成熟和衰老的变化；②横向和纵向研究；③量化治疗反应。大视野CBCT可通过三维重叠精确量化生长、成熟和衰老的变化。在诊断上，大视野CBCT主要用于颌骨不对称的患者。医学建模（三维系统）已被证明在促进正颌手术的骨骼规划方面是有用的，但它缺少骨骼移动对应的软组织要素。

只有在临床问题需求明确具体时，才能考虑拍摄CBCT。

使用CBCT后是否会改变治疗方案？为了回答这个问题，2013年[46]的一项研究要求24名正畸临床医生对6例具备传统正畸记录（头颅定位侧位片、全景片、照片、模型）的患者进行评估。在向他们展示了每名患者的CBCT影像后，由于一些患者存在未萌出牙位置的意外情况，如未萌出的牙冠导致已萌出的牙发生严重的牙根吸收，或存在严重的骨骼不调等问题，部分患者的治疗计划因此发生改变。而CBCT对颞下颌关节、气道或拥挤异常的患者无益处。其中的关键信息是什么？只有在临床问题需求明确具体时，才考虑拍摄CBCT。

临床医生在使用放射学技术时的基本要求是，每一次辐射暴露都应具备临床合理性，并且应用程序应尽量减少患者的辐射暴露，同时实现最佳的诊断效益。放射学中的两个术语概括了我们合理使用伽马辐射的要求：

1. ALARA（as low as reasonably achievable）：“尽可能低”的缩写。
2. ALADA（as low as diagnostically acceptable）：“低到诊断可接受”的缩写。

美国口腔颌面放射学会在2013年发布了一份指南[47]。我从这份指南中得出的简单结论是，我们总是应该使用最少的辐射照射来完成工作。

局部小视野和可变视野CBCT

在担任柯达（Kodak）（现为Carestream）的顾问期间，我认识了开发成像技术的工程师，我们讨论了这些问题，并对使用CBCT的理由达成了以下共识：作为一名正畸医生，我们通常想在三维空间中看到什么？列出如下：

- 阻生尖牙
- 尖牙萌出路径
- 多生牙
- 病变（通常是全景片上看到可疑之处后再拍片确认）
- 种植体支抗放置在合适位置
- 种植体的合适位置
- 牙根吸收，特别是由于牙外伤导致
- 颞下颌关节病理表现

这让工程师们意识到，要满足我这样一个专业正畸医生的需求，同时减少我的责任担忧，最有效的方法就是减少辐射暴露的面积。这样做有3个好处：①减少投射区域；②减少患者的辐射暴露；③提供该区域更高的空间分辨率。

他们的第一代焦场技术（CS9000）被限制在一个宽度为50mm、高度为37mm的窗宽，图像可以精确到76μm（0.076mm）的体素大小。它也有数字全景片组件，包括一个标准的头影测量设置与来自发射源的发散光束。这使得临床医生可以使用标准的头颅定位侧位片（与水平或垂直数字扫描相比，具有相同的放大倍率和发散束特征）和标准的全景片，并选择使用CBCT组件。其他公司很快提供了与之竞争的局部视野机器。

CBCT的下一步是生产一种具有“可变视野”的机器，使其能够扩大观察区域，包括临床医生想要的任何感兴趣的区域（CS9300和类似竞品机器）。换句话说，不仅可以分离出尖牙，还可以获得整个下颌骨的图像。这种类型的机器可以成像颌骨区域，但不能像大视野机器（CS9500和类似竞品机器）那样成像整个颅面区域。

关于CBCT的使用有大量的文献[37,48–55]，但是让我们用以下的病例来说明CBCT在正畸治疗中的应用。

病例1：阻生尖牙

这名11岁的儿童被刚接手的家庭口腔医生转诊去评估上颌尖牙，之前临床医生的全景片并没有明显异常（图3–327）。然而，家庭口腔医生仍对患者尖牙的位置表示怀疑。因为我新安装了CBCT机器，他为了确定尖牙位置而让患者来我这里做CBCT检查。更新的全景片（图3–328）明确显示了尖牙的萌出问题，CBCT显示的真实情况是：尖牙冠方有非常大的萌出囊肿，使得2颗侧切牙的根尖都发生了明显的吸收。令人惊讶的是上颌中切牙也因此出现明显的牙根吸收（图3–329和图3–330）。我之前从来没有真正了解这种牙根吸收是如何发生的——我以为是牙齿本身破坏了相邻的牙根。相反，这是由于萌出囊肿导致的对周围骨质和牙齿无区别的破坏[56]。

这段经历改变了我进行复诊随访的方式。我改变了检查方式，从定期拍摄全景片改为定期拍摄颌骨前部的CBCT用以监控尖牙萌出。我可以更清楚地看到解剖结构，同时辐射更少。最终，对于这名患者，由于尖牙的位置和拥挤的程度，我们决定拔除严重受损的侧切牙来减少拥挤，进行治疗。

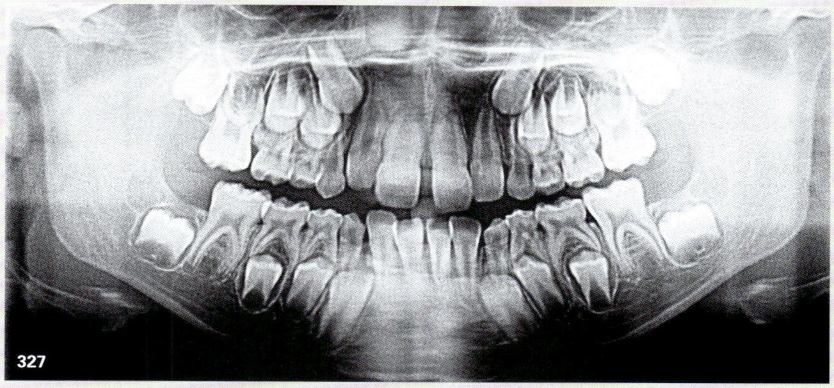

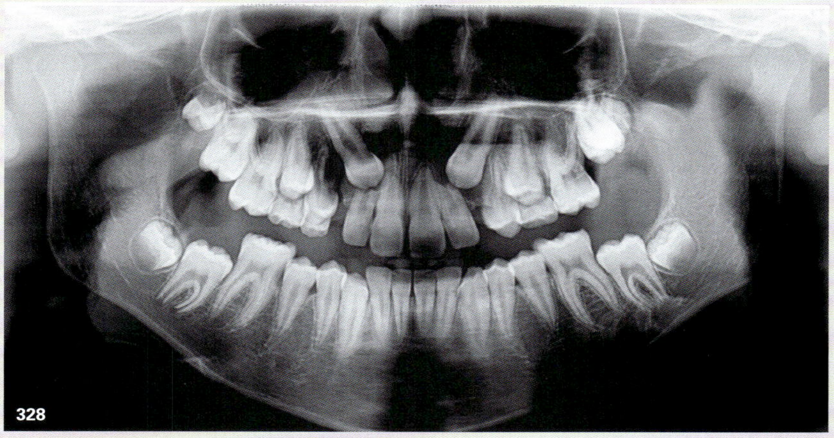

图3–327 一名11岁转诊儿童在先前口腔医生诊所拍摄的全景片评估其上颌尖牙。
图3–328 更新的全景片显示出尖牙的萌出问题，清楚地显示出侧切牙的牙根吸收。

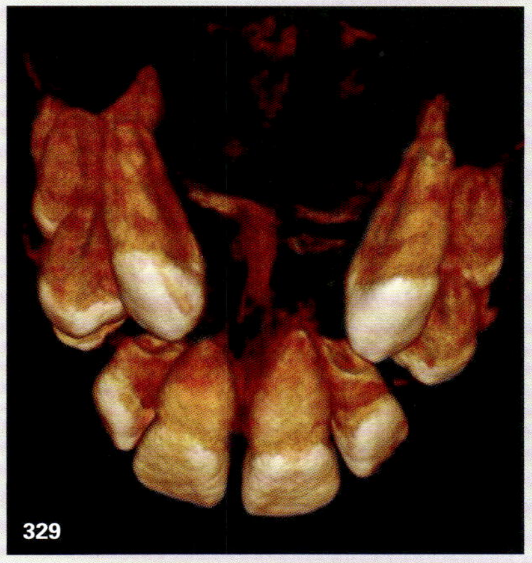

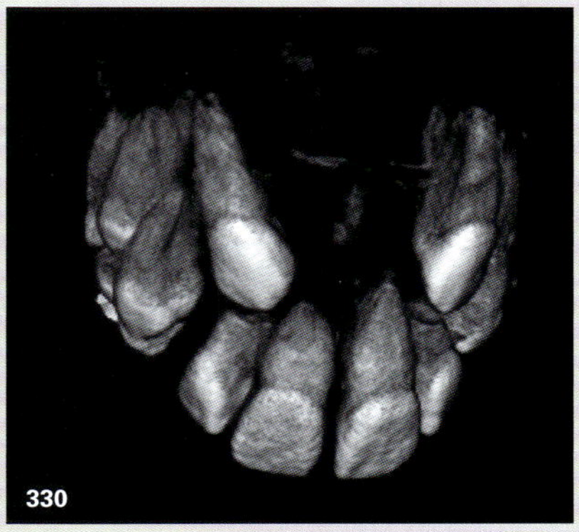

图3–329和图3–330 CBCT成像也显示出上颌中切牙的牙根吸收。

病例2：种植体支抗定位的可视化

该女性患者（图3-331）之前曾接受过牙齿矫正和Le Fort Ⅰ型截骨术治疗开𬌗。然而术后患者仍有前牙开𬌗（图3-332）。她就自己之后的选择征求我的意见，担心是否有必要再做一次正颌手术。我认为开𬌗程度较轻，可以用种植体支抗压低后牙进行治疗。我们继续在第二前磨牙和第一磨牙之间的颊侧放置支抗钉，并使用活动式𬌗板配合弹性牵引将垂直力传递给磨牙（图3-333）。左上后侧支抗钉放置后很快松动脱落。用CBCT检查该区域时，我注意到磨牙根分叉很明显（图3-334），决定将支抗钉放置在磨牙根之间，垂直成角以增加骨整合的量，并避免与第一磨牙的腭根发生碰撞（图3-335和图3-336）。我们继续使用TAD，配合𬌗垫及弹性牵引，压低后牙使切牙咬合正常（图3-337和图3-338）。

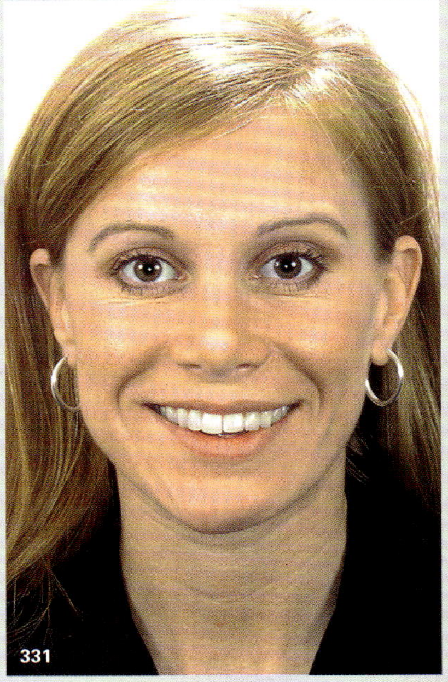

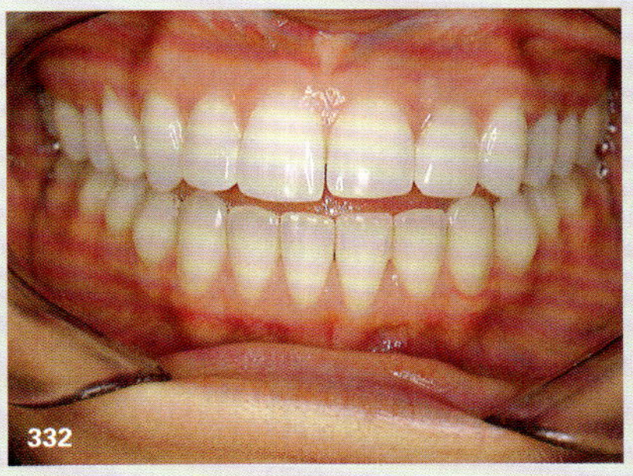

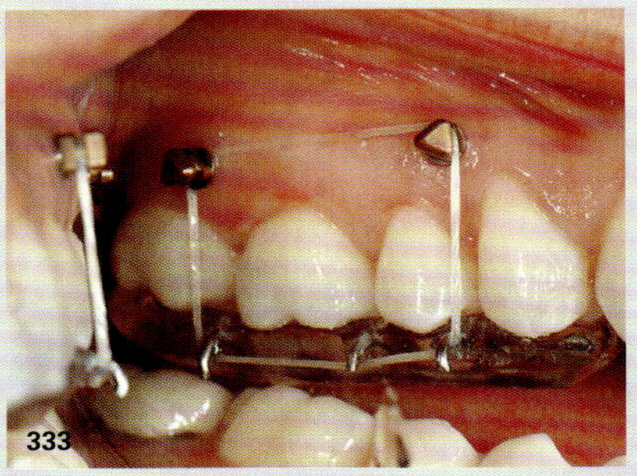

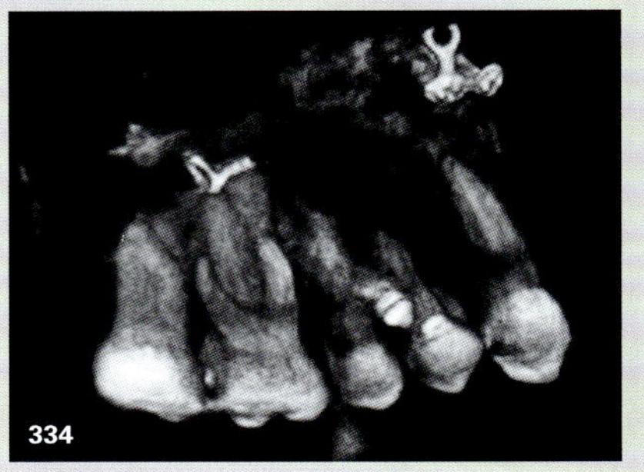

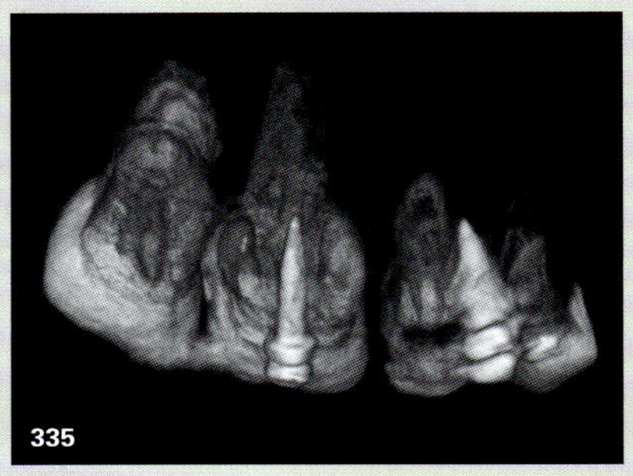

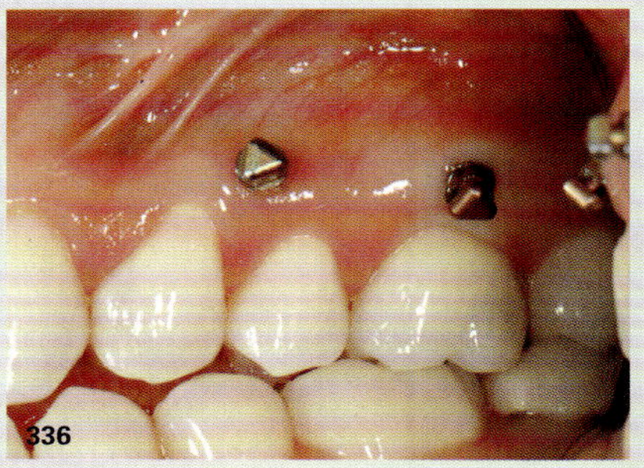

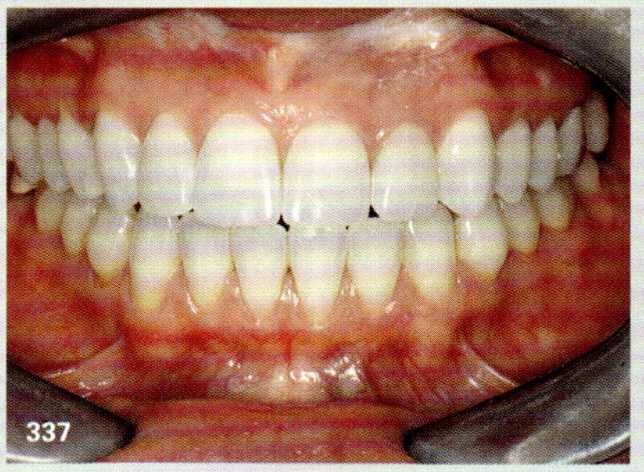

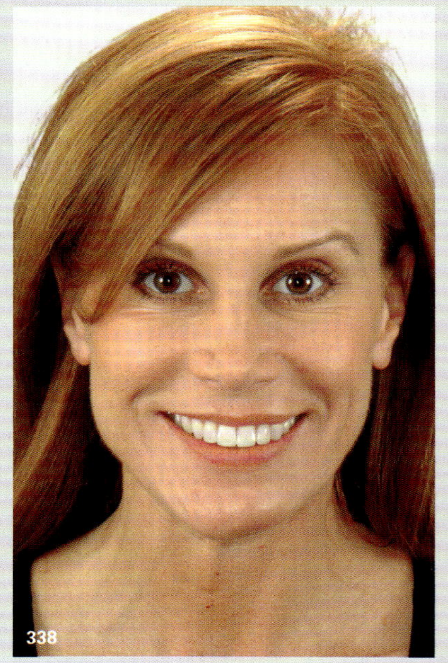

图3-331和图3-332 这名女性患者曾接受过正畸治疗和Le Fort Ⅰ型截骨术以治疗开𬌗，但发生了并发症，切牙仍存在开𬌗。

图3-333 在第二前磨牙和第一磨牙之间的颊侧放置支抗钉，我使用活动式𬌗板，通过弹性牵引将垂直力传递给磨牙。

图3-334～图3-336 左上后牙区TAD松动后，我开始寻找更好的位置放置TAD。我在她的CBCT上注意到磨牙根分叉明显。我把TAD放在磨牙牙根之间，调整其角度，以避开第一磨牙的腭根，增加TAD骨整合的体积。

图3-337和图3-338 后牙压低后，前牙开𬌗解除。

病例3：病灶鉴定

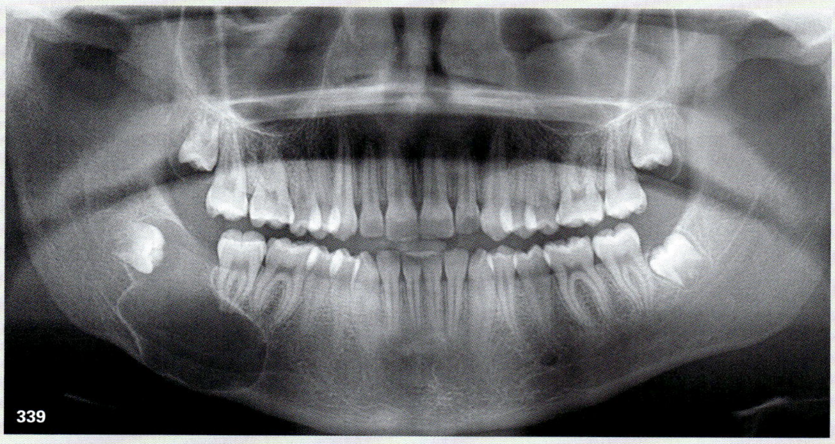

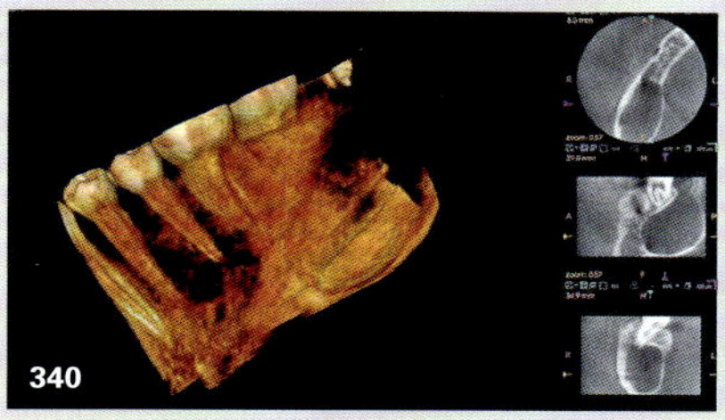

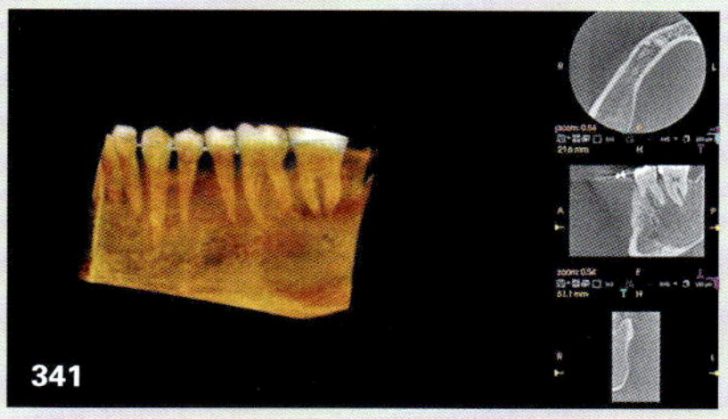

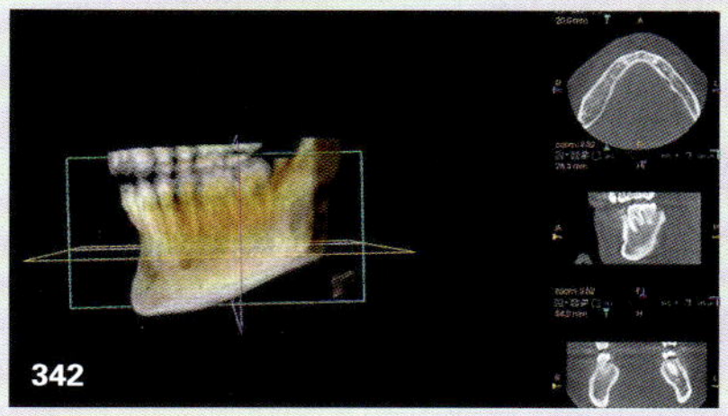

图3-339 高质量的数字全景片更好地显示了右下第三磨牙冠周围的透光区域，提示有含牙囊肿。

图3-340 CBCT显示病灶范围清晰。侧位视图清晰地勾画了囊肿的边界，矢状位和垂直位视图显示了病灶的范围。

图3-341 6个月后患者CBCT，证实由内而外的愈合进展。

图3-342 首次CBCT后1年，病灶几乎完全愈合。

这名14岁的青春期女孩被转诊来进行正畸治疗和第三磨牙的评估。口腔医生已经随访她好几年了，随着牙齿的发育，她的咬合正常，但微笑美学差强人意。口腔医生还注意到患者右侧下颌角有放射低密度影像，建议患者的家长与我们的门诊预约，我们可以帮助她进行正畸治疗和相应的CBCT检查。我又拍了一张更高质量的数字全景片（图3-339），能够看到右下第三磨牙冠周围存在很大的透射影，这显然是一个含牙囊肿。

但是，根据我的经验，大多数保险合同每5年才报销1次全景片的费用。这就产生了一个问题，虽然口腔医生例行拍摄咬翼片并因此得到报销，但这并不能完全涵盖全景片所能检查的范围。在这个病例中，下颌骨右下部分咬翼片看不见，但口腔医生坚持要拍一张全景片，因为他想看看第三磨牙。损伤显然已经存在很长一段时间了，仔细想想，这名女孩很幸运，她在运动时，颏部没有受到过外伤，否则可能会导致灾难性的下颌骨骨折。女孩拍摄了CBCT，在CBCT图像中病灶的范围非常大，侧位向视图清晰地勾画出囊肿的边界，矢状位和垂直位（图3-340）的视图反映出病灶的范围。在正畸治疗之前，我们把她转诊至口腔颌面外科医生进行评估。外科医生摘除囊肿，提交病理学检查，确认这是一个含牙囊肿，并通知家长囊肿摘除是治疗性的，该区域会自我修复。

我们告诫家长不要让孩子参加任何有身体对抗的运动，直到我们随访至骨缺损愈合，并确信它已经填满了足够坚固的骨后才可以进行各种活动。3个月后，当我们再次看到患者时，全景片显示病变明显快速消退和愈合，CBCT证实愈合正在发生，但未达到全景片显示的程度。在6个月的随访中，我们重复CBCT并观察愈合进度（图3-341）。病灶外部的骨向内生长，但钙化不完全，病灶闭合不完全。再6个月后，即首次CBCT后1年，我们发现病灶几乎完全愈合（图3-342）。毫无疑问，CBCT使我们能够跟踪囊肿切除的结果和随后的愈合，以便告知家长孩子何时可以进行正常活动。

局部性和系统性成人与青少年患者的颞下颌关节问题

为了与本书的一个中心主题——“思考全局”——保持一致，我认为在成人和青少年患者的局部性和系统性问题上以生长与生长完成作为这一章的结尾是合适的。原因是我们经常看到患者发生的变化，如对美学和功能都有影响的髁突吸收。

髁突大小的改变导致了下颌骨位置的改变。颞下颌关节髁突容易出现各种各样的问题——从生长到骨质流失。当口腔医生提到髁突吸收[57]（也称为髁突溶解）时，大多数人会想到3件事：①特发性髁突吸收；②由于下颌骨和/或髁突的创伤性损伤导致的髁突变化；③正颌手术导致的髁突变化并发症。

髁突吸收是口腔临床中的罕见事件，一旦发生影响深远，但很难追溯病因。许多退行性颞下颌关节病的病例是由特定的局部病因引起的，也可能是全身疾病影响的结果。问题是它们通常被描述为特发性的。在我看来，“特发性”这个术语只是用来快速简单地解释这种情况，但并没有告诉我们真正需要知道的东西。每件事都有起因和发生机制（病因学），只是我们不知道是什么。当然，并不是每个病例都能找到真正的病因。在本节中，我得提供一种展示信息的方式，以便在遇到不清楚的症状及其病因时提高鉴别诊断的能力。我的愿望是，当你面对这些问题时，你能够做出更明智的决定。

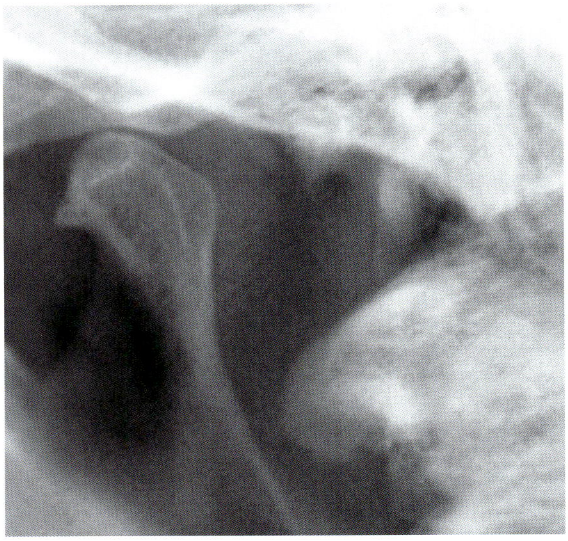

图3-343 在骨关节炎的典型表现中，骨赘可能出现在髁突前侧以及髁突顶部皮质骨不规则处。

每件事都有起因和发生机制（病因学），只是我们不知道是什么。

为了建立一个系统的方法来诊断和治疗髁突问题，我将介绍每种疾病的个性化因素，从大体描述开始，包括预期的体格检查结果，常见的X线特征到治疗建议。

体检包括以下内容：

1. 触诊颞下颌关节囊后区。这是通过指压耳道来完成的。颞下颌关节囊后区的压痛是关节炎症的一个指标。
2. 听诊开闭口时关节的杂音以发现捻发音或任何内部紊乱的迹象。如果存在内部紊乱，当髁突向前移动时，你可以听到患者经常抱怨的“pop”的一声。
3. 测量最大开口度，注意张口时向左或向右的任何偏斜。张口受限可能是肌肉痉挛或双侧关节内部紊乱的表现。偏斜向一侧则是单侧关节内部紊乱的表现。
4. 触诊翼内肌和颞肌与喙突的连接处。触诊疼痛可能是肌肉功能异常的表现，如磨牙症或紧咬牙。

局部病因因素

骨关节炎

也称为剥脱性骨软骨炎，被描述为滑膜和关节盘组织的慢性炎症的结果[58-60]。大多数髁突吸收问题是由关节软组织的炎症反应引起的，导致覆盖其上的软骨退行性改变和关节髁突头与关节下表面的坏死。这个过程的非炎症状态通常被称为骨关节病。

临床检查

单侧髁突压痛是骨关节炎最常见的特征。听诊可发现受累关节有杂音，咀嚼肌也可能出现继发性肌肉酸痛。

影像学特点

这些特征可能变化很大，但在典型的表现中，髁突前侧有骨赘[61]（图3-343）。根据图像的质量，可能注意到髁突顶部皮质骨不规则。三维CBCT的广泛应用极大地改善了我们可用的放射成像质量。

治疗

治疗方法与其他关节类似，可通过服用阿司匹林或非甾体抗炎药（Nonsteroidal Anti-Inflammatory Drugs，NSAIDs）[62-64]。

肌肉症状可以用肌肉松弛剂或苯二氮革类药物治疗。我最常开具的处方为睡前服用1.0mg氯硝西泮。

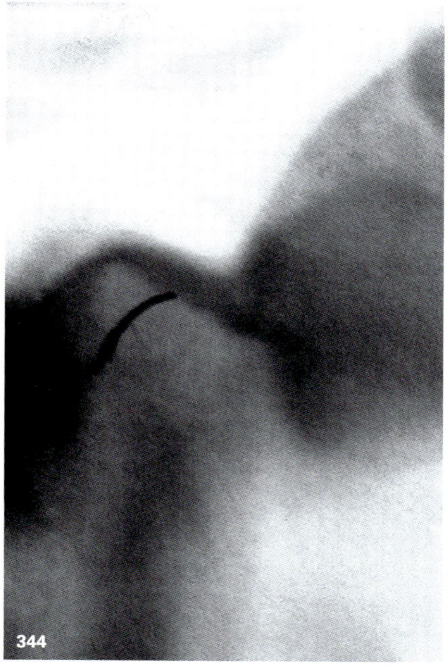
344

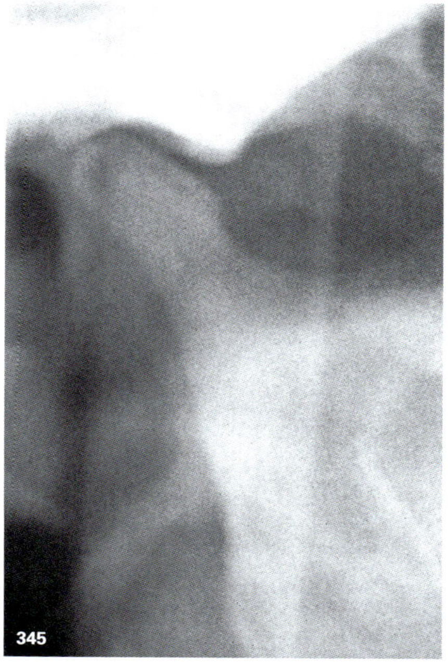
345

图3-344 一名严重Ⅱ类错殆和深覆盖患者髁突。口腔颌面外科医生建议在标记的铅笔线处进行手术复位关节盘和髁突表面平整来重塑髁突。

图3-345 完成正畸-正颌联合治疗矫正下颌后缩1年后的重塑髁突。

颞下颌关节的功能负荷

概述

一般来说，由于骨骼具有可塑性，其形态是功能需求和应力的特征表现[65-67]。

临床检查

髁突形状的改变通常在临床检查中不明显。

影像学特点

如前所述，髁突的变化取决于负载、遗传倾向等。颞下颌关节的形状和状态是施加在其上的力的结果，CBCT使用的增加也使我们对髁突形态的变化有了新的认识。到目前为止，我不相信任何对“正常髁突”的共识。因此，应慎重决定从全景片、断层摄影或CBCT检查中可以做出的诊断解释。

治疗

如何给一个形状奇怪的髁突进行治疗？答案很简单：单纯治疗髁突形状是没有意义的，但如果形状反映了另一个问题，它可能是某种炎症反应或病理的症状，或者单纯反映了关节上的功能负荷。例如，图3-344显示的是严重Ⅱ类错殆和切牙深覆盖8mm患者的髁突全景片图像。她的主诉是双侧关节和面部疼痛，经口腔颌面外科医生诊断为继发于关节内部紊乱的退行性关节疾病。请注意，胶片上的铅笔线代表了外科医生说明他所建议的手术位置：手术复位关节盘和髁突表面平整，以重塑“侵蚀”的髁突[68]。

我觉得髁突可能只是反映了因严重的深覆盖导致的负荷过载，因此首先应该通过正畸-正颌联合治疗前移下颌并矫正错殆畸形。在矫正了骨骼畸形并完成了牙齿矫正后，她的症状明显减轻，没有继续接受进一步手术治疗。图3-345是治疗完成后1年的髁突图像；随着关节功能负荷的变化，髁突解剖结构也发生了改变。

创伤性损伤

概述

颞下颌关节的创伤性损伤可导致髁突吸收，而骨反应通常延迟或至少在骨改变发生时才被检测到。Arnett、Milam和Gottesman在1996年描述了这个过程[69-71]，即下颌骨的创伤可以导致颞下颌关节周围的软组织创伤。软组织的创伤导致血管收缩、肌肉萎缩、关节供血减少，导致进行性关节炎变化和骨吸收。

生长发育期的儿童出现下颌不对称通常是由创伤引起的，因为没有疼痛，儿童很少主动提及，所以经常是由于创伤导致的延迟反应才会在放射检查中被发现。

临床检查

髁突颈骨折也可能导致髁突头本身功能丧失或血液供应中断，这可能导致髁突溶解。你是否发现患者通常由于外伤性损伤影响了一侧或双侧髁突而表现为张口受限或左右偏斜。关节软组织创伤的影响之一可能是下颌的正常生长受到干扰。在青少年中，颞下颌关节受伤的一侧活动范围受限，可能导致骨骼不对称，且发生率很高，并随着生长的继续而逐渐恶化。双侧损伤会明显抑制双侧髁突的生长，导致看起来像下颌发育不足却并不典型。对髁突移动的抑制作用越大，畸形的进展程度就会越严重。

对年轻患者的治疗

儿童和成人的主要治疗原则是尽快恢复功能（活动范围），以避免关节强直或纤维组织瘢痕形成。对经历过髁突创伤的儿童，其治疗有两个主要目标：①松解缩短的、受伤的髁突，促进其生长反应；②防止发生在下颌对称生长中的上颌骨横向补偿。这种治疗通常包括使用混合功能矫治器[72]或单侧下颌前移装置，如固定的Herbst矫治器[73]。这些矫治器可促进髁突后续的生长，并保持尽可能多的移动自由。我不鼓励任何形式的手术来治疗儿童的下颌不对称，除非各种生长改良的保守治疗都已被尝试且失败了。

这名16岁的少女（图3-346～图3-349）在车祸中被卷入一辆汽车，发生颧骨骨折和右侧髁突骨折，导致单侧Ⅱ类错殆（图3-350～图3-352）。我粘接了全口固定矫治器和Herbst矫治器，并在受影响的右侧每6周给Herbst矫治器加力一次。我将她的下颌前导到过矫正的程度（图3-353～图3-358），她的面型恢复并完成了固定矫治，面部和咬合效果良好（图3-359～图3-364）。

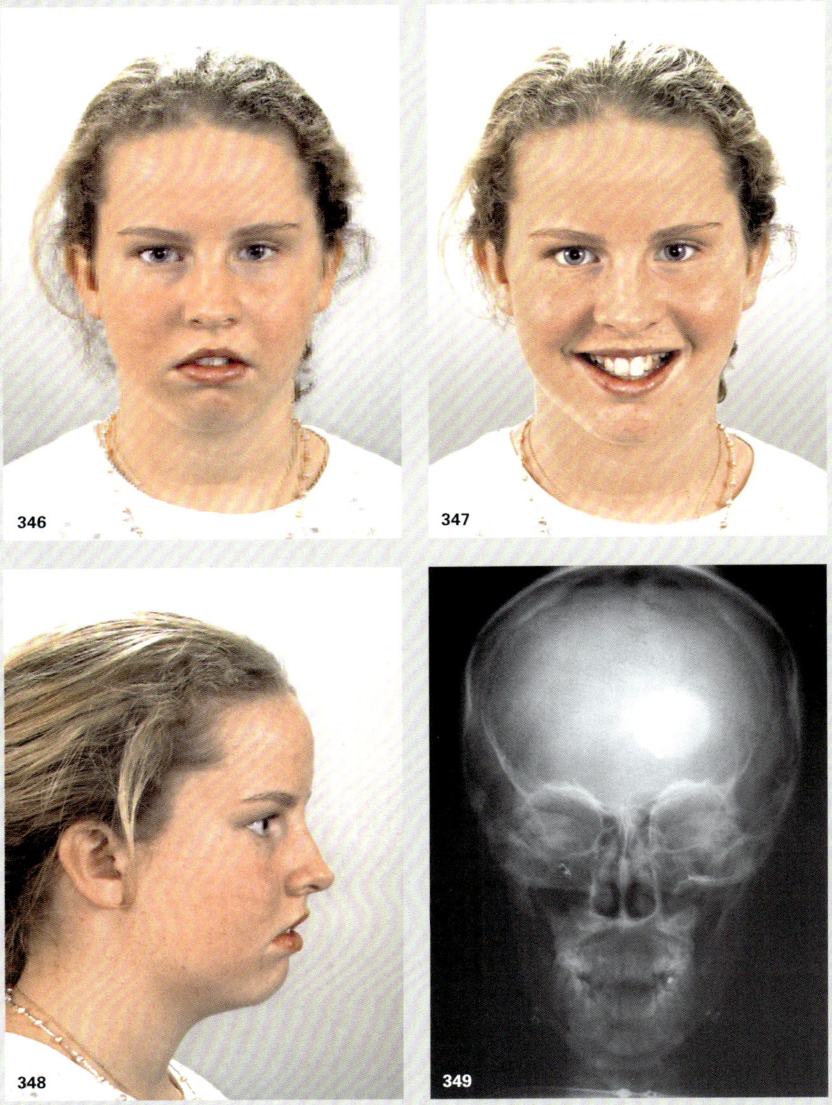

图3-346～图3-349 这名16岁的少女经历了一场车祸，右侧髁突和颧骨骨折。

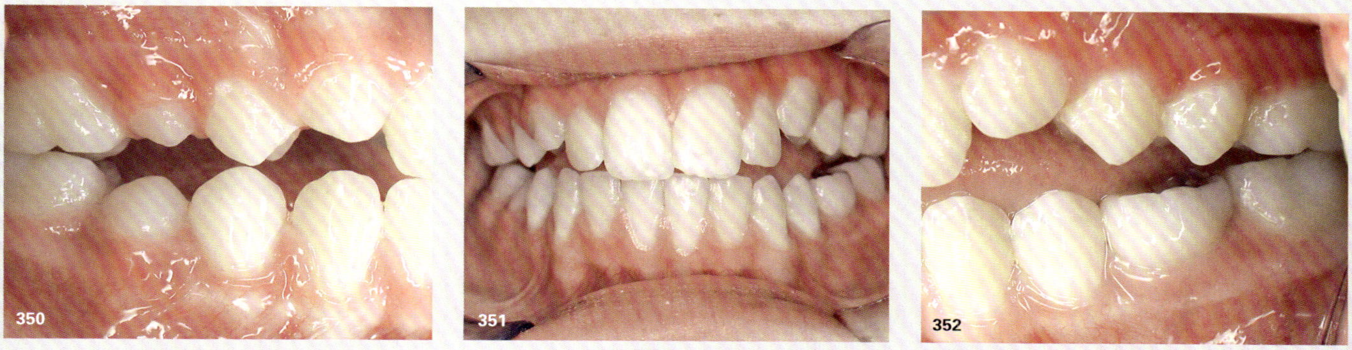

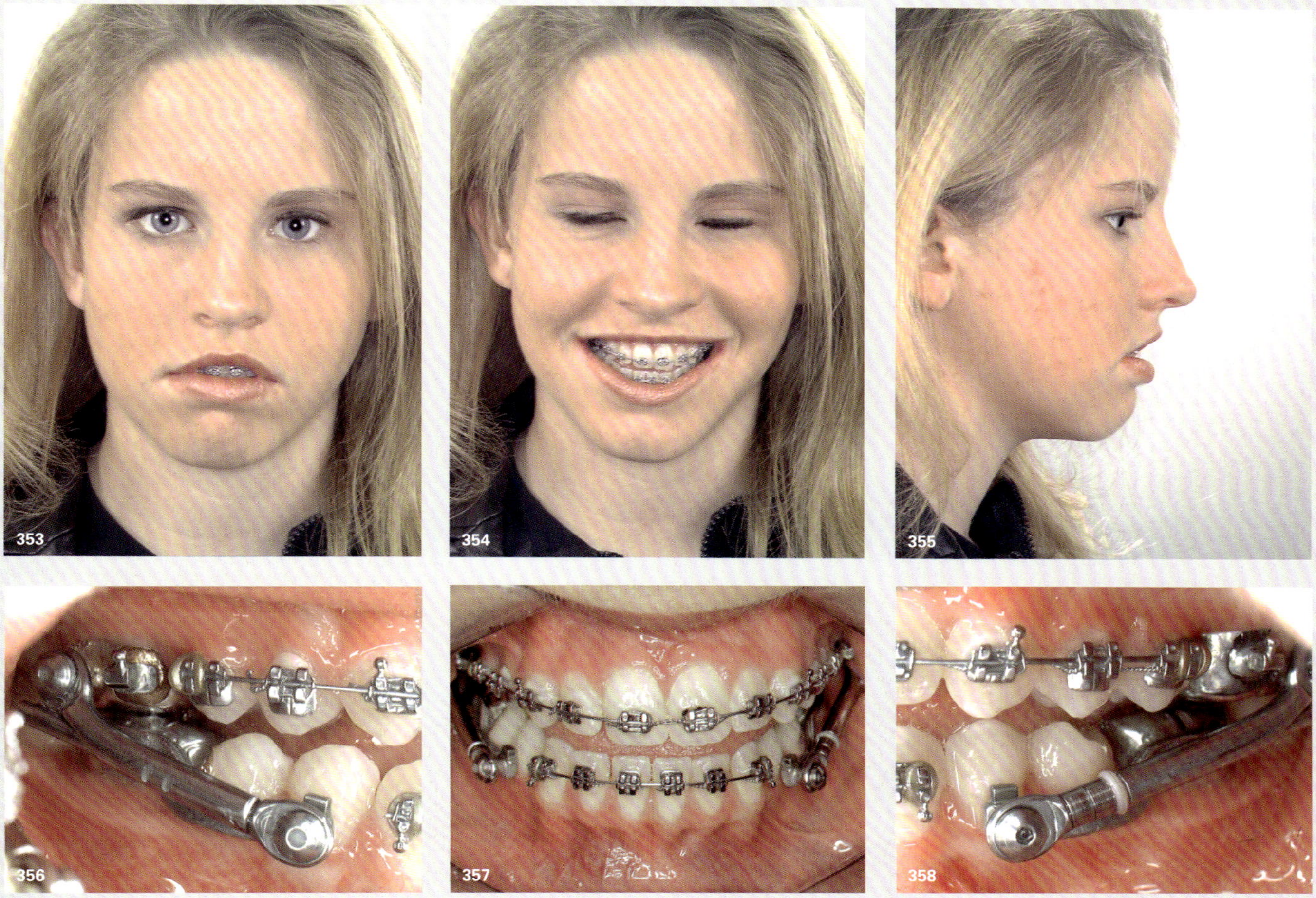

图3-350～图3-352 她被转诊以治疗车祸造成的单侧 II 类错殆。

图3-353～图3-358 使用Herbst矫治器，我在固定正畸治疗的同时前导右侧下颌并给予过矫正。

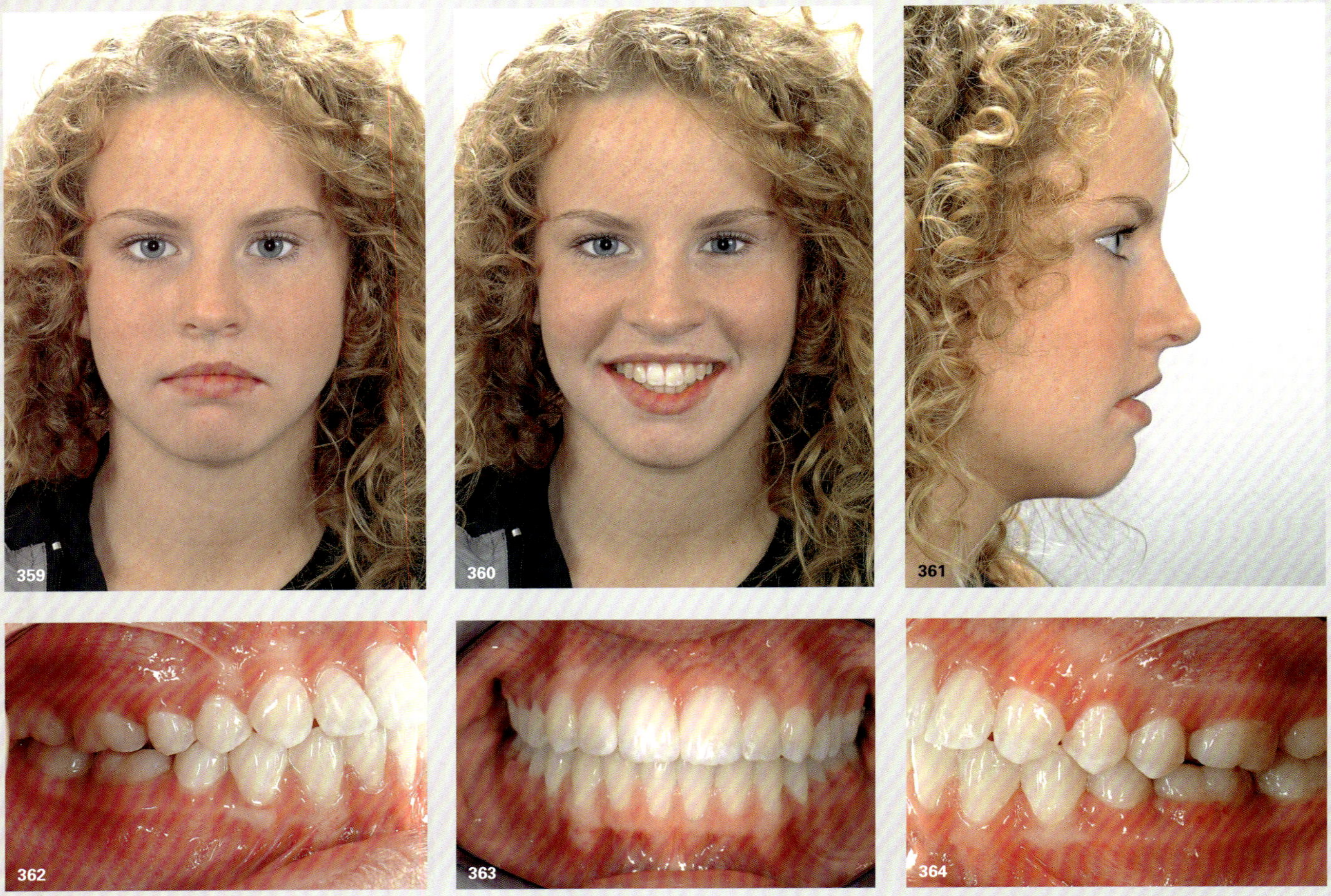

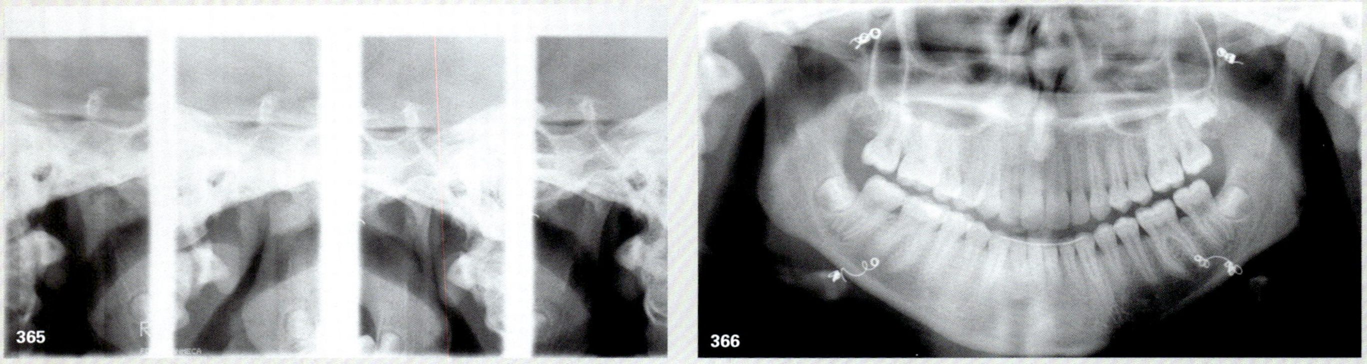

图3-359～图3-364 治疗后面部和咬合效果良好。

图3-365和图3-366 治疗前和治疗后X线片的对比反映了受伤髁突的改建。

治疗前和治疗后X线片的对比反映了受伤髁突的改建（图3-365和图3-366）。

对年长患者的治疗

之前的患者是16岁，但同样的治疗策略在年龄更大的患者身上能成功吗？

图3-367～图3-369中这名62岁的女性患者在一次自行车事故中右侧髁突骨折。她的口腔颌面外科医生先进行了一段时间的颌间固定，

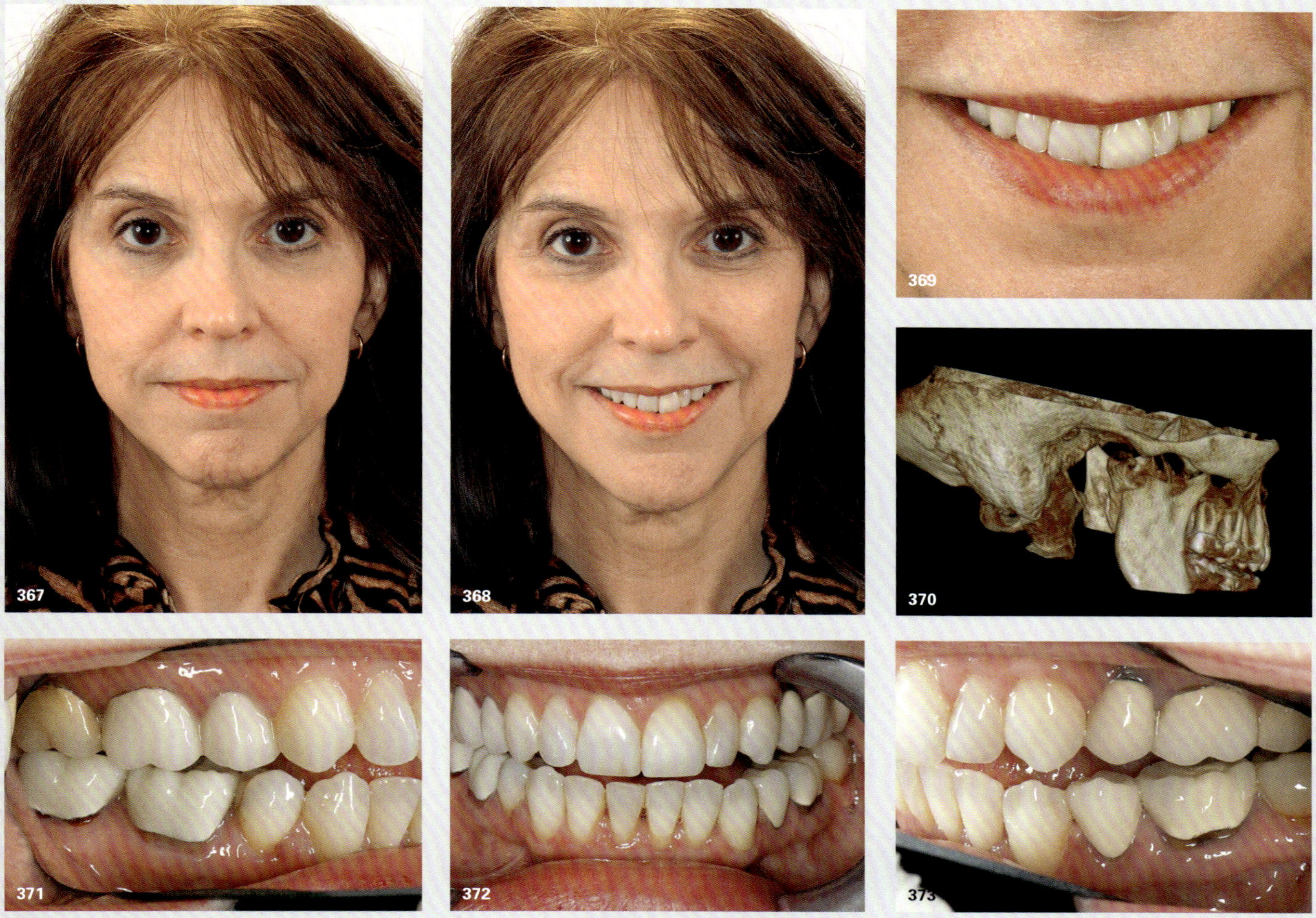

图3-367～图3-369 这名62岁的女性右侧髁突骨折，她的口腔颌面外科医生将她佩戴了一段时间的颌间固定装置取出后，转诊到我这里。在我见到她的前一天，他已移除了她的固定装置。

图3-370 右侧髁突头严重移位。

图3-371～图3-373 左侧后牙反殆，患者拒绝任何形式的手术，所以我觉得我唯一的选择是使用单侧Herbst前导下颌。

并在转诊给我的前一天拆除了固定装置。由于髁突损伤（图3-370），她的咬合移位到左侧，导致左侧后牙反殆（图3-371～图3-373）。患者坚持她不会接受任何形式的手术，所以我觉得我唯一的选择是使用单侧Herbst前导下颌。患者抗拒使用固定的Herbst矫治器，所以我选择用固定的正畸装置来协调牙弓，并使用活动式的Herbst矫治器（图3-374）前导下颌。6个月后，我停止使用Herbst矫治器治疗，在接下来的5个月里完成了矫形细节处理，达到了非常可接受的面部和咬合效果（图3-375～图3-380）。CBCT显示右侧髁突明显的改建（图3-381），18个月时的CBCT显示髁突更多的改建（图3-382）。

系统性病因因素

许多全身性疾病都可能导致髁突退行性变或髁突生长受限。我在职业生涯早期就对这方面产生了兴趣，当时我遇到一些患者，他们没有外伤史或任何髁突吸收迹象，但有颞下颌关节功能障碍的症状。有些症状比其他症状更明显，但因为我对髁突退行性变缺乏了解（记住，我不知道的一切都可以称之为“特发性”），所以我深入研究了相关文献。我回顾了文献，发现有超过10种记录的疾病可能与髁突退行性变或变化有关：

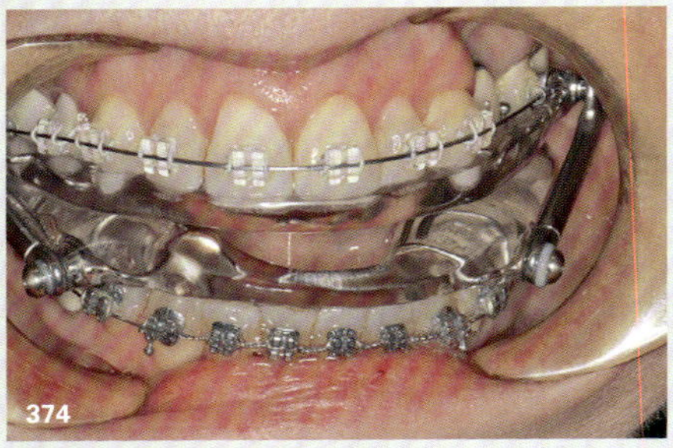
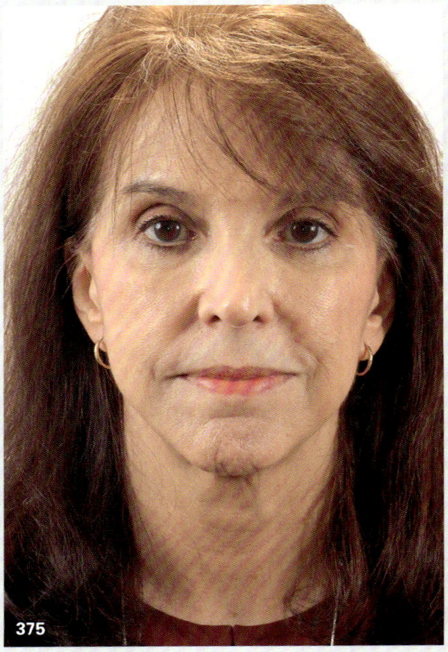
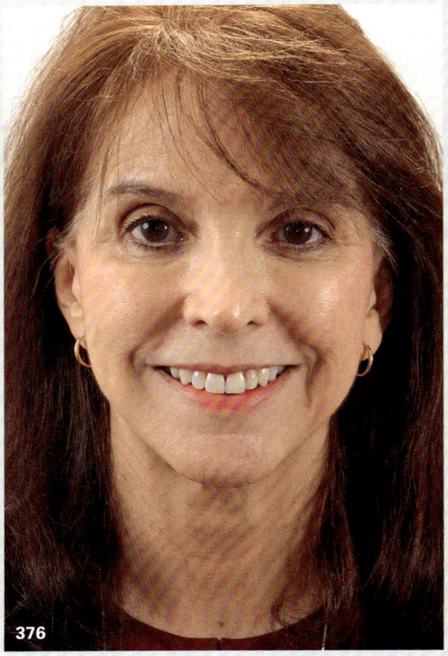
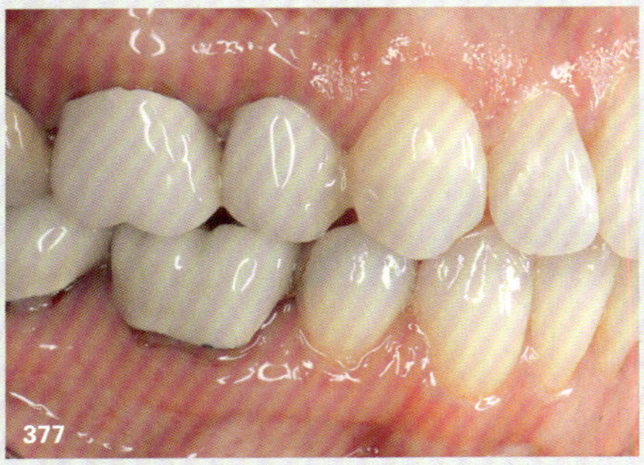
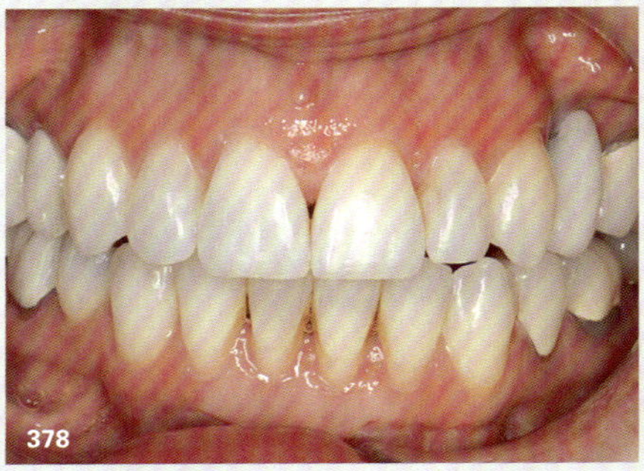
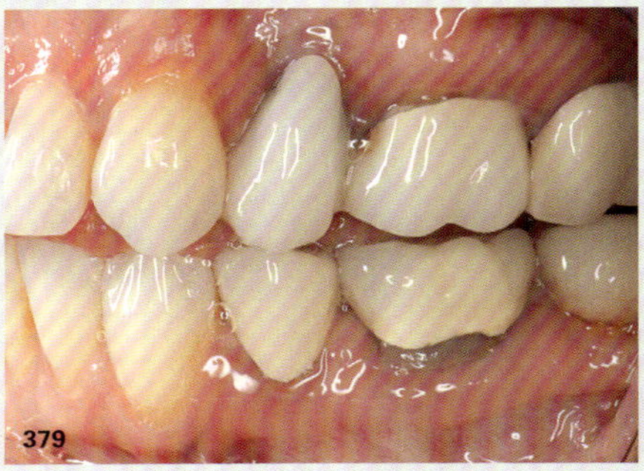
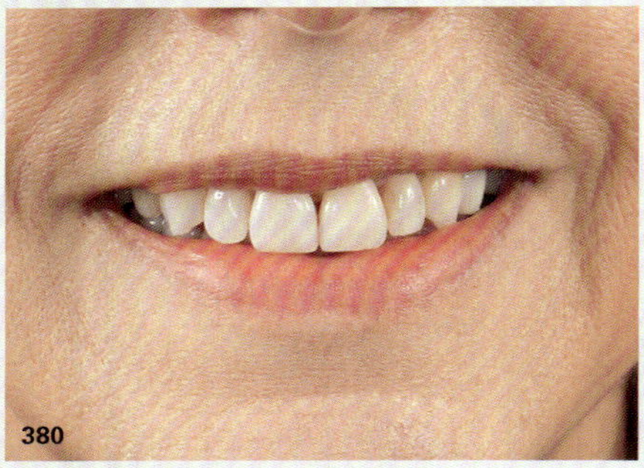
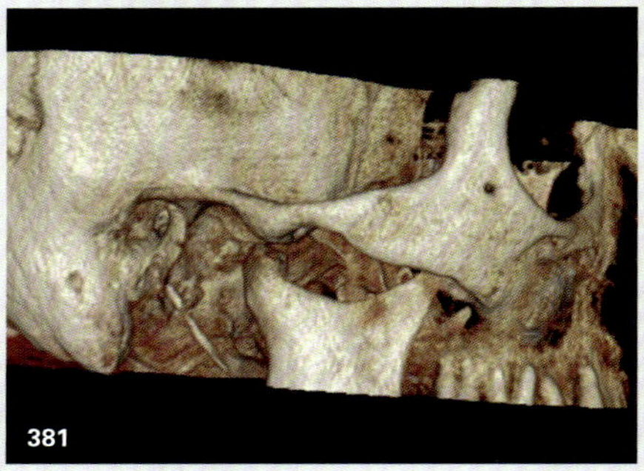
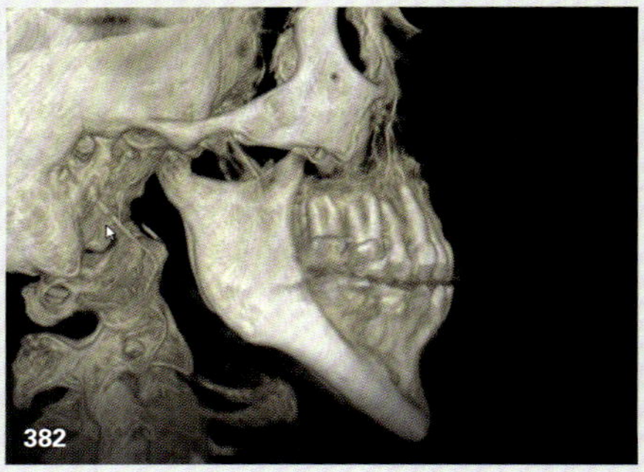

图3-374 由于患者不愿选择手术，尽管她的年龄较大，我仍决定采用下颌前导的方法。她拒绝放置固定的Herbst矫治器，所以我使用了活动式的Herbst矫治器代替。

图3-375～图3-380 治疗11个月后的最终结果。

图3-381 最终CBCT显示右侧髁突明显的重建。

图3-382 18个月CBCT显示髁突更多的重建。

- 类风湿关节炎
- 银屑病关节炎
- 青少年特发性关节炎
- 运动诱导的骨质减少
- 硬皮病
- 红斑狼疮
- 家族性地中海热
- 舍格仑综合征
- 结节病
- 皮肌炎
- 暴食症

如果用一大章节来讨论清单上的那些疾病，将过于冗长，偏离了本章的重点。然而，多年来，我在自己的实践中诊断了7例此类疾病，最常见的是类风湿关节炎（Rheumatoid Arthritis，RA）和青少年特发性关节炎（Juvenile Idiopathic Arthritis，JIA）。

类风湿关节炎

类风湿关节炎是一种慢性自身免疫性炎症性疾病，通常影响手和脚的小关节。类风湿关节炎影响关节内壁，引起疼痛和肿胀，最终可导致骨侵蚀或关节畸形[74]。

临床特征

最引人注目的方面是进行性的前牙开㿢。类风湿关节炎的一个组织学特征是血管翳的形成。血管翳是由间充质和骨髓源性细胞组成的肉芽组织膜。膜的形成刺激白介素（Inter Leukin，IL）-1、血小板衍生生长因子和前列腺素的释放。巨噬细胞的浸润最终导致软骨破坏和骨侵蚀。双侧类风湿关节炎最显著的变化是进行性前牙开㿢、下颌后缩和下颌宽度变窄。

如果患者有关节疼痛但没有这些临床变化，局限性骨关节炎是最有可能的潜在鉴别诊断，但类风湿关节炎总是一种可能。在我的门诊，我们一定会问患者以下问题："家族中有关节炎病史吗？""你的其他关节痛吗？"其他关节应检查是否存在肿胀或活动受限（图3-383）。同时还应进行血液检测［抗核抗体检测（Antinuclear Antibody Assay，ANA）］识别类风湿因子（Rheumatoid Factor，RF）和其他炎症标记物检测；详情将在后续治疗部分进行介绍。

影像学特点

30%的患者表现出可检测的影像学变化，如髁突矢状面变平和关节窝不规则破坏，变化通常是双侧的。成人和青少年的髁突变化是不同的，因为成人可能表现出X线片可检测到的实际的髁突吸收，而青少年则可能经历生长停滞导致下颌生长严重受限，但髁突看起来比成人正常。

增强磁共振成像（Magnetic Resonance Imaging，MRI）对活动性颞下颌关节炎的识别敏感性、特异性都较高。

治疗

第一要务是确认或排除类风湿关节炎的诊断。标准的ANA血液样本通常是由患者的内科医生采集的。这个测试是为了检测抗核抗体和RF的存在。抗核抗体是一种通常与自身免疫疾病（如关节炎）相关的蛋白质，而在没有类风湿关节炎的人中不会检测到RF。红细胞沉降

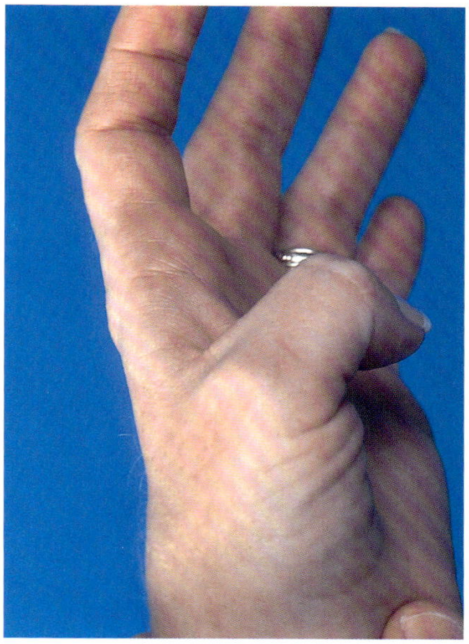

图3-383 也应检查其他关节是否存在肿胀或活动受限（如腕关节和指关节）。

（Erythrocyte Sedimentation，SED）率是ANA最常见的检测方法。SED试验可显示系统性炎症的存在。关节疼痛和功能障碍主要进行局部和对症治疗，包括阿司匹林或NSAIDs治疗方案、治疗性锻炼、口腔矫治器和类固醇。关节内注射类固醇对活动性炎症可能是最好的。

开㿢可以用正颌手术来治疗，这是最常见的方法，但在较轻的病例中也可以使用TAD来辅助正畸矫正。假体关节置换术也可作为一种选择。然而，我建议在进行任何形式的治疗之前，患者应该每6个月进行1次连续的头颅定位侧位片检查，直到连续拍3次片都没有检测到变化。尽管这还远远不是一个完美的评估方法，但它可能是确定活跃和破坏性疾病过程何时"耗尽"的最准确的方法。

如图3-384～图3-389所示的35岁女性患者因不明原因的前牙开㿢而被口腔医生转诊（注意图3-387

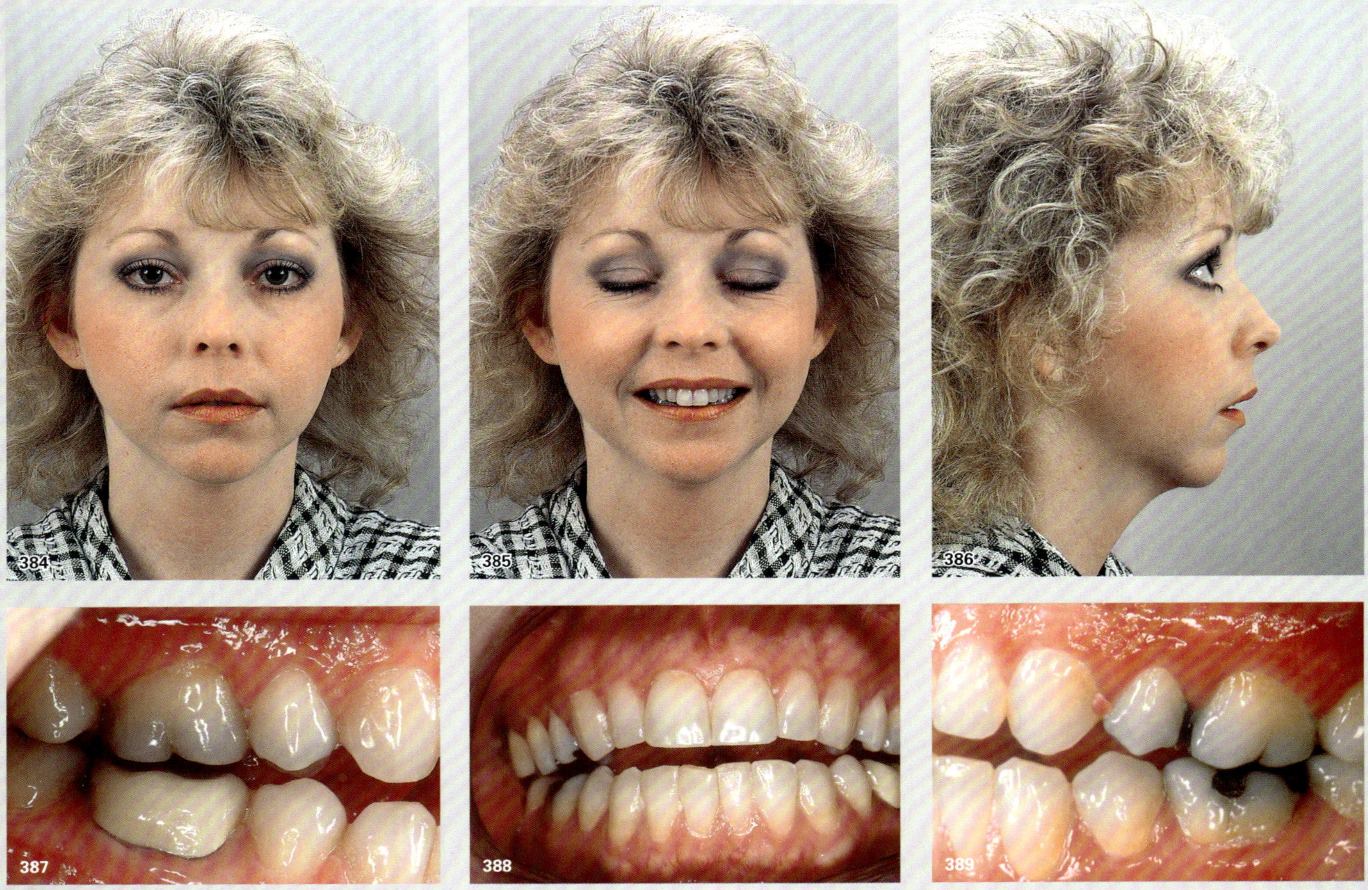

图3-384～图3-389 这名35岁女性患者经口腔医生转诊，她在多年正常咬合后，出现了不明原因的前牙开殆。

和图3-389所示后牙磨损面）。患者最初的头颅定位侧位片（图3-390）显示下颌平面陡，关节窝平坦。这名口腔医生多年来一直在为她看病，在一次检查中，她的咬合突然发生了变化，这让他非常惊讶。她的切牙有磨损的事实意味着开殆一定是在青春期之后形成的。为了确定髁突吸收是否完成，我用头颅定位侧位片和头影重叠记录了她18个月的时间，结果显示没有变化，所以可以继续治疗。通过正畸-正颌手术，患者的开殆得到了成功的治疗（图3-391～图3-396），治疗后5年的咬合稳定（图3-397～图3-402）。她术后5年的全景片（图3-403）显示虽然她的髁突形态仍然异常，但她的咬合是稳定的。

然而，类风湿关节炎并不总是会自我停止，但在炎症的活跃期确实不应该做手术来前移下颌骨。同样，患者通常有一段时间的关节组织活跃破坏，然后一段时间的疾病无进展期，然后又继续活动的阶段。对于髁突组织持续缺失和日益严重的下颌后缩患者，颏成形术和上颌骨后部后上旋转重新定位，使下颌骨向上和向前旋转可帮助患者改善。在最严重的情况下，颞下颌关节置换术可能是唯一的方法。此外，这类患者的多个关节都可能受到影响，所以颞下颌关节可能并不是患者最大的问题。

青少年特发性关节炎

直到最近，这种情况通常被称为青少年类风湿关节炎，但风湿病学家现在更倾向于称其为青少年特发性关节炎（Juvenile idiopathic arthritis，JIA），因为其基本机制似乎不同于成人类风湿关节炎。JIA是一种自身免疫性疾病，患者的白细胞失去了辨别健康细胞和入侵细菌/病毒的能力。免疫系统释放组胺，

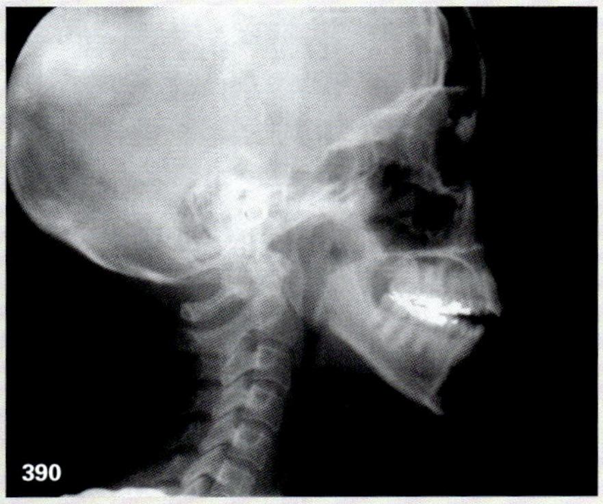

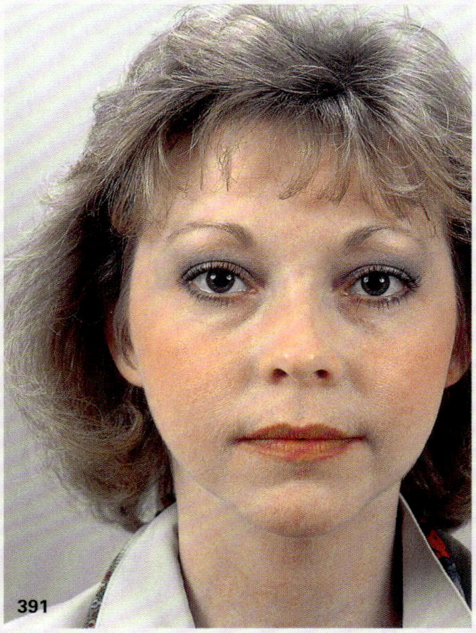

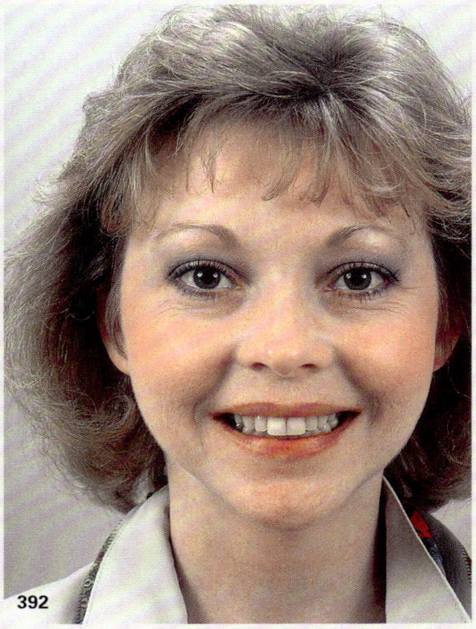

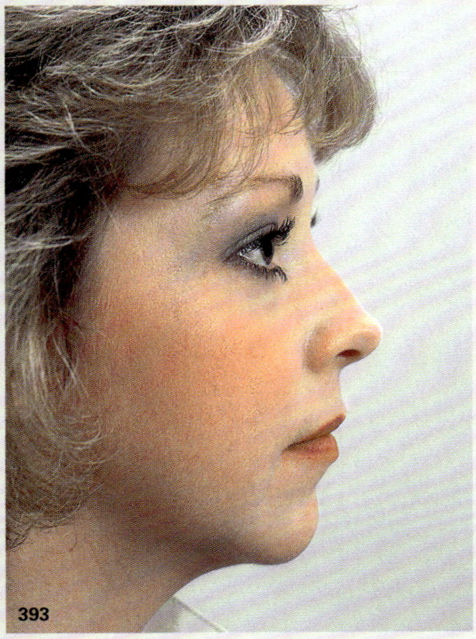

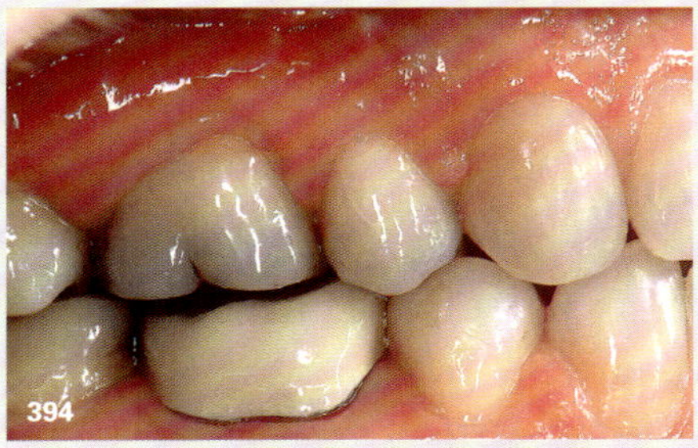

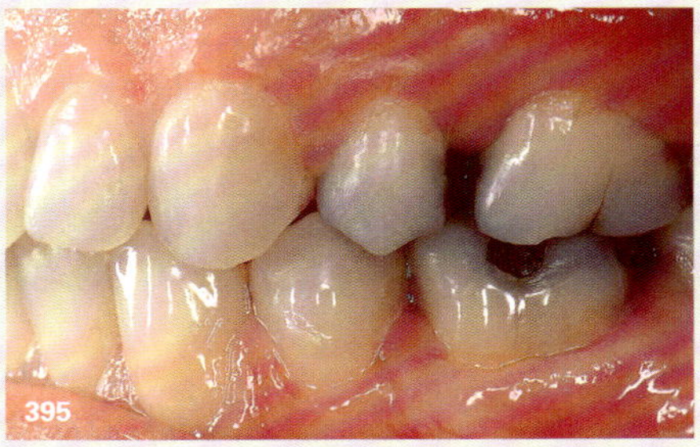

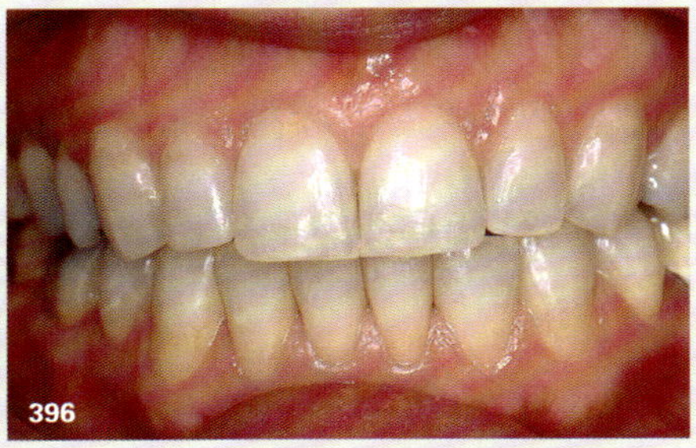

图3-390 患者初始头颅定位侧位片显示下颌平面陡，关节窝平坦，这是类风湿关节炎的典型表现。

图3-391～图3-396 正畸-正颌手术成功地矫正了开𬌗。

损害健康组织，而不是对抗感染，导致炎症和关节疼痛[75-79]。JIA基本上有3种类型：

1. 少关节型JIA：累及关节少于4个，最常累及的是膝盖和手腕。伴或不伴关节症状的虹膜炎。
2. 多关节型JIA：累及关节5个或5个以上，以肿块、结节和低烧为特征。对女孩的影响比男孩大。
3. 全身型JIA：累及全身关节，有两个显著的临床特征：反复出现的全身皮疹，以及夜间反复高热。

临床特征

颞下颌关节受累在少关节型JIA患者中很少见，但在多关节型JIA患者中却时有发生。很多患者由于下颌生长中断，都有严重的小颌畸形，通常是双侧的，但偶尔也会是单侧的。除了患有滑膜炎，JIA患者疼痛的症状并不常见，特别是年幼的儿童。通过验血来确认或排除JIA的诊断，通常是基于SED率来检测系统性炎症是否存在。ANA检查阳性与慢性关节炎的儿童葡萄膜炎相关（图3-404）。

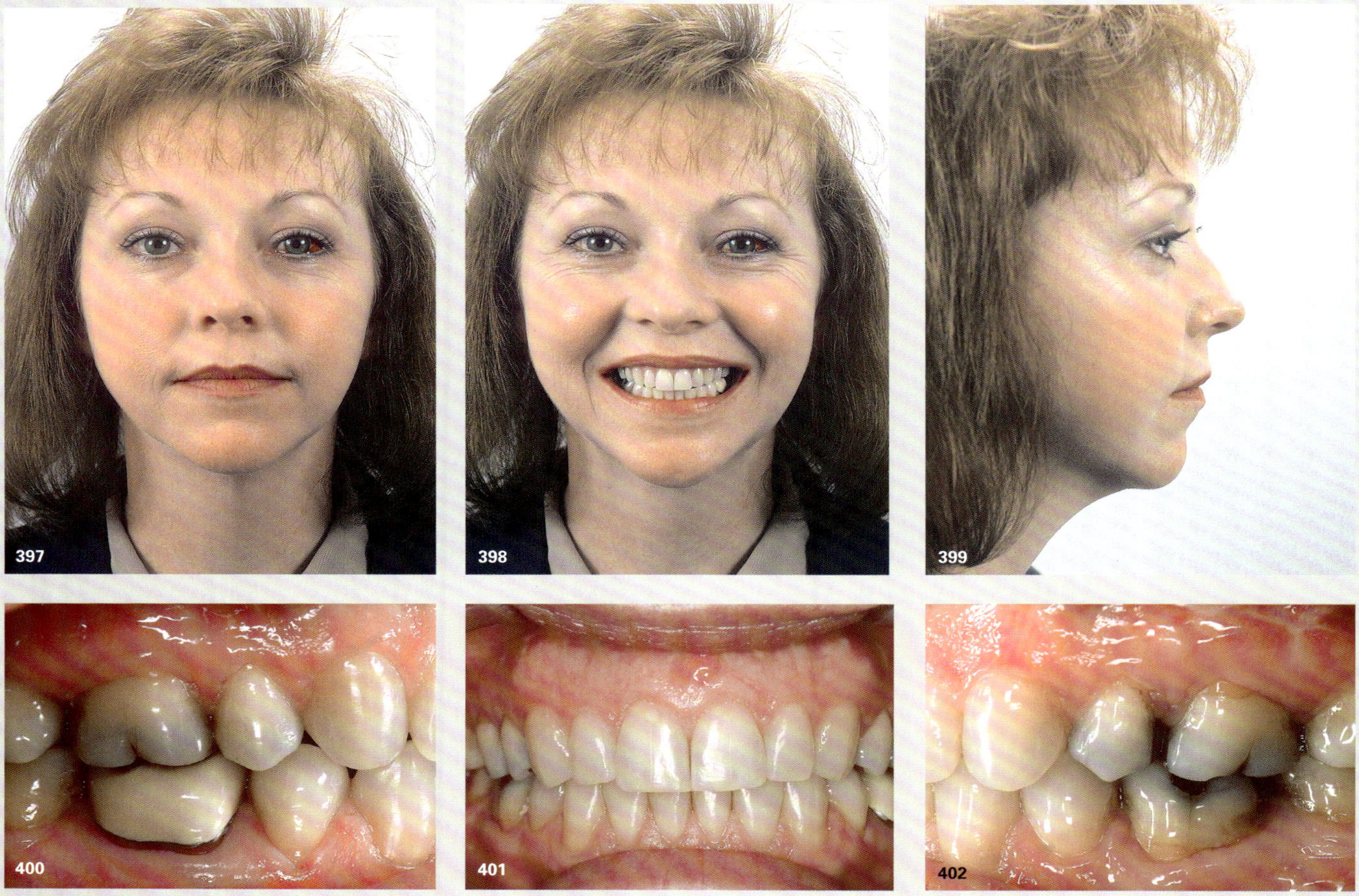

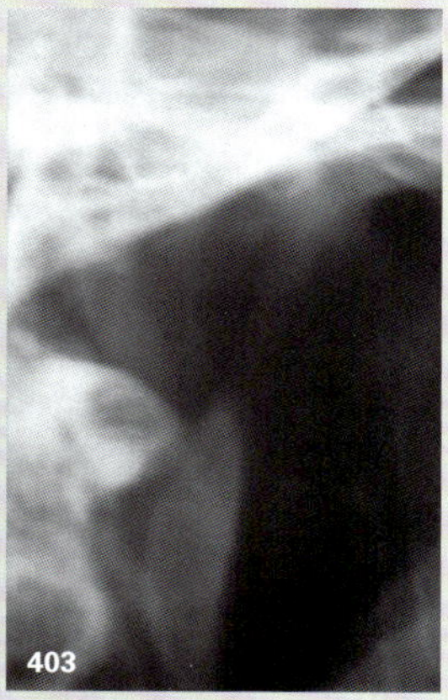

图3-397 ~ 图3-402 5年随访记录显示咬合稳定。

图3-403 5年断层摄影也显示其咬合稳定，尽管髁突形态仍然畸形。

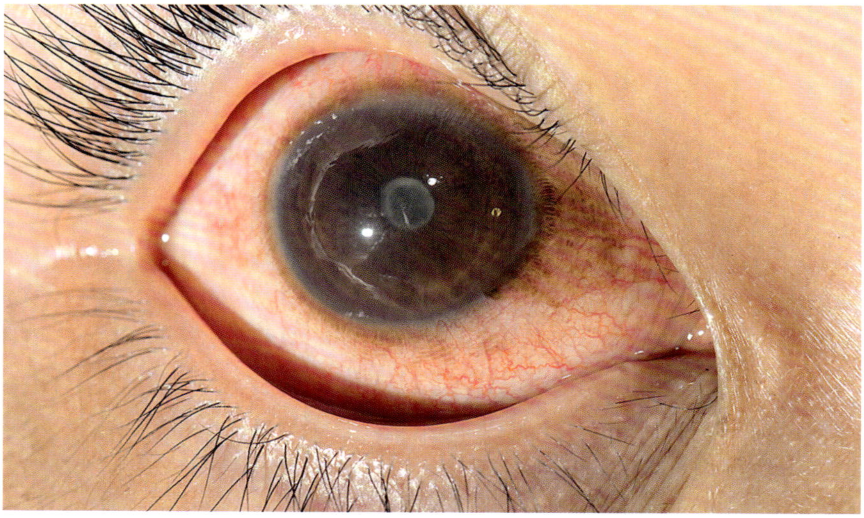

图3-404 ANA检查阳性与患有慢性关节炎的儿童葡萄膜炎相关。

影像学特点

JIA的显著特征是下颌骨角前切迹明显，这是由于升颌肌群在下颌角区域附着生长形成的。当髁突没有生长时，这种情况就会发生——因为髁突正常生长时，下颌角是一个吸收区。

增强MRI被认为最具有诊断价值。MRI可以显示滑膜积液、骨髓水肿、血管翳的存在、关节盘变薄和移位以及滑膜衬里强化。大概率JIA患儿发病时颞下颌关节关节炎可以通过MRI检测到，但不能通过诊断性超声判定[80]。

治疗

关节内长效皮质类固醇可用于局部治疗以减少炎症，阿司匹林或NSAIDs也可用于止痛。当患者患有滑膜炎（颞下颌关节滑膜的炎症）时，则不能采取这种治疗。在某些情况下可以用NSAIDs治疗，但通常需要手术切除滑膜内膜（滑膜切除术）。对于有类风湿关节破坏的成人，首选通过随访观察和拍摄连续的头颅定位侧位片确定疾病进展是否停止，接着才是错𬌗畸形的矫正。

这名14岁的男孩在12岁时开始治疗（图3-405～图3-408）他的前牙开𬌗和Ⅱ类错𬌗。由于不熟悉JIA的特点和治疗方法，他最初的正畸医生计划用头帽高位牵引控制垂直生长，并试图通过生长改良和正畸治疗改善错𬌗畸形。经过艰苦的治疗，患者被那个正畸医生转诊来征求我们的意见。我的临床印象是他患有JIA，并进行了正畸资料采集（图3-409～图3-414）。侧貌显示

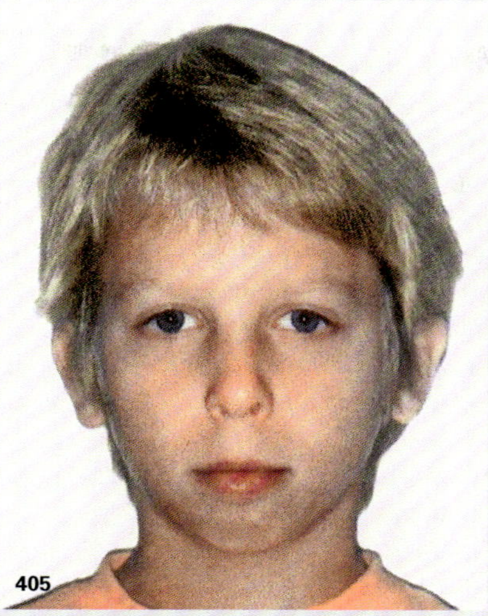

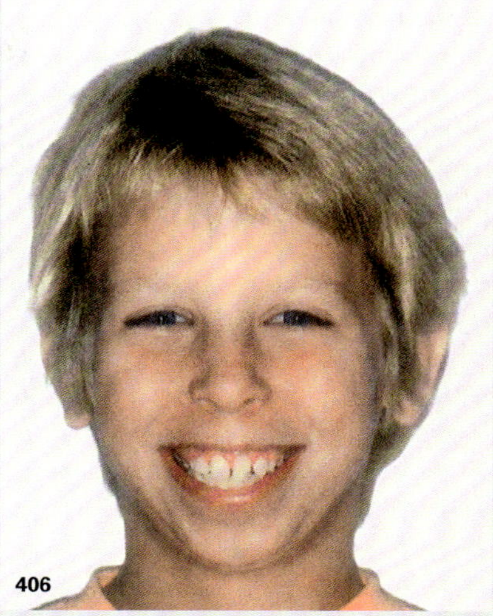

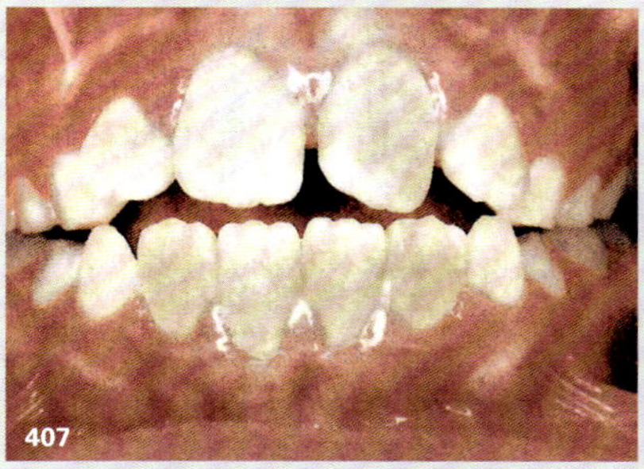

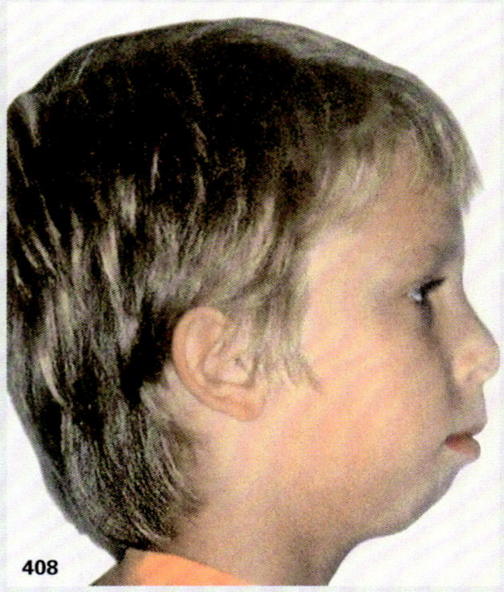

图3-405～图3-408 前一名正畸医生收集了其12岁开始治疗时的正畸记录，以矫正其前牙开𬌗和Ⅱ类错𬌗。

出他有严重的骨骼发育不良，头颅定位侧位片（图3-415）描绘了患有JIA的青少年的典型表现：①严重的下颌角前切迹；②陡峭的下颌平面；③扁平的髁突；④扁平的关节窝。全景片清楚显示了髁突吸收变平（图3-416），而螺旋三维CT显示了关节窝和髁突的三维破坏（图3-417）。他说他的任何部位的关节都没有疼痛或僵硬，我们将他转诊给儿科风湿病专科医生进行适当的血液检查。所有的测试结果都是阴性，但这在JIA中并不罕见。

在与患者和他的父母讨论他未来的治疗时，我认为进一步的生长改良都将是徒劳的，最好的选择是移除矫正装置，监测他的生长和任何后续的骨骼变化，直到我们认为他可以进行正畸-正颌联合治疗。患者反馈说，他在学校里因为“没有下巴”而被无情地取笑，我建议家长在可行的情况下尽快给他做一个颏成形术来前移颏部。我们在病史中注意到他的后气道狭窄，并报

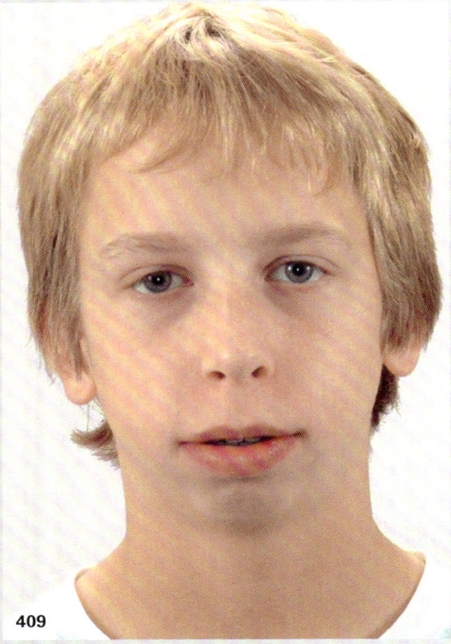

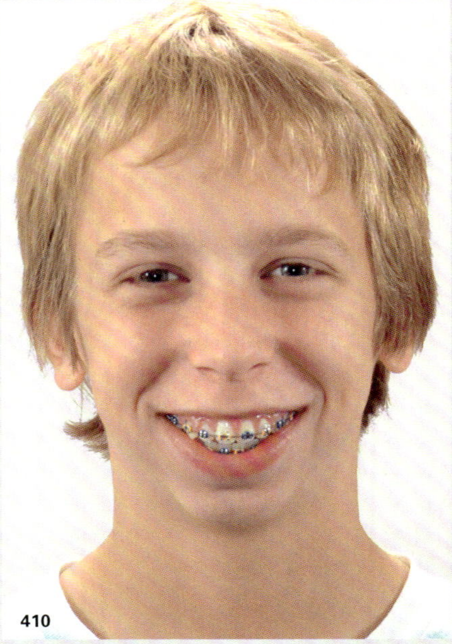

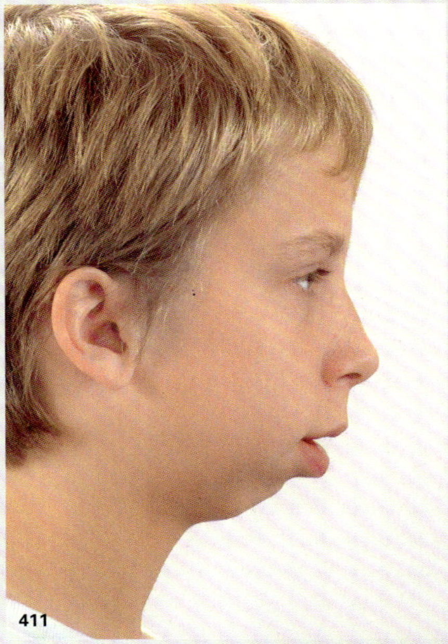

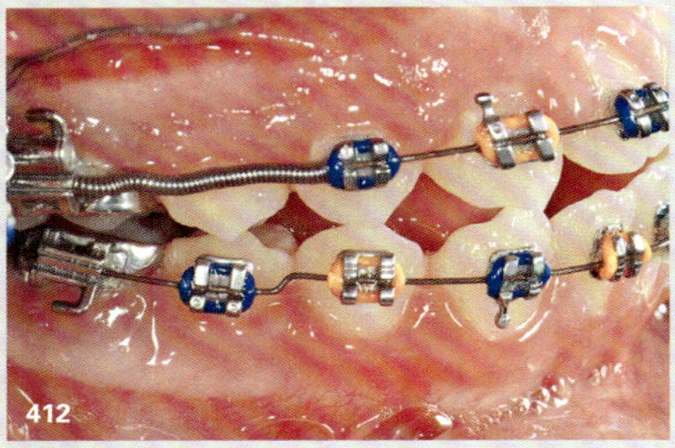

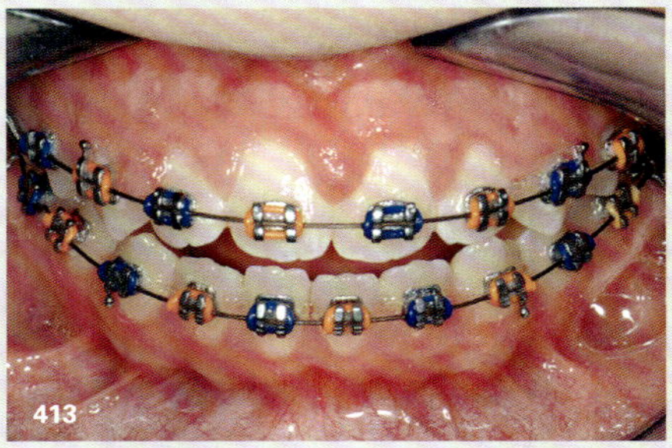

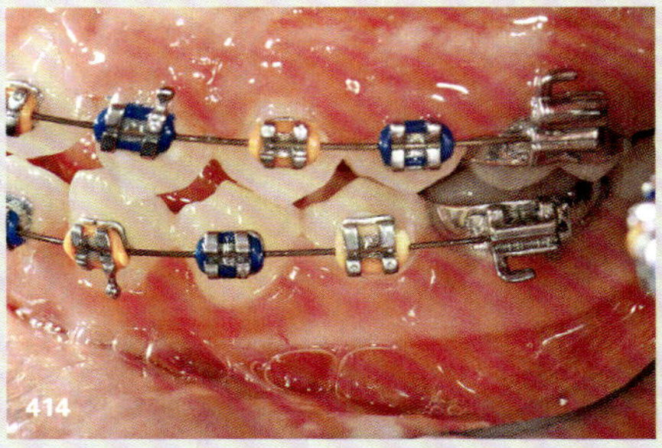

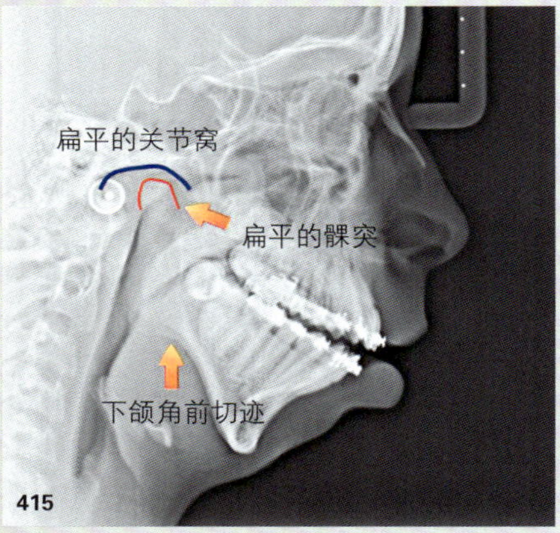

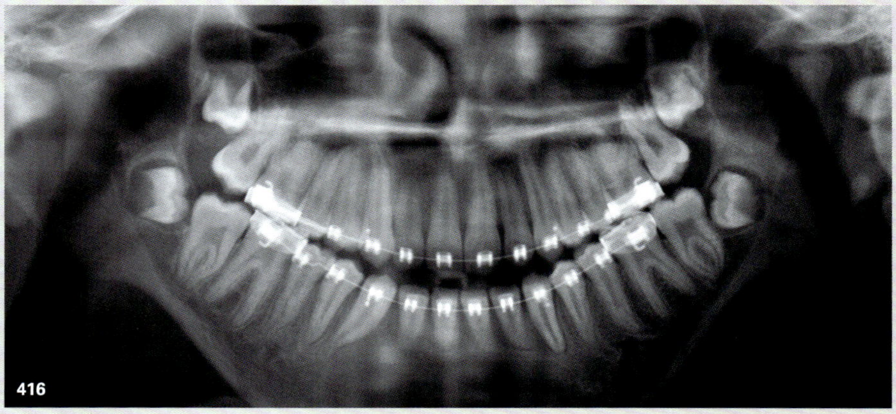

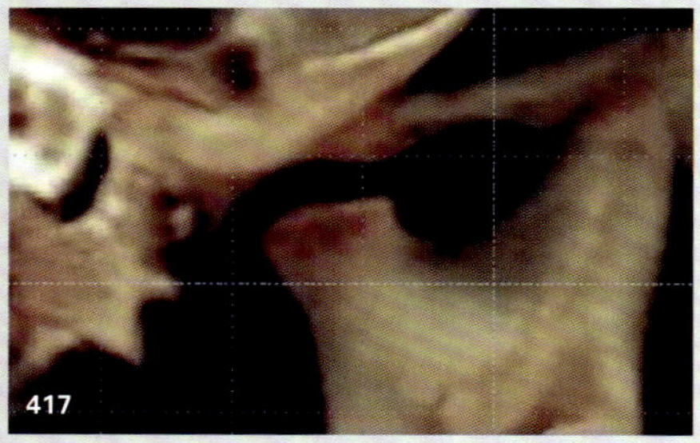

图3-409～图3-414 他14岁时，在查看了他的记录和病情严重程度后，我的临床印象是他患有JIA，所以我让他重新拍摄X线片，如图所示。

图3-415 头颅定位侧位片表现为典型的JIA：严重的下颌角前切迹、陡峭的下颌平面、扁平的髁突和扁平的关节窝。

图3-416 更新的全景片显示髁突吸收变平。

图3-417 因为我第一次见到这名患者是在CBCT出现之前，所以我让患者拍摄了螺旋三维CT，它清楚呈现了关节窝和髁突三维破坏。

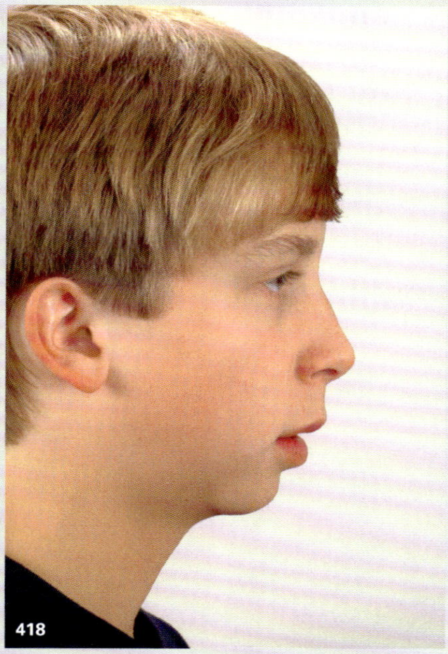

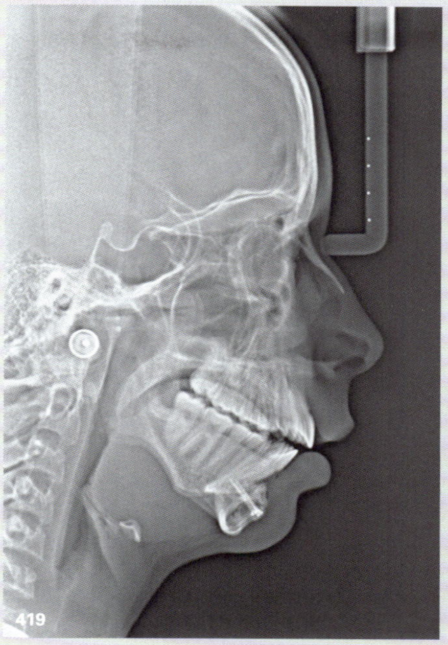

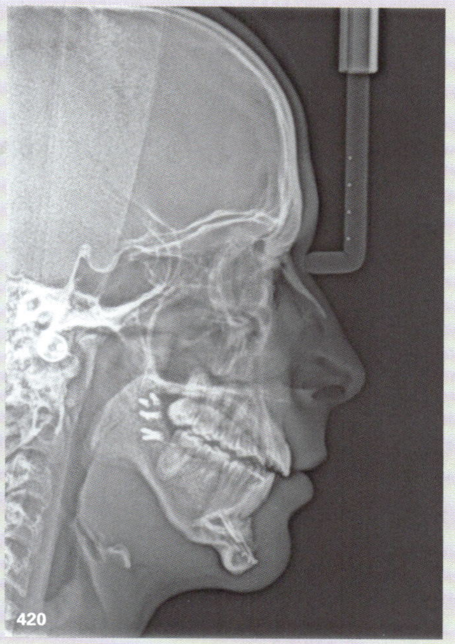

图3-418和图3-419 在该阶段治疗结束后，拆除正畸装置，佩戴保持器，并进行颏成形术以前移颏部，既美观又轻微改善了气道。

图3-420 患者接受观察并进行头影测量追踪直到18岁，在此期间我们连续拍摄了3次头颅定位侧位片，显示生长无变化。此时重新开始正畸治疗，并进行了正颌手术（上颌上抬、下颌前移和颏成形）以完成治疗。

告吞咽药丸困难，所以前移颏部不仅有美学上的好处，而且还可以改善气道。在与口腔颌面外科医生会面后，他被安排在拔除第三磨牙的同时，做颏部前移手术，以便在预期做下颌骨截骨术时，伤口已经完全愈合。在此之前患者拆除正畸装置并佩戴保持器。

移除矫治器后，患者在14岁时进行了颏成形术（图3-418），这既有利于美观，又有轻微地气道改善（图3-419）。在接下来的2年里，我们一直在观察随访，通过连续拍摄头颅定位侧位片，直到我们觉得他已经足够稳定，可以接受正颌手术。为了使他的下颌牙齿去代偿，我们建议拔除下颌第一前磨牙，在接下来的12个月里，对下颌切牙进行了最大限度的内收，以尽可能多地增加切牙覆盖。因为家庭医疗保险机构裁定该手术并非医疗必需，所以患者双侧下颌支矢状劈开术需要在诊所内进行。（这太让我生气了！）

正颌手术（图3-420）后，患者进行了术后正畸治疗，并取得了良好的面部效果（图3-421～图3-423）和良好的咬合效果（图3-424～图3-426）。2年后，他的面容显得更成熟（图3-427～图3-429），切牙出现了轻微的开𬌗（图3-430～图3-432），但不需要进一步治疗。在治疗结束后的8年，前牙开𬌗程度加重（图3-433～图3-435），但考虑到他的病史，这并不意外。容貌没有明显的变化（图3-436～图3-438），髁突结构在完成治疗8年后如图3-439和图3-440所示。

这种髁突退行性骨质改变的系统诊疗方法旨在为髁突病变的鉴别诊断提供一个框架。这应该可以帮助你以一种符合逻辑的方式进行诊断和治疗，帮助你在给困难的挑战和比所谓的“特发性”复杂得多的疾病建议治疗之前，得出一个合理的诊断。

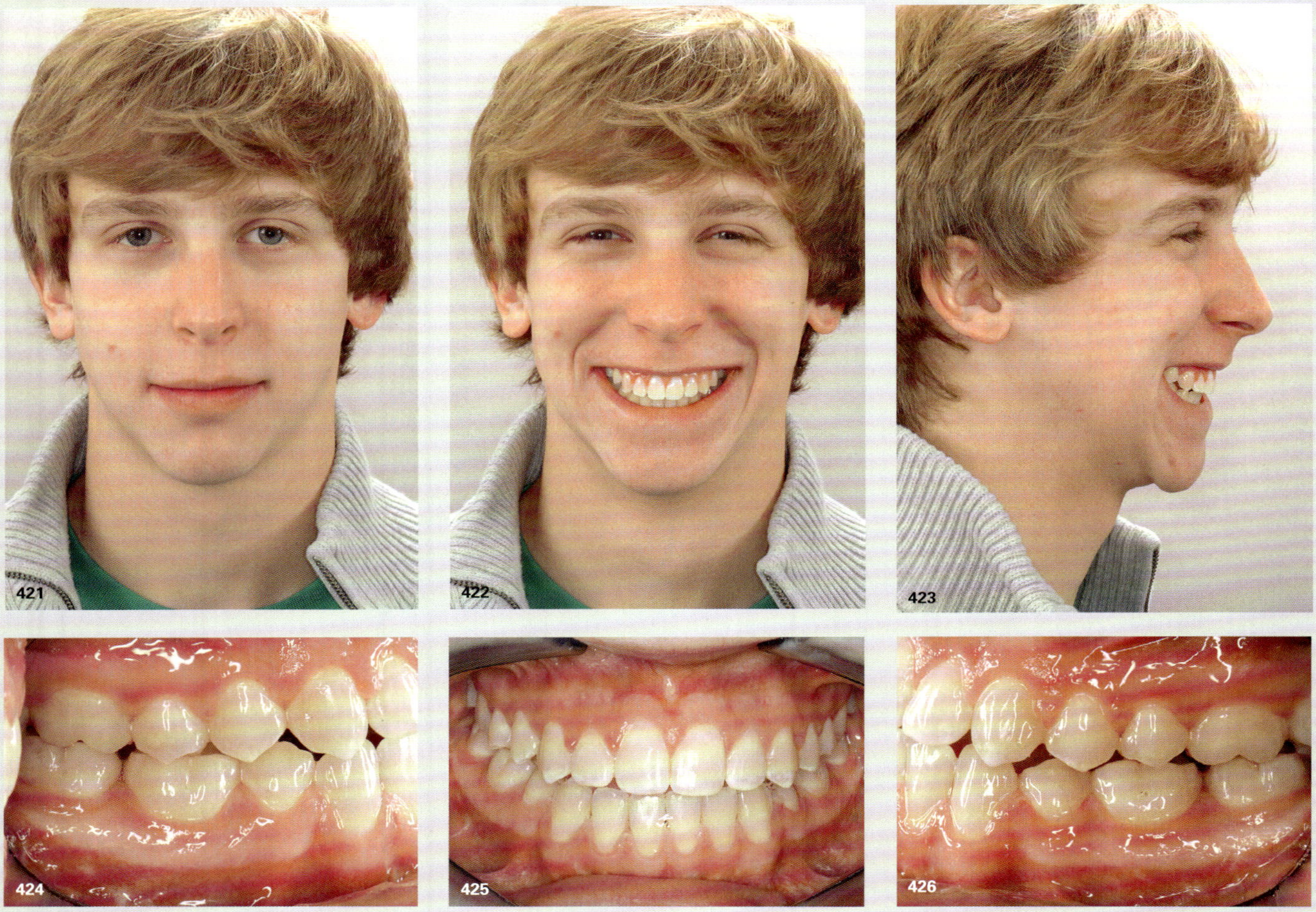

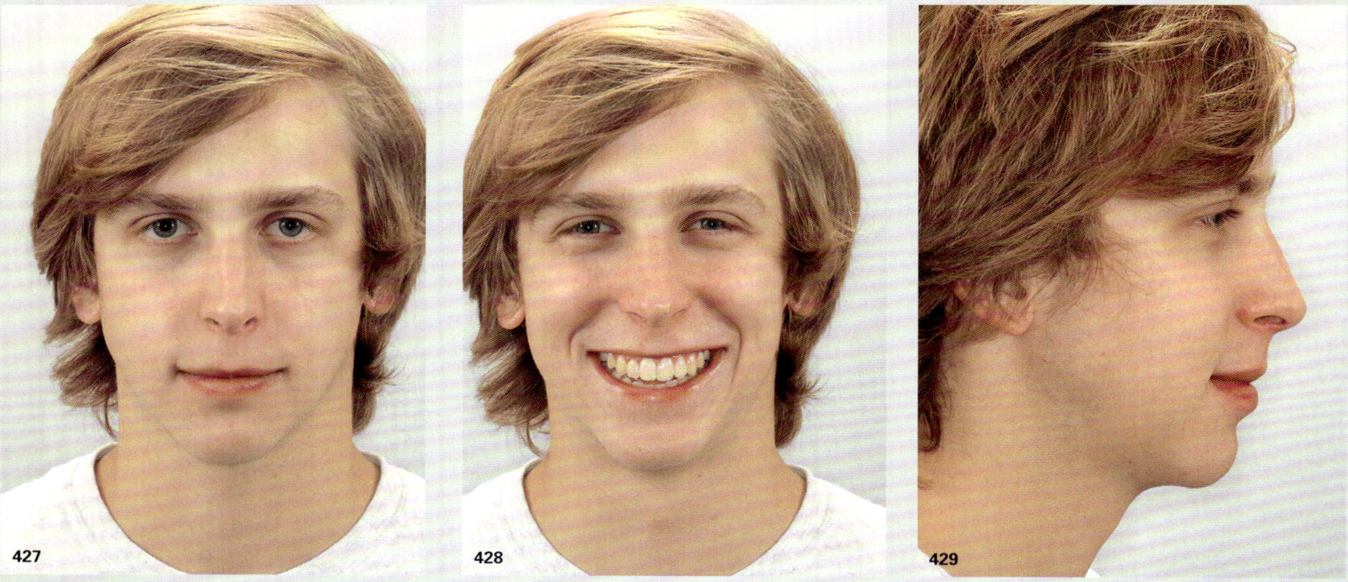

图3-421～图3-426　令人印象深刻的面部效果和良好的咬合效果。

图3-427～图3-429　2年后，他的面部表现出一些成熟的变化。

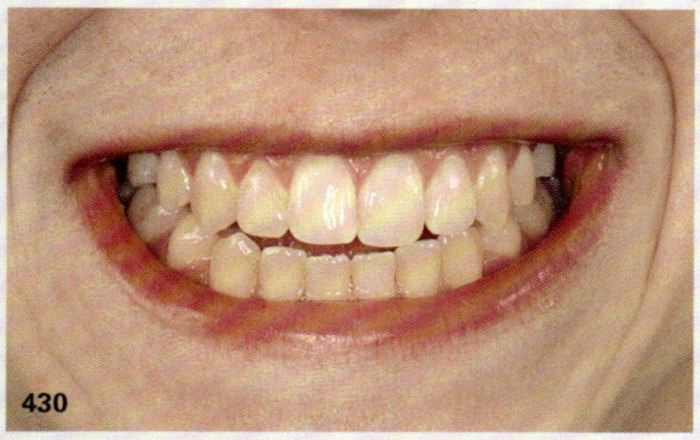

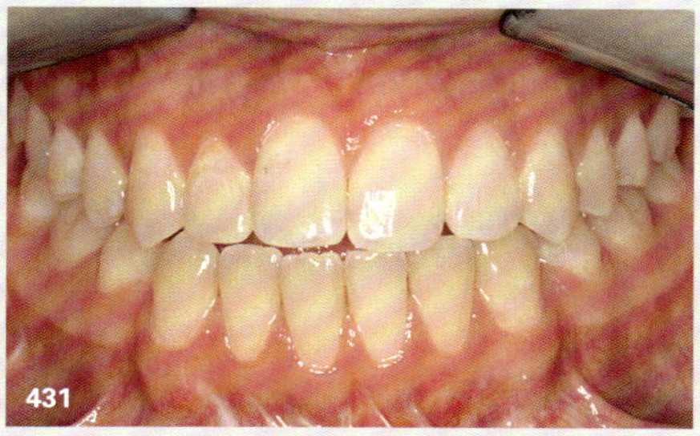

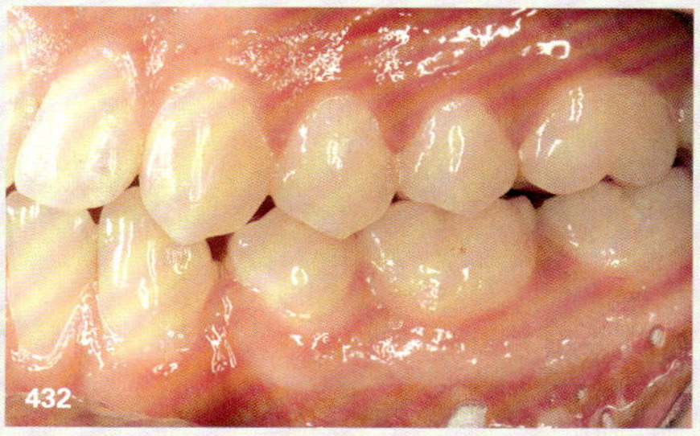

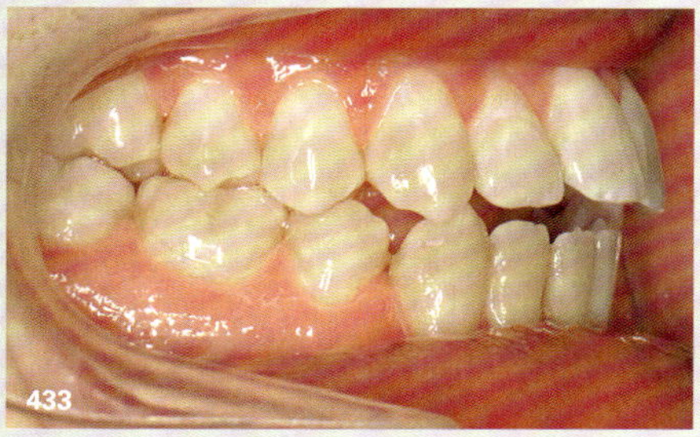

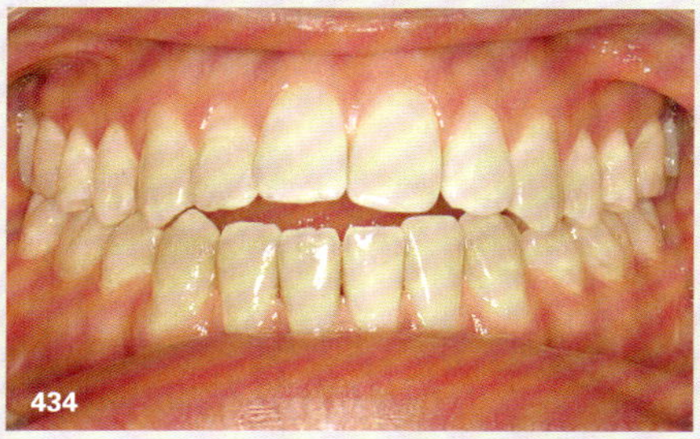

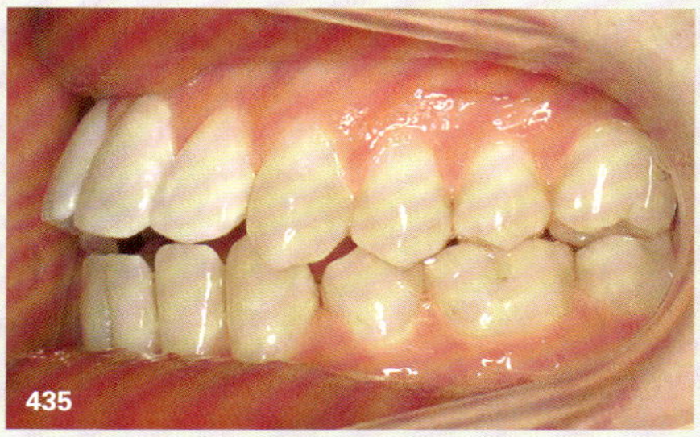

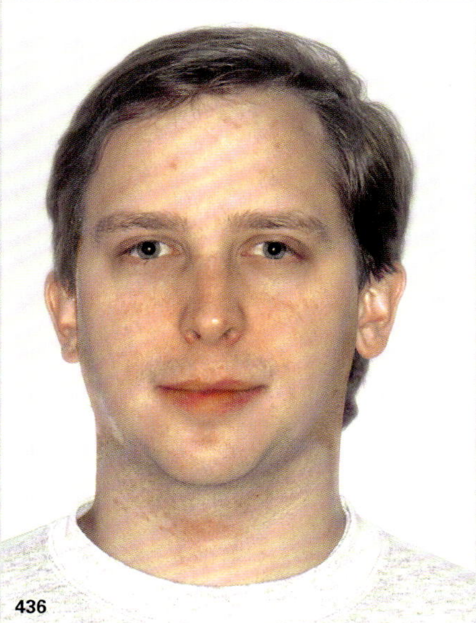

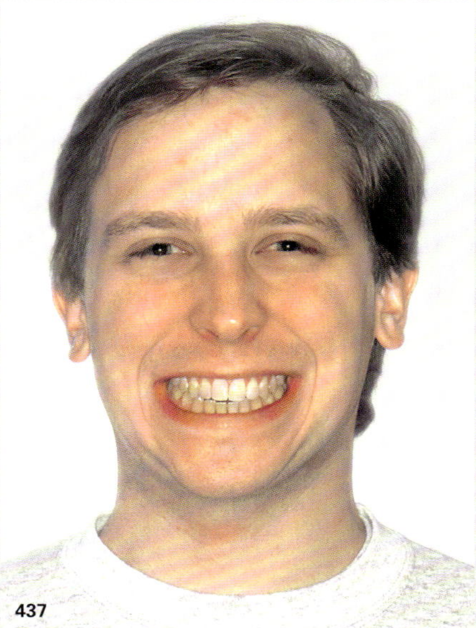

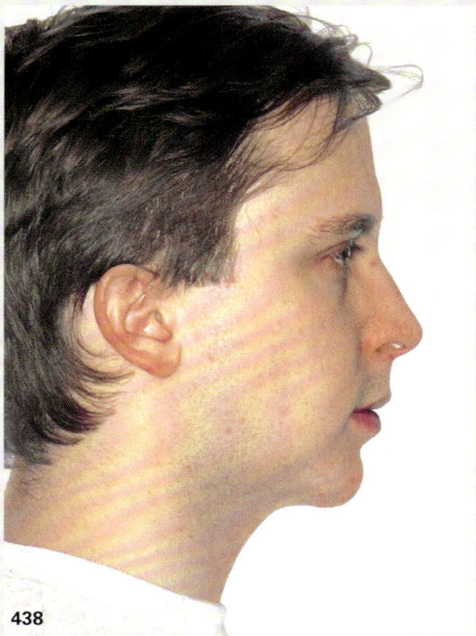

图3-430～图3-432 2年后，前牙有轻微开殆。

图3-433～～图3-435 在意料之中的事情发生了，治疗结束8年后，他的开殆程度进一步加重。

图3-436～图3-438 在这8年中，他的容貌没有明显的变化。

图3-439和图3-440 治疗完成8年后他的髁突结构。

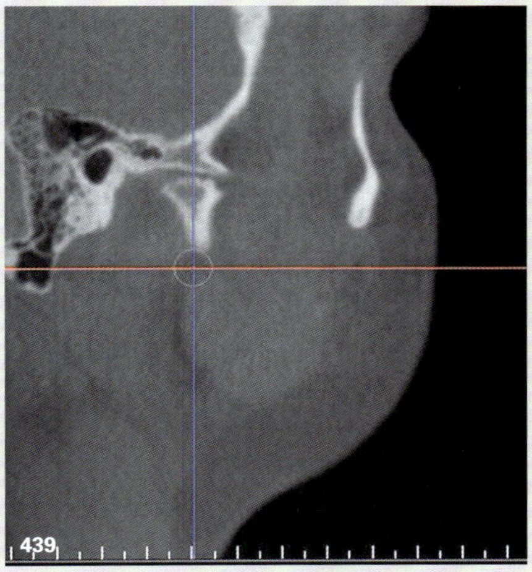

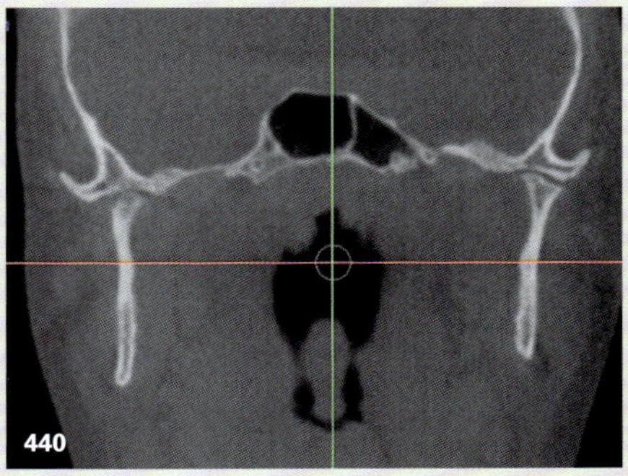

眼见为实

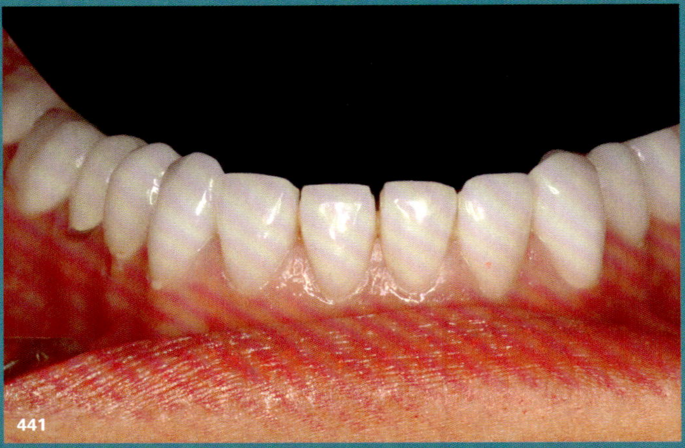

441

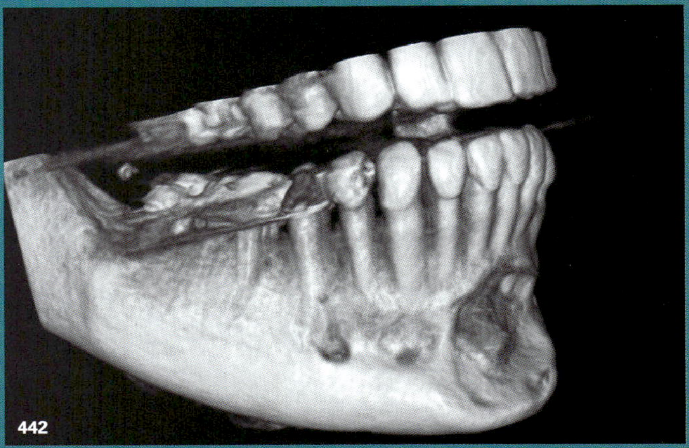

442

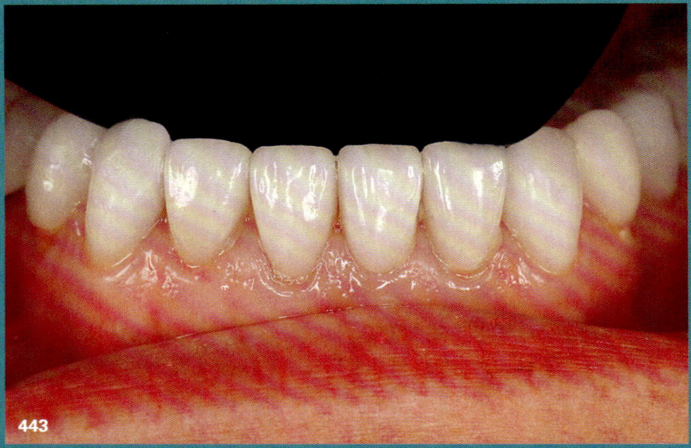

443

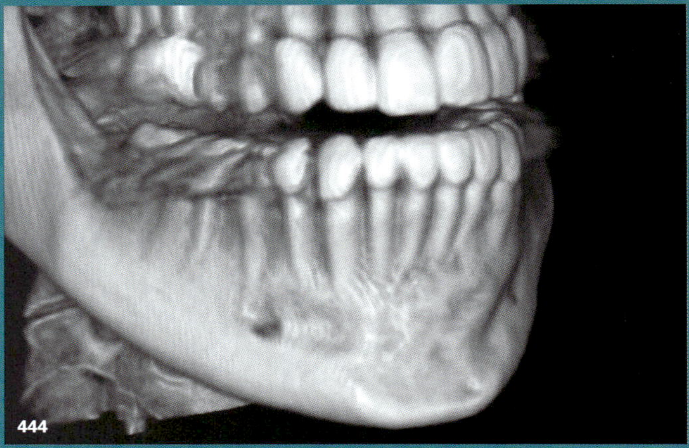

444

这名50多岁的女性是由她的美容口腔医生推荐的，她的口腔医生在几年前就为她安装了完整的贴面（图3-441），现在她的下颌牙齿有点松动，而且在过去的1年里出现了间隙。我问自己，为什么在她的年龄本应出现下颌切牙拥挤反而出现了间隙？贯穿本书始终的主题是“为什么”。

为了进一步研究，我对下颌切牙区进行了CBCT扫描，令我非常惊讶的是，我在下颌切牙根部发现了一个相当大的缺损（图3-442）。所以我的下一个问题很明显：为什么缺损在那里？是什么导致的？旋转图像从多个角度观察病变后，我马上意识到看到的是一个植入了40年的硅胶假体。因为它位于承受压力的区域，逐渐导致了它下方的骨缺损，并发展到牙齿的根尖，吸收几乎延伸到舌侧骨板和垂直向上延伸到下颌切牙牙根的1/3。由于失去了骨支撑，牙列出现了间隙。我们建议她去外科会诊去除植入物并放置骨粉以稳定该区域。当假体被移除、骨移植物开始愈合后，我们安装了固定正畸矫治器以稳定牙齿。

在接下来的6个月时间里，下牙列间隙关闭，当我感到下颌切牙松动度降到最低时，移除固定装置，重新做了下颌切牙贴面（图3-443）。治疗结束后拍摄的CBCT（图3-444）显示了先前损伤已恢复和牙槽骨体积的增加。

观察这名女性的问题，并建议矫正治疗或新的贴面以改善美观，这本来很简单，但通过进一步询问原因，我能够解决一个她甚至不知道的问题，在这个过程中挽救了她的牙齿。

（王　璟　彭怡然　李　晅）

第4章

系统性治疗计划的制订原则

Principles of Systematic Treatment Planning

系统性检查原则：检查表的应用

检查表的制定

检查表是目前职业生活和日常生活的重要组成部分。临床治疗中发生的错误可能比预计的要多，因为医生无法对每一种可能的情况都做出正确的计划，比如可能会忘记问某一个关键问题，或者在压力下错过某一个步骤，这些都会导致错误的发生。正确使用检查表是目前优化治疗结果的重要手段。这个理念可以极大地帮助正畸医生进行常规和复杂病例的管理与临床治疗。

口腔正畸检查表的发展故事可以追溯到20世纪30年代末，第二次世界大战前的航空工业发展时期。当时，美国政府对可携带10000磅（约4535.92吨）炸弹的飞机进行招标，这种飞机预计需要从英国飞往德国，从边远岛屿飞往日本，并能够返回其原始基地。这意味着必须设计出一架在高海拔地区能飞行距离更远、载重量更大，并能实现自身防御的飞机。美国陆军航空队举行了一场飞机制造商间的竞赛，获胜者可以得到制造下一代远程轰炸机的合同。其中一架参赛飞机是闪闪发光的铝合金波音B-17“飞行堡垒”，其设计被公认为远优于其他竞争对手。在陆军管理人员观看比赛的当天，B-17测试飞机滑行到跑道上，起飞很漂亮，升空顺利，速度惊人，然而它突然失速、翻转、坠毁，造成5名机组人员中2人死亡。

经过对坠机原因的彻底调查，确定飞机坠毁是由于“飞行员失误”。调查人员得出的结论显示B-17新飞机比以前的飞机及其竞争对手的飞机都要复杂得多。除此之外，它有4个引擎，每个引擎都有自己的要求，航空系统需要不断调整。起飞时，试飞员忘记打开一个关键开关。结论是什么？这架漂亮到令人惊叹的新飞机太复杂了，即使是经验丰富的试飞员也无法驾驶。结果，波音公司失去了订单，这架飞机似乎注定要消失在历史长河中。但陆军仍然相信波音飞机的技术优势，订购了几架飞机，最终证明飞机性能良好，足以成为第二次世界大战的主力轰炸机。但一旦投入生产，战争拉开序幕，美国就面临着需要教育成千上万的平民如何操作如此复杂的机器的任务。每架飞机不仅需要2名飞行员，还需要另外8名机组人员，他们需要负责完成任务所需的其他许多项目。

为了满足这一需求，波音公司特别创建了简单明了的检查表，放在索引卡上，其中按步骤包含起飞、飞行、着陆和滑行的详细说明（如今，飞行员使用的是数字平板电脑，而不是索引卡。这一点以后会有重要意义）。随后，新飞行员驾驶B-17非常成功，以至于第二次世界大战爆发后，陆军订购了13000多架B-17。这个检查表系统改变了历史的进程，很可能还改变了战争的结局。

要点很简单：无论你多么专业，精心设计的检查表都可以改善结果。航空业就是用这种方法获得成功的极好例子。虽然我们一直抱怨航空公司，但是在美国，乘坐飞机安全抵达目的地的概率超过99.9999%。这个安全记录比许多口腔和医疗部门都高出很多。

我的一位朋友是飞行员，他会邀请我乘坐他的小型私人飞机。因此，我有机会近距离地看到检查表系统的工作情况。从第一份研究天气状况和提交飞行计划的检查表开始，然后我们绕着飞机的外部巡视，检查轮胎压力，确保襟翼在移动，并检查油箱里是否有水。当我们进入飞机后，他会拿出另一份检查表，检查所有的仪表、开关和驾驶舱范围内的物品。然后他打电话到控制塔，请求允许滑行，当得到许可后，开始滑行。当轮到我们起飞时，他会完成最后一个检查表，

无论你多么专业，精心设计的检查表都可以改善结果。

然后起飞。

以一次从美国伯明翰到佛罗里达州的彭萨科拉的旅行为例。在美国伯明翰提交飞行计划后，我们将“航路点”输入系统，仔细规划飞行进度，包括方向、速度、燃油消耗和预计到达时间等。这些航路点随后由美国伯明翰和彭萨科拉之间的控制塔进行跟踪。例如，当我们即将离开美国伯明翰控制塔通信范围时，信号会被转到美国阿拉巴马州的蒙哥马利控制塔，他们接到我们的飞行计划后，引导我们前往彭萨科拉。在飞行过程中，我们会被雷达跟踪，如果我们没有在预期的时间到达蒙哥马利航路点，这将是一个信号，表明有些事情没有像预期的那样顺利。无论如何，我们都会继续朝南部安全航行，直到蒙哥马利控制塔把我们送到彭萨科拉，让我们着陆。当我们滑行到停机坪，用最后一个检查表彻底检查一遍，安全关闭飞机。

检查表在治疗计划中的应用

美国马萨诸塞州波士顿市的胸外科医生Atul Gawande是复杂医疗问题检查表应用的有力倡导者。他写了3本书，记录了他在控制失误和优化手术室性能方面的经验，并于2009年出版了《如何把事情做正确》（How to Get things Right）。书中提到参与手术并了解整个手术所涉及的专业人员有：麻醉师、不同职责的护士和操作特殊手术系统的技术人员，每人都有自己的职责。Atul Gawande医生依靠每名工作人员配合，使手术能顺利进行，同时避免并发症。所有这些专业人员该如何应对日益复杂的职责呢？他决定开发自己的检查表系统，以便团队中的每名成员都确切地知道需要做什么、何时做，以及其他对手术成功至关重要的信息。

让我们看看正畸临床实践中如何使用这样的检查表系统[1]。制订正畸治疗计划与制订飞行计划类似，应该从最初记录的问题开始（如飞行计划中的天气条件、燃料需求等），明确治疗目标（如飞行计划中预期的目的地），以及治疗顺序（如飞行计划中的航路点）。

举一个简单的例子，一名严重后牙反殆伴上下颌切牙区中度拥挤的患者。正如制订“飞行计划”一样，治疗计划将从使用腭部扩弓矫治器矫正反殆开始（预计佩戴4个月），然后使用正畸矫治器矫正牙齿拥挤（固定矫治器估计需要12个月）。由于大多数诊所都实现了自动化管理系统，所以理想情况下，我们随时能看到预期的关键节点，以便我们了解治疗进展（图4-1）——我们是否朝着正确的方向前进，我们的治疗时间是否准时或延迟了。如果一切进展顺利，我们将按时完成治疗达到预期结果，并且不会出现并发症。如果确实出现了问题，应予以重视并及时妥善处理。

这是同一名医生接待复诊的情

况。如果在一家诊所有多名医生，患者在每次复诊时可能不是同一名医生接诊，会出现什么情况？或者在大学里，由于教学需要可能有多名主治医生管理一个病例，或者一名主治医生负责，但为患者提供治疗操作的是住院医师，又会出现什么情况？在美国，大多数正畸医生仍然采用单一执业模式，但有明确的多医生执业的趋势，而复杂的治疗需要正畸医生与其他口腔和/或医学专业的专家合作。

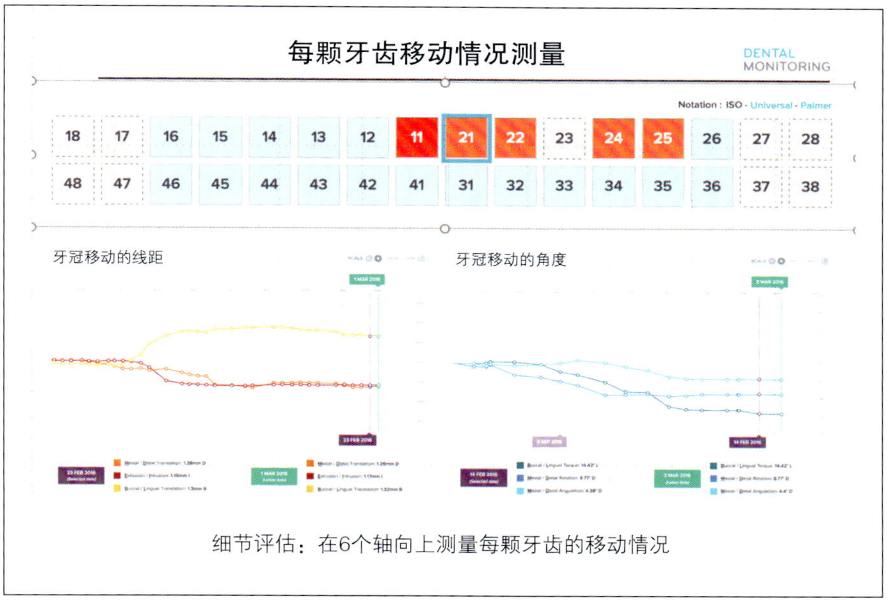

图4-1 如今，计算机软件可以利用“航路点”的概念和带有时间表的“里程碑”，以数字化手段跟踪治疗进展，从而使临床医生密切跟踪治疗进展情况，及时按期完成治疗。

Gawande关于“建筑大师”的故事是我真正喜欢的复杂流程中制定规划的一个例子。16纪世至19世纪的古代大教堂和大型建筑通常由一名建筑师规划设计建造，他不仅制定建筑的总体规划，并在随后几十年监督建造过程。如果他穷其一生都无法完成这项工作，他还需要和继任者做好交接准备将工作延续下去。而现在，因为制定了总体规划，建造初始每名分包商都会收到一份清单，列明他们预计的施工时长和施工内容，摩天大楼能在很短的时间内建成。想象一下，一栋50层楼的建筑，所有部件组装都必须精确到1英寸（约2.54cm）以内，工程才能继续。当然，不能指望建筑师监督每名分包商的每一个细节，在当今世界，所有分包商的计算机上都有详细的计划和检查清单。这不仅确保了建造的高效，而且还通过允许分包商订购材料，不必长期储存、占用现金和在大城市非常昂贵的仓储成本，从而控制总成本。

如果在临床实践中实施该检查表系统，那么我们就有更好的机会按照预期进行治疗。如果在治疗过程中遇到意外，那么检查表系统就可以根据给定的行动计划处理问题。我们可以把这想象成航空公司用航路点提交飞行计划（治疗计划）的系统。航路点坐标可能有助于我监控治疗进展，避免治疗超出控制。当我向患者家长介绍治疗计划（提交飞行计划）时，我的医疗助理同时在图表中记录所讨论的内容和患者的反应。我在职业生涯早期就开始了这项实践，因为我真的不喜欢任何患者或家长与我抱怨“没人告诉我这个”。有了计划讨论的书面记录，我就有了参考，哪些是我们讨论过但患者忘记的事情。此外，我们总是为患者提供几个可供选择的方案，临床实践中常会发生医患双方最终都同意的治疗方案与最初的治疗方案不同的情况。无论时间长短，一旦选择确定了治疗计划，医疗助理就会总结治疗目标和明确治疗顺序。她清楚地记录了这一点，临床工作人员就有了清晰的治疗路线图，说明在治疗过程中需要准备哪些内容。

检查表系统让我们能够从一开始就根据治疗目标制订治疗计划，并在诊所繁忙的一天里保持治疗目标。检查表系统还可以用于未按治疗计划进行的情况，以及在复杂病例中，可能会有多名医生参与治疗决策的情况。制订一个“总体计划”作为指导方针，对于保持治疗目标的一致性和及时性都非常重要。

著名的“哈德逊河上的奇迹”就是一个很好的例子。2009年1月15日，一架空客A320飞机在起飞后不久多次遭遇鸟撞，致使2个引擎都出现故障。这架飞机由机长Chesley B.“Sully”Sullenberger和副驾驶员Jeffrey Skile驾驶，随后在哈德逊河进行了无动力紧急水上降落。为使飞机成功“降落”，可允许的飞行误差非常小，降落取决于飞机速度（要知道他们失去了引擎）、高度和降落时的“迎角”。换而言之，如果飞机机头稍微向下，飞机就会俯冲，进而发生翻转。如果机尾下沉，飞机则会拍打到水面导致机尾和机翼断裂，随后飞机便会迅速下沉。此外，他们还必须尽可能多地倾倒燃料，以应对冲击。我有幸能聆听机长Sullenberger亲自讲述这个过程，他播放了整个事件的音频，并发表了相关评论。

他的讲述中有两件事让我印象深刻。首先，在听驾驶舱的录音时，我惊讶地发现驾驶舱里毫无恐慌情绪——他们的声音极为审慎、平静。其次，机长Sullenberger此前从来没有和副驾驶员Skiles一起飞行过！事实上，他们在驾驶舱报到值班时才初次见面。那么，他们是如何保持冷静并将一切处理得毫无差池的呢？飞机上备有应对相关意外情况的飞行手册，他们在下降过程中都镇定且而迅速地翻阅了飞行手册。接下来的事情已经载入史册：这架部分沉没的飞机迫降后，155名乘客和机组人员全部撤离；他们被附近的船只救出。一些乘客受伤，部分伤势严重，但只有一名乘客需要住院治疗。

检查表（飞行手册）的经验应该从以上故事的描述中说得很清楚了。

同时，早在这本书写好之前，我就开始设计旨在简化检查表的软件，尽管当时我并不知道这些故事。自1995年开始，我们对这一软件的进程进行了改进。当时，我考虑的是几个方面，包括患者信息的获取和维护、需要收集哪些信息，以及如何利用这些信息。在我看来，当时我们对患者的检查非常粗略，我们获取的检查信息会被记录在一张表格或一张纸上，然后粘贴在纸质病例中。大多数治疗前信息都是通过头影测量和模型获取的，随后的治疗计划主要着眼于这些数据和牙齿的关系。即便这些信息也被整理成了图表，在繁忙的临床工作中也可能难以遵循。

随着计算机数据库的出现，将患者的病史记录、测量值、照片、X线片、治疗序列和其他所有数据导入计算机已经成为可能，这样便于临床医生随时调阅，因此也更有可能贯彻执行预定的治疗计划。因此，现如今版本的“数字流程图”就应运而生了。我只需坐下来思考自己每天应该如何完成临床工作，如何在每次复诊时最大限度地实现既定目标。正如我今天所认识到的，我的目的是创建一个检查表系统，以确保我们不会忽略患者在正畸治疗中所有阶段的细节。

本系统的基本结构流程图如下所示：

可视化：发现问题

↓

定量：测量（评估）其严重程度

↓

制造：制作解决问题所需的装置

↓

实施：实施治疗

数字流程图中的初诊患者纳入

交互式获取诊断信息

在初次就诊时，诊所工作人员通常会给患者拍摄数码照片和全景片（没有接到转诊医生发来的照片和全景片的情况下），当我见到患者和家长时，可以使用这些照片和他们沟通。在正畸学和美容牙科领域，我们通常面临一个挑战——如何向患者清晰地传达我们对他们问题的理解和应该设定的治疗目标。因为我们只能尝试通过口头表达和经典手势来展示上颌和下颌的覆秴覆盖，描述治疗前后的美观和功能变化（图4-2）。对于患者来说，这通常不是一次给人留下深刻印象深或有效的初诊体验。

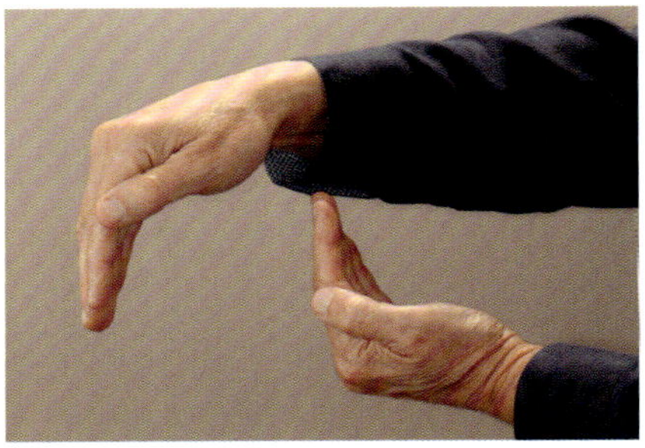

图4-2 通过经典手势描述正畸治疗目标，只能对功能问题进行部分的描述，无法描述潜在的美观变化。口头表述美观目标往往会导致患者的初诊体验乏善可陈。

我们应该怎样摆脱有限词汇给表达带来影响呢？在早期的临床实践中，我察觉到口头描述治疗目标并不十分有效，而视觉解释效果非常好。你可能想知道为什么医生在见患者之前要拍数码照片。实际上，准备好这些图像可以极大地提高我与患者沟通的能力，因为这样我就可以向患者和家长展示问题所在，然后使用计算机成像来演示矫正这些问题之后的效果。对于图4-3所示的患者，我意识到她的过度的露龈是由于牙冠长度较短所致。所以此时不应用正畸力压低切牙，而是要通过冠延长术来矫正这个问题，我会通过计算机成像来展

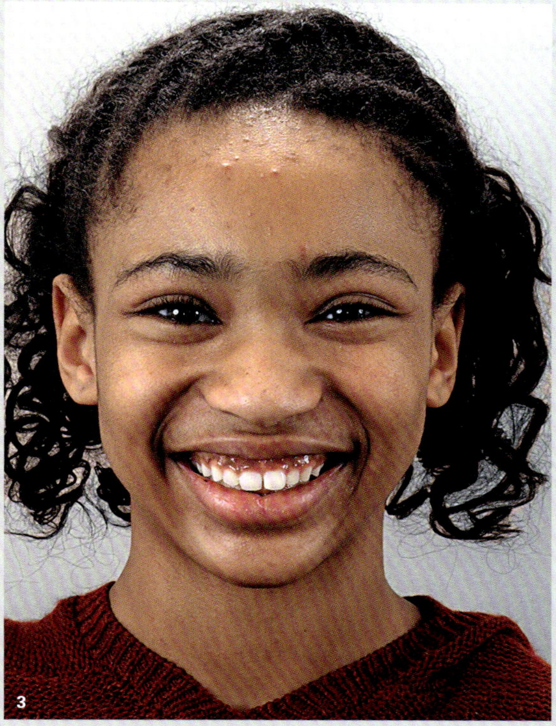

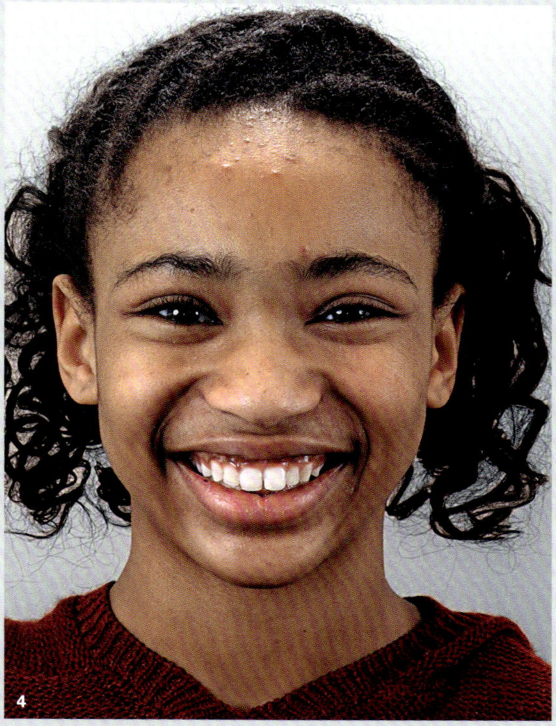

图4-3 这名12岁的女孩来咨询正畸意见，虽然她母亲已经知道她有露龈笑，但她没有提出相关问题，因为她并不知道露龈笑可以通过正畸治疗改善。

图4-4 使用剪切和粘贴成像软件修改图像，对母亲和患者清楚地表明，牙冠延长可能具有很显著的美学效果。

示这样做的效果（图4-4）。到目前为止，在初次就诊时进行计算机成像是让患者和家长了解问题，并了解治疗过程中将如何矫正问题的最好方法。

随后，需要完成诊断记录，其中包括量化临床检查。在商用航空的检查表里，需要两个人来完成这项工作：一个人读项目，另一个人核实并将其从检查表中勾除。在临床中最好也使用这种方式。当我进行临床检查时，我的助理同时录入我所报出的测量值。通过这种方式，我们可以测量需要的临床检查项目，并设置希望它改变的程度。临床检查筛查（图4-5）过程能让我在医疗助理和数据库程序的帮助下，快速、有效地完成临床检查。同样重要的是，它让我能够在椅旁就可以查阅临床信息和治疗计划，不需要再去查找纸质图表来获取信息。

检查表类型因患者的类型而异。我们有针对成人、恒牙早期、混合牙列和手术患者的模板。一种模板并不适合所有人。这些数据通过参数比对进行处理，参数为我们的临床测量设置了可接受的限制，如果单个测量值超出该参数限制，数据库程序会自动将其标记为“异常”，并附带一个预设值。例如，如果上颌中线可以接受的程序参数为上颌中线在正中矢状面的左右侧2mm范围内，若患者上颌中线距离

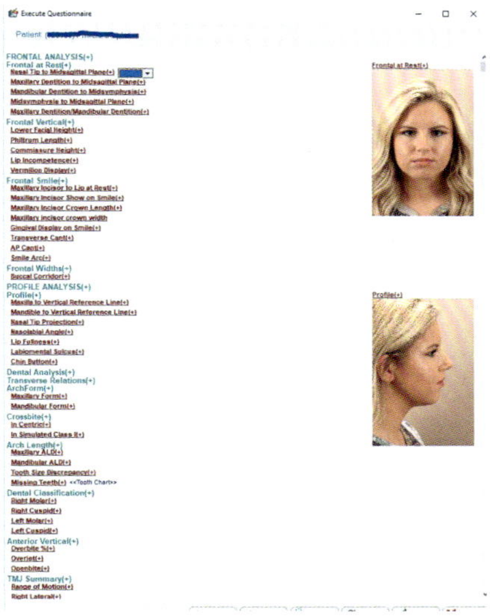

图4-5 数据库程序的使用不仅使临床检查更有效，而且还允许在椅旁提供临床信息和治疗计划。它还链接到通信平台，自动生成多学科讨论。

正中矢状面3mm，则超出可接受范围，会被标记为“异常”。同时，适当的预设值解释会附在其上，通过这种方式，我们只需进行检查就可以与患者和转诊口腔医生进行初步沟通。

我们的想法是将这些信息融入治疗计划中。计算机辅助保证每名患者的初诊检查具备同质性和完整性。请注意，这是为了方便测量正常和异常的项目，所以我们可以遵循流程图。解决问题的同时保持患者的正常和理想特征。目的是对每名患者进行彻底、一致的临床检查。用更科学的术语来说——临床检查是将患者的生物特征数据化。

在第一次就诊结束时，我们希望与患者建立一种关系和沟通渠道，使他们理解医生的建议和可改善空间，并认同我们设定的治疗目标。当然，所有这些都需要在后续的治疗计划流程中进一步确认。在某些病例中，这种一步式会诊可以满足临床检查和影像交互协同的功能需求。在更复杂的病例中，我们将进入数字流程图的下一个阶段：制订治疗计划。程序上，一步式会诊是数字流程的一部分，在多学科治疗的背景下，会以定点报告的形式与家庭口腔医生和其他团队成员进行初步交流。

数字流程图的制订计划阶段

患者初次面诊完成后，我们会收集一系列的测量数据，可以对患者的功能关系和宏观、局部、微观美学特征进行临床评估。接下来是制订治疗计划的详细步骤，数字流程图从中直接引出治疗计划。在这个概念中，我们没有像临床检查那样试图写出或口述治疗计划，而是用一个系统的检查表来检查和核对以下内容：

- □ 治疗目标
- □ 治疗计划
- □ 治疗顺序
- □ 是否需要拔牙
- □ 保持器计划
- □ 叙述咨询总结
- □ 如若需要，正颌手术治疗方案
- □ 如若需要，牙槽手术治疗方案（如阻生尖牙牵引）
- □ 治疗方案、潜在的问题和治疗的局限性
- □ 患者个性化的治疗概述

这一系统使我们在制订治疗计划时能够像我们在初诊检查和评估中一样保持一致与全面。数字流程图的目标是相同的——确保在繁忙的临床工作中，患者重要的信息不会被跳过或忽略。

让我们用一名患者来说明上述数字流程图的可视化、定量、制造和实施的含义。图4-6是一名15岁的女孩，她之前曾接受过一名非常专业的正畸医生的治疗。她有理想的磨牙Ⅰ类关系和切牙覆殆覆盖关系（图4-7～图4-9）。然而，她的主诉是：“我不喜欢我的笑容，而我的正畸医生只是不断调整我的保持器。”

可视化

第一步是将问题可视化。从功能上来说，她的咬合很好，但从美学上讲，她的上颌切牙宽

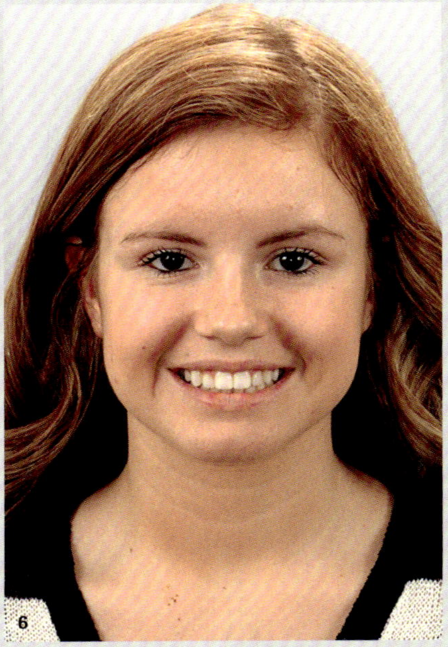
6

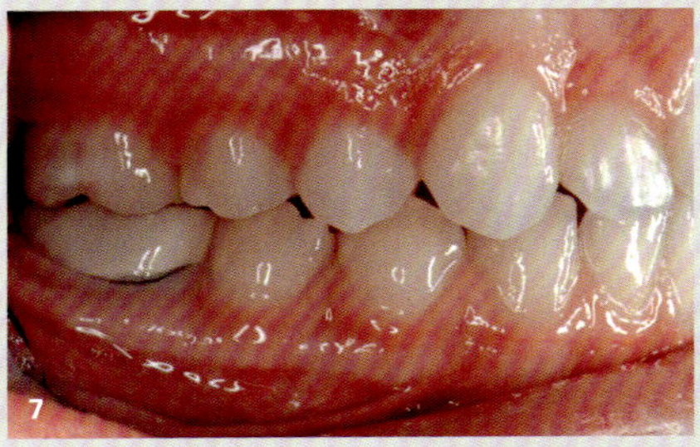
7

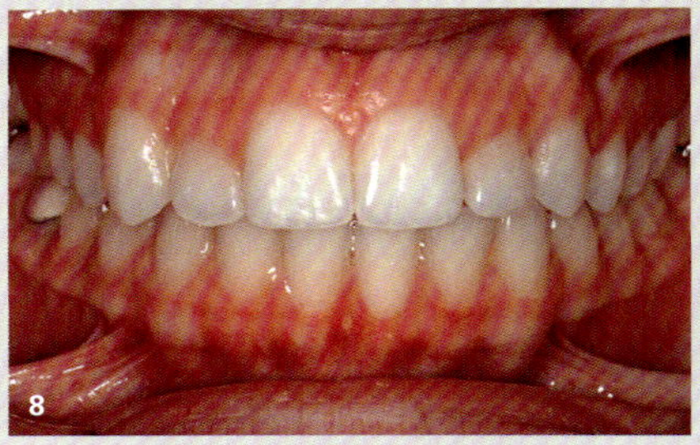
8

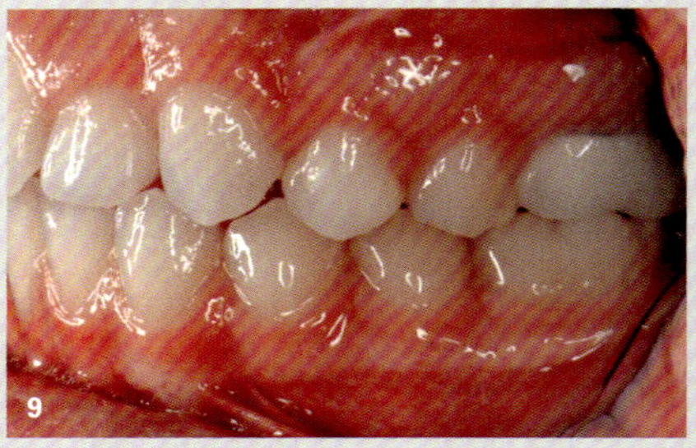
9

图4-6 这名15岁的女孩接受了正畸治疗，微笑效果良好。然而，她仍然不喜欢自己的微笑，想要进一步的改善。

图4-7～图4-9 她的咬合相当好，具有理想的覆殆覆盖。

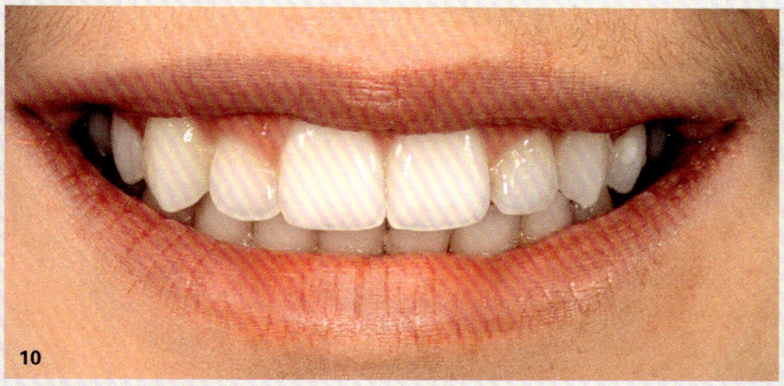

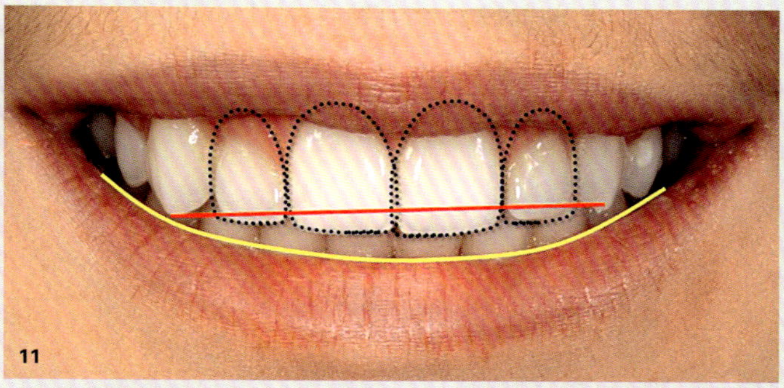

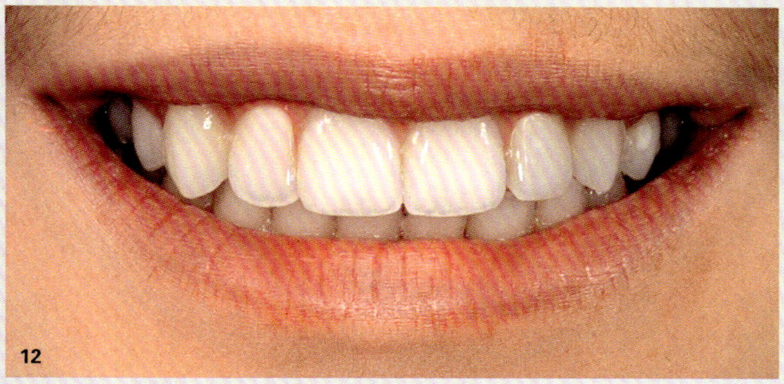

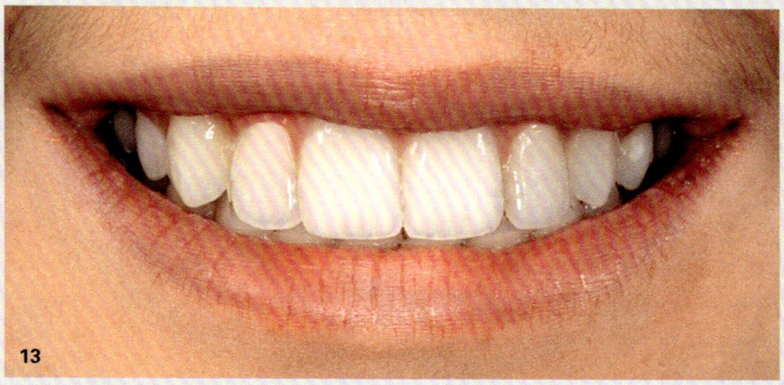

图4-10 特写微笑像显示了一些细微差别，这些细微差别都是小问题，但如果累加起来，会对患者微笑的自我评估产生很大影响。

图4-11 这张照片展示了用可视化的方法改善患者微笑。中切牙和侧切牙的临床牙冠长度用黑色勾勒出来（微笑中的中切牙暴露不足）。请注意，牙龈过多覆盖侧切牙，造成了不良的牙龈形状和宽长比。红线表示轻微的偏斜，黄线表示笑线以及切缘相对于下唇弧线的位置。

图4-12 使用计算机软件，我们修改了她的特写微笑像，以展示切牙牙冠延长和形状改善后微笑的改变（将最高点从远中侧移向近中侧，并增加牙冠长度）。当然，这还需要经过牙周探诊确定操作的可行性。

图4-13 在我们咨询阶段的下一个图像修改是模拟上颌切牙的伸长，增加上颌切牙暴露量，同时调整切牙边缘的倾斜度。

长比不调。从宏观美学角度来看，她面部比例匀称，外表美观。但是，她的正面微笑像（图4-10）很好地反映了她的主诉。尽管需要仔细检查和评估才能看到一些细微的差别，但这些差别累加起来的问题导致了她寻求二次治疗。这就是重点：她的微笑不仅仅局限于一个问题，而是一系列小问题的累积效应，这些小问题加起来足以引发她的主诉。我们仔细看一看微笑像，就可以清楚地将患者的问题可视化，并创建总结问题的检查表（图4-11）：

□ 微笑时上中切牙暴露不足

□ 切牙比例不协调，侧切牙相对于中切牙较短

□ 切牙笑线的轻微偏斜

□ 扁平笑线

□ 上颌侧切牙根唇向转矩不足

作为可视化过程的一部分，在她初次面诊时，我向患者展示了这些发现，以明确问题。然后，使用数字软件（OrthoTrac，Carestream）对图像进行修改，创建一个视觉模型，演示通过牙龈切除术增加侧切牙的长度（图4-12），这让患者印象深刻。然后，我们创建了一个模型，模拟切牙笑线倾斜度的调整和上颌切牙的伸长，以增加切牙暴露量，并匹配笑线（图4-13）。向患者及家长清晰地展示了再治疗所能带来的改善（这是他们考虑再次正畸治疗的“原因”）。图4-14展示

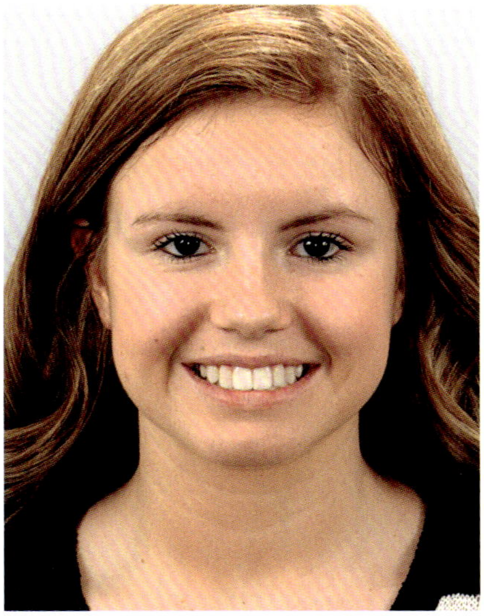

图4-14 对患者来说，我展示了成像过程中的整体微笑外观，以及预期的笑容将如何实现。这对我来说特别有用，确保我预期的微笑治疗效果与面部相协调。

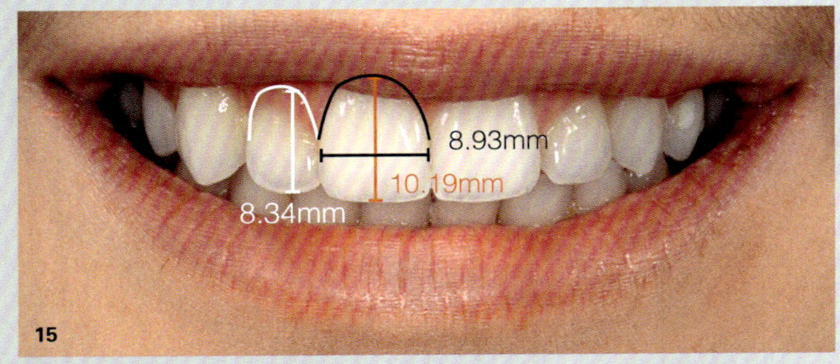

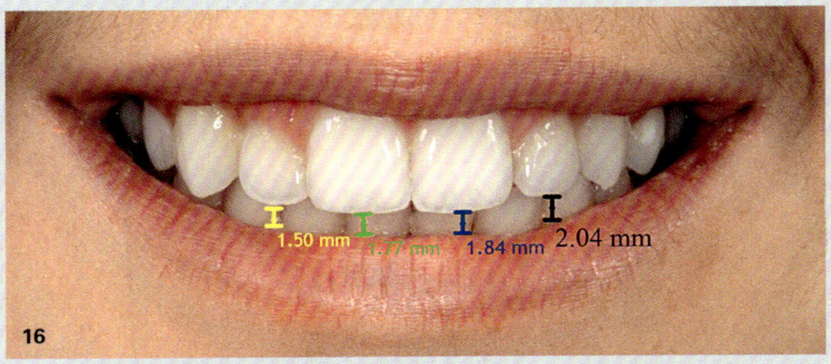

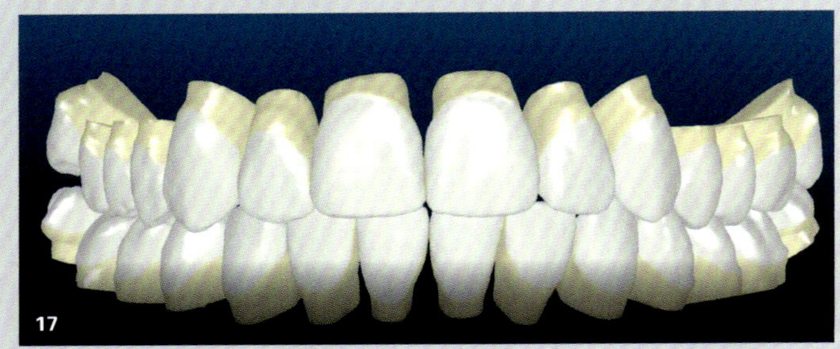

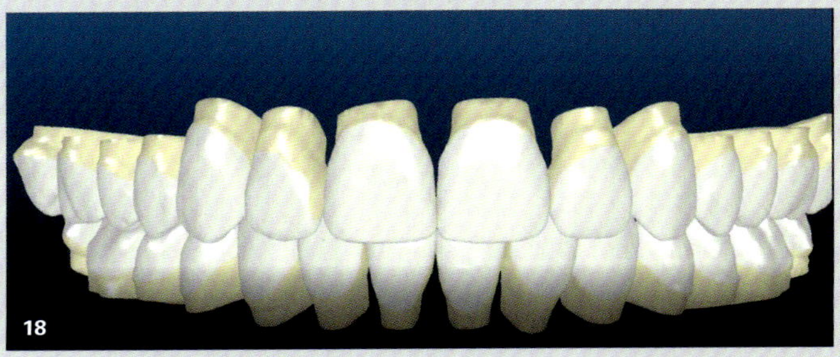

图4-15 我在临床检查期间测量了中切牙的临床宽度，可将数据输入计算机并加以校准。然后，测量牙齿大小，并建立定量的现实治疗目标。

图4-16 计算机数据校准也使我能够测量出微笑时切缘到下唇的距离。因为理想的笑线和完整暴露的切牙是治疗目标，测量结果显示需要将切缘向下移动多远才能达到预期效果。这些信息可用来计算托槽粘接的位置。

图4-17 与许多数字设计系统一样，初始扫描数据提交给公司，以精确再现牙齿及其相互关系。

图4-18 技师按照理想的覆𬌗覆盖以及磨牙Ⅰ类咬合关系排齐牙列。这个病例是用Insignia系统设计的。

了我们在成像过程中的整体微笑外观，以及这些微笑如何融入她的面容。根据我个人的经验，相对于近距离的微笑照片，患者从完整的面部微笑照片中得到了更多的微笑如何变化的信息。在整个过程中，将数字成像纳入会诊过程是知情同意的重要方面，而美学考量是治疗中非常重要的因素。

定量

成像的第一阶段只是为我们提供了一个可能实现的“模型”，而定量阶段的目的在于测量，测量我们需要做出多少改变才能获得与患者期望非常相似的结果。作为临床检查的一部分，我们测量了右上中切牙的长度和宽度，将这些尺寸与可接受的范围进行比较后得出一个长宽比（理想比例为10：8，单位：mm）[2-5]。此外，这一过程还为我们提供校准和测量任何图像所需的信息。通过计算机成像，我能够校准图像，并计算中切牙的宽度和长度，从而确定这个比率（图4-15）。在校准了特写微笑像后，我们测量并确定了从现有牙齿关系到目标位的距离，目标位即下唇弧线。图4-16是一幅经过校准的图像，显示了从切缘到理想笑线目标的距离，这是理想的治疗目标。此时，治疗方案的设计是为了尽可能准确地达到所预设的治疗目标，根据正畸医生的设计进行粘接托槽以及弓丝的选择。

操作

操作可以指托槽的直接粘接、间接粘接、机器手弓丝弯制，以及定制的托槽和弓丝系统。让我们用Insignia系统（Ormco）来说明这个原理。我们获取患者口内数字扫描数据提交给该公司，以创建虚拟模型，用于矫正装置的制造和粘接（图4-17）。然后，技师将牙齿排齐，并获得理想的覆𬌗覆盖和磨牙Ⅰ类咬合关系（图4-18）。该软件能够依据临床医生所期望的咬合和微笑关系来设计治疗计划。图4-19展示了对每颗牙齿的单独控制；在这个病例里，侧切牙增加了根唇向转矩。该软件也可以进行组牙测量。图4-20显示了4颗上颌切牙向切缘移动，这一操作可以增加切牙暴露量并改善笑线（该软件设计为：当上颌切牙与下颌切牙碰撞时，下颌切牙与上颌切牙协同移

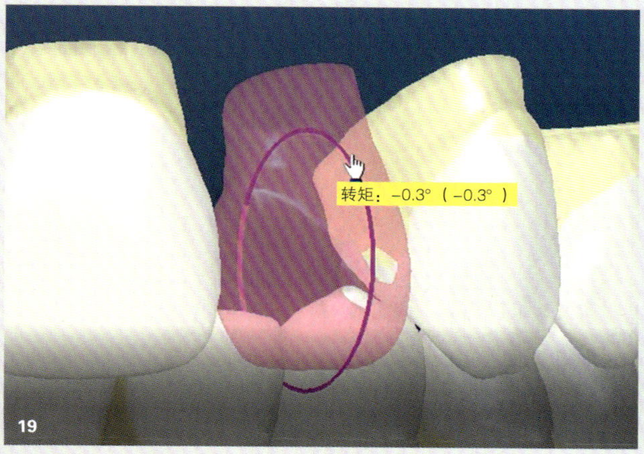

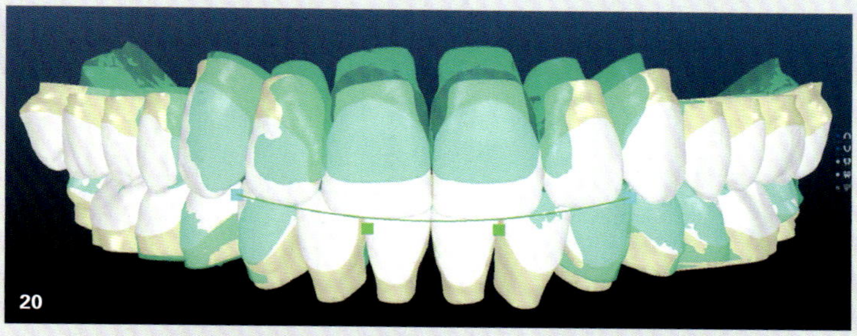

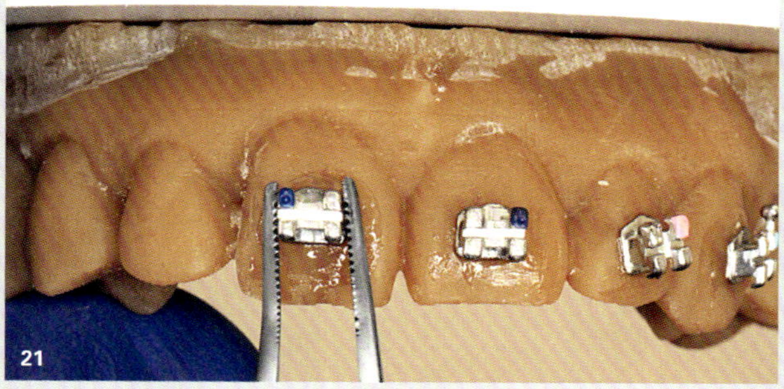

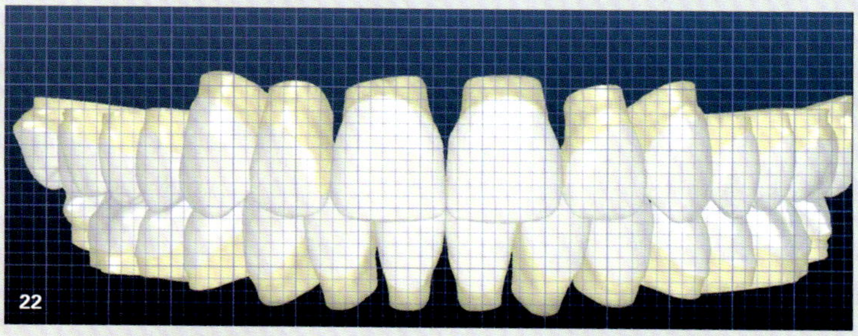

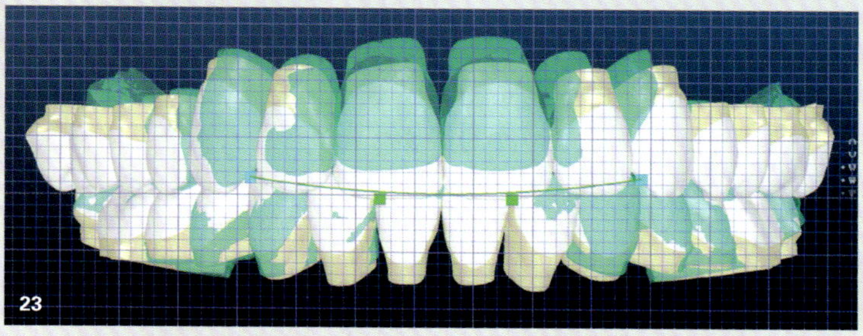

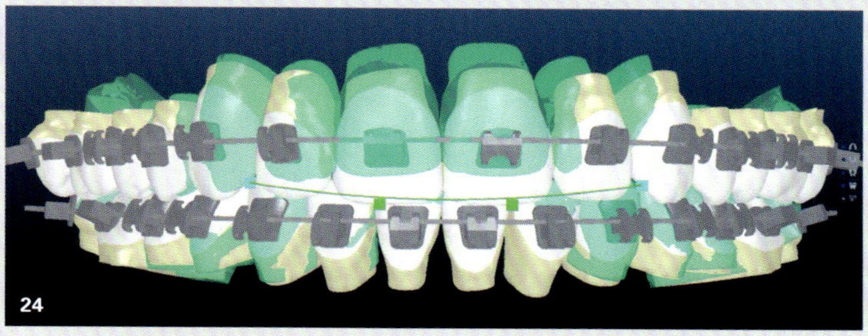

图4-19 该软件允许对初始排牙进行修改。这张图片显示了左上侧切牙的移动，以改善其根唇向转矩。

图4-20 组牙移动也是可行的，在这个病例中，上颌切牙的下移可以改善她的切牙暴露量和笑线。

图4-21 临床医生调整技师设计的托槽粘接位置以进行间接粘接。

图4-22和图4-23 在最终排牙界面上设置了1mm×1mm的网格，用于测量牙齿移动量，并激活了“叠加”功能，以便将原始牙列（绿色牙齿）与治疗后排牙（白色牙齿）区分开来。换言之，绿色是治疗的初始位置，白色是治疗的目标位置。网格让医生可以直观地将切缘垂直向下放置在想要的位置。

图4-24 虚拟托槽和钢丝被激活，所以医生可以看到托槽的位置和弓丝对牙列的整平，从而将切牙伸长到所需的位置。

动）。我选择将切牙移动多远呢？这是基于临床检查和已呈现出来的量化治疗目标来确定的。但是，软件程序中的模型设置让我不知道相对于微笑时的软组织，应该把这些牙齿放在哪里。这与在我们诊所进行的间接粘接并无不同，技师将托槽放置在大致位置（通常是切牙的中间1/3），然后由临床医生进行最终的调整（图4-21）。问题出在哪里？同样是在微笑设计中缺乏牙齿与软组织关系的考量。

根据测算出的牙齿移动到目标位所需的距离，软件中有网格工具（每个方格是1mm×1mm）可以指导粘接托槽（图4-22）。激活“叠加”工具，可让医生重新检查技师设置的牙齿位置（绿色），并使用网格工具作为指导将牙齿移动到所需的位置（白色）。换言之，右上切牙需要伸长约2mm才能达到所需的目标，所以右上切牙预计的运动量是两个网格（图4-23）。医生可以激活虚拟托槽和弓丝，以便近距离观察托槽的定位和最终牙齿位置（图4-24）。

可视化阶段让我们知晓患者的需求，定量阶段提供满足患者需求所需要的信息，操作阶段为我们治疗机制的设置给予指导。现在我们只需要去执行治疗计划就可以了。

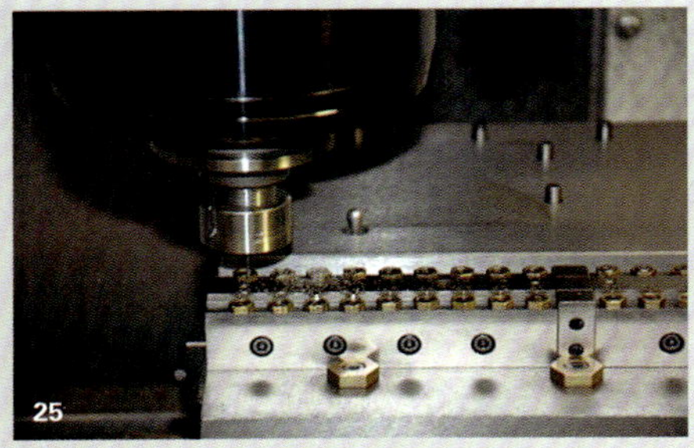
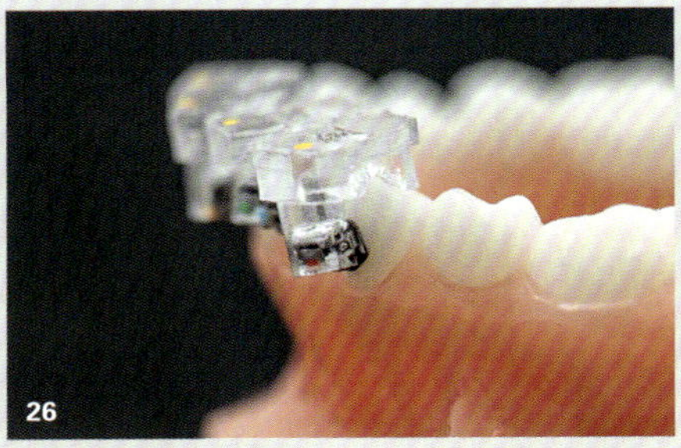
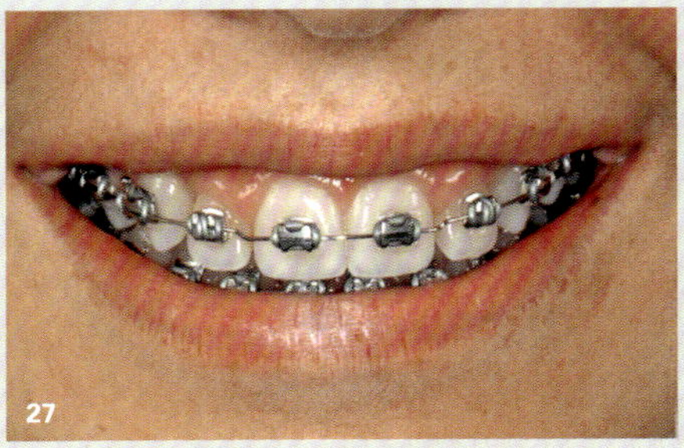
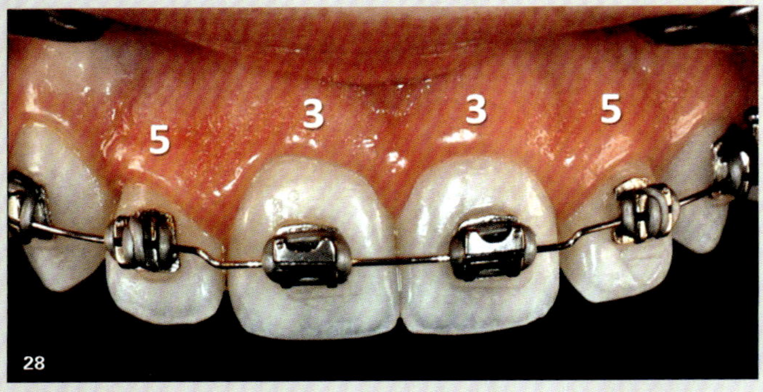

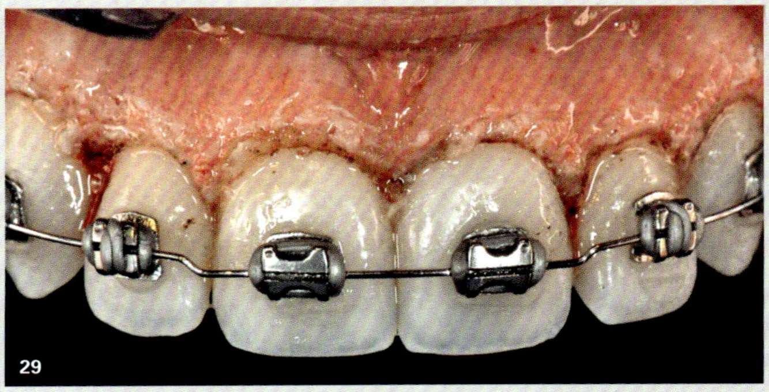

图4-25 在定制正畸托槽时，每个托槽对应于设计方案中的精确牙齿位置，切割精确的三维槽沟。

图4-26 为确保托槽粘接的最大精度，打印了一套间接转移托盘。

图4-27和图4-28 当牙列整平和排齐完成，上颌切牙边缘大致进入其最终理想位置后，确定牙龈形状和牙齿大小。中切牙和侧切牙的牙周探诊深度分别为3mm和5mm。

图4-29 使用半导体激光进行牙龈切除术后的即刻效果获得最大的切牙长度，改善了牙龈形状和顶点位置。如今，我会在口内扫描准备初始矫治器设计和制造之前，先获得理想的牙龈形状和尺寸。

实施

我所说的实施，是指如何设计治疗本身。这包括根据患者的特殊微笑需求进行个性化的托槽定位、定制的三维打印的托槽、个性化的弓丝形状，以及牙龈美学的重塑。

当我们对托槽的三维设计满意时，CAD/CAM就能按照设计的规格将托槽铣削出来（图4-25）。同时打印一个间接转移托盘（图4-26），以确保在临床中能精确地定位托槽。使用间接转移托盘定位固定矫治装置后，开始排齐整平牙列。

初始整平排齐完成后，切牙边缘位于所需的位置，下一步是解决切牙的比例问题（图4-27）。使用牙周探针确定龈沟深度，以便于使用半导体激光改变牙龈范围。切牙的探测深度如图4-28所示，图中的数字反映了我们在临床检查中测量的龈沟深度，也让我们了解通过简单的牙龈切除术延长牙冠的长度。这些数字决定了几种治疗方式之间的差异，包括半导体激光的可行性，牙冠延长是否需要去骨，或在使用复合材料或贴面增加牙冠长度的同时是否需要配合侧切牙的压低。

我们注意到中切牙牙龈顶点的位置理想，侧切牙牙龈顶点靠远中。我们计划首先通过牙龈成形术

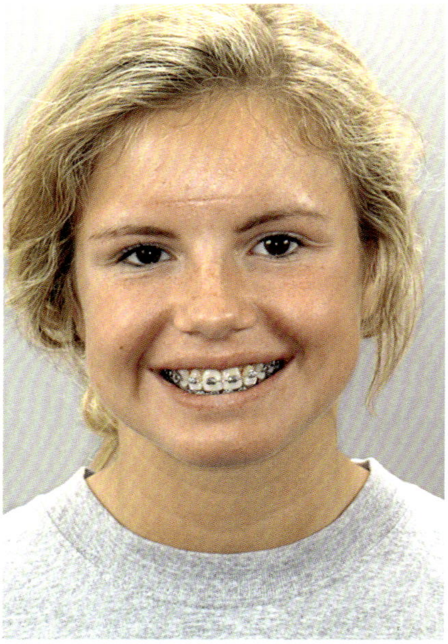

图4-30 在冠延长术后，母亲立刻就意识到她女儿的微笑已经有所改善。

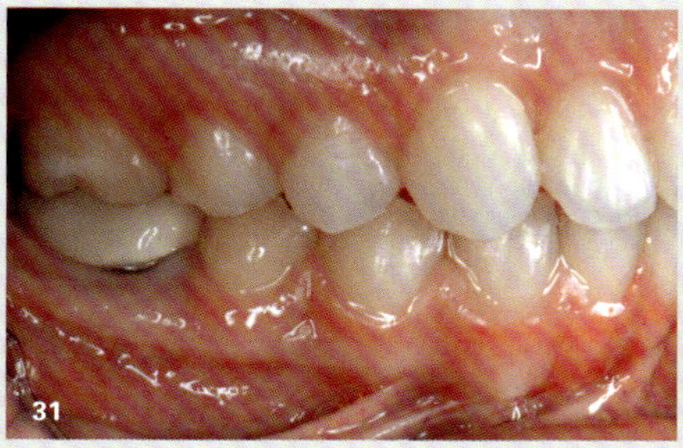

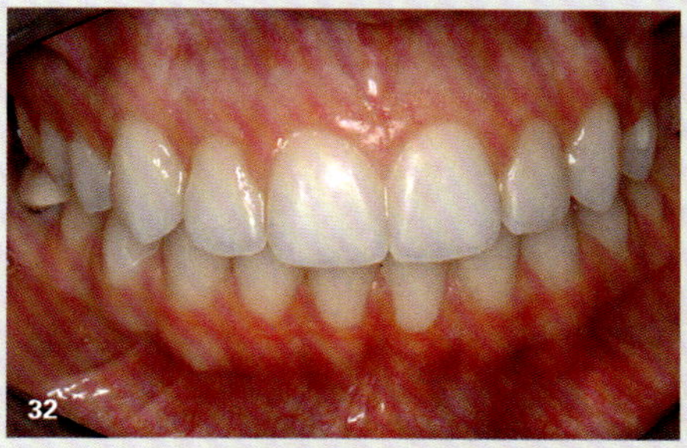

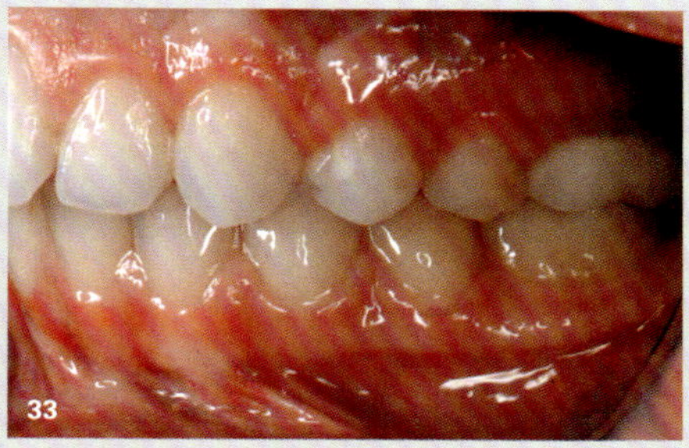

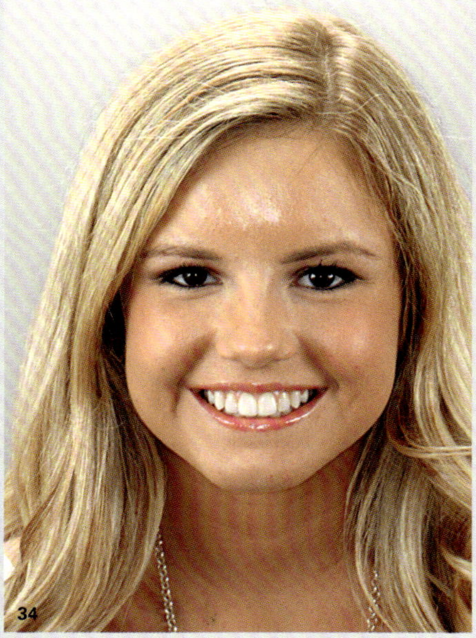

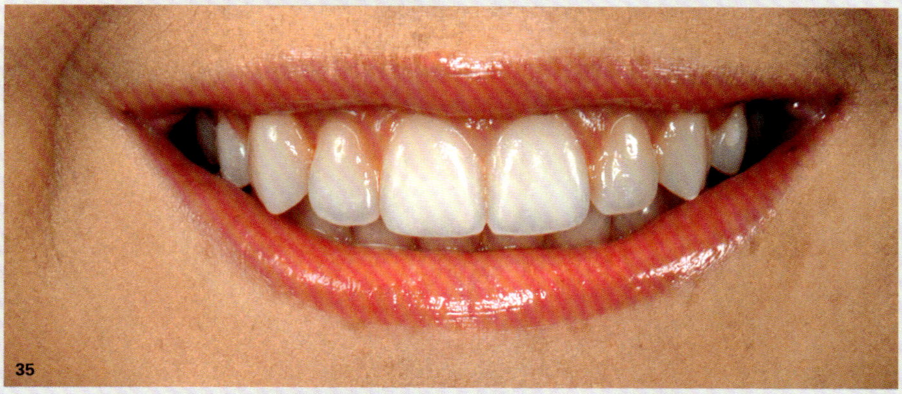

图4-31～图4-33 最后的咬合关系非常理想，具有良好的切牙尺寸和比例。请注意，上颌侧切牙实现了极好的转矩控制。

图4-34和图4-35 治疗后，她的笑容很迷人，治疗效果满足了她治疗前的需求。

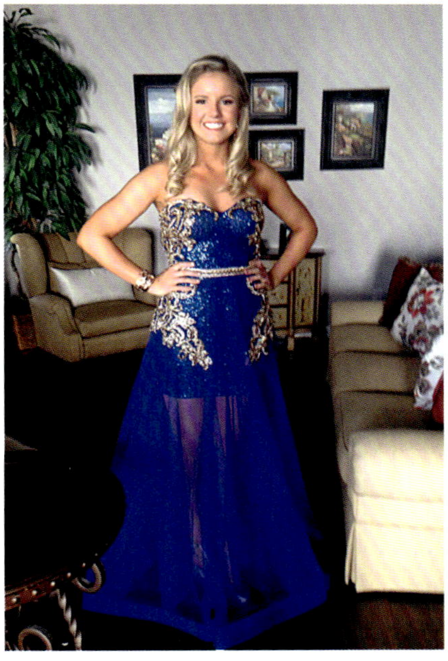

图4-36 患者的母亲自豪地发了她毕业舞会的照片。

将侧切牙牙冠延长到更理想的宽长比，同时重塑牙龈边缘以获得更好的形状和牙龈顶点位置。图4-29显示了使用半导体激光器的即刻效果。手术结束后，患者立即把她的母亲叫到椅旁来看，她为切牙牙龈发生的改变和微笑得到的改善欣喜若狂（图4-30）。她可以看到即时的，也是她们想要的结果。

治疗过程中，每一次的改善都大大提升了患者最终的笑容效果。图4-31～图4-33显示治疗结束的牙齿关系，图4-34和图4-35显示了她的微笑是如何达到理想的目标并与她的脸型相匹配。那么社会影响如何呢？她的母亲自豪地给我寄来了她女儿毕业舞会的照片，耀眼的微笑为她特别的毕业舞会之夜定下了基调（图4-36）。

技术发展

在前一个病例中展示的软件设计代表了治疗计划过程中的复杂性和定量的程度。然而，在临床实践中很难预估从开始到完成这些步骤所需的时间。因此，下一代软件的设计旨在消除所有临时步骤，如放置图像校准、测量图等。这会发生什么变化？让我们以图4-37和图4-38中的年轻人为例。我在他十几岁的时候给他治疗过，37岁的时候，他承认他的牙齿因为没有戴

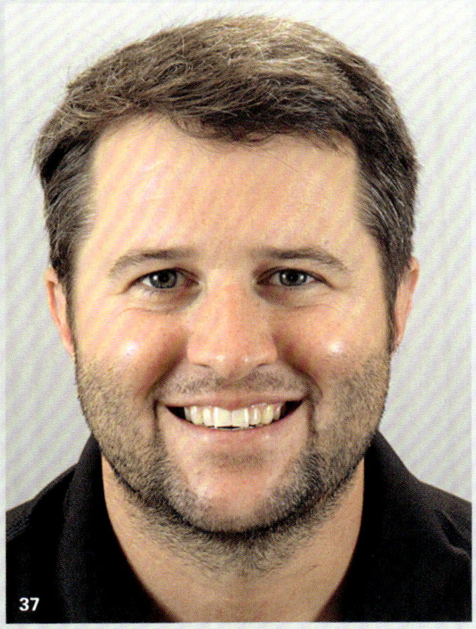

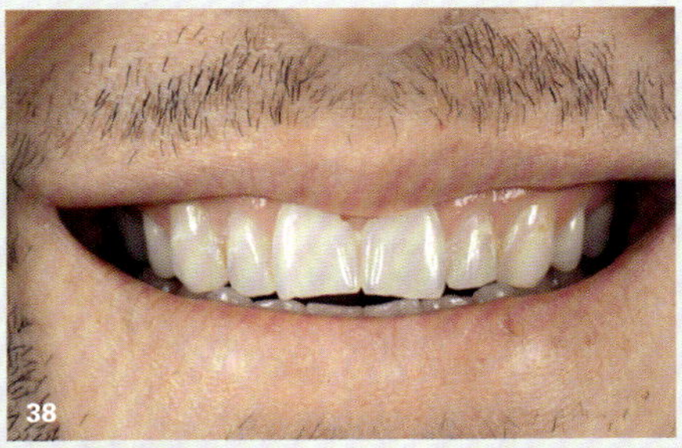

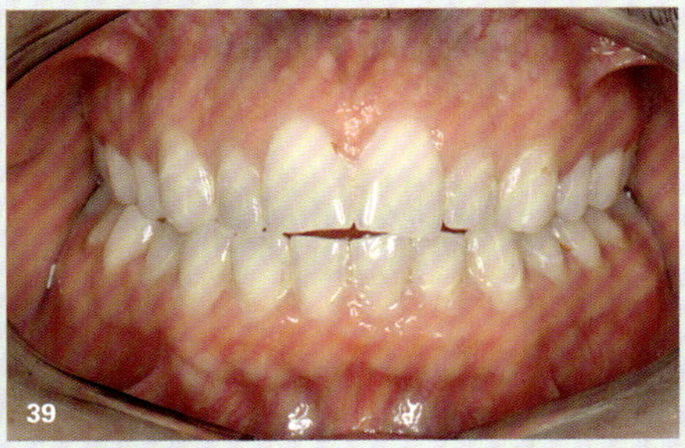

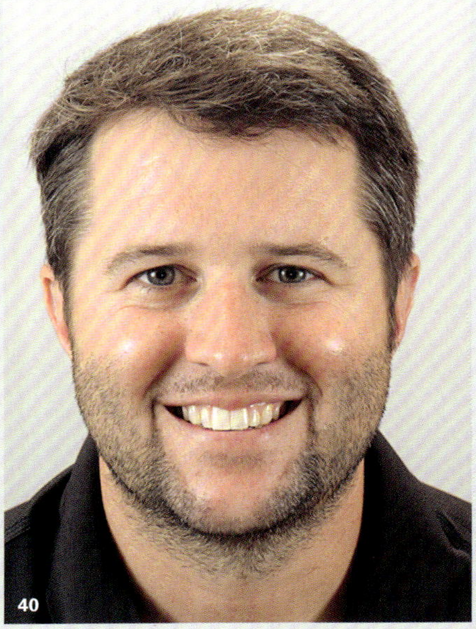

图4-37～图4-39 这名年轻人十几岁的时候接受过我的治疗，他已经有一段时间没有戴保持器。因此，他的切牙不齐并有轻微开𬌗。他本来只希望使用无托槽隐形矫治器治疗矫正牙列不齐，但我鼓励他考虑他的微笑。我解释说，我们可以通过伸长切牙来矫正开𬌗，这将增加切牙暴露量，并获得一个更理想的笑线。

图4-40 我进行了快速的计算机模拟，他认可经过改善的切牙暴露量和笑线的治疗结果更理想，所以他同意使用固定矫治器来实现这些目标。

保持器而发生移位，并征求我对再治疗的意见。他的牙弓部分塌陷，侧切牙错位，前牙轻度开𬌗（图4-39）。当我们讨论治疗目标时，他希望使用无托槽隐形矫治器治疗，但我希望他考虑解决他不知道的其他问题。我解释说，我们可以通过伸长上颌切牙来矫正开𬌗，这将改善切牙暴露，并获得更理想的笑线。我们进行了一个快速的计算机模拟（图4-40），他认可自己看到的是一个更好的功能和美学的结果，所以他同意使用固定矫治器治疗来实现这些目标。

在新一代软件中，我们可以创建一个分屏，虚拟模型位于右侧，患者面部位于左侧。我对界面设计

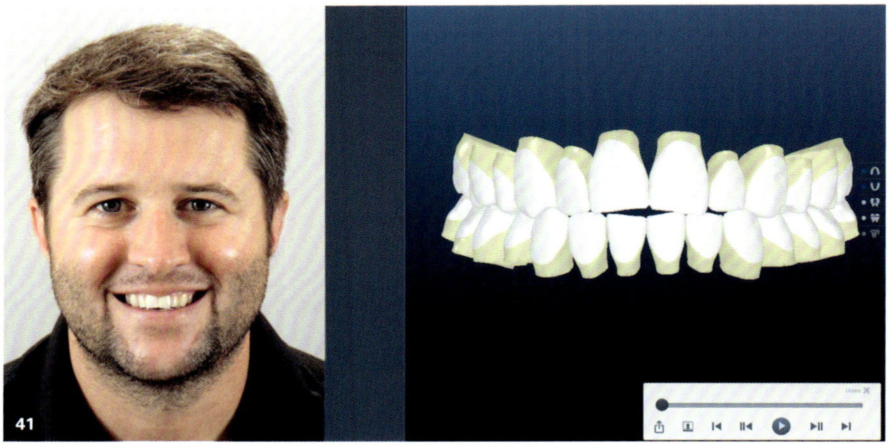

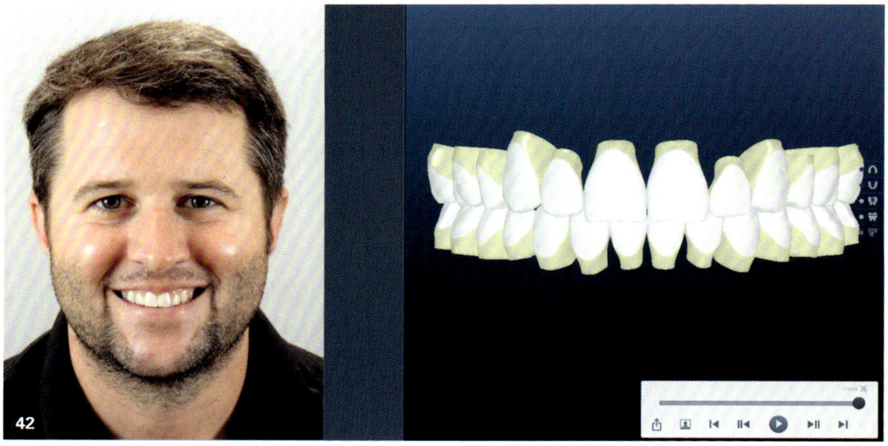

图4-41和图4-42 分别显示初始排牙和最终排牙结果。软件设计可在调整右侧的虚拟牙模型后，立即看到左侧患者面部的虚拟变化结果。

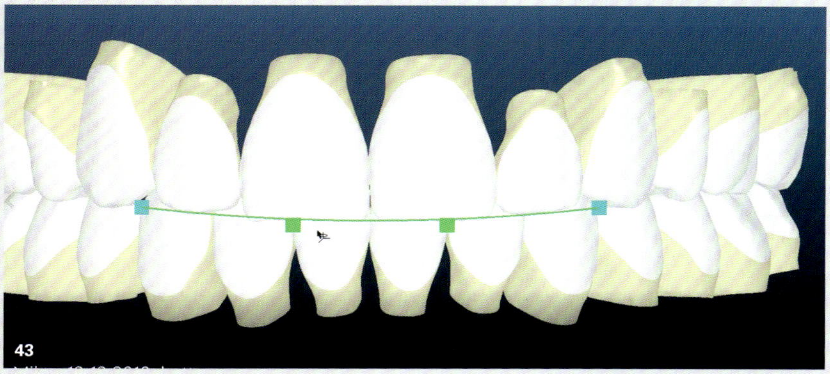

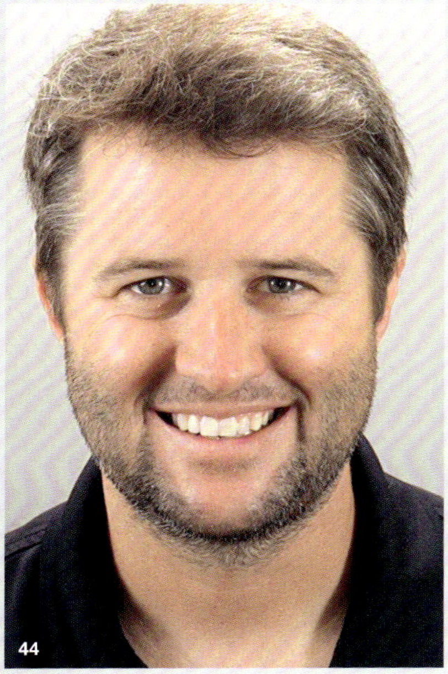

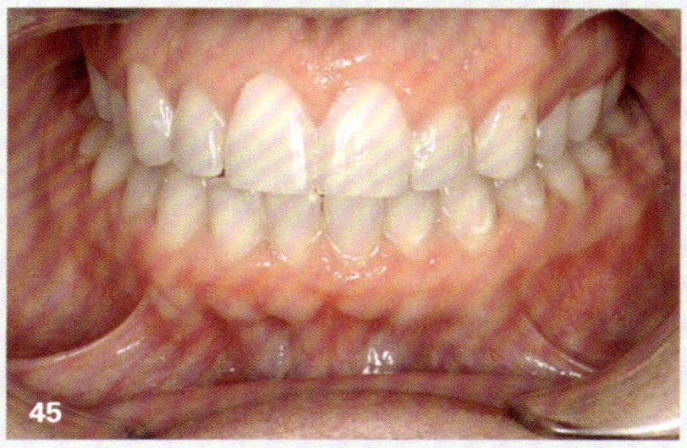

图4-43 软件工具可实现组牙移动。

图4-44和图4-45 治疗后的微笑和前牙咬合。请注意，这与图4-40中的预测非常接近。

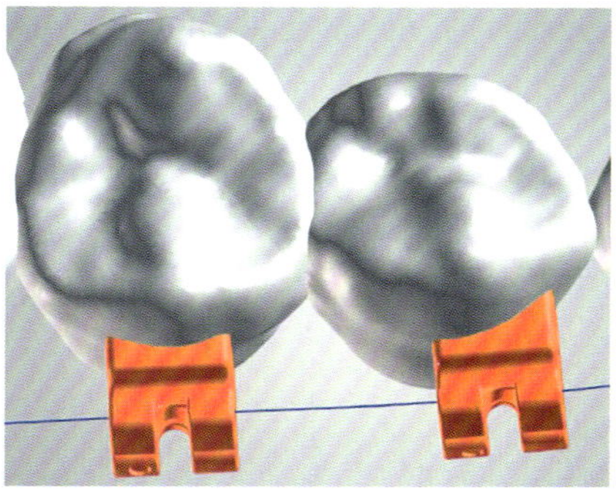

图4-46 患者个性化的3D打印托槽（由Lightforce Orthodontics公司提供）。

的设想非常简单——我们在虚拟模型上移动牙齿，让软件向我显示预测结果。图4-41演示了计划屏幕，右侧是扫描的模型，左侧是患者的面相。图4-42反映了由医技人员设置的排牙和预期的微笑结果。我想切牙再略微伸长一点，此时用软件可以识别出一组牙齿，并根据需要进行组牙移动，并使用叠加工具目测检查移动量（图4-43）。

下一步是定制设计牙弓形状以改善塌陷的上颌牙弓，使其与下颌牙弓形状相匹配。因为托槽是根据我的最终排牙铣削加工定制的，所以切牙的伸长是用托槽来实现的，托槽的转矩是按照"以终为始的目标"设计的。

因为先前已扫描过模型，所以图像已经经过校准，并且该软件旨在量化排牙中牙齿的移动量。换言之，新软件让我可以绕过这一点，简单地移动牙齿，看看微笑的变化，而不是仅仅得到单纯排牙的图像，必须使用间接方法来量化牙齿和托槽的位置。这些"工作"是在软件后台进行的，软件简化了病例展示和治疗计划过程，并消除了像前一个病例所示的那种所有图形重叠的需要。

经过14个月的治疗，患者微笑和咬合的结果都很好，与我们预测的效果非常接近（图4-44和图4-45）。

可以预见的是，患者个性化定制矫治器在其他领域也取得进展，如个性化打印的托槽（Lightforce Orthodontics）。在材料的开发和制造效率方面虽然仍有待改进，但个性化打印托槽具有完全定制底板的潜力（图4-46），使得从扫描到粘接周转更快速。

微笑美学

早在微笑治疗成为正畸学的中心话题前，美容口腔医学就开始并一直将改善微笑美学作为关注焦点。这确实有点奇怪，因为几十年来，当人们想获得更好的笑容时，他们首先想到的是正畸医生。然而，直到20世纪末，正畸文献和正畸临床都以头影测量分析为主，并侧重于硬组织为治疗目标，如咬合、骨骼关系和下颌切牙位置。正畸学的主要美学焦点是侧貌。虽然并没有忽视微笑分析，但微笑分析并没有像今天这样在研究和临床目标中占据重要的地位。现在人们普遍认识到，大多数寻求正畸治疗的患者都希望改善自己的外表，以提高自尊和生活质量。

多学科治疗已成为口腔临床中一个非常重要的组成部分，采用更具包容的诊断治疗的可能性已呈指数级速度增长。这里所介绍的关于微笑美学的大部分内容都是我在口腔美容小组中所学到的，我将这些知识融入应该如何看待和评价微笑中。本章重点介绍了有各种问题的患者所阐述的基本概念。以下章节将讨论如何制订治疗计划，最大限度地提高面部和牙齿美学，以及正畸医生如何为多学科治疗微笑问题带来更多的治疗选择。

上颌切牙垂直向和水平向位置的重要性

2012年，我很荣幸地在美国美容牙科协会（American Association of Esthetic Dentistry，AAED）的年会上展示了这本书中提出的许多概念。这对我来说是里程碑式的经历，因为我以前从来没有参加过美容牙科学术会议。我原先的经验一直是在口腔正畸学术会议上。过去，我对美容牙科所做的一切印象深刻，但我并没有真正地掌握。但在那里我立刻就弄明白了一个概念，也是美容牙科学中最重要的概念，就像我一直重复的那样——上颌切牙主导治疗计划。

我追溯了口腔正畸学的历史，以及几十年来我们所强调的重点。我认为是这样的：Edward H. Angle医生重点关注上颌第一磨牙的位置，将其作为正畸治疗设计的关键。这里并不是说Angle医生没有充分关注到面部畸形，以及口腔正畸学在面部畸形矫正中的作用，但关注上颌第一磨牙的位置正是他那个时代真正强调的。随着头影测量学的发展，诊断重点从第一磨牙转移到下颌切牙的位置。许多头影测量分析都非常重视下颌切牙的位置，我记得在早年学习时，下颌切牙任何向前移动都被认为是一种严重违背正畸治疗原则的行为。随着软组织研究的进展和对软组织支持的重视，口腔正畸学首先开始重新认识面部和侧貌美学的问题。但当我与最著名的美容口腔医生会面时，我意识到真正重要的是上颌切牙的位置。美容口腔医生在决定微笑美学时强调切牙的垂直向位置，但作为一名正畸医生，我会将切牙的水平位置作为唇部支撑的重要元素，从而增加面部美学。让我们通过几个病例来说明这一点。

病例1：上颌切牙的垂直向位置

这是一名12岁女孩，轻度Ⅱ类错殆（图4-47）。与她母亲（一名口腔卫生士）讨论治疗目

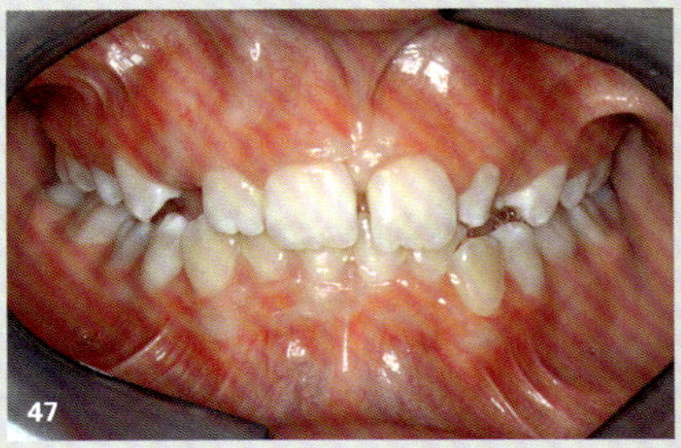
47

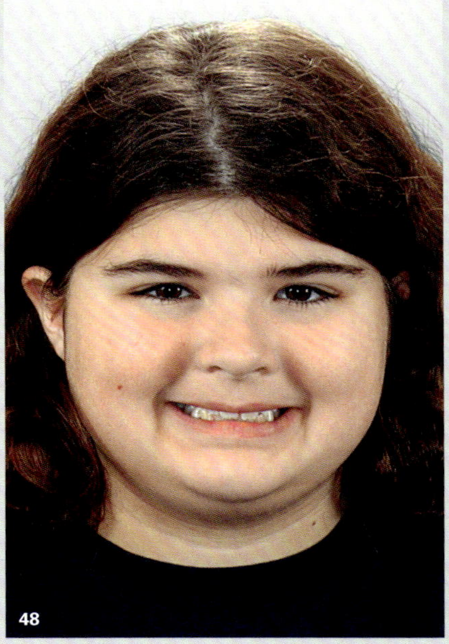
48

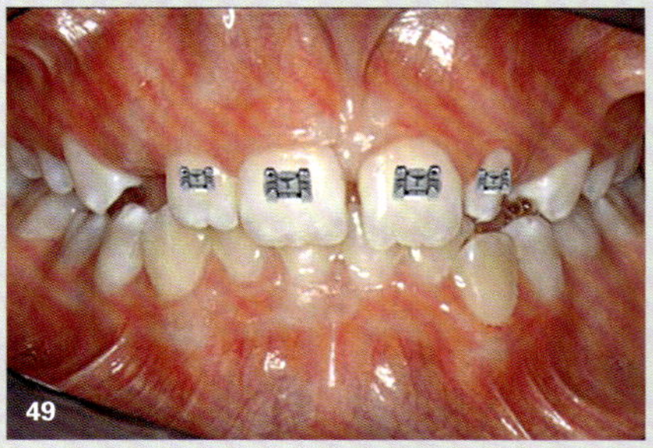
49

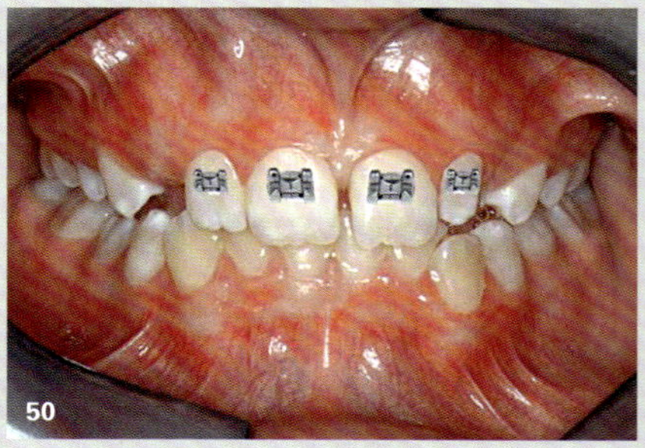
50

图4-47 这名12岁女孩有Ⅱ类错殆，左上侧切牙是锥形牙，切牙牙冠长度较短。

图4-48 她微笑时仅能露出约一半的上颌切牙，随着女孩年龄的增长，切牙暴露量会日益减少。

图4-49和图4-50 牙冠延长的计算机模拟显示了托槽在切牙放置上的高度差异，去除口腔卫生因素，托槽位置的龈向安放可使牙齿伸长和切牙暴露量增加。

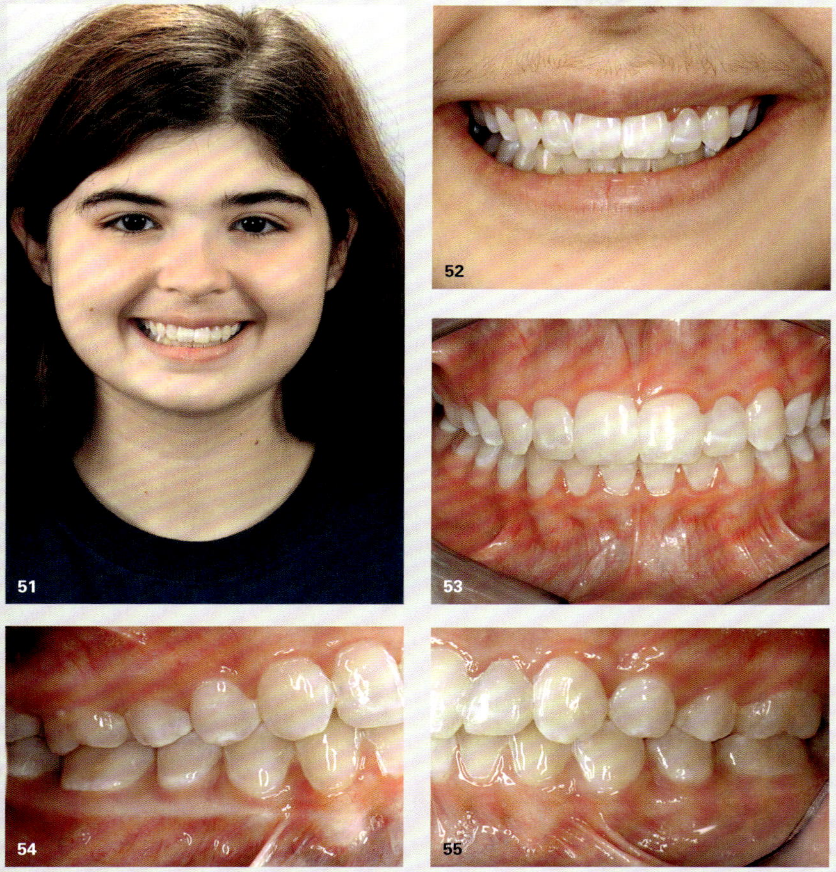

图4-51～图4-55 治疗结束后的微笑和咬合情况，微笑时的切牙暴露量显著增加。

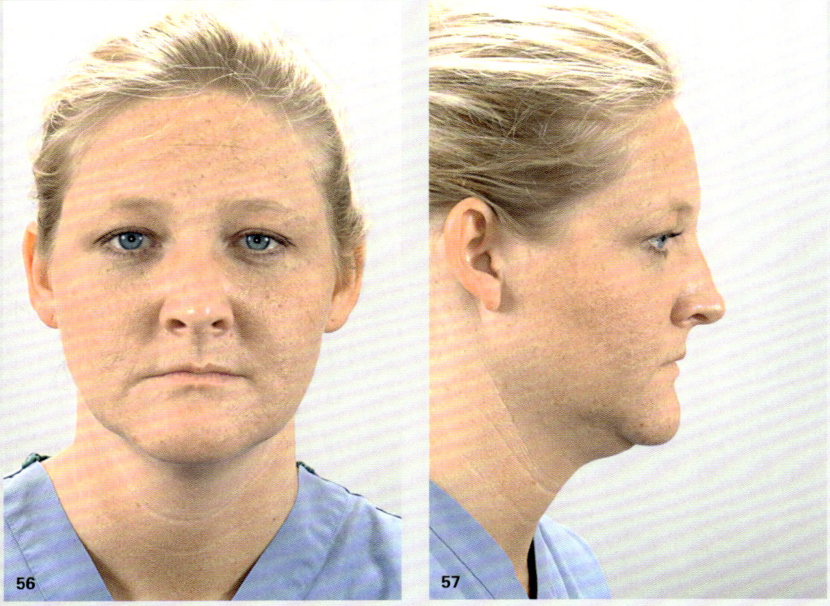

图4-56和图4-57 患者是34岁女性，唇突度和唇红暴露不足。

标时，我们讨论了许多（包括Ⅱ类磨牙关系、左上侧切牙过小、切牙牙冠长度短），其中我特别向她母亲指出了一个事实，即女孩微笑时只露出约一半的上颌切牙（图4-48）。随着女孩年龄的增长，切牙暴露量会继续减少，所以我建议应该尽一切努力让她获得更多的切牙暴露量，让她的笑容看起来尽可能年轻。使用数字成像技术，我们演示了在托槽粘接之前延长切牙牙冠长度的想法，托槽可以粘接得更龈方，从而有利于切牙的伸长（图4-49和图4-50）。患者母亲同意治疗方案，女孩的治疗顺序如下：①用半导体激光延长切牙牙冠长度；②用复合材料和冠成型器重建左上过小侧切牙形态；③将托槽放置在靠近牙龈边缘的位置以伸长上颌切牙；④压低下颌切牙以补偿上颌切牙的位置改变。治疗结束时，女孩的切牙暴露量显著增加，笑容更年轻、更美观（图4-51和图4-52），咬合关系良好（图4-53～图4-55）。这个病例很好地说明了概念：上颌切牙的位置对于实现患者想要的微笑类型至关重要。

病例2：上颌切牙的水平向位置

这名34岁的女性（图4-56和图4-57）曾向一名整形外科医生咨询如何改善唇突度和唇红暴露量不足。外科医生考虑了许多方案后，还是建议患者考虑进行正颌外科手术，以获得更好的面下部突度和唇部支撑。患者Ⅰ类错𬌗、深覆𬌗，在我为她完成了术前正畸准备后，正颌手术中将她的上颌骨和下颌骨都向前推进了约8mm。当然，

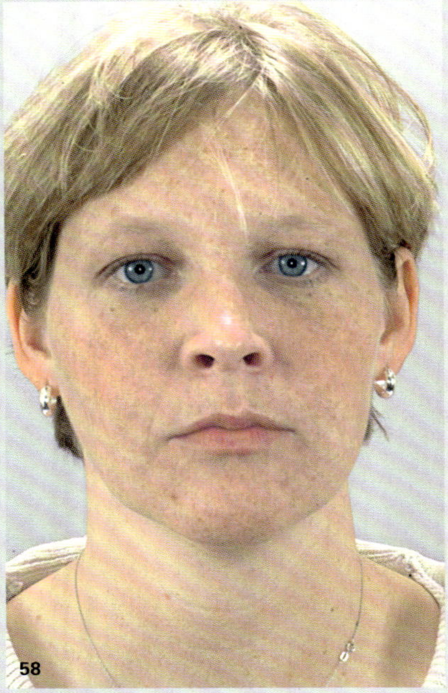
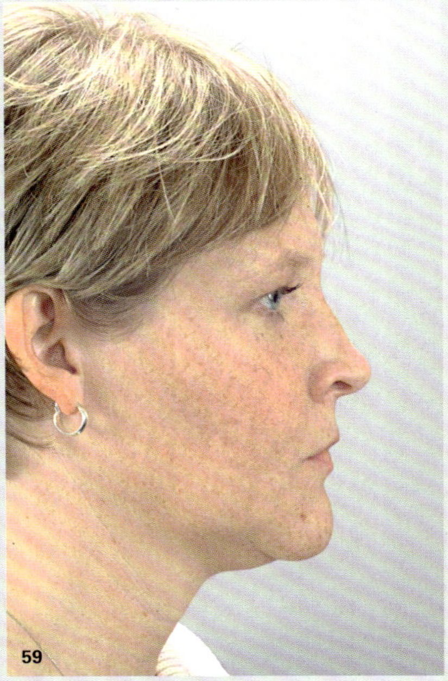

图4-58和图4-59 正颌手术将上颌和下颌切牙向前移动8mm，术后的唇突度和唇红暴露量增加，创造了更好的唇部支撑和丰满度。

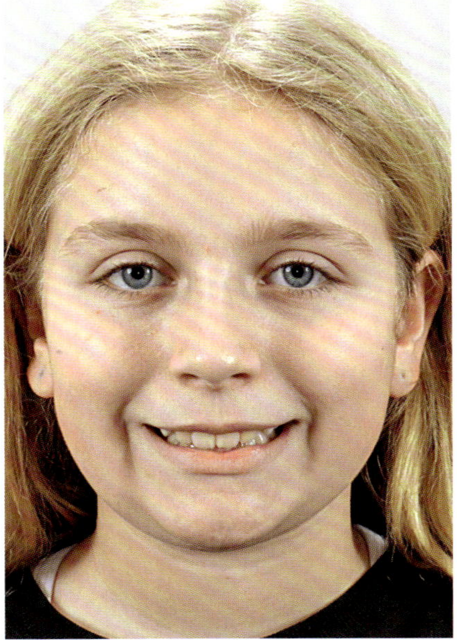

图4-60 当要求青少年在正畸术中拍摄微笑像时，他们通常会感到不舒服。这名女孩的笑容不那么热情，不能真实地反映出我们想要的笑容。

这意味着她的上下颌切牙也向前推进了8mm，从而显著改善了唇部支撑和唇红的暴露量（图4-58和图4-59）。

微笑评价与微笑美学的概述

让我们先来概述一下如何评估微笑以及定义微笑特征的诸多要素。必须认真检查许多重要的特征，包括有利和不利的要素，纳入对微笑的评估中，考虑如何改进微笑。本节从研究结果开始，按照重要性进行排序，列出了关键因素。

姿势位微笑和非姿势位微笑的区别及重要性

在临床实践中，我们经常拍摄患者微笑的照片，以便记录、评估和制订治疗计划。然而，在很大程度上，微笑是情绪和面部表情的一部分，而不是一种机械功能。这也解释了我们所熟悉的众多微笑类型，如友善的微笑、苦笑、会心的微笑、尴尬的微笑、真诚的微笑、充满爱意的微笑等；微笑的种类无法穷尽。这种类型的微笑被称为"非姿势位微笑"[6-7]，它反映了一种特殊的情感，通常更生动，因此它往往是易变的，就像在笑声和微笑中看到的那样。重点是，微笑是可变的，它取决于一个人当时的情绪。虽然这看起来很直观，但这是一个需要理解的关键点，因为它与微笑设计和临床实践有关。

当我们在诊所为新患者拍照时，他们在相机前的微笑就是所谓的姿势位微笑，这是一种已经练习过的微笑，并且是可重复的。问题的关键显而易见：我们要治疗哪种微笑？很明显是姿势性（社交）微笑，而不是非姿势性微笑。

在微笑设计中完全依赖摄影的不足之处

至少对我来说，要拍到一张12岁，尤其是12岁男孩微笑状态的好照片是非常困难的，因为在临床环境中他们通常不愿意微笑。当他们在闪光灯前，一名他们从未见过的工作人员要求他们微笑时，通常得到的是一个不热情的、不太生动的微笑（图4-60）。有时你能得到最好的表情就是鬼脸。你直觉上知道，即使是成年人，在镜头前微笑对患者来说也不舒服，因此所拍摄的微笑像也不能反映出他们在社交场合的笑容。

静态摄影的另一个缺点是拍摄照片的时间。换句话说，患者被要

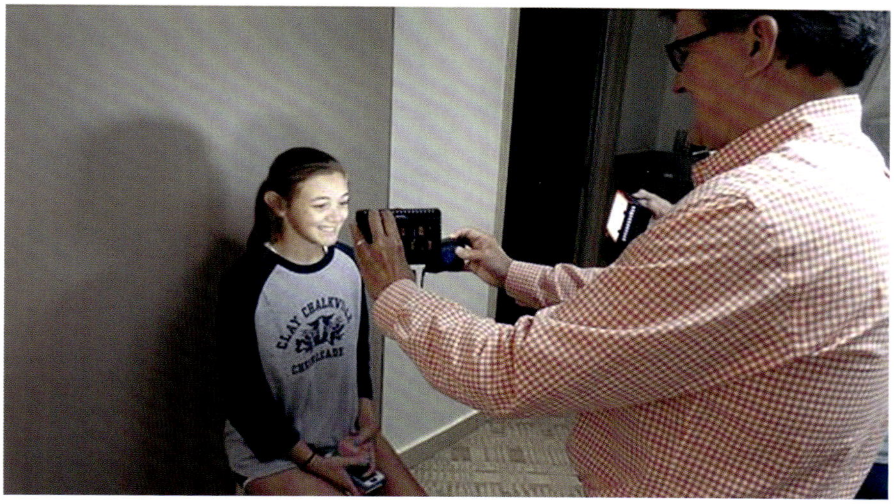

图4-61 我们诊所进行特写微笑像摄影的设置。在摄影过程中，我们使用2个手持式LED灯来均匀地照亮微笑。

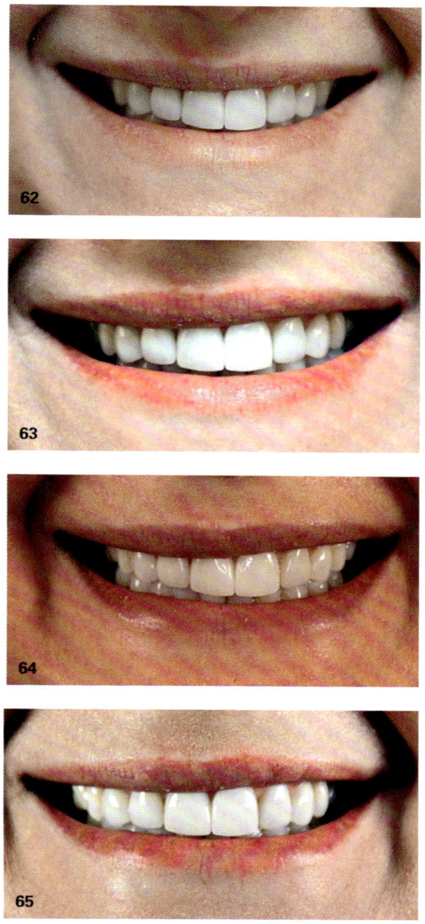

图4-62～图4-65 说明使用不同照明条件的摄影结果。请注意照片上颊廊的大小。

求微笑，于是他们的唇开始向上抬起，露出微笑，然后微笑结束回到正常状态，这个过程中的某个时间点照片被拍摄到。问题是这张照片到底是什么时候拍的？是当患者开始微笑时，还是微笑的最后，还是在过程中？我们又如何确定微笑的可重复性呢？连续拍摄几张照片，然后选择一张看起来与其他照片最相似的照片是一种方法。

Ackerman等[8]开发了一套分析微笑的系统，称为微笑网格。使用数字成像计算机程序进行微笑测量，微笑网格采用水平线和垂直线来建立微笑的11个属性，将它们与接受治疗和未接受治疗的患者联系起来，从而定义构成一个良好微笑的相关属性。就像正中关系对建立咬合关系很重要，获得一致且可重复的微笑像对我们制订治疗计划很重要（如果不是关键的治疗计划过程）。尤其是当我们开始将技术进一步融入微笑可视化和粘接托槽时，照片必须在头部位置和微笑的一致性方面保持一致。一个简单的例子是笑线如何随头部位置变化而变化。当患者头向上仰起时，沿着上颌切牙切缘的笑线曲率看起来更平坦。当患者头向下低垂时，上颌切牙牙弓的笑线曲率看起来更弯曲，从而形成更和谐的笑线。优秀的摄影技术对于临床正畸是必要的，在优秀的微笑设计中更是至关重要的。

视频剪辑在微笑分析中的应用

为了克服静态摄影的不一致性，人们已经尝试了多种利用视频记录来评估微笑的方法[9-11]。1995年，我们开始与Carestream合作开发一个使用高清视频的视频微笑评估系统。当我们刚开始开发这个软件时，收集微笑像的硬件是模拟的（不是数字的），记录在磁带上，然后传输到计算机上。随着数字成像技术的普及，我们开始学习数字摄像，如今甚至是傻瓜相机都能拍摄高清晰度的4K电影，其呈现的影像清晰度对微笑评估系统是非常有用的。

在我们目前的系统中，患者坐在摄影区域，我们使用2个小型手持式LED摄影灯均匀地照亮特写微笑像（图4-61）。视频剪辑的长度通常不超过5秒，从鼻底、唇和颏部开始，作为比例参考。这一点很重要，因为头顶照明的特点之一是，它会在上颌牙齿上产生深色的颊廊和阴影，从而影响我们的评估（图4-62～图4-65）。拍摄完成后将数字文件下载到计算机上，实践管理程序（OrthoTrac）将该文件导入记录文件夹进行分析。通过点击屏幕上的相应按钮，我们可以选择将视频片段剪辑分割成8张、12张、16

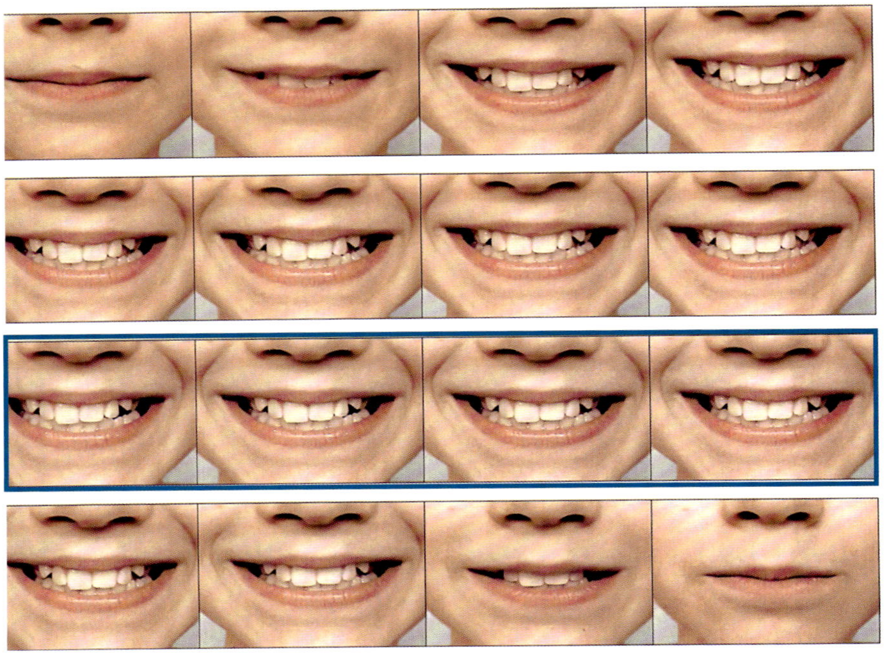

图4-66 将这名年轻患者微笑时的视频片段分解成16张静止图像。这些照片显示了笑线，或者是唇从下颌姿势位到微笑再到下颌姿势位的方式。然后，临床医生可以看到一排类似的图像，代表姿势性微笑（方框），并选择一张图像用以制订计划。

框4-1 用于评估下颌姿势位和动态唇齿关系的测量方法

- 人中长度
- 口裂高度
- 下颌姿势位上颌切牙暴露量
- 微笑时上唇长度
- 微笑时切牙暴露量
- 微笑时露龈量
- 切牙牙冠宽度
- 切牙牙冠长度
- 唇闭合不全
- 切牙牙冠宽长比

临床检查是最重要的记录。

张或24张单独的图像。图4-66是一名年轻患者的微笑像，用数字视频记录下来，然后分成16张。分割开来的图像反映了我所说的笑线，反映了微笑从开始到结束的情况。从这一系列照片中，我们可以很容易地识别出代表姿势性微笑的照片序列。我们拍摄的高清晰度数字视频可以使每张照片更加清晰，我们又设计了一个工具，允许临床医生按顺序点击所需的图像，并将其保存为单独的照片，以供进一步分析。

局部美学微笑评估顺序

计算机辅助临床检查的早期发展

虽然我们上面描述的是全面记录，这对制订良好的治疗计划非常重要，但是临床检查是最重要的记录，其重要性远超其他辅助检查。它为我们提供了非常宝贵的、患者在下颌姿势位的和动态的三维视图。一些临床医生告诉我，“CBCT是未来三维诊断的关键。”虽然CBCT确实是我们诊断和治疗设备的一大补充，但在软组织模式的诊断方面存在以下缺陷：

- 它仍然是一个静态的图像，这意味着它不能反映出动态微笑的许多软组织特征
- 虽然它是三维的，但它目前被投影到二维状态，需要医生解读其中的信息

当评估患者的局部美学特征时，需要按照一个特定的顺序来做，以促进对所有相关因素的有效评估，我认为这些因素对长期良好的微笑设计至关重要。在我的诊所中，临床检查是初始检查、数据收集和治疗决策过程中的关键部分。从我职业生涯的早期，我就意识到，诊断和治疗计划的重要维度不能简单地从头颅定位侧位片中获取，但这却是当今常见的做法。首先，X线片不如临床软组织测量精确。其次，从正侧面观察患者可以揭示侧面看不到的美学特征（如微笑）[12]。也有研究表明，由于患者之间的软组织厚度差异非常大，仅根据头颅定位侧位片得出的骨性标准治疗，患者可能会在美学上得不到理想的结果[13]。

到20世纪90年代初，我开发了一个系统，使用计算机数据库程序记录这些临床测量（FileMaker Pro，FileMaker；前身是苹果公司的子公司Claris），通过该程序，我们可以高效地简化面部和微笑的临床文档，并将数据保存在计算机文件中，而不是一张纸上，纸上的临床文档很容易丢失或再也不会被调阅。使用框4-1中列出的测量值评估下颌姿势位和微笑时的唇位置。

计算机诊断数据库的应用

2002年，Dickens等[14]发表并评估了诊断数据库的数据，这些数据均是在我的诊所中收集的初始局部美学测量值。初始数据包括1367名患者（691名女性和676名男性），临床测量结果输入到Microsoft Excel中进行统计评估。由于样本量相当大，患者年龄分布在7～40岁，所以可以进行充分的横断面研究，可以测量和评估长期以来软组织的变化。

2015年，Law和我在美国阿拉巴马大学伯明翰分校正畸学系重复了这项研究。在2011年开始记录后，我们获得了上颌切牙宽度的测量值；本研究中[15]并非所有患者都记录了切牙牙冠宽度和切牙宽长比的数据。这项研究包括了之前研究的患者和我2011—2014年诊所中的患者，样本量更大，这些测量值说明了我不仅获得最理想的治疗结果，还获得了经得住时间考验的治疗效果。

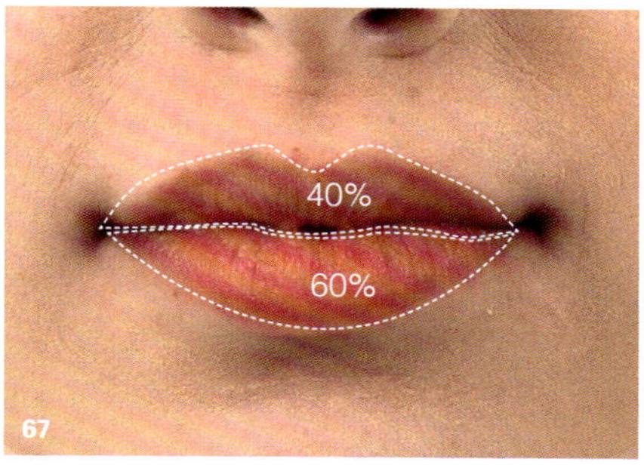

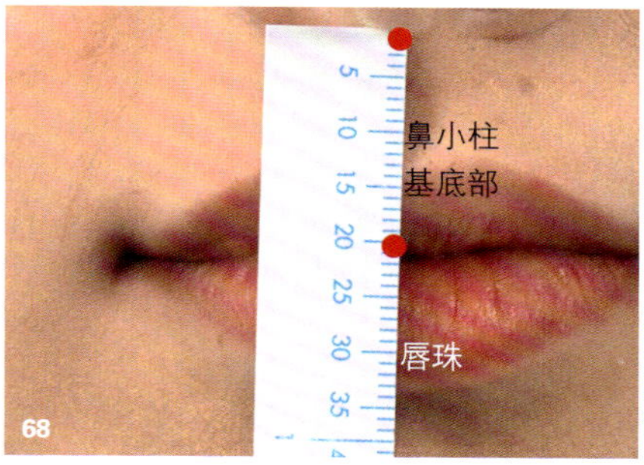

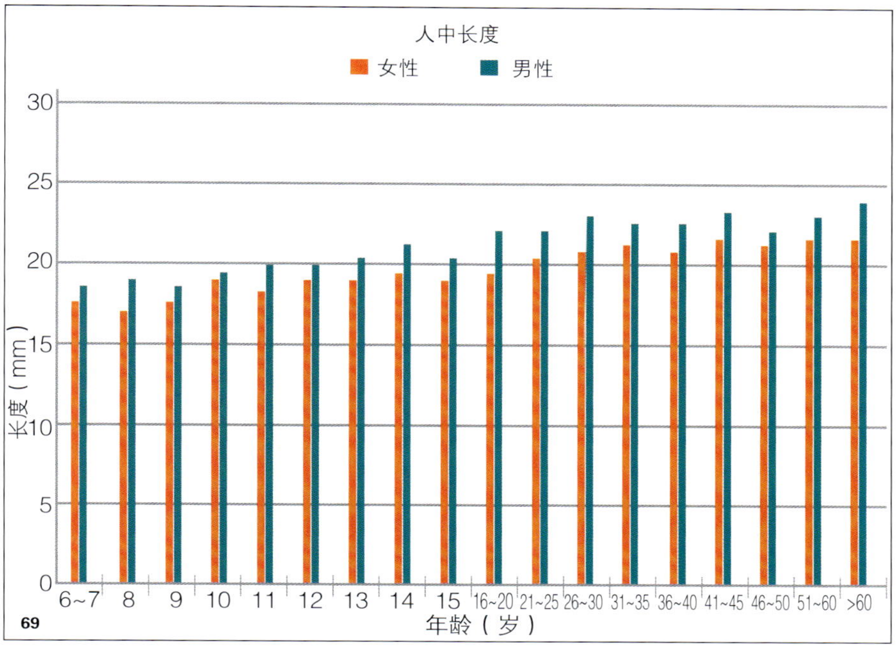

图4-67 下颌姿势位唇部位置，年轻的唇应包括40%的上唇红暴露量和60%的下唇红暴露量。

图4-68 人中长度是测量从鼻小柱基底部到唇珠最下部的距离。

图4-69 男性和女性的人中长度会随时间而变化。请注意，人中长度会随着年龄的增长而有规律的增长。

局部美学检查顺序

下颌姿势位唇比例

唇部的比例和唇红暴露量都是非常重要的美学特征。唇红暴露量指的是“涂唇彩的地方”的暴露量，以上唇和下唇的边缘为界。理想情况下，年轻的唇应该包括40%的上唇红暴露量和60%的下唇红暴露量（图4-67）。

人中长度

这是代表下颌姿势位的上唇长度，测量从鼻小柱基底部到唇珠的最下部的距离（图4-68）。我们的长期数据显示，人中长度随时间的推移而增加，其速度大于口裂高度（图4-69）。

口裂高度

这是从鼻底（由鼻翼底部和鼻小柱基底部的假想水平线表示）到上下唇连接处的最外侧之间的垂直距离（图4-70）。如图所示，口裂高度随着时间的推移逐渐增加（图4-71），这部分原因是骨支持的丧失和软组织的下移，导致口裂处出现深褶皱，这是衰老的结果（图4-75）。

对人中长度增加和口裂高度增加速率的对比研究发现，口裂高度增速逐渐下降，而人中长度继续延长（图4-72和图4-73）。这可以解释为什么随着时间的推移，上唇唇红变平，从年轻唇上明显的M型到由于失去牙槽骨和软组织支撑而导致的唇红暴露量不足（图4-74和图4-75）。

下颌姿势位上颌切牙暴露量

我认为这一测量至关重要，因为它是可重复的。这是我能得到的

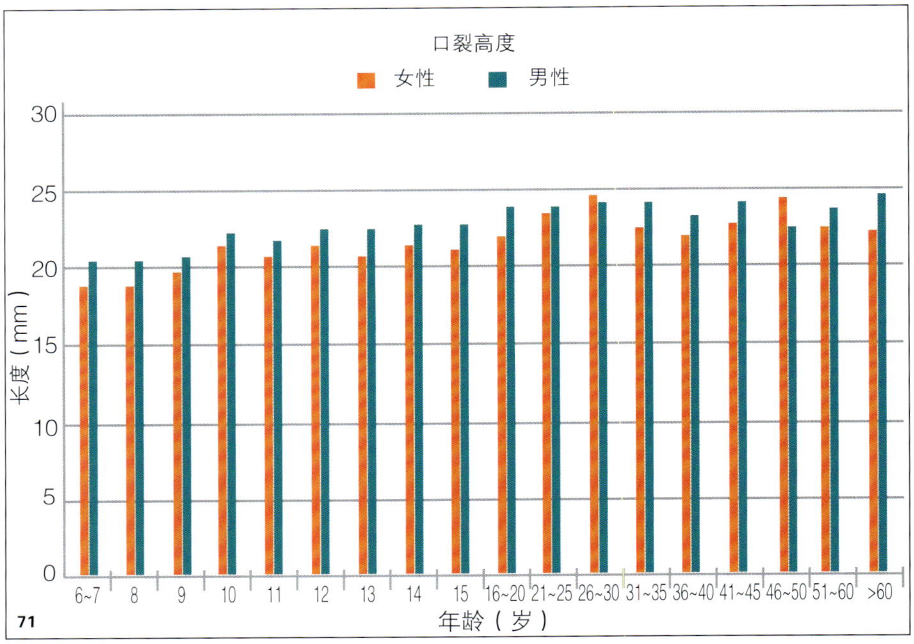

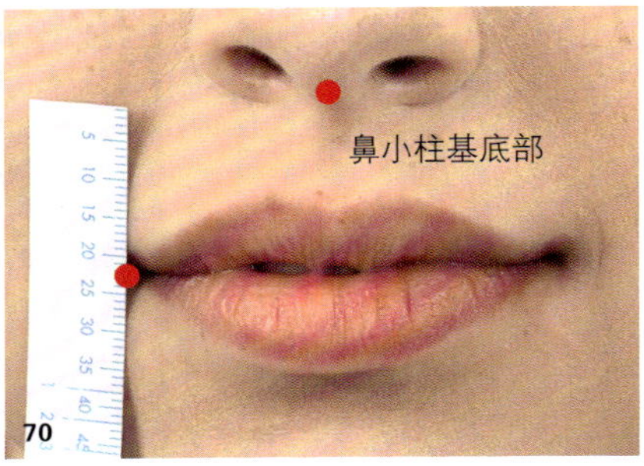

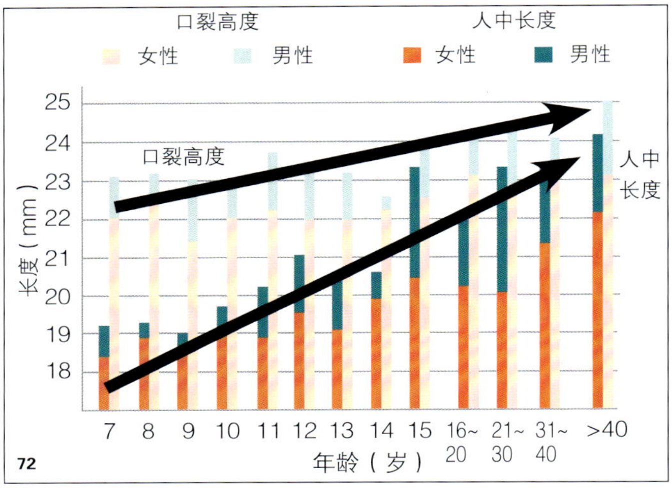

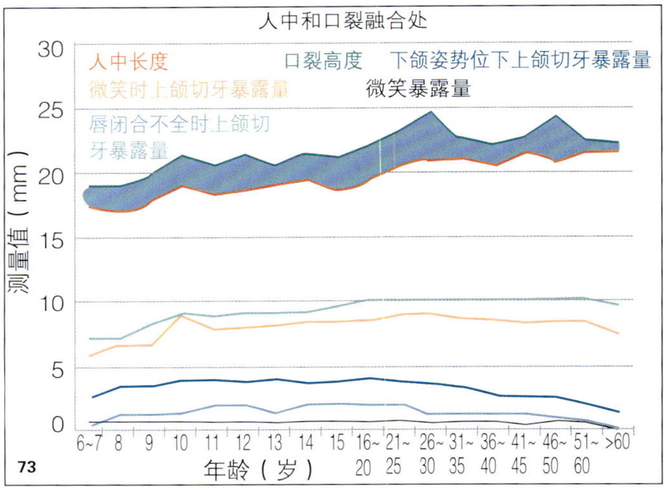

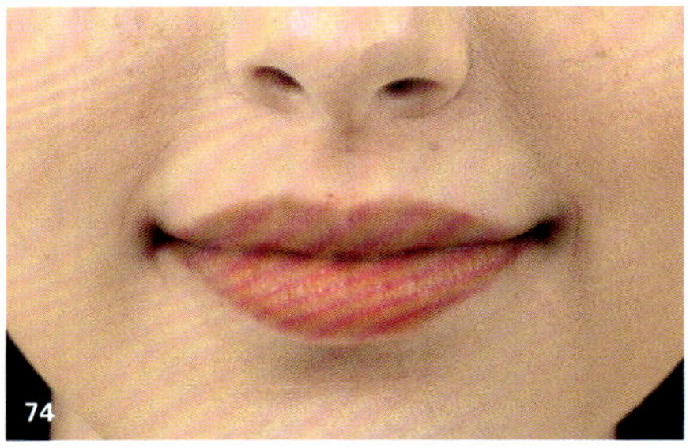

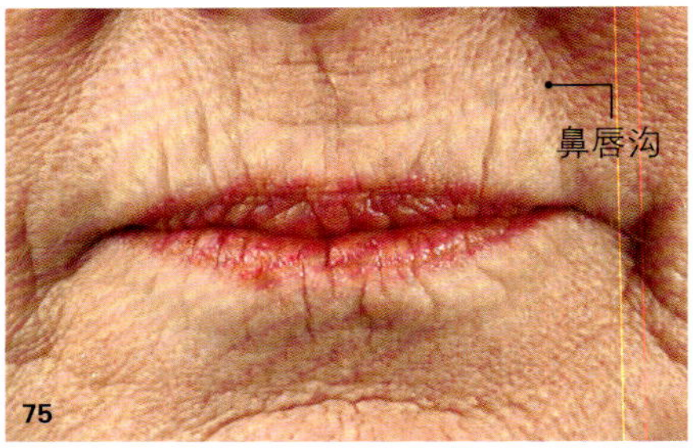

图4-70 口裂高度，是测量从鼻底到上下唇口裂最外侧之间的垂直距离。

图4-71 男性和女性的口裂高度会随时间而变化。请注意，口裂高度随着年龄的增长而逐渐增加，然后增速趋于平稳。

图4-72和图4-73 人中长度增加和口裂高度增加速率的比较。图4-72中箭头的上升趋势表明口裂高度和人中长度呈现增加趋势。

图4-74和图4-75 年轻的唇部显示了上唇唇红边缘为M型，而年老的唇红暴露量减少（失去M型）。请注意，由于老年面部骨支持的丧失，导致了鼻唇沟的增加。

第一个关于患者微笑的相对年龄数据。为了获得测量值，我要求患者在放松时稍微张开双唇，以免唇向下拉。一些临床医生建议让患者说“Emma”保持唇形，然后保持放松进行测量（图4-76）。在14～16岁，男性和女性下颌姿势位切牙暴露量达到最大值，然后开始减少（图4-77）。我们的图表显示下颌

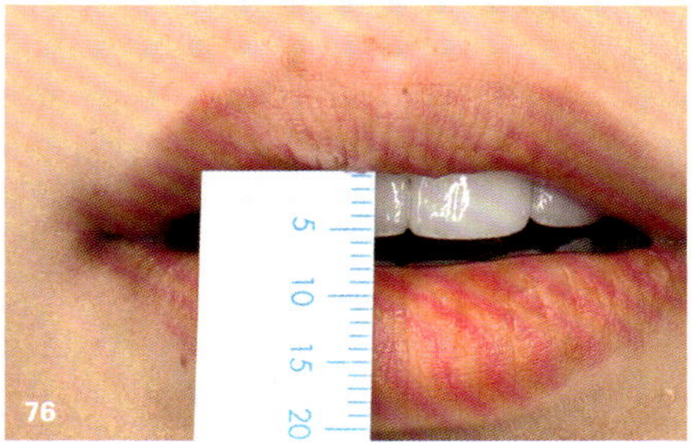

76

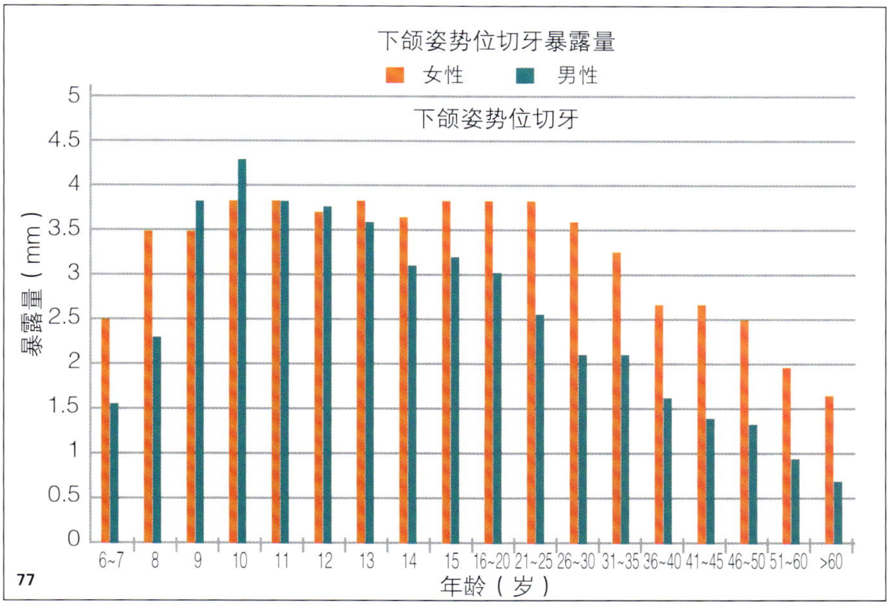

77

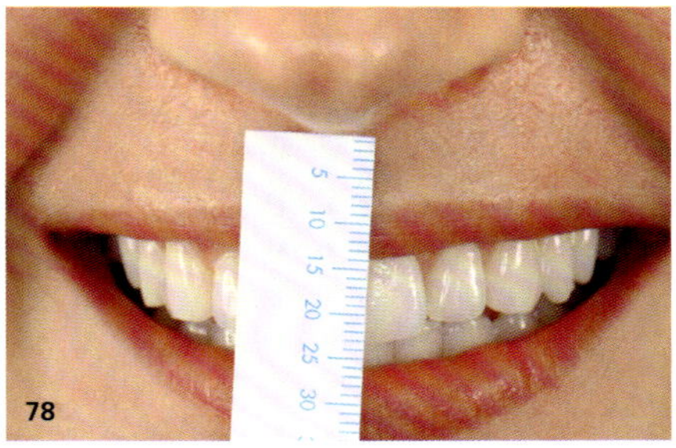

78

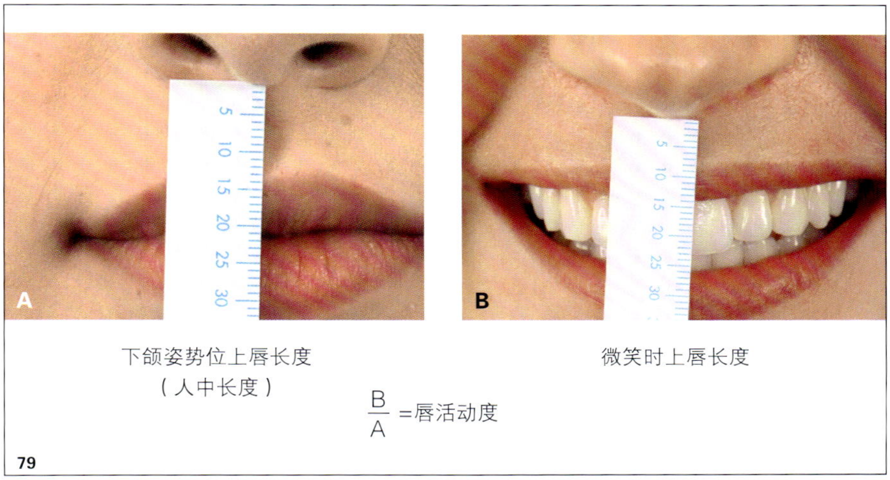

79

图4-76 下颌姿势位上颌切牙暴露量，是在患者唇放松但分开时测量的。

图4-77 男性和女性的下颌姿势位切牙暴露量会随着时间的推移逐渐减少。

图4-78 微笑时上唇长度，是从鼻小柱基底部到微笑时上唇的最低部分之间的距离。

图4-79 微笑时的唇活动度，是将微笑时上唇长度除以人中长度来计算的。

姿势位上颌切牙的平均暴露量，在12岁青少年为3.5mm；到60岁时，仅约为0.75mm。

微笑时上唇长度

这是指从鼻小柱基底部到微笑时唇的最低部分的距离（图4-78）。这能带给我们什么信息？在确定微笑时上唇的“活动度”时，我们知道唇的平均升高量约为下颌姿势位上唇长度的23%。更高的数字意味着患者在微笑时有更多的暴露量和微笑露龈量，而这一比例是我们检查表上露龈笑的病因之一。

微笑时的唇活动度的测量

这是将微笑时上唇长度除以人中长度（下颌姿势位）来计算的。计算结果代表了微笑时的唇活动度（图4-79）。上唇的平均升高高度约为下颌姿势位上唇长度的25%[16-17]。Tjan等报道，正常微笑时唇活动度为6～8mm[18]。我认为个体之间存在差异，因此更喜欢测量百分比，而不是线距。McEntire和Lindauer对微笑时和下颌姿势位上唇长度进行了视频测量比较，结果表明：上唇平均升高23%[19]，而明显高于平均值的患者在微笑时表现出比平均更多的切牙暴露量和露龈；较低的百分比表明上唇活动度低。检查表上的这个比率解释了露龈笑和切牙暴露不足的原因，在本章后面我会更详细地解释。

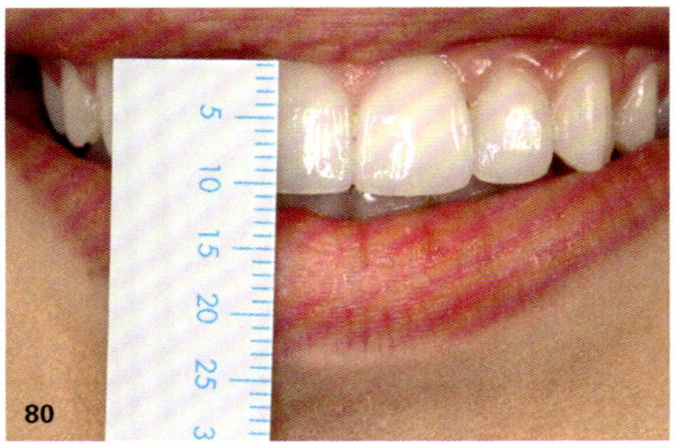

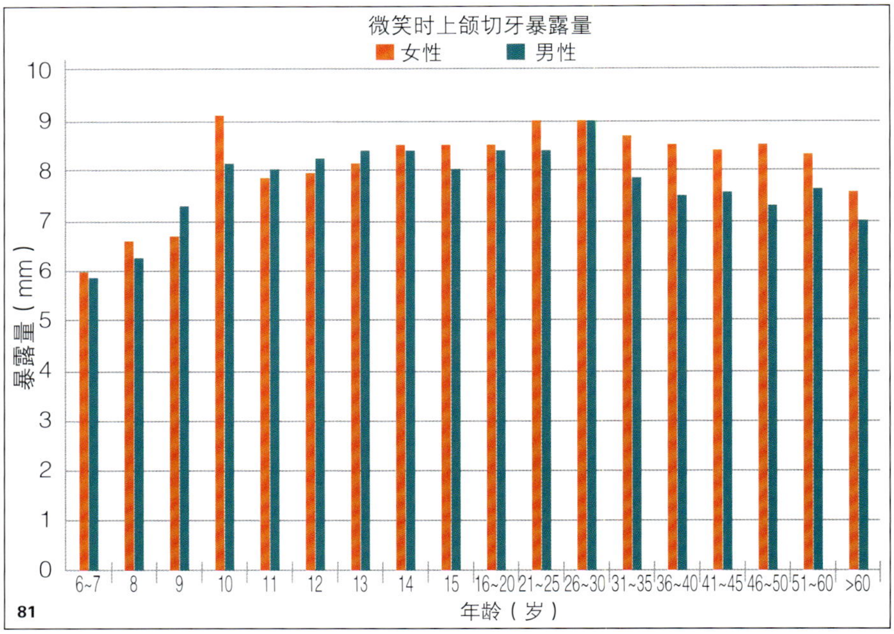

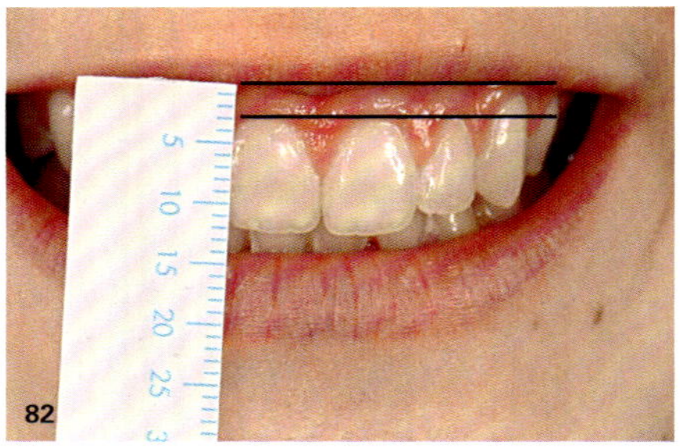

图4-80　测量微笑时上颌切牙暴露量。这名患者微笑时切牙暴露完全。

图4-81　男性和女性微笑时上颌切牙暴露量如何随年龄的变化而变化。

图4-82　测量微笑时露龈量。该患者微笑时露龈量为3mm。

图4-83　男性和女性微笑时露龈量如何随年龄的变化而变化。请注意，随着患者年龄超过15岁，露龈量将急剧下降，尤其是男性。

图4-84　在局部美学检查中的测量顺序。

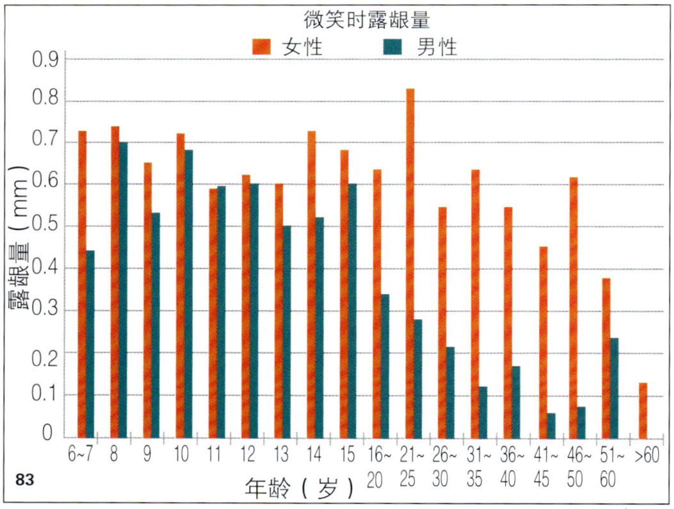

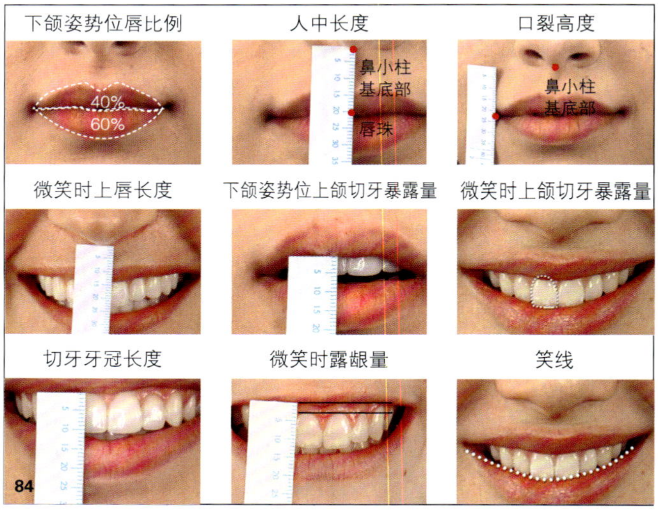

微笑时上颌切牙暴露量

微笑时上颌切牙的暴露量变化范围很大，从显露完整的牙齿到完全没有暴露。其中最重要的是要测量微笑时暴露出了多少颗牙齿，特别是在切牙暴露不足的情况下，因为微笑的治疗计划包括确认患者微笑需要露出多少颗牙齿才理想（图4-80）。我们的数据显示微笑时切牙最大暴露量在30岁左右趋于平稳，然后随着年龄的增长，男女人群中上颌切牙暴露量都会有所下降（图4-81）。

微笑时露龈量

微笑时露龈量（图4-82）的变化范围很大，但男性和女性表现出相似的特征。一般来说，最大露

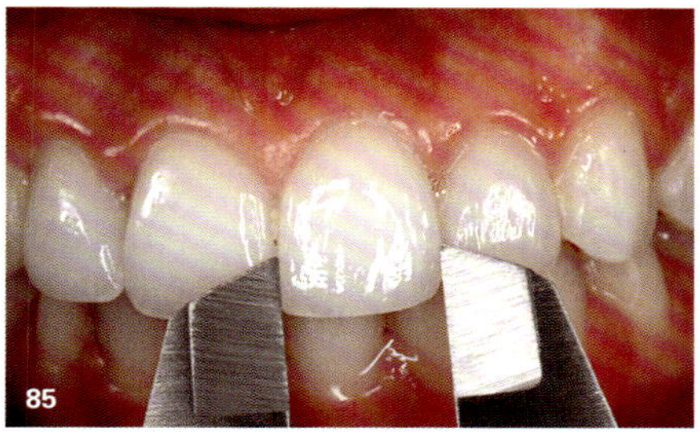

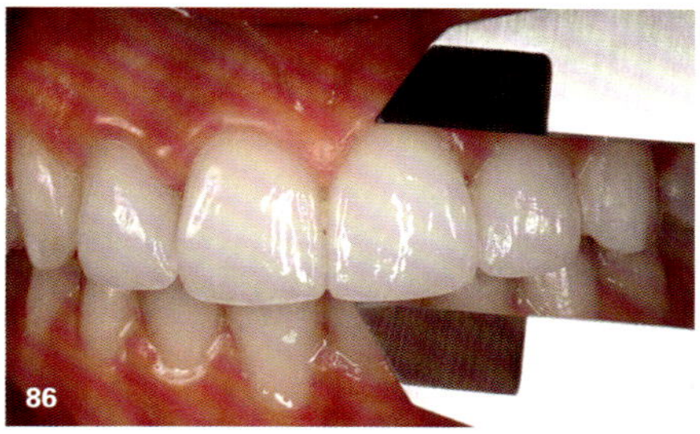

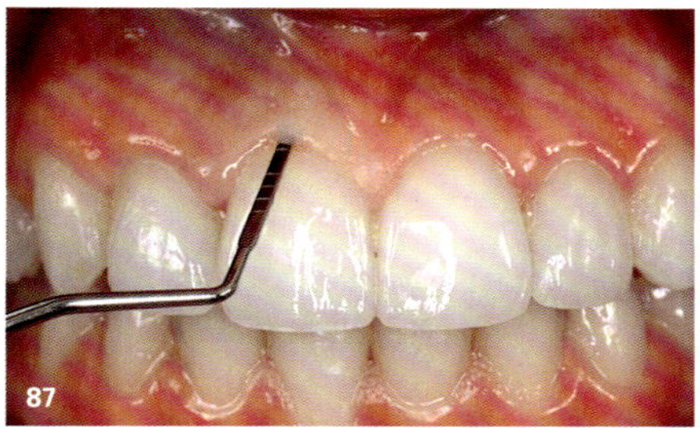

图4-85 用卡尺测量上颌切牙牙冠长度。
图4-86 用卡尺测量上颌切牙临床牙冠长度。
图4-87 用牙周探针测量龈沟深度。

龈量出现在12~16岁，然后随着年龄的增加，与其他测量值一样会大幅减少，男性比女性更明显（图4-83）。

测量顺序

图4-84说明了测量顺序，以及我们迄今为止在局部美学检查中得到的结果。这些真实的数据，可以用在微笑设计中。

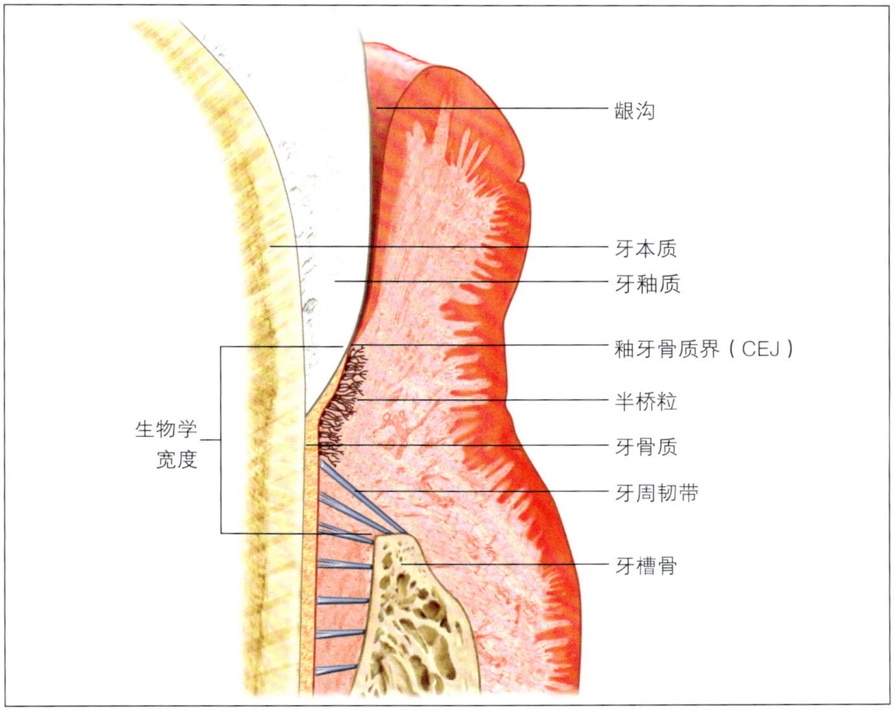

图4-88 成人牙周组织的示意图。

微观美学检查作为临床检查的一部分

检查顺序

这部分检查的重点是测量牙齿比例。牙齿形状和颜色的艺术概念在第6章中有更详细的讨论，另外还有微观美学问题的治疗计划。

上颌中切牙的牙冠宽度

上颌中切牙的牙冠宽度范围为8.3~9.5mm，但其绝对测量值不如其与牙冠长度的比例重要。然而牙冠宽度范围可以让临床医生知道，牙冠比例不协调的话，是宽度问题还是长度问题。此外，在我们的系统中，该测量值可以作为定量患者照片中牙齿尺寸和微笑目标的标准。我用数字卡尺代替尺子，因为它有更好的精度，研究数据更精确（图4-85）。因为足够精确，临床医生可以放心使用。

上颌切牙的临床牙冠长度

上颌切牙的临床牙冠长度范围为10.4~11.2mm（图4-86）。与宽度一样，切牙长度的绝对测量值不如它与切牙宽度的比例那么重要。10：8被广泛认为是理想的长宽比。

龈沟深度

很多正畸医生会问这个问题：为什么要测量龈沟的深度（图4-87）？请花点时间来听我阐述测量的原因及其重要性。

我不是牙周医生，所以下面是一名正畸医生对成人牙周组织解剖的描述。成人的牙周组织如图4-88所示。龈沟的底部位于釉牙骨质界（Cementoenamel Junction，CEJ）上或位于CEJ的冠方。龈沟底部和牙

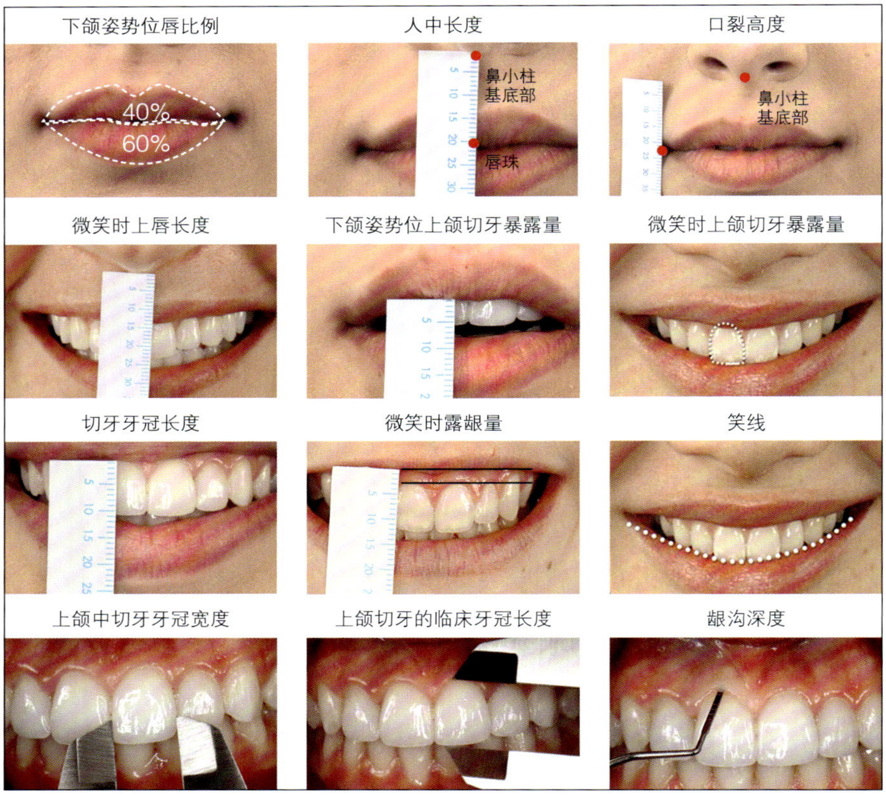

图4-89 美学检查测量顺序，包括局部美学检查和微观美学检查。

槽嵴顶上缘之间的区域称为生物学宽度，由1mm牙龈上皮以半桥粒的形式附着和1mm的牙龈结缔组织通过沙比纤维形式附着组成[20]。

为什么要测量龈沟的深度呢？切牙牙冠长度定义有两种：一是解剖牙冠长度（牙齿的实际大小），二是临床牙冠长度（我们临床在患者口内看到的牙齿大小）。你需要知道用龈沟的深度来区分牙冠的实际大小和外观大小——这样能够帮助我们评估微笑和粘接托槽的位置。

主动萌出与被动萌出

因为大多数患者仍在生长发育中，我们必须注意主动萌出与被动萌出这两个概念。在患者生长发育过程中，正畸医生对患者的治疗至关重要。为什么？Morrow等证明，上颌4颗切牙的最终牙冠长度的生长贯穿整个青少年时期[21]，而这段时间正是接受正畸治疗的时间[12-14]。我们在两个独立的研究中收集的数据[15,22]，样本量更多，而相似的测量结果也证实了这一结论。换句话说，牙齿的大小因性别、年龄和个体的差异而不同。下面是我对主动和被动萌出的描述（这个主题将在第5章中重点讨论）。

主动萌出是指牙齿在生长过程中，通过牙槽骨沿殆平面的方向萌出，直至接触到对颌的牙齿。

被动萌出是指牙龈向顶端迁移，或牙周组织成熟迁移到其“成人”位置。通常定义为牙龈边缘迁移，直到CEJ上方1～2mm处[23]。

主动和被动萌出的区别（描述为改良的主动萌出和改良的被动萌出）会影响临床牙冠长度，这对于治疗微笑问题时正确粘接托槽具有重要意义。这对于青少年患者尤其重要，但同时也是为某些成年患者制订治疗计划考虑因素。

图4-89总结了局部美学检查之外，微观美学检查中的测量顺序。

在托槽粘接前重建切牙牙冠长度

一旦了解了主动和被动萌出的机制，我就意识到它对我最初的治疗计划和目标设定过程的影响。这名12岁接受正畸治疗的女孩就是个很好的例子（图4-90）。她的面下部高度略短，但临床检查中最突出的是微笑时过度露龈（图4-91）。患者切牙牙冠长度为7.8mm，牙周探诊深度为3～4mm，表明被动萌出不足（图4-92）。患者的母亲认为她女儿的笑容“本来就是这样”，没有什么可以改进的。

通过我们的成像技术，我向她展示了去除多余牙龈组织后，女孩的牙冠长度大概会是什么样子。我们首先对牙龈切除术后的预期结果（图4-93）及其对特写微笑像的预期影响进行近距离成像模拟（图4-94）。在计划开始正畸治疗的当天，于粘接托槽之前，我们局部涂布表面麻醉剂，并使用半导体激光延长切牙牙冠长度（图4-95）。现在，我可以在微笑时看到切牙的尺寸和上颌切牙边缘到下唇的位置（图4-96）。因此，托槽放置的位置旨保持切牙垂直高度，保护她的笑线。这对母女对延长切牙牙冠长

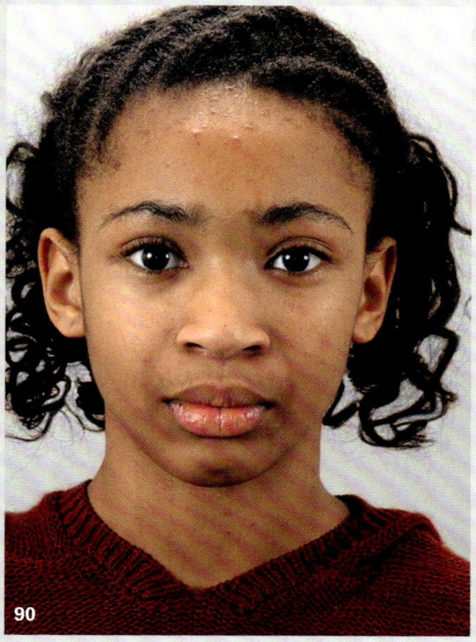

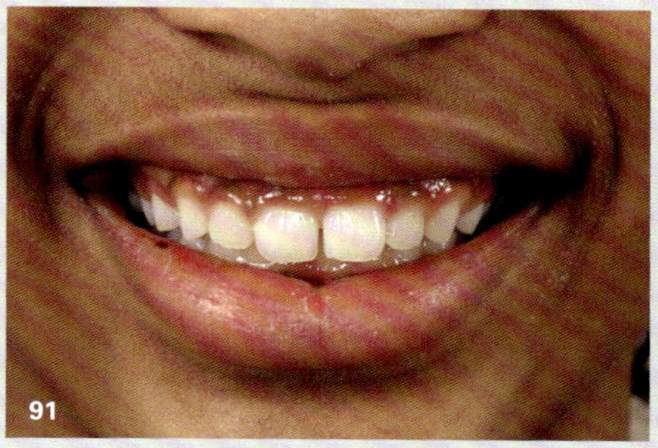

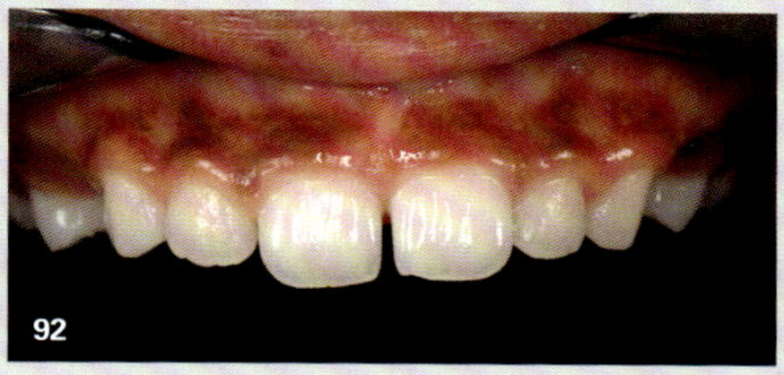

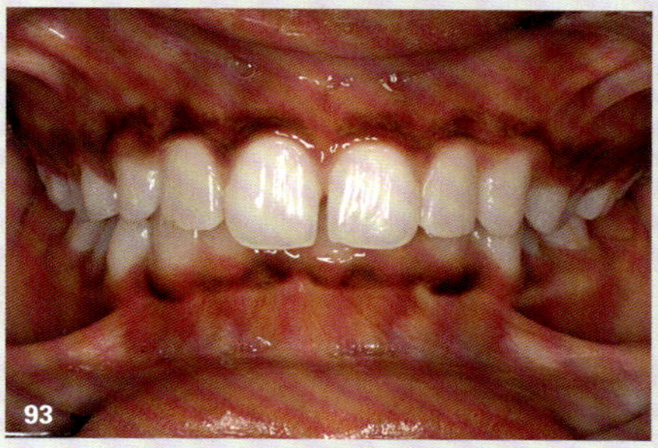

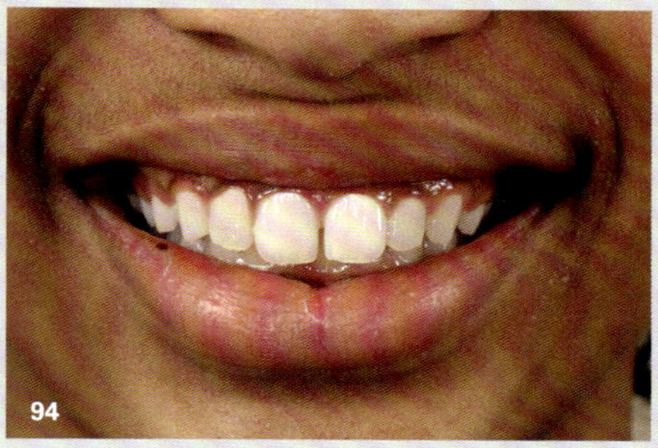

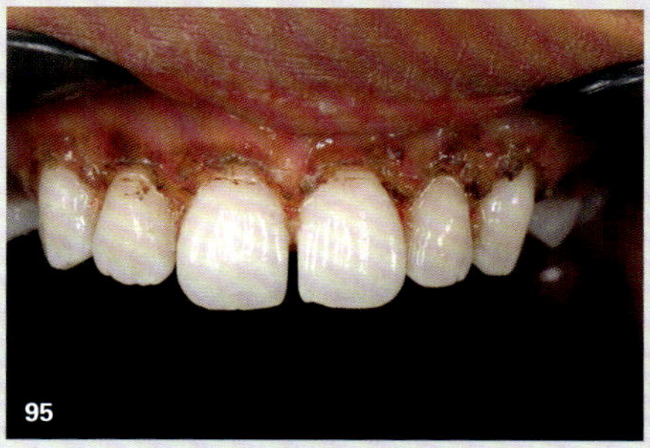

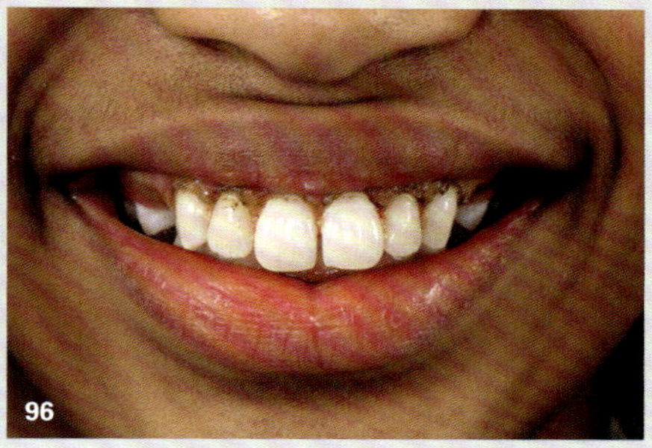

图4-90 一名准备接受正畸治疗的12岁女孩的正面像，她的面下部高度略短。

图4-91 在微笑时，患者显示过度露龈。

图4-92 切牙牙冠长度为7.8mm，牙周探诊深度为3～4mm，可见患者被动萌出不足。

图4-93和图4-94 计算机模拟显示了牙龈切除术对临床牙冠长度和微笑的预期改变。

图4-95和图4-96 牙冠延长的即刻效果。

度产生的直接美学效果非常满意。

在我们放置托槽之前进行冠延长术是很重要的，因为这名年轻患者上颌切牙切缘的垂直位置很理想，和谐的笑线（积极因素），但有露龈笑（消极因素）。在粘接托槽之前延长牙齿长度，使我能够将托槽放置在相对于后牙的适当垂直高度上，以保护切牙的垂直向位置，而不是压低切牙，在本章后续部分我将做更详细地论证。

正畸医生的作用不仅仅是排齐牙齿和矫正患者的错𬌗畸形，而是为了提高患者的生活质量，兼具情感修复和功能改善的双重功效。

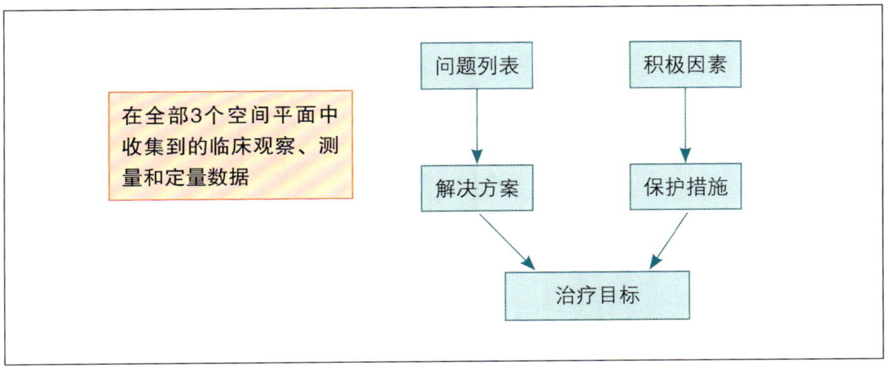

图4–97 以问题和目标为导向的治疗方法，记录患者的问题和积极因素并在治疗计划中纳入考虑。

以问题和目标为导向的微笑设计

识别积极因素

正畸治疗的目标是通过提高牙㊎功能和牙面美学来提高患者的生活质量。从这个角度来看，正畸治疗的作用可与骨科和整形外科等其他医学专业相媲美，在这些专业中，患者的问题往往不是由疾病造成的，而是由发育障碍引起的。随着医疗领域的焦点从疾病为导向发展为以健康模式为导向[24]，我们现在将正畸治疗视为一种致力于重建身心健康的服务。

这改变了我们的治疗方法，因为我们专业领域以外的治疗对患者的健康很重要。所有医生在评估患者的整体状况时，不应过于专注于自己的专业领域而忽视其他重要问题。以问题为导向的诊断和治疗计划设计在医学和口腔领域中得到广泛提倡，这有助于避免医生只关注患者提出的主诉中与医生专业相关领域的问题。

在以问题为导向的诊断方法中，初步建立了相关信息的综合数据库，并将问题确定为治疗建议的指南。但是，患者问题的综合列表获得的信息仍然不够——需要记录的不仅仅是问题，还包括患者正常和积极的因素，而这些不应因治疗而破坏。在正畸治疗中，若改变本应保持的积极因素，将会带来负面影响，而我们却容易在不知不觉中忽视它[25–27]。

这使我们扩展了“以问题为导向的治疗计划”的概念，包括“保护策略”。这一概念，如图4–97所示，描述起来很简单。一方面是识别患者的问题所在，另一方面是识别患者表现出的优点或积极因素。对于这些问题，我们定义了解决方案，然后仔细评估治疗可能对积极因素产生什么负面影响，并发展出一种保护策略。如果不这样做，只关注问题的治疗计划可能会对积极因素造成不利的影响。

视觉成像在设定治疗目标中的应用

如果可能，可以使用图像来说明错㊎畸形和美学特征，与患者和父母达成一致的治疗目标。在当今的技术环境中，视觉图像的使用非常容易，它的沟通价值优于使用老式病例展示方法，即一组模型（或虚拟模型）和手势来演示覆㊎覆盖的概念。特别是当我们试图设定美学目标时，患者和父母很难理解我们在正畸治疗中呈现给他们的神秘概念，但他们肯定能理解孩子或自己形象的视觉变化。我喜欢将其描述为“交互模版”（Mutual Template），医生和患者都很容易理解。我还发现，评估患者对修改后图像的反应非常有用，因为这可以帮助确定他们所看到的治疗目标。

在20世纪80年代末，我意识到了视觉技术的重要性和潜力。当时，我发现很难与那些考虑正颌手术的患者沟通矫正颌骨畸形的美学优势，特别是当我们扩展到美容选项，如颏部前移和鼻整形。为了帮助患者理解他们的治疗方案，我第一次与他们沟通面部改变时，首先用一张宝丽来照片、一把剪刀和一个黑色的记号笔。我会切断下颌骨，模拟下颌骨向前移动，或者切割图像中的颏部部分并向前移动，模拟颏部向前移动。在黑色背景下拍摄照片，让我可以用黑色记号笔修改鼻的轮廓以模拟鼻整形手术（图4–98）。如此之后，我与患者在沟通美学治疗目标时，患者接受并收获了极好的效果，这让我感到颇为震惊。

随着技术的获取不再局限于大公司，个人计算机的发展为我们打开了一个新世界。我最初使用了从IBM获得的现成软件（当时我的妻子是IBM的系统工程师），这些软件实际上并不用于正畸。通过与

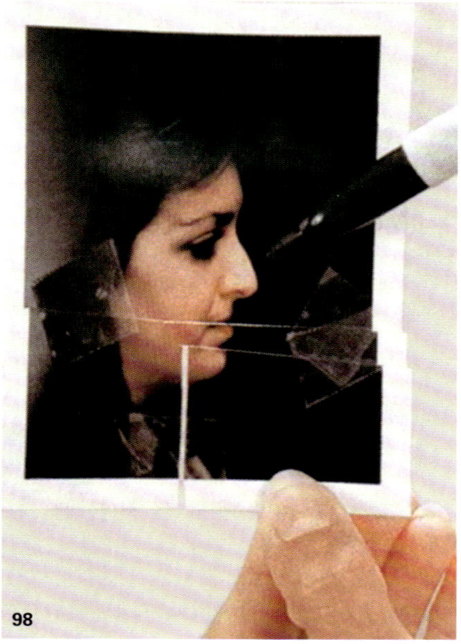

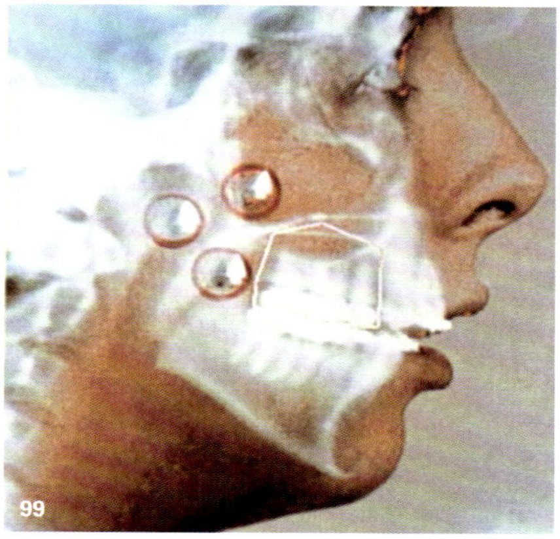

图4-98 我最初用一张Polaroid照片、一把剪刀和一个黑色记号笔来模拟正颌手术对患者的影响。这对让患者了解治疗的预期效果出奇地有效。

图4-99 早期软件中试图将患者的临床照片与头颅定位侧位片叠加。

可视化的数字化预测肯定是一件好事，不会给治疗带来更多的风险。

Mark Johnston医生的合作，我们找到了一种将头颅定位侧位片与轮廓图像叠加的方法[28]（图4-99）。起初，我们的成像工作以“剪切和粘贴”开始，让患者大致了解侧貌的改变结果（顺便说一句，这是从切割宝丽来照片以来的一大进步）。但剪切和粘贴的问题是无法定量（即很难确定手术室中的确切移动量）。在20世纪90年代中期，我与Ortho Trac达成协议，创建一个商业化的头影测量描记和成像系统，其中一个愿景是协调现有软组织对硬组织移动反应的研究数据，以便我们可以测量实现侧貌改变所需的骨移动量。

这种想法迅速传播开来，以前有头影测量描记程序的商业公司，如Dentofacial Software和Quick Ceph，将原有程序转化为类似的成像系统。Dolphin成像也从一个三维头影测量治疗计划程序转变为成像系统。重要的是，许多研究正在进行中，以验证所有这些程序的准确性，并将预测结果与实际结果进行比较。结果证明，大多数程序都能给临床医生明确的指导方针，同时让患者对他们的治疗有一个合理的预期。

外科医生对影像技术在正颌外科中使用最初的反应是相当负面的。他们担心的是，向患者展示图像是危险的，因为这暗示了可能的“默认保证”，是一种麻烦。当时主要的争论是，如果你向患者提供了一张预测结果的图片，而他们最终看起来并不完全像那样，那么接踵而来的将会是一场诉讼。在20世纪80年代末和90年代初进行的3个研究表明，这些担忧是没有根据的。这些研究的作用显然被低估了，如今随着“数字微笑设计”（digital smile design，DSD）（www.digitalsmileDesign.com）的开发，重新使用数字成像技术为患者提供咨询服务。

第一项研究由Waite等[29]进行，其中包括向同时接受正颌手术和整形手术的患者询问基本问题：“你认为你的结果看起来与实际结果相同、更差，还是更好？”所有的患者都回答觉得结果比医生给他们的照片要好。这是相当令人鼓舞的，当时正值通过商业开发将软组织对硬组织运动反应的头部测量数据网格化的程序改进融合阶段，该研究的完成相当及时。第二项研究表明，计算机对个人资料结果的预测在某些方面相当准确，而在有些方面则差强人意[30-32]。

最后，Phillips等[33]的进一步的研究发现治疗结果的数字成像预测不仅不可怕，还能在现实中增强医生为患者提供咨询和确定治疗目标的能力。研究表明，在手术前看到自己的数字预测图像的患者（与那些用传统的头颅定位侧位片描记图演示病例的患者相比）对手术的情况有更真实的感知，他们在手术前有点担心。但在手术后，接受数字成像咨询的患者比只看到头影描记演示的患者对手术结果满意度更高。因此，可视化的数字化预测肯定是一件好事，不会给治疗带来更多的风险。

当然，还有人会有这样的想法：“好吧，计算机可能非常准确，但你不能指望外科医生如计算机指示的那般精准。”为了测试这个问题，Jacobson和我将实际手术结果与指导手术的术前预测进行了比较，发现误差相当小[34]，换句话说，外科医生擅长准确达成预定目标。

除了在当今临床工作中几乎无处不在的成像程序外，我还保留了一个保存PowerPoint演示文稿文件夹，按患者类型和问题分组。多年来，我收集了数百个这样的演示文稿，所以很少出现不能向一名患者展示相似病例治疗结果的情况。将PowerPoint演示文稿整理在一起的工作不仅限于讲师，也可以很容易的委托给团队其他工作人员，他们中许多人都非常熟悉这项技术。在本书的其余部分中，你将看到这种成像技术已经被常规使用。

待评估的微笑特征

2005年，我应Rafi Romano医生的邀请为Quintessence出版的名为《微笑的艺术》（The Art of the Smile）一书投稿。他让我给口腔医生和正畸医生介绍微笑分析的方法。我聘请了Marc Ackerman医生来帮助我完成这个项目，我与Marc Ackerman医生之前有过几次合作，他对这一主题非常了解。与许多书籍一样，这本书的出版速度很慢，而且我们不确定这本书是否真的能面世，因此我们决定摘录几章发表在*American Journal of Orthodontics and Dentofacial Orthopedics*上[35]。这篇论文随后获得了当年该期刊的最佳临床文章Dewel奖。

编辑David Turpin医生问我认为这篇文章最重要的贡献是什么，我想了想回答说：“正畸专业有数百种头影测量分析，但据我所知到目前为止还没有正畸微笑分析。我觉得有点奇怪，这是（据我所知）我们第一次尝试分析微笑，让公众认为正畸医生可以使患者获得灿烂笑容。”随后，在接下来的几年里，我花时间刻意分解微笑的所有要素，并尽可能地定量微笑。事实证明，有些项目我们可以测量，有些项目只是艺术上的努力。

我整理了3个微笑测量的主要方面：

1. 微笑的垂直向方面
   - 露龈笑或者微笑时过度露龈
   - 微笑时切牙露龈量不完全，有时被称为低位笑线
   - 不对称微笑
2. 微笑的横向方面
   - 微笑宽度，通常称为颊廊
   - 微笑的横向倾斜度——从正面看，殆平面相对于瞳孔连线的横向倾斜度
3. 微笑的艺术方面：笑线

因为笑线是曲线，所以很难定量。因此，我创建了自己的分析模块——艺术模块。让我们从艺术模块开始，因为它可能是微笑分析中最重要的组成部分[36-37]。

笑线

笑线是指上颌切牙切缘的连线与姿势位微笑时下唇弧线之间的关系。“笑线”的概念起源于1958年Frush和Fisher在修复学文献中参考的活动义齿中的理想微笑美学[1]。正畸文献中的第一个参考文献来自Hulsey[2]，他评估了40名受试者的标准化照片，其中20名接受了正畸治疗，另外20人被认为是正常咬合，无须正畸治疗。他指出，在接受过正畸治疗的患者中，上颌切牙切缘的曲率更平，他的研究小组认为患者笑线越平，吸引力越小。

Ackerman等[3]在他们自己诊所中评估了经过正畸治疗和未接受正畸治疗患者的笑线。几乎40%接受正畸治疗患者的笑线出现负向变化，其中32%的人笑线变平。在未治疗组中，13%的人笑线出现负向变化，而笑线变平仅占5%。这是一个早期迹象，表明我们在正畸治疗过程中所做的某些正畸固有的行为对笑线产生了不利影响，因此对微笑美学产生了不利影响。

在我们的职业生涯中都会有通常所说的“顿悟”时刻，当灵感直击我们的大脑时，我们已有的知识概念发生了变化，我们突然意识到某些我们从未认识到的事物的重要性。笑线的概念对我们许多人来说就是如此，包括我自己。1998年，当我在百慕大为中大西洋正畸医生协会演讲时，顿悟时刻到来了，我的一名导师James Ackerman医生也在听众席中。我展示了一个手术病例，其中我们进行了殆平面顺时针旋转和上颌骨前移以增加切牙暴露量。她治疗后的微笑美学非常出色，我将其主要归因于切牙暴露量的增加。等到讲座结束后，在我们散步时James一如既往地问我：“你知道是什么让那个病例看起来如此出色吗？”我的回答依然是，“因

为增加了切牙暴露量然后使面部整体发生了变化吗？”他回答说：“是的，不仅如此，你还改善了她的笑线。”当时，我在UNC实习期间读过Garland Hershey医生发给我Hulsey的一篇论文，但我对笑线及其在微笑设计中的位置只有一个模糊的概念。但是这次谈话以后，我回到办公室查看了自己的许多病例，我意识到我经历了前文提到的顿悟的时刻。

大多数文献将笑线描述为上颌6颗切牙与下唇弧线的关系，但我已经把这个定义扩展到磨牙和前磨牙（如果它们是可见的）。在本章其余部分介绍的病例中，这种定义变化的原因显而易见。

笑线的类型

理想的笑线，上颌前牙切缘的连线与微笑时的下唇弧线平行（图4-100）。术语“理想弧”在一些文献中用于指代理想曲线；在本章中，我们将这种理想的唇关系称为理想笑线。根据定义，其他任何类型都是非理想曲线，区分3种最常见的类型很重要：

1. 扁平笑线的特点是上颌切缘弧度相对于微笑时的下唇弧线是平坦的（图4-101）。
2. 反向笑线的弯曲方向错误（图4-102）。它最常见于有吮指习惯的病例。
3. 过度笑线的特点是微笑时下唇包住上颌切牙切缘（图4-103）。

笑线的可视化

笑线包含大量重要元素，在对其进行可视化和评估时必须牢记。

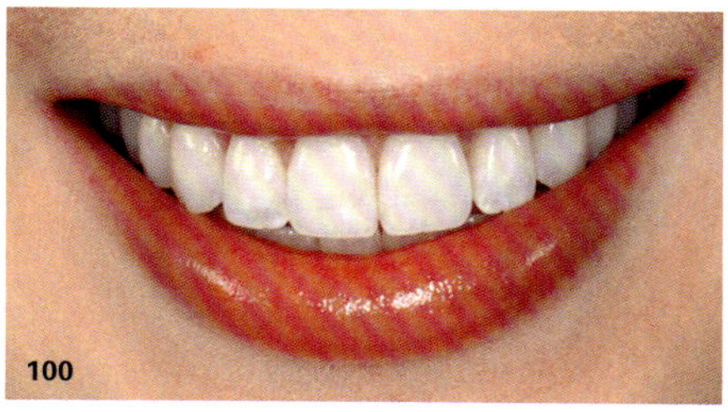
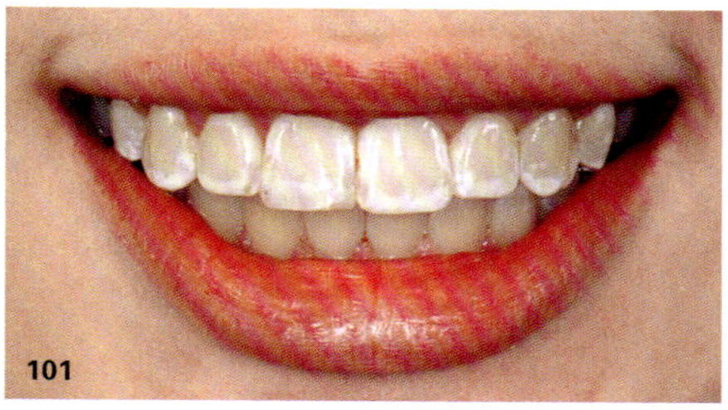
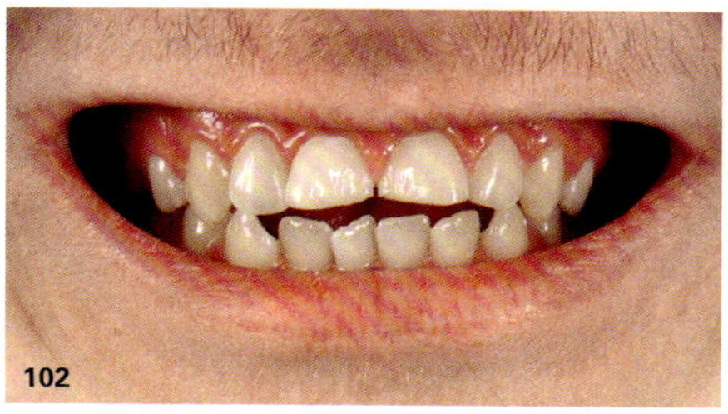
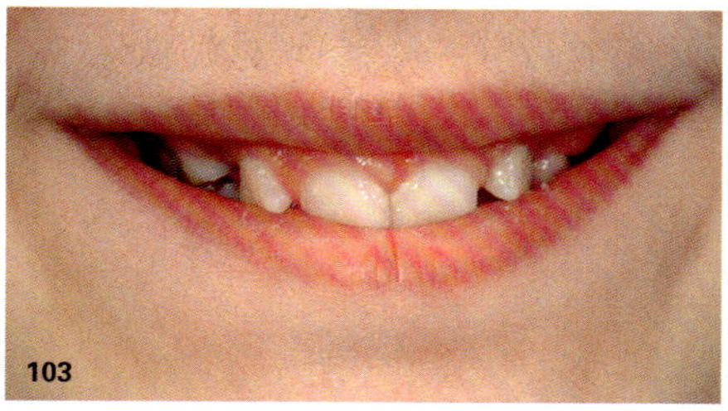

图4-100 理想的笑线，其中上颌切牙切缘的曲率与微笑时下唇上缘曲线相匹配。
图4-101 扁平笑线。
图4-102 反向笑线。
图4-103 过度笑线。

这是在空间方向上从三维角度观察事物的问题。

头位

头位对笑线观感的影响非常简单。这是在空间方向上从三维角度观察事物的问题。当头抬高时，会产生更扁平笑线（图4-104）。微笑时低头会使上颌𬌗平面相对于下唇产生更大的曲率（图4-105），从而产生比直视更有吸引力的微笑。所以显然，为了让最终微笑看起来更漂亮，要确保头位在最终照片中朝向对微笑有利的方向！当然我们不是这个意思，但这确实要求我们开始朝着面部摄影和摄像标准化的方向发展。在面部摄影中，重要的是标准化面部的轴向位置和矢状旋转，以便我们在相同一致的视图角度中不断评估微笑关系。只有初始照片和治疗结束照片头部朝向一致，才能准确判断其审美改善量。

这个概念很熟悉。例如，头部固定器就是为此发明的，将头部置于一致的旋转角度，这样就可以准确叠加连续的头颅定位侧位片，从而成功地评估生长或治疗的变化；在患者使用头部固定器后，获得正确的垂直方向也很重要。现在我们知道患者的自然头位应该是头颅侧位定位片的垂直方向，就像照片一样，而不是眶耳平面[38-41]。我们都非常熟悉的另一个例子是需要建立可重复的下颌位置，通常称为正中关系，常用于口腔修复学。

下唇活动的差异性

微笑过程中的软组织活动是可变的，图4-106～图4-108展示了下唇活动的差异性及其对笑线评估的影响。微笑时的下唇活动可能是不对称的、扁平的或过度弯曲的。使用视频记录对于分析和记录软组织运动的这些变化非常有用。本章后

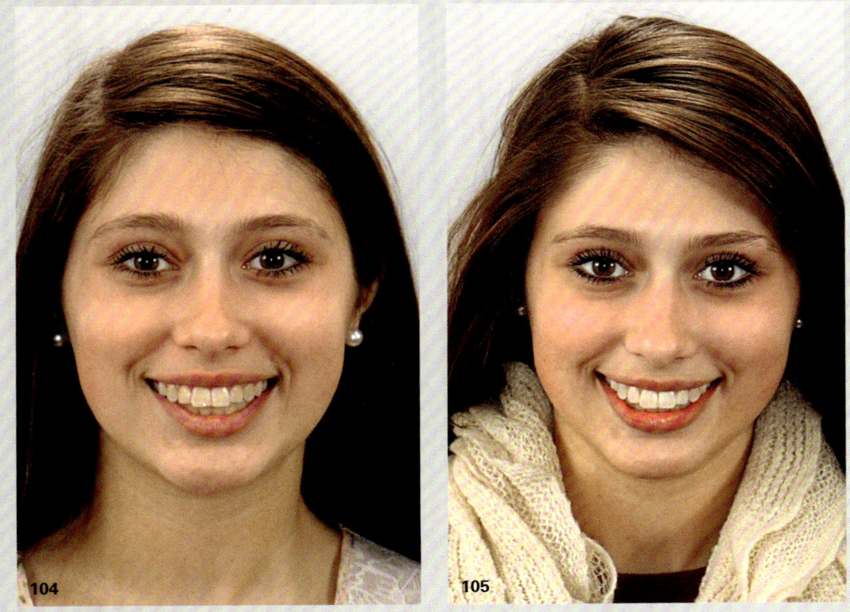

图4-104和图4-105 分别是同一名患者直视和头部略低时的笑线。请注意两张面像之间的微笑曲率差异，强调在摄影记录中保持头部位置一致的重要性。

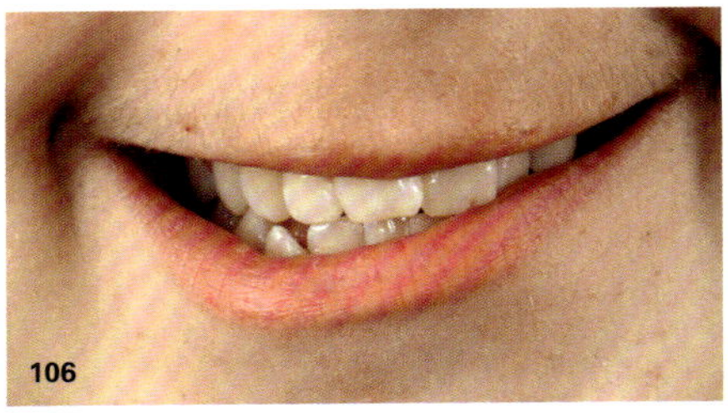

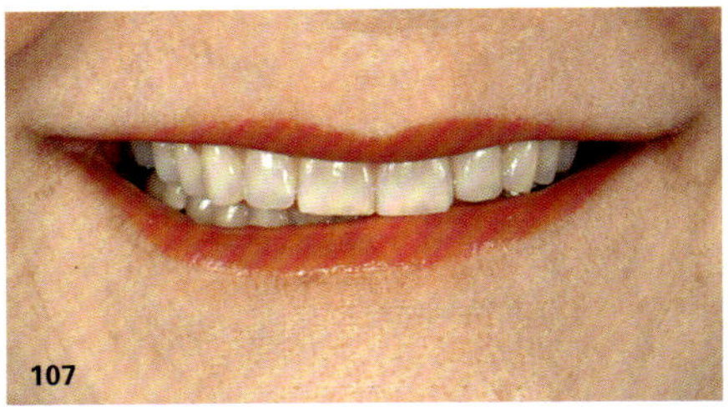

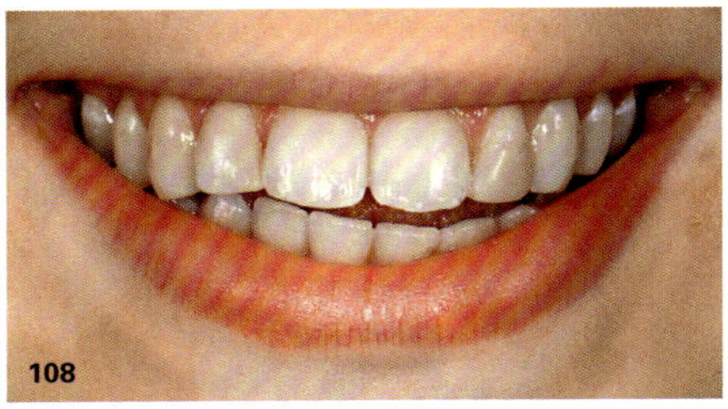

图4-106～图4-108 3名不同患者微笑时下唇活动的变化。

面将介绍一种系统的方法。

重要的是必须判断下唇的轮廓是否正常，并在制订治疗计划时将其考虑在内。上颌切牙切缘弧线应该与下唇平行并不是规则，而是治疗指南。在口腔领域，我们倾向于设定治疗成功的具体标准，而非允许个体差异性存在，通过调整治疗计划来适应这些差异。换言之，不应尝试将上颌切牙切缘弧线与过度弯曲的下唇平行。你能把过度弯曲的下唇轮廓变平吗？除了使用肉毒毒素和其他神经调节剂之外，这种唇部差异性的解决方案并不多，而且注射的效果会在6～12个月的时间内逐渐消失。

正畸治疗与多学科治疗中的笑线

正如我在本章开头所概述的那样，我认为治疗任何临床问题的最佳方法，是从整理潜在病因检查表开始，寻找任何与理想状态有差异的地方。我们之前已经将理想的笑线定义为上颌殆平面的曲率与微笑时的下唇轮廓的曲率相匹配。理想的笑线是正畸治疗和美容口腔的目标。然而，正畸治疗中最常见的缺点是经常出现扁平笑线。我已经确定了扁平笑线的8种潜在病因（框4-2）。

扁平笑线可以是其中任何一个单独或组合因素的结果。

框4-2 扁平笑线的潜在病因

- ☐ 头位
- ☐ 下唇活动的差异性
- ☐ 高度一致的托槽粘接
- ☐ 牙颌生长模式（逆时针）
- ☐ 牙齿形状和磨损
- ☐ 牙齿大小差异
- ☐ 切牙唇倾
- ☐ 弓形变宽

托槽粘接在一致的位置与个性化托槽放置

笑线讨论的这一重要部分最初由前文所述的Hulsey和Ackerman的研究表明正畸治疗本身通常会导致笑线变平（两项研究结果显示，超过1/3的病例在正畸治疗后笑线变平）。根据我的经验，这是导致扁平笑线最常见的原因。笑线这个概念的流行在某种意义上是可以解释的，只有在过去的10年里，我们才真正认识到笑线在微笑美学中的重要性，并将托槽的粘接视为一次决定患者微笑的事件，而不是以牙齿切缘为基准使用标准测量值来确定托槽位置。

我很久以前就意识到，标准化的托槽粘接在正畸教科书中是如此常见，导致了一种如Procrustean般机械的治疗方法（见第2章中的“最佳美学的托槽定位”关于希腊Pro-crustes神话相关内容）。正如第2章所解释的，通过标准测量从切牙边缘到托槽的距离，我们在相同的位置高度放置托槽，而不考虑个体在露齿微笑时的差异性。这意味着，如果我们以相同的方式给每名患者粘接托槽，那么我们就会迫使患者每次去适应同样的系统，这可能会导致我们几十年来一直没有意识到的后果发生。

相反，粘接托槽的位置应根据上颌切牙在下颌姿势位和微笑时的位置来确定。这是一个简单的想法：如果患者在微笑时切牙暴露不足，希望微笑时能够暴露出更多的牙齿，那么托槽粘接的位置应比标准位置更靠龈方，伸长切牙以达到微笑时切牙暴露的审美目标。这同样适用于笑线的改善。例如，图4-109和图4-110中的患者被另一名正畸医生转诊到我的诊所征求意见。这名正畸医生使用了她多年来使用的标准正畸托槽粘接方法，遵循了她在学校和其他课程中所学到的指导方针，导致患者的笑线变平（图4-110），因此我将切牙托槽重新粘接得更靠龈方来伸长切牙，从而改善微笑时切牙暴露量和笑线（图4-111和图4-112）。

托槽粘接是正畸医生们熟悉并擅长的一个领域。许多托槽系统都是按照以牙齿为中心的标准设计的，具有特定的牙弓形状、牙尖和转矩。指南提供了托槽粘接的位置以适应托槽系统，便于准确地粘

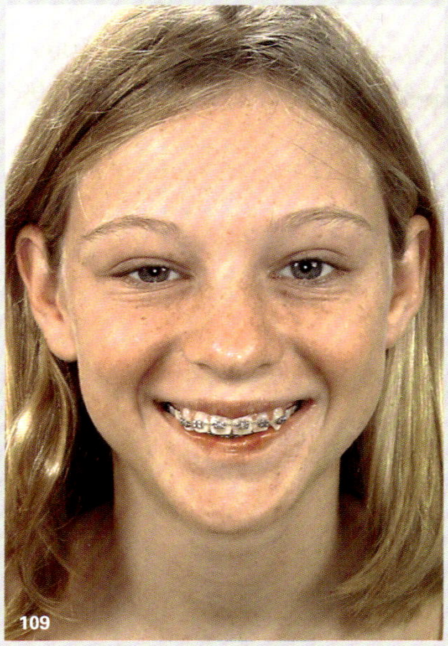

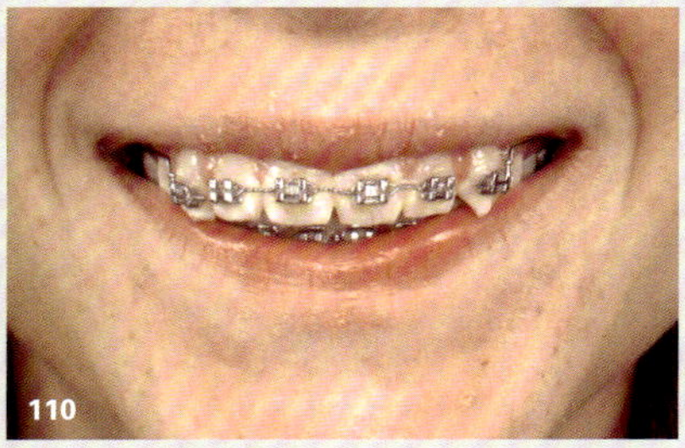

图4-109和图4-110 是由另一名正畸医生转诊患者的笑线。请注意，标准化托槽的放置造成了扁平笑线，并在微笑时缺乏完整切牙暴露量。

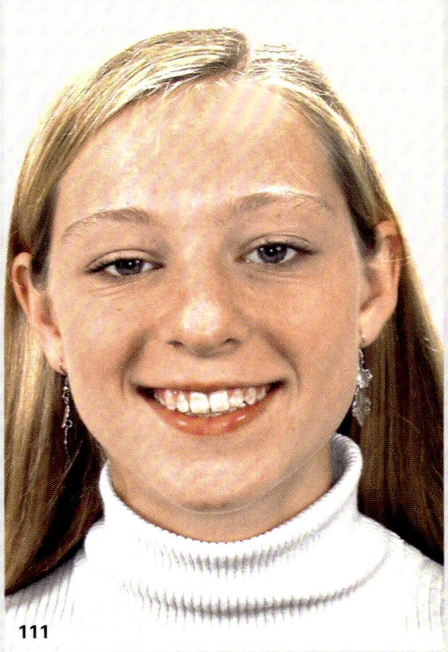

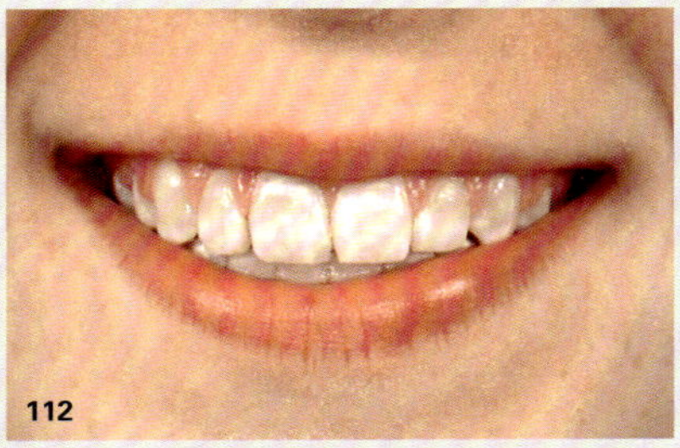

图4-111和图4-112 在将托槽重新粘接在更龈方以伸长切牙后，笑线有所改善。现在有更多的上颌切牙暴露量，切牙边缘匹配下唇的曲率。

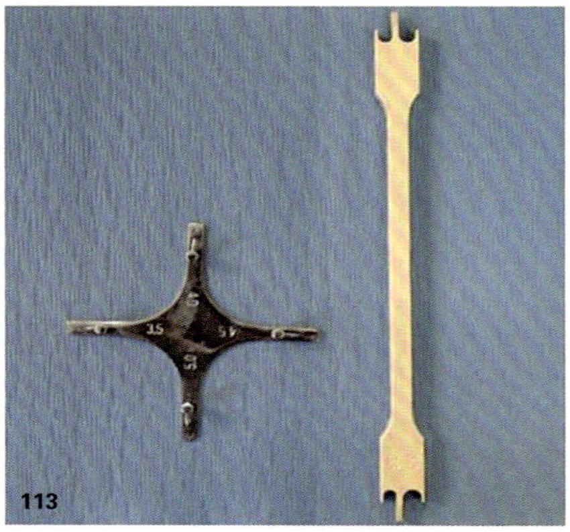

113

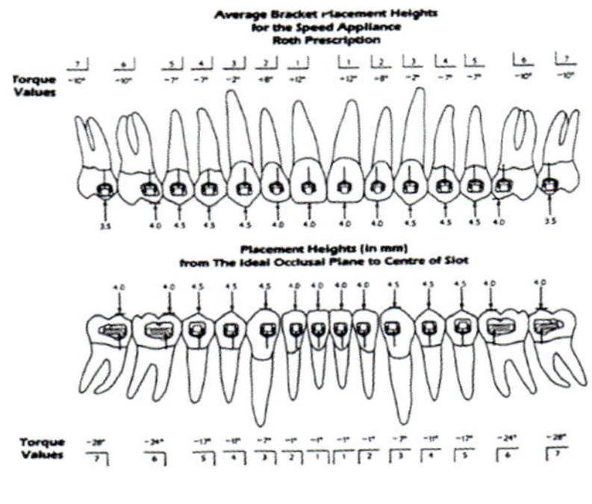

114

图4-113和图4-114 标准化托槽粘接及其工具。

框4-3 托槽定位检查表

- □ 上颌切牙边缘位置与下唇弧线的关系
- □ 上颌切牙长宽比
- □ 下颌姿势位上颌切牙暴露量
- □ 微笑时上颌切牙暴露量
- □ 牙龈高度、形状和轮廓特征

接托槽的专业器械（图4-113和图4-114）。然而，在这些治疗技术中，通常不会考虑具体患者的切牙与微笑的关系（记住，上颌切牙是治疗计划的驱动力）。因为我们单独设计每名患者的笑容，所以托槽粘接也应该根据治疗目标进行个性化设计。

最佳美学的托槽定位

显然是时候让正畸医生放弃第2章中所描述的机械方法进行诊断和制订治疗计划了。不仅每名患者从相同的头影测量分析中获得有限的数据，而且所有患者的托槽都放置在以切缘与牙尖为基准相同的垂直高度上，托槽位置都是根据旨在最大化牙齿关系的图表定位的，而不考虑牙齿相对于微笑的位置。粘接托槽不再是仅以牙齿为中心的预制矫治器系统，上下颌切牙的托槽定位应根据以下临床检查测量结果进行定制和指导。

微笑时上颌牙齿与下唇的关系（笑线）

我通常将笑线分成理想型、扁平型、反向型和过度型。上文已讨论了具有非理想笑线患者的代偿需要。

上颌切牙长宽比

这是微笑设计的核心，是开始设计时重要的测量项目，因为如果上颌切牙尺寸不理想，那么它会从一开始就破坏整个微笑设计。切牙理想的长宽比一般认为是10∶8；切牙宽度应为其长度的80%（图4-115）。例如，如果患者的牙冠长度较短且有露龈笑，我们倾向于将托槽定位得更贴近切端，以便于压低上颌牙齿，从而改善露龈笑。显然，如果牙冠长度较短，那不是露龈笑的病因，因此在我们设计粘接托槽位置以达到我们的微笑设计目标之前，应该先解决病因。青少年的牙冠长度较短可能受到两个主要问题的影响：①被动萌出有所改变；②由于口腔卫生不良引起的炎症反应继发的牙龈红肿增生。对于成人，由于磨耗和牙釉质丧失，牙齿可能会变短，或者在极少数情况下，也会有像青少年的被动萌出改变。

在初始检查中加入牙周探诊很重要。虽然这在正畸诊所并不常见，但我这样做是因为我需要检查关键区域是否有牙周病的证据，在这种情况下更重要的是检查被动萌出问题[5,42-44]。正如本章前面所讨论的，青少年经常出现延迟萌出或被动萌出改变。换句话说，牙齿可能没有完全长入牙弓，正畸医生眼中的“牙冠”在技术上是临床牙冠，实际上比解剖牙冠要短。通过测量切牙的龈沟深度，我们可以了解是需要调整粘接托槽位置，还是在直接粘接托槽或口扫设计间接粘接托槽之前进行牙冠延长。对于因磨耗影响切牙长度的成人患者，可以在切牙的切缘进行临时修复，以在放置托槽之前使上颌切牙长宽比理想化。第6章会详细介绍处理牙齿形状不调的技术。

本章已经讨论和说明了个性化托槽定位的原则，并在框4-3中进行了总结。以下是在个案中用于确定托槽粘接位置因素的描述。你会看到它非常接近理论数据，但在本节中，我将演示该数据如何应用于托槽粘接定位机制和随后的正畸治疗。

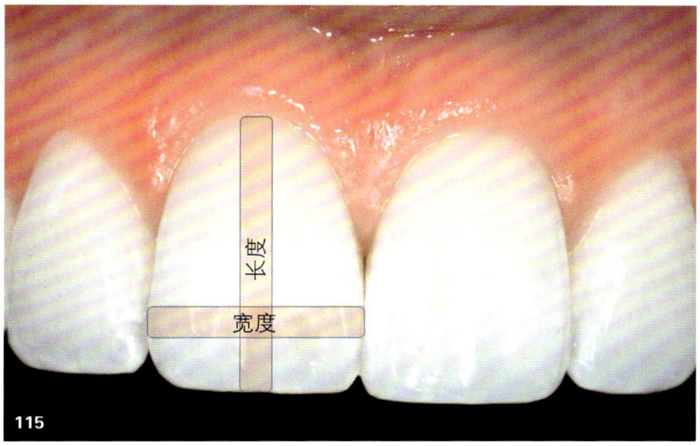

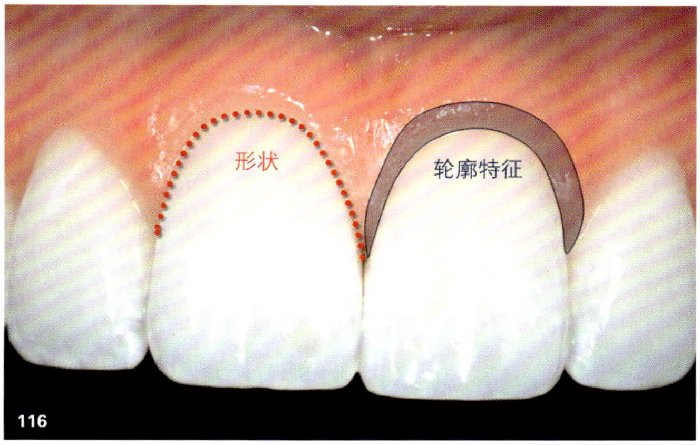

图4-115　上颌中切牙的宽度是长度的80%时，是理想的长宽比。

图4-116　微笑分析时应考虑牙龈组织的形状和轮廓特征。形状是牙龈边缘的二维形式，而轮廓表示游离龈牙龈边缘的三维体积。

当我对一名14岁的孩子进行治疗时，我希望他看起来像14岁。

下颌姿势位时上颌切牙暴露量

我喜欢将其作为起始测量值，因为它是可重复的，并且它是我们拥有的关于患者微笑“年龄”的唯一真实指标。在本章的前半部分已展示随着年龄增长上颌切牙暴露量如何减少的数据。我认为这是多年来后续可能需要如何设计的一个指标。

微笑时上颌切牙暴露量

患者可能会在微笑时露出他或她的所有上颌切牙，或者可能切牙暴露不足。在理想的微笑中，切牙具有适当的长宽比，并且所有牙齿都在微笑时暴露。但是，这取决于年龄。例如，对于年轻患者来说，适度的微笑暴露量不仅是可以接受的，而且是需要的，因为在成熟和衰老的过程中，切牙暴露量和露龈量将会减少[9,45-47]。在美容口腔文献和正畸文献中，描述理想的微笑时几乎总是用一名25岁女人的微笑照片来说明。但作为一名正畸医生，我必须意识到微笑随着时间的推移会发生显著的变化。换句话说，当我对一名14岁的孩子进行治疗时，我希望他看起来像14岁。因为如果我在14岁正畸完成时，让他们笑起来像理想的25岁的样子，那么他们24岁时将拥有34岁的笑容！

牙龈高度、形状和轮廓特征

青少年患者通常有不完全的主动或被动萌出，这意味着目前的牙齿与成年后有出入，我们在托槽定位时要加以考量。被动萌出可能是不对称的，患者可能因口腔卫生不佳而累及牙龈，软组织炎症反应导致牙龈形状不太理想，从而让我们对牙长轴产生误判。建议在托槽粘接之前先解决这些软组织问题，因为这对托槽定位的准确性有很大影响。牙龈组织方面应该考虑的两个主要特征（图4-116）：牙龈组织的形状（牙龈顶端和牙釉质的二维交界处）和轮廓特征（整个牙龈边缘的三维体积）。

许多正畸医生考虑切牙转矩和由此产生的咬合关系，而不考虑微笑，但事实上，这可能会对牙齿看起来是否处于理想位置产生影响。在接下来的病例报告中，我将向大家介绍理想美学所需的切牙牙轴的代偿。

托槽粘接前确定理想切牙比例

如上所述，在青少年人群中，由于被动萌出延迟、牙齿形状变异和延伸至切缘的切牙乳头，上颌切牙较短的情况并不少见。这就提出了一个基本问题，我们看到的是在治疗完成时还没有变成成人大小和/或未完全成形的牙齿。因此，对我来说，通过牙龈成形术和/或牙体形态修整来改变切牙的形状已经很普遍。有些病例需要进行牙体形态修整，但更多的病例需要牙龈成形

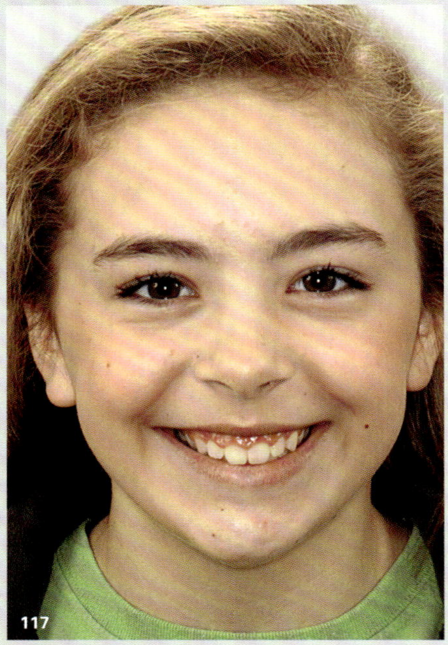

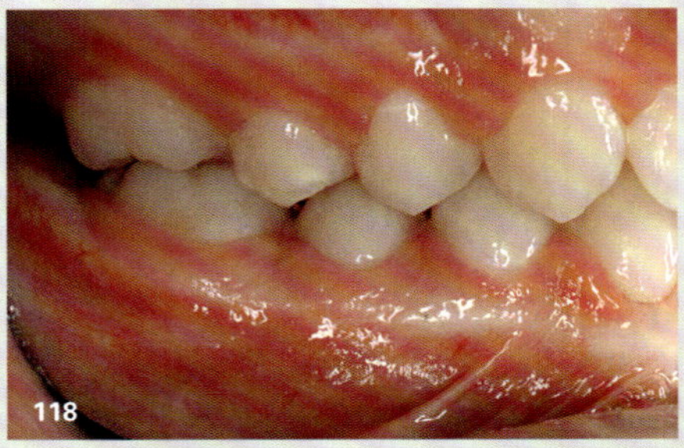

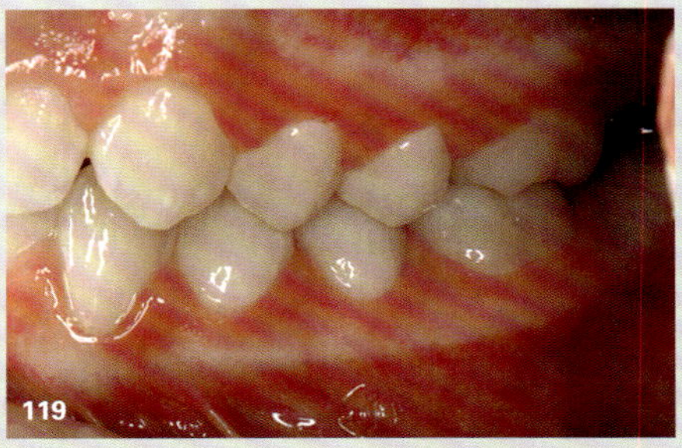

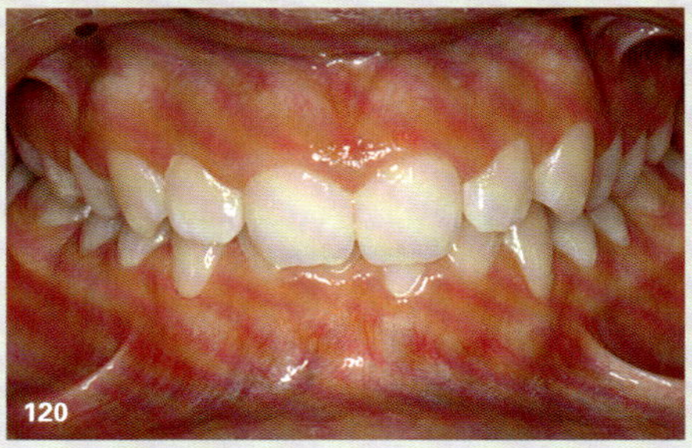

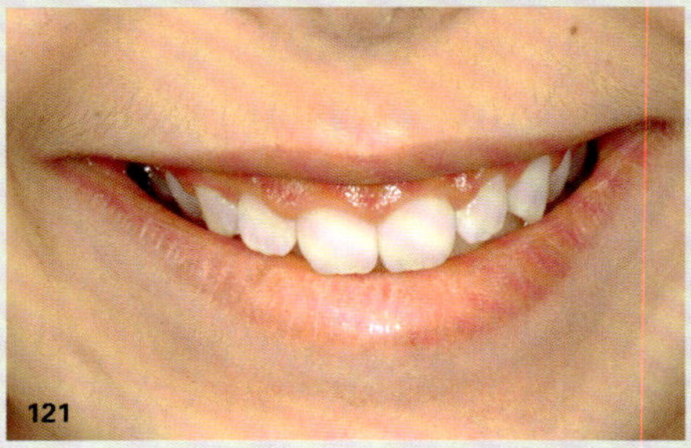

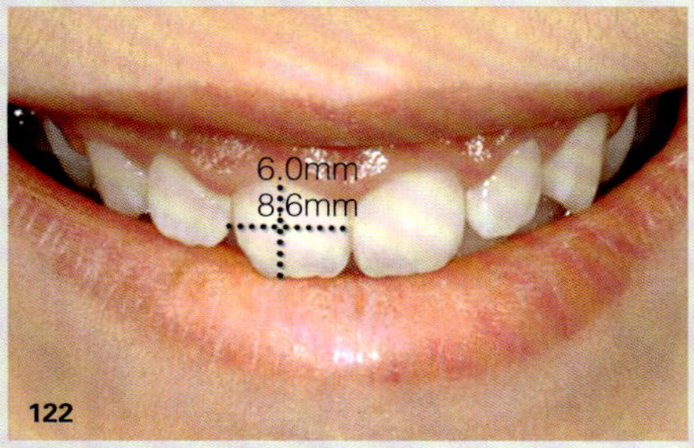

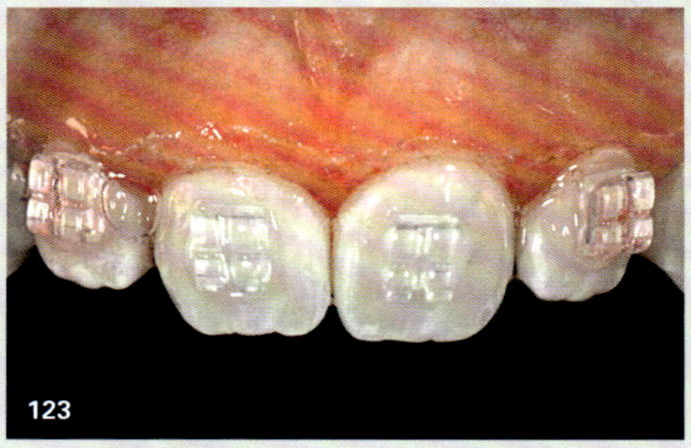

图4-117～图4-120 一名13岁女孩接受正畸治疗时的面像和口内像。

图4-121 患者临床牙冠较短，微笑时过度露龈。

图4-122 上颌右中切牙长度为6.0mm，宽度为8.6mm，由于长度不足，与理想的10：8比例相去甚远。

图4-123 用半导体激光稍稍加长后的切牙长度。

术。如果我的患者已经准备好接受固定矫治器治疗，但是他有延迟性被动萌出（短牙）的问题，我会常规在托槽粘接之前使用半导体激光重建切牙冠长度。下面的病例体现了我在粘接托槽之前将切牙尺寸改变到理想化状态的学习过程。

图4-117中的13岁女孩表现出良好的Ⅰ类咬合（图4-118～图4-120），美学评价简单明了。清单上的问题是微笑时过度露龈（图4-121）。测量切牙冠长度显示上颌右中切牙宽度为8.6mm，长度仅为6.0mm（图4-122）。我们还注意到她的牙龈是厚龈型。理想状态是她能有一个和谐的笑线。正畸压低上颌切牙以减少露龈量将是一个错误的决定；它不仅会使笑线变平，而且不会真正解决切牙牙冠长度较短这个确实存在的问题。

诚然，在开始治疗时，我对如何在维持她笑线的同时改善露龈仅有一个模糊的想法。我继续按照当时的常规做法，将固定矫治器粘接在靠近切缘的位置，在粘接好托槽之后，我又小心谨慎地尝试使用半导体激光来延长上颌切牙的牙冠长度。这是我在诊所使用半导体激光的早期病例，经过思考，我只是斜切牙龈边缘并增加最小长度（图4-123）。在初始排齐后，我发现我已经拉平了她的笑线（图4-124和图4-125），虽然不多，但足以引起我的注意。

我回去研究了托槽定位那天拍摄的特写微笑像（图4-126），我很清楚为什么笑线这么快变扁平了。图4-127说明了这是如何发生的。橙色线代表后牙的槽沟连线，而黑色虚线表示当弓丝入槽之后形成的直线。弓丝的前部位于托槽上方2mm处。整平和排齐的初始阶段导致上颌切牙的相对压低，如果没有认识到这一点，这将一直持续到最终效果中。

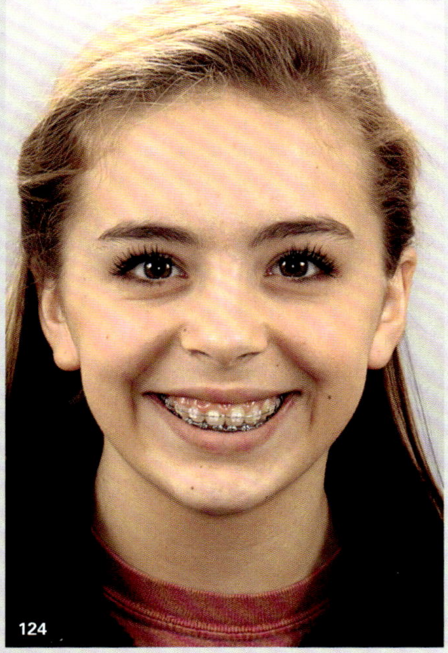

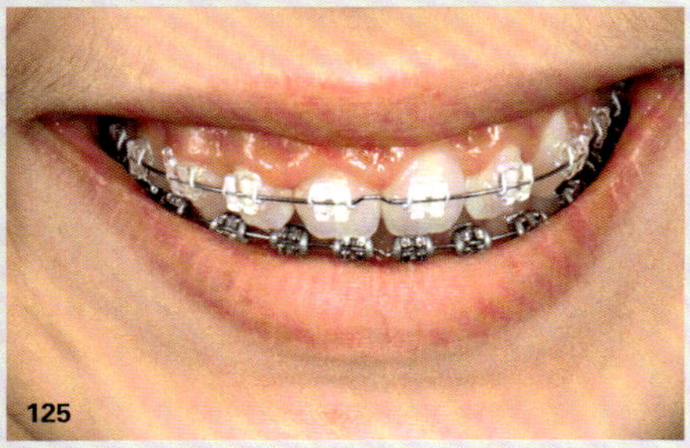

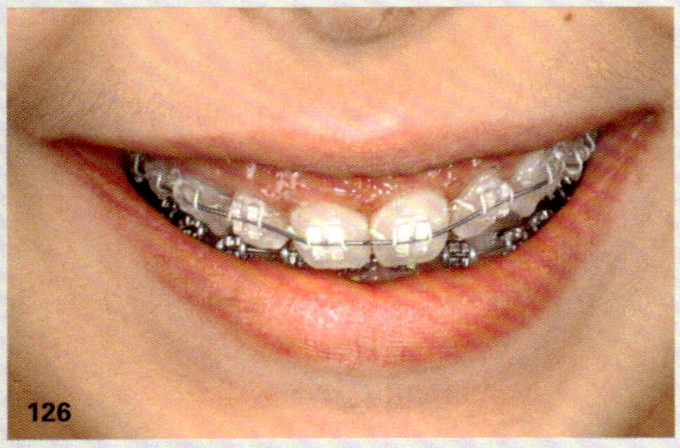

图4-124和图4-125　在初始正畸排齐和上颌切牙压低后的微笑像。请注意，与处理前的图像相比，笑线略平坦。

图4-126　粘接托槽当天的微笑像。将其与图4-125进行比较，可以看到在初始治疗期间笑线的变化。

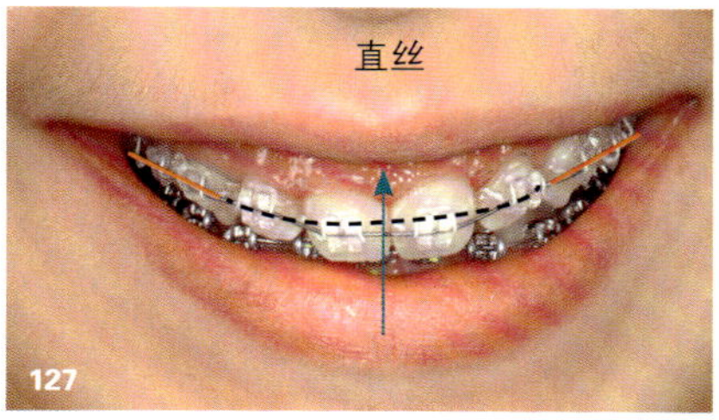

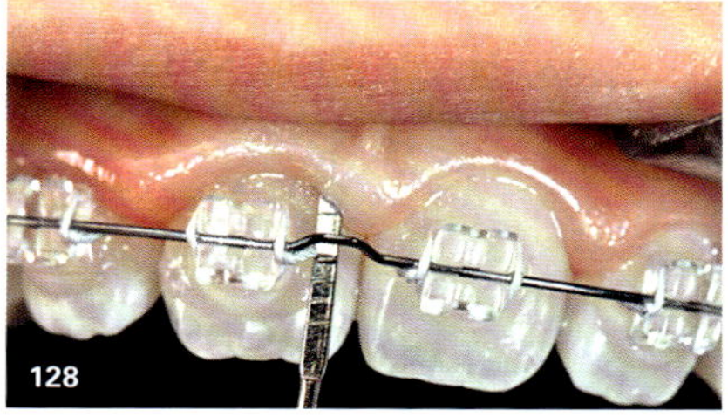

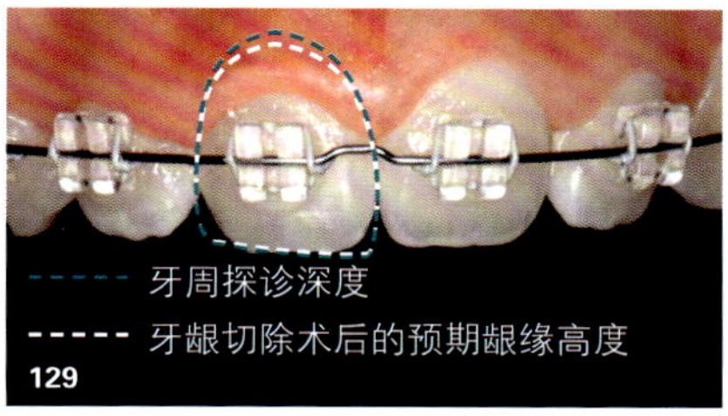

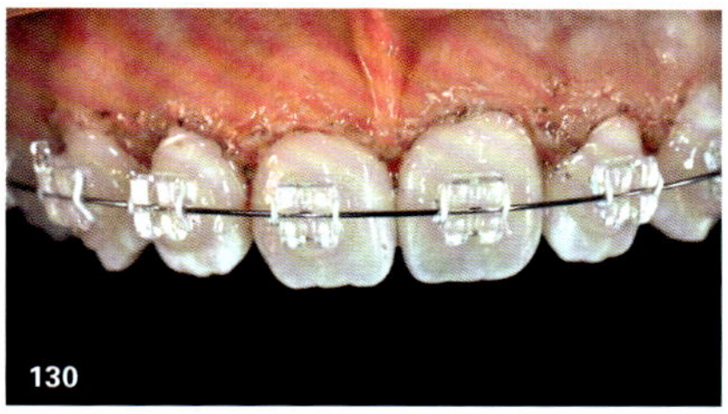

图4-127　解释笑线变扁平的力学原理。由于弓丝的前部（黑色虚线）位于后方托槽（橙色线）的上方，最初的整平和排齐使上颌切牙发生了压低，使其切缘与后牙更一致。

图4-128　右上中切牙的牙周探诊深度为4mm。

图4-129　牙龈切除术后的预期龈缘高度。

图4-130　牙龈切除术后临床牙冠长度。

探查上颌切牙的牙周袋深度（图4-128）确定龈沟底部在牙龈边缘上方4mm处。这表示虽然最初的托槽位置看起来是合适的，但实际上上颌切牙与它们的理想位置至少相差2mm。让我引导你理解我的思考过程从而进一步说明这一点。在这张切牙的特写图像中（图4-129），白色虚线代表龈沟的底部。激光牙龈切除术会导致牙冠长度最初延长4mm，但我们预计随着牙龈组织的愈合和重建，长度会减少1mm，图中用黄色虚线勾勒出来。

在思考并重新评估治疗方案后，我拆除了切牙上的托槽，进行了更大范围的激光牙龈切除（图4-130），并依据新的切牙冠长度重新粘接托槽，放置新的弓丝，继续进行治疗。治疗结束后咬合关系非常好（图4-131～图4-133），患者的笑容灿烂，切牙暴露完全、笑线和谐（图4-134和图4-135）。这对我来说是一个宝贵的经验教训，即在直接粘接托槽前，或取印模或数字扫描进行间接粘接托槽之前，建立适当的牙冠长度。

粘接托槽策略

以下是上下颌切牙托槽定位的3种一般策略：

1. 粘接托槽以保护笑线：对于已经存在理想笑线的患者，我们显然不想改变切牙的相对垂直位置。我很少以压低上颌切牙的方式粘接托槽，因为这几乎总是会使笑线变平。一般来说，后牙在垂直位置上的自由度很小，如果没有种植体支抗（Temporary Anchorage Device，TAD）或正颌手术，改变上颌后牙的垂直位置有些困难或不可预测。可以简单地说，虽然

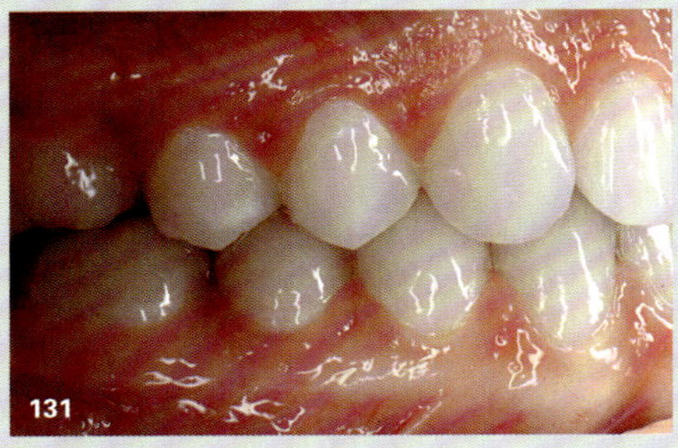

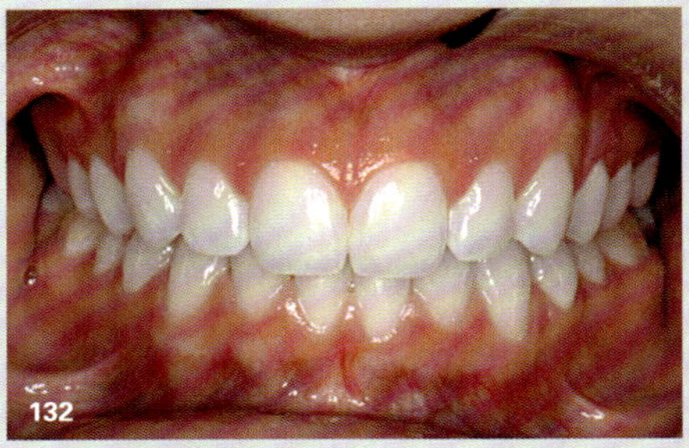

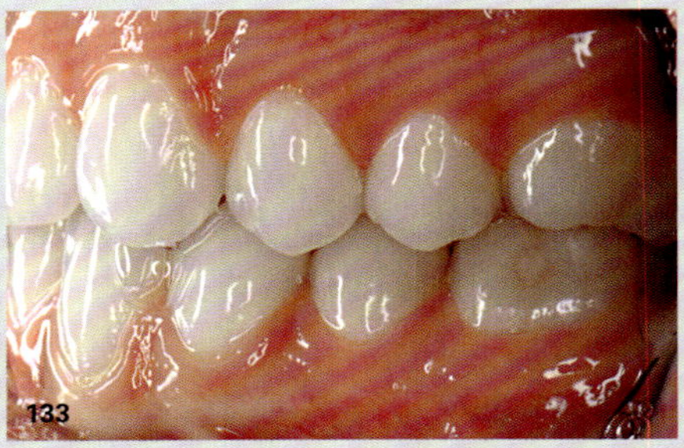

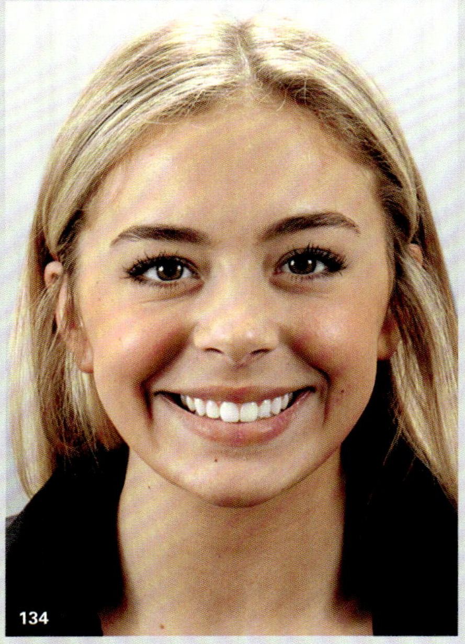

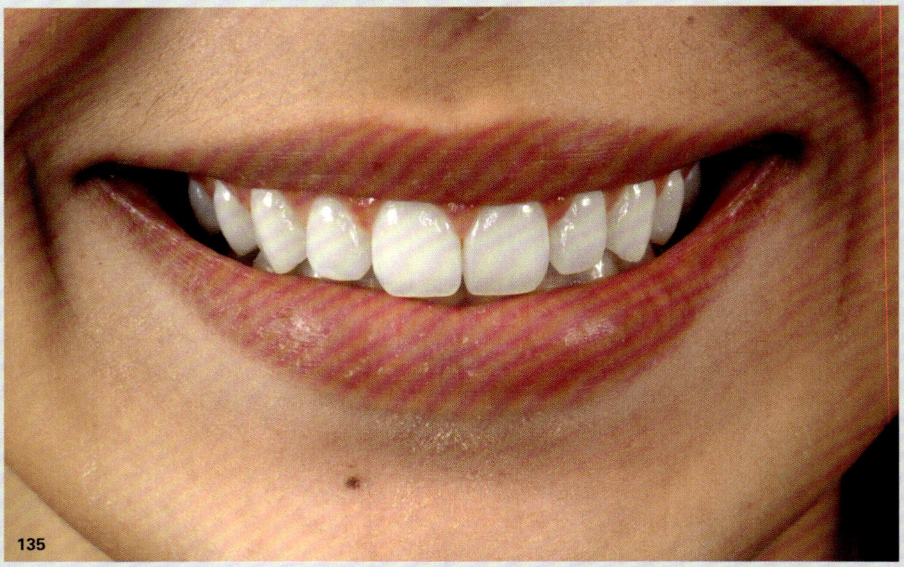

图4-131～图4-135 最终的咬合和微笑。除了良好的咬合，患者还有一个和谐的笑线和微笑时切牙暴露完全。

上颌中切牙“推动治疗计划”，但在托槽粘接中，我们往往从后牙部分开始，到切牙部分结束。

2. 粘接托槽以改善笑线：在这种情况下，笑线可能与下唇不完全一致，所以改善微笑时切牙到下唇的位置可以很好地改善微笑。
3. 粘接托槽以增加切牙暴露量：通常包括将托槽定位在更靠近牙龈的位置以伸长上颌牙齿（通常同时粘接下颌切牙时需要将托槽更靠近切端以便压低下颌切牙）。

间接粘接系统的托槽定位

当今的托槽粘接技术包括直接粘接和间接粘接。让我们从间接粘接开始。有多种类型的间接粘接技术需要考虑。

在手持牙齿模型上粘接托槽

这是过去最常用的间接粘接方法，与直接粘接相比具有一定优势，尤其是在后牙区。它旨在减少直接粘接托槽中发生的错误，特别是在后牙区，因为在垂直向定位和重新定位托槽时，很难充分看到后牙段。这种技术的主要缺点是没有参考微笑。它是一种以牙齿为中心的技术，没有过多考虑托槽定位对微笑结果的影响。然而，临床医生可以根据相同的假设做出自己的调整，即后牙托槽按照理想咬合位置设置，垂直向调整的范围不大，切牙托槽则需要个性化设置。

数字辅助间接粘接技术

许多商业技工室现在都配备了软件界面，使临床医生能够更好地控制粘接托槽的位置。它的工作原理通常是：先扫描牙齿，然后将三维文件传输到技工室。大多数技工室根据多年来在正畸中使用的标准设置来数字化地设置托槽位置。然后，临床医生可以根据需要对每颗牙齿单独进行调整。在某些情况下，技工室也会提供校准的计算机界面，以便正畸医生将托槽定位在他们想要的位置，校准的计算机界面提供与我们的临床测量相关的测量结果。此外，完全定制化的矫治器设计已经从间接托槽粘接技术发展到利用CAD/CAM技术，实现托槽和弓丝系统的完全定制化（图4-136）。

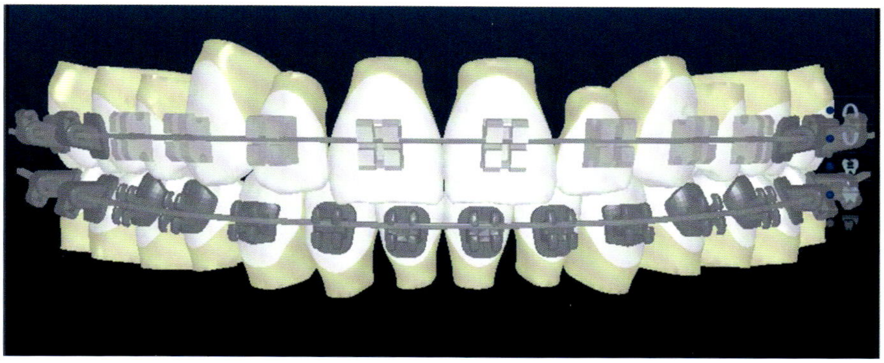

图4-136 使用CAD/CAM技术创建的完全定制的托槽设计。

具有个性化目标的间接托槽粘接

增加切牙暴露量

间接粘接的缺点之一是，托槽的放置往往是按照固定模式进行的，而不考虑患者的微笑特征。然而，正在开发的系统可以让我们更好地看到相对于微笑的托槽位置。下面的病例说明了如何使用Insignia界面来方便定位托槽，从而更好地满足患者的个性化需求。

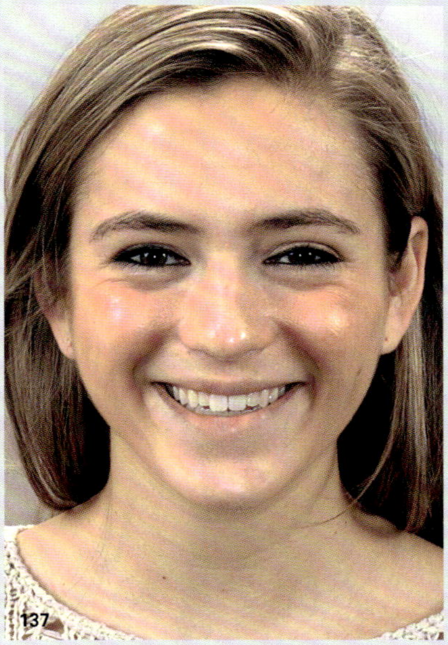

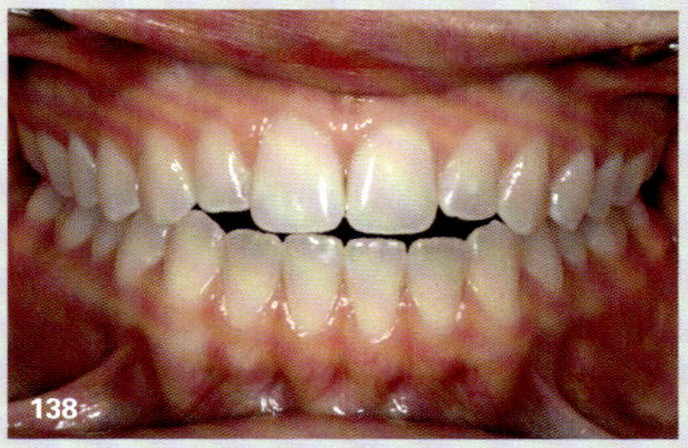

图4-137和图4-138 这名15岁的青春期女孩，主诉为前牙开𬌗。

这名15岁的女孩（图4-137）是转诊的正畸患者，主要问题是前牙开𬌗（图4-138）。当我们考虑矫正开𬌗时，倾向于用正颌外科手术压入上颌后牙，或用种植体支抗（TAD）压低后牙。但这名女孩的微笑中有两个重要的元素提示了我们应采取的治疗方向。首先，她在微笑时切牙暴露不足，其次，她的上颌切牙比例不协调，侧切牙明显短于中切牙（图4-139）。我们的临床测量显示上颌中切牙长度为9.5mm，微笑时暴露量为6mm。治疗的美学目标是伸长上颌中切牙以解除开𬌗，微笑时能接近完整暴露整颗切牙，并形成和谐的笑线。因为侧切牙较短，牙周边缘处于理想的垂直位置（图4-140），所以我建议增加临时复合树脂粘接使上颌侧切牙的牙齿大小和形状更理想（图4-141），然后进行口内扫描以便间接粘接设置。临时粘接立即给她的微笑带来了美学改善（图4-142和图4-143），此时家长可以选择停下来或者继续进行正畸，继续增加切牙暴露量来矫正开𬌗。临

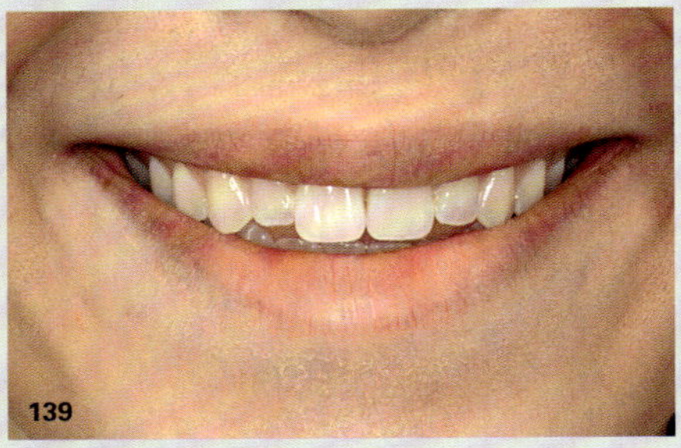
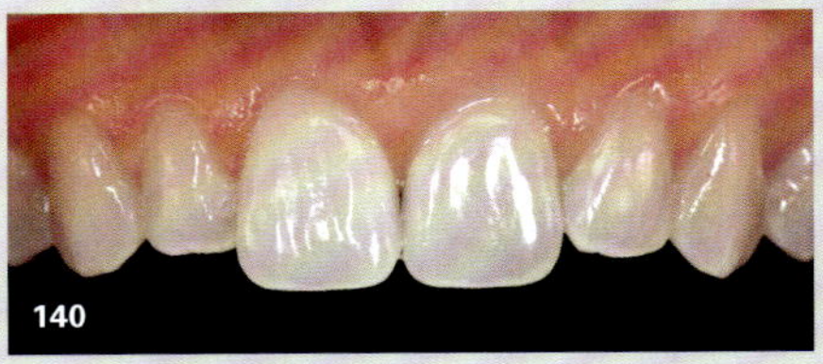
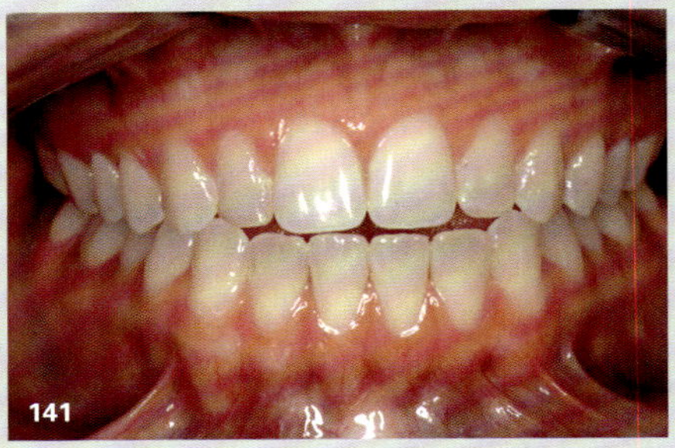
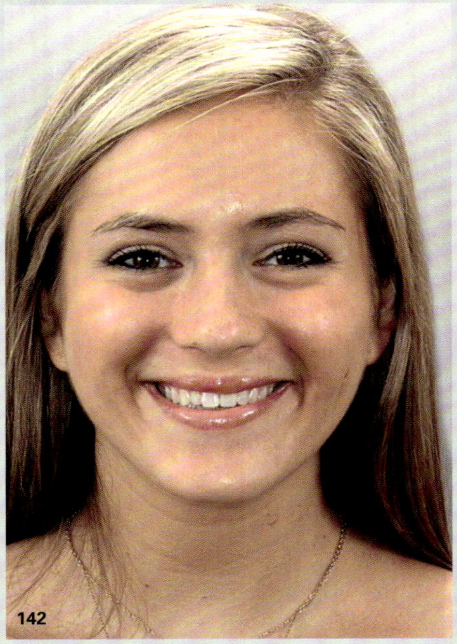
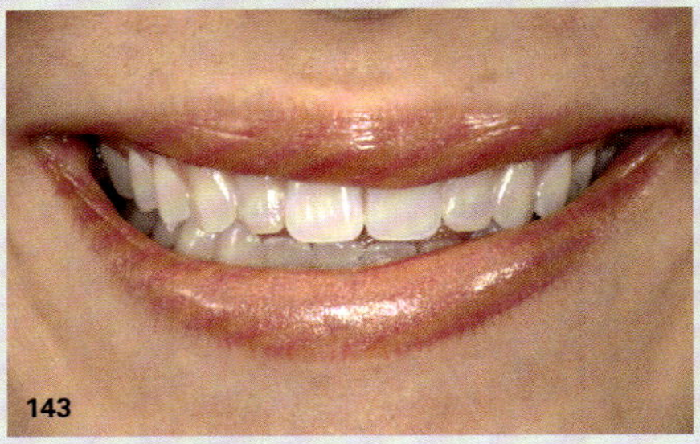
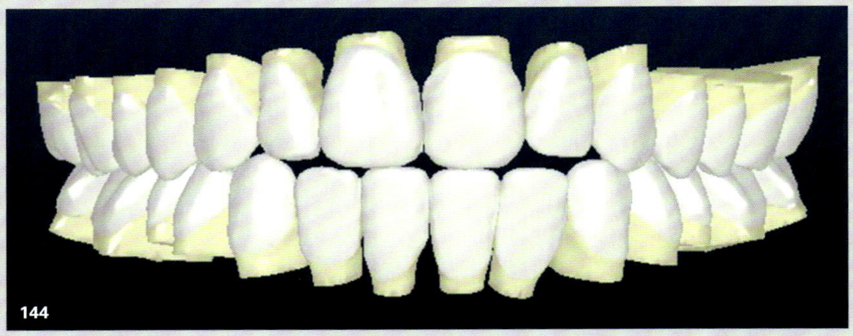

图4-139和图4-140 上颌牙齿的微笑像和口内像显示了理想的牙龈边缘，但侧切牙比中切牙短得多。

图4-141 将复合树脂粘接至侧切牙的切缘使侧切牙达到理想的大小和形状。

图4-142和图4-143 在侧切牙上粘接复合树脂后立即改善了微笑。

图4-144 扫描牙齿的初始情况。

时粘接的目的是让我有最好的机会向修复医生提供一种对他来说“快速修复”的产品，而不是困难的最终修复。

图4-144显示牙齿的初始位置，如初始扫描所示。就像许多这样的在线服务一样，一名技师进行了初始排牙，我打开系统并进行详细的更改，直到符合我心中的治疗计划。在这种情况下，我想到了患者的问题列表，主要包括切牙暴露不足和开殆。然而，她的下颌牙齿排列良好，而且她的后牙咬合非常好。我决定不改变下颌牙弓，原因有两个：①它是稳定的，理论上任何改变都会导致不稳定；②我想看看定制的CAD/CAM系统是否允许我在没有固定矫治器的情况下让上颌牙弓去适应下颌牙弓。因为Insignia让你有机会形成定制的CAD/CAM托槽和弓丝，所以我可以指定一种适合下颌牙弓的上颌牙弓形状。

治疗计划伊始，我在初始扫描中放置了一个校准的网格，确立了切牙边缘放置的目标（图4-145），这样我就可以量化切牙3mm的伸长移动。根据增加切牙暴露量及建立和谐笑线的治疗目标，确定牙齿的最终位置，并利用网格作为托槽放置高度的指导。

一旦我将牙齿放置在所需的位置，软件就会自动放置虚拟托槽，以使用直丝达到所需的效果（图4-146）。使用计算机界面而不是“盯着”托槽槽沟，理论上我对托槽槽沟的控制更好。换句话说，我们从治疗目标出发，界面帮助我们可视化牙齿的目标位，测量移动量，然后交付定制的托槽和弓丝使我们去实现目标。

患者治疗的最终结果如图4-147～图4-149所示，下颌牙弓不

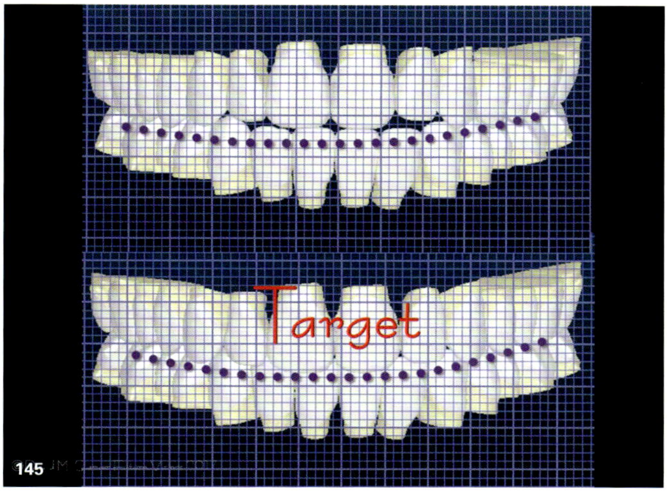

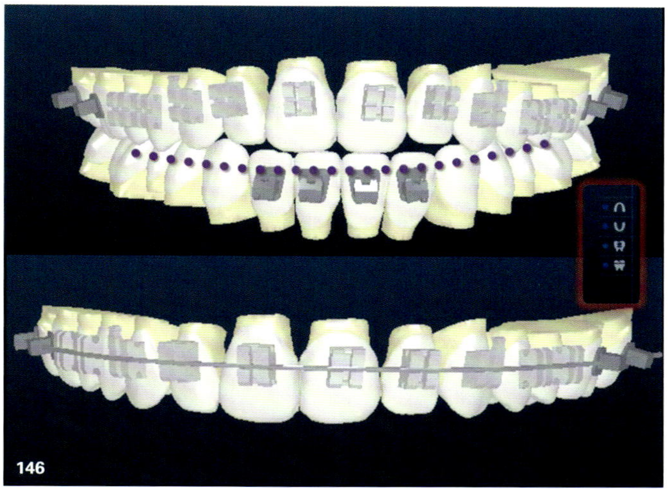

图4-145 咬合调整的目标包括切牙伸长3mm。

图4-146 根据牙齿的目标位置，软件自动导入托槽的放置。

需要正畸托槽。通过在切牙颊面放置小型附件，然后扫描制作她的保持器，这是一种透明保持器（Essix保持器，译者注：压膜保持器），将伸长的切牙牢牢“锁定”，从而保留了上颌切牙的伸长。3年后，她的治疗结果显示出极好的美观性和稳定性（图4-150～图4-152）。

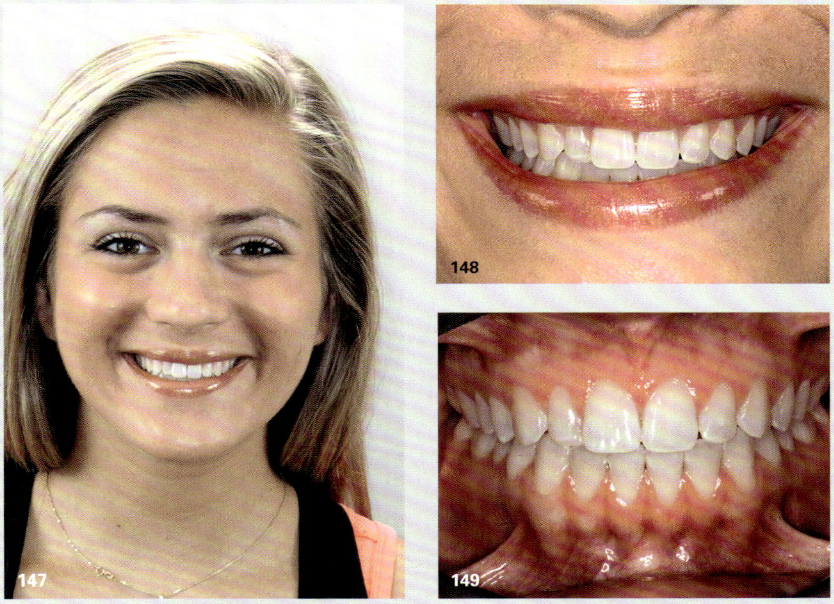

图4-147～图4-149 使用定制的托槽和弓丝矫正开殆的最终咬合。保持器设计为在上颌切牙上粘接小型附件后佩戴透明保持器（Essix保持器），从而保持上颌切牙的垂直位置。

改善扁平笑线

一旦意识到笑线的重要性，我就开始复盘所有的完成病例。我意识到，就像Hulsey和Ackerman的研究显示的那样，相当多的微笑在其他方面都得到了很好的效果，但最终得到的是扁平笑线。对于图4-153中的患者，在治疗的最后阶段，当我从椅位后面转到患者面前，请她微笑时，我看到她的笑线已经被压平了（图4-154）。回顾她之前的治疗，我觉得她的笑线变平是因为标准的托槽粘接位置。

为了向患者和她的母亲解释我想做什么来矫正这种情况并完成她的治疗，我使用数字成像来展示希望的切缘位置以获得更理想的笑线（图4-155）。我的建议很容易获得首肯批准，解决方案很简单：我拆除了她之前的托槽并重新将托

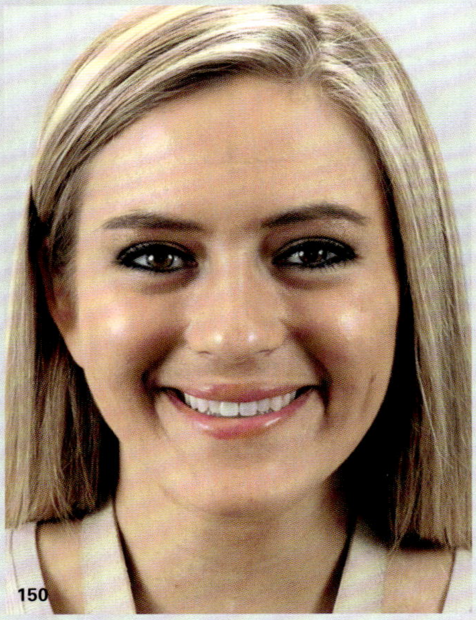
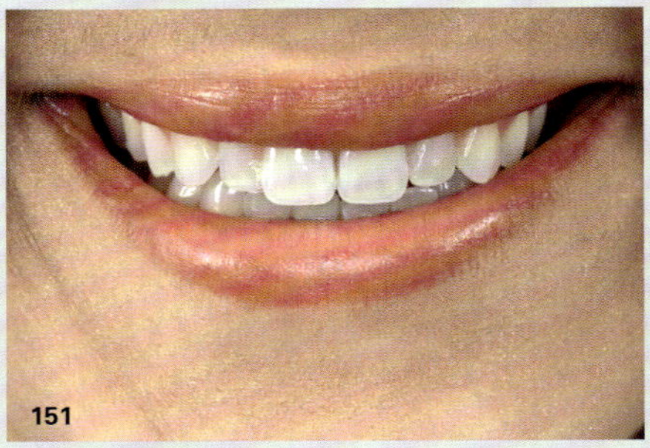
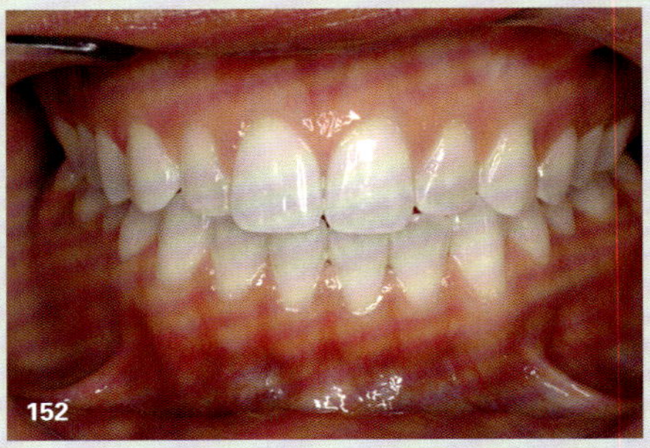

图4-150～图4-152 3年后的结果，她的咬合和微笑非常稳定。

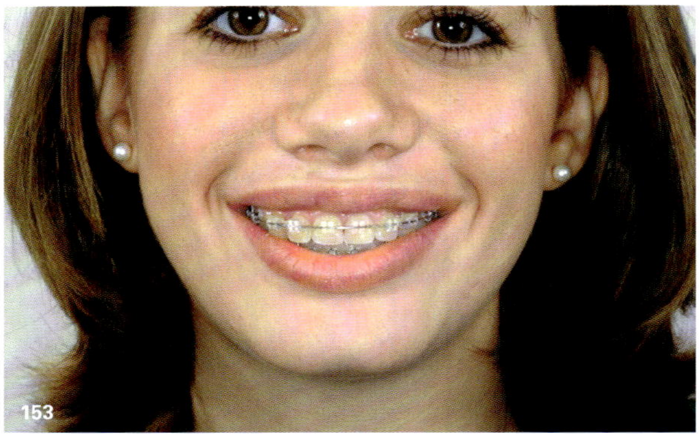
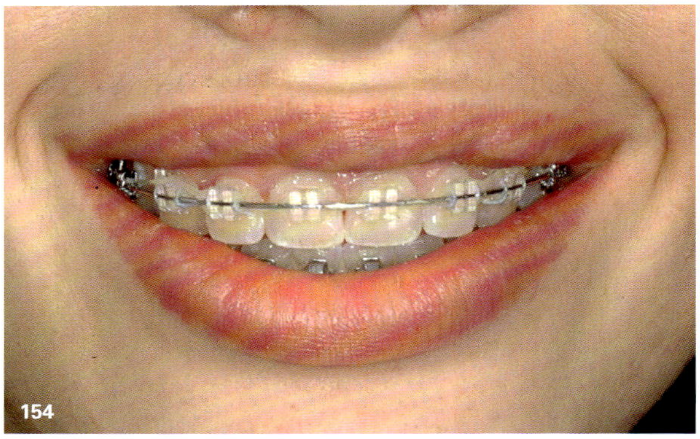
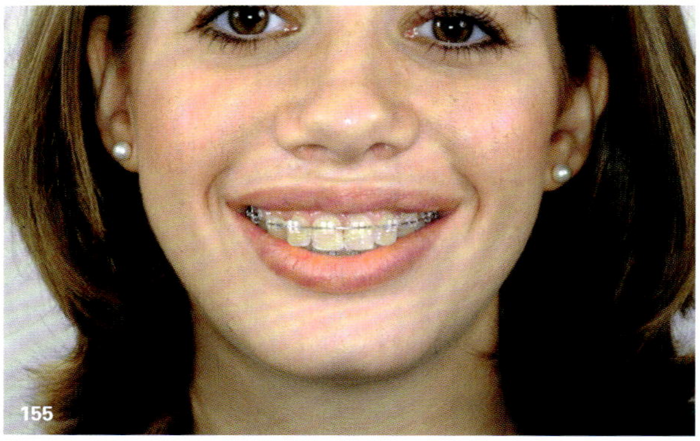
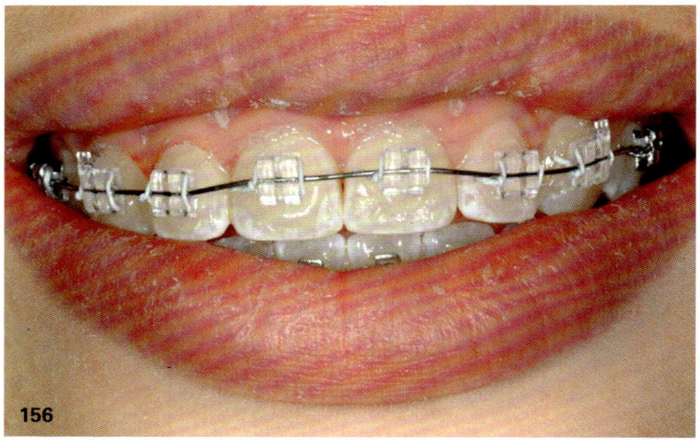

图4-153和图4-154 我们诊所的医生使用标准托槽粘接定位导致的扁平笑线。
图4-155 切牙伸长的计算机模拟。
图4-156 重置切牙托槽并使用弓丝伸长切牙。

槽位置设计得更合理，然后用一根弓丝使切牙伸长（图4-156）。3个月后，去除矫治器，在上下颌切牙上放置固定保持器。她最终的笑容有了很大改善（图4-157和图4-158），10年后，显示出切牙垂直位置的极好稳定性（图4-159和图4-160）。

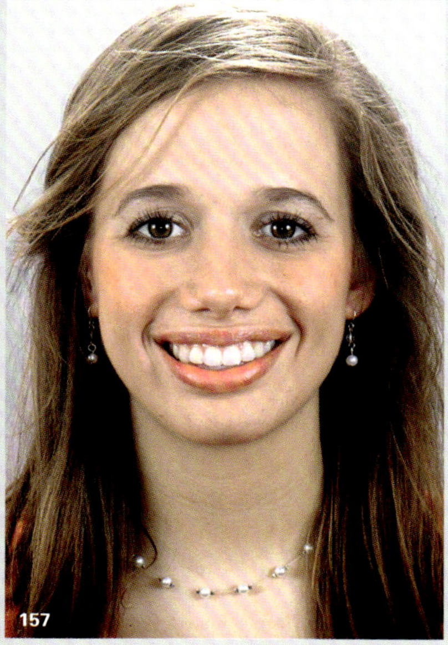

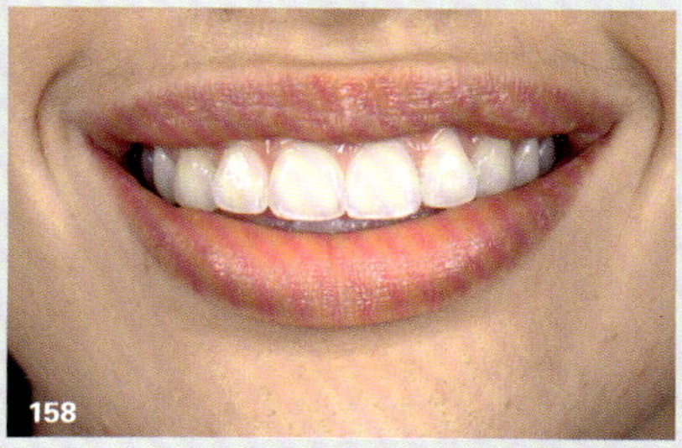

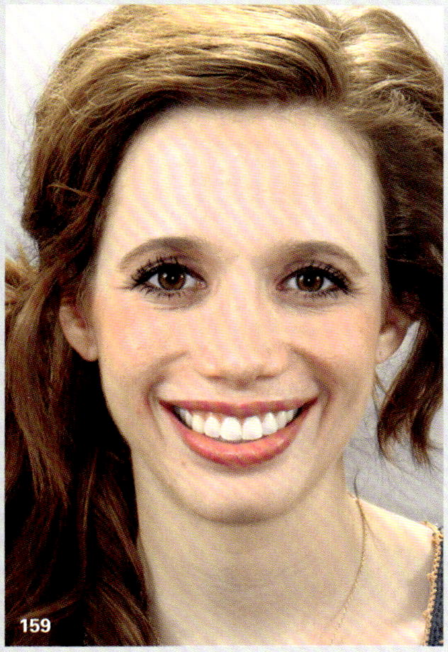

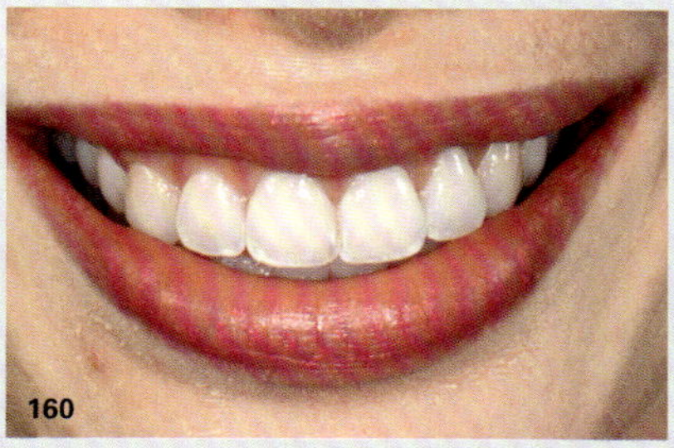

图4-157和图4-158 治疗结束，笑线大大改善。

图4-159和图4-160 10年后的结果，显示稳定的切牙垂直位置。

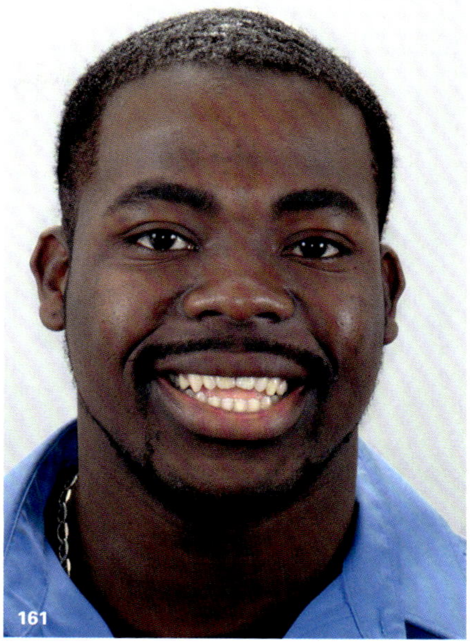

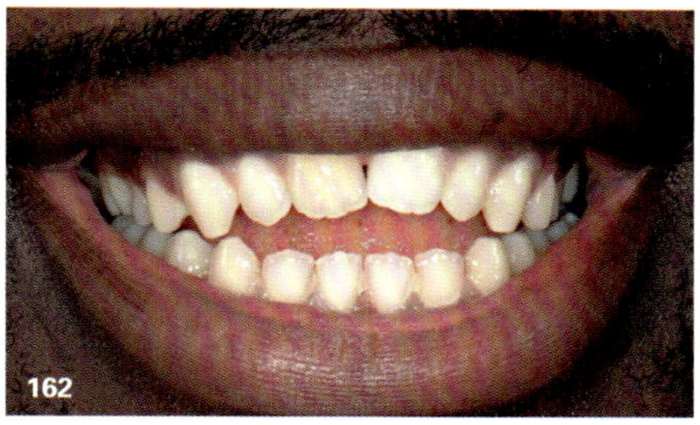

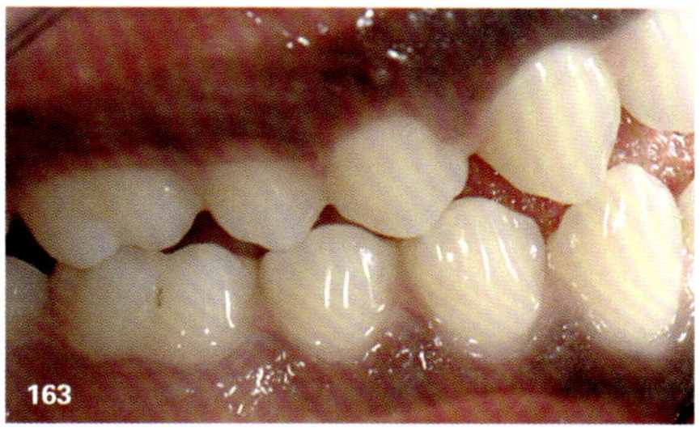

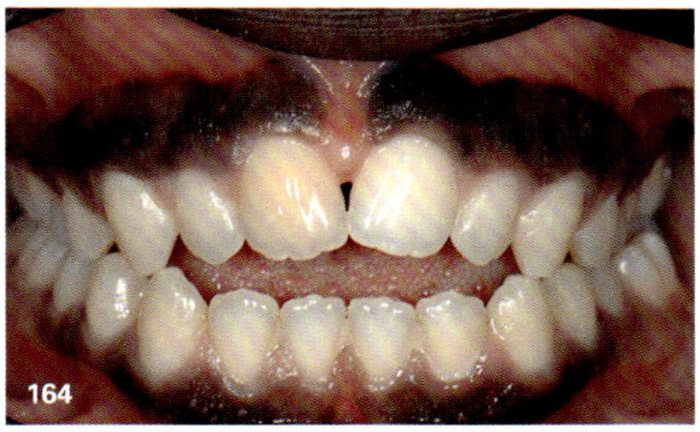

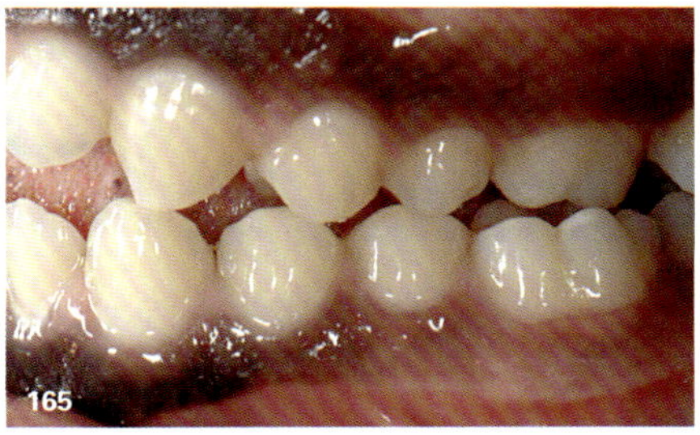

改善反向笑线

这名24岁男性的治疗是个特别艰巨的挑战。他微笑时切牙暴露不足呈现反向笑线（图4-161和图4-162）。同时有严重开𬌗，双侧后牙反𬌗倾向（图4-163～图4-165）。考虑到他在多个𬌗平面上开𬌗的严重性，我最初的计划是从尖牙到第一磨牙以及从尖牙到中切牙进行分段正畸排齐（图

图4-161和图4-162 这名24岁的男性因严重开𬌗求治，呈现反向笑线。

图4-163～图4-165 初始咬合，包括双侧反𬌗倾向和严重的前牙开𬌗。

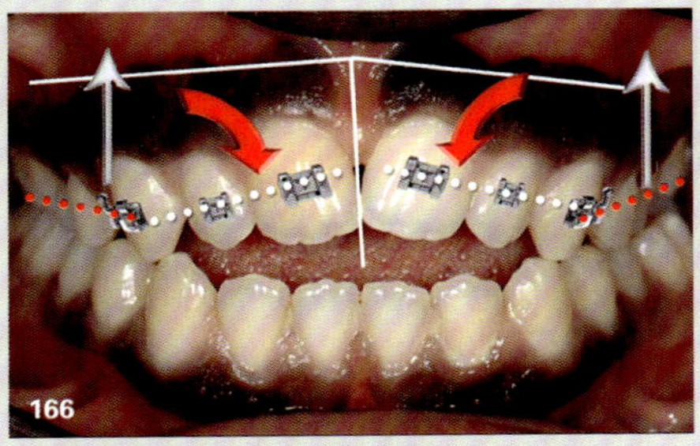

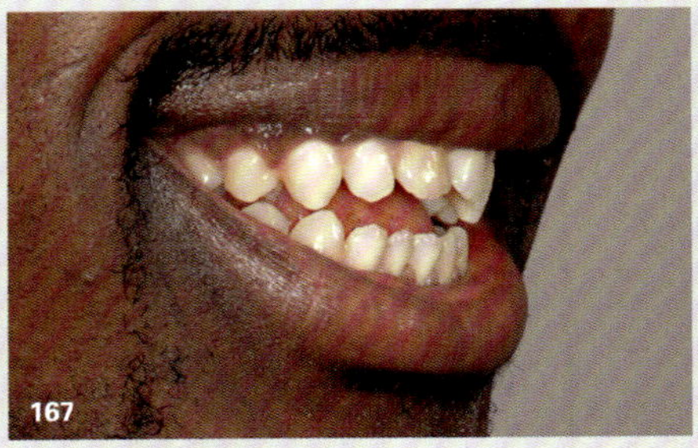

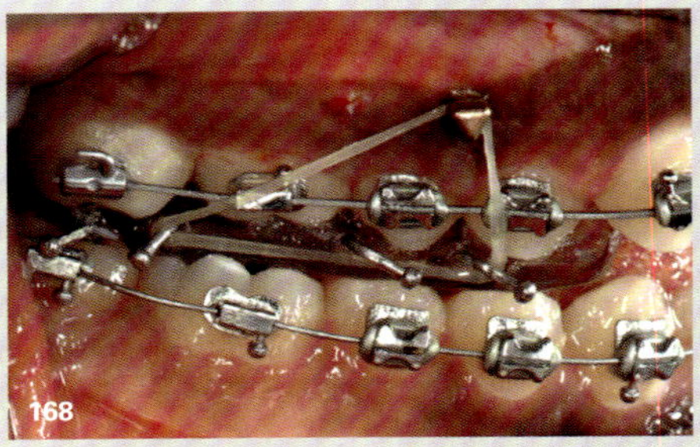

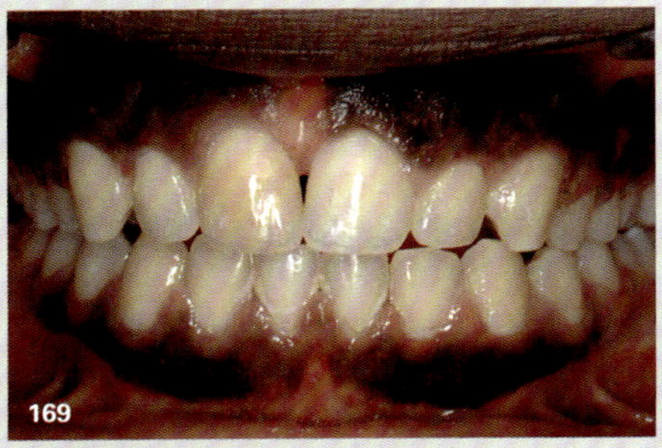

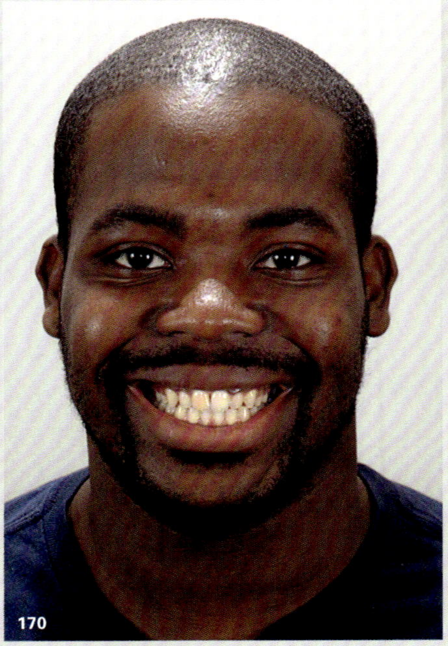

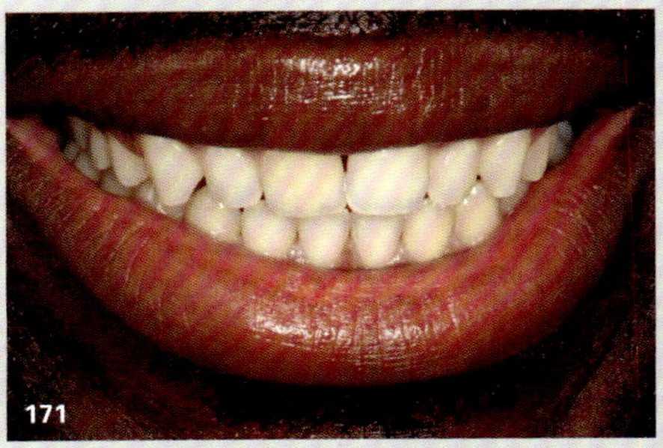

图4-166 我提出的初始治疗计划，包括分段排齐和上颌骨分块截骨（5块）。

图4-167 45° 侧面微笑像显示反向上颌殆平面。

图4-168 由于患者没有医疗保险，无法进行正颌手术，因此我使用了TAD和活动式殆垫来压低后牙段，并作为伸长切牙的支抗。

图4-169 治疗27个月后前牙开殆得到矫正。

图4-170和图4-171 治疗结束后患者笑线也得到了改善。

4-166），并与口腔颌面外科医生协调为他进行上颌骨分块截骨（5块）。对45° 侧面微笑像（图4-167）的仔细分析为我们提供了截骨的方向。我们希望将切牙靠下放置，有助于矫正开殆，增加微笑时切牙暴露量，同时改善笑线。

但我们遇到了一个大问题：他没有医疗保险。因此，我必须设计一个单纯正畸治疗的方案，尽可能做出与手术相同的动作。为了在上颌后部施加垂直力，我将TAD放置在后牙区，并使用从TAD到活动式殆垫的垂直弹性装置。这有两个目的：一是尽力压入后牙；二是作为支抗，使用连续的弓丝伸长切牙（图4-168）。经过27个月的正畸治疗，成功矫正严重的开殆（图4-169），且微笑美学改变明显（图4-170和图4-171）。令我惊讶的是（真的很震惊），9年后，咬合依旧非常稳定（图4-172），微笑美学仍然很好（图4-173和图4-174）。

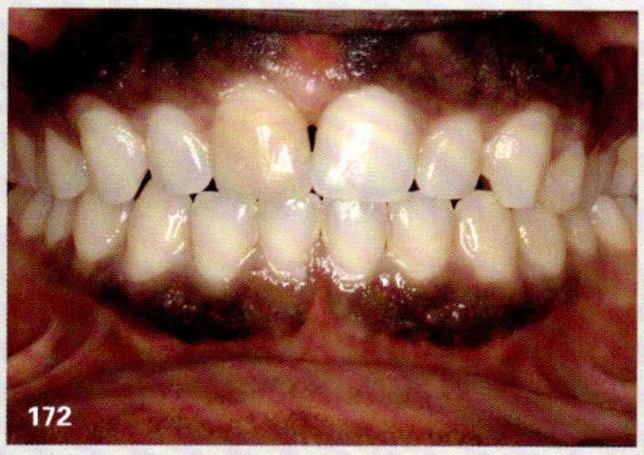

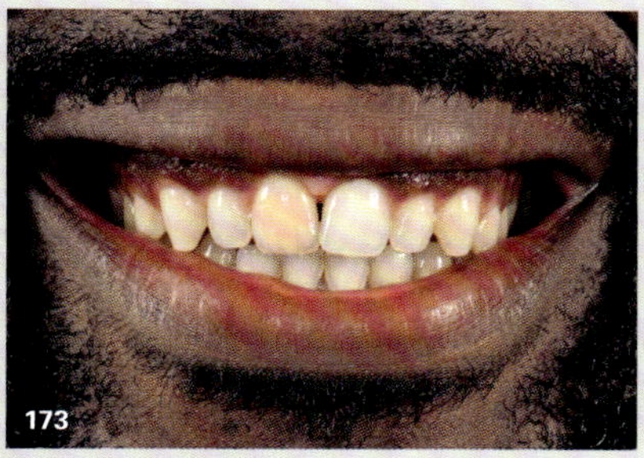

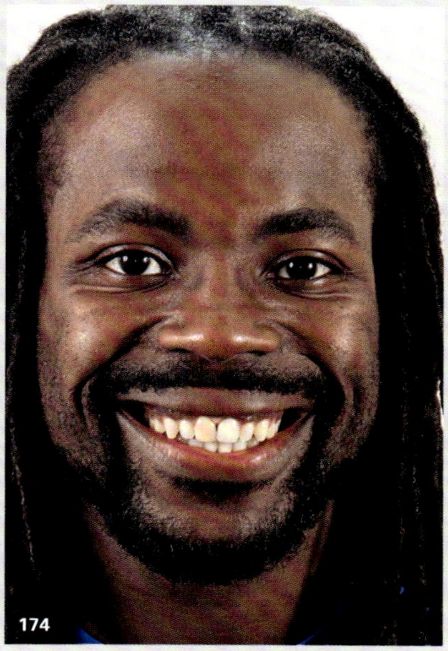

图4-172～图4-174　9年后，咬合关系和微笑美学都是稳定的。

直接粘接系统中的托槽定位

以下病例对托槽直接粘接系统进行了说明。当这名12岁女孩（图4-175）来就诊时，她主要在意的是上颌侧切牙唇倾和“突出”的情况。她是Ⅱ类错殆畸形（图4-176～图4-178）并伴有下颌骨发育不足（图4-179）。她的特写微笑像显示出协调的笑线和2～3mm的露龈笑（图4-180）。

45°侧面像（图4-181）提供了更多的患者信息。她的笑线是理想的（即笑线平行于下唇曲度），然而为了代偿下颌发育不足，她的上颌中切牙舌倾，上颌侧切牙相对于中切牙较唇倾（轻度Ⅱ类2分类错殆畸形）。治疗前的微笑像可作为决定上颌牙齿移动方向的极好参考和指导，以保护她理想的笑线。它显示了切牙的垂直位置，还显示了笑线一直延伸到第二前磨牙的位置，因此我们可以在微笑中想象后牙位置。

我在前面强调过，特别是在青少年中，我们最初的临床检查中应包括牙周探诊。当我们仔细观察这名患者的切牙时（图4-182），上颌中切牙宽8.1mm、长8.5mm。由于牙冠长度只有8.5mm，正常托槽的粘接位置应在牙齿垂直向和近远中的中心。然而，由于患者是较厚的牙龈生物型，需要探查龈沟深度。她的6颗切牙每颗牙齿的龈沟深度都是3mm，这表明她的被动萌出发生了变化。为了确定合适的长宽比，我们计算出牙冠的实际长度应该在10mm左右，或者比我们的临床测量多1.5～2.0mm。通过距离CEJ的龈沟深度加上正常龈沟深度为1mm来得出这个数字。这是在托槽粘接前进行牙龈成形术的适应证，所以我们

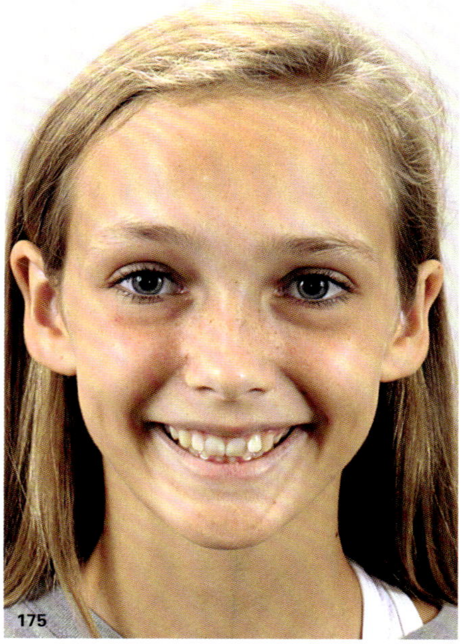

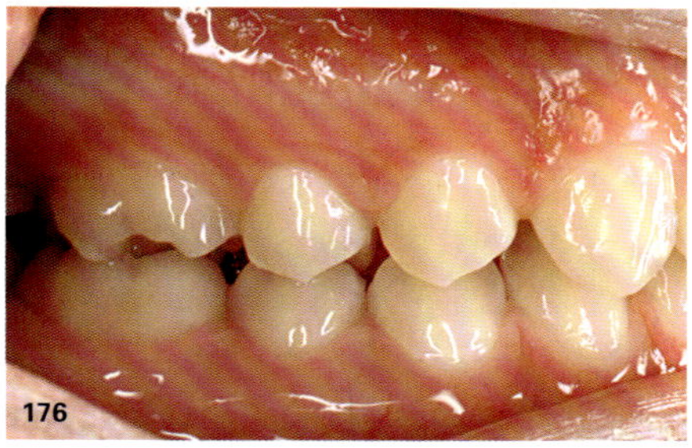

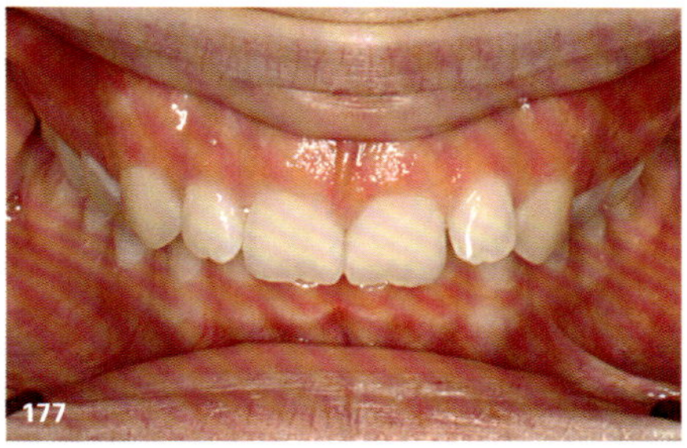

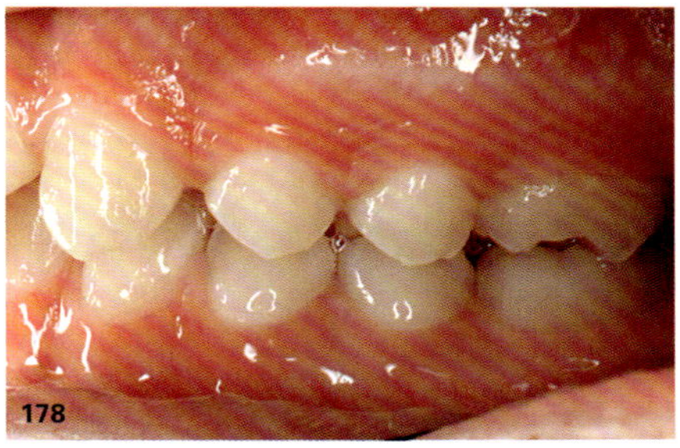

图4-175　一名12岁女孩治疗前的正面像。
图4-176～图4-178　初诊Ⅱ类错殆，左上侧切牙唇倾。

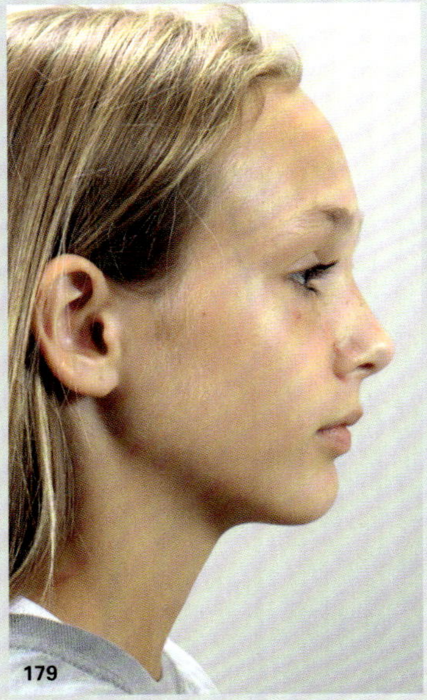
179

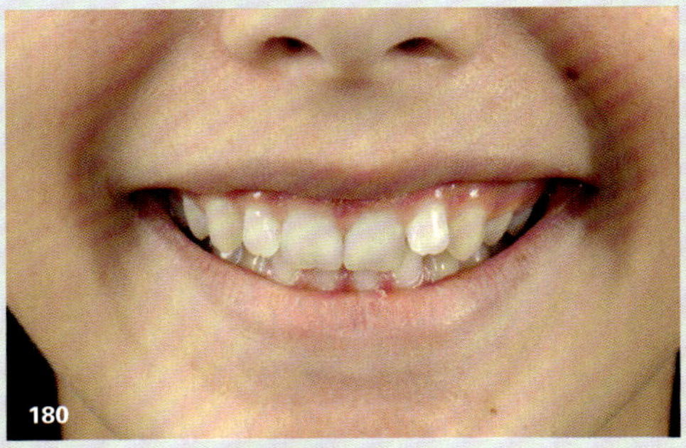
180

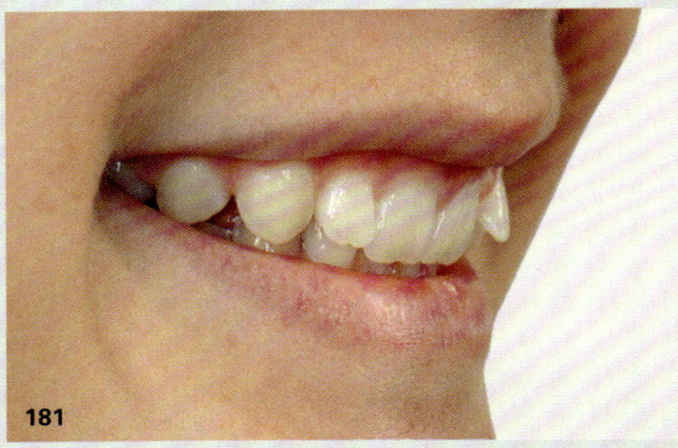
181

图4-179 侧貌显示患者下颌骨发育不足。
图4-180 特写微笑像，显示她的笑线和谐，伴有2～3mm的露龈笑。
图4-181 45° 侧面微笑像显示，上颌侧切牙唇倾，中切牙舌倾。
图4-182 牙齿的特写像。
图4-183 使用半导体激光器延长牙冠。

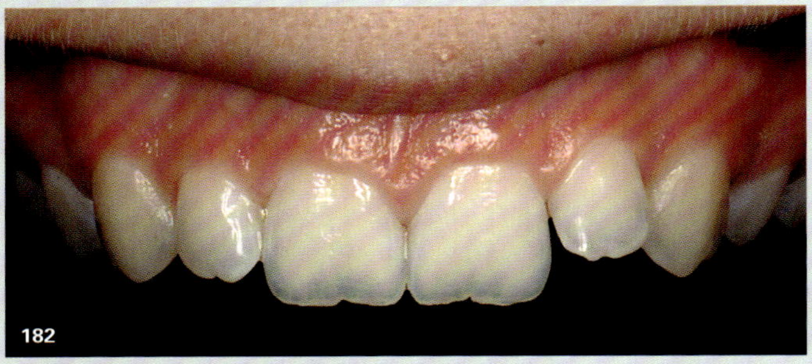
182

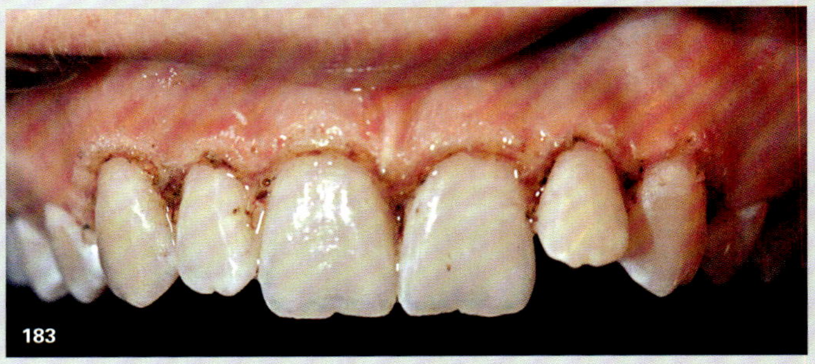
183

要确定粘接的托槽位于最理想的位置，以保护现有的笑线。

治疗过程的第一步是增加牙冠长度。在直接粘接托槽之前，我们在表面麻醉下进行了简单的半导体激光牙龈切除术。理想的牙冠长度（图4-183）更好地体现了切牙的长宽比。由于牙冠延长，在微笑时露龈量减少了。既然切牙的牙冠长度已经改变，切牙托槽需要更多地向牙冠龈方粘接。但最终的切牙托槽位置不是由中切牙的长度决定的，而是由后牙托槽垂直位置及其与切牙的关系决定的。

由于后牙的牙冠长度变化范围较小，限制了托槽垂直位置的可变性，因此临床中我们首先粘接后牙托槽，切牙托槽的粘接位置取决于切牙相对于后牙的垂直位置。

在酸蚀牙面后准备粘接托槽后，我将视线从前牙转向后牙，观察上颌后牙的颊面，想象托槽的合适位置，从而确定托槽的粘接位置。首先粘接前磨牙托槽（图4-184），因为它们的垂直位置将决定切牙托槽的粘接位置。磨牙通常位于曲线更靠上方的位置，相比容易被压低的前磨牙，磨牙更容易再伸长，所以我先粘接前磨牙后再粘接磨牙。前磨牙只有少许因托槽定位而发生垂直变化的空间。看着口内侧面像，我在脑海中想象出一条线（代表弓丝）从在前磨牙托槽的槽沟中向前延伸，形成一条直线，以确定切牙托槽应该粘接的位置（图4-185）。口内45° 侧面像让我意识到改变上颌切牙的轴向倾斜有可能使笑线变平并减少切牙暴露量（图4-186）。通过心算，我计

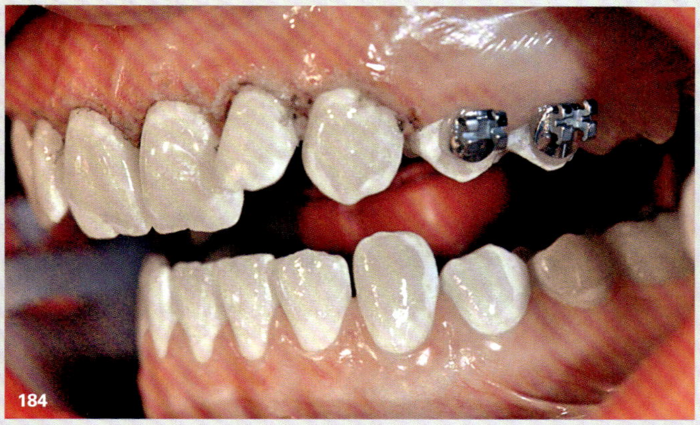

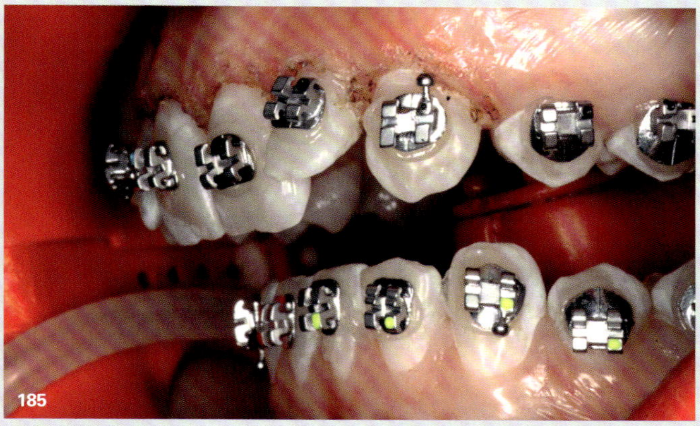

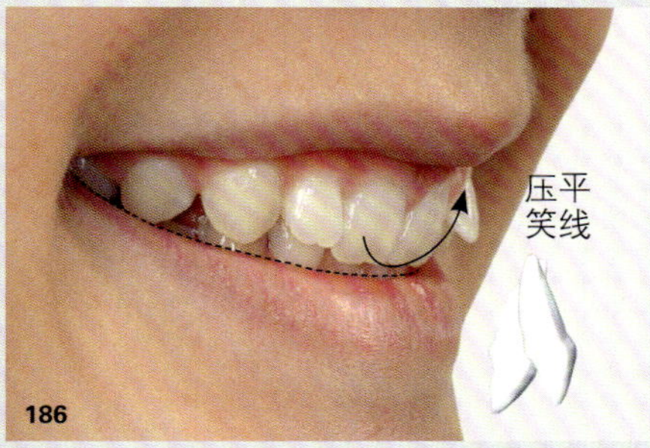

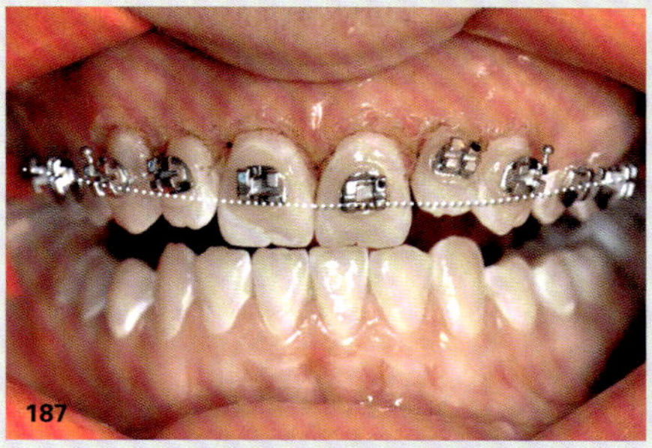

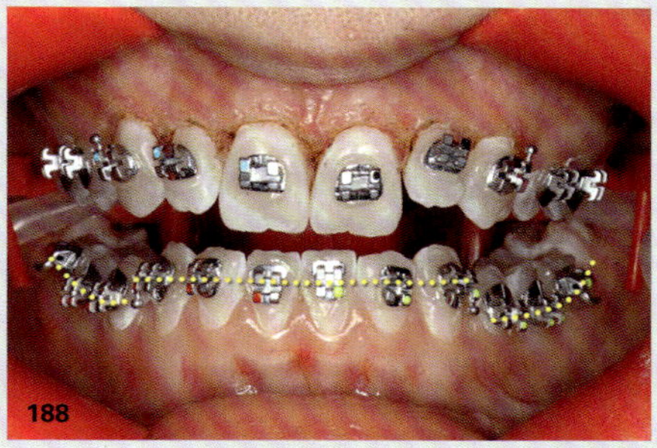

图4-184 当托槽直接粘接时，我首先从前磨牙托槽的粘接开始，因为随着排齐，它们的垂直高度几乎不变，而对切牙托槽的粘接有直接影响。

图4-185 切牙托槽粘接后。请注意，我将它们与后方托槽一起排齐，从而保护笑线。

图4-186 我意识到舌向倾斜的上颌切牙在正常排齐时会直立和唇倾，可能会导致笑线改变。

图4-187 在粘接后牙托槽后，通过观察后牙托槽槽沟连线，将上颌切牙槽沟放置在略高于后牙托槽槽沟连线的位置，以调节切牙直立后的垂直位置并保护笑线。

图4-188 在下颌牙弓上，通过观察后方托槽槽沟连线，引导切牙和尖牙托槽的放置更靠近切端，以便打开咬合。

算出切牙托槽需要粘接在更高的位置，以对抗切牙唇倾导致的上颌切牙压低。

将托槽粘接在后牙颊侧后，我将视线转移到患者前方。直视上颌牙弓时，我在脑海中勾勒出一条通过前磨牙托槽槽沟的线，切牙托槽的粘接就是以这条线为指导的。但这并不意味着托槽会粘接在这条线上。而应粘接在治疗结束后与后牙颊侧托槽槽沟相重合的延长线上（图4-187）。例如，注意图中左上侧切牙托槽就不在我绘制的那条线上；它的粘接方式是使牙齿的托槽槽沟在最终结束时能与那条线重合。左上侧切牙上的托槽垂直位置是我所估计的最佳位置，这样正畸结束时的托槽才会在正确的垂直位置上。切牙一般被粘接在该线的上方，以允许旋转移动。根据上颌托槽粘接的定位逻辑，下颌托槽的粘接更多定位于切端，而不是切牙的中1/3。

需要记住的是，下颌切牙托槽粘接由上颌切牙的目标位置决定。因此，如果需要保护笑线，我们应在不影响上颌切牙位置的情况下压低下颌切牙。图4-188显示了较深的Spee曲线，下颌切牙区的托槽定位比后牙段的垂直位置更高。在这个牙弓上我使用了同样的策略，首先放置后牙托槽，然后在大脑中画出一条线，预设切牙托槽的槽沟连线结束时应该在哪里。放置初始弓丝排齐牙列（图4-189），患者的复诊周期是8周。

在治疗第8周时，弓丝变得平整（图4-190），切牙的垂直位置保持良好，笑线也保持良好（图4-191）。Ⅱ类错殆的矫正是通过高

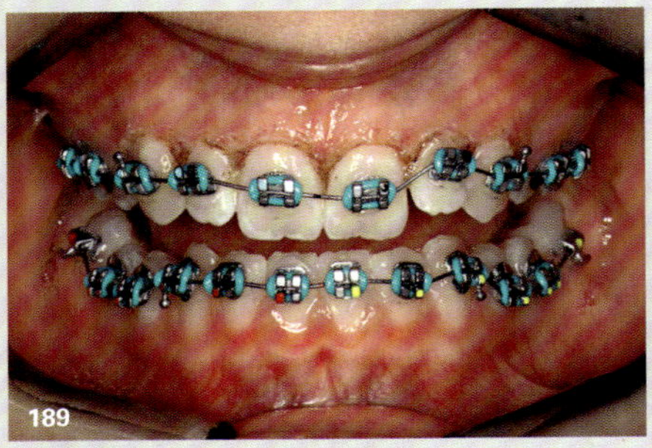

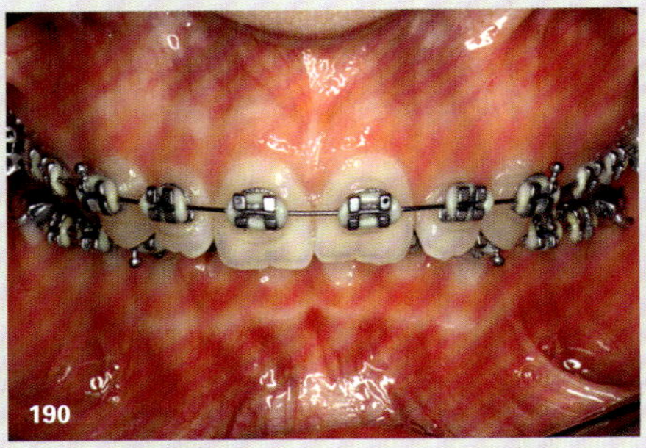

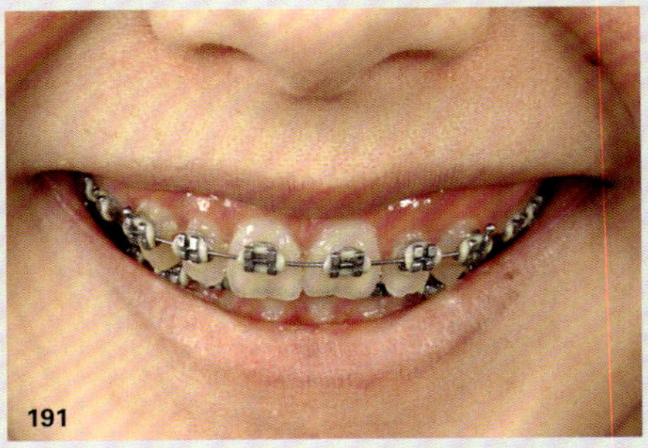

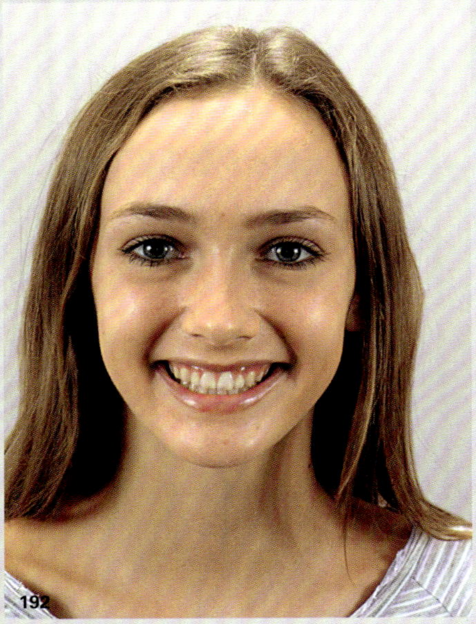

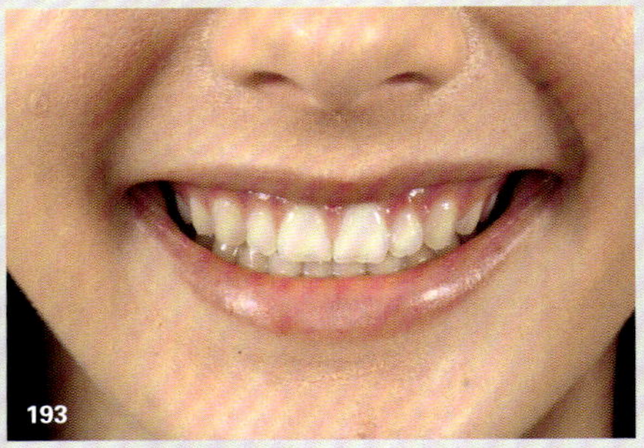

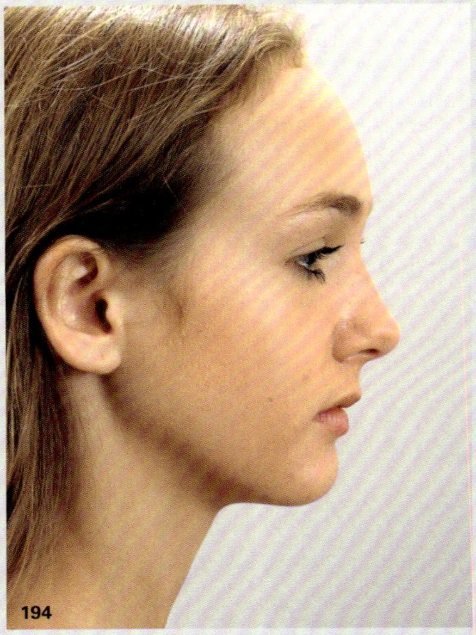

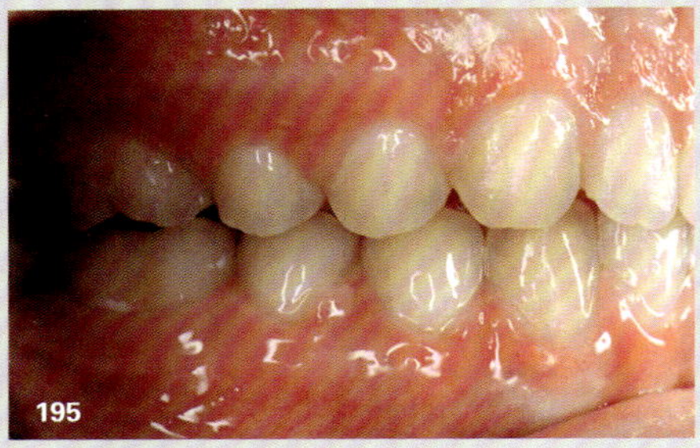

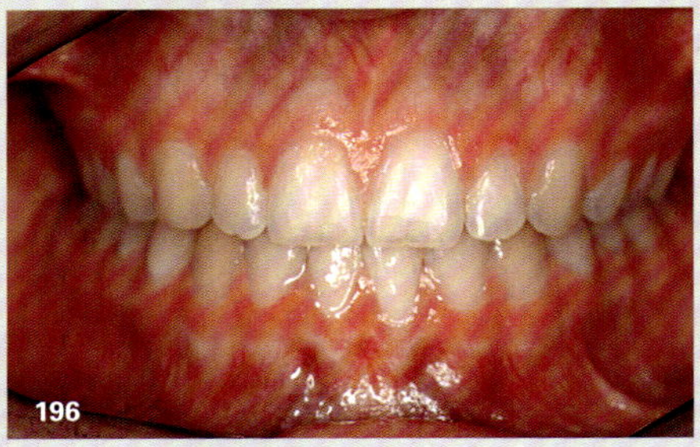

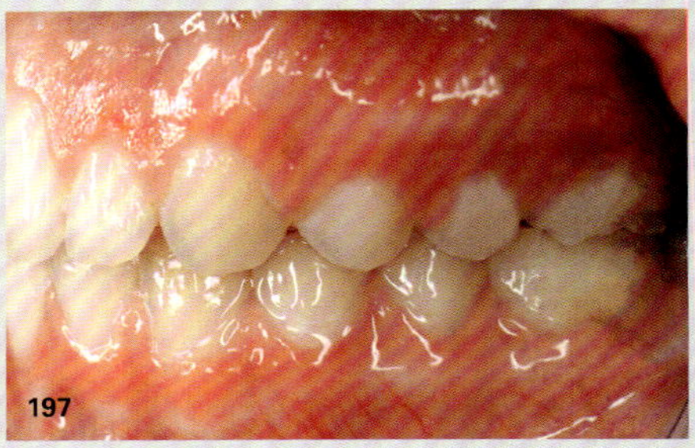

图4-189 排齐弓丝就位。
图4-190和图4-191 8周后，切牙托槽与后牙托槽排齐，切缘位置良好。
图4-192和图4-193 她最终的微笑证明了托槽定位策略是成功的。Ⅱ类错船是利用高位头帽通过垂直向分力和生长改良来矫正的。
图4-194 患者治疗结束时的侧貌。
图4-195～图4-197 治疗结束时咬合关系理想。

位头帽（在改善矢状向关系的同时保持上颌后牙垂直位置）配合Forsus（3M）Ⅱ类矫治器完成的（该矫治器在改善矢状向关系的同时保持了对切牙的伸长力）。

治疗在22个月内完成，她的微笑和侧貌令人满意（图4-192～图4-194），咬合关系理想（图4-195～图4-197）。

牙颌类型

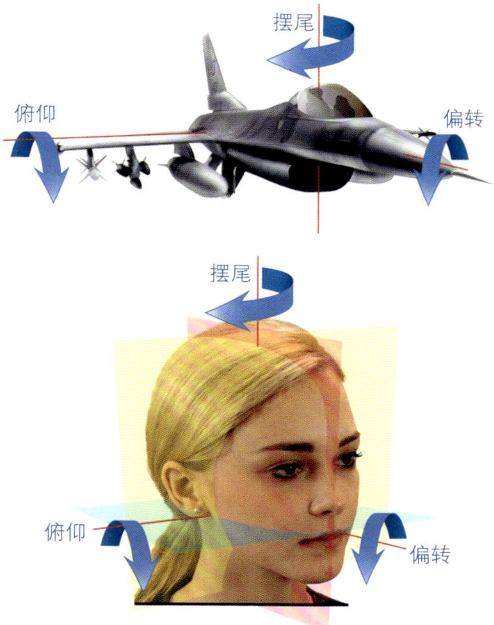

198

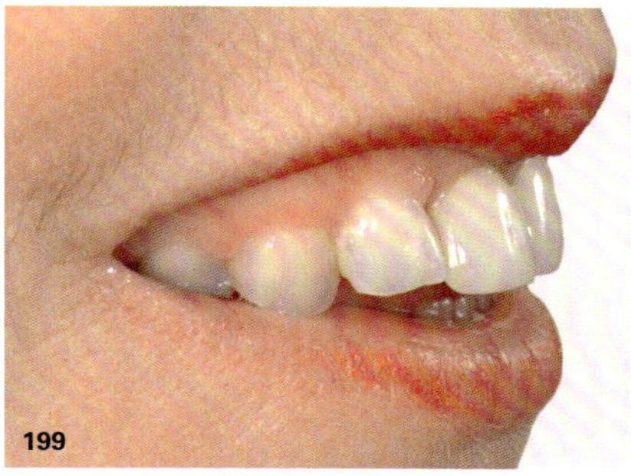

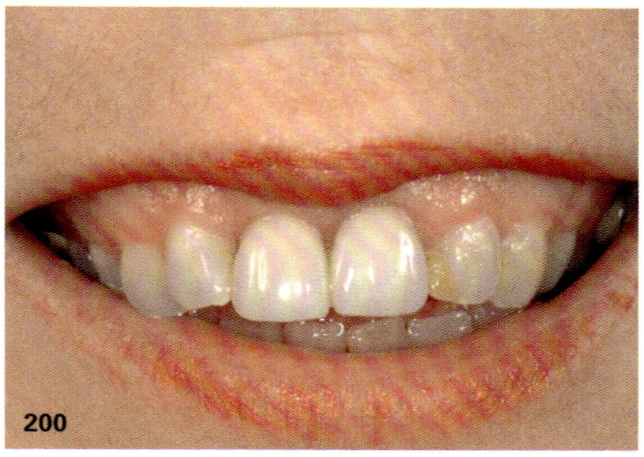

图4-198 应在3个平面上考虑面部的生长模式，并根据俯仰、偏转和摆尾进行描述。

图4-199和图4-200 该患者的上颌骨呈逆时针旋转（后牙比前牙低）。

框4-4 顺时针和逆时针旋转

从国际角度来看，“顺时针旋转”和“逆时针旋转”这两个术语并不是描述生长过程中俯仰角偏差或面下部旋转的最佳方式。在美国和世界上许多其他地方，描述侧貌是看着患者的右侧进行的；在欧洲和其他一些国家，侧貌是检查患者的左侧，在美国生长方向被描述为顺时针旋转，而在欧洲则为逆时针旋转。请记住，头影测量图像的方向决定了哪种描述是正确的

“俯仰”（Pitch）“偏转”（Roll）“摆尾”（Yaw）是描述飞行器在飞行中空间方位的常用航空术语。飞机可以在3个平面的所有空间上移动，也可以围绕3个轴旋转。飞机围绕3个轴的旋转方向用俯仰（从机头到飞机尾部的前后轴的上下旋转，使机头相对于机尾向上或向下旋转）、偏转（横轴在机翼的上下旋转，使一个机翼相对于另一个机翼向上或向下）和摆尾（矢状向轴的横向旋转，使飞机的机身偏离其飞行方向，如飞机横向飞行的程度）来描述，但稍有不同。同样的描述也适用于面部的组成（图4-198），面部生长的模式最好用这种方式来描述。面下部的生长方式对上颌殆平面和腭平面的生长方向至关重要。上颌骨的俯仰，通常被称为“逆时针旋转”，如果像欧洲医生那样常规检查患者左侧侧貌，这个称呼是正确的；但如果像美国医生那样，从右侧检查患者侧貌，则是“顺时针旋转”，所以这种描述在国际上并不通用（框4-4）。这本书是从美国人的角度写的，所以我在整本书中对侧貌的描述都是右侧貌观。

这与笑线有什么关系？简单地说，当患者的面下部出现了鼻部向上旋转的问题，容易形成扁平或反向笑线。请注意，在图4-199和图4-200中，患者上颌骨的后方比前方更低（在美国称“逆时针旋转”），这导致笑线相对于下唇扁平。这名患者也是一个很好的例子，解释了为什么我建议查看笑线时要延伸到前磨牙，因为45°侧面像清楚地显示前磨牙相对于切牙和下唇轮廓的位置。

青少年上颌骨俯仰角问题的治疗

在青少年中，可以通过生长改良来改变不利的垂直生长模式，就像它可以解决横向或矢状向的问题一样——这对创造适当的笑线有影响。例如，图4-201中的年轻女孩具有反向笑线和Ⅱ类开殆（图4-202）。她的特写微笑像（图

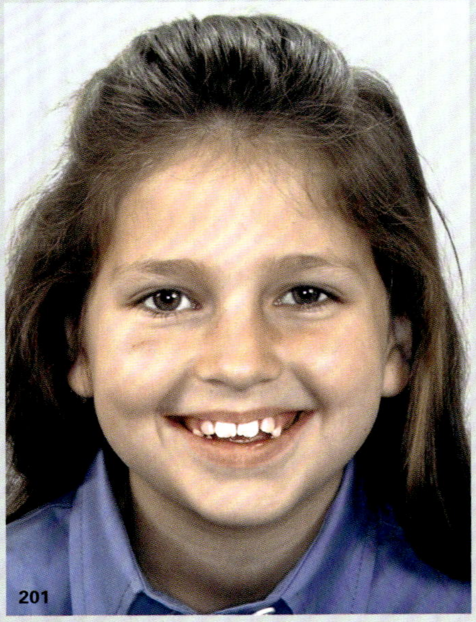
201

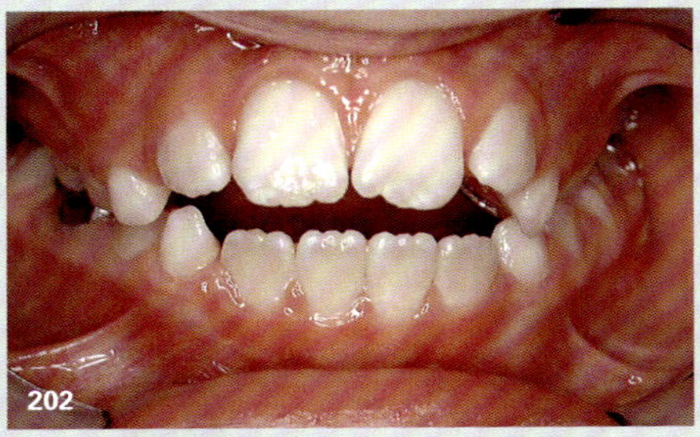
202

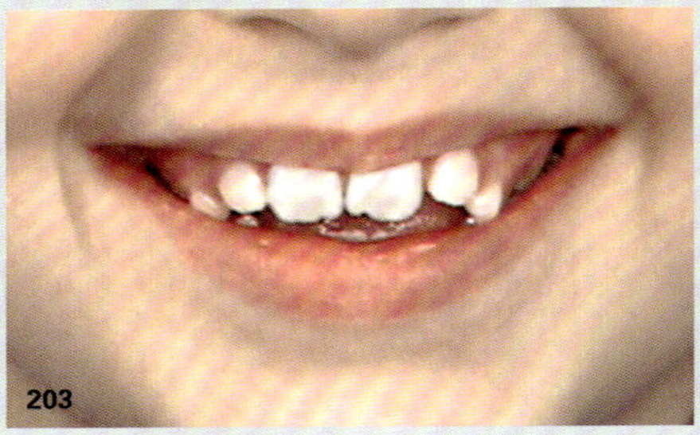
203

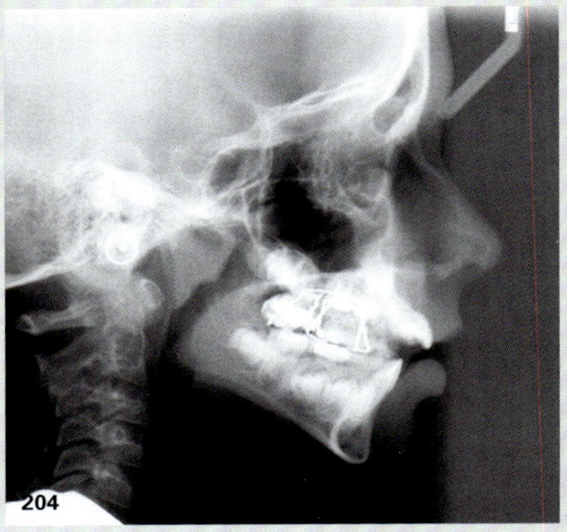
204

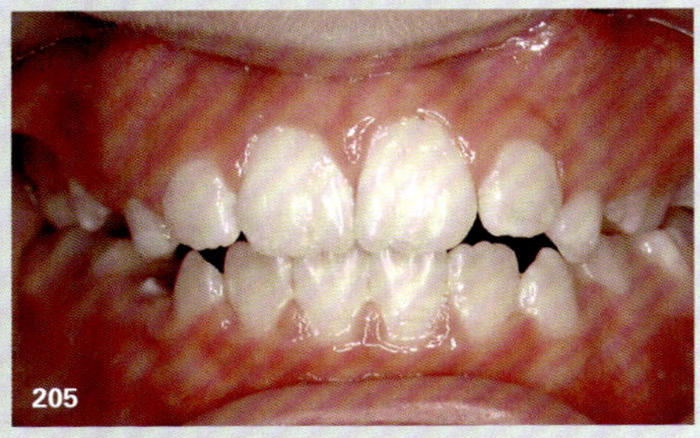
205

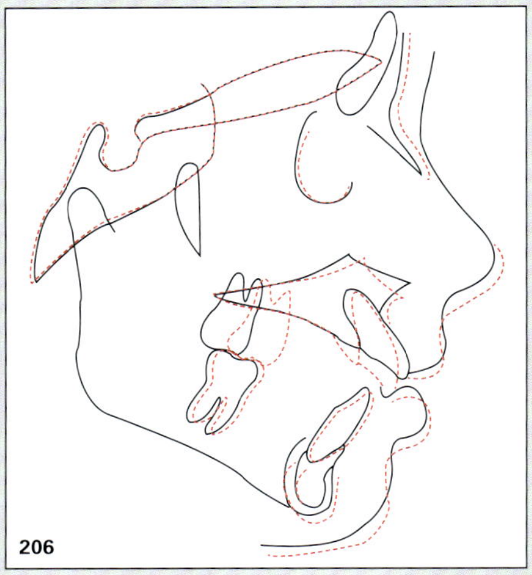
206

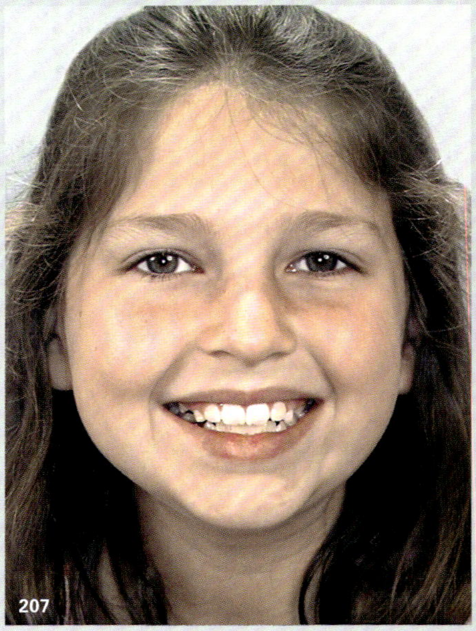
207

图4-201和图4-202 这名年轻女孩出现严重的前牙开𬌗和Ⅱ类错𬌗畸形。

图4-203 特写微笑像显示反向笑线和切牙暴露不足。

图4-204 头颅定位侧位片显示腭平面逆时针旋转。

图4-205 12个月的高位头帽佩戴和上颌切牙伸长后，开𬌗矫正。

图4-206 牙齿移动的描记图。

图4-207 请注意生长改良后笑线的改善。

4-203）显示前牙比后牙更靠近牙龈。这种骨性关系也反映在她的头颅定位侧位片中（图4-204），其中腭平面后部向下（或逆时针）旋转，下颌骨向下和向后旋转导致前牙开𬌗。治疗不是很复杂：上颌固定矫治器伸长上颌切牙，同时高位头帽牵引控制上颌后牙垂直向生长。在随后的12个月中，通过颌骨生长改良和牙齿移动（图4-206），成功矫正前牙开𬌗（图4-205），笑线也得到了改善（图4-207）。

然后患者进入保持阶段，牙列替换完成后再进行第二期的治疗，托槽粘接位置的设计旨在进一步伸长上颌切牙并进一步改善笑线（图4-208和图4-209）。最终治疗结果如图4-210和图4-211所示。在当今的治疗环境中，一些正畸医生提倡使用后牙TAD作为高位头帽的替代品，以“控制上颌骨的垂直生长”。因为支抗组件位于上颌骨生长线的下方，所以除非放置跨越生

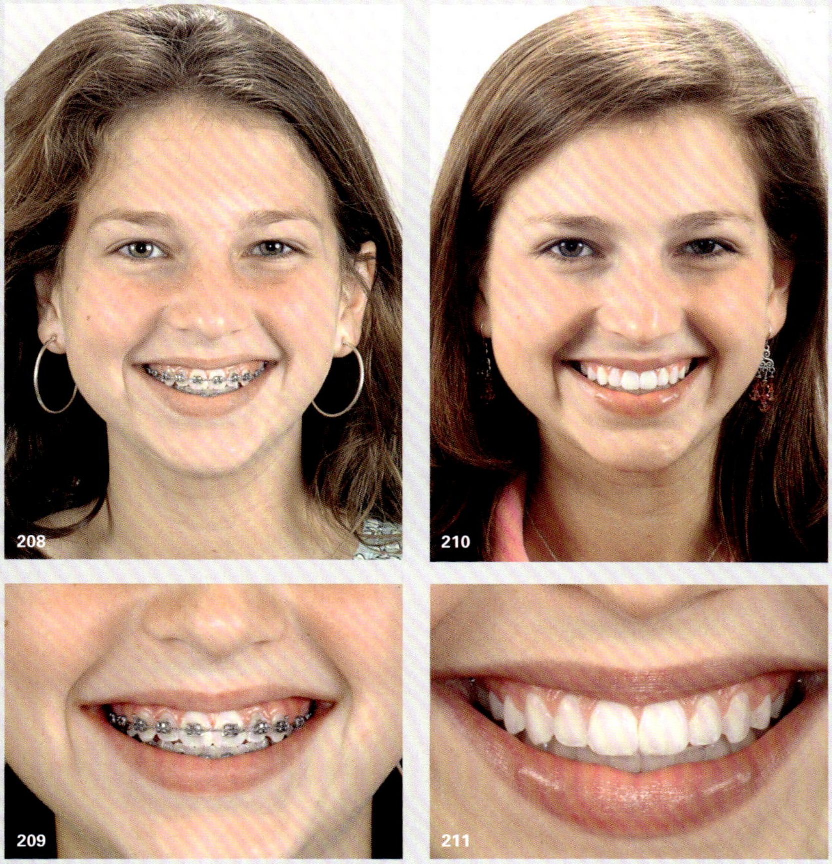

图4-208和图4-209 恒牙萌出后粘接固定矫治器。
图4-210和图4-211 治疗结束后的微笑。

长线的钛板才能有效抑制上颌骨垂直向生长，否则没有意义，且目前没有证据证明其有效性。当使用钛板或长种植钉作为支抗时，磨牙可被压低，但上颌骨并不会发生骨性变化。出于这个原因，对于类似这样的患者，我仍然更喜欢使用高位头帽。

如图4-212～图4-214所示的11岁女孩的治疗方法更为复杂。由于审美和功能目标不一致，她的治疗计划是一个挑战。11岁时，患者的主诉是上颌切牙间隙。然而，她的父母担心下颌骨发育不足及其对她的面部外观的影响，要求除矫正咬合关系外，还要改善面部轮廓。患者前牙开殆（图4-215～图4-217），因下颌骨发育不足而呈现中度Ⅱ类错殆。在开殆治疗中，我们通常首先考虑后牙的压低，但这个病例复杂之处在于她的面下部高度较低。显然，后牙的压入会导致她本就较低的面下部高度进一步缩短，颏唇沟加深，这两者都将对

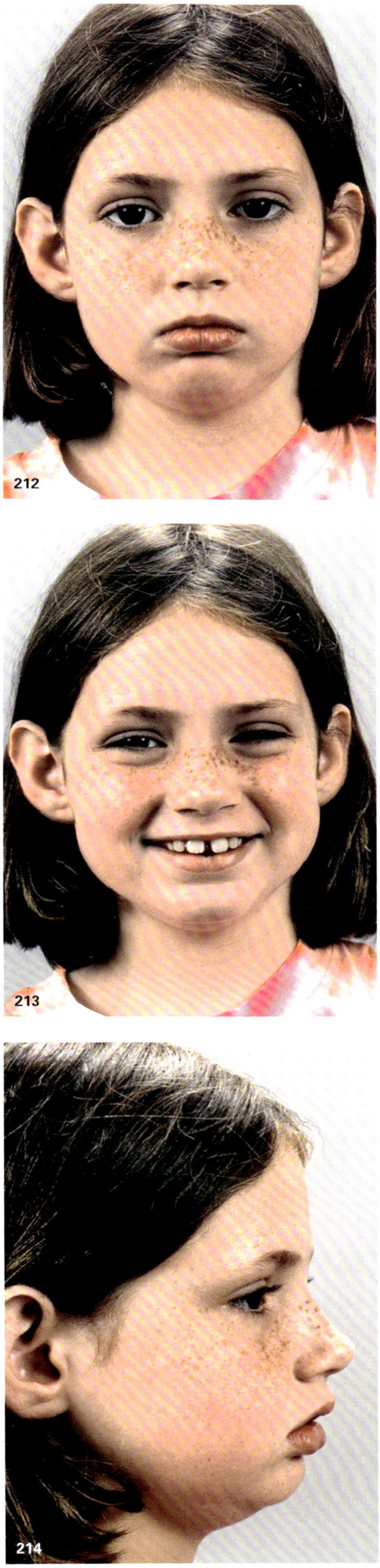

图4-212～图4-214 这名11岁女孩下颌骨发育不足，面下部高度不足。

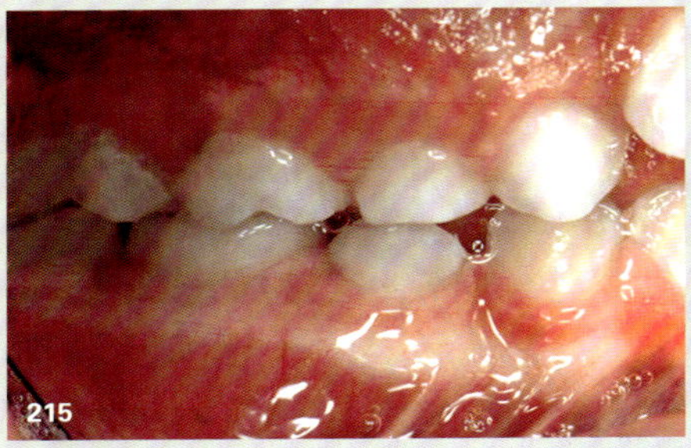
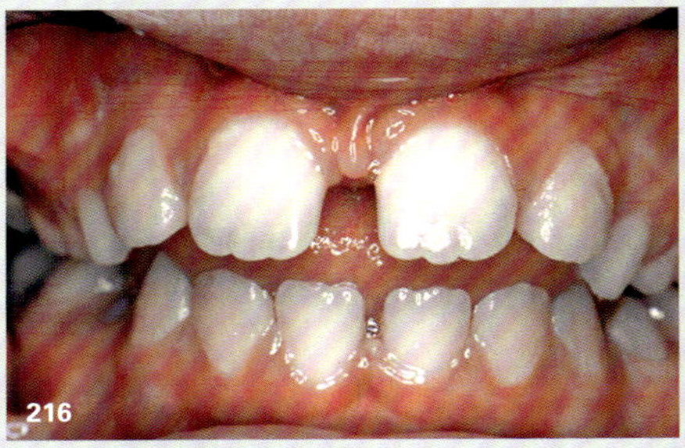
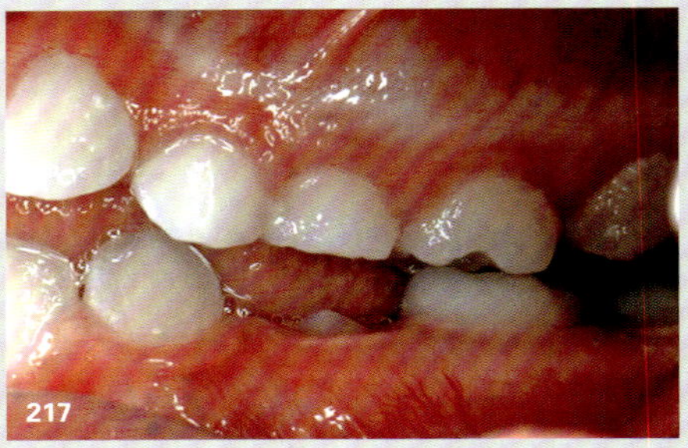
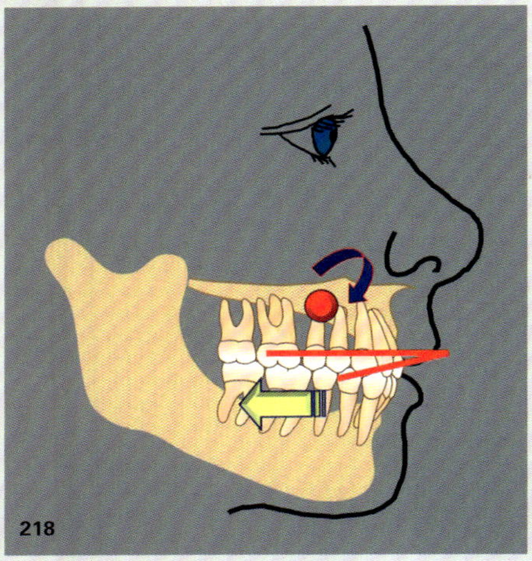
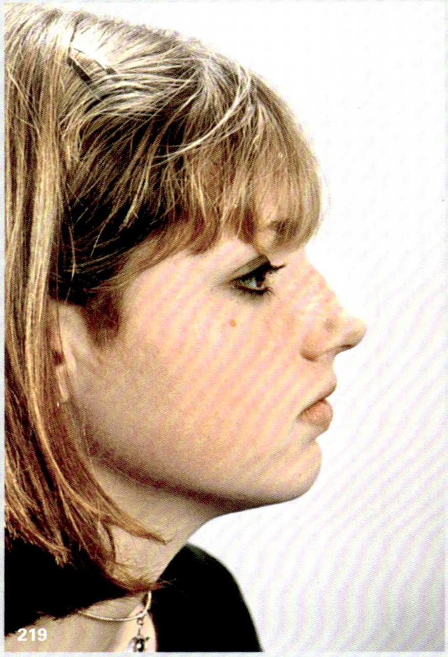
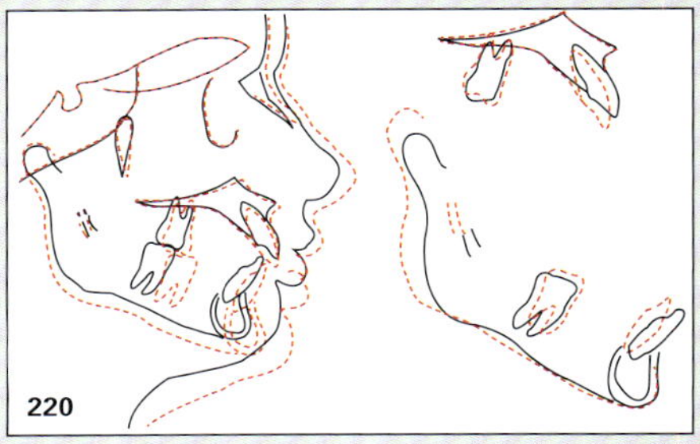

图4-215～图4-217 她有Ⅱ类错殆畸形和前牙开殆，这在短面型患者中是一个令人惊讶的发现。

图4-218 需要一些创新的治疗机制。我使用了低位头帽牵引为上颌骨提供向下旋转的矢量，以增加较低的面下部高度，但我使用了缩短的口外弓与上颌第一磨牙的附件相结合，可以产生腭平面的顺时针旋转，带来上颌前部向下生长。

图4-219 治疗30个月后侧貌改善。

图4-220 头影重叠显示面下部高度增加，而后部骨骼或牙槽垂直高度没有增加。上颌骨垂直生长减少以及上颌切牙内收和直立，令开殆矫正，导致切牙暴露量增加，笑线更和谐。

宏观审美结果不利。微笑时患者的上颌切牙暴露量只有80%，切牙暴露不足不仅是治疗最初的美学问题，也是一个长期的问题，因为随着上唇的进一步生长和成熟，预计切牙暴露量会更加不足。

我决定采用一种非传统的治疗方法，使用低位头帽牵引来改善下颌骨发育不足并增加较短的面下部高度。为了增加切牙暴露量，我使用了两种机制：使用低位头帽牵引增加垂直向生长和内收上颌切牙来关闭切牙间隙，同时竖直上颌切牙，这将增加切牙暴露量。通过使用圆丝内收切牙，使切牙竖直（使牙冠向下旋转）来关闭间隙，将增加牙冠长度，从而矫正开殆，以及增加下颌姿势位和微笑时切牙暴露量的功能目标。

理想的生长改良在低位头帽牵引设计时需要仔细选择，因为增加面下部高度以提高整体垂直面部比例，并减少下唇外翻的情况将不利于开殆的矫正。因此，我设计了低位头帽牵引的生长改良装置，给上颌骨施加向下的力；然而，缩短口外弓并向下旋转（图4-218），使上颌牙列作为一个完整的单元，其阻力中心向上移动。在第一磨牙下方放置缩短的口外弓使上颌受到顺时针方向的力，引导上颌前部向下垂直生长，并通过向前下旋转腭平面来抑制后部的垂直生长。这种矫正开殆的方法会增加切牙暴露量。

治疗从11岁开始，患者尚处在

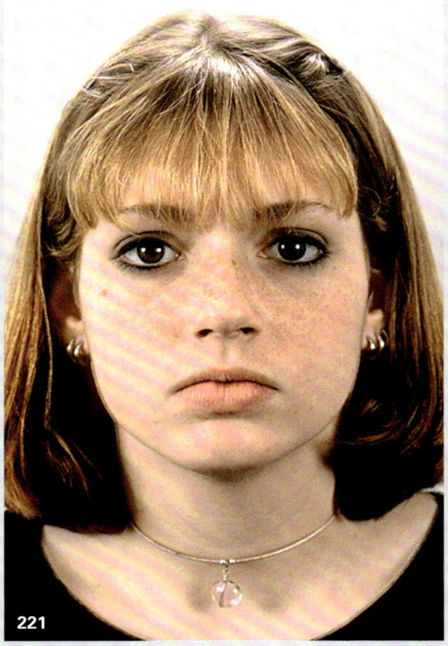
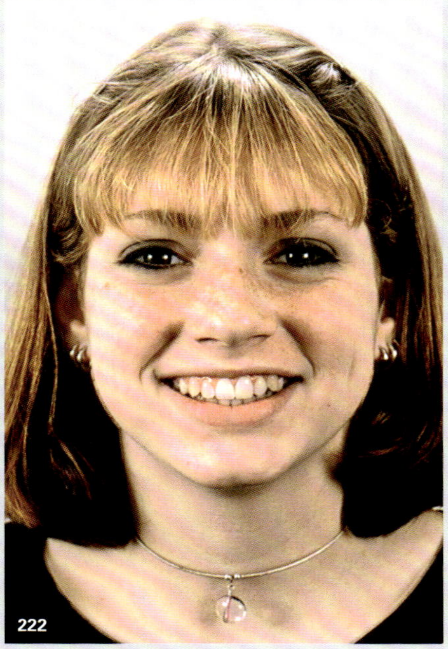
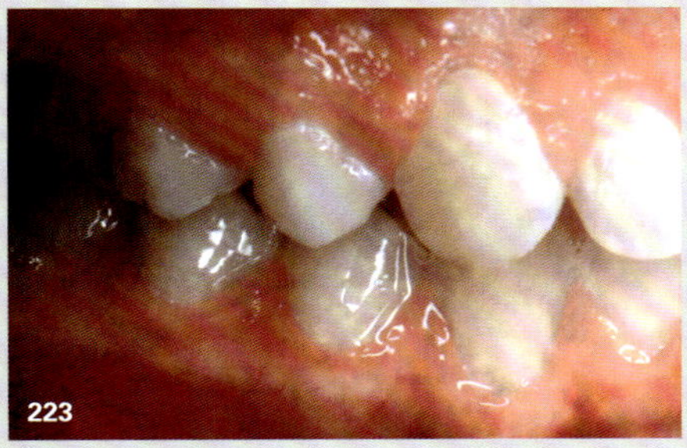
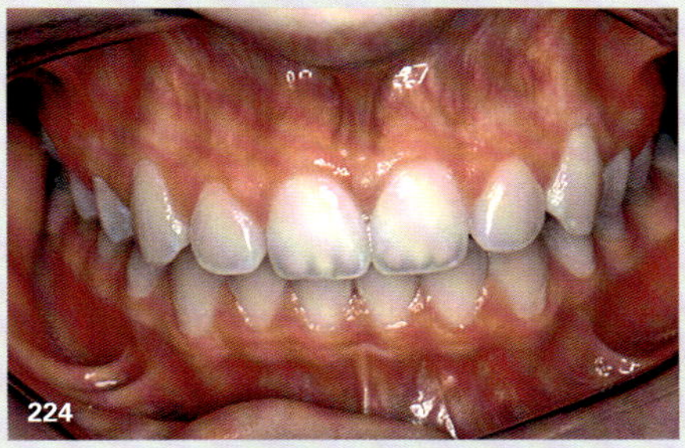
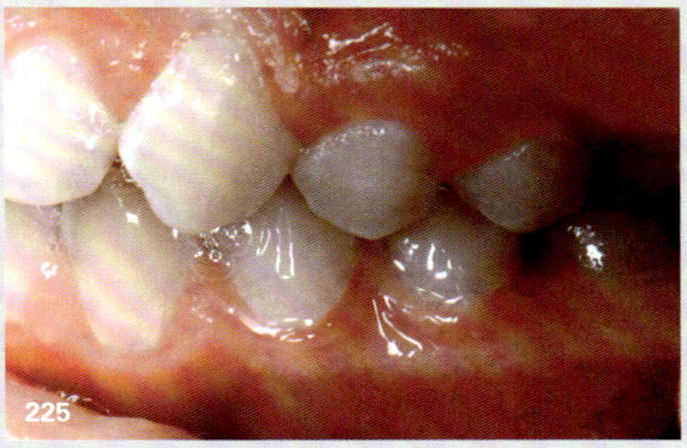

图4-221和图4-222 治疗完成时，随着她颏唇沟的改善她的面下部高度增加，她的微笑表现出完整的切牙暴露和出色的笑线。

图4-223～图4-225 治疗结束时，她的开殆得到了矫正，覆殆正常，由于下颌不对称导致单侧仍为轻微的Ⅱ类关系。

青春期前，使用上颌固定矫治器和低位头帽牵引；在恒牙萌出后再粘接额外的矫治器。当替换到0.016英寸不锈钢圆丝（在0.018英寸槽沟系统矫治器中），使用橡皮链关闭上中切牙间隙，其余的治疗用于控制上颌骨旋转和开殆的矫正。

经过大约30个月的治疗，患者的外貌显著改善（图4-219），下颌突度增加，面下部高度增加，颏-颈角增加。上颌骨俯仰的变化记录在头影重叠中（图4-220）。你可以看到上颌前部向下和向前生长，增加了切牙暴露量。随着下颌突度的增加，颏部形态得到了预期的改善（可以通过颏-颈角的变化来定量）。随着生长发育，软组织的变化也是一个很大的补充。下颌姿势位正面像（图4-221）通过增加面下部高度而得到改善，同时微笑时切牙暴露量增加，笑线和谐，使微笑得到了极大改善（图4-222）。治疗结束时牙齿关系改善明显（图4-223～图4-225），还有一些轻微的单侧不对称Ⅱ类关系。治疗完成3年后拍摄的图像（图4-226～图4-232）反映了开殆矫正和美学的稳定性。

成人上下颌距问题的治疗

由于成年人不会有显著的生长改良，因此对于腭平面后部向下旋转生长模式的患者的笑线问题，牙代偿和正颌手术是唯一的治疗方法。

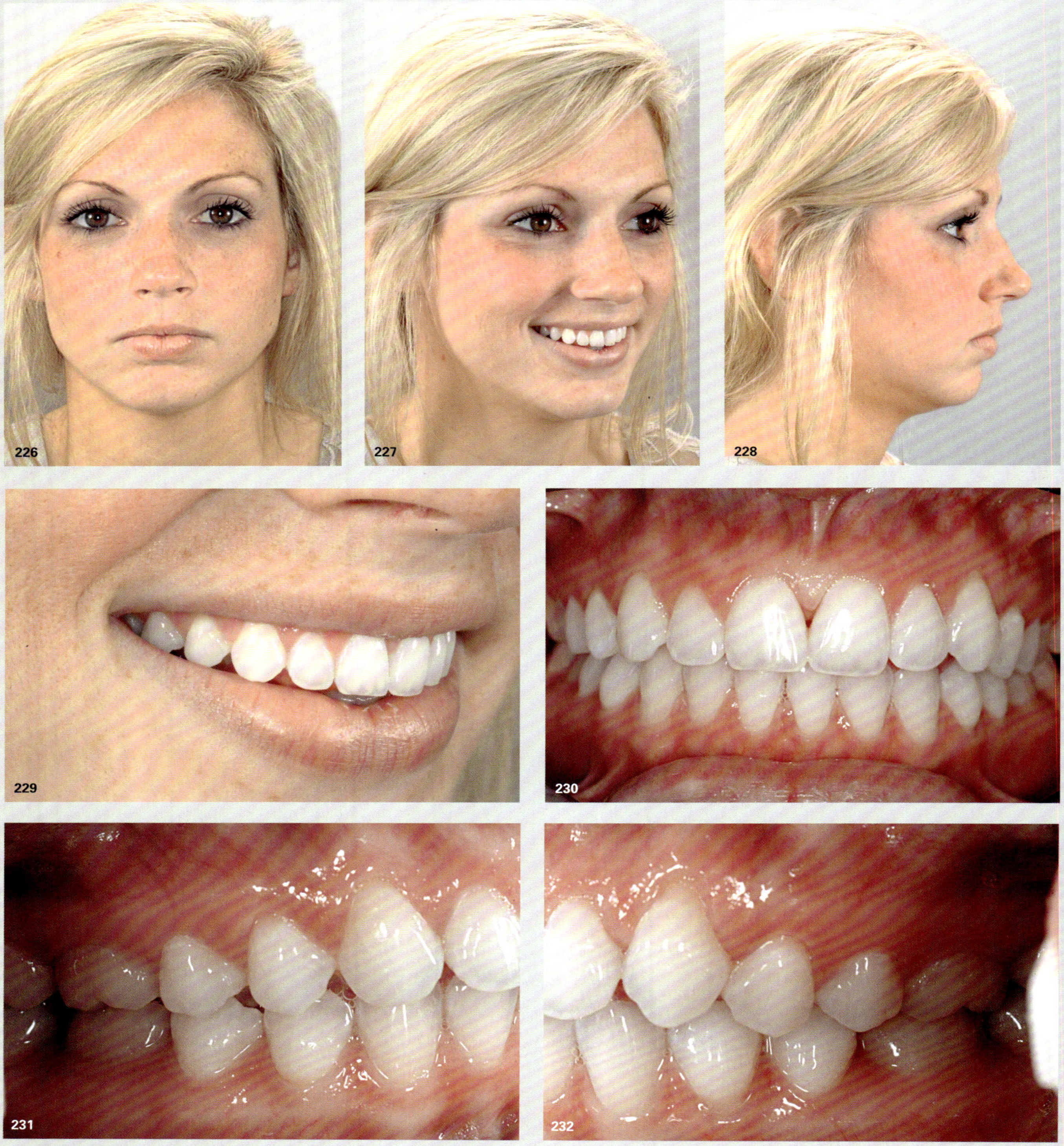

图4-226～图4-232 治疗后3年的结果。

正畸–正颌联合治疗

这名青春期女孩（图4–233）的Ⅲ类错殆畸形的治疗收效甚微。在与其父母协商后，我们决定停止治疗并跟踪她的生长发育直到她生长完成后通过正畸–正颌联合治疗完成诊治。到她17岁时，再次粘接固定矫治器是合适的，我为她的牙列去代偿准备正颌手术（图4–234～图4–236）。正畸医生传统上依靠头影测量分析进行诊断，但对软组织侧貌的观察发现患者缺乏上唇支撑——这表明上颌骨发育不足。这表明，在软组织范式时代诊断方法发生了改变，软组织诊断将从面部开始。单从她的正面像中就可以得到上颌发育不全的诊断线索：上唇缺乏上颌突度和软组织支撑，上唇红薄和上唇比例不协调。她的上下唇比例不是40%：60%，而是25%：75%左右（图4–237）。她的侧貌（图4–238）反映了Ⅲ类面型，下颌骨在上颌骨之前，还是上颌骨在下颌骨之后？困扰她的是她在下颌姿势位"颏部太大"（图4–238），微笑时甚至更大（图4–239和图4–240）。

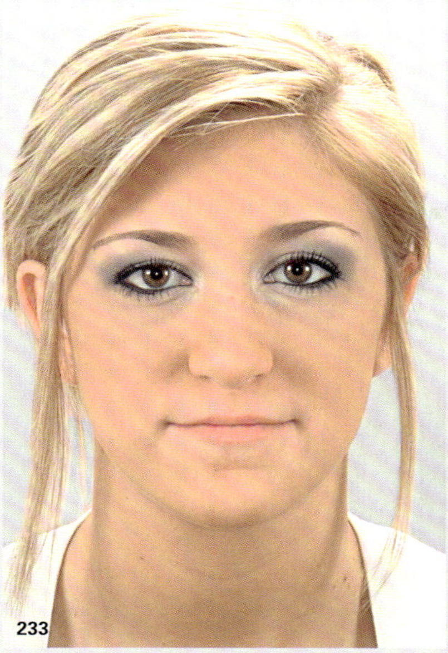

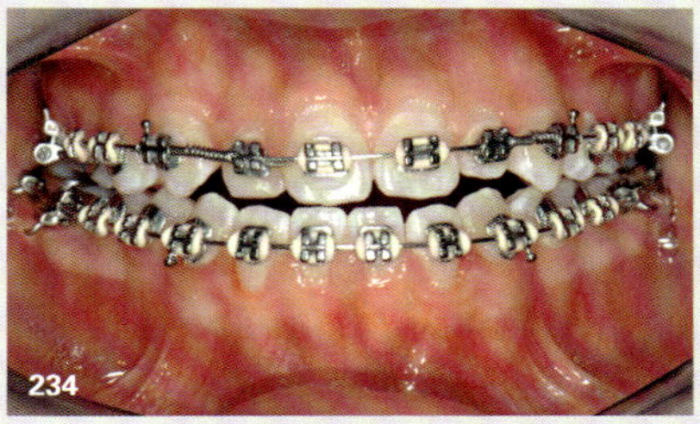

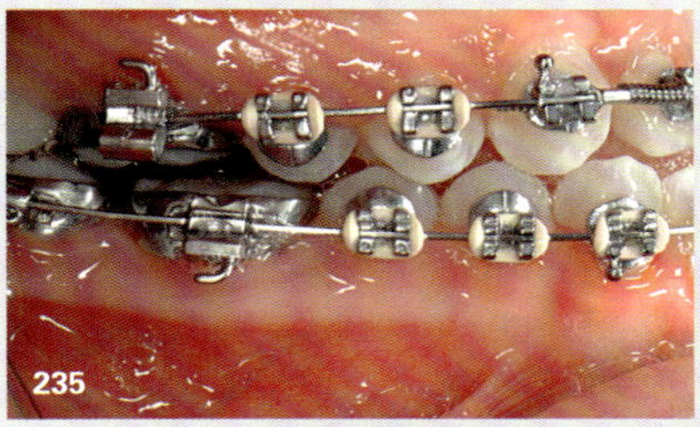

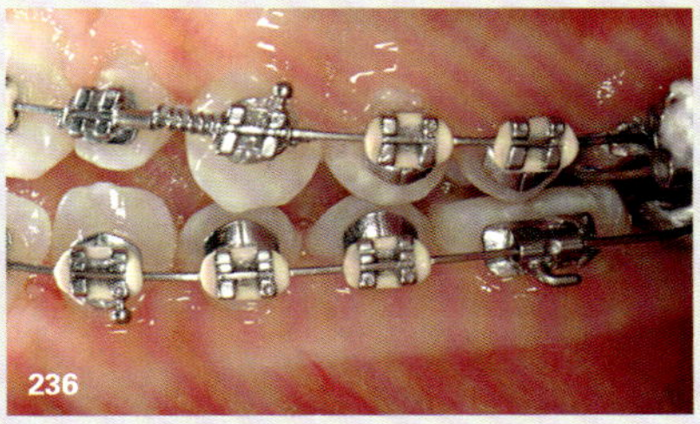

图4–233 该患者的正面像，我一直在努力矫正她的Ⅲ类错殆。

图4–234～图4–236 完成正畸治疗后，Ⅲ类错殆畸形仍然存在，前牙开殆。

她微笑的特点是切牙暴露不足和扁平笑线（图4–241和图4–242）。在这种情况下，代偿并不足以治疗宏观美学或局部美学问题，因此我建议她进行正颌手术，以顺时针方式前移和旋转双颌，同时上颌骨前部向下移动（图4–243）。上颌切牙唇倾去代偿有时需要拔除前磨牙以使切牙直立。然而，上颌骨的顺时针旋转使切牙直立，避免了大量去代偿的需要。上颌下移如何增加切牙暴露量很容易理解，但它如何改善笑线却有点难以想象。图4–244说明了牙弓前端的弧度是如何融入微笑中的。

治疗结束后面部图像（图4–245～图4–249）展示了微笑和面部外观的改善以及出色的咬合关系。

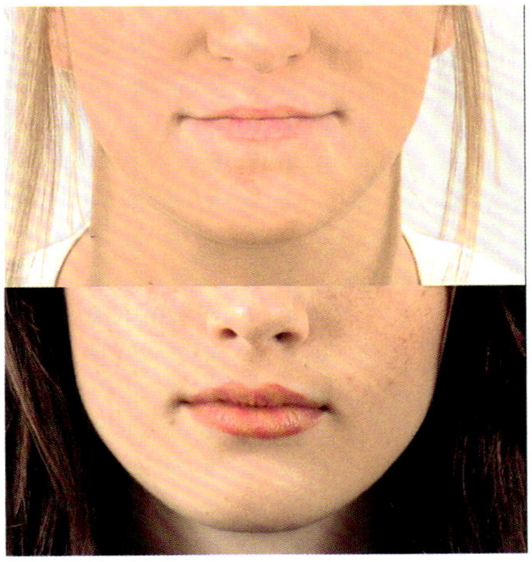

图4–237 该患者的上下唇比例（25%：75%）与理想值（40%：60%）的比较。

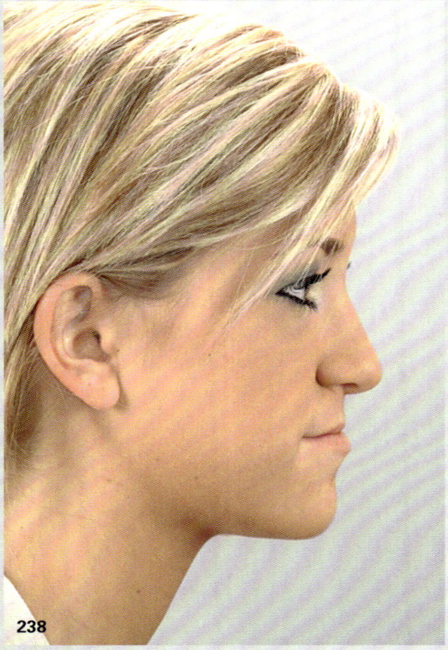
238

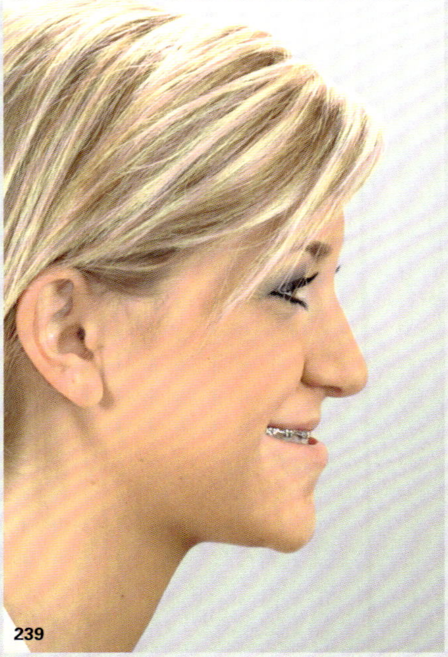
239

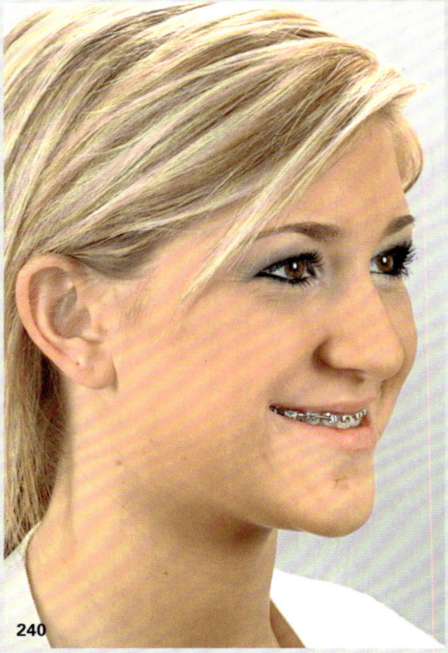
240

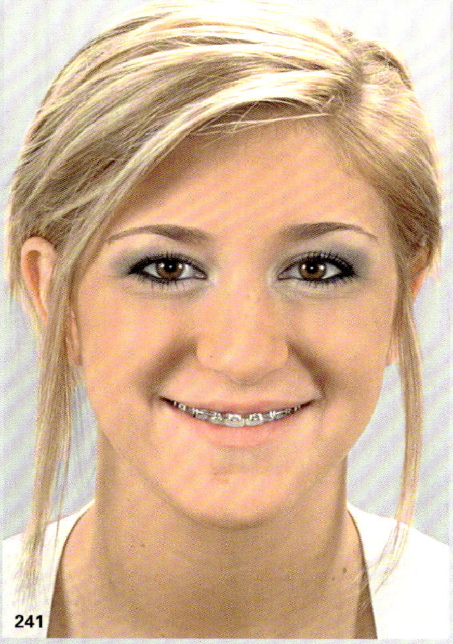
241

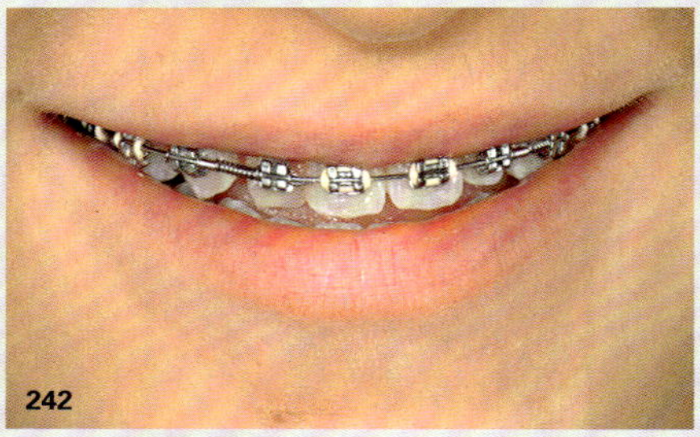
242

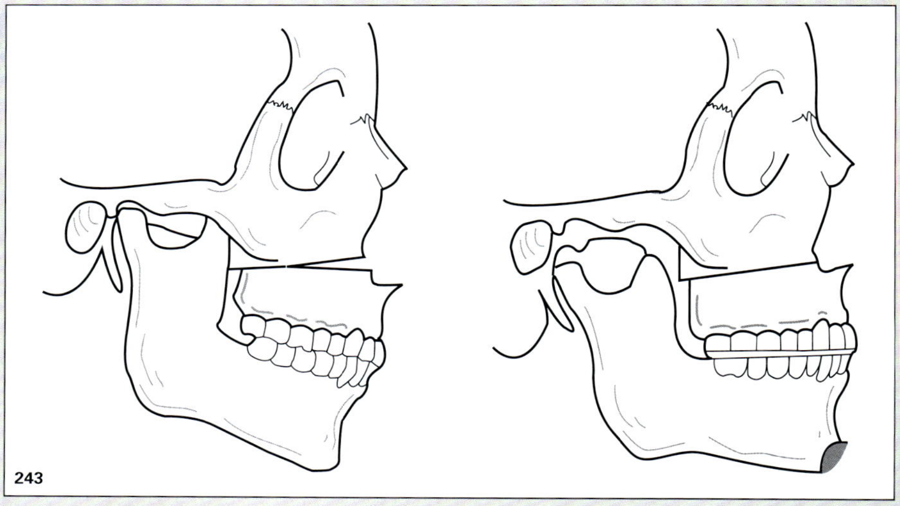
243

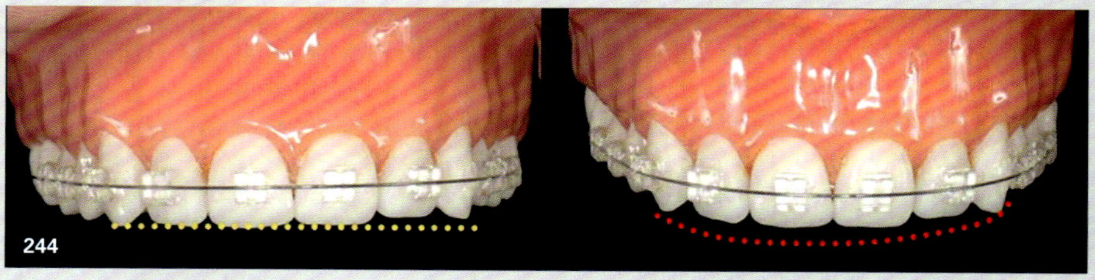
244

图4-238～图4-240 她的面像反映了上颌突度不足，面下部高度略长，微笑时切牙暴露不足。

图4-241和图4-242 微笑时，她的上颌切牙只显露2/3，笑线略平坦。

图4-243 图示双颌手术计划中顺时针旋转以增加切牙暴露量和前移上颌骨，这两者都会改善她的微笑、面部外观和错殆畸形。

图4-244 图示上颌前部的顺时针旋转和向下移动如何使微笑时看到的曲率增加——从而让笑线得到改善。

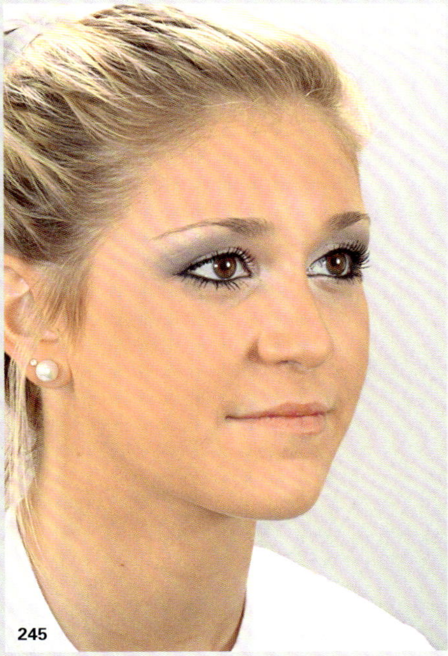

245

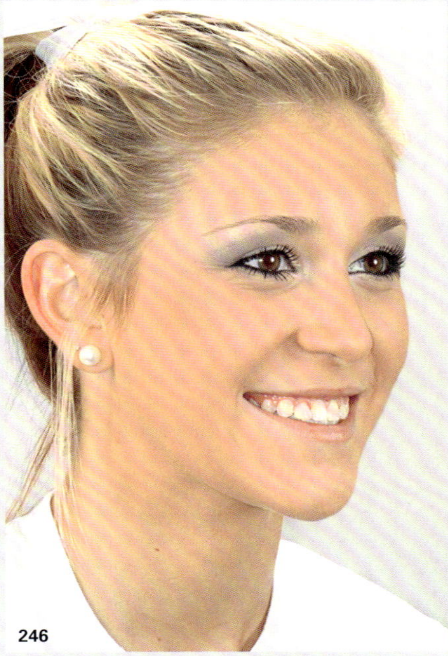

246

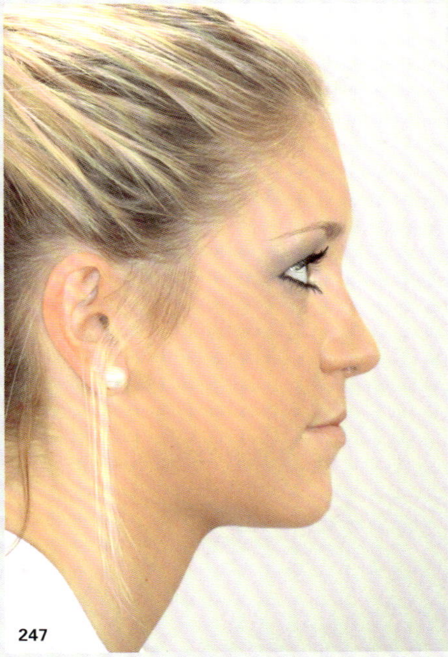

247

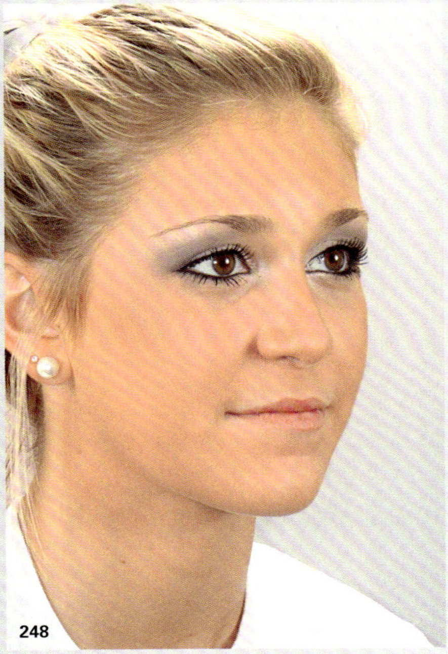

248

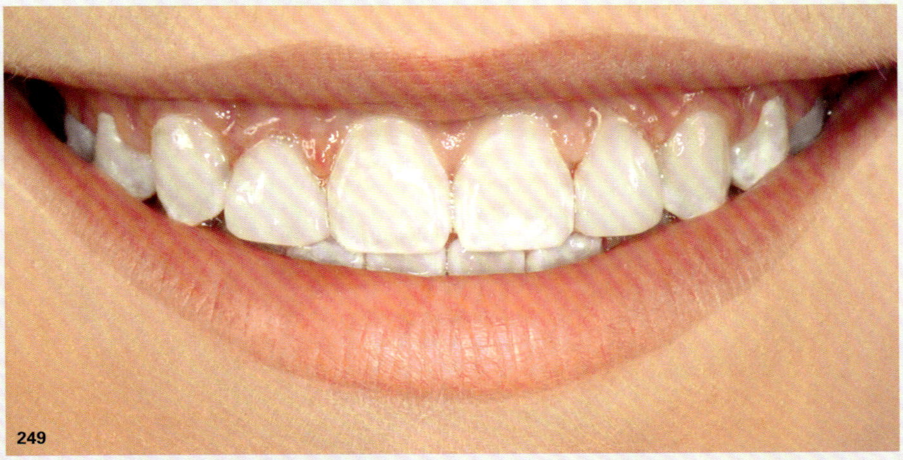

249

图4-245～图4-249 患者完成治疗后的面型照片，患者唇突度（尤其是上唇）、切牙暴露量和面部平衡都得到了改善。

掩饰性正畸治疗

这名成年患者（图4-250）想要“更漂亮的微笑”，她提出自己的诉求，希望使用隐形矫治器治疗。我给她的建议是，在我们制订治疗计划之前，我们应该讨论什么构成了美丽的笑容，以及她如何从不同的治疗方法中受益。

没有一个明确的目标，就无法制订出适当的治疗计划。

她的特写微笑像（图4-251）显示微笑时切牙暴露不足和扁平笑线。我用特写微笑像演示了她上颌切牙通过正畸矫治向下移动的效果，使切牙向下移动（图4-252），移动距离是我估计的接近成年人可以达到的最大移动范围，这可能因患者而异；没有什么

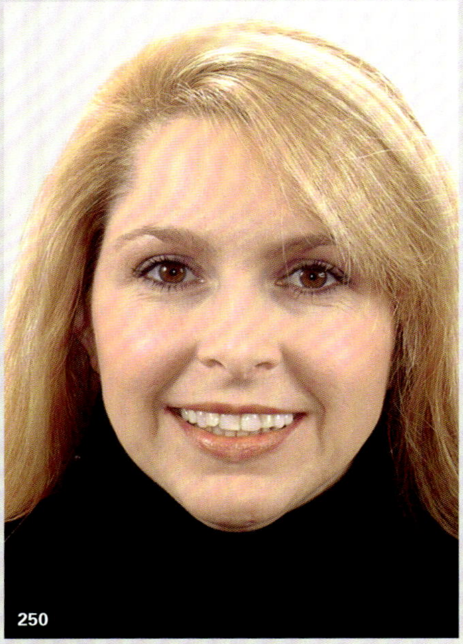
250

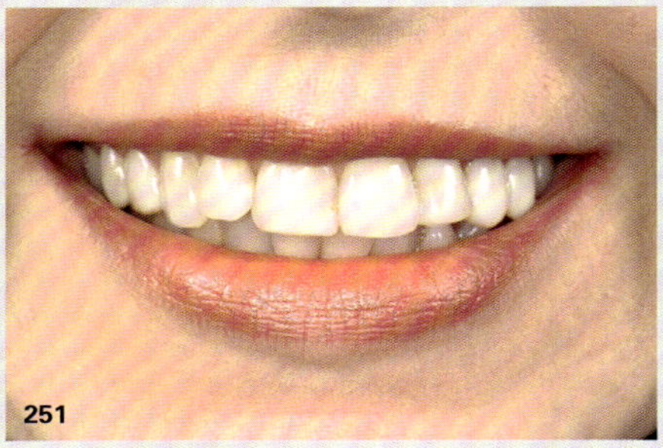
251

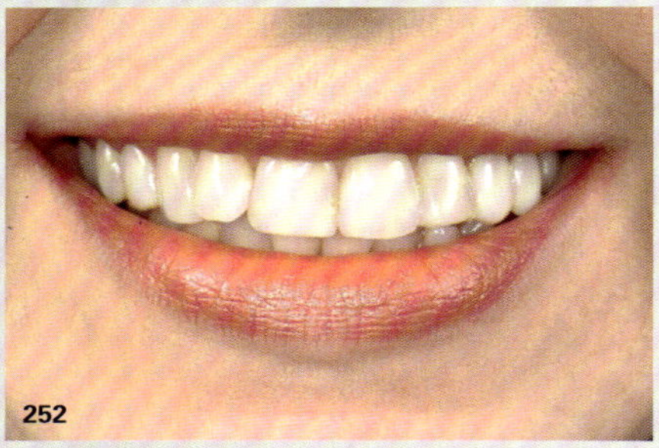
252

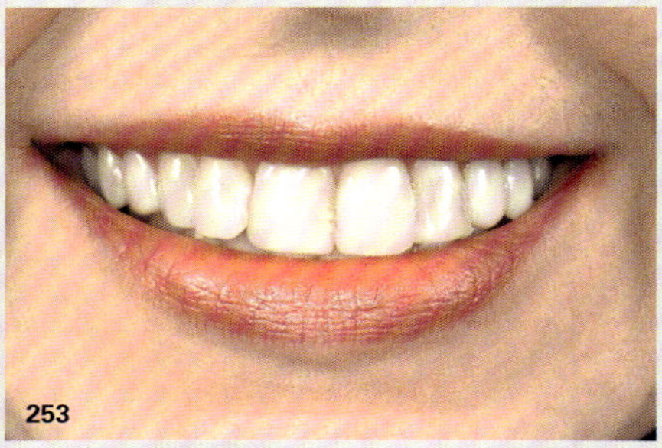
253

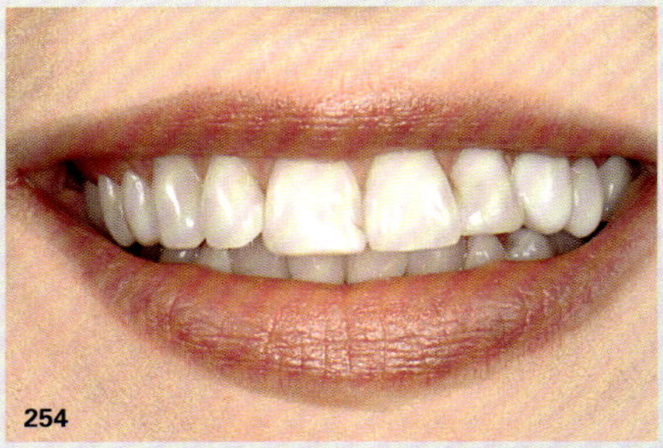
254

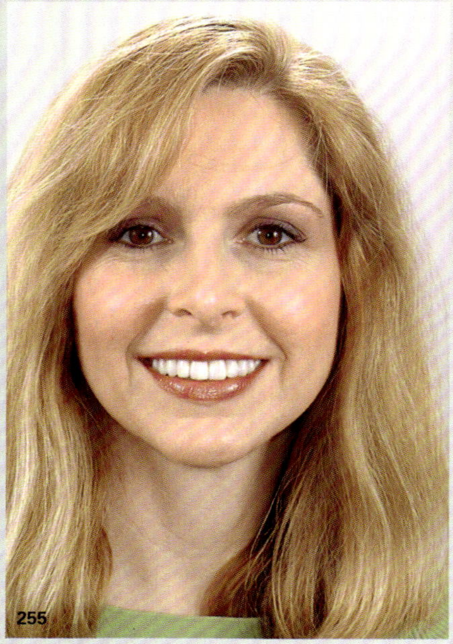
255

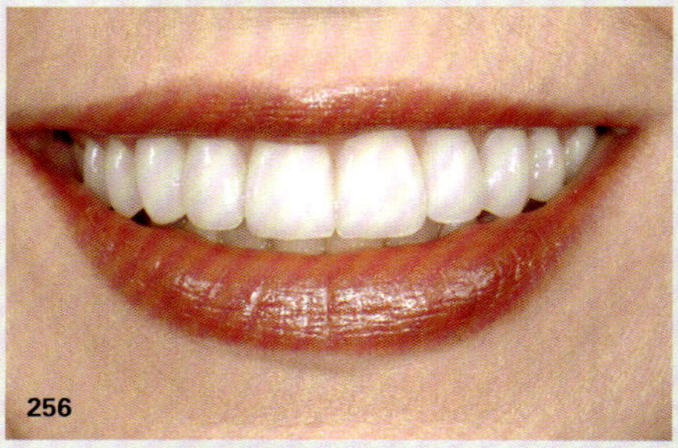
256

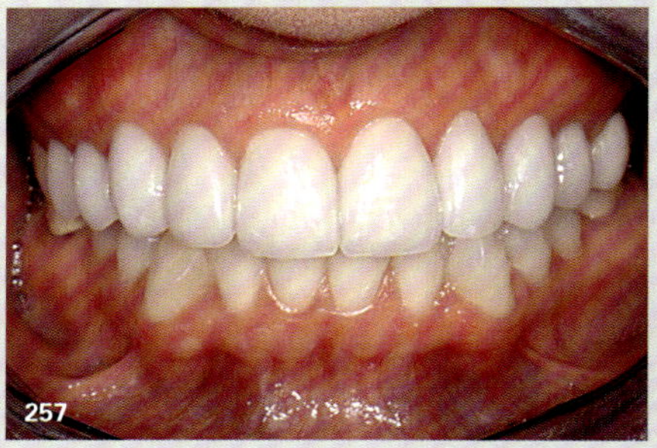
257

图4-250 该名女性患者主诉想要一个“更漂亮的微笑”。

图4-251 特写微笑像显示切牙暴露不足和扁平笑线。

图4-252 计算机模拟显示了正畸可能产生的切牙伸长量。

图4-253 计算机模拟显示正畸伸长移动加贴面后的切牙暴露量。

图4-254 经过正畸治疗上中切牙伸长后的微笑像。

图4-255～图4-257 贴面粘接后的最终结束口内像。美学和咬合关系都很漂亮。

“万金油”距离，她很喜欢这个治疗目标带来微笑改善的可能性，所以我更进一步地告诉她，如果她愿意的话，我们的方案是通过正畸联合贴面来“完成治疗”，达到和谐笑线的目标（图4-253）。我们一致认为这是她想要的方向，于是我粘接了固定矫治器尽可能地伸长上颌切牙（图4-254），治疗时间约为9个月。伸长切牙其时没有花那么长时间，但保持切牙垂直位置3个月以增加稳定是很重要的。最后我拆除了固定矫治器，立即制作并粘接了贴面，从而获得了出色的治疗效果（图4-255～图4-257）。

牙齿的形态与磨损

上颌切牙磨损严重会导致扁平笑线。图4-258中的成人患者显示了多年磨牙症的结果，切牙磨损（图4-259）使笑线变平（图4-260）。在这个病例中，通过恢复切牙长度，她的口腔医生达到她期望的笑线和切牙暴露量（图4-261～图4-263）。然而，在许多牙齿磨损的病例中，正畸是实现整体功能和美容修复的必要辅助，我们将在第5章讨论这一主题并展示相关病例。

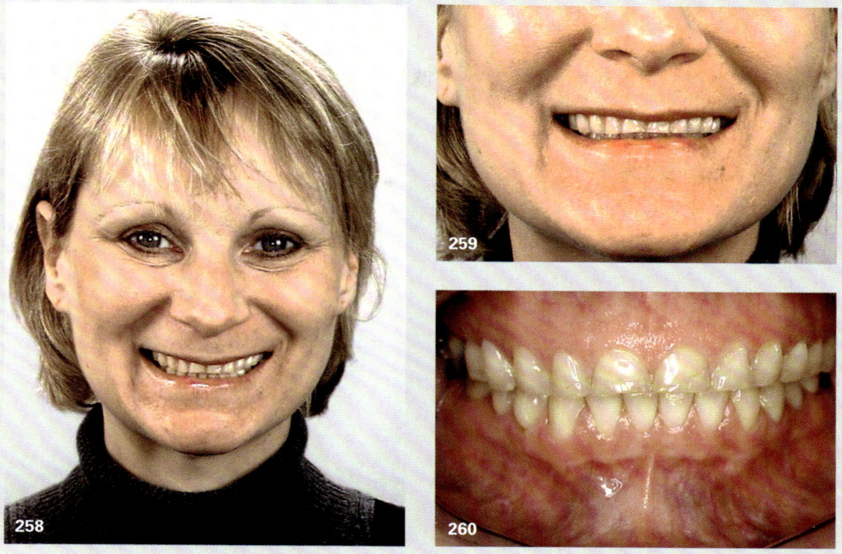

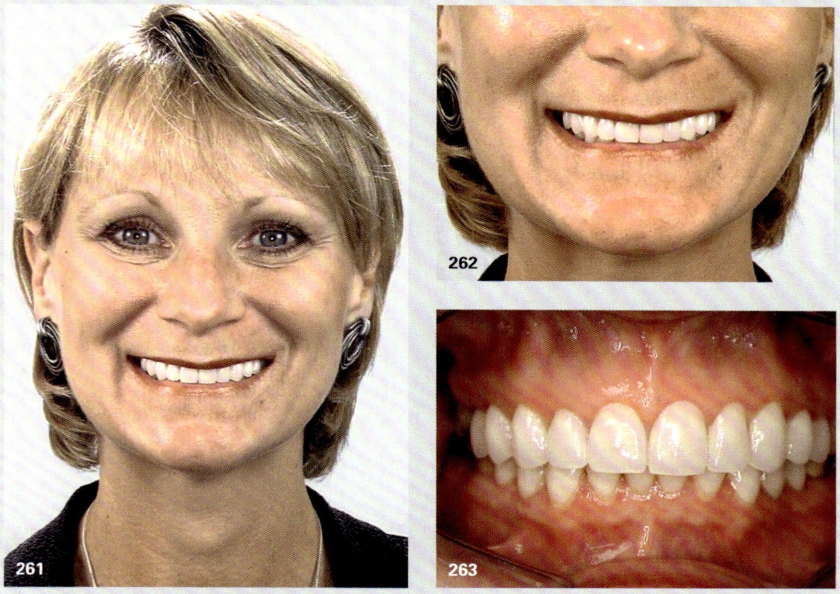

图4-258～图4-260 这是一个因磨牙症导致牙齿极度磨损的患者。请注意这种磨损对笑线的影响。

图4-261～图4-263 通过恢复切牙的长度，在不需要正畸治疗的情况下实现了所需的切牙暴露量和笑线。

牙齿尺寸比例不调

当我们讨论牙齿尺寸比例差异和计算切牙的Bolton比时，我们通常会想到下颌切牙过大或上颌切牙过小。然而，在我的经验中，上颌牙齿尺寸过大的情况比想象中普遍得多，这是导致扁平笑线的一个危险因素。上颌牙齿尺寸过大会导致上颌切牙唇倾，从而导致上颌切牙向上旋转，正是这种向上旋转产生了较扁平的笑线（图4-264）。

下颌切牙尺寸过大会间接导致笑线变平，因为传统的正畸治疗旨在实现理想的覆𬌗和/或尖牙引导，无意中影响了笑线。这究竟是如何发生的呢？如果下颌牙弓大于与上颌牙弓相协调的理想弓形，下颌切牙的位置会更靠前或更唇倾。为了达到理想的覆𬌗覆盖，上颌中切牙也会进一步唇倾。很多病例邻面去釉和牙冠改形比拔除前磨牙更合

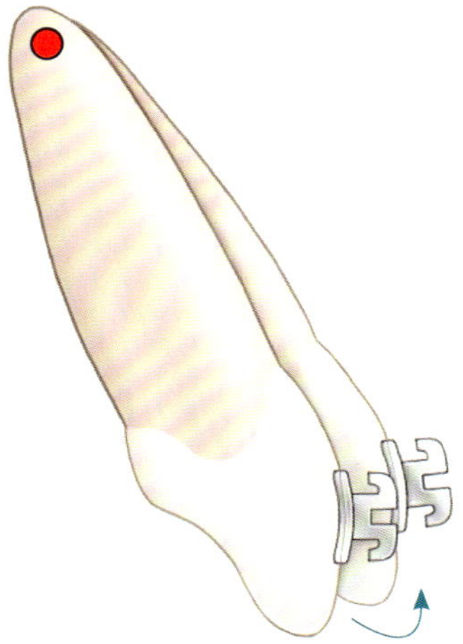

图4-264 上颌切牙向上旋转形成更扁平笑线，减少切牙暴露量。

适。下面的病例就非常清楚地说明了这一点。

图4-265中的21岁女性在青春期接受过正畸治疗，获得了良好的Ⅰ类磨牙和尖牙关系（图4-266）。但存有中度的前牙开殆。她的主诉与微笑有关（图4-267）。她不喜欢自己上颌切牙散开的样子（图4-268和图4-269），希望能做些什么让她笑起来更美。

她的侧貌（图4-270）很好地诠释了上一名医生的想法。患者侧貌略平，鼻尖略低，鼻子略突（意味着鼻太长）。拔除前磨牙和直立切牙可能会为她提供更理想的咬合，但可能会导致唇部支撑不足（图4-271）。上一名医生没有选择拔除前磨牙，而是选择扩大牙弓。这导致患者上下颌切牙唇倾，上颌切牙前移，微笑时切牙暴露量减少，使笑线变得略平坦。

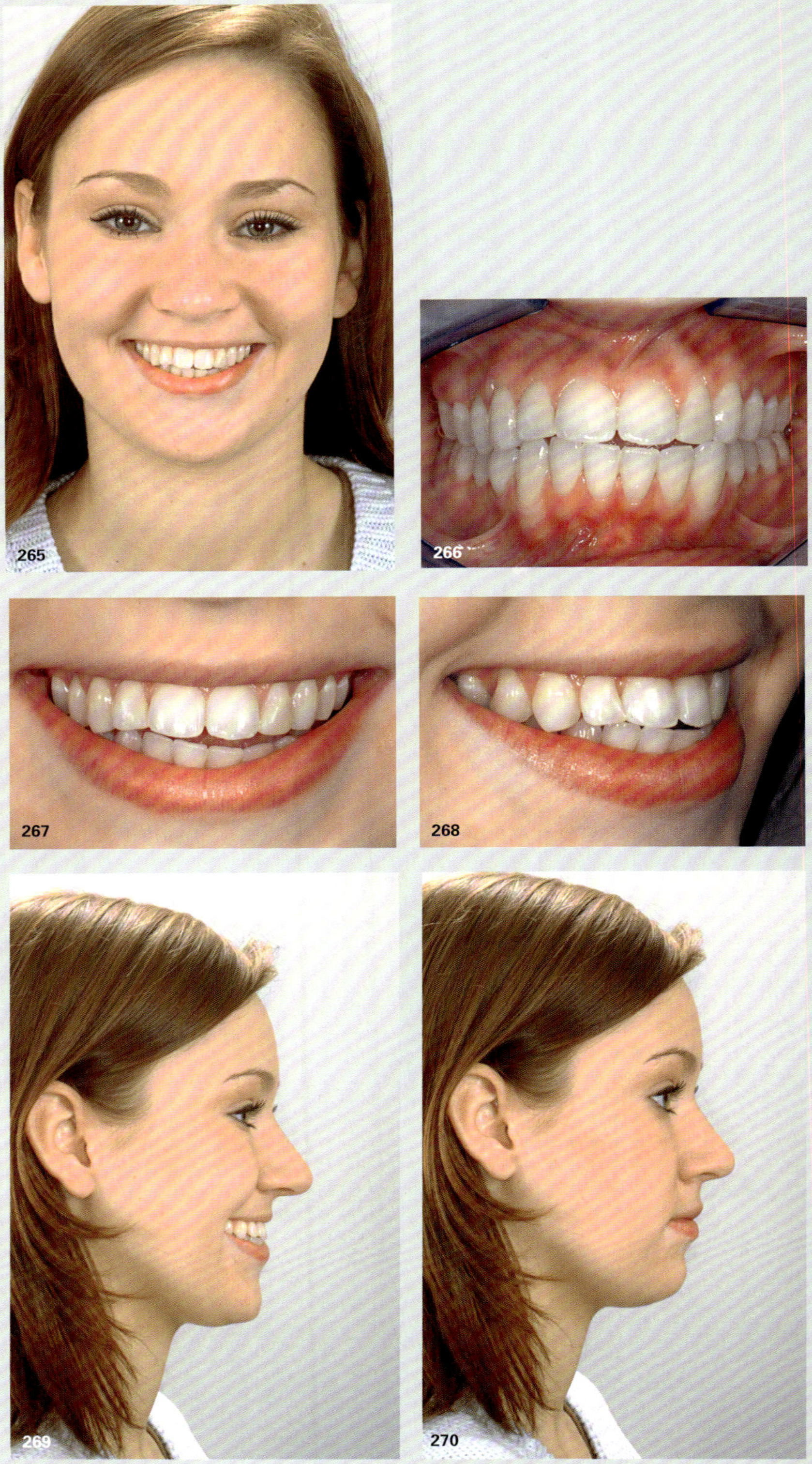

图4-265和图4-266 一名21岁的女性，磨牙Ⅰ类关系，开殆。治疗目标是为了改善她的微笑美学。

图4-267 特写微笑像。

图4-268和图4-269 她不喜欢微笑时上颌切牙散开的样子。

图4-270 侧面像。

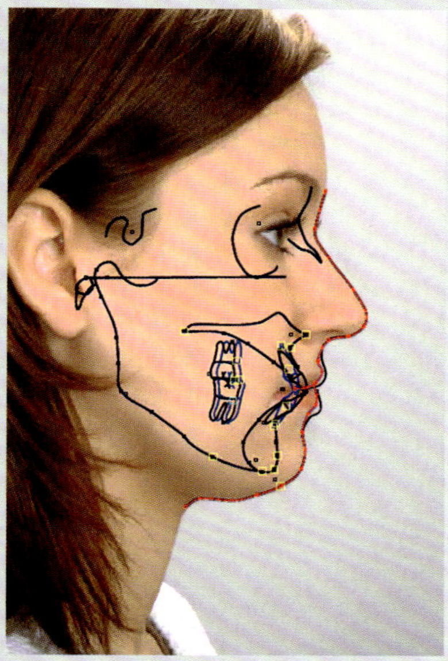

图4-271 头影叠加显示唇部支撑力的丧失可能是拔除前磨牙和直立切牙所致。

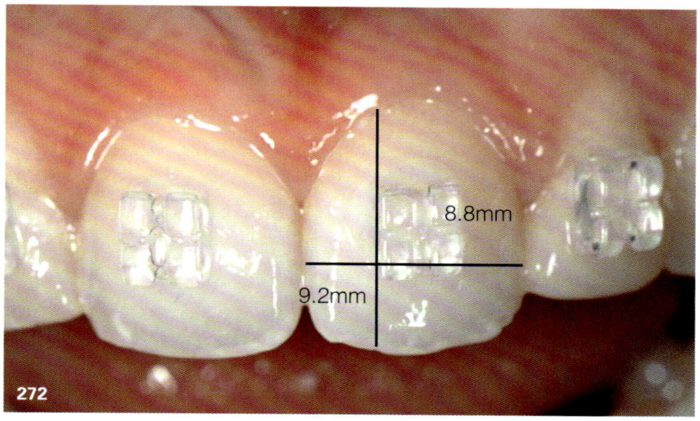

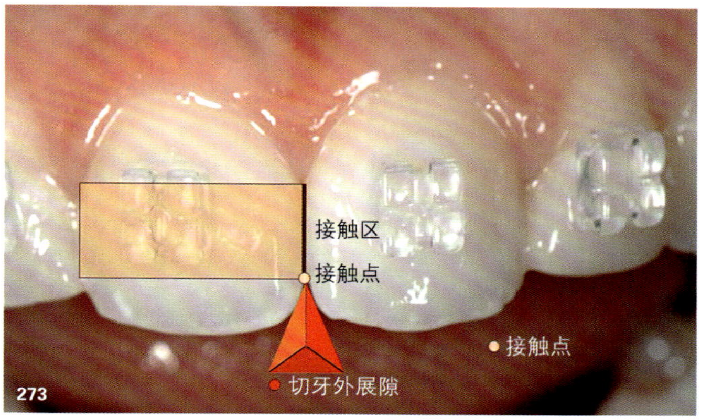

图4-272 右侧中切牙的长度和宽度测量。
图4-273 中切牙之间的接触点很高，导致切牙外展隙较大和邻面接触区较小。

唇倾的切牙：拔除还是缩小牙齿尺寸

头影测量分析显示上颌或下颌切牙非常唇倾时，建议拔除前磨牙的情况非常常见。这是为了获得间隙，使牙冠能够内收和直立。治疗方案不应该仅仅基于头影测量数值，更要根据牙齿的临床外观而制定。在头颅定位侧位片上使切牙处于理想的倾斜度是一回事，但在临床上，最佳外观时的切牙位置又是另一回事。哪个更重要？毫无疑问，临床表观比头影测量数据更重要。

毫无疑问，临床表观比头影测量数据更重要。

微观美学评价是第6章的重点，这里我们先用这个病例引入牙齿尺寸对微笑美学影响的理念。患者的右上中切牙宽8.8mm，长9.2mm（图4-272），宽长比为95%（80%被认为是理想的）。牙龈的形态和比例并不理想，特别当左上侧切牙与尖牙同中切牙相比。其邻间接触点略高，导致切牙外展隙较大、与邻面接触区较小（从接触点到龈外展隙的距离）（图4-273）。

牙齿排齐后，由于先前的治疗，她几乎没有覆盖用于内收上颌切牙（图4-274）。我选择使用细车针对上下颌切牙进行片切，为上下颌切牙的直立和舌倾留出足够的空间（图4-275）。改变中切牙的形状使邻面接触点降低，并产生更大的邻面接触区。在圆丝上使用弹性橡皮链关闭间隙，直立切牙，增加切牙暴露量，改善上颌牙弓曲率，从而使患者获得更理想的笑线（图4-276）。

我们是否应该考虑拔除前磨牙，而不是这种大面积的牙齿片切？虽然拔牙是一种选择，但问题是牙齿的尺寸，特别是在上颌切牙区域。治疗的目标是直立切牙，增加微笑时的切牙暴露量，并达到更好的笑线。相比拔牙，牙体形态修整的优点是切牙的形状达到理想的尺寸，并留出了足够的空间来直立

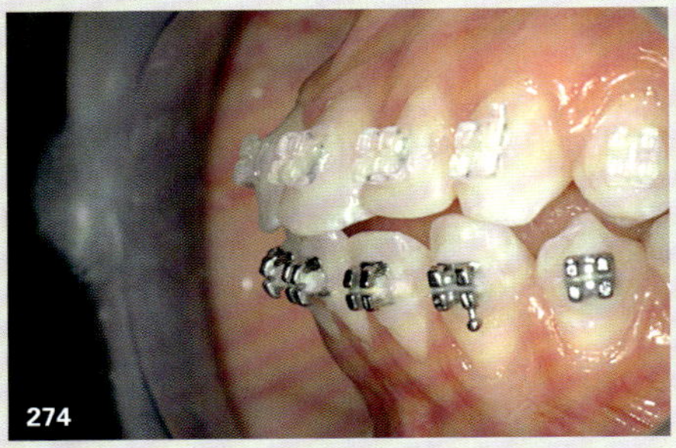
274

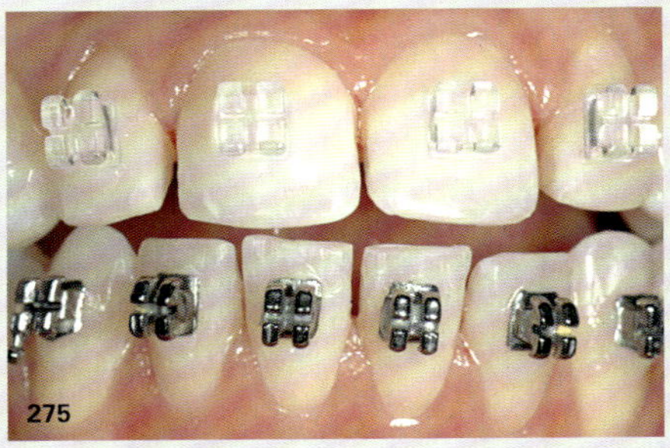
275

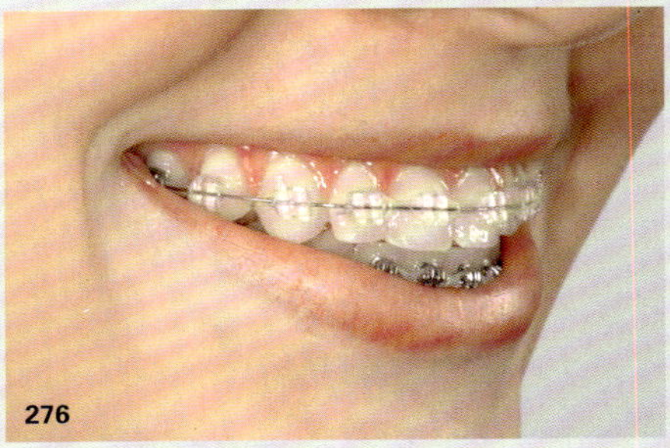
276

图4-274和图4-275 用细车针对牙齿进行改形，直立切牙并向舌侧倾斜，降低了接触点，中切牙之间形成了更大的邻面接触区。

图4-276 在圆丝上使用弹性橡皮链竖直切牙，增加切牙暴露量，改善笑线。

图4-277～图4-280 治疗结束像。患者主诉的切牙散开已得到矫正，笑线和咬合情况也得到改善。

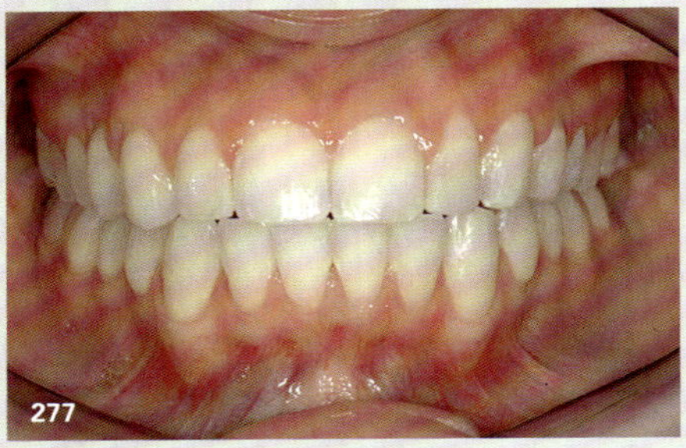
277

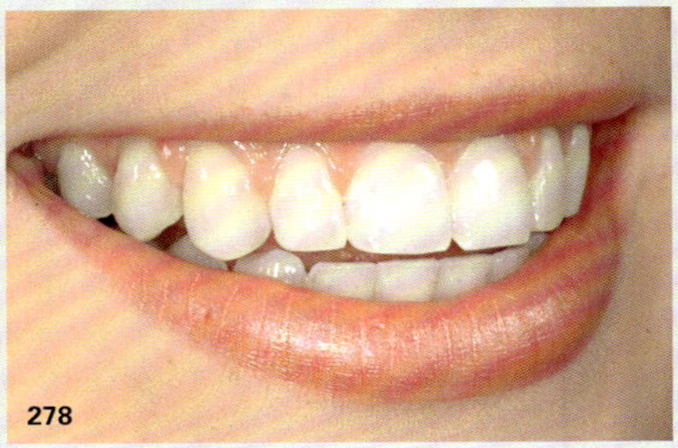
278

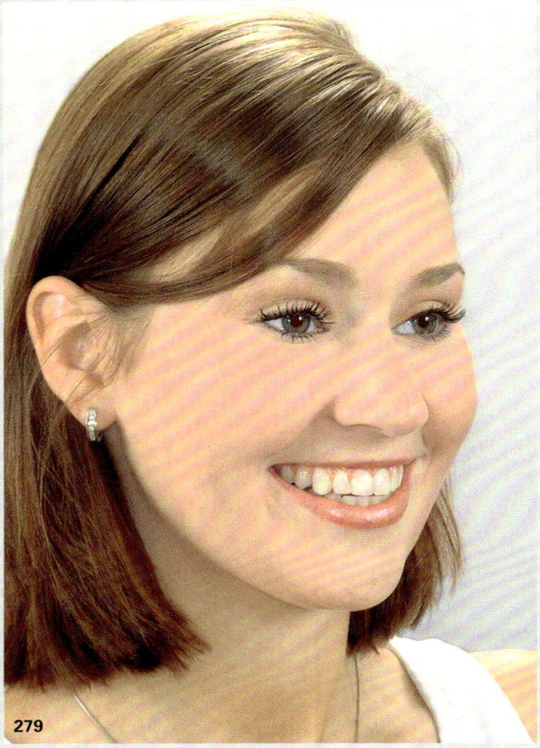
279

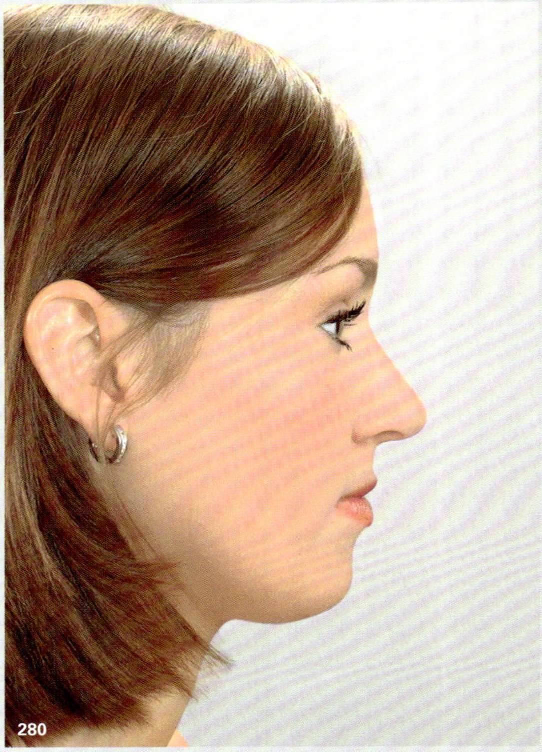
280

牙齿——既不太多，也不太少。如图4-277～图4-280所示，显然，临床医生的“审美眼光”对成功的治疗结果至关重要。

临床医生的“审美眼光”对成功的治疗结果至关重要。

由于骨性关系而导致的切牙唇倾

当然，除牙齿大小外，还有很多原因会导致切牙唇倾。过度扩大拥挤的牙弓是最常见的原因之一，这会影响笑线。一个更重要的原因是殆平面的偏斜，正如前面关于牙颌生长模式部分所讨论的。对于青少年，我们可以进行如前所示的生长改良治疗，但对于成年人来说，手术通常是唯一的选择。

图4-281中的女性患者要求矫正前牙开殆（图4-282），病因上颌后牙垂直向发育过度导致的下颌向后下旋转，患者凸面型，下颌发育不足（图4-283），侧面微笑像显示上颌后牙殆平面顺时针旋转（图4-282）。上颌前后部的垂直高度不同，后部露龈较多，前部露龈较少（图4-284和图4-285）。上颌切牙唇倾也较明显。

在治疗前评估中，手术计划检查表上的项目之一是将治疗前的上颌模型的咬合面平放在桌子上（图4-286）。通过这个方式，我们确认了患者前牙开殆是殆平面的问题。可以看到患者前牙比后牙的殆平面高2～3mm。因此，最好采用分段截骨术，而不是一体式截骨术，整平上颌殆平面，可提高治疗结果的稳定性。

这名患者的正畸-正颌手术计划是将上颌牙齿分成三段排齐：切牙及双侧后牙段（从尖牙到磨牙）（图4-287）。确保侧切牙和尖牙的牙根之间分开，为外科医生进行上颌三段式截骨术腾出空间，上颌后部压入，上颌切牙直立。她的手

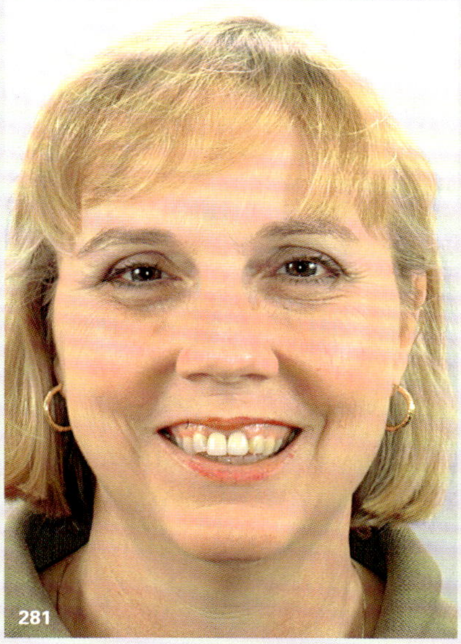
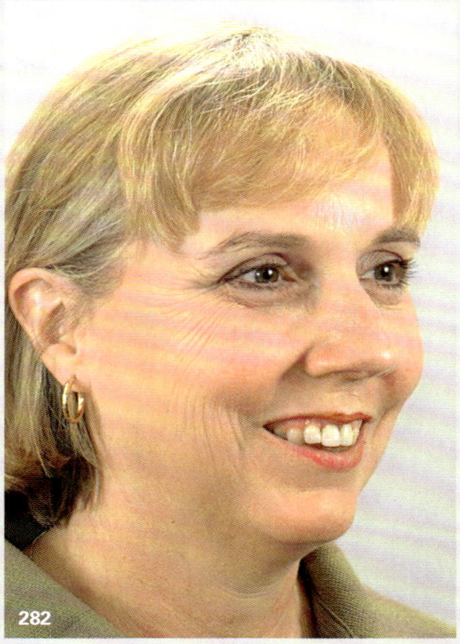

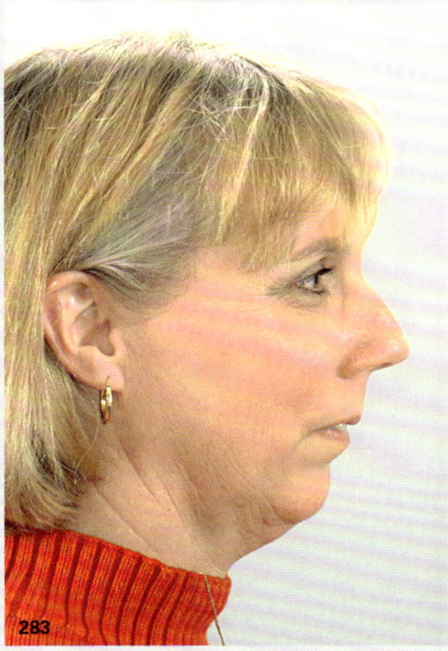
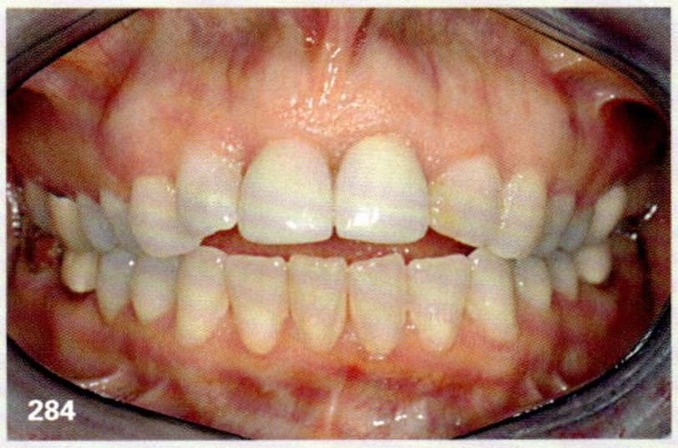

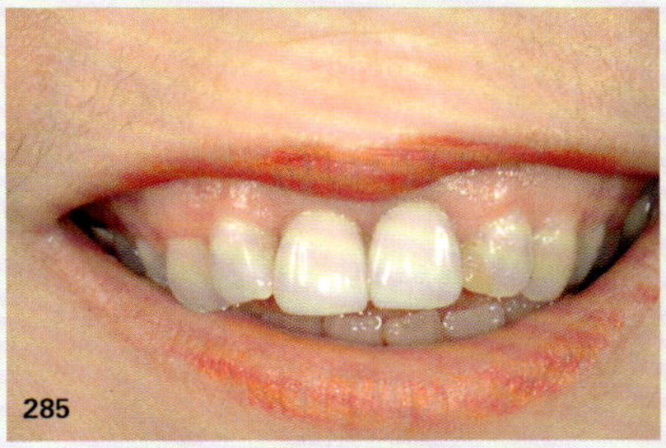
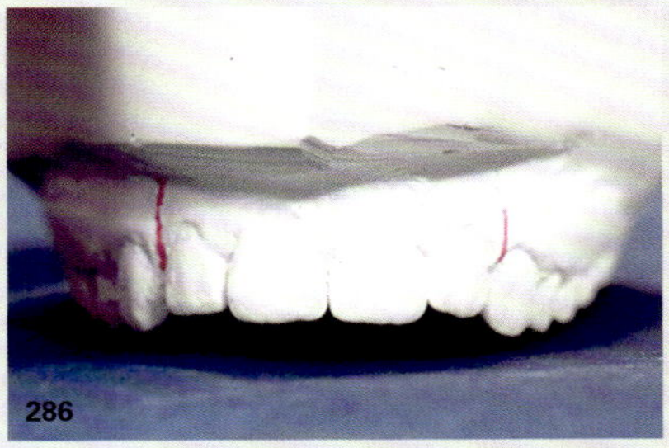

图4-281和图4-282 这名女性是为治疗她的前牙开殆而来。侧面微笑像显示上颌骨逆时针旋转。

图4-283 侧面像为凸面型，下颌骨发育不良。

图4-284和图4-285 口内咬合和特写微笑像。

图4-286 将上颌骨模型平放在桌子上，确认开殆是由于殆平面不一致引起的。

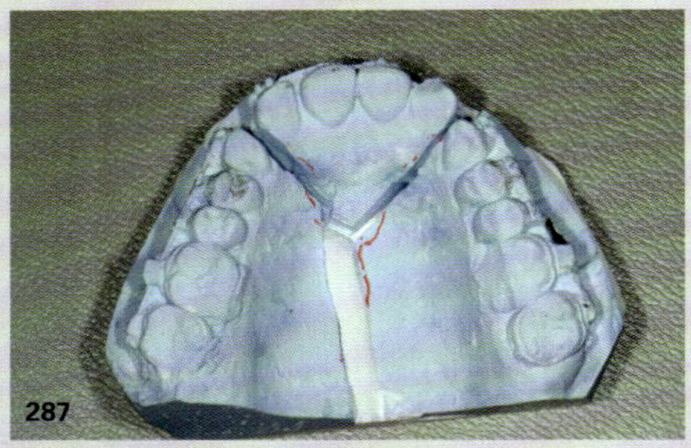

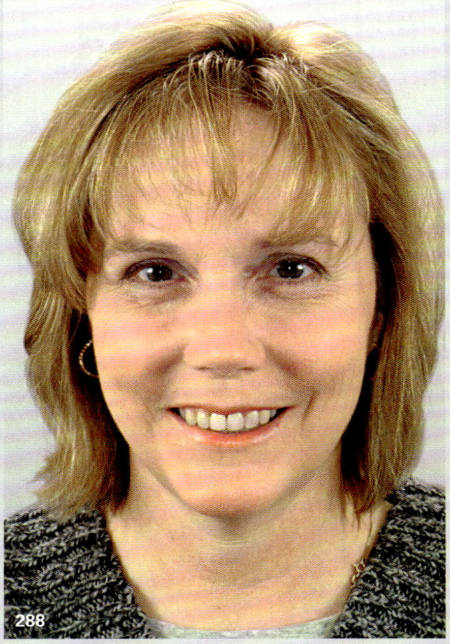

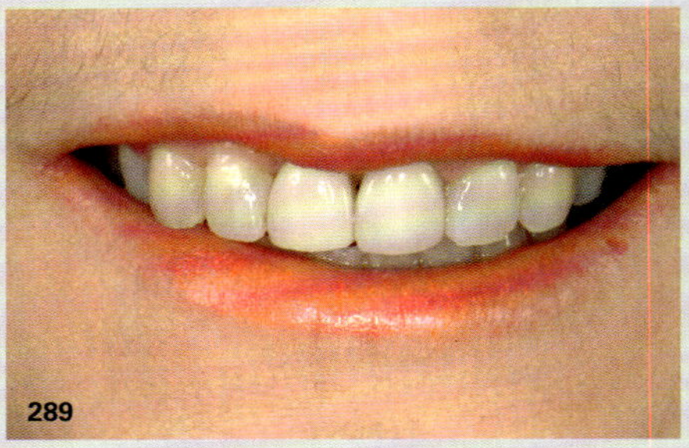

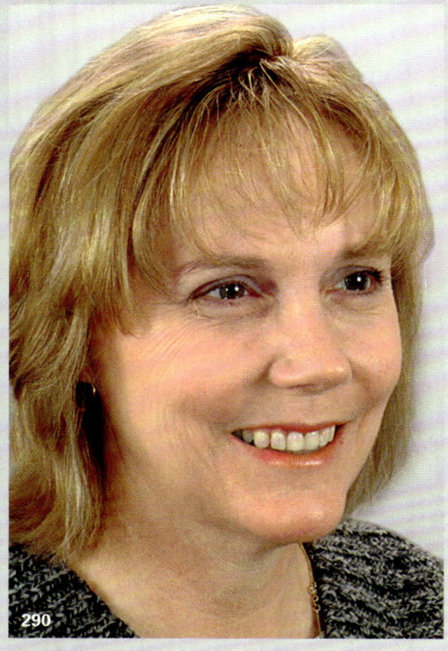

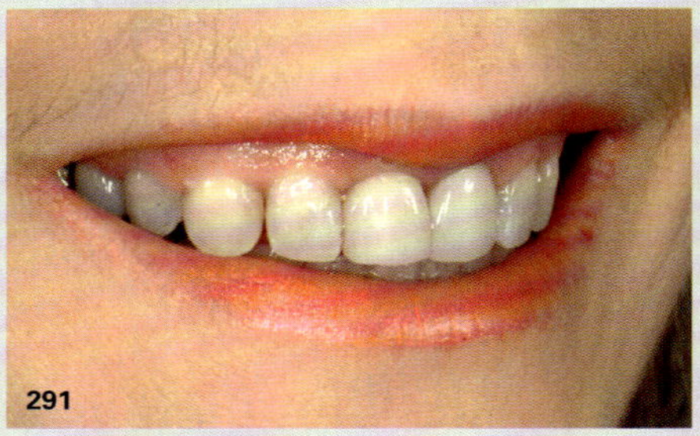

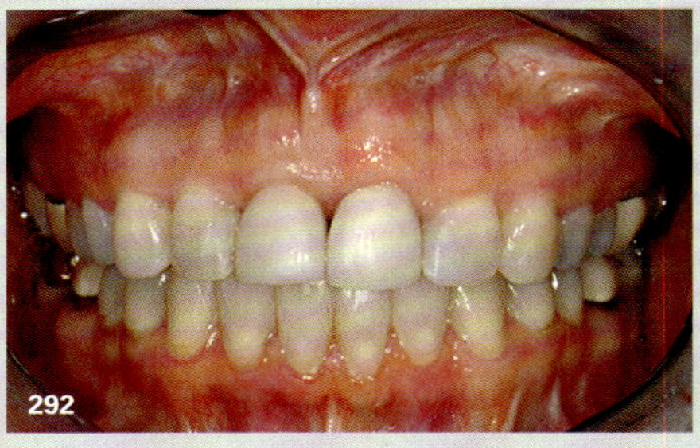

图4-287 需要手术排齐的三段牙齿的示意图。

图4-288～图4-292 治疗结束结果：前牙开殆已矫正，龈缘高度和切缘位置均得到改善。

术计划还包括下颌骨向前移动、辅助鼻整形术和颏成形术以前移颏部。术后正畸完成后，她的切牙牙冠被更新的材料替换，治疗效果反映在图4-288～图4-292中。

分块截骨术病例可能会出现并发症，重要的是需要防止多学科团队成员对合理的术后反应感到困惑。例如，外科手术中行牙齿间截骨，可能会切开截骨部位附近的牙根。虽然风险很低，但仍有可能发生。为了说明骨骼生理学知识的重要性，以及良好的沟通和判断力的重要性，我想介绍一个病例，这个病例是我以前的一名学生（Deidra Maull医生）请我会诊的。Maull医生已经为这名患者做好了上颌骨三段截骨术解除前牙开殆的准备（图

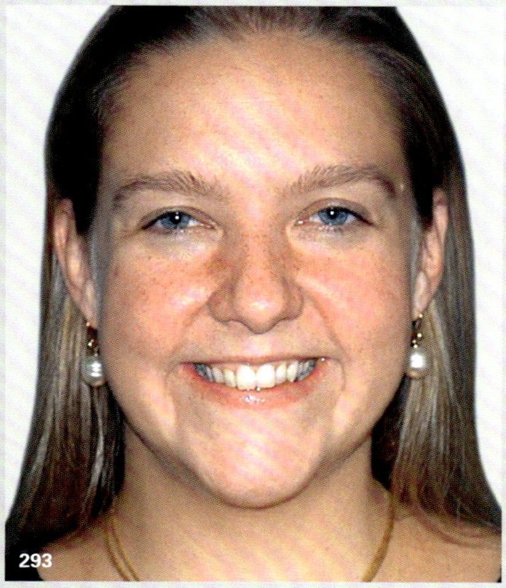

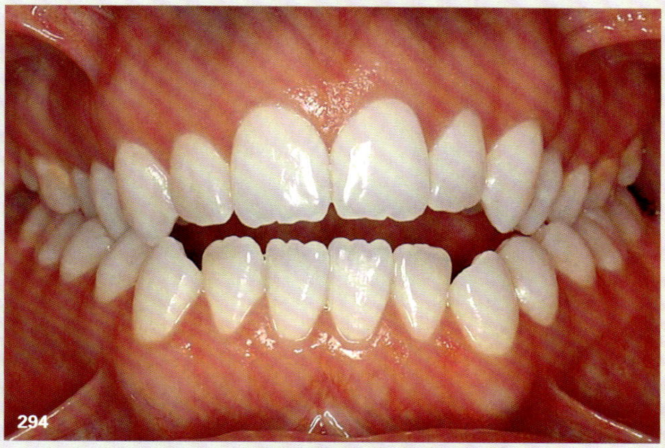

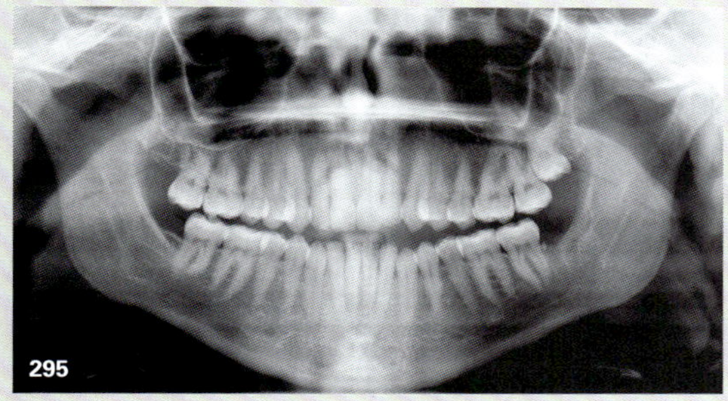

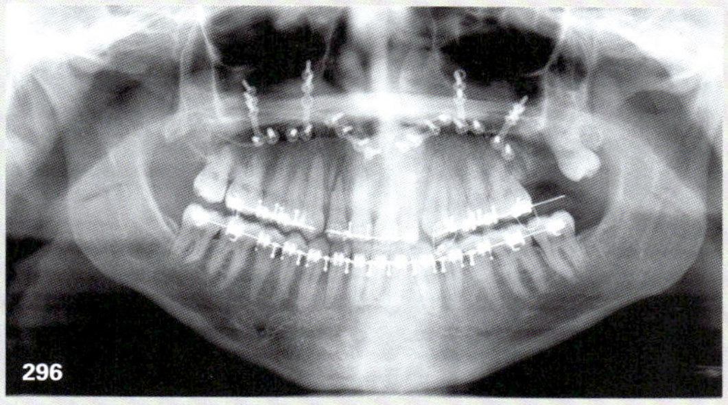

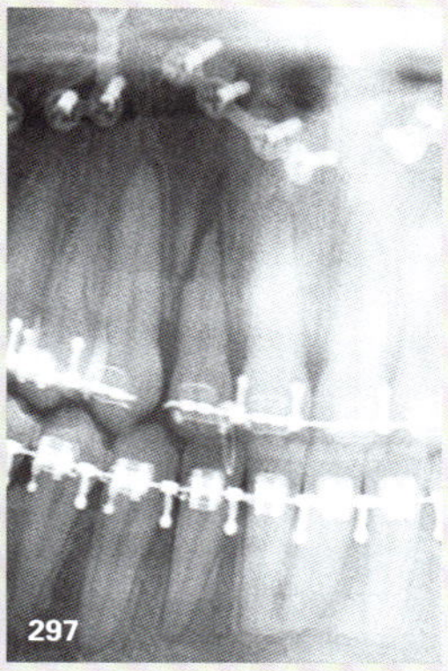

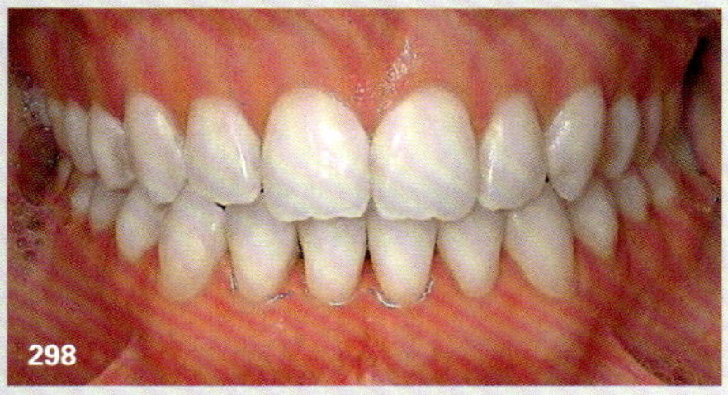

图4-293～图4-295 上颌骨三段截骨术需要准备前牙开𬌗患者的临床照片和全景片。
图4-296和图4-297 第一次术后随访时的全景片显示右上侧切牙的牙根折裂，患牙未被拔除。
图4-298 治疗结束时的咬合。

4-293～图4-295）。她以分段的方式排齐上颌牙齿（从侧切牙到侧切牙，从尖牙到第一磨牙），以便将截骨区域设置在侧切牙和尖牙之间。

在第一次术后随访中，外科医生从手术室打电话给正畸医生，报告说X线片显示他切断了右上侧切牙的牙根（图4-296和图4-297）。外科医生提出拔掉受损的牙齿，并植入种植体。正畸医生自然对这一消息感到不安，并打电话给我，询问我这是否是正确的治疗途径。关于牙槽骨分段截骨术后牙齿活力的文献报道发现，这些受损的牙齿很少需要牙髓治疗，它们被切断神经但牙髓仍拥有活力。事实上，一项研究表明，在手术中受伤的牙齿，甚至是被切开的牙齿，都不需要牙髓治疗。牙髓的活力是可以通过侧支循环维持的，尽管神经连续性并没有像分块截骨术后那样重建[48-49]。基于这一点和其他相同情况下所显示的数据，我建议不要拔牙，只是在随后的术后正畸中要小心使用轻力，这也是我们所做的。

术后正畸完成，治疗取得了成功（图4-298）。治疗3年后拍摄的全景片（图4-299）显示牙根部分愈合，但切开的影像仍然明显。患者无过敏或疼痛。在后续5年的随访中，切牙覆𬌗稳定，牙间解剖良好（图4-300），全景片显示牙根进一步愈合（图4-301）。

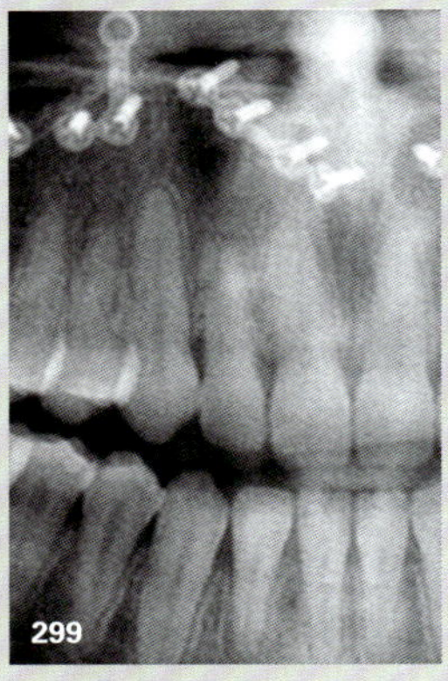

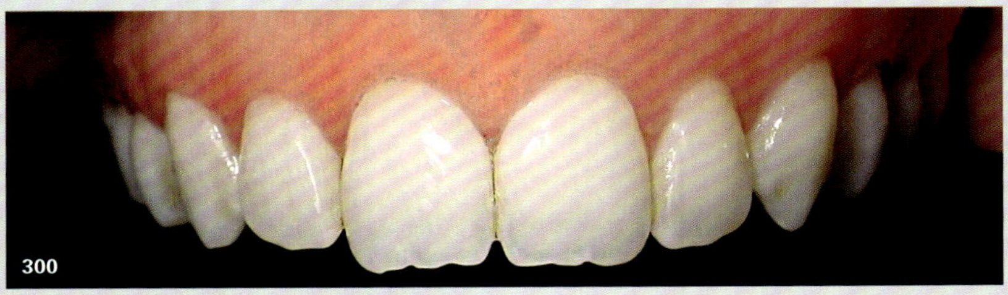

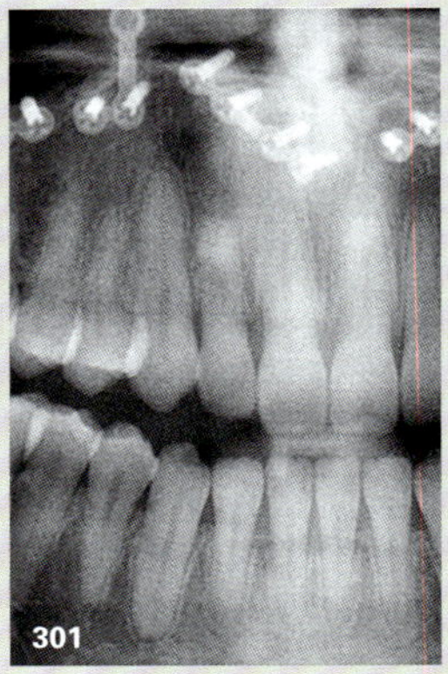

图4-299 3年后的全景片显示牙根愈合（但仍有明显的切口），我的临床建议是不要动牙齿，而不是像外科医生建议的那样用种植体替换它。
图4-300 随访5年的上颌牙列，显示良好的牙间解剖结构。
图4-301 随访5年X线片显示断根进一步愈合。

牙弓形态和颊廊

扩弓和稳定性

在当代正畸治疗中，更宽的牙弓形态已经越来越被接受，甚至呈现流行的趋势。如图4-302所示，这是成年人和青少年对更宽（有时被称为“好莱坞”）微笑的共同要求。牙弓的形态和形状是近年来正畸领域的一个热门话题，因为人们关注的是更大的微笑宽度和更窄的颊廊。但这一趋势也因潜在的不稳定性和长期的牙周问题有相当大的争议[50-53]。

在谈到颊廊话题时，我认为很有必要重温关于牙弓形状的理论原则，因为这是当今临床正畸中一个颇具争议的领域。问题是牙弓形状到底可以改变多少才不会对局部美学产生不稳定性和负面影响。在我们的已有知识里，理想的牙弓形状是以初诊时的下颌牙弓形状为基准的[54]。过去，牙弓是用几何术语描述的，并且可用数学模型表示理想的牙弓形态，从而产生预制的弓丝建立理想的牙弓形态。研究表明，排齐的自然牙弓末端形成的抛物线（悬链曲线）形态很好地贴合了第一磨牙的位置，但对第一磨牙之后的牙位就显得太宽[55-56]。然而，现在的临床医生很少坚持每次就诊时都调整弓丝，使上颌牙弓弓形与初始下颌模型的弓形相匹配。

Brader引入了一种仿照三焦椭圆的弓形，它很适合牙弓的切牙部分和第一磨牙后面的部分[57]。它在数学上的表达很复杂，但制作简便，用作预制弓丝的弓形很合适。它有一个有趣的特性，就是与鸡蛋的形状很相似，而由于鸡蛋在压力下极难坍塌，椭圆形弓形理论上也应该能产生一个稳定的弓形形态。牙弓形态稳定无疑是非常理想的，但却是最不为人知的正畸治疗目标之一。如今的流行文化使患者渴望通过扩大牙弓来获得更宽的微笑，这导致一些没有任何数据依据的（或至少是任何已有研究发表的数据）预制弓丝的出现。Damon弓形就是一个很好的例子。

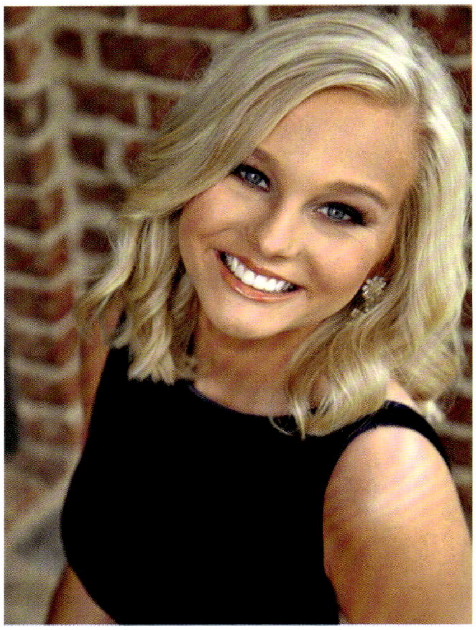

图4-302 好莱坞微笑的例子，具有更宽的弓形和狭窄的颊廊。

牙弓可以无限扩展的想法与现实情况是矛盾的，多项研究表明，下颌尖牙区扩弓不稳定[58-59]，牙弓其他部位的大量扩展往往也是不稳定的[58,60]。因此，如果将牙弓的稳定性作为主要目标，治疗应该尽可能地保持原有的牙弓形态。而如今，临床患者对固定保持器的接受程度较高，所以在患者和正畸医生讨论治疗计划时，也需要同时解决牙弓稳定性与其他治疗目标的冲突。这一主题将在本章关于微笑美学中颊廊的部分进一步讨论。

牙弓扩展的美学效果

然而，弓形的负面影响不仅仅在于稳定性。随着宽牙弓的流行，患者的颊廊减小（见下文讨论），随之而来的是大量笑线的前部变平，这是因为上颌切牙唇倾。图4-303是一名12岁的女孩，表现为明显的上颌拥挤（图4-304和图4-305），尖牙部分阻生。该名患者是通过上颌快速扩弓（Rapid Palatal Expansion，RPE）和切牙唇倾来治疗的（图4-306）。虽然治疗达到了解除拥挤的目的，但带来了切牙唇倾的负面效应，从而导致笑线变平（图4-307）。

当时我觉得解除拥挤很成功，而且她当时和现在都笑得很灿烂而迷人。所以并没有多想，也没有意识到患者的笑线变平了。这个病例对我个人来说是一次真正的学习经历。10年后，当我再看到她时，她下颌固定保持器已经脱落，下颌切牙发生舌倾，重新出现拥挤和深覆盖（图4-308）。同时她的上颌切牙继续萌出，改善了笑线（图4-309和图4-310）。

这其中的教训是什么？嗯，当初我一心想着通过牙弓扩大为尖牙争取空间，进行非拔牙治疗，还要在尖牙的引导下为她建立理想的覆殆。她的下颌牙齿较大，在治疗时我并没有意识到下颌切牙在前移和排齐中发生了唇倾，使我不得不唇倾上颌切牙来补偿，致使笑线变得平坦。患者的笑线10年后才在保持中恢复，因为下颌切牙舌倾，使得上颌切牙能够再次萌出。如果当初我懂美学相关知识的话，我就会

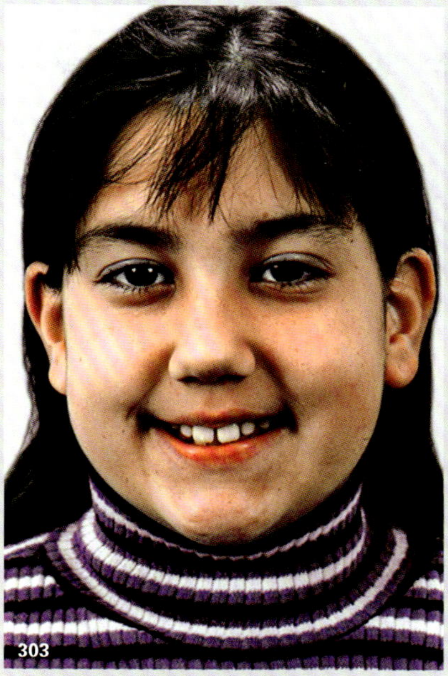
303

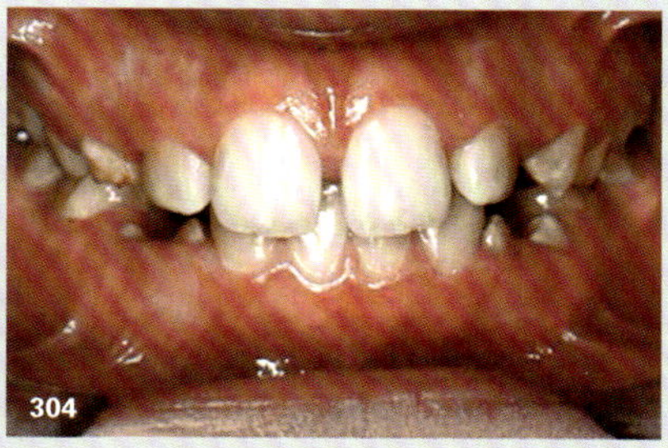
304

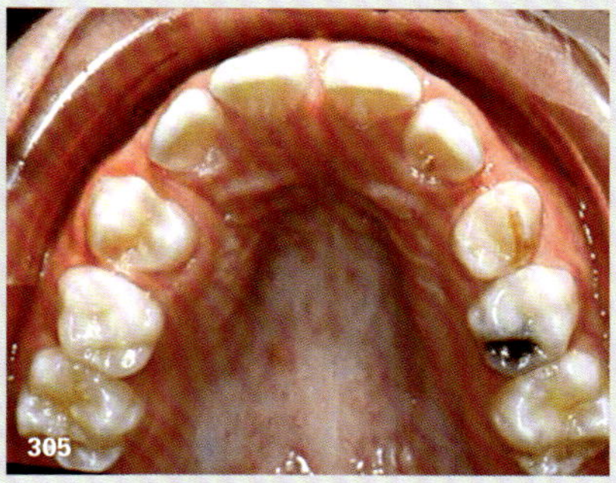
305

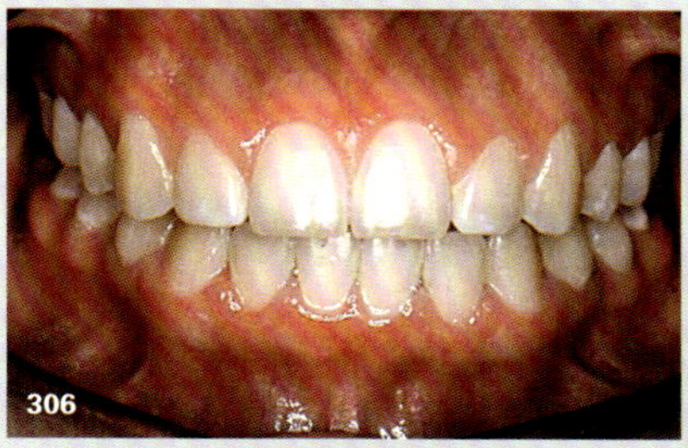
306

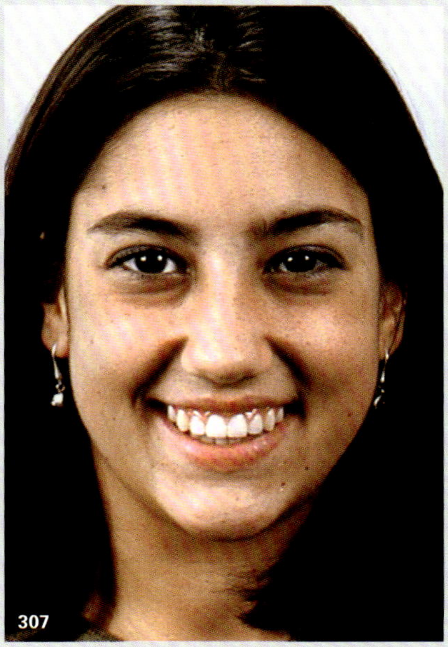
307

图4-303 这名12岁的女孩切牙暴露量良好，但有严重的牙齿拥挤。

图4-304和图4-305 患者深覆殆，2颗切牙之间有间隙，上牙弓形状狭窄，导致上颌拥挤。她的上颌牙弓重度拥挤，以至于她的上颌尖牙被挡在了牙弓外，但上颌第一、第二乳磨牙还没有替换（这意味着大约有5mm的牙弓长度可用）。我建议使用快速扩弓（Rapid Palatal Expansion，RPE）以增加牙弓宽度和牙弓长度，从而获得足够的空间来容纳上颌尖牙。

图4-306 RPE后，固定矫治器被放置在通过扩弓器获得的间隙中，以前移上颌切牙。患者不需要拔牙即可实现牙齿排齐。

图4-307 这名女孩治疗结束后，我对她的治疗结果非常满意，因为她有一个美丽的好莱坞式的灿烂笑容。当时我没有意识到唇倾的上颌切牙压平了她的笑线。

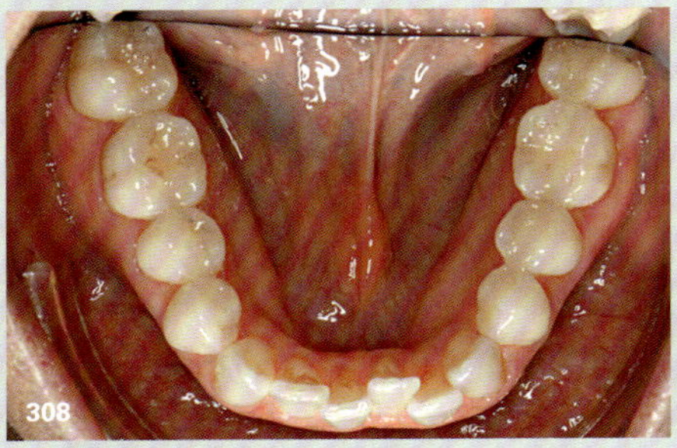

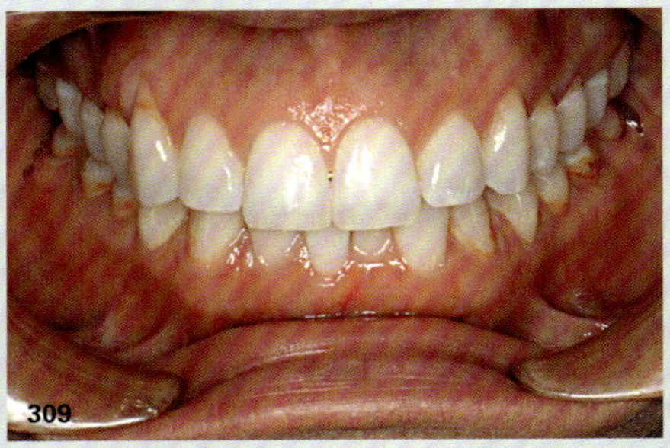

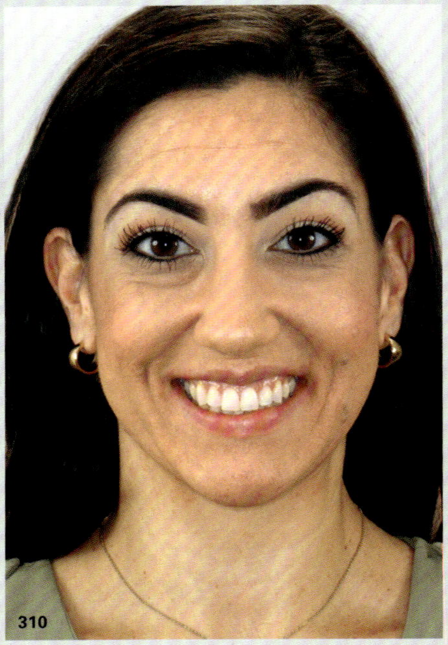

图4-308 ~ 图4-310 10年后，我又看到了这名患者，当时她已经停止佩戴下颌保持器。我惊讶地看到，由于下颌拥挤，她的笑线有所改善，下颌切牙的舌倾使上颌切牙得以内收。

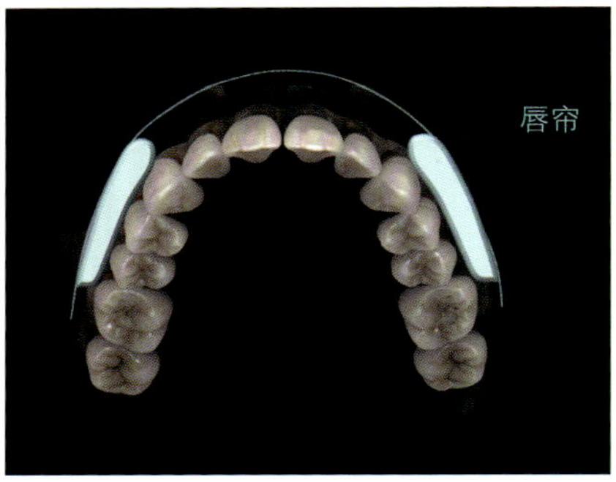

图4-311 颊廊示意图。

从椅子后面转到患者面前，观察她微笑的情况，并且使用邻面去釉来调整过大的下颌牙齿。下颌切牙的内收使我能够将上颌切牙放置在更好的垂直位置上，同时获得所需的宽牙弓。

颊廊

颊廊的简单定义是当一个人微笑时，面颊和后牙颊面之间的空间。最初也被称为“负性间隙”，但这个词显然用词不当，因为没有任何空间的微笑看起来很不自然。颊廊宽度对我们评价一个人的微笑宽度有重要影响[61-62]。我建议认识颊廊不仅仅将其视为一种测量，或者是宽度的问题。颊廊实际上是后牙颊面和软组织微笑框架之间不规则形状的空间（图4-311）。尽管研究结论有些不同，但最被接受的观点是，相较宽颊廊，微笑时较窄的颊廊更具美感。

临床检查表

我认为颊廊过宽的原因包括以下几点：

- 上牙弓狭窄
- 后牙段的腭向倾斜
- 牙列和颌骨的前后向位置影响颊廊容积

以下措施可以改善颊廊：

- 骨性上颌扩弓
  - 上颌快速扩展（RPE）
  - 上颌慢速扩展
  - 手术辅助RPE
  - 骨支持式RPE
- 牙弓扩展
- 颊廊体积减小
  - 增加牙齿体积
  - 增加牙列和颌骨的前后向长度

骨性上颌扩弓

半个世纪以来，上颌扩弓一直是正畸治疗中一种有用的工具。这里不讨论在技术和方法上的变化，因为扩弓的美学效果可能不会受到确切方法的影响。

这是一名13岁的女孩（图

4-312），她被转诊来要求改善深覆𬌗和拥挤（图4-313）。她的上颌牙弓形状呈现为非常狭窄的V形（图4-314），微笑时颊廊过大（图4-315）。尽管她后牙没有反𬌗，我仍选择通过腭部扩弓（每天1圈，每次1/4mm）来扩展她的上颌宽度。我的目标是增加她微笑的宽度，同时增加上颌牙弓的长度，在不拔牙的情况下解除拥挤。虽然下颌牙弓也存在拥挤（图4-316），但她还有2颗乳磨牙，这将产生5mm的可用空间。谨慎地保留和利用这些空间，使她有机会在不拔牙的情况下治疗下颌牙弓。

她的治疗从RPE开始，然后在接下来的20个月里使用全口固定矫治器完成治疗。治疗结束时咬合关系良好（图4-317～图4-319），颊廊也有显著改善（图4-320和图4-321）。请注意，下颌牙弓形态保持不变，而上颌牙弓形态明显改变。9年后，她下颌牙弓轻微复发伴随一定的咬合改变（图4-322～图4-324）。然而，她始终保持着非常年轻的微笑（图4-325和图4-326）。

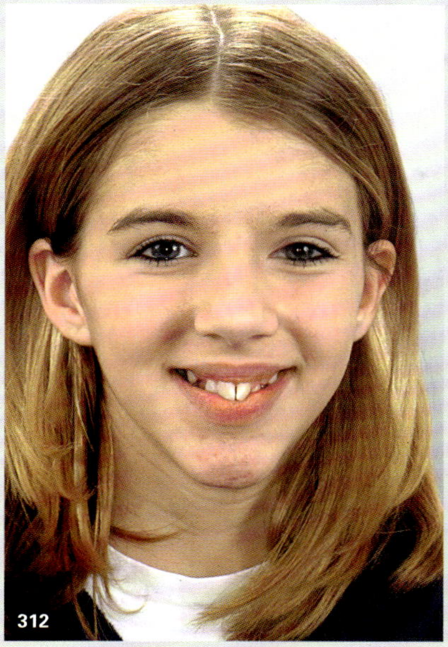

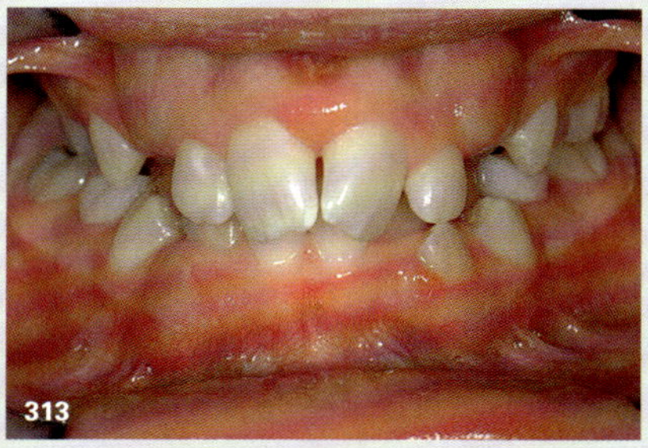

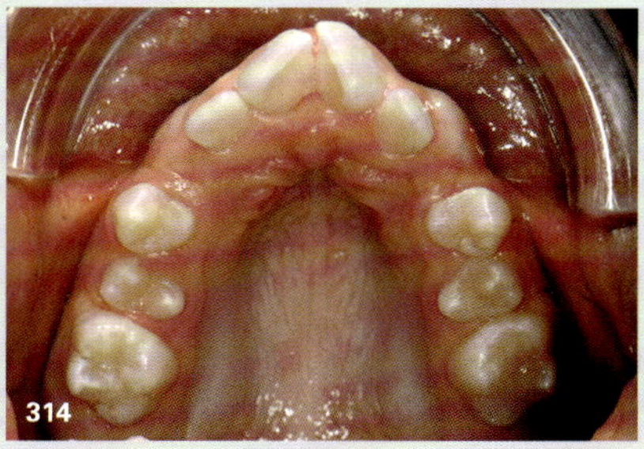

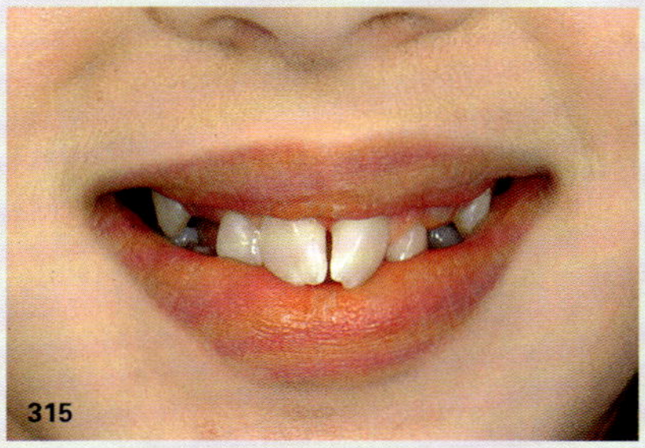

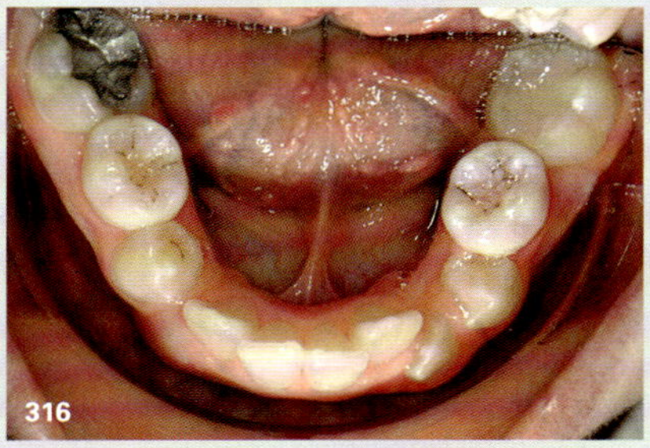

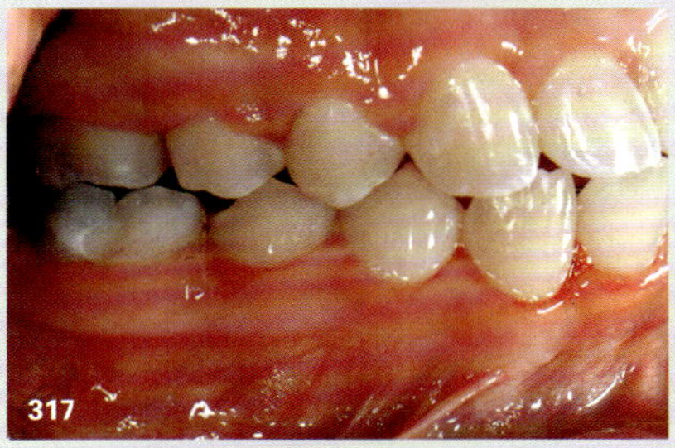

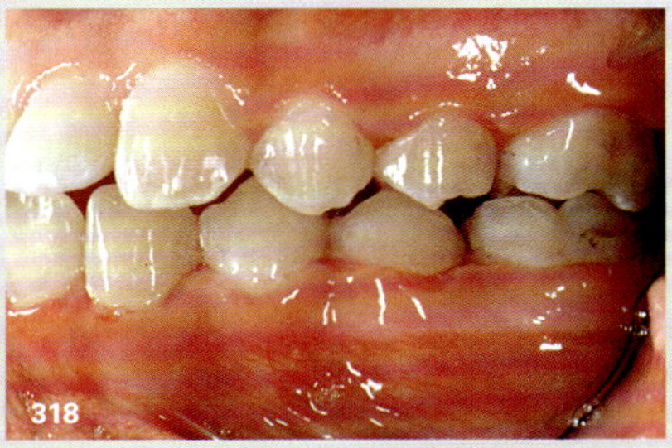

图4-312 正畸治疗前13岁女孩的正面像。

图4-313～图4-316 初始咬合、弓形和微笑。请注意上下颌的牙列拥挤，上颌牙弓狭窄呈V形，颊廊过大。

图4-317～图4-319 结束时咬合像。

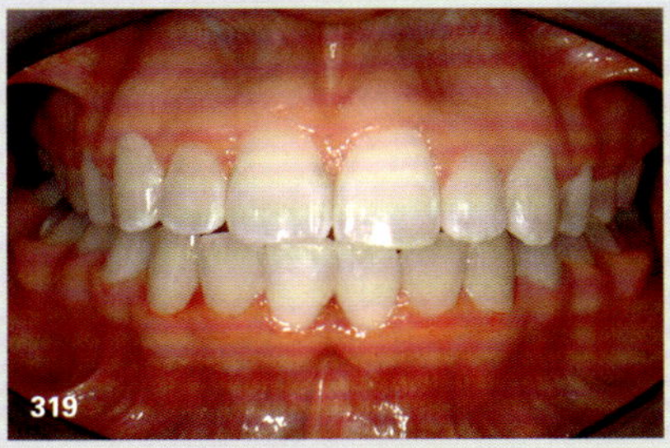

牙性扩弓和牙弓形态

正畸医生非常熟悉尖牙间宽度扩弓的不稳定性，但不熟悉如何使用样条法对正畸治疗的复发状况进行评估[63]。使用样条函数分析牙弓形态时发现，在具备合理稳定性的情况下，前磨牙区域可以获得显著的扩展[64]。这与扩弓和理想的美学颊廊有什么关系？平心而论，我认为尖牙间扩弓对颊廊宽度的影响很小，而前磨牙区扩弓对颊廊宽度确

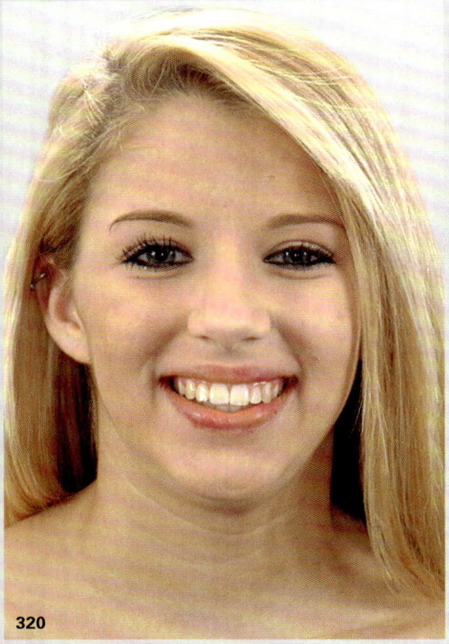

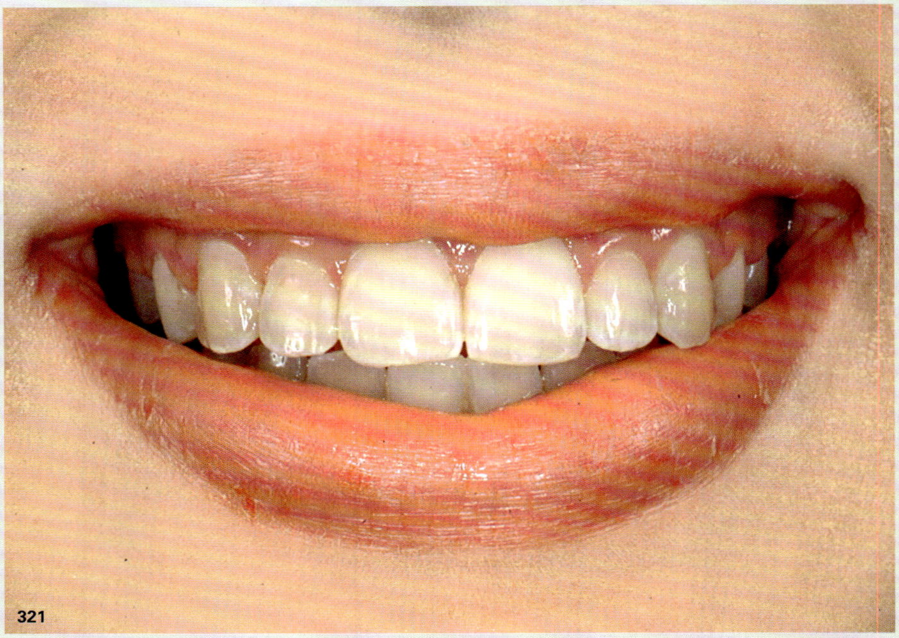

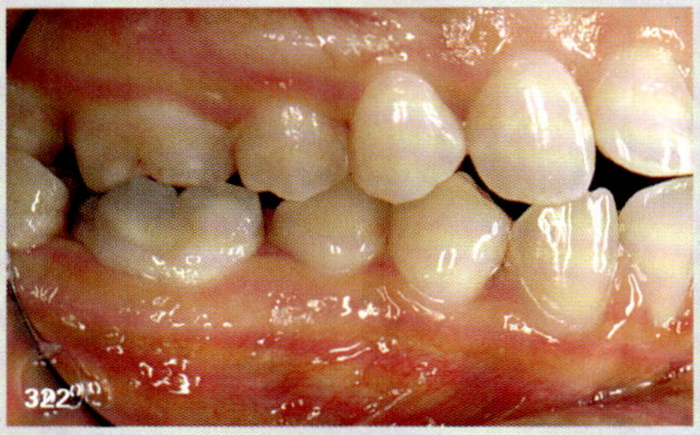

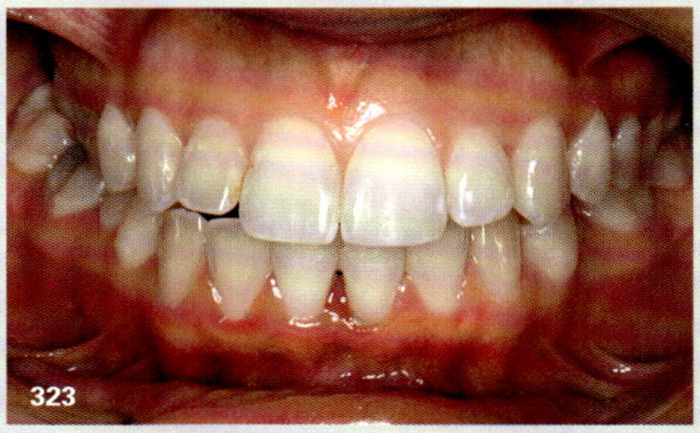

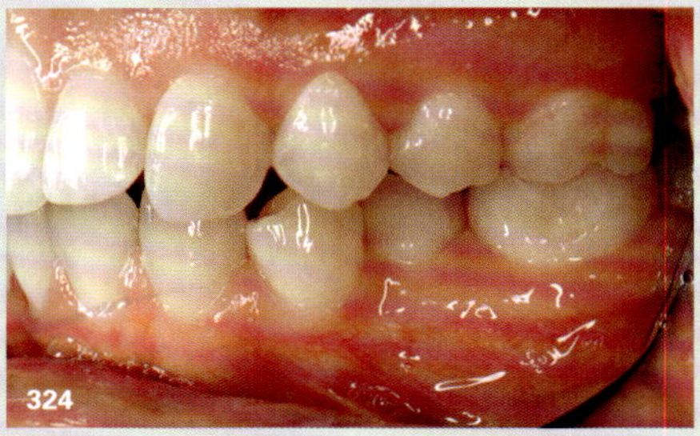

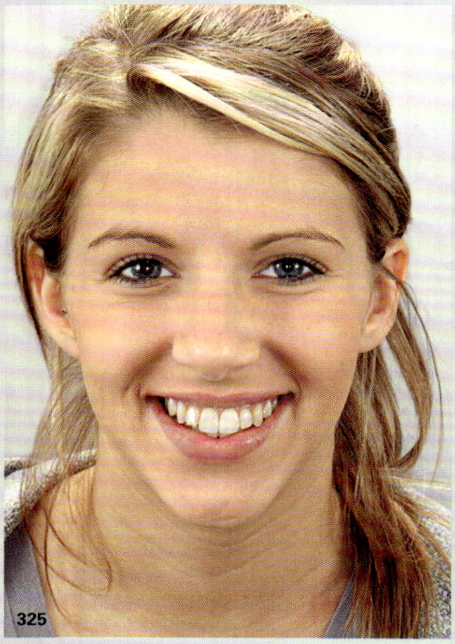

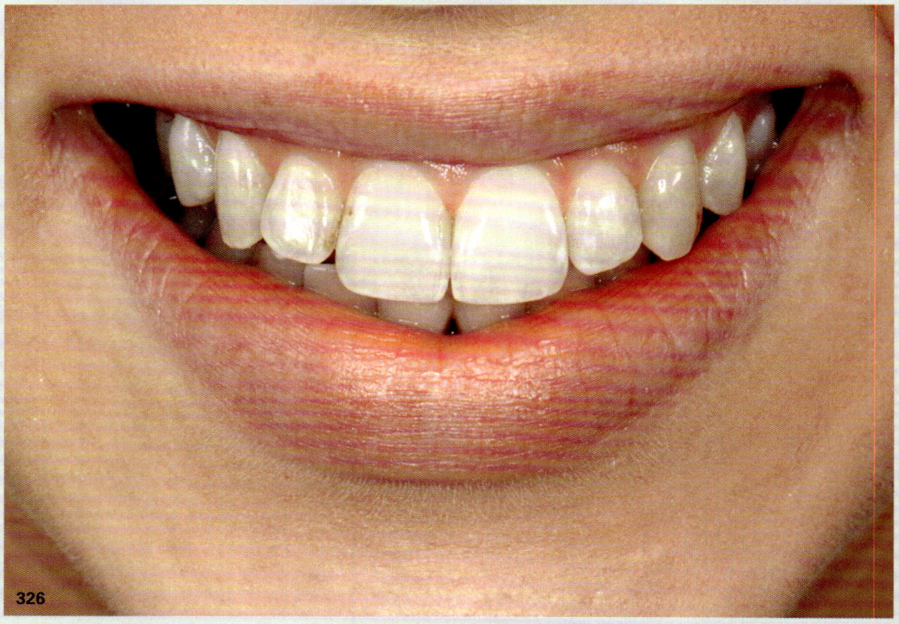

图4-320和图4-321 治疗结束后的微笑。请注意，由于正畸治疗，笑线变平了。

图4-322～图4-326 9年后的咬合和微笑。下颌牙弓有一定程度的复发，但笑线有所改善。

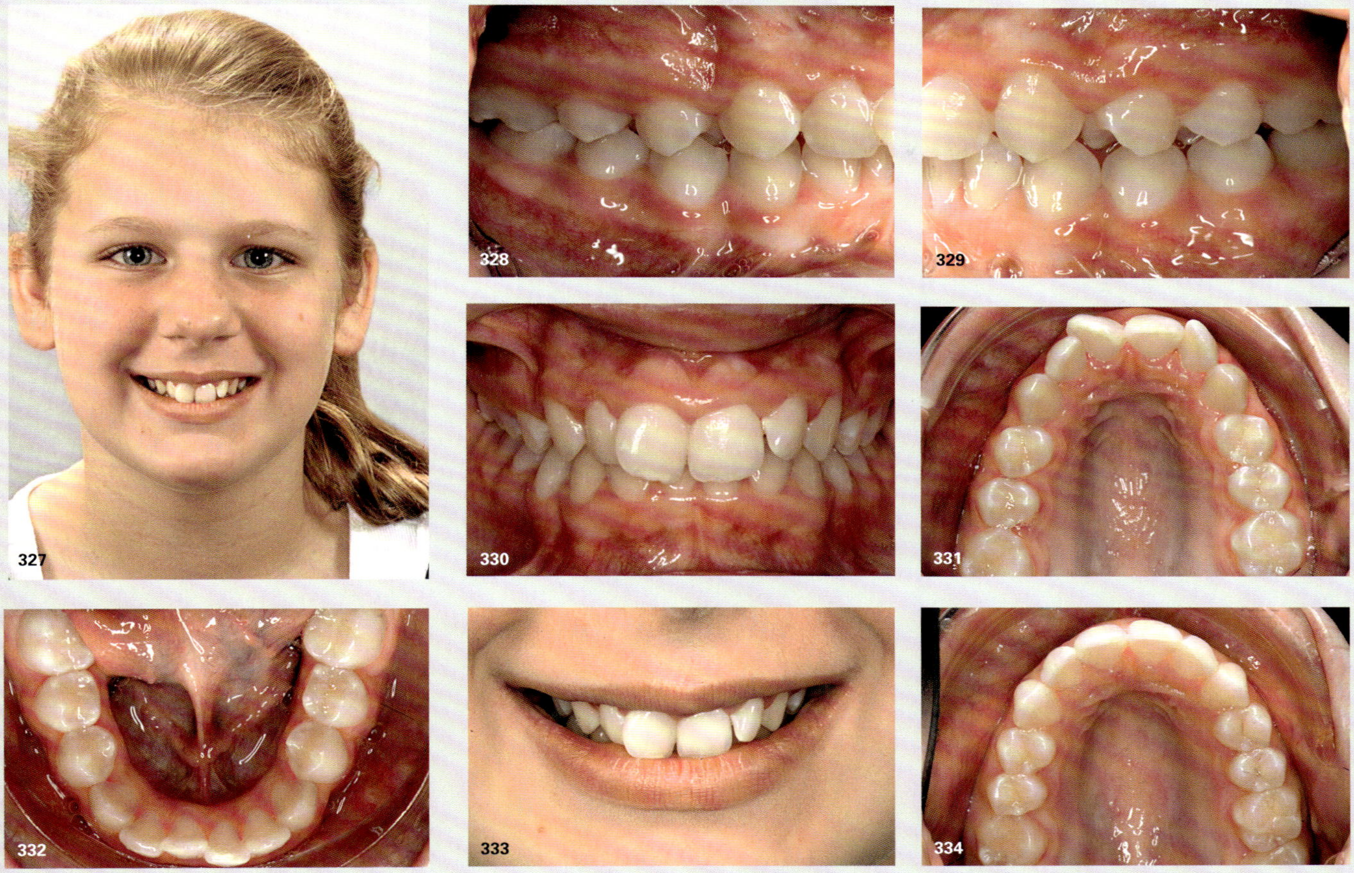

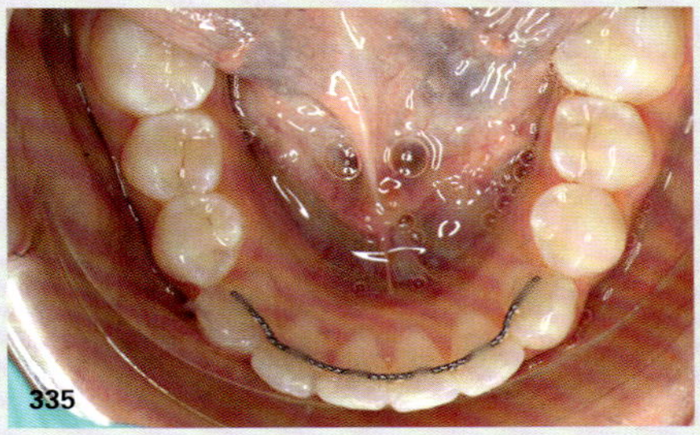

图4-327～图4-332 一名Ⅱ类错殆的12岁女孩初始照片。牙列中度拥挤，微笑时颊廊过宽。
图4-333 特写微笑像显示了后牙段的舌向倾斜。
图4-334和图4-335 上下牙弓都使用弓丝扩弓，解除拥挤，竖直后牙，从而改善了微笑美学。

实有明显的影响，所以要改善颊廊的美学效果应注意增加前磨牙的宽度。将后牙颊侧直立是最有利的扩弓方式。因此，牙性扩弓并不是牙弓的整体扩展，而是一种倾斜移动。

相比抽象的牙弓形态选择，Andreiko[65]提出了一种理论，他认为下颌骨的形状决定了牙弓的形态。牙齿应该在下颌骨的界限内排齐。他认为，弓丝设计寻找理想且抽象的数学形状时，并没有充分考虑下颌骨的解剖结构。在今天的数字正畸时代，这一想法已经被纳入Insignia系统（Ormco公司）中，在该系统中，弓丝通过CAD/CAM系统定制设计和制造。在编写本章时，SureSmile（Dentsply公司）系统仍然使用标准的弓形弓丝，来满足患者的个性化治疗目标。

图4-327中的12岁女孩经转诊来进行Ⅱ类错殆的正畸治疗（图4-328～图4-330）。虽然她有中度拥挤（图4-331和图4-332），但我认为使用弓丝扩弓已经足够。作为她微笑评估的一部分，我注意到患者颊廊较宽，特写微笑像（图4-333）显示了后牙段的舌向倾斜。她的牙弓形态随着扩弓而改变，主要通过前磨牙向颊侧直立（图4-334和图4-335）。牙性扩弓

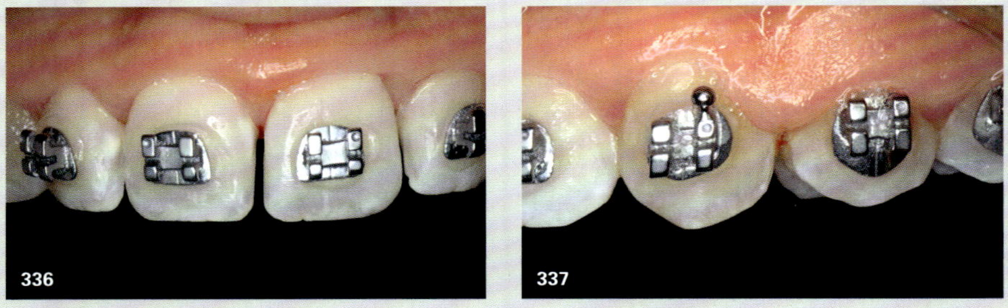

图4-336和图4-337 进行了牙体形态修整，以改善中切牙的比例和改善后牙Ⅰ类咬合。

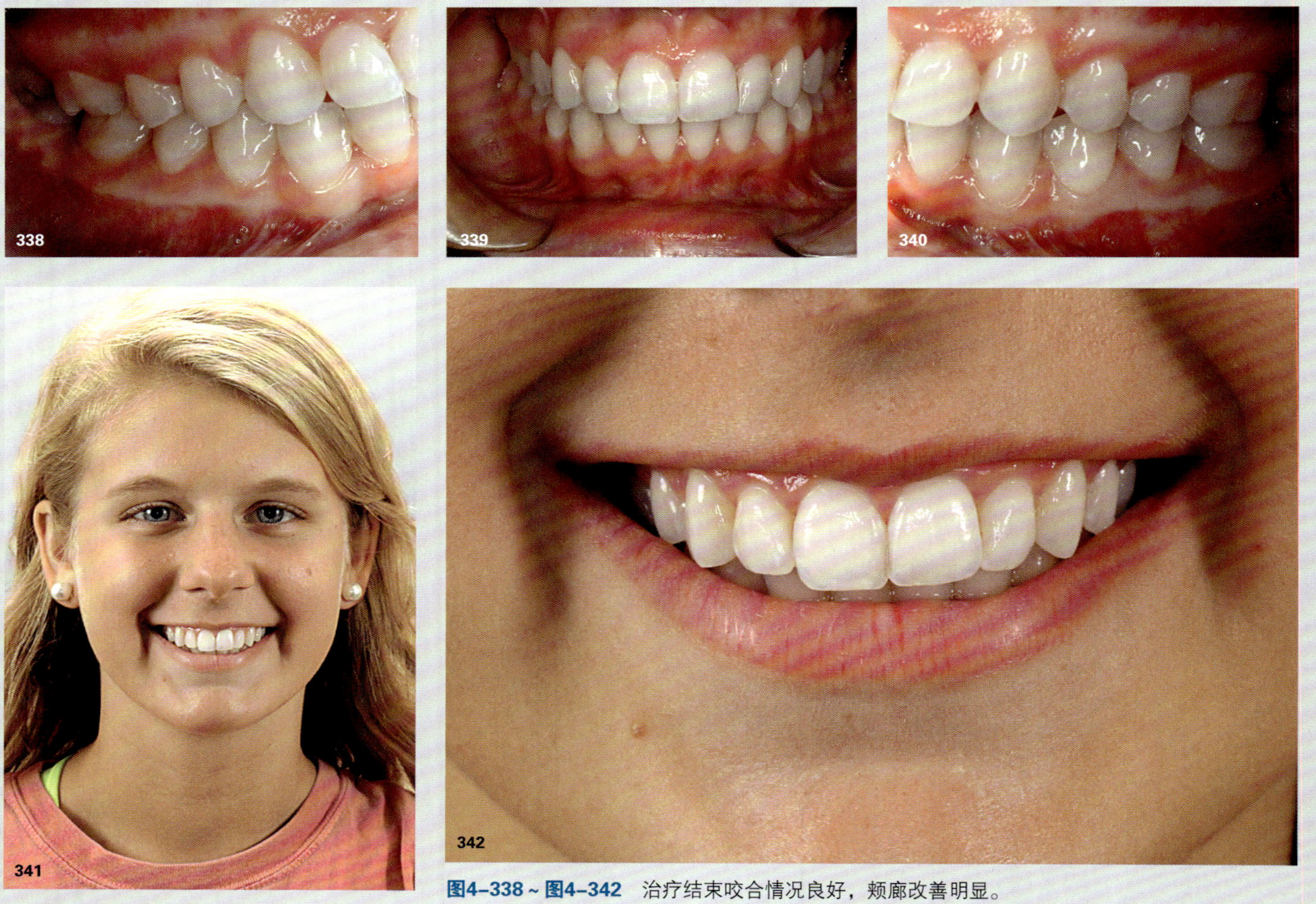

图4-338～图4-342 治疗结束咬合情况良好，颊廊改善明显。

很成功，不仅增加牙弓长度解除拥挤，还通过直立后牙段牙齿达成微笑美学。

治疗的最后阶段，在两个区域进行了牙体形态修整：①中切牙，使其宽长比更协调（图4-336）；②上颌尖牙的远中边缘嵴，使后牙咬合处于更Ⅰ类的关系（图4-337）。治疗结束时咬合良好（图4-338～图4-340），我成功地减小了颊廊（图4-341和图4-342）。临床上，牙体形态修整具有良好的稳定性。

通过直立后牙来加大前磨牙区的宽度，对于改善过大的颊廊有好处，此外还有助于我们更好地觉察切牙比例不调的问题。图4-343中的13岁女孩清楚地证实了这一点。这名患者下颌切牙轻度拥挤，上颌切牙中度拥挤（图4-344～图4-348），但她的主要问题是下颌发育不足（图4-349）对脸型的影响，特别当她微笑的时候（图4-350）。这张图像清楚地解释了

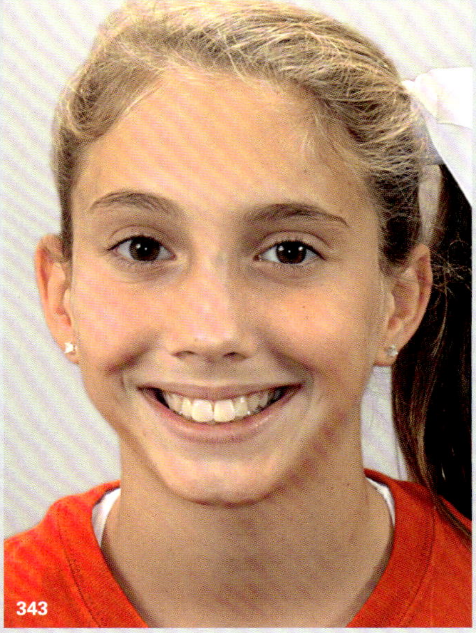

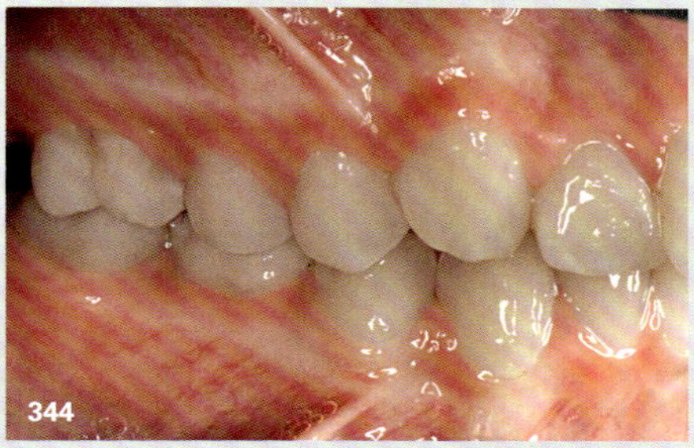

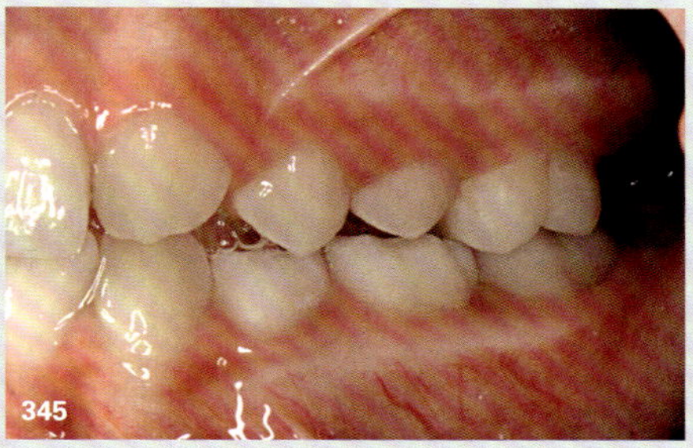

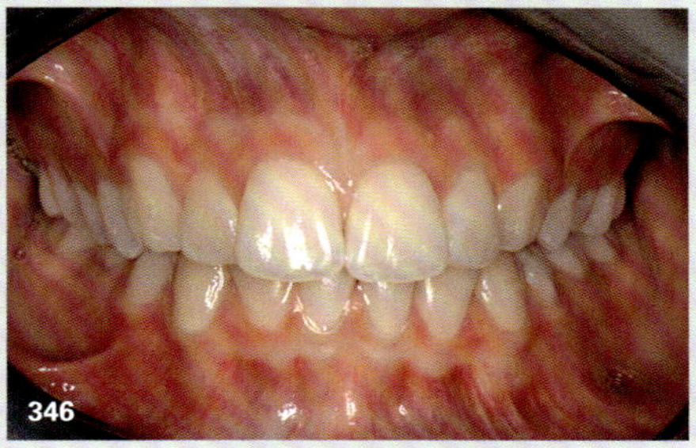

图4-343～图4-348 一名接受正畸治疗的13岁女孩的初始照片。

图4-349和图4-350 患者对她的颏部发育不足和微笑中出现的覆盖感到不满意。

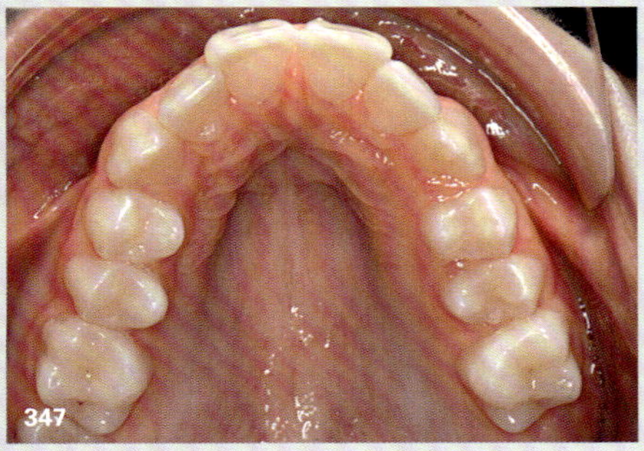

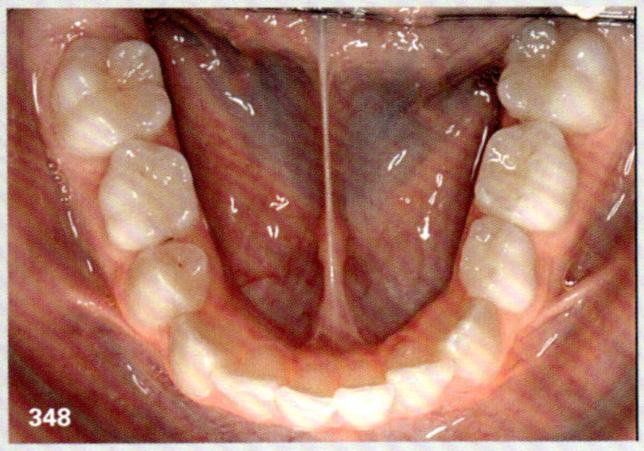

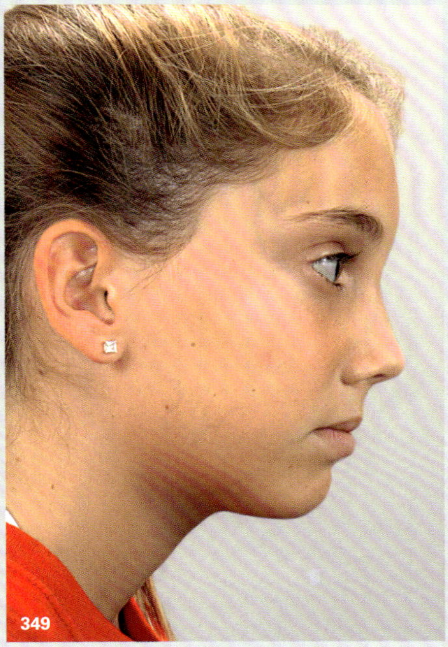

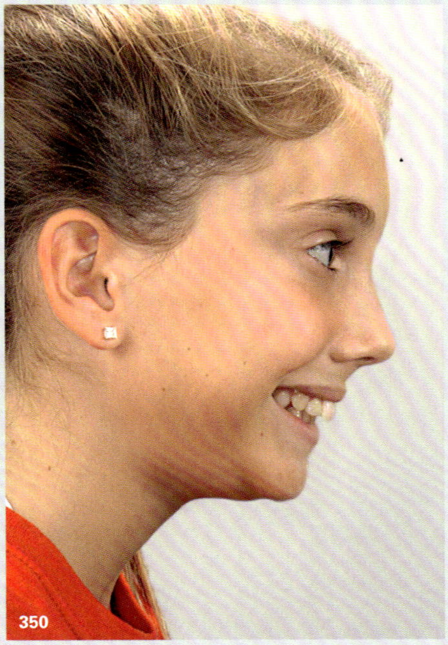

为什么侧貌微笑像是我标准记录的一部分（图4-347和图4-348）。在我们最初的讨论中，这些因素对患者来说显而易见，但我也指出了上颌中切牙相比其他牙齿过大（图4-351），后牙明显向内倾斜，隐藏在切牙后面。她的牙弓很窄，后牙向舌侧倾斜（图4-347和图4-348）。

治疗开始，我们首先粘接固定矫治器，通过个性化托槽定位以保护她的笑线，佩戴高位头帽来改善骨骼状况（她处于青春发育期前，还有相当的生长潜力）。经过18个月的治疗，我们更新了她的病例记录，并进行了阶段性咨询，讨论完成治疗过程中需要注意的细节。她的深覆盖已得到矫正，后牙咬合关系为Ⅰ类，但由于她的上颌牙齿比例过大，深覆盖仍然存在。随着牙弓形状的扩展，上颌切牙的比例已经发生了显著的变化（图4-352），但中切牙仍然太大，龈外展隙大，其远中侧比理想的略微突出（图4-353）。

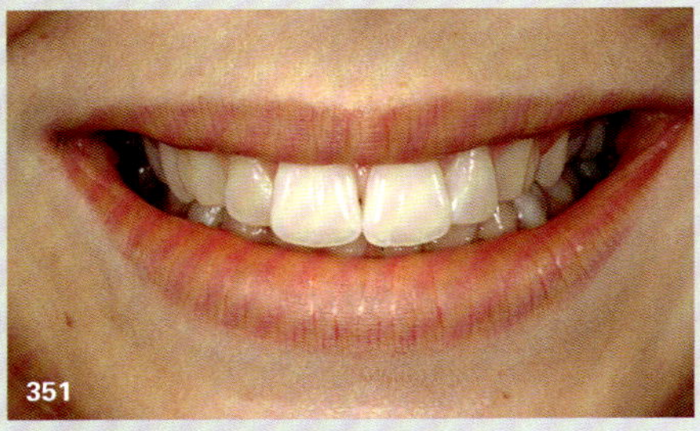
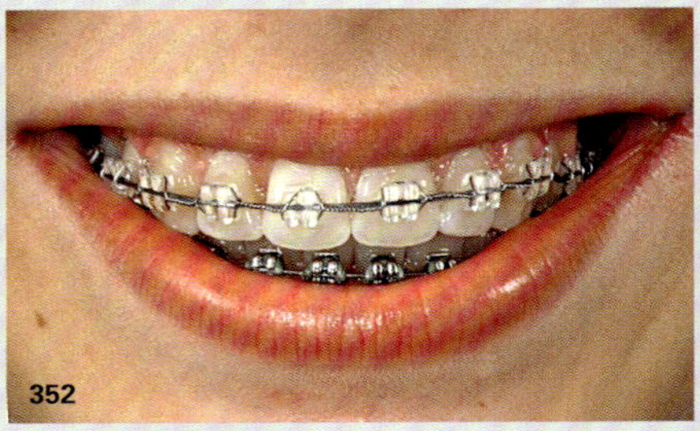
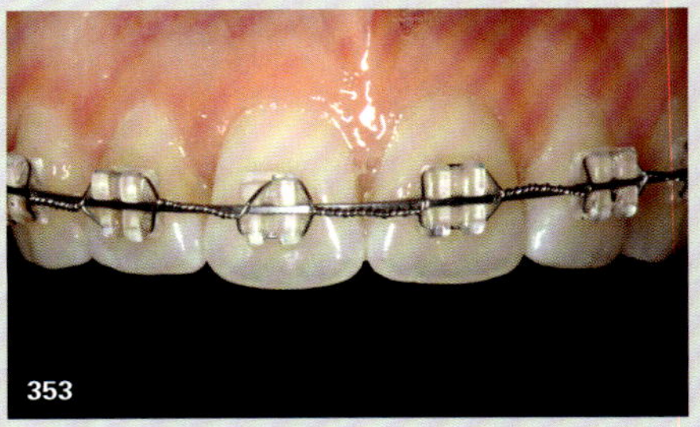

图4-351 特写微笑像显示了中切牙的显著比例。
图4-352和图4-353 牙弓扩大后，牙齿比例有所改善，但中切牙仍主导微笑。

母女俩都能看到我展示的微小细节，并同意进行下一步治疗：调磨上颌切牙远中部分，重塑龈外展隙，然后关闭间隙（图4-354～图4-356），并在5个月内结束她的正畸治疗（图4-357～图4-361）。在接下来24个月的保持期内，给她的牙齿做了美白，她治疗2年后的照片反映了这种变化（图4-362～图4-366）。

无托槽隐形矫治已经相当流行，我们许多人都在努力通过这种方式排齐牙齿，同时达到使用固定矫治器可能达到的美学效果。图4-367中的52岁女性要求矫正牙齿，她指定使用无托槽隐形矫治，所以我们将她的资料上传给隐适美进行初始排牙。

我提出的治疗方案很冗长，首先后移上颌第二磨牙，然后后移第一磨牙来解除上颌牙弓拥挤，依此类推。她的正面微笑像（图4-368）反映了拥挤且直立的后牙段，但真实的情况是通过侧面微笑像（图4-369）显示的。患者的拥挤主要是由于上中切牙舌倾和上颌侧切牙唇倾所致。我重新设计了治疗计划，扩大牙弓中段，适当唇倾上颌中切牙，使切牙排齐。这大大缩短了建议的治疗时间，她最后的微笑像显示出颊廊和切牙排列得到改善（图4-370和图4-371）。

颊廊的概念，就像笑线一样，是一种艺术元素，可以为微笑的美感和实用性做出贡献。但是，我想在思考过程中加入微笑饱满度的概念。在观察美学会议上展示的美容牙科病例时，我清楚地意识到，在成功的修复和贴面病例里，一个重要的方面是前磨牙在微笑中的显露情况。正颌外科手术后可能会发生显著改变，这是因为手术可以实现大幅度变化。接下来的病例很好地展示了如何通过上下颌骨的前移来实现微笑饱满度。

图4-372中的女性患者在第3章中出现过。我们进行了上颌前移以提供更大的唇部支撑，从而产生更大的唇容积。在微笑时，她切牙暴露不足，颊廊中等宽度（图4-373）。她的牙齿中度拥挤，代偿其骨性Ⅲ类特征，我开始给她做手术前的正畸治疗，以排齐整平和切牙的去代偿为主。我惊讶地发现，在正颌手术和正畸治疗完成后，她的颊廊宽度也有所减少，这是我以前从未想过的。如图4-374和图4-375所示，颊廊的减少不是因为牙弓加宽或牙齿直立，而是她的牙列向前移动的结果。

这个病例让我重新思考了“颊廊”的概念。抛开宽度或角度问题，我认为应该这样考虑颊廊：“唇帘”是颊廊的外界，而牙齿代表其最内界。颊廊是位于唇和牙齿之间的空间，它可以通过两种方式减小：①牙性扩弓；②向前移动上下颌骨较宽的部分（图4-376）。

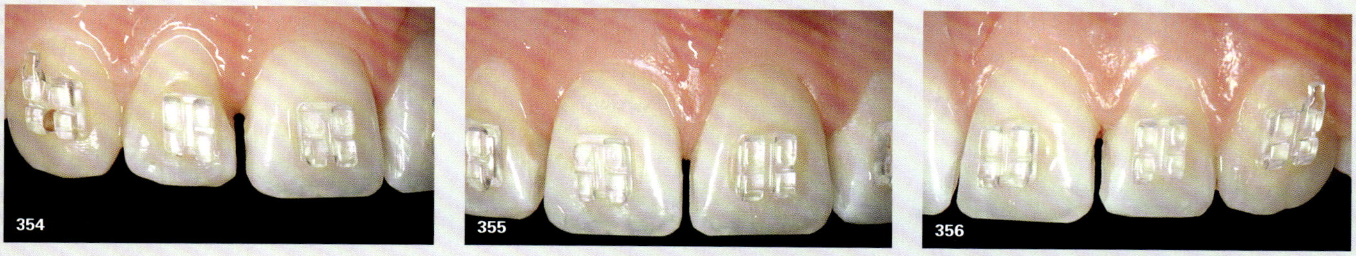

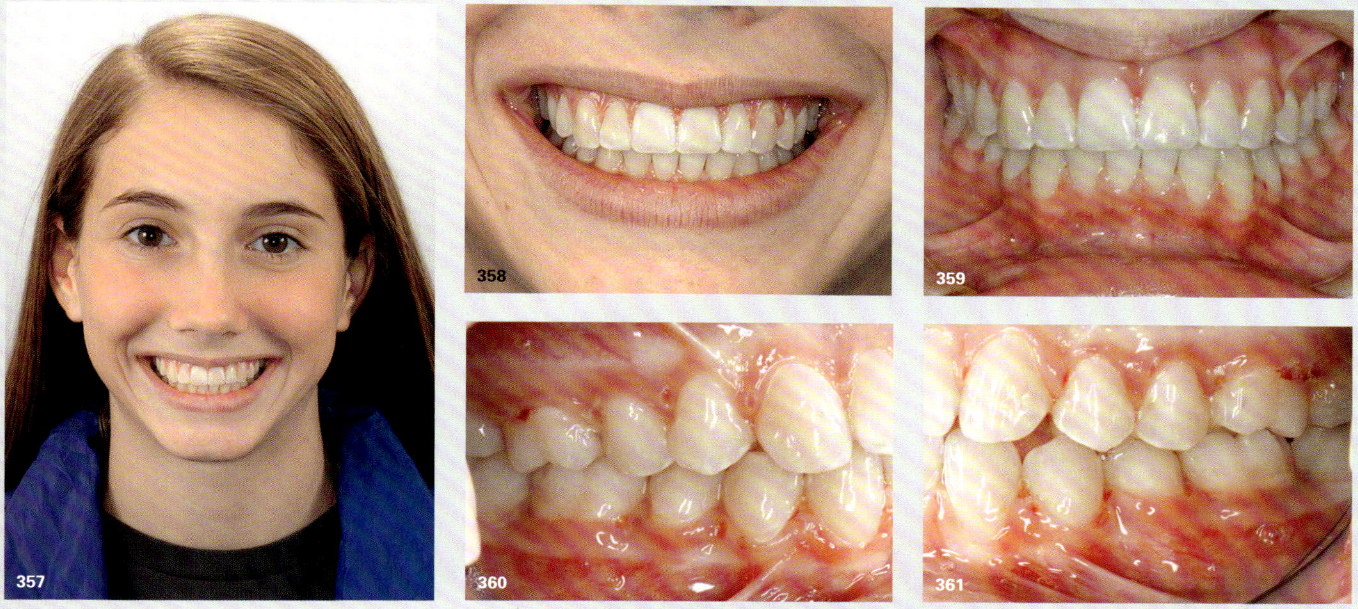

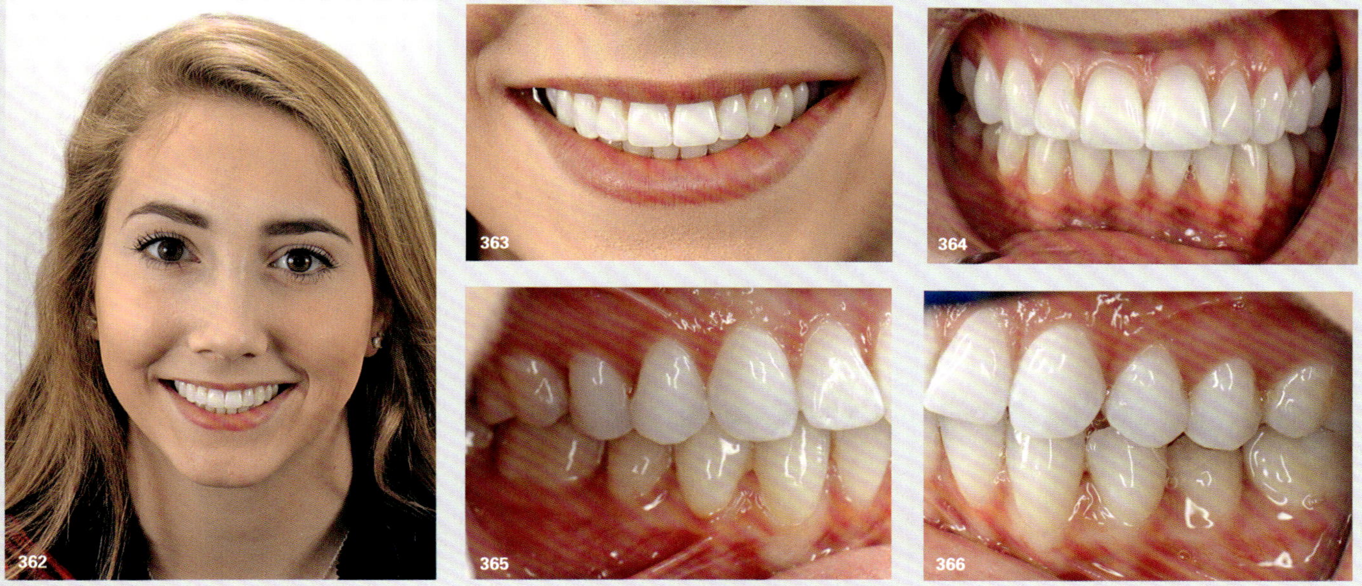

图4-354～图4-356 中切牙改形以改善其比例和形状。
图4-357～图4-361 治疗结束后的微笑和咬合关系。
图4-362～图4-366 治疗后2年的情况。

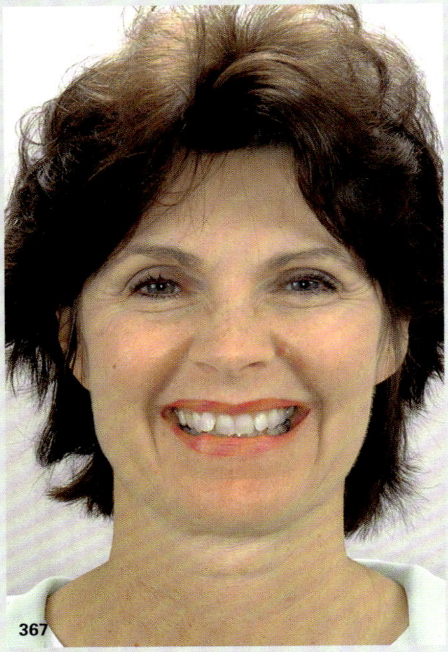
367

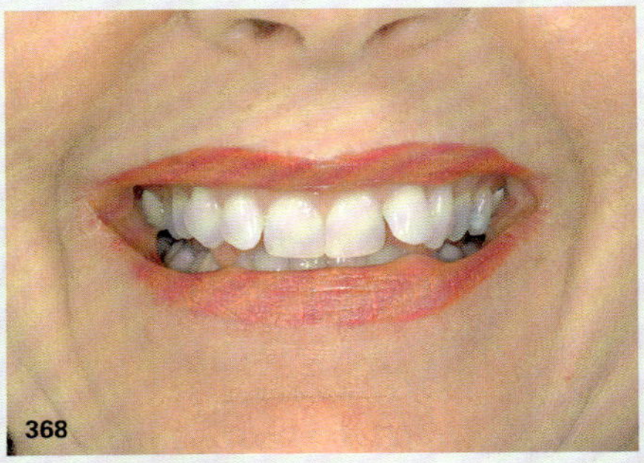
368

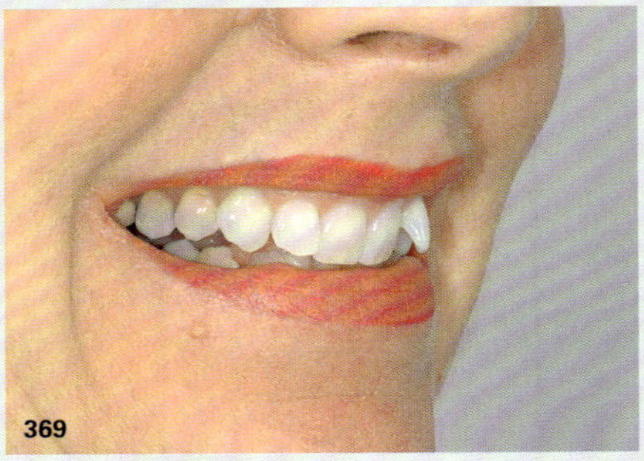
369

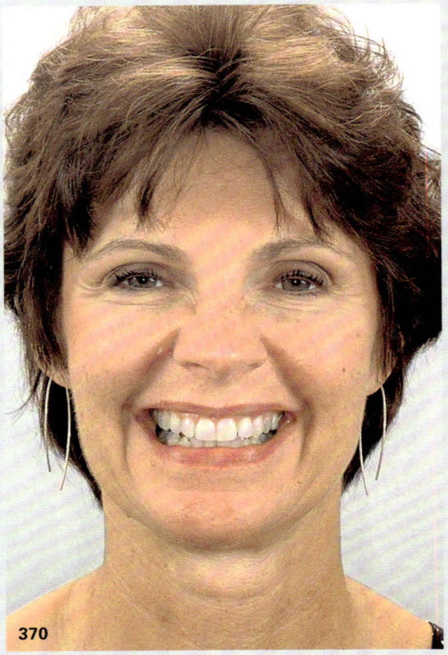
370

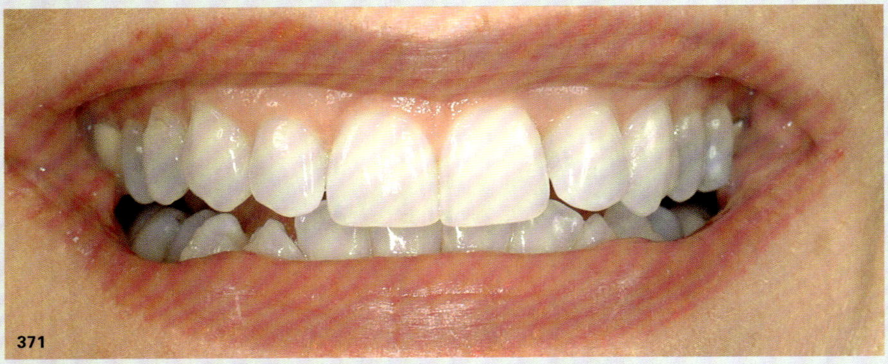
371

图4-367 这名52岁的女性想使用无托槽隐形矫治器矫正她的牙齿。

图4-368和图4-369 微笑像显示后牙直立，牙列拥挤，颊廊较宽，上颌中切牙舌倾和侧切牙唇倾。舌倾的问题在45°侧面微笑像中很明显。

图4-370和图4-371 是治疗后的微笑像。除了矫正切牙轴倾度的问题外，颊廊也得到了改善。

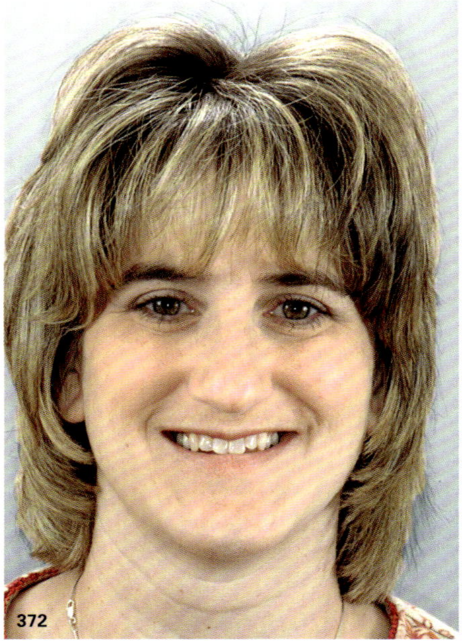
372

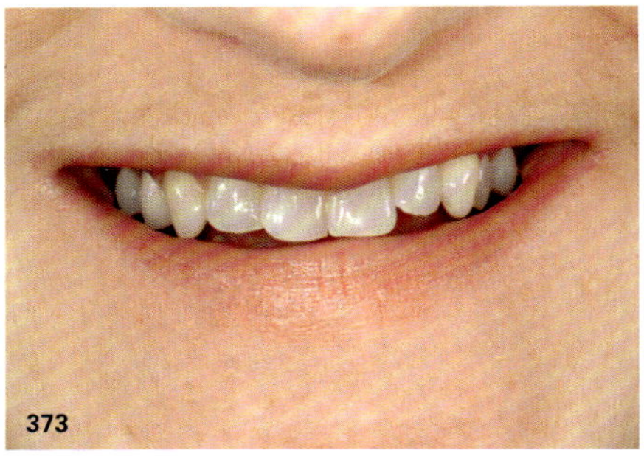
373

图4-372和图4-373 这名患者计划进行正颌外科手术，使上、下颌骨前移。微笑像显示比较明显的颊廊。

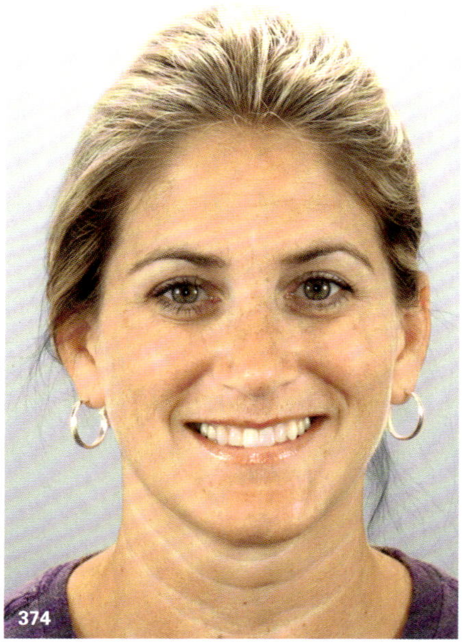

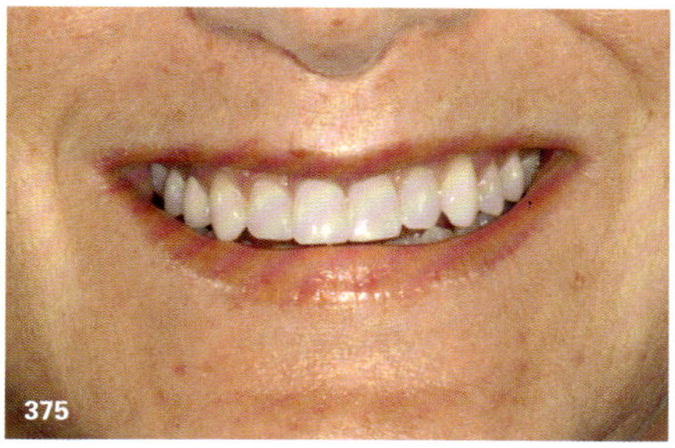

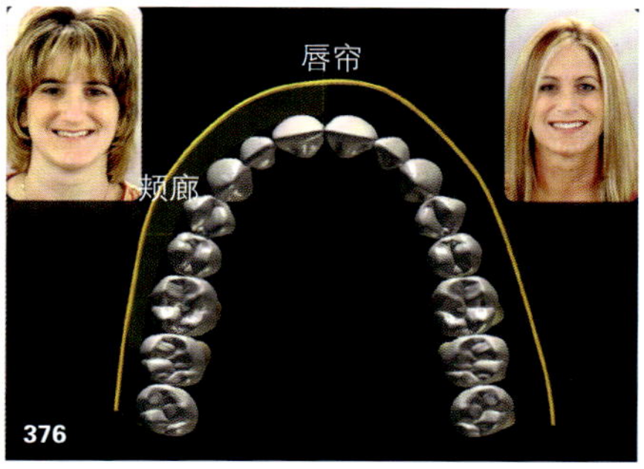

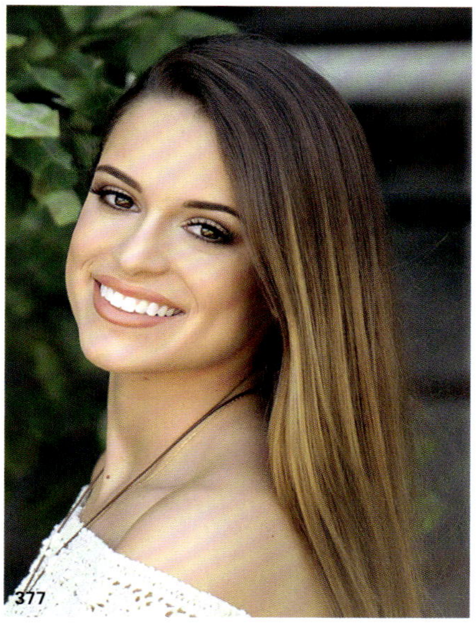

图4-374～图4-376 手术导致颊廊缩小，这是由于牙齿前移进入唇帘中。

图4-377 是我所说的"微笑饱满度"的完美例子。这名15岁患者的照片拍摄于正畸治疗后1年。她的微笑很灿烂，值得关注。

图4-378和图4-379 在图4-372～图4-376中显示患者的治疗前和治疗后的45°侧面微笑像。请注意微笑时牙齿"突度"的变化（注意微笑时饱满度的变化）。

微笑饱满度

饱满度被定义为"某个向外延伸的事物"，或"面向观众时体现的前突程度"。为了向患者的父母表达这一点，我会这样说："当你的孩子走进房间时，你希望他或她的微笑充满整个房间！"这非常有效地传达了这样的观点，我们不希望牙齿凹进去，而是理想地"突出"（图4-377）。

继续来说前一名患者，她治疗前45°侧面像（图4-378）显示，牙列相对于鼻部和颏部凹陷。但在双颌前徙后，不仅颊廊得到了改善，她的牙弓饱满度也有所增加（图4-379）。手术病例的变化是非常显著的，也更容易让我们明白一些机理。

框4-5 影响微笑饱满度的因素检查表

- ☐ 牙齿和颌骨的矢状向位置
- ☐ 上颌切牙的角度
- ☐ 微笑时切牙暴露量
- ☐ 牙齿比例
- ☐ 渐变

影响微笑饱满度的因素检查表如框4-5所示。

微笑时切牙暴露量和牙齿比例

图4-380中的12.5岁女孩因牙列不齐、上牙列拥挤和上颌尖牙异位而寻求治疗（图4-381）。由于尖牙的唇向错位，上颌前磨牙被挤在尖牙的后方，成为她微笑的"黑暗角落"（图4-382）。为了扩大颊

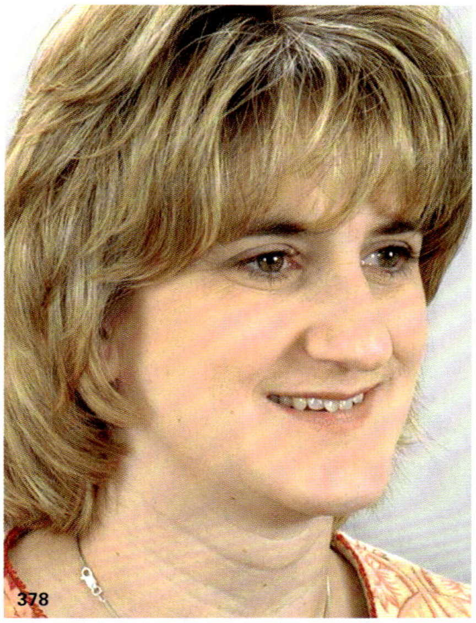

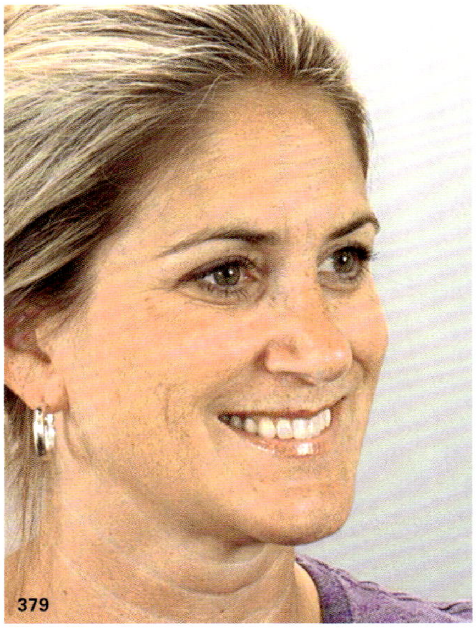

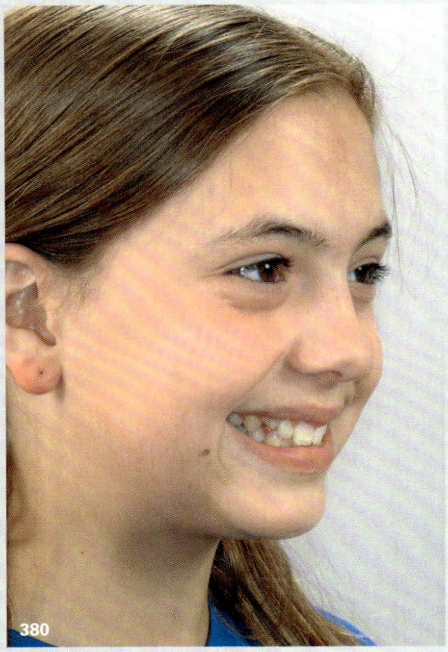
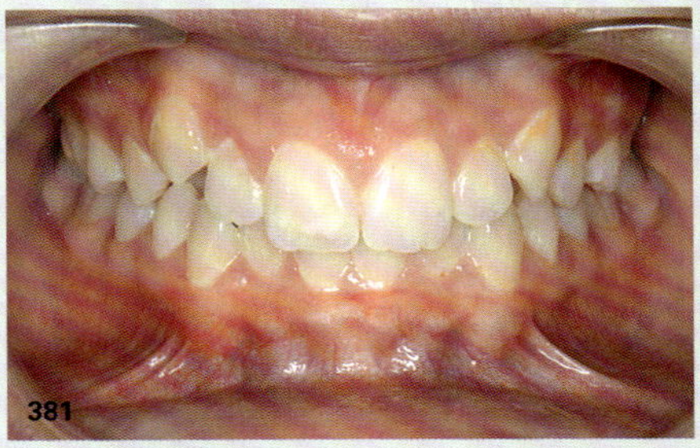
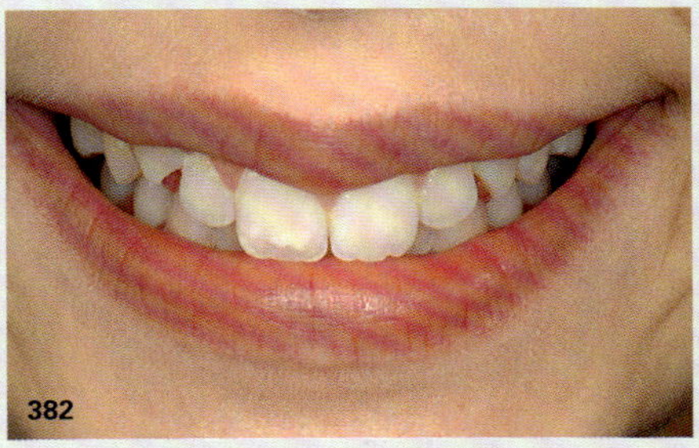

图4-380～图4-382 这名12.5岁女孩在微笑时可见上牙列拥挤，前磨牙隐藏在尖牙后方。她的微笑饱满度受到垂直向暴露不足（包括后牙）和上颌切牙的舌倾而影响。

图4-383～图4-385 因为上颌侧切牙比中切牙小得多，不成比例，并且牙冠延长不足以矫正这一点，因此我去除了上颌切牙的托槽，用树脂重新塑型牙齿，然后重新定位托槽以伸长4颗切牙，增加切牙暴露量并改善了笑线。

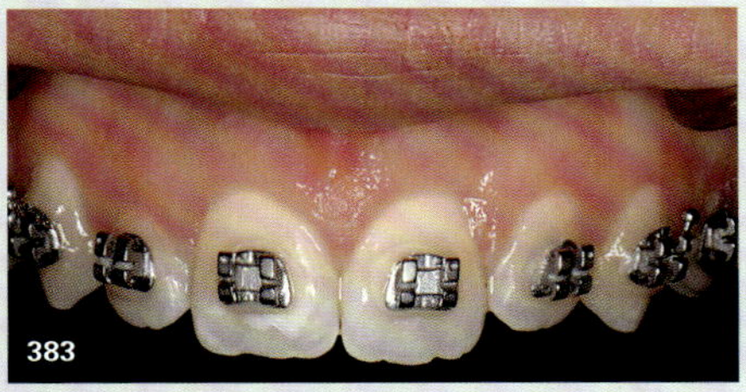
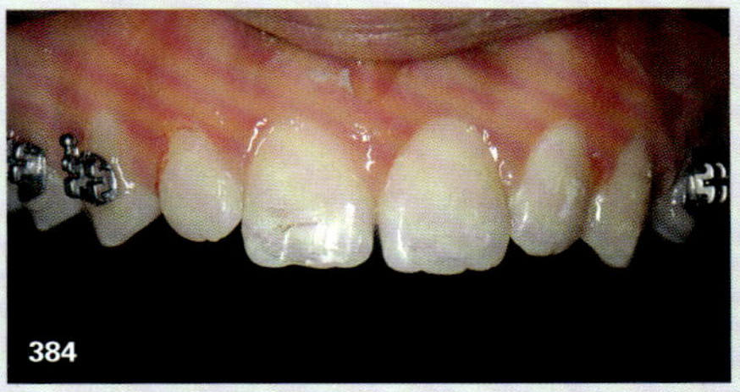
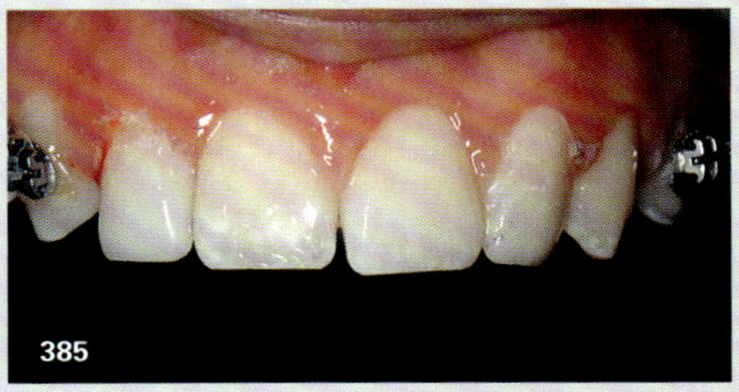

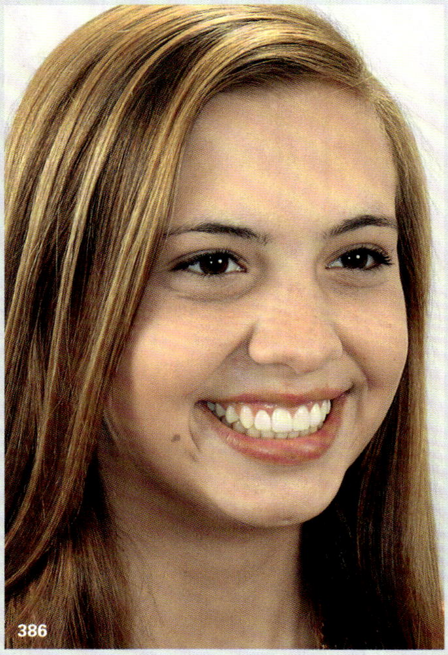

图4-386 她治疗结束的侧面微笑像说明了一切——她的微笑"饱满"，因为出色的切牙暴露量的累积效应，患者具有从前到后的理想渐变、切牙比例和直立的上颌切牙。

图4-387 治疗结束微笑像显示微笑饱满度增加、切牙比例和颊廊改善。

图4-388 患者母亲发给我的照片，她的女儿自信地露出美丽的笑容。

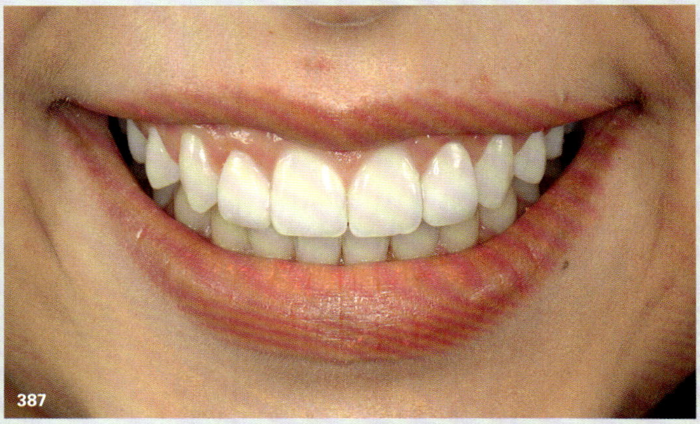
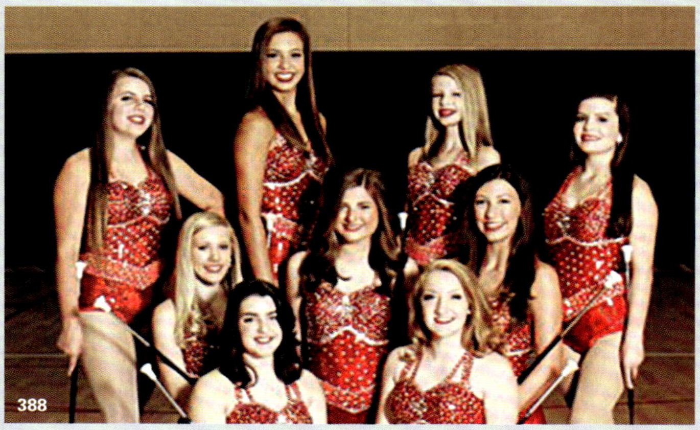

廊，我简单地使用弓形来扩大前磨牙宽度，横向“滚动”并直立前磨牙，使尖牙就位。她在微笑时切牙暴露不足，因此托槽粘接的位置设计旨在增加切牙暴露量。

在治疗期间，我发现她的上颌侧切牙比例比中切牙小（图4-383），牙周探诊后，我意识到通过牙龈切除术延长牙冠不足以矫正。我们去除了切牙托槽（图4-384），使用牙冠成型器配合复合树脂粘接增加了切牙的长度（图4-385），然后重新定位托槽完成治疗。

患者治疗结束的微笑像（图4-386和图4-387）显示微笑宽度和切牙暴露量在垂直向与水平向的改善。她妈妈寄给我的照片（图4-388）证明了切牙比例对于打造出众、年轻的微笑的重要性。我将这些变化描述为“增加微笑饱满度”，在看到治疗前后微笑的照片，患者和他们的父母似乎清楚地理解微笑比以前更“饱满”了。

渐变

渐变是在第6章中深入讨论的概念，前后的病例都说明了“渐变”在微笑美学中的作用。渐变被定义为“一系列连续程度的阶段或变化”。换句话说，它是在这种情况下从前到后比例的变化，它最适合美学和切牙暴露量。

这名13.5岁的女孩，她被转诊以矫正她的中度Ⅱ类错殆和深覆殆（图4-389～图4-395）。她的母亲担心她的上颌切牙不齐。

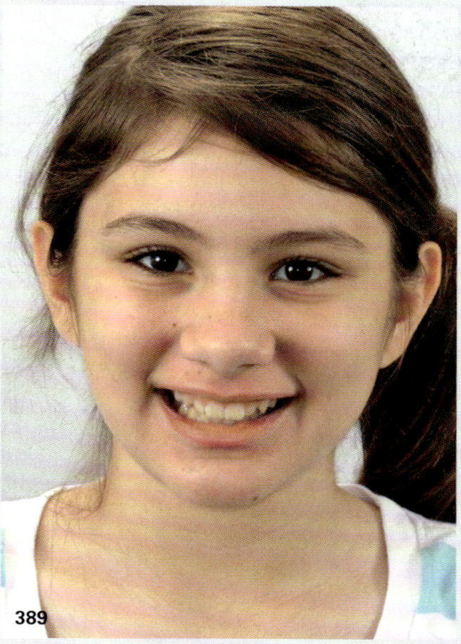
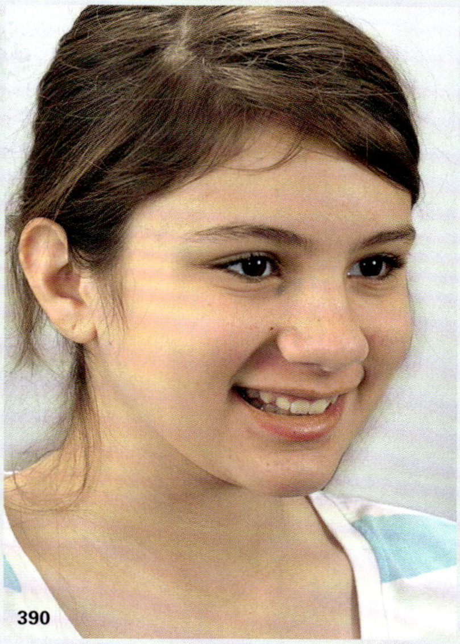
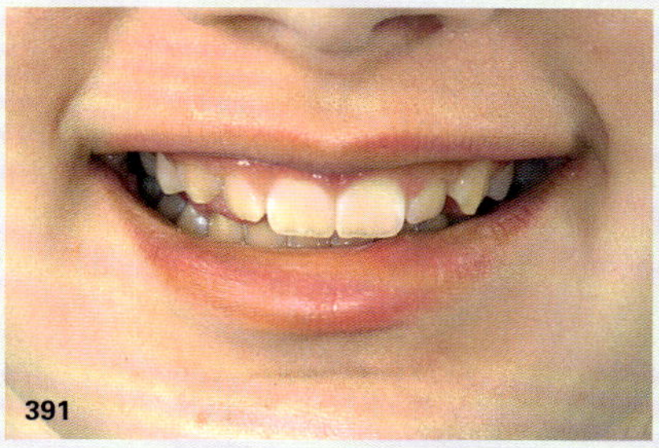
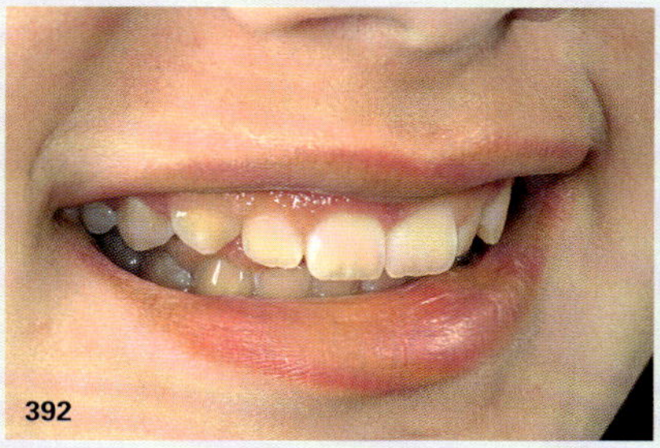
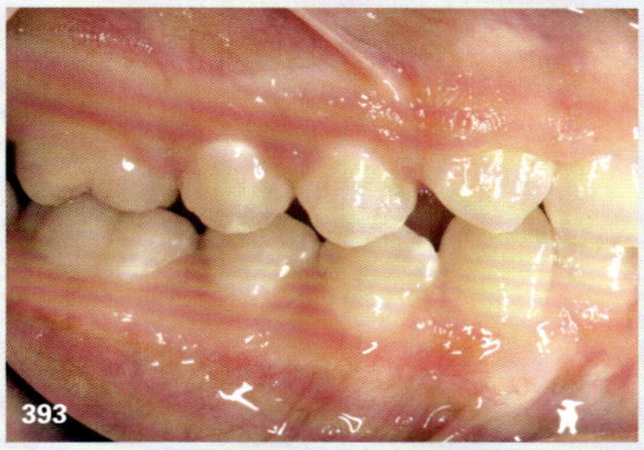
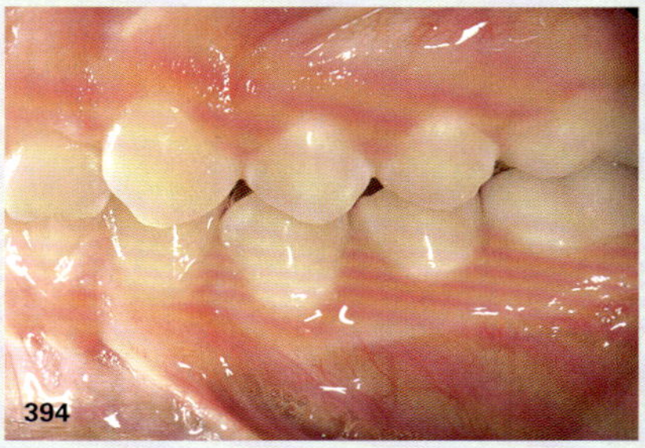
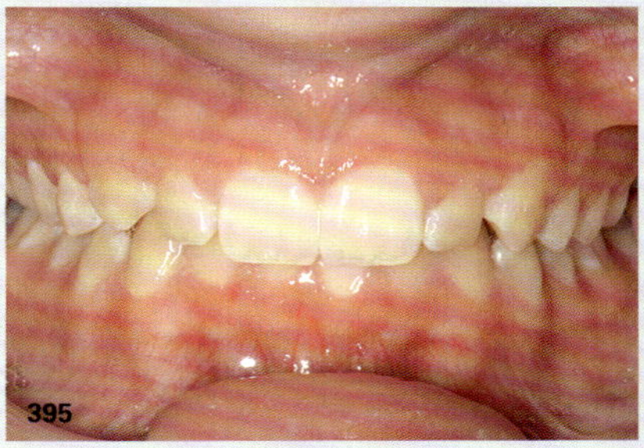

图4-389～图4-395 13.5岁女孩的初诊照片。

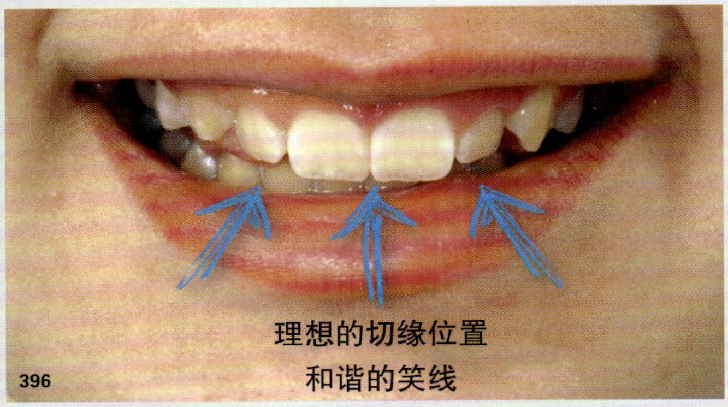

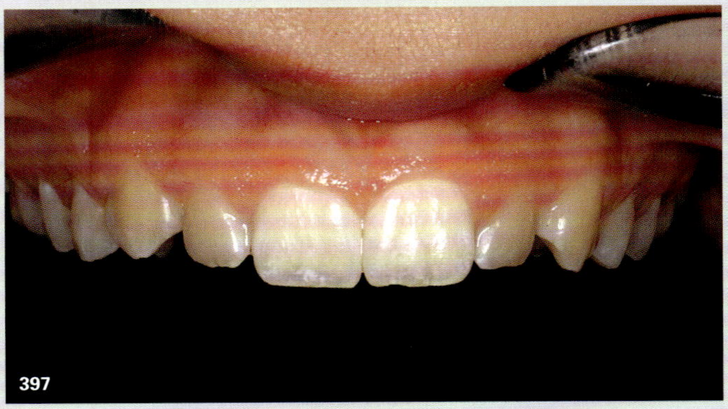

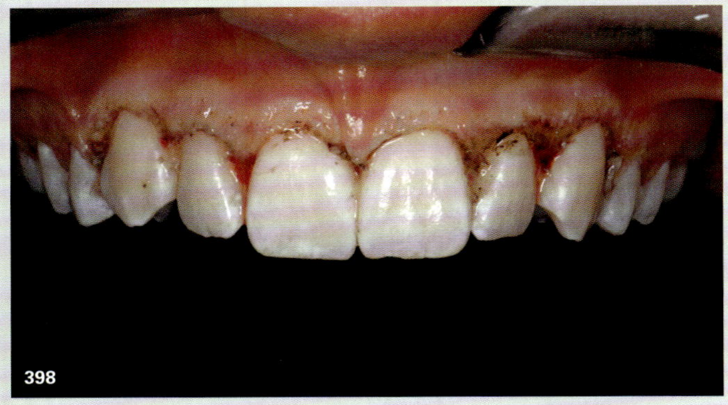

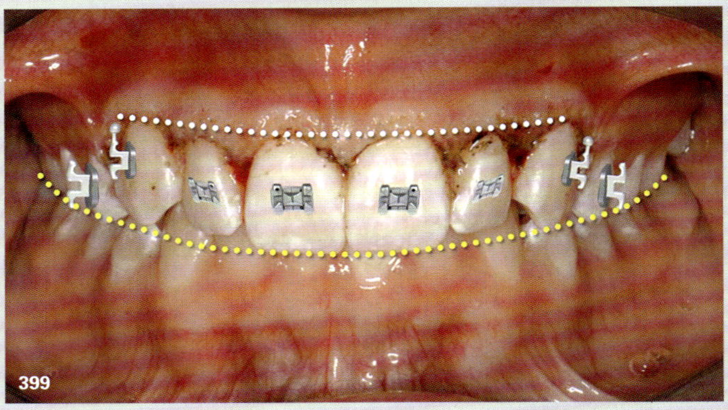

图4-396 我们需要维持的积极属性包括和谐的笑线和理想的切缘位置。

图4-397和图4-398 牙龈切除术前后的牙冠长度。

图4-399 牙龈边缘和切牙切缘的理想位置，在托槽定位前可以设计托槽位置。

她的问题列表如下：

- 100%深覆殆
- 中度Ⅱ类错殆
- 中度拥挤
- 牙冠长度短，尤其是侧切牙、尖牙和前磨牙
- 微笑时过度露龈

她的积极因素（图4-396）包括：

- 出色的面型
- 理想的切缘位置
- 和谐的笑线

图4-397反映了患者牙冠宽长比，她的中切牙临床牙冠长度为8.2mm，轻度露龈笑，我想保护她的切缘位置并保持她的笑线。在托槽定位的方案中，牙周探诊显示有足够的龈沟深度，可以在托槽粘接之前使用半导体激光辅助进行牙龈切除术（图4-398）。这样一来，她最初的托槽定位就不会压低上颌切牙以致笑线变平。就像口腔医生在贴面微笑设计中所做的那样，我喜欢设定目标，以便将治疗结束时我想要的牙齿位置可视化。在这种情况下，图4-399显示了牙龈边缘和切缘的理想位置。

通过下颌切牙压低打开深覆殆，请注意上颌切牙边缘的位置。经过20个月的治疗，结果如图4-400～图4-405所示。她微笑最吸引人的属性之一是前后方向维度的渐变（图4-406）。

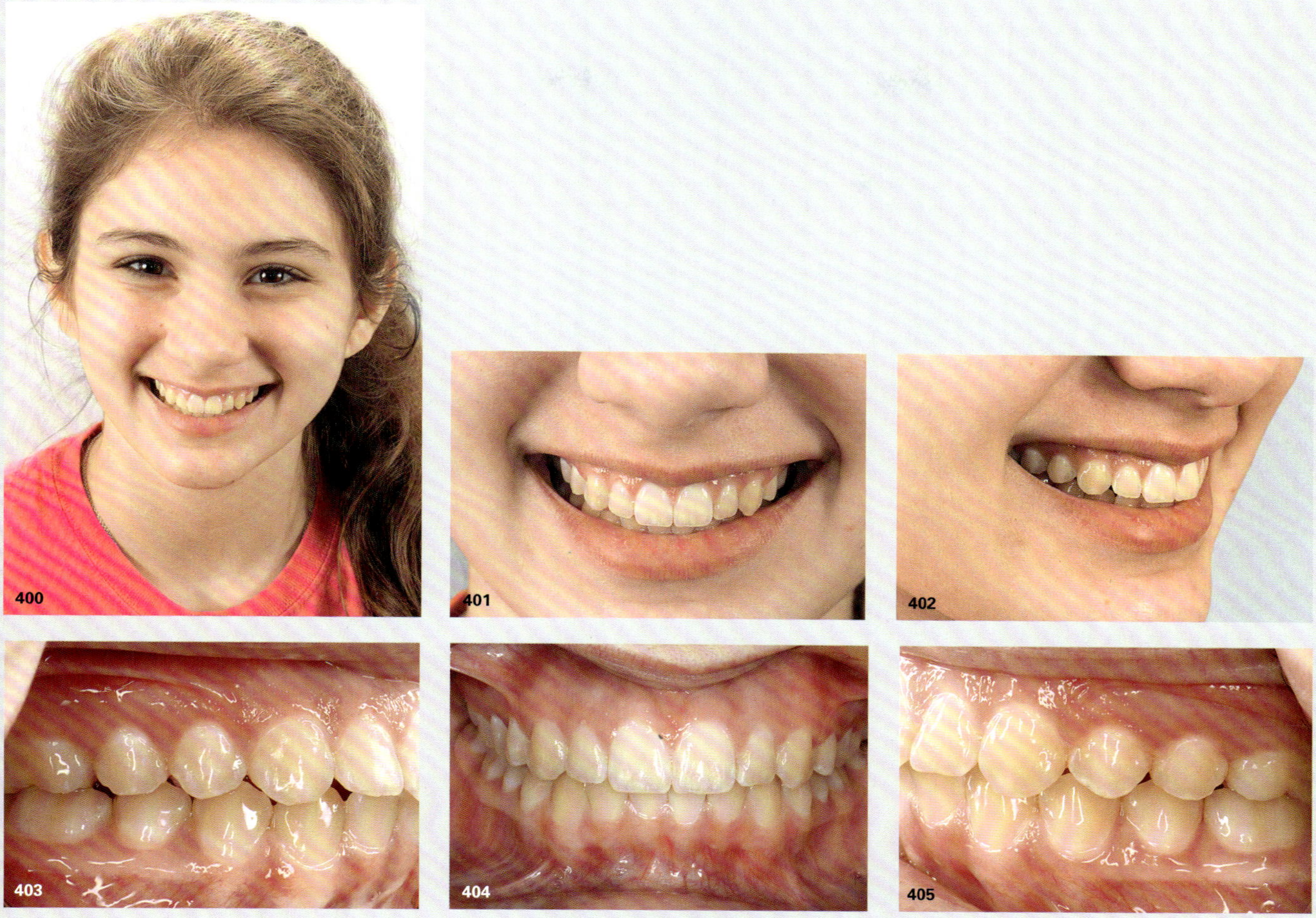

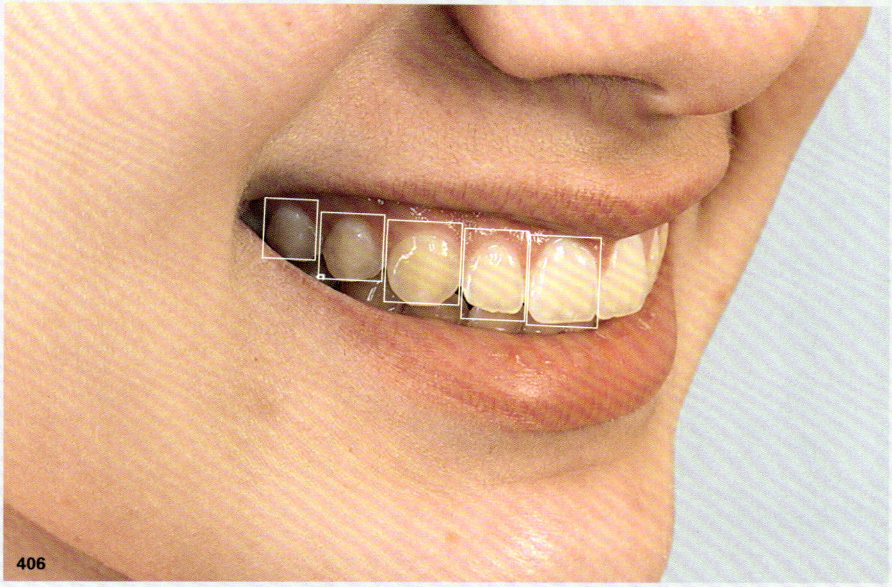

图4-400～图4-405 治疗20个月时的照片。

图4-406 她治疗结束的微笑渐变理想。

成熟和衰老对微笑的影响

微笑增龄性变化的3个主要特征是：下颌姿势位时唇部支撑减少；下颌姿势位时切牙暴露量减少；微笑时切牙暴露量减少。从前面提供的数据中，可以得出这样的结论：随着时间的推移，唇部支撑和切牙暴露量是微笑中受影响最大的两个元素。说话时，最明显的变化是上颌切牙暴露量减少和下颌切牙暴露量增加。读者可以回去看看祖父母的照片，比较他们在年轻和年长时微笑的差别，你会明白所说的微笑时切牙暴露量减少的含义。这将在本节后面的病例中得到证明。

微笑增龄性变化的治疗策略

我们的任务是要用长远的眼光看待年轻的患者。

现在有许多企业和职业都在追求年轻。大家都在争相占领广义上的“美学空间”这个领域。毫无疑问，最大和最赚钱的是美妆行业，包括护肤、护发、彩妆、香水、洗护用品、除臭剂和口腔美容等。2015年，以美国为首的北美占全球化妆品市场的24%，美国被认为是世界上最有价值的美容和个人护理市场，2017年市值估计在990亿美元左右（1美元≈7.35元人民币）。这个数字预计到2025年将达到1570亿美元。在医学和口腔领域，这个美学空间被整形外科医生、面部整形外科医生、皮肤科医生、美容师、口腔全科和专科医生占据。本章的一部分目标是旨在定义我们作为口腔医生和正畸医生在创造或保持年轻笑容方面所扮演的角色。

第3章中，我们详尽地介绍了软组织成熟和老化的原理，这里无须重复所有内容，但在读者继续下一节之前，扎实理解这些原理是很重要的。

当我们阅读有关微笑美学的书籍时，理想微笑的插图几乎总是一名25岁的女性（图4-407），切牙暴露完整，牙龈边缘与微笑的上唇重合，笑线和谐。如果我们只需治疗25岁的人，那就太好了！但事实是，正畸治疗的主要人群是11～13岁的青少年，几乎所有口腔医生都能接触到比这个年龄更小的患者。但是想想，如果正畸医生将25岁患者的表达作为我们理想的治疗目标。如果我们把一名12岁的患者按照25岁的标准治疗，那么10年后患者看起来会是35岁，然后是45岁，以此类推。正如我一直以来所秉承的观点，是让14岁的患者在治疗结束后看起来像14岁，这是非常有意义的，这样当他们25岁时，他们看起来像25岁，而不是35岁。

我们的任务是要用长远的眼光看待年轻的患者。

我通常会告诉与我一起工作的口腔医生，我的工作与他们的工作有些不同，因为他们倾向于在更静态的情况下工作。但对我来说，当我接诊一名13岁的孩子，并设计一个将持续他一生的治疗方案时，是动态的，有一个不断变化的目标。在美国阿拉巴马州，我最喜欢的运动之一是双向飞碟或运动飞碟。如果我要射击到飞碟，我必须在击中前留出足够的预判空间。这和治疗年轻的正畸患者有些相同——我必须预测患者随着持续生长和发育完成而发生的变化。

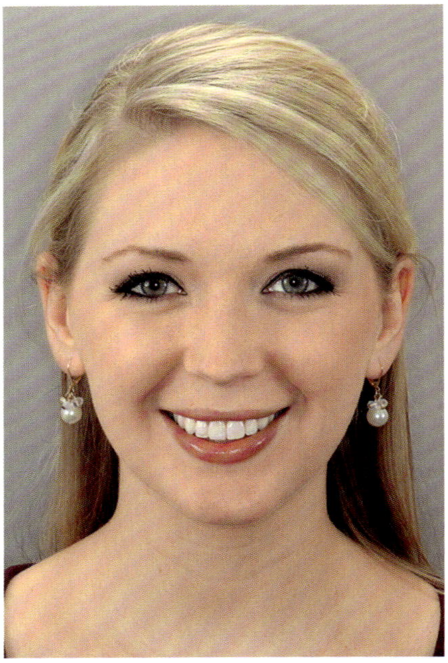

图4-407 理想的微笑通常描绘在25岁女性的照片中，不是14岁，而14岁是我们最常治疗的年龄组。

在我们逐一阐述对微笑增龄性变化需考量的因素前，请记住，年轻的微笑通常并非由单一因素所决定。满足的因素越多，结果就会越理想。我对微笑增龄性变化需考量的因素（以及我们如何保持或创造更年轻的微笑）总结如下：

1. 下颌姿势位和微笑时切牙暴露量减少
2. 唇部支撑
3. 笑线
4. 微笑宽度
5. 牙齿大小和比例
6. 牙齿颜色

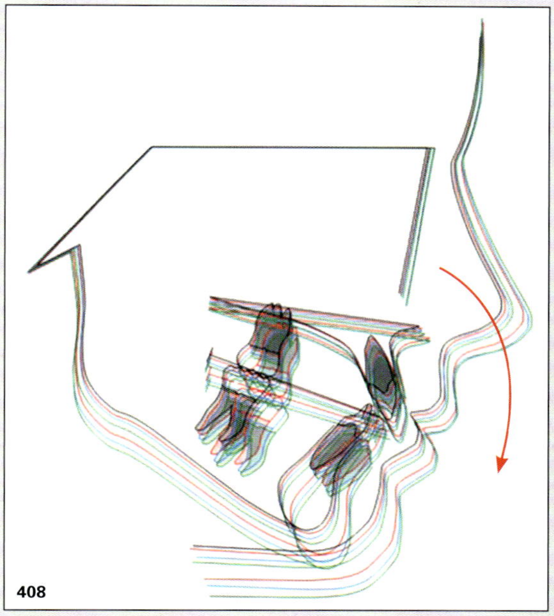

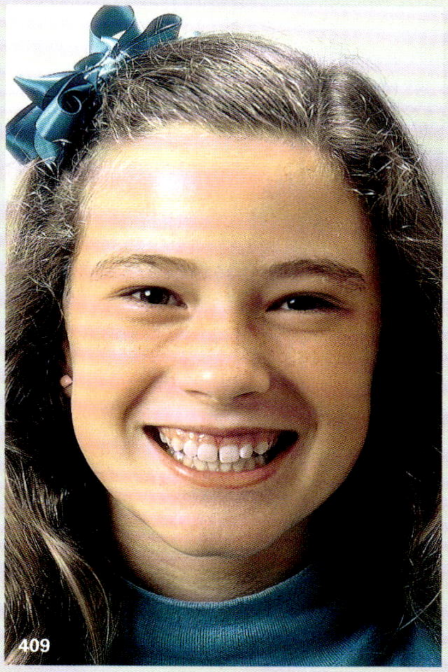

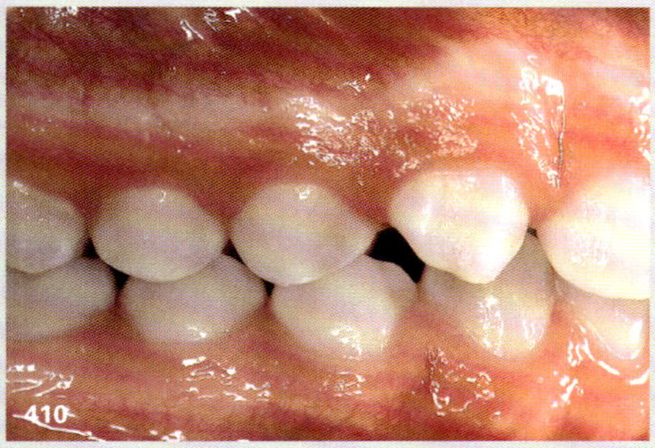

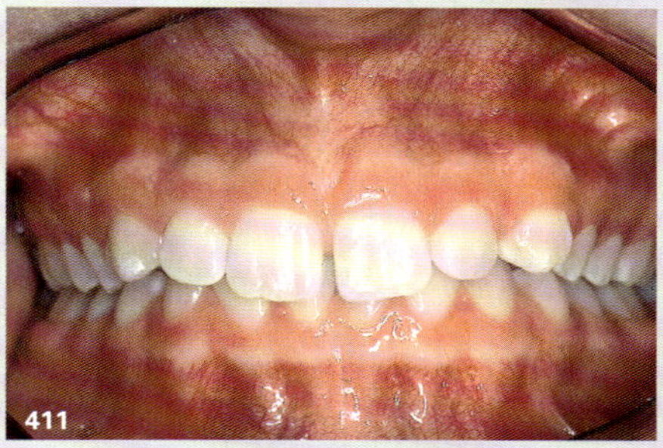

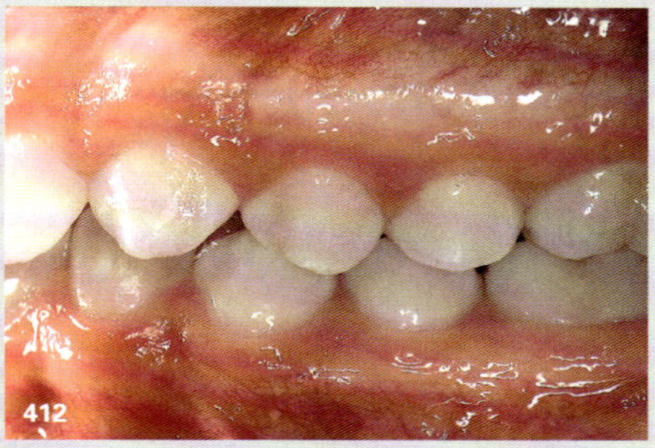

图4-408 随着年龄增长，切牙暴露量减少的一个原因是鼻唇沟区域普遍顺时针旋转。鼻尖随着年龄的增长而下降，鼻基底带着上唇也向下移动，带着上唇，从而在微笑时覆盖更多的切牙牙冠。

图4-409～图4-412 Ⅱ类错𬌗患者的初始照片。

微笑增龄性变化中需考量的因素

下颌姿势位和微笑时切牙暴露量减少

微笑增龄性变化中最显著的就是切牙暴露量减少。仅仅用唇长度的增加来描述微笑老化的病因是不够的。Behrents的研究数据展示了我所说的“鼻唇沟顺时针旋转”（图4-408）。当鼻尖向下旋转时，鼻基底随着时间的推移而向下移动，所以唇也会下降。那么让我们重点关注我们能影响的因素吧。

充分利用时间

随着时间的推移，切牙暴露量预期减少并不总是坏消息，只要你知道这适用于哪些患者就行。我们看到许多青春期露龈的患者都会随着年龄的增长而有所改善；正畸医生的任务是鉴别哪些患者会因增龄性变而改变露龈笑，如何进行沟通，或更确切地说，如何不加以干预。例如，图4-409中的12岁女孩被转诊来矫正轻度Ⅱ类错𬌗和深覆𬌗（图4-410～图4-412）。她的面部轮廓很好，面下部高度略长（图4-413）。微笑时过度露龈，不过笑线和谐（图4-414）。Ⅱ类深覆𬌗是我们每天都要解决的问题，但从解决问题和保护积极因素的角度来思考，患者有100%深覆𬌗，而我们有多种方法打开深覆𬌗：

- 升高后牙：增加面下部高度
- 压入上颌切牙：减少露龈，但会使笑线变平
- 压入下颌切牙：有助于打开咬合，不会改变面部高度或影响露龈或笑线
- 切牙向前唇倾：切牙以根尖为圆心旋转向前时，往往会减少切牙

暴露量。这会导致露龈减少，同时也会使笑线变平

深覆殆咬合打开

图4-415中的图表总结了在选择深覆殆咬合打开时的宏观美学和局部美学考虑。

在这个病例中，打开深覆殆的选择是压入下颌切牙，因为这是唯一没有拉平笑线或增加面下部高度的选择。但这种治疗方案无法解决微笑时过度露龈的问题。那不好吗？像所有事情一样，这取决于严重程度。

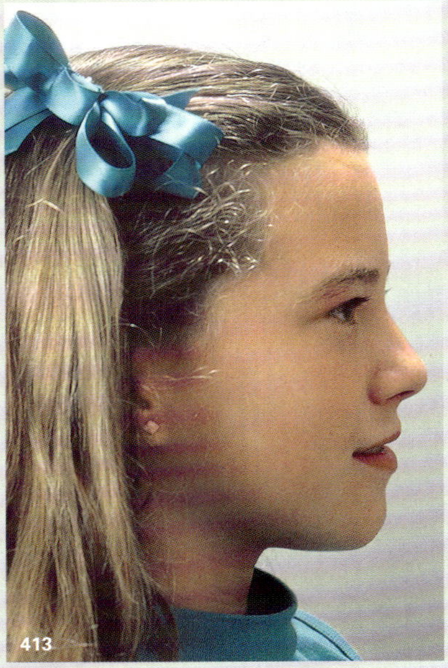

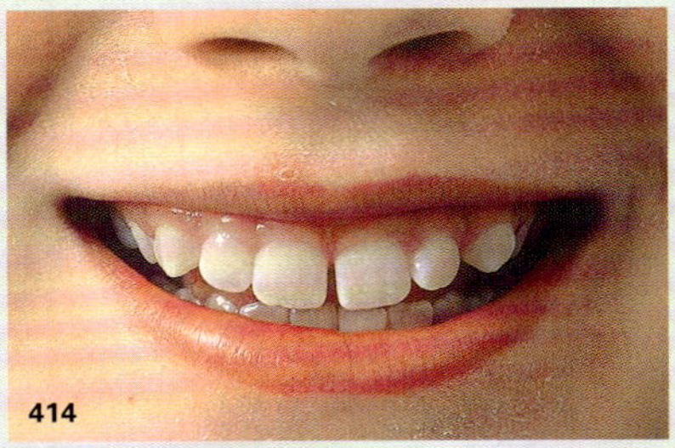

图4-413 患者侧面像不错，就是面下部高度略长。

图4-414 特写微笑像显示微笑时过度露龈，但笑线非常和谐。

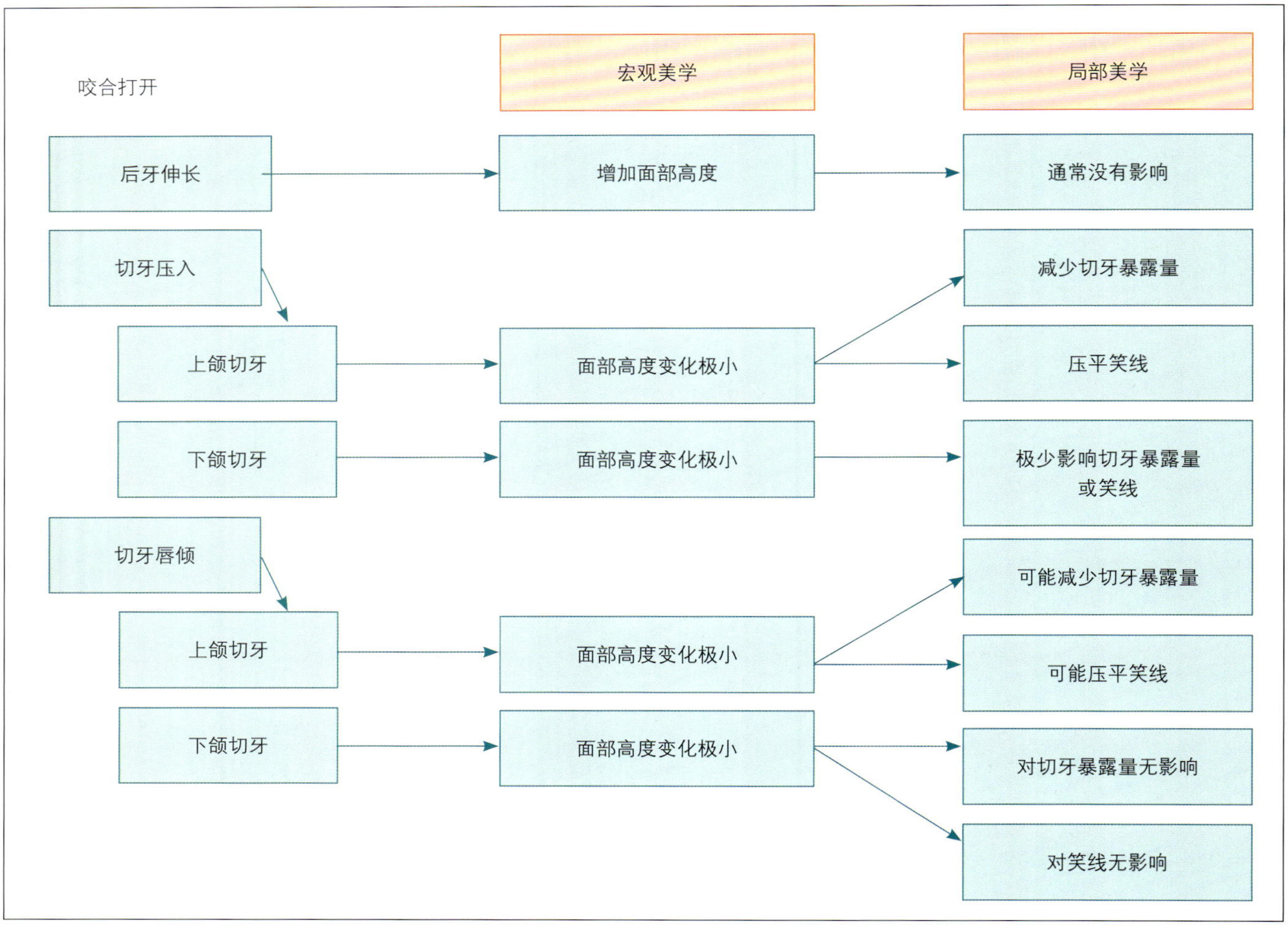

图4-415 深覆殆咬合打开方式既有宏观美学的考虑，也有局部美学的考虑。

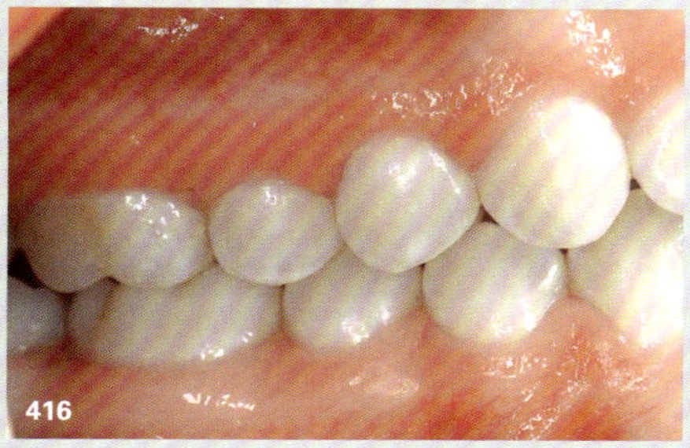

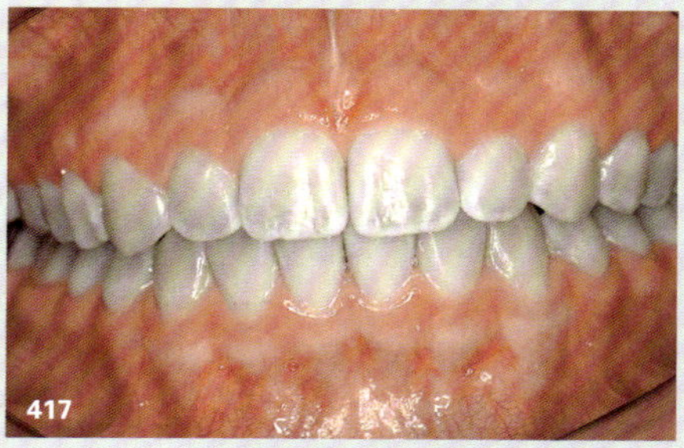

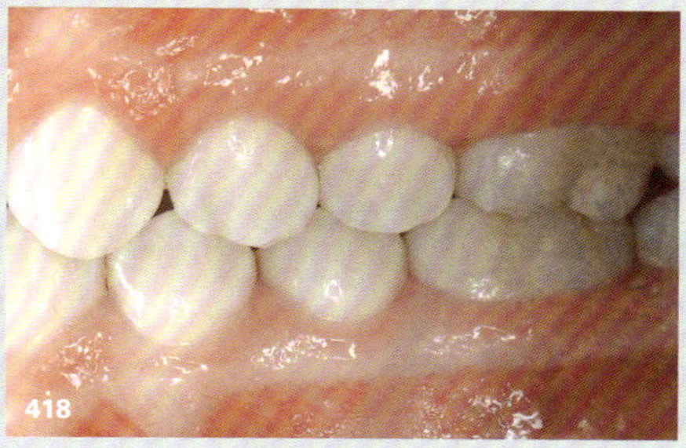

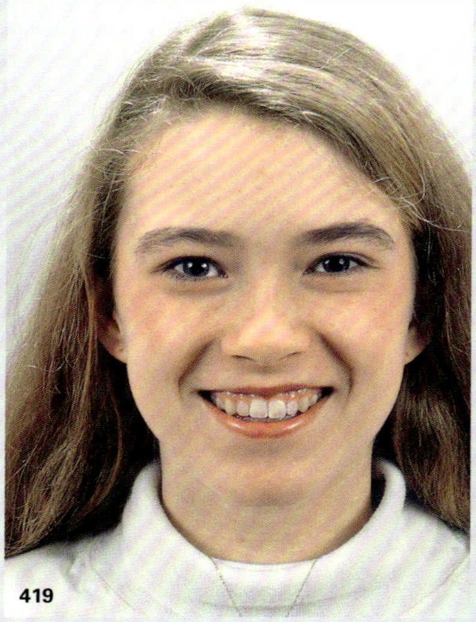

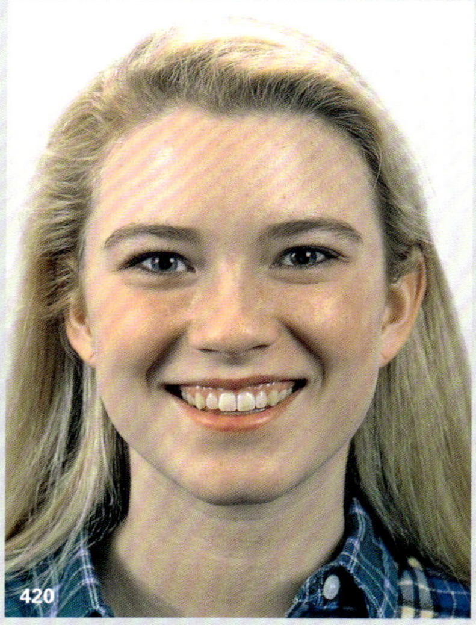

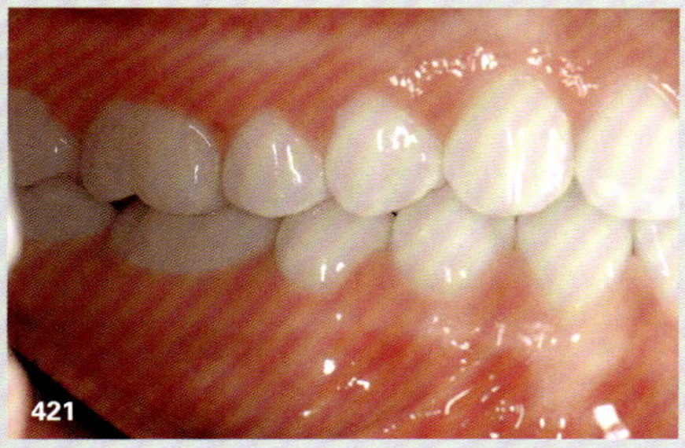

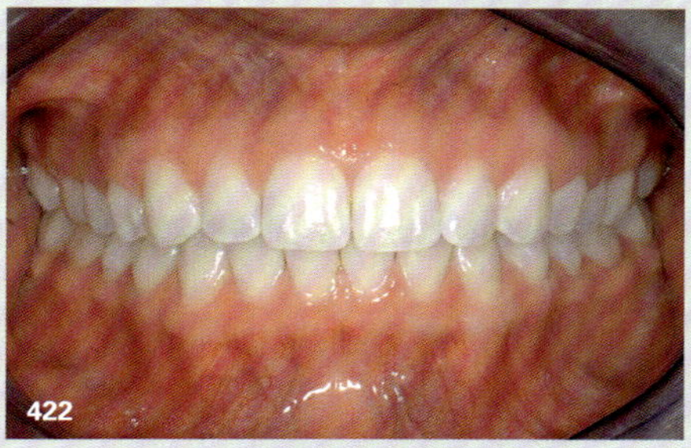

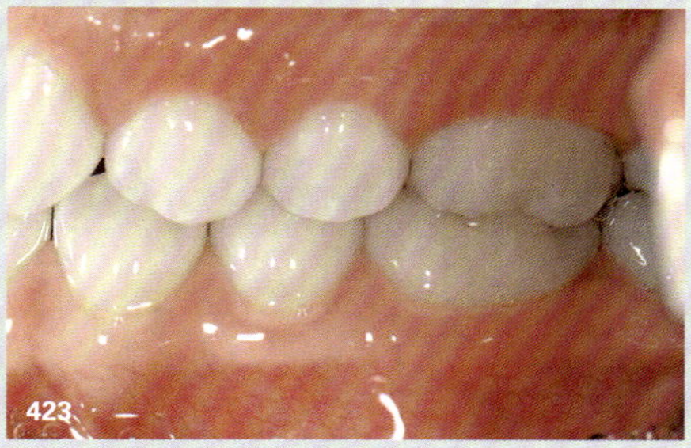

图4-416～图4-418 患者治疗结束的咬合关系。深覆殆在治疗后1年内成功打开。
图4-419 治疗结束微笑像。
图4-420 15岁时的微笑像。
图4-421～图4-423 治疗后10年的咬合关系。咬合还是很不错的。

治疗只持续了1年；Ⅱ类错殆通过弹性牵引治疗，深覆殆通过压入下颌切牙来矫正。她的最终咬合关系非常好（图4-416～图4-418），深覆殆成功矫正。她最终的微笑（图4-419）仍有中度露龈，但笑线保持。到15岁时，有轻微改善（图4-420），但让我们快进到她10年后随访的照片。治疗后10年，她的咬合保持良好（图4-421～图4-423），微笑露龈量（图4-424和图4-425）如我们预测的那样减少了，类似于理想的25岁微笑。完成治疗24年后，她的笑容依然灿烂（图4-426和图4-427），她漂亮地老去，咬合也极稳定（图4-428～图4-430）。

这名患者说明了评估微笑的问

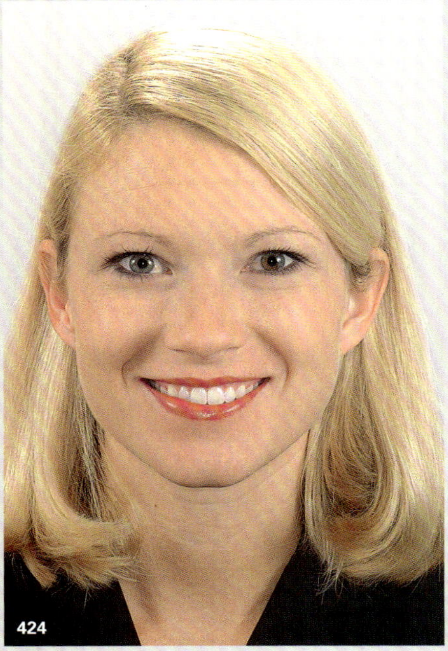

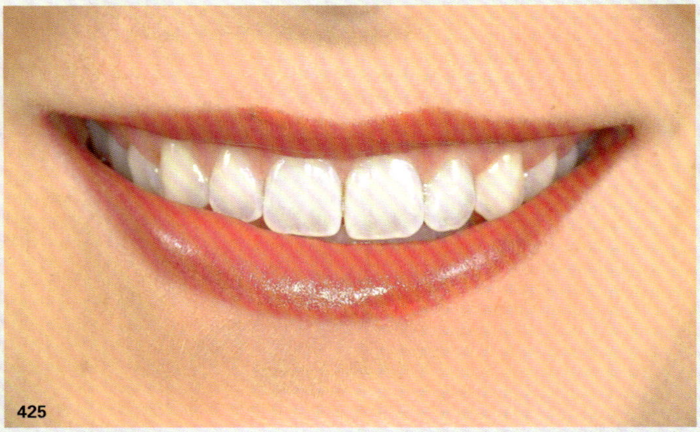

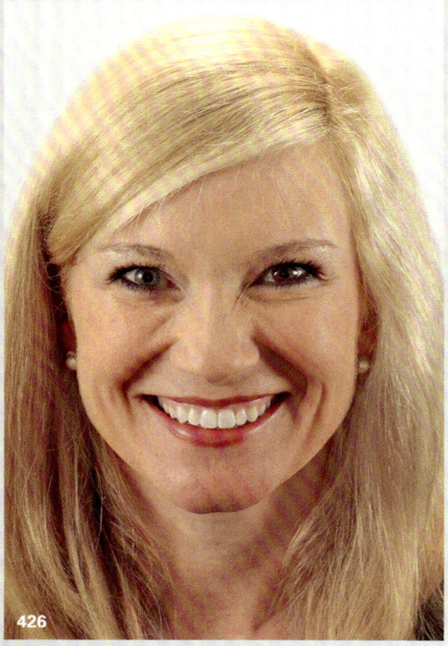

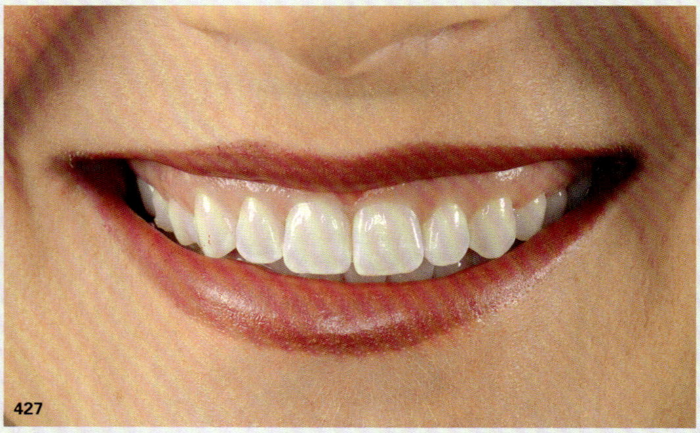

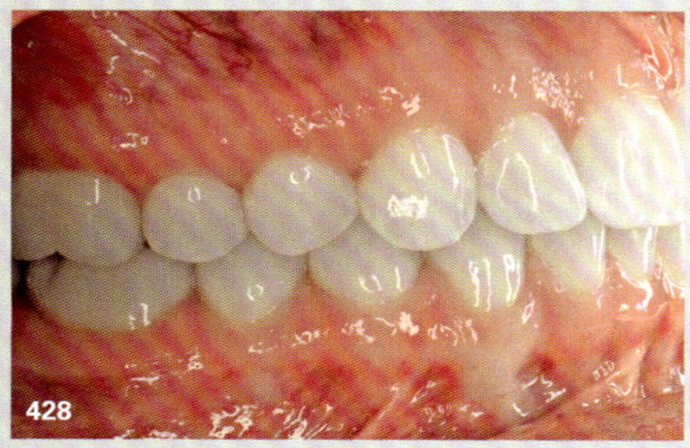

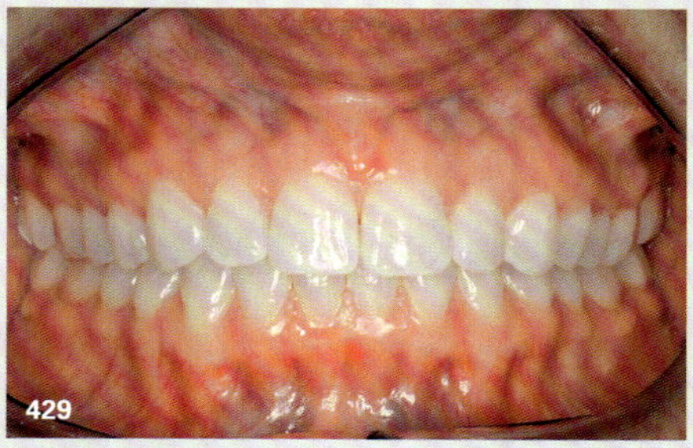

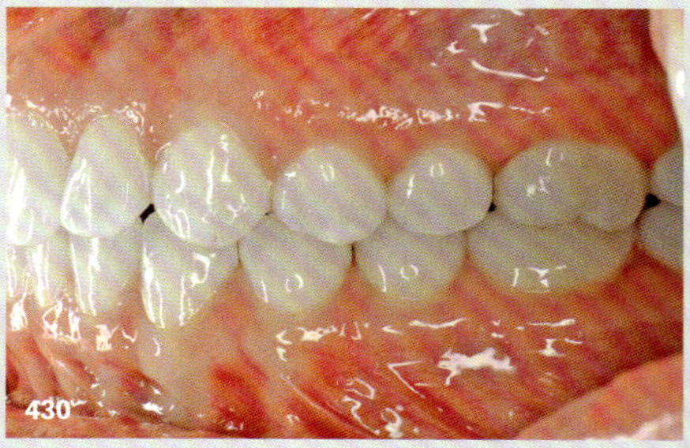

图4-424和图4-425 治疗10年后的微笑。正如预测的那样，微笑时露龈量随着年龄的增长而减少。

图4-426和图4-427 治疗后24年的微笑。

图4-428～图4-430 治疗后24年的咬合关系。

题和积极因素的重要性，这将成为保护患者积极因素的策略。这里的知识点是什么？真正理解面部和微笑的软硬组织随着时间的推移是如何相互作用的，这一点很重要，在这种情况下，通常治疗露龈笑的最佳策略就是保护它，什么也不做！

> 通常治疗露龈笑的最佳策略就是保护它，什么也不做！

唇部支撑

如第3章所述，头影测量研究表明，女性的上唇厚度在14岁时达到峰值，保持到16岁后开始变薄。男性16岁左右达到峰值，此后开始变薄。在25～42岁，唇以相对恒定的速度继续变薄，Behrents的研究表明，这种唇变薄会无限期地持续下去。回想一下本章前面的内容，女性理想年轻的唇由40%的上唇红暴露量和60%的下唇红暴露量组成（图4-67）。图4-431～图4-439显示了我的一名患者12～52岁连续拍摄的资料变化。唇部体积的减少是显而易见的。从正面看，唇部体积的减少表现为唇红暴露量减少（图4-440～图4-445）。

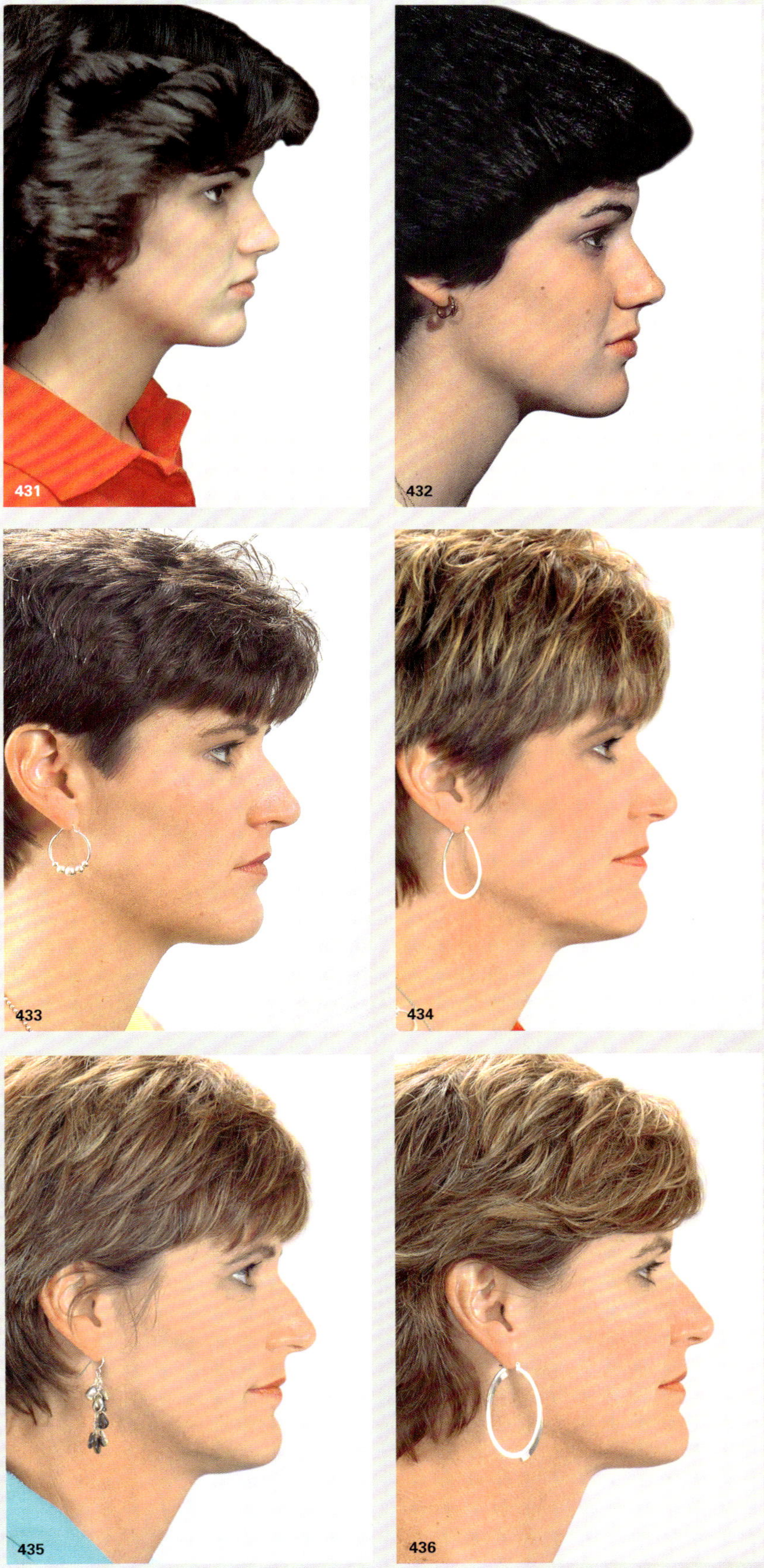

图4-431～图4-436 患者在12.5岁、14岁、26岁、41岁、42岁和44岁时的侧面像。

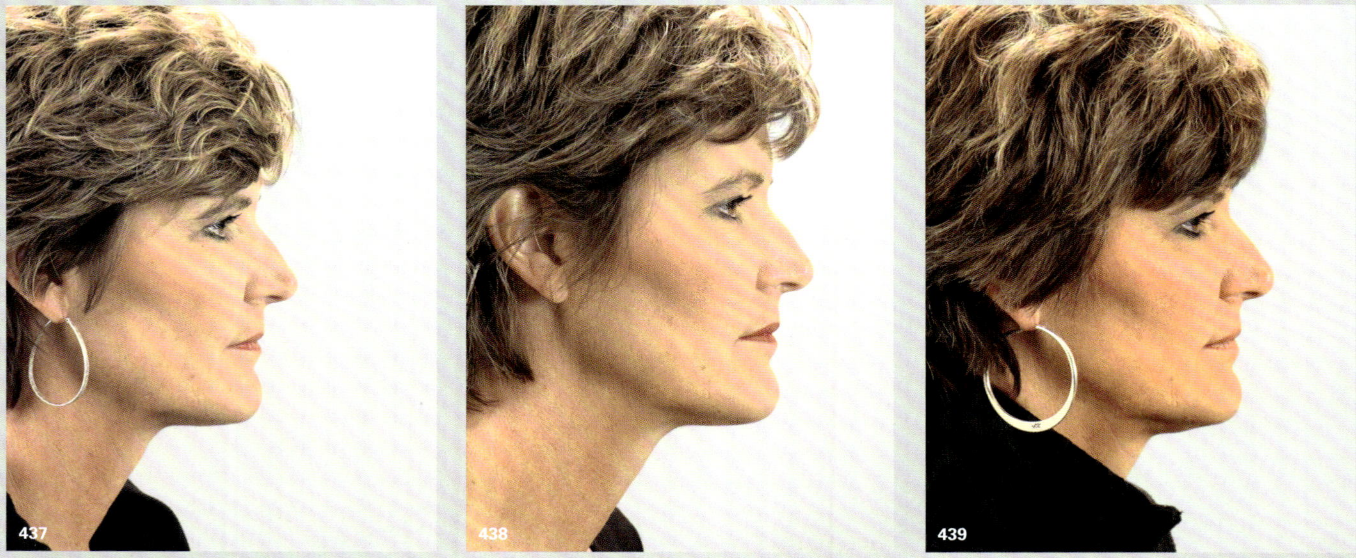

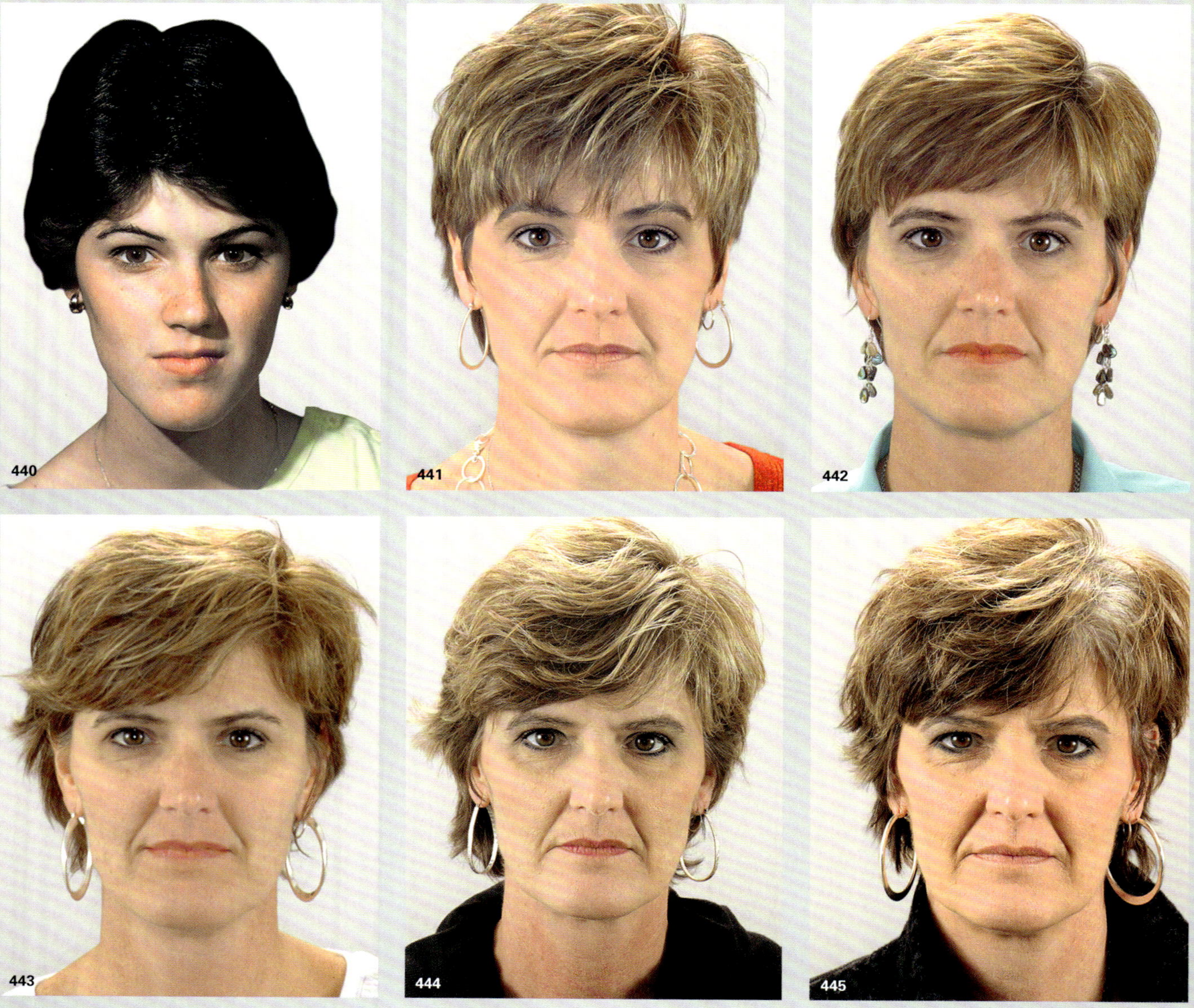

图4-437～图4-439 患者在49岁、50岁和52岁时的侧面像。

图4-440～图4-445 患者在14岁、41岁、42岁、44岁、49岁和52岁时的正面像显示，随着时间的推移，唇部体积减小，表现为唇红暴露量减少。

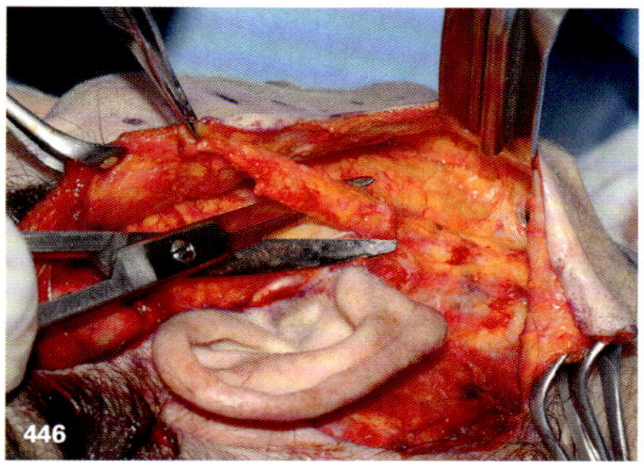
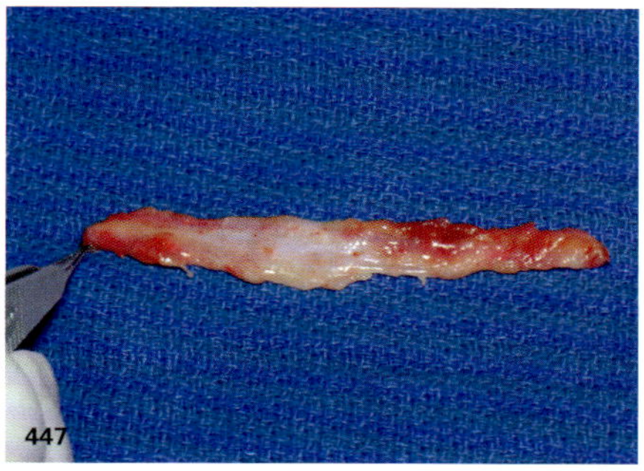
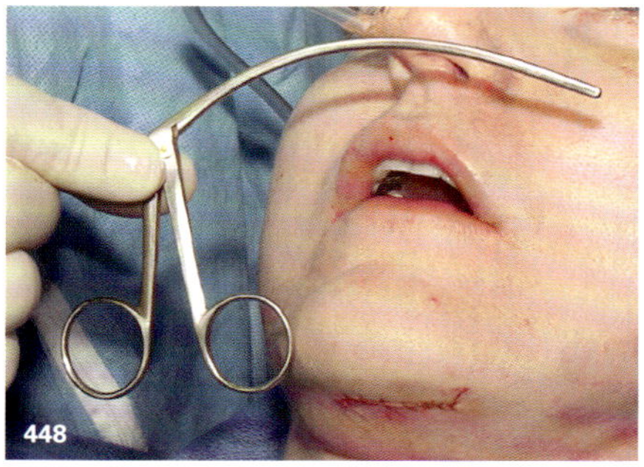
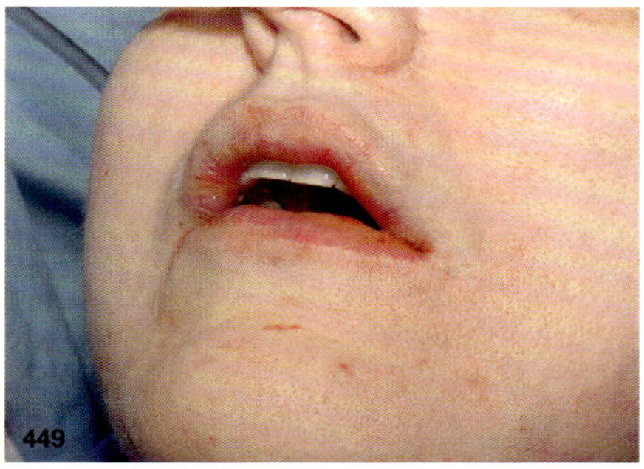
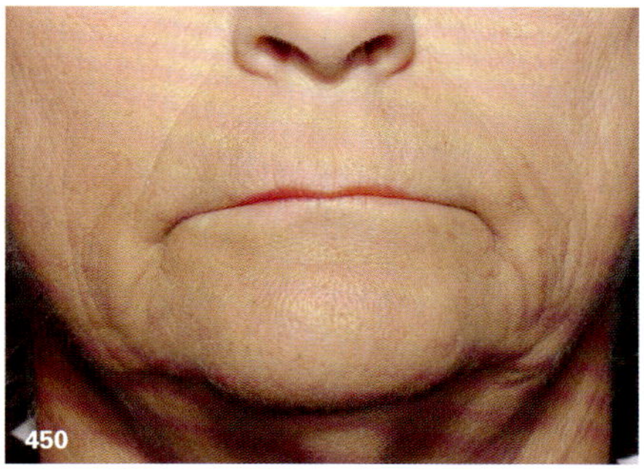
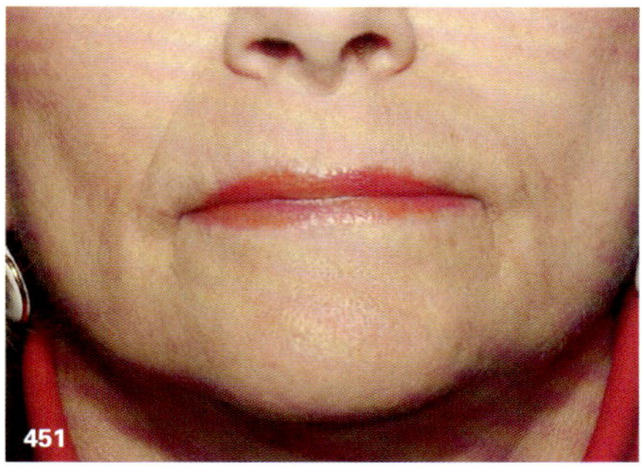

图4-446 在除皱术过程中从耳前间隙浅表肌肉腱膜系统（SMAS）中取出1条。

图4-447 将条带修剪成形，使其光滑且形状规则。

图4-448 将移植物插入到上唇连接口角的隧道中。

图4-449 修剪末端并缝合。

图4-450和图4-451 年长女性丰唇术前和丰唇术后2年。请注意，唇红暴露量显著增加，从而使外观更加年轻。

多年来，整形外科医生一直在设法增加唇部体积达到面部年轻化或逆转衰老的目的。这也使唇红暴露量增加。丰唇是口腔团队可以自信地向成年患者推荐的一项服务，具体取决于所使用的技术和材料。有些材料更耐用，有些是自体移植物，有些是同种异体移植物。增强材料包括自体软组织，如患者自身的浅表肌肉腱膜系统（Superficial Musculoaponeurotic System，SMAS）组织，通常可在除皱术过程中从下方的结缔组织中获得。图4-446显示了在手术中，从腮腺表面耳前间隙中小心收集SMAS条带。然后将其修剪成形，条带表面光滑且形状规则，放入唇部（图4-447）。将肌腱穿引器（图4-448）插入一侧口裂的切口并穿过唇部，从对侧口裂的切口穿出。然后，外科医生将移植物从唇部拉出，直到口裂两端均有多余的部分留出，经过修剪后关闭切口（图4-449）。图4-450显示了一名年长女性在丰唇术前的情况，图4-451显示了她丰唇术后2年的结果。

用于丰唇的其他材料包括各种尺寸的植入物，如柔软而有弹性的硅胶、特氟龙（膨胀聚四氟乙烯）、由尸体的筋膜和真皮组成的同种异体材料以及其他植入物材料。对过去可能曾在唇上植入过此类植入物的患者应小心谨慎，尤其在使用注射器对唇或口周区域进行局部麻醉时，必须小心，以免损坏植入物。

一般来说，逆转软组织增龄性改变和增强面部年轻化特征有两种方法：①增加软组织体积；②去除软组织并收紧覆盖于骨骼的软组织层。当患者寻求改善面部的老化特征时，他们通常想到的治疗方法是整容、化学换肤或磨皮。这些技术是收紧面部组织的经典方法，可以使面部年轻化，但现代美容团队将正畸扩弓或面部骨骼的整体前移纳入了考虑范围。这些手术并不总是传统整容手术的替代品，而是通过植入物或增加骨骼体积来增加支撑的概念，对于各类牙颌面畸形，考虑手术矫正。例如，成人的唇部支撑也可以通过上下颌骨和牙列前移来增加牙颌体积来实现。这既能收紧软组织，又能提供唇部支撑。

牙体颜色

衰老微笑的另一个特征是牙齿颜色的变化，因此近年来牙齿美白很受欢迎。图4-452中的25岁男性患者是由美容口腔医生转诊的；患者没有具体的诉求，他只是想要一个更漂亮的微笑，并认为贴面就是答案。一名医生非常专业地建议他进行正畸治疗和牙齿美白，而无须花钱制作贴面后还需要长期维护瓷贴面。患者还有深覆𬌗（图4-453），转诊的口腔医生认为正畸治疗对他有益，如果治疗结束他仍然想要贴面，矫正后的咬合不会影响瓷贴面的操作。当我第一次见到患者时，我们分析了他的微笑，我觉得他微笑的主要缺陷是过大的颊廊和较深的牙齿颜色（图4-454）。了解了他的预期后，我使用计算机成像来模拟他微笑时牙色变浅的效果（图4-455）。他对牙色模拟效果很满意，我进一步模拟了前磨牙在颊廊空间中的直立，赋予他更宽的微笑（图4-456），模拟效果也得到了他的认可，因此我们的治疗计划旨在扩大他的牙弓（特别是在前磨牙区域）并打开深覆𬌗。然后，我们将在正畸治疗完成后为他进行牙齿美白。

固定矫治的治疗时间为14个月，患者咬合关系良好（图4-457）。牙弓形态的改变成功地改善了他的颊廊。正畸治疗结束后进行了牙齿美白，最终治疗结果非常显著（图4-458和图4-459）。

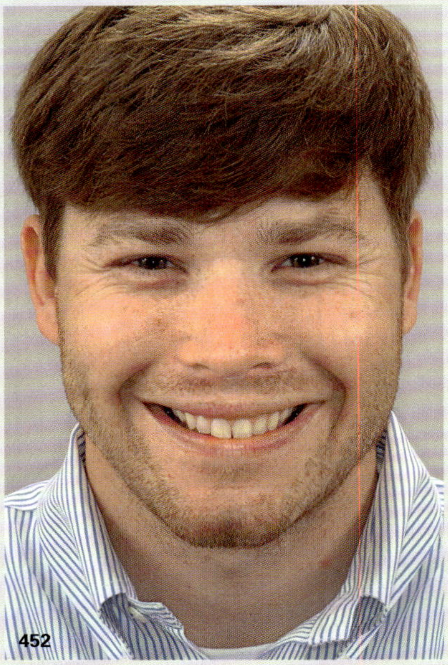
452

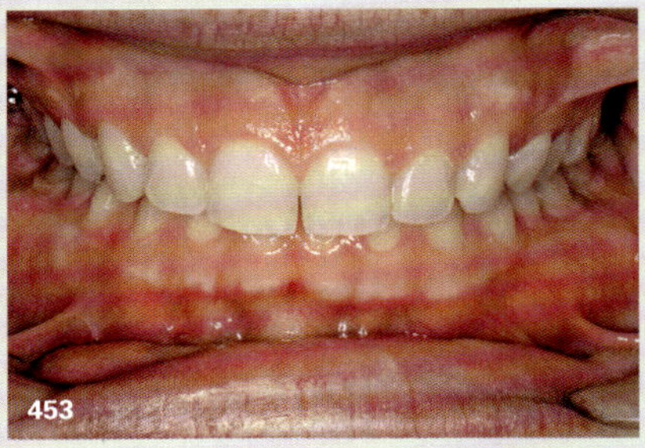
453

图4-452～图4-454 一名25岁的患者主诉想要改善他的微笑。他最初想要瓷贴面，但他的口腔医生建议他考虑正畸治疗，矫正深覆𬌗将提高瓷贴面的持久性。

图4-455 计算机模拟显示患者牙齿变白之后的笑容。

图4-456 计算机模拟出患者具有更宽牙弓的微笑图像。

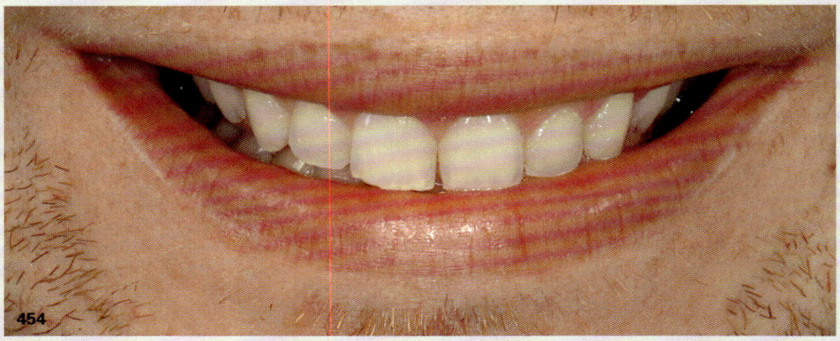
454

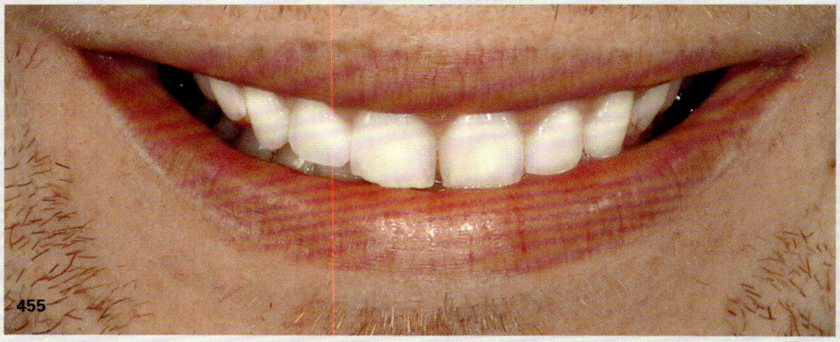
455

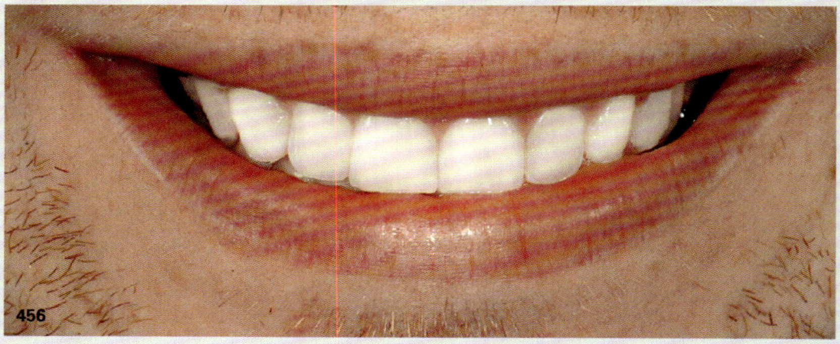
456

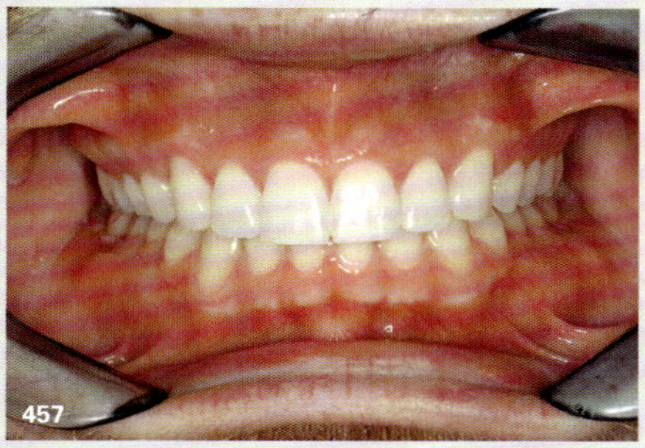

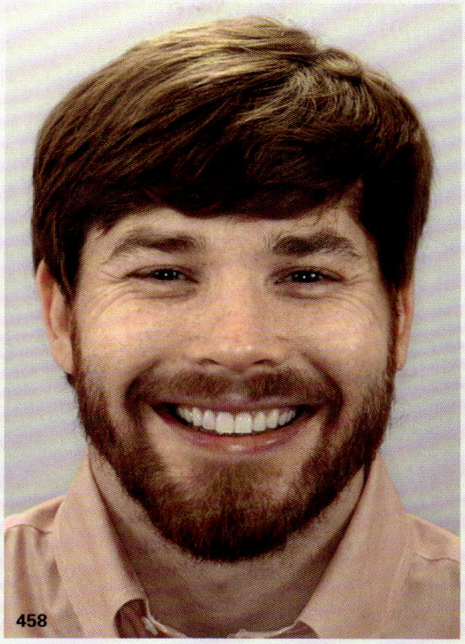

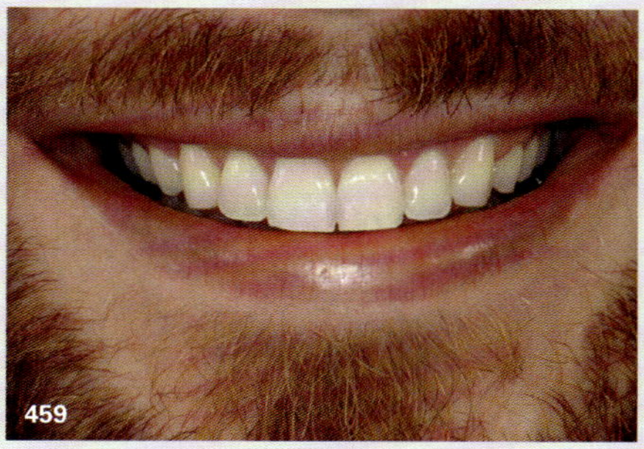

图4-457 固定矫治器治疗14个月后的最终咬合。

图4-458和图4-459 正畸治疗和牙齿美白后的最终笑容。

图4-460～图4-462 一名11岁女孩因右上侧切牙先天缺失和左上侧切牙锥形牙而接受正畸治疗。

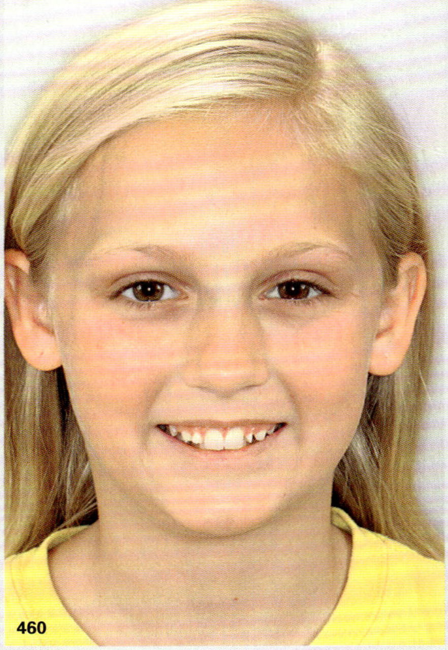

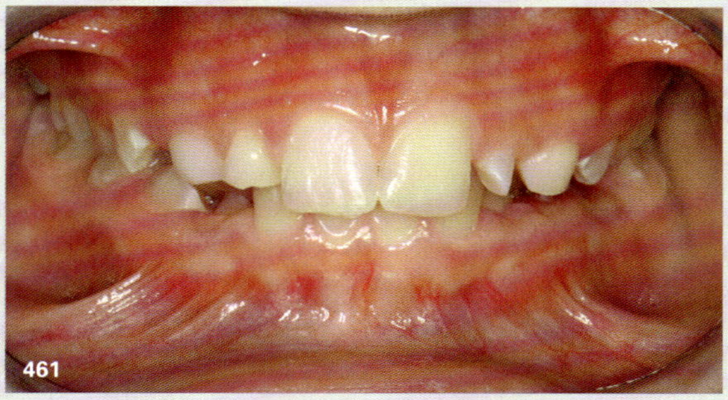

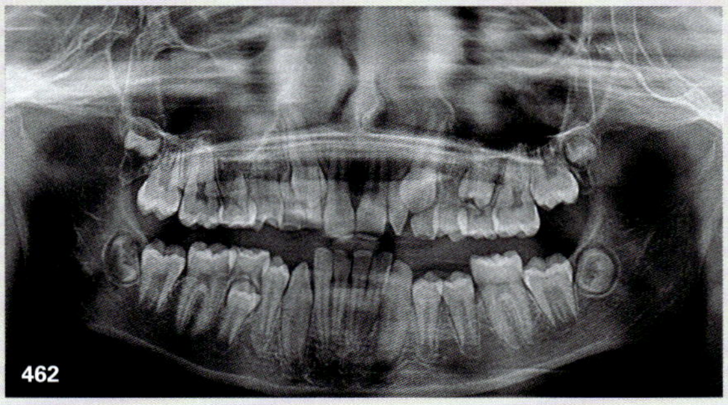

牙齿大小和比例

在进行正畸评估时，这名11岁女孩（图4-460）先天性缺失右上侧切牙，左上侧切牙为锥形牙（图4-461和图4-462）。她的右上乳侧切牙和乳尖牙已拔除，右上恒尖牙萌出到了缺失侧切牙的位置，使右侧后牙段整体向前移动（图4-463～图4-466）。采用种植体修复侧切牙的解决方案的难点在于我需要整体后移所有右上后牙（今天可能考虑使用TAD）或拔除右上第一前磨牙提供空间远移尖牙达到尖牙Ⅰ类关系，然后用一些修复手段

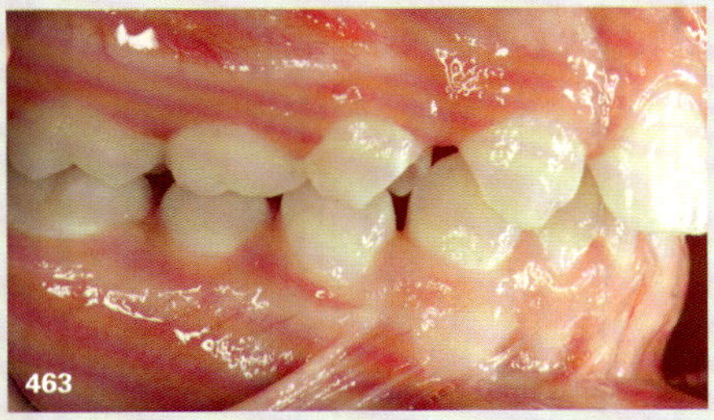

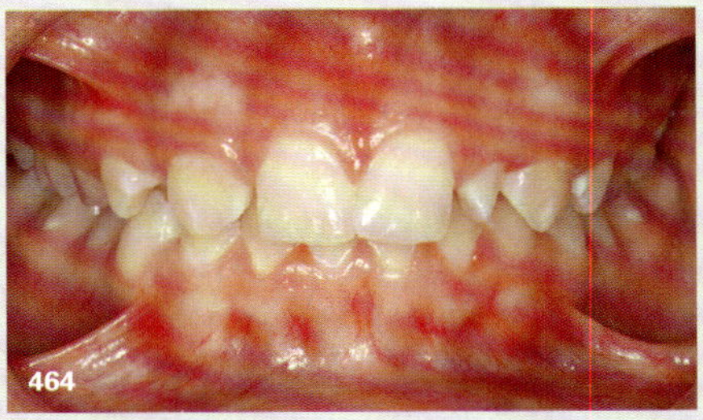

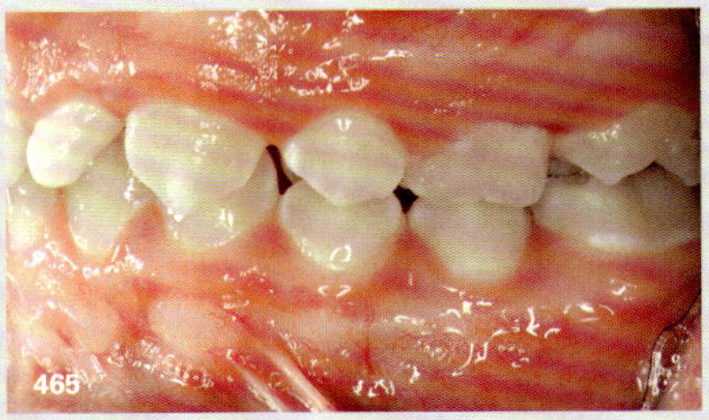

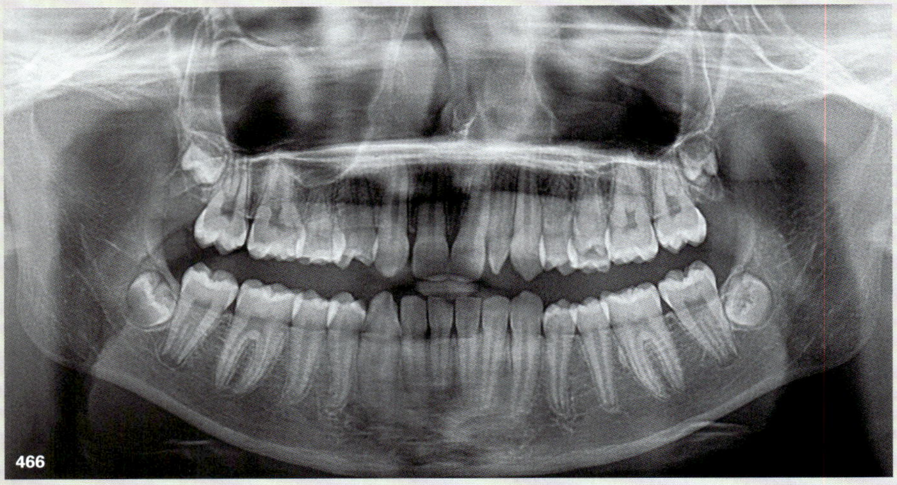

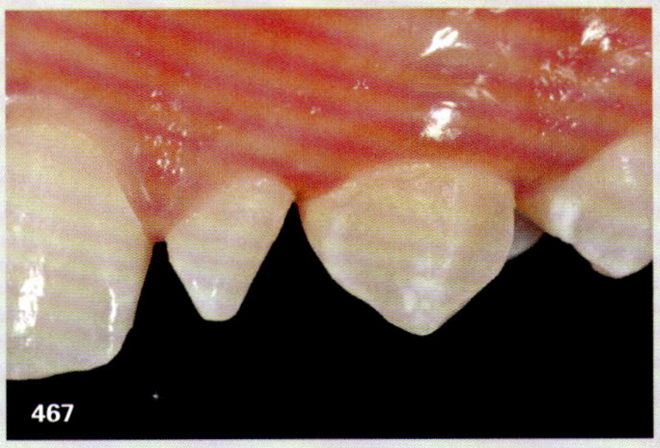

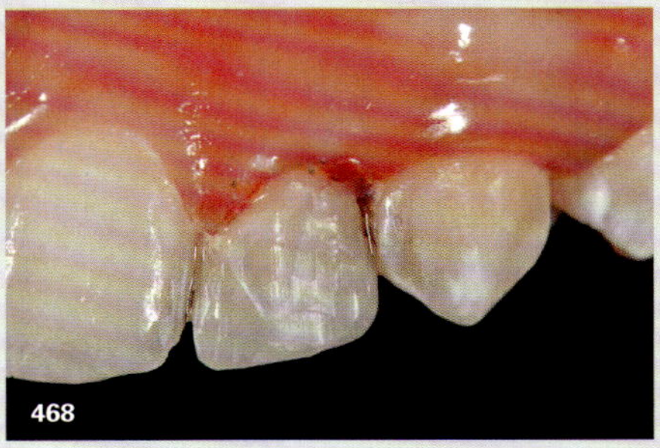

图4-463～图4-466 右上乳侧切牙和乳尖牙已拔除，尖牙萌出到侧切牙位置，后牙前移占据尖牙间隙。

图4-467和图4-468 用临时粘接材料改形锥形侧切牙上以利于粘接托槽定位。

恢复侧切牙的形状。但是拔掉一颗牙齿为另一颗缺失的牙齿修复腾出空间，这对我来说真的没有意义。在左侧，尖牙Ⅱ类关系，而这侧尚有剩余间隙，且磨牙也是尖对尖的关系，我觉得可以利用剩余间隙在该侧获得良好的咬合关系。

我计划在右侧关闭间隙，在左侧创建Ⅰ类尖牙关系，并给锥形侧切牙临时改形（使用牙冠成型器和树脂）（图4-467和图4-468）（如果今天再治疗这种情况，我会在正畸托槽粘接之前，对侧切牙进行牙冠延长）。粘接正畸矫治器，左侧使用Ⅱ类牵引内收尖牙关闭剩余间隙。

接近治疗结束时，由于炎症导致牙龈肿胀，很难想象牙齿的大小和位置，所以我用半导体激光（图4-469和图4-470）修整了不健康的肿块牙龈，这样我就可以更好地观察牙齿。到她下一次预约复诊时，组织已愈合得很好，我们可以更清楚地看到牙龈形态并指导完成修复治疗。在治疗的这个关键时刻，我们与患者家长会面，讨论如何修复侧切牙和右尖牙。在提出上颌左侧锥形牙最好使用瓷贴面治疗后，我还建议家长考虑使用多个瓷贴面，因为她的牙齿整体较小且微笑不够美观。患者家长同意使用瓷贴面完成她的治疗，所以我重新设置了托槽垂直高度以协调切牙牙龈边缘位置，使得完成治疗后可以获得最好的瓷贴面美学效果。正畸治疗阶段已完成（图4-471～图4-475），我们诊所和口腔医生工作室协商了患者的下一次复诊时间，先拆除矫治器，然后当天再进行瓷贴面的牙体预备。制作临时贴面连冠，同时作为保持器。2周后放置最终的贴面（图4-476），患者笑容得到明显

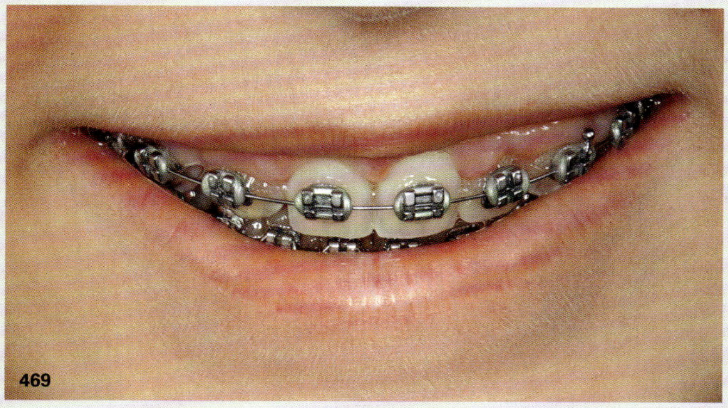

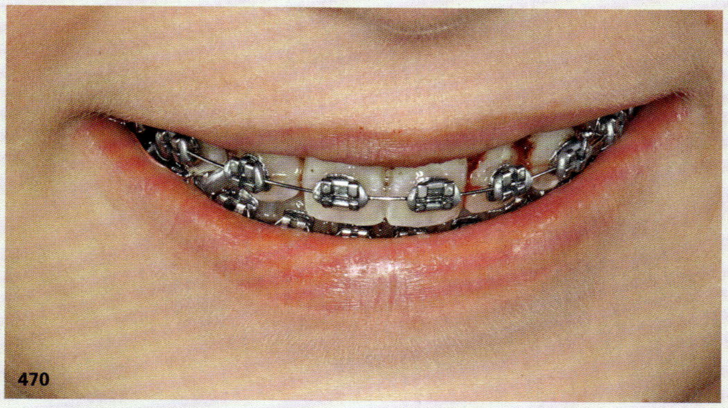

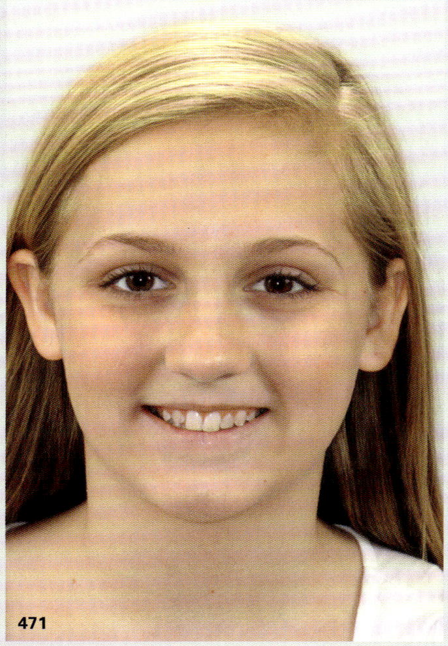

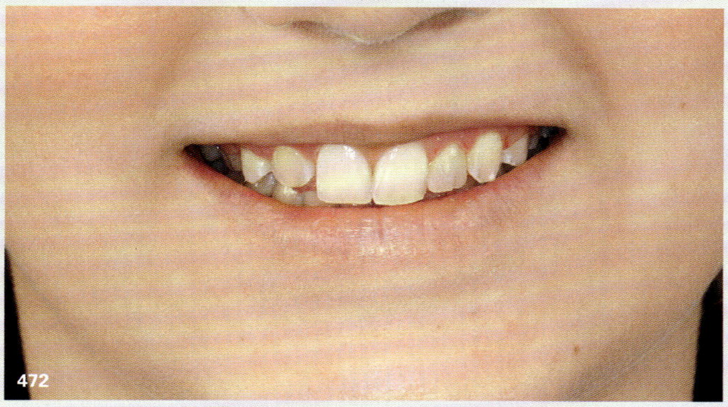

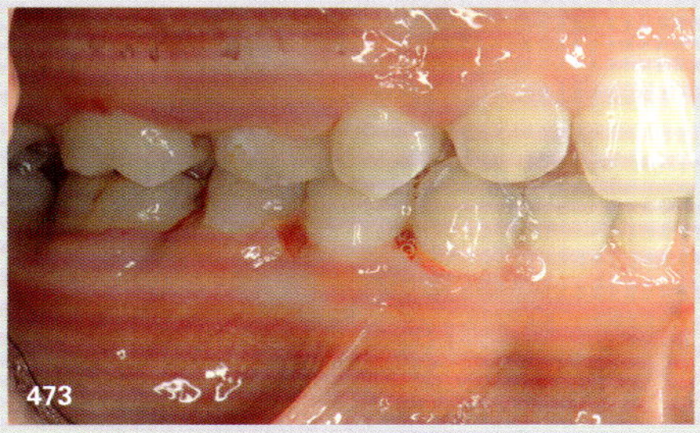

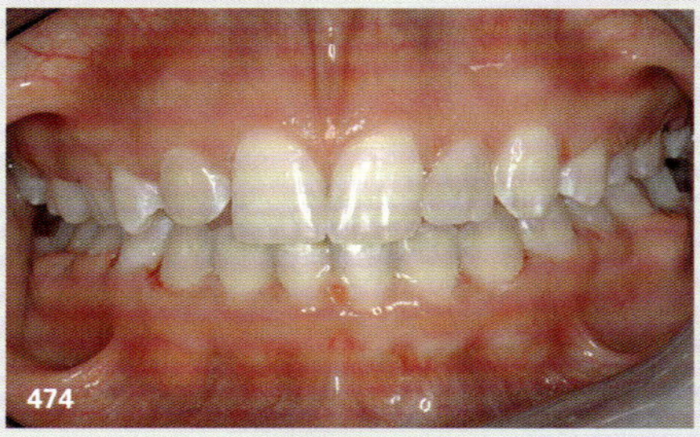

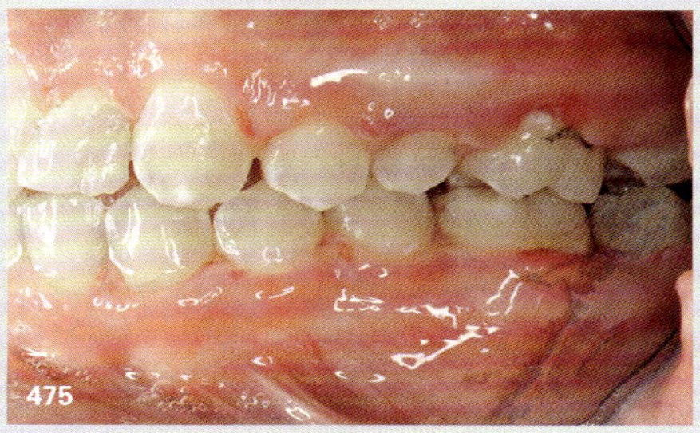

图4-469和图4-470 半导体激光用于消除肿胀和不健康的牙龈组织，让我能准确看到切牙的正确位置。
图4-471～图4-475 完成正畸治疗后，贴面修复前的口内像。

的改善（图4-477和图4-478）。最后的咬合关系如图4-479～图4-481所示。读者应该重点比较她治疗结束时的侧面微笑像（图4-482和图4-483）与贴面后的侧面微笑像（图4-484和图4-485）。真是天差地别！从无须种植修复和良好微笑美学的角度来看，她的最终治疗结果是成功的。而在贴面修复后，患者牙齿的色度、色调渐变和微笑饱满度（将在第5章中更全面地介绍）有了更大的改善。

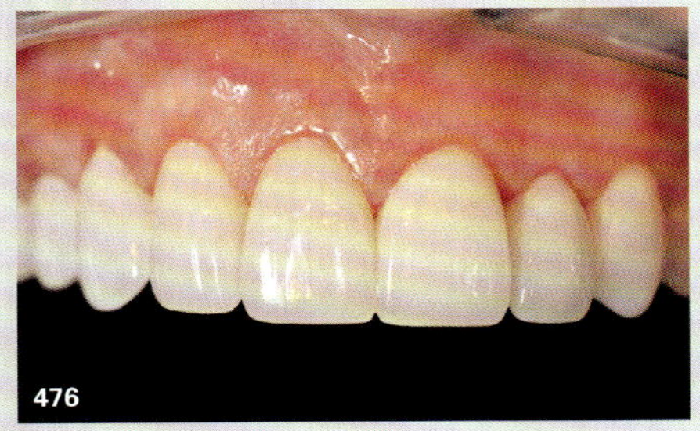

476

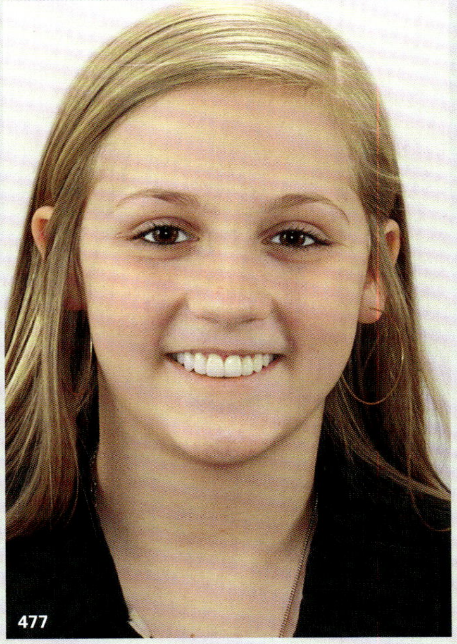

477

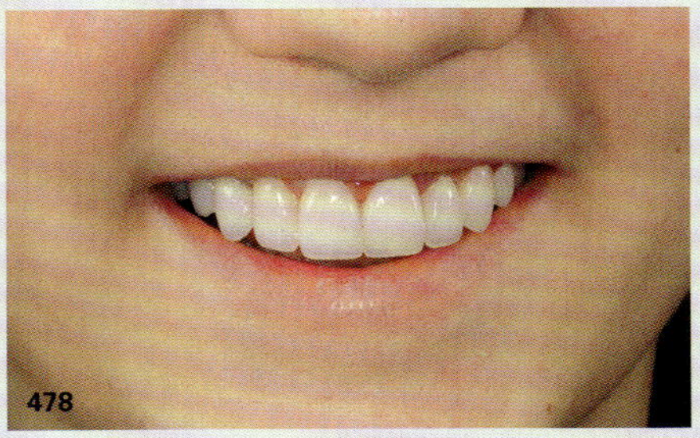

478

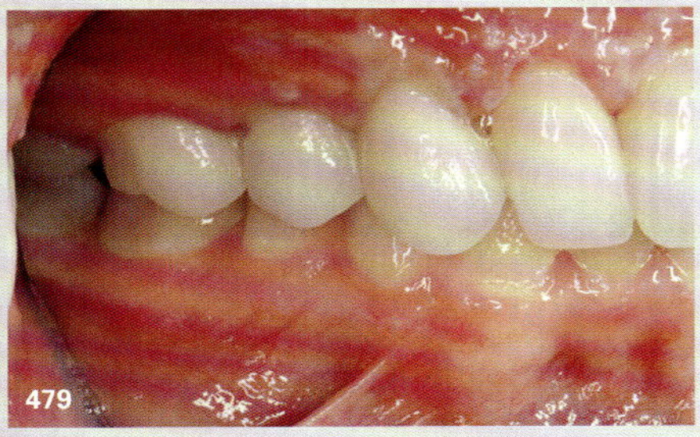

479

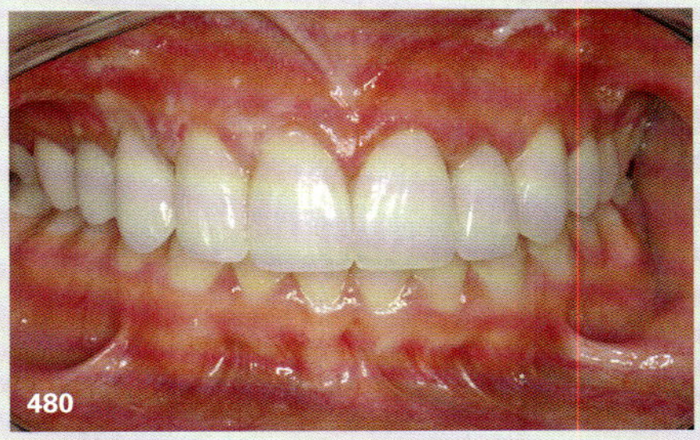

480

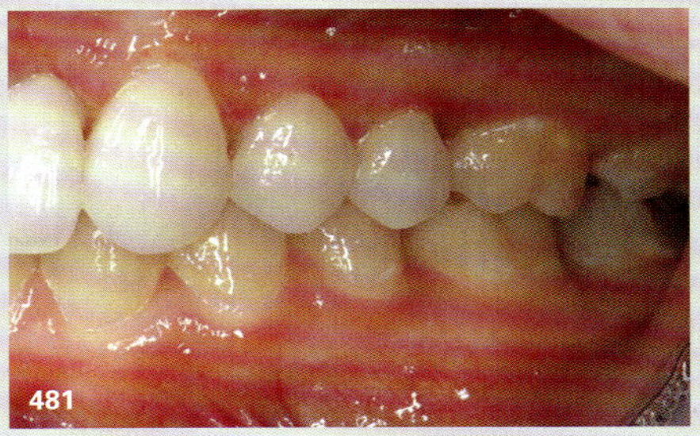

481

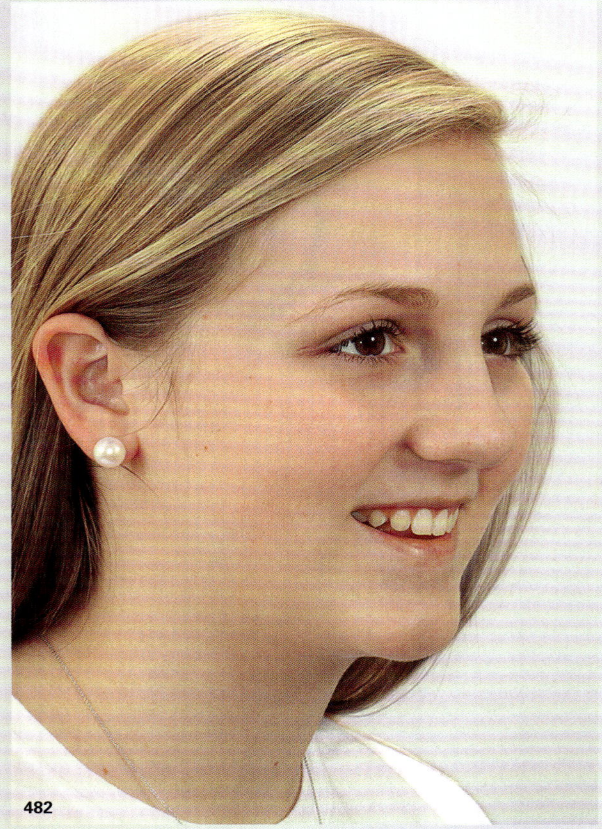

482

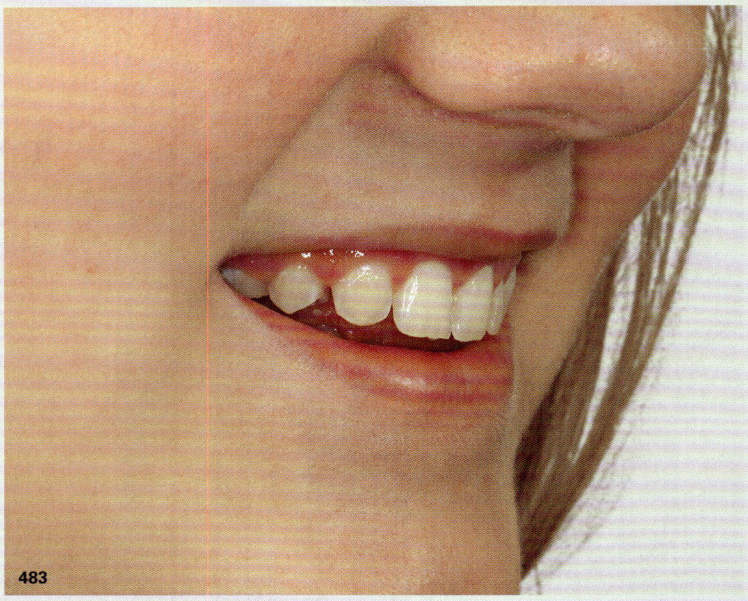

483

图4-476～图4-481 贴面修复后的最终结果。咬合、微笑、牙齿比例和色度都非常好。

图4-482和图4-483 完成正畸治疗后的45° 侧面微笑像。

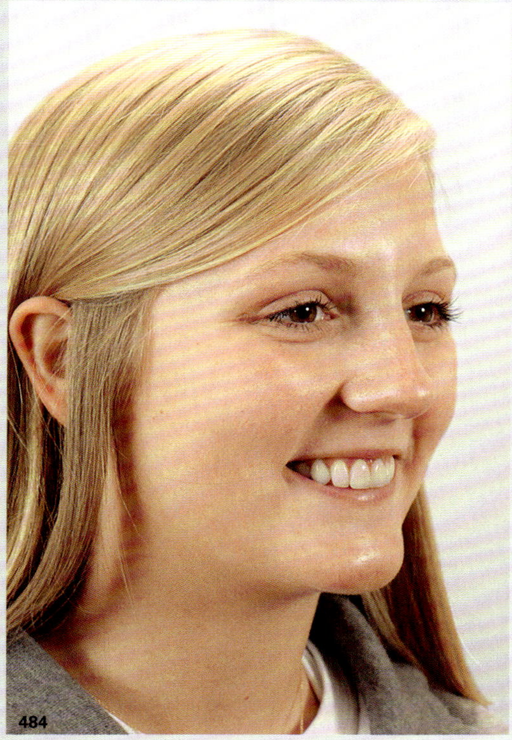

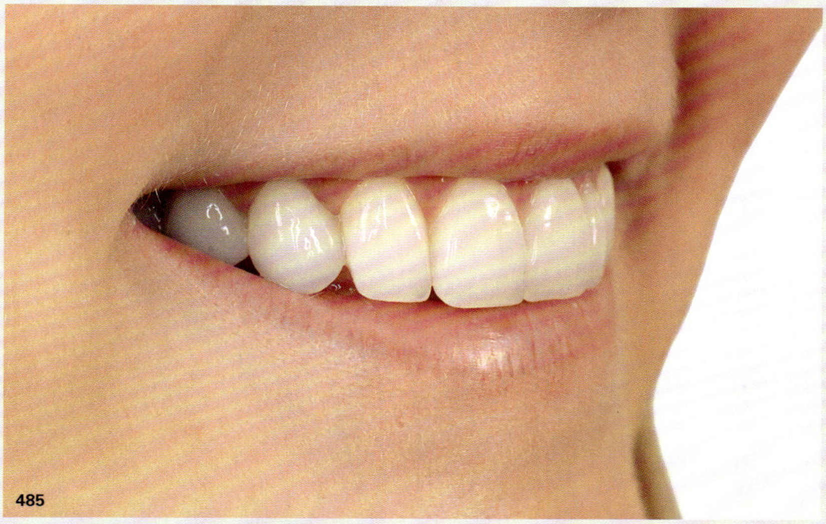

图4-484和图4-485 贴面修复后的45° 侧面微笑像，展示了出色的立体色调渐变和微笑饱满度。

结论

面部软组织与硬组织（牙齿和骨骼）的相互关系最近才引起关注，这对优化治疗结果是必不可少的。目前正畸学的研究重点集中在颅面生长及以侧貌/垂直特征的长期骨骼变化评估，这远远超过了对面部软组织的研究。

因此迫切需要研究的方向是，硬组织和软组织的生长、成熟和衰老以及这些因素是如何相互作用的。尽管缺乏这方面的研究，但我们也学到了很多东西，其中大部分并没有得到应有的临床应用。后续章节将进一步证明本章介绍的研究的临床适用性。

（陆珮珺　李　晅　王　璟）

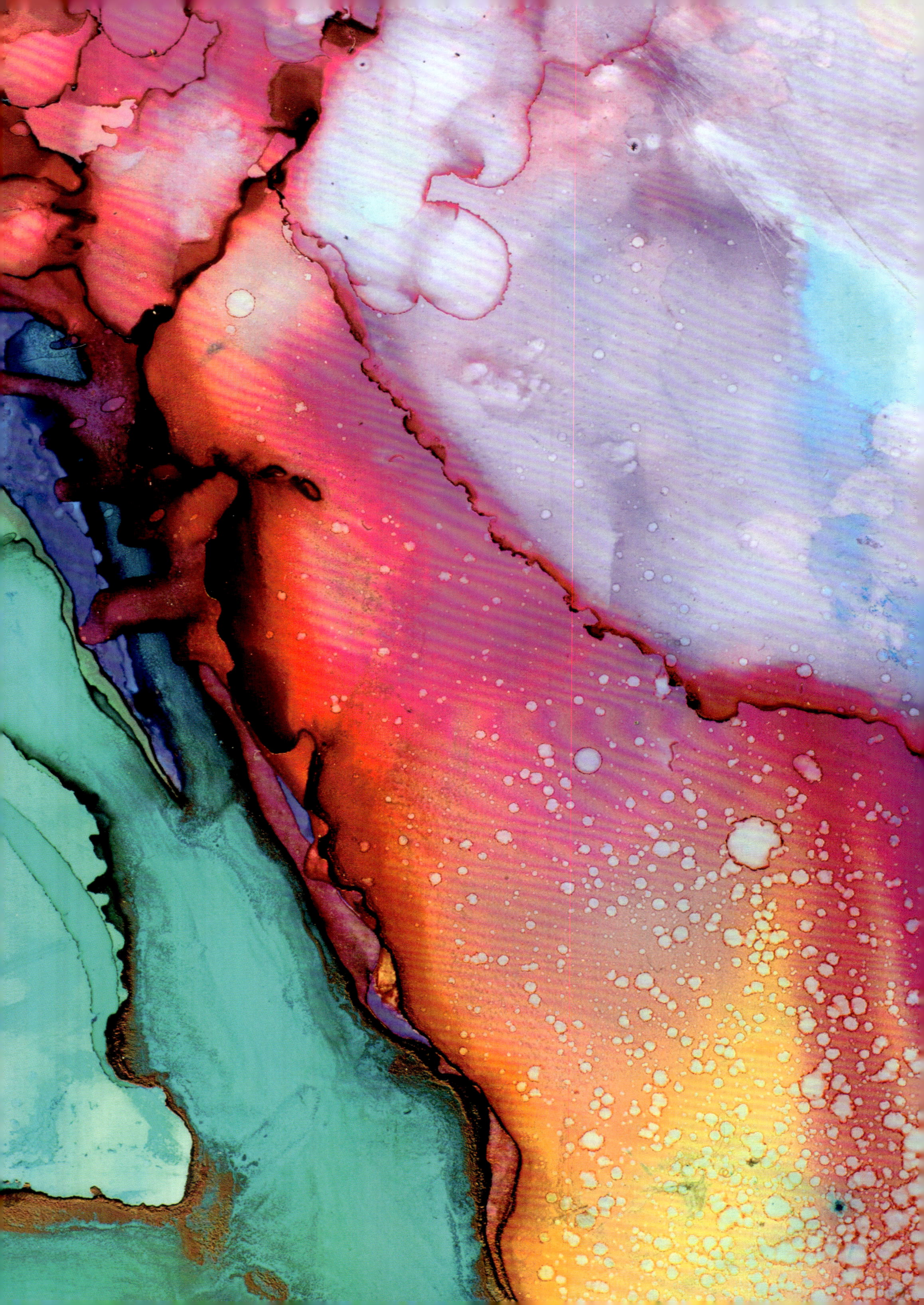

微笑设计：主要的微笑群组

Smile Design: The Major Smile Groups

在探究宏观、局部和微观美学概念间的相互关系时，我突然意识到，对于青少年患者，我们理所当然地进行正畸牙移动，却远没有意识到这对美学的影响，包括宏观美学中的面部比例，会比大多数人意识到的还要显著。例如，我们都知道压低上颌切牙打开深覆殆有助于减少过度的露龈，但我们对其带来的宏观美学影响考虑甚少，有时对局部美学设计也不够严谨。在第4章中我们已经展示了打开深覆殆对于牙体比例和微笑观感的影响。接下来，我将在本章重点阐述面像的3个维度。

在微笑设计中的摄影记录

在美学的治疗方法中，我专注于优秀的摄影记录有几个原因。涵盖从治疗的可视化到对临床实践的影响：

- 优秀的摄影技术能真实反映我们临床病例的完成质量。在病例展示中使用平庸的照片，给人的印象是你的临床技术可能同样平庸
- 我认为宏观美学是一个非常重要的部分，所以在诊室安装了一套专业的面部照明系统，这样所有的照片都很明亮，没有混乱的阴影，比例协调，以便于可视化的将患者的面部及微笑特征用于制订合理的治疗计划
- 我拍摄患者8个面部图像而不是大多数病例显示的3个，以便于评估患者的整体颜面特征，因为患者的面部本就是三维的
- 在当今的数字化社会，这类图像可能会被整理成册交给患者或用于转诊，这是很有教育意义的[1]
- 数字化视频让我们能够观察到患者的动态情况，以及牙齿在他们微笑和谈话中的自然表现

面部摄影有各式各样的闪光灯和照明系统，但如果你觉得外观和美学很重要，我强烈推荐在诊室设置一套专业面部照明系统。我选择的是一个双伞闪光灯（图5-1），背光照在雾灰色（Dove-gray）的背景相纸上。背光消除了相机闪光灯造成的阴影，并能给头发提供相当专业的轮廓光（图5-2和图5-3）。这些高质量的照片在我工作中有3个重要的功能：①让我聚焦于患者的

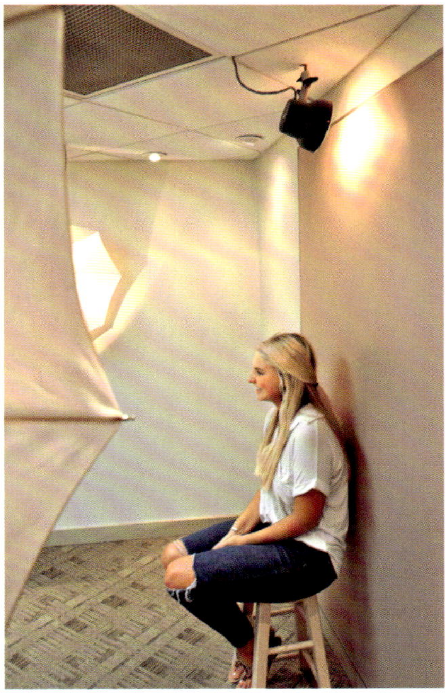

图5-1 在我们的诊室，我们使用带背光的双伞闪光灯，闪光灯位于患者头部上方，指向雾灰色的背景照相纸。

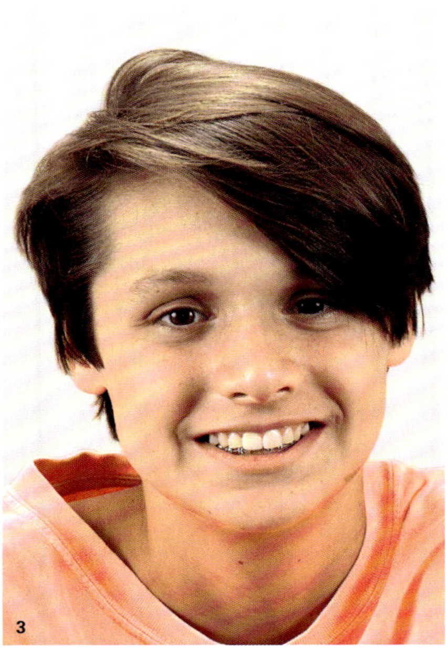

图5-2 位于患者上方和背后的闪光灯称为背光灯。它有效地冲淡了背景，从而消除了相机闪光灯在墙上产生的阴影。它还为头发增加了专业的轮廓光，使照片更逼真，立体感更强。
图5-3 轮廓光让面部图像更加生动，这在发色较深的患者身上更为明显。

对患者整体面部外观的评估通常是在社交环境下，在房间里面对面进行的。

面部比例和美学特征，而不会因为照片的阴影或扭曲分散注意力；②向患者传递我们对所有事物高质量的追求态度，包括摄影（不仅仅是为了照片更好看！）；③有助于我对治疗结果的评估，因为前后对比照片的光影和摄影条件是一致的。虽然并非所有诊室都足够宽敞可以放置伞形闪光灯，但各种各样其他类型的闪光灯扩散器也可以提供美观和一致的面部照明。

摄影常规流程

在我的诊室里，每名患者都拍摄8张照片：

1. 下颌姿势位时的正面像：以自然头位拍摄。重点是，患者的头部不能旋转或倾斜（图5-4）。如果患者有唇闭合不全，则需拍摄2张照片，一张是唇处于下颌姿势位（与头颅定位侧位片一致很重要，以及用于数字成像预测），另一张为唇闭合状态。对于所有“处于下颌姿势位”的面部图像都应如此。
2. 微笑时的正面像：也以自然头位和正确的面部方向拍摄（图5-5）。微笑应该是尽可能自然产生的，而不是龇牙笑（这会像在做鬼脸）。
3. 下颌姿势位时的45°侧面像：照片应该包含耳郭后侧，患者处于自然头位。这张照片应让我们能够看到如颏部突度、下颌形态、唇丰满度和鼻部形态等结构（图5-6）。
4. 微笑时的45°侧面像：这就是我们在社交时看彼此的视角。对患者整体面部外观的评估通常是在社交环境下，在房间里面对面进行的。在临床上，我们可以评估切牙倾斜度、腭平面和𬌗平面的方向、微笑饱满度和渐变等情况（图5-7）。这张图像在评估容貌吸引力方面具有重要意义，尤其是在正颌外科手术评估中[2]。
5. 下颌姿势位时的侧面像：处于自然头位。我要求所有的摄像者，将患者耳屏上缘与下眼睑的连线平行于照片的上、下边界（图5-8）。
6. 微笑时的侧面像：这张照片提供了一个比头影测量更好的视角以观察切牙（图5-9）。
7. 正面特写微笑像：与全面部微笑像一样，这张照片是以自然头位拍摄的（图5-10），患者的头部不能旋转或倾斜。我们发现，这张图像用于记录和评估切牙的比例是最好的，其临床有效性将在下面的章节中进行阐述。
8. 45°侧面特写微笑像：如前所述，这是很重要的“社交视角”。据此，我们可以更仔细地评估切牙倾斜度、腭平面和𬌗平面的方向、微笑饱满度和渐变（图5-11）。

另一张可选的照片是下颌姿势位时唇的特写像（图5-12），用于评估唇部的支撑度。记住，唇突度

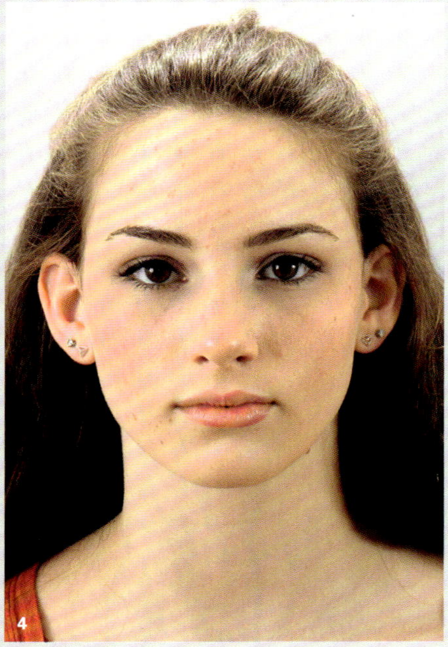

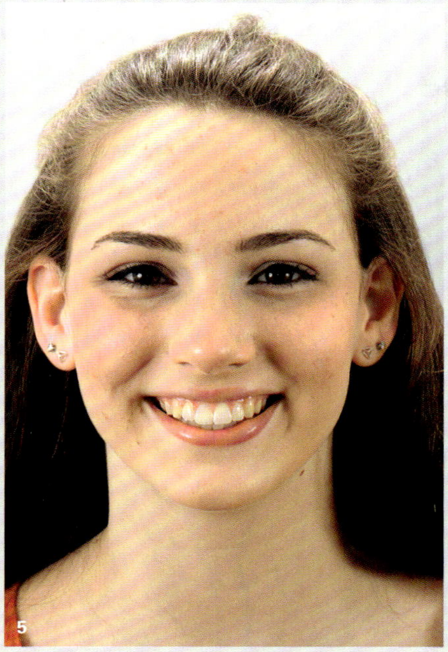

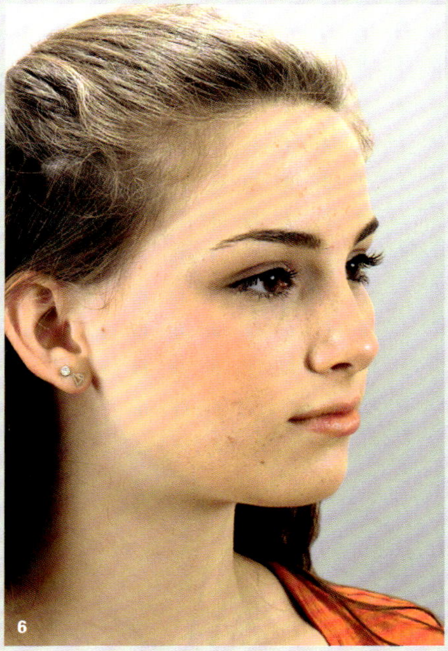

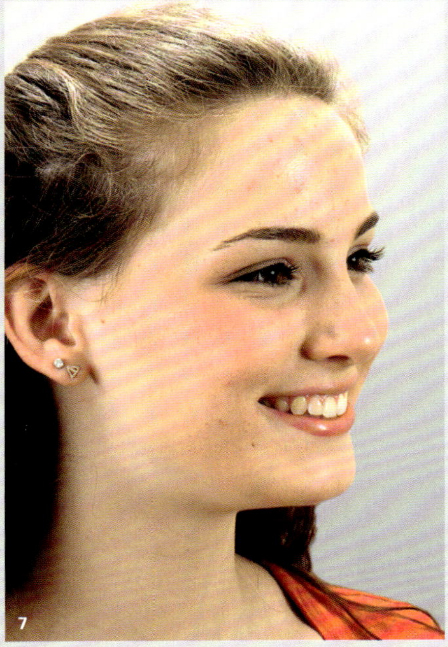

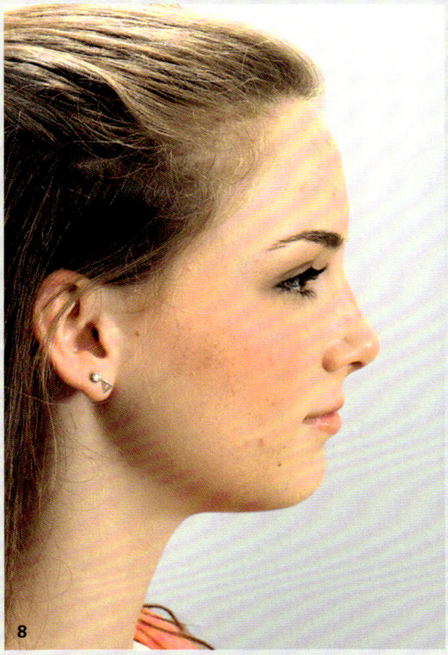

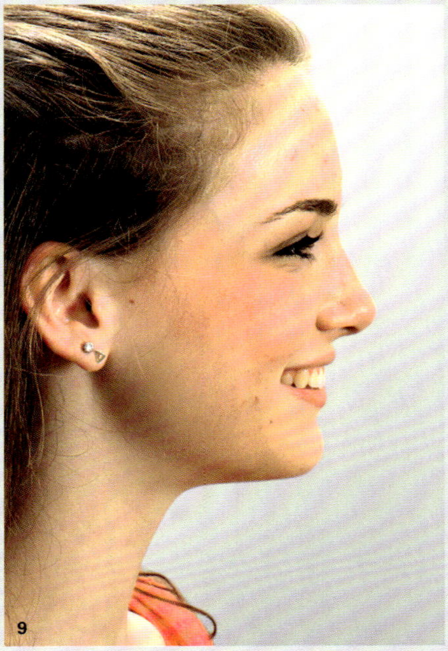

图5-4 下颌姿势位时的正面像。患者的头部应处于自然头位，不能旋转或倾斜。

图5-5 微笑时的正面像。患者的牙齿不应该接触，尽可能展示自然的微笑姿势。

图5-6 下颌姿势位时的45° 侧面像。就是我所说的“社交视角”，因为这是我们大多数人看待他人的角度。

图5-7 微笑时的45° 侧面像。用于评估诸如切牙倾斜度、腭平面和殆平面的方向、微笑饱满度和渐变等情况。

图5-8 下颌姿势位时的侧面像。这应在患者的自然头位下拍摄。我个人的偏好是将耳屏上缘与下眼睑的连线平行于照片的上、下边界。

图5-9 微笑时的侧面像。这张照片可以让我观察到患者微笑时切牙的角度。这张图像优于头影测量，因为它反映了患者的临床表现，而不是在X线片上。

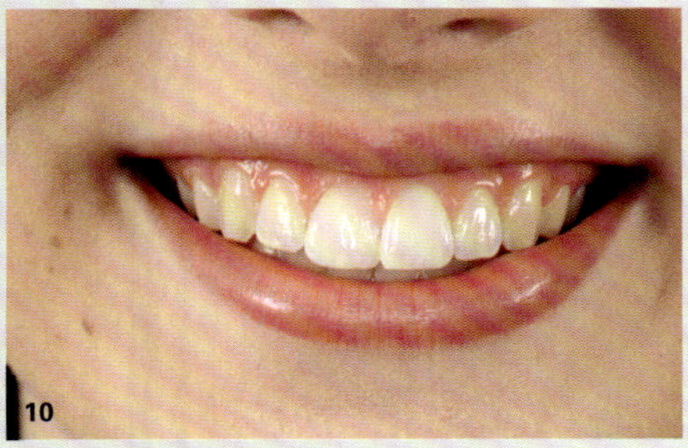

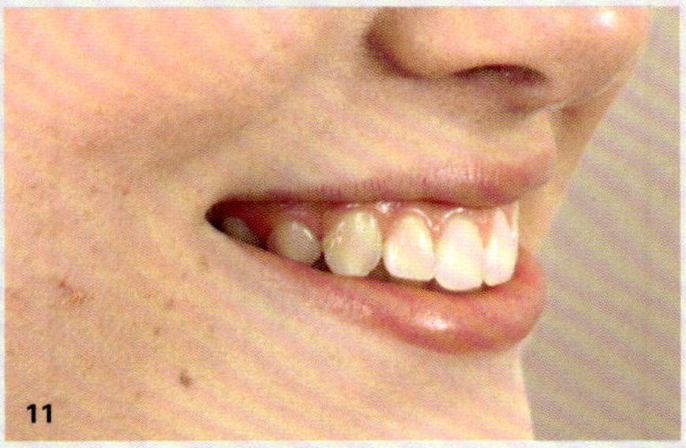

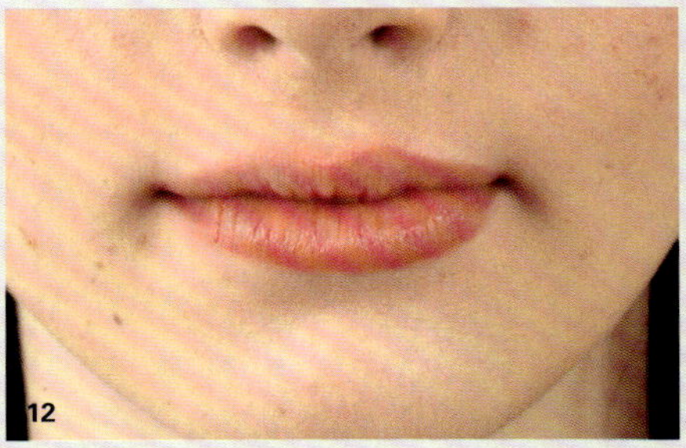

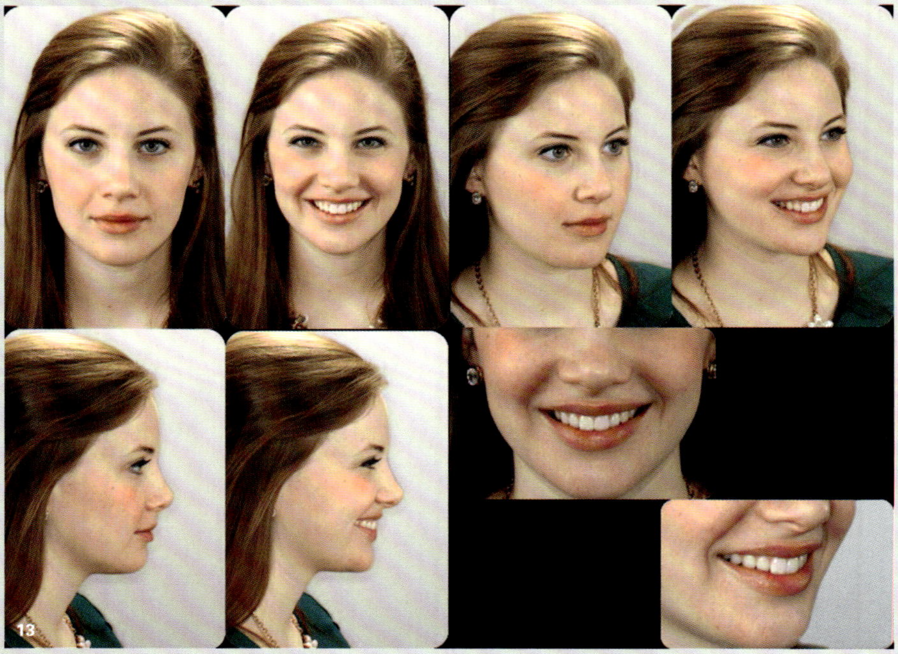

图5-10 正面特写微笑像。我喜欢用这张图像来评估切牙边缘的位置、切牙与上下唇的关系、切牙的倾斜度，以及颊廊。

图5-11 45° 侧面特写微笑像。这张图像非常适合于评估切牙倾斜度、腭平面和殆平面的方向、微笑饱满度和渐变。

图5-12 下颌姿势位时唇的特写像（可选）。我经常用这张照片来评估唇部的支撑度，以确定切牙所需的矢状向位置。

图5-13 摄影常规流程总结。

是我们评估牙齿在矢状向（AP）位置的重要组成部分。

图5-13是所有面部照片及其定位的总结，这对于摄影新手的培训和教育非常有用。

本章的其余部分将聚焦在制订治疗计划时，整合三大微笑组中关于患者的信息——露龈笑、微笑时切牙暴露不足以及不对称微笑来制订。

微笑时过度露龈：露龈笑

我写这本书的主要原因之一就是想要讨论对露龈笑的治疗。在口腔专业，甚至是整形外科和皮肤科的所有专业中，露龈笑似乎是一个普遍的话题。每人都有自己的“解决方案”，这取决于他们从事的领域。例如，正畸医生通过压入上颌切牙来改善露龈笑。口腔颌面外科医生通过上颌Le Fort Ⅰ型手术来达成目标。对于牙周医生来说，牙冠延长是解决办法；而对于整形外科医生来说，唇固定术是应对方案。一切皆有可能，但哪种方法对患者才是正确的？

我一直认为，对于面部美学问题，应该有一个更加同质化的诊断方法。换言之，医生不该把诊断检查表的重点局限于自己的专业上，而是应该有一个通用的诊断治疗方法，根据患者的需要，选择适当的解决方案。这就要求我们作为专业人士，都应对其他专业必须提供的支持有合理的理解，并且必要时能够整合多学科联合治疗计划。

露龈笑的病因检查表

这里有一张过度露龈的病因检查如框5-1所示。

框5-1 过度露龈的病因

- 上颌垂直向发育过度
- 人中长度过短
- 解剖牙冠长度过短
  - 冠形态——过小牙
  - 切缘磨损/磨耗伴过度萌出
- 临床牙冠长度过短
  - 主动萌出异常
  - 被动萌出异常
  - 牙龈肥大/增生
- 上颌切牙舌倾
- 过度活跃的微笑

上颌垂直向发育过度

与露龈笑有关的上颌垂直向发育过度（Vertical Maxillary Excess，VME）最常见的临床特征包括面下部高度增长、下颌姿势位切牙过度暴露、唇闭合不全，闭唇时唇肌紧张等。正如我通常向家长及患者解释的唇闭合不全以及过度的牙齿和牙槽骨暴露是因为骨骼比面部软组织长。将这种面型与长面综合征区分开很重要，后者特征是由于上颌骨后部的过度生长而导致下颌骨严重向下和向后旋转（图5-14～图5-16）。这些患者通常有前牙开𬌗和露龈笑，请注意，这一类型患者对后续VME相关露龈笑部分中所述的矫形治疗反应不佳[3]。

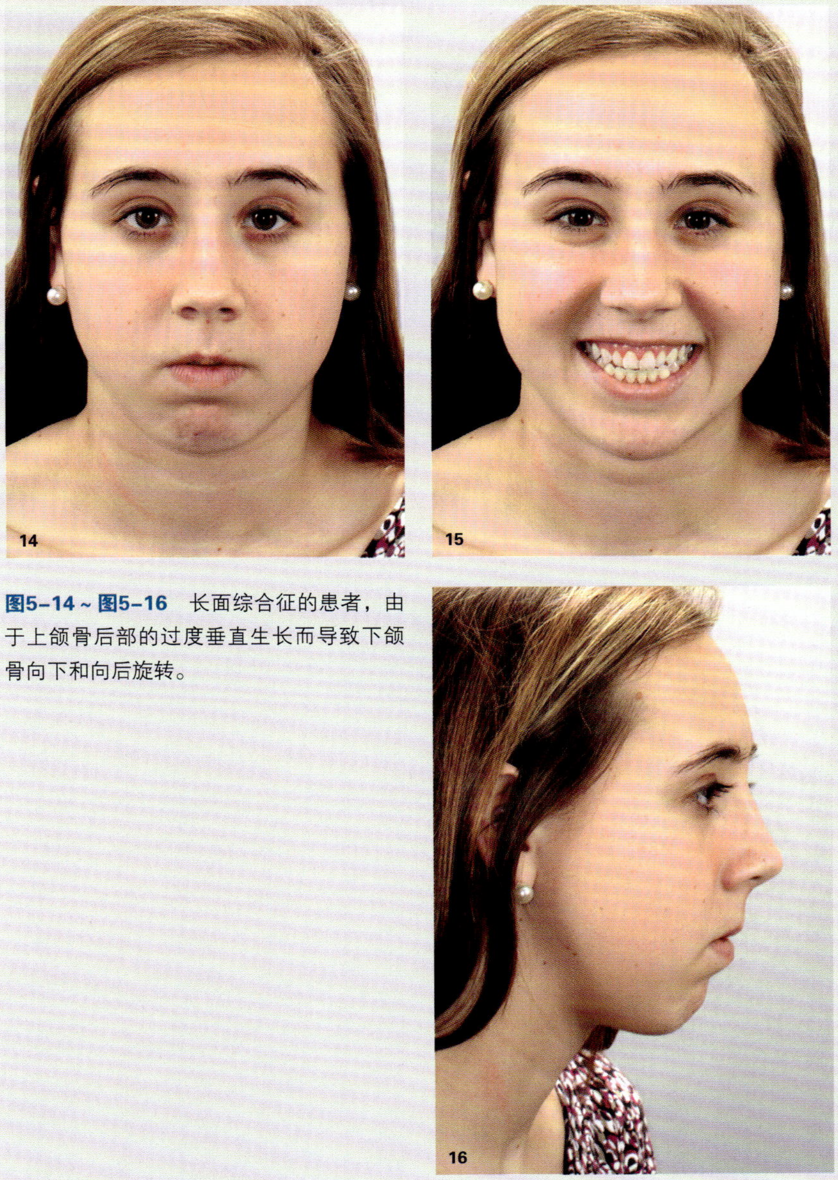

图5-14～图5-16 长面综合征的患者，由于上颌骨后部的过度垂直生长而导致下颌骨向下和向后旋转。

人中长度过短

人中长度是指从鼻小柱基底部到上唇唇珠最下部的距离（见第4章中的图4-68）。这里没有绝对值，只有人中长度与外侧口裂高度的比例。我经常被问到人中长度的“标准”长度是什么。答案很简单：每名患者有自己的比例。

我不指望身高6英尺3英寸（190.5cm）的Proffit医生和身高5英尺11英寸（180.3cm）的我，有着一样的人中长度。

解剖牙冠长度过短

解剖牙冠长度是牙齿组成部分牙釉质的长度。简而言之，它就是牙齿被拔除后握在手里测出的牙冠长度。我已经根据牙冠长度过短的潜在病因定义了两个子分类，并且出于本书的目的，将使用非常简化的定义：

- 牙冠形态短：这仅指解剖学上较小的牙齿
- 切端磨损/磨耗伴代偿性萌出过度：由于牙齿磨损，它可能会持续萌出以补偿牙釉质的垂直高度丧失，从而导致微笑时过度露龈

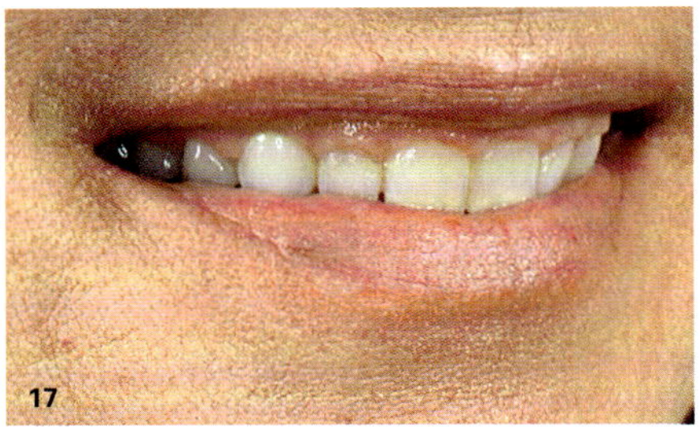
17

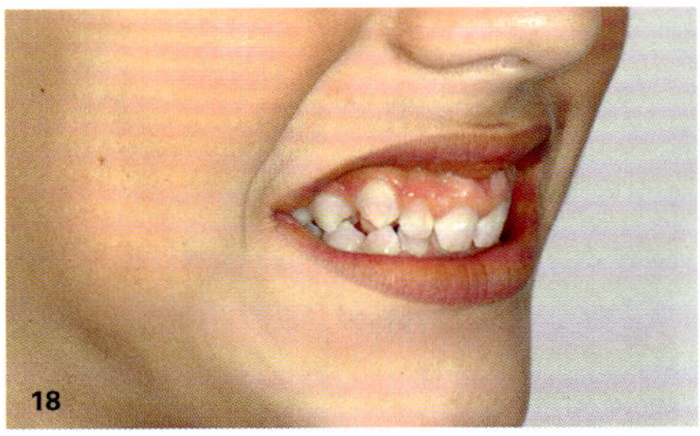
18

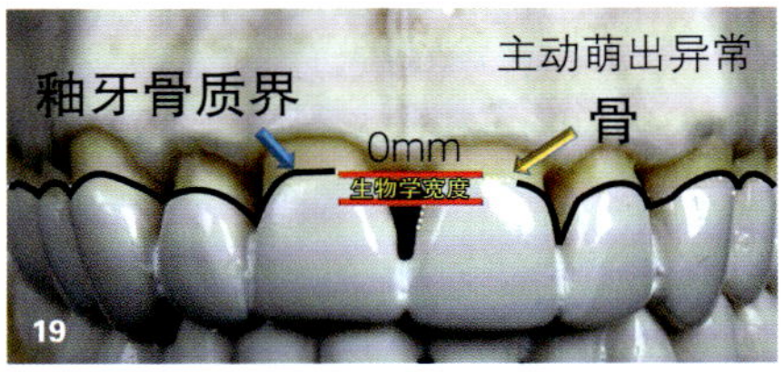

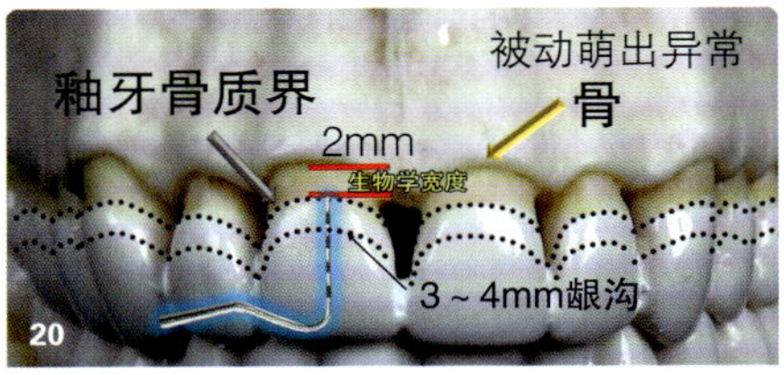

图5-17 一名49岁患者口内发生主动萌出异常。
图5-18 一名青少年患者口内发生被动萌出异常。
图5-19 牙主动萌出异常的图示，釉牙骨质界（CEJ）和牙槽嵴在同一水平。
图5-20 牙被动萌出异常的图示，其中附着龈没有充分地向根方迁移。

临床牙冠长度过短

临床牙冠长度是指牙齿在口腔中可见的部分。临床牙冠长度短有两种基本病因：①牙龈增生；②切端磨损。我考虑了3个可能影响临床牙冠长度的子类别：

1. 主动萌出异常：主动萌出是牙齿从发育中的牙槽骨进入到口内的一个阶段。当釉牙骨质界（Cementoenamel Junction，CEJ）位于牙槽嵴顶以上约2mm时，牙萌出完成。牙齿萌出异常时，牙槽嵴顶在CEJ的2mm内有时甚至与CEJ平齐，在青少年和成人中均可发生（图5-17和图5-18）。主动萌出异常会导致临床牙冠长度过短，因为不完全萌出会导致整个牙槽嵴顶上方的附着组织靠近冠方——结缔组织附着、牙龈上皮附着和龈沟，会从牙槽骨嵴向冠方延伸平均约3mm的距离（图5-19）。主动萌出异常只能通过评估釉牙骨质界（CEJ）相对于牙槽嵴顶的位置才能被真正诊断。这在临床上很难评估，要么需要翻开牙龈瓣，要么需要通过探针穿透整个骨上附着组织，准确地“探测”骨，同时准确地定位埋在牙龈边缘以下的CEJ。探测需要实施麻醉，而且技术上很困难，因为CEJ通常很难识别。我会遵循牙周医生的建议，来制订该治疗方案。
2. 被动萌出异常：被动萌出是主动萌出后游离牙龈边缘收缩到CEJ 1mm以内的过程。当附着龈不能向根方移动时，即出现被动萌出异常，即使骨-CEJ距离正常，也会导致临床冠较短（图5-20）。在临床上我们可以这么理解：主动萌出异常是一个骨水平太靠近冠方的问题，迫使其他附属结构的定位也更靠冠方。被动萌出异常是一个软组织问题——骨骼水平正常，但软组织的位置更靠近冠方，通常有更深的龈沟，在探诊时可及。因为被动萌出不足是一个软组织问题（框5-2），牙龈切除术将足以建立一个更理想的临床冠高度。然而，如果患者属于主动萌出异常，牙龈切除术通常不稳定，因为真正的问题是异常的骨水平。在这种情况下，“生物学宽度”将在牙龈切除术后从冠方至牙槽嵴顶进行自我重建，导致牙冠过短的再次复发。再强调一遍，我们必须把这个决策权交给牙周医生。

框5-2 牙冠萌出异常的临床要点

请这样思考：主动萌出异常是骨水平太靠近冠方，使所有组织也更靠近冠方。被动萌出异常则是软组织的问题，骨组织水平正常，软组织位置更靠近冠方。因此探诊时可检测到更深的龈沟

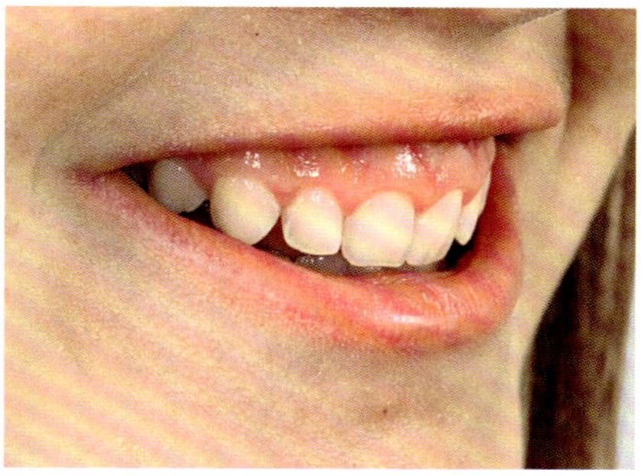

图5-21 上颌切牙舌倾的临床病例。

3. 牙龈肥大/增生：牙龈肥大可能是由遗传引起的，也有可能是药物作用（钙通道阻滞剂、抗癫痫药物和环孢菌素）或炎症性（通常在口腔卫生不良的正畸病例中可见）引起的。这些都描述了牙龈组织在临床冠上的异常增生，导致牙冠长度缩短。

上颌切牙舌倾

通常正畸专业里，这个角度是在头颅定位侧位片上测量的，但我建议将45°侧面微笑像作为记录和评估上颌切牙相对于面部角度的最佳选择（图5-21）。

过度活跃的微笑

过度活跃的微笑一直以来是相当模糊的概念，因为没有测量数据可以定义。其准确的描述可能是"过度活跃的唇"，或者说是微笑时上唇的抬高大于人们审美上的期望。到底如何才算太多？这很难定义，但是一眼就能看出来。幸运的是，最近一项研究表明的数据让我们更容易做出这个决策，我将在接下来的章节中进行讨论。

可能的临床解决方案清单

诊断和治疗计划清单系统的下一部分，是针对每个特定问题提出可能的临床解决方案（框5-3），列出清单以匹配先前描述的病因。

上颌垂直向发育过度（长面综合征）

在青少年中，生长改良和正畸对于解决与矫正这一问题都非常有效。在成年人中，一般会通过正畸-正颌联合治疗重新定位上颌骨。如果不能选择手术或患者拒绝手术，则可以通过冠状前庭成形术对唇的位置进行重新定位、采用冠延长术或贴面来进行掩饰性治疗。

人中长度短

正畸治疗旨在改善过短的人中长度。对于青少年，改变唇生长是不可能的。对于成年人，可以通过手术V-Y缝合唇延长术冠方移动前庭沟来实现"唇延长"。

上颌切牙舌倾

对于青少年和成人，通过直立上颌切牙可以矫正这些牙齿的角度。

过度微笑

对青少年而言，生长不是主要因素，成人可进行冠状前庭成形术来改善这一状况。

青少年VME相关露龈笑的治疗

公认最难处理的情况，是上颌垂直向发育过度（VME），也被称为长面综合征。因为控制这种生长型几乎是不可能的[4-7]。上颌骨向下过度生长、下颌升支垂直向生长不足，导致下颌骨向下、向后旋转、唇闭合不全，患者通常呈现前牙开𬌗。在大多数患者中，上颌切牙的萌出会因与下唇的接触而受到阻碍，且看不到切牙牙龈的过度暴露；但是，如果上颌切牙位于下唇后方，它们可能会继续萌出，进而出现露龈笑。正畸治疗的目的是防止上颌骨后部向下生长，并刺激下颌切牙的代偿性萌出以关闭前牙开𬌗。有研究发现高位头帽和功能性矫治器的联合治疗对有此类生长模式的患者不仅没有效果，还会令他们的生长模式比未经治疗的对照组更差一些[3]，这真是正畸文献中最令人沮丧的报道之一。这种类型的患者只能在青少年后期继续接受手术治疗。

这是否意味着你无法治疗VME合并露龈笑患者？不，因为与任何情况一样，前面高发育过度有多种原因，患者的症状可能轻微，也可能严重。请记住，长面综合征有两个部分：①后段向下生长的上颌骨；②没有正常生长的短下颌升支。对于下颌升支高度生长尚可，伴随上颌骨逆时针生长的垂直生长型患者，只有少部分患者会由于上颌切牙藏于唇后而表现出露龈笑。这类患者是可以治疗的。

框5-3　露龈笑的解决方案

- 上颌上抬/生长
- 人中V-Y缝合唇延长
- 牙冠延长/贴面
- 上颌切牙直立
- 冠向前庭成形术

病例1

这名12岁的男孩转诊矫正深覆殆，他的面下部高度较长，唇闭合不全（图5-22）。头颅定位侧位片显示上颌骨后段中度的向下倾斜，下颌升支高度接近正常水平，并已证实上颌切牙过度萌出。我将他的唇闭合不全归因为：①中等长度的前面高；②较短的人中长度。从侧貌来看（图5-23），他有中度的双颌前突，但在12岁时，我们预计鼻部生长和唇发育还会更多，而这些都将会缓解前突的外观。Subtelney[8]等发现，男性下颌骨生长时间更长，生长量更大，因此希望通过面下部和鼻部的生长来平衡发育不足的下颌骨、颏部，以及丰满度欠佳的唇部。

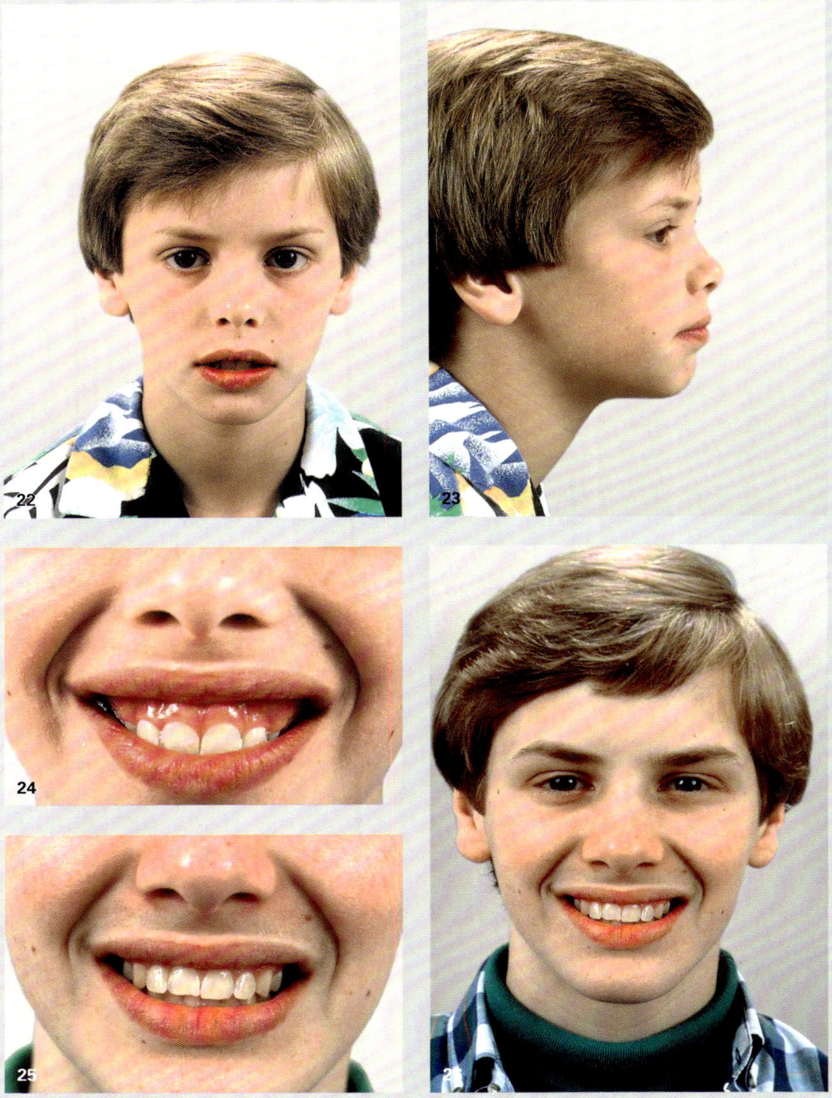

图5-22 这是一名面下部高度较长，明显唇闭合不全的12岁男孩。
图5-23 患者的侧面像显示双颌都是中度突出，闭口时唇部紧绷。
图5-24 特写微笑像显示过度露龈。
图5-25和图5-26 正畸治疗后患者的最终情况。请注意看微笑露龈量改善明显。

治疗目标主要是打开深覆殆、减少过度露龈（图5-24）和控制上颌骨垂直向发育过度。由于过长的面高主要源自上颌骨的倾斜，因此我们选择使用垂直向的高位头帽来延缓上颌骨的垂直生长。计划通过0.017英寸×0.025英寸钛钼合金（Titanium Molybdenum Alloy，TMA）的压低辅弓配合片段弓稳定支抗。使用三管磨牙颊面管，从磨牙到尖牙使用0.017英寸×0.025英寸片段弓，使用从磨牙辅弓管绕过前磨牙和尖牙的多用途弓。以此配合高位头帽，对于减少微笑露龈量是非常有效的（图5-25和图5-26）。对于男性，上唇的垂直生长速度在10～16岁最大，因此很有可能通过高位头帽和切牙多用途弓减少唇闭合不全与牙龈的暴露，从而改善切牙的露龈笑。

头影重叠显示在2年治疗期间，面部出现了显著的垂直向增长（图5-27）。按比例来看，上颌骨的垂直下移量远小于下颌骨的整体垂直向发育。通过减少上颌垂直向生长和增加唇长，二者相结合的协同作用来实现笑线的改善。上颌骨在腭平面上的重叠图（图5-28）显示治疗期间几乎没有牙槽垂直向上的变化。

如果是今天，我会更加强调通过调整下颌和上颌切牙来打开咬合，因为仅上颌切牙的矫治就

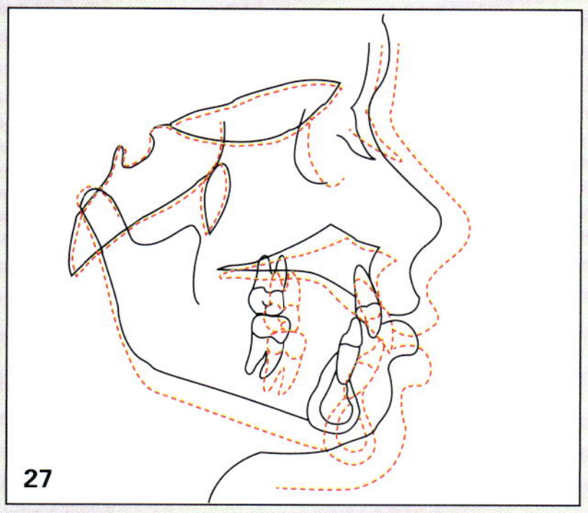

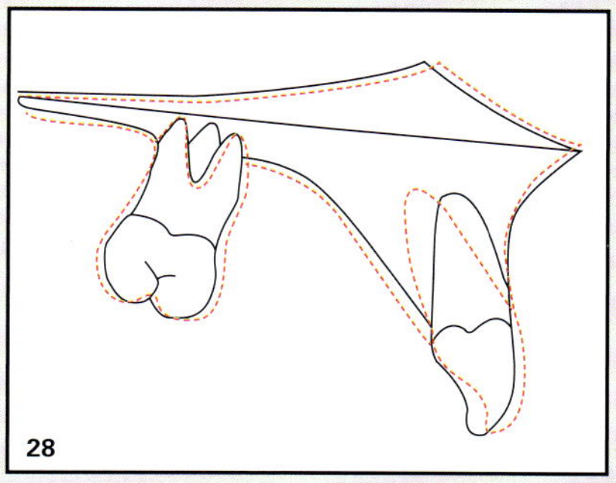

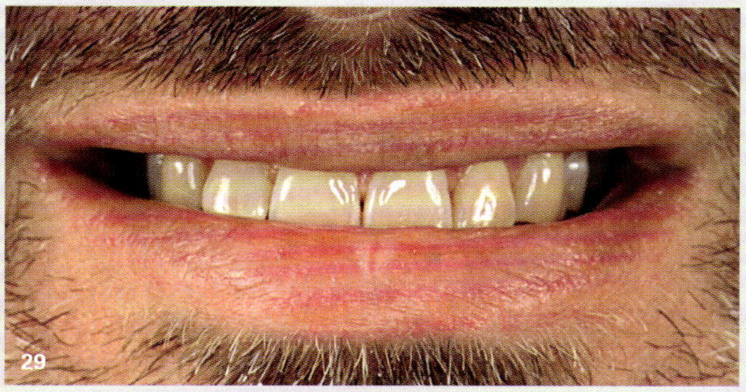

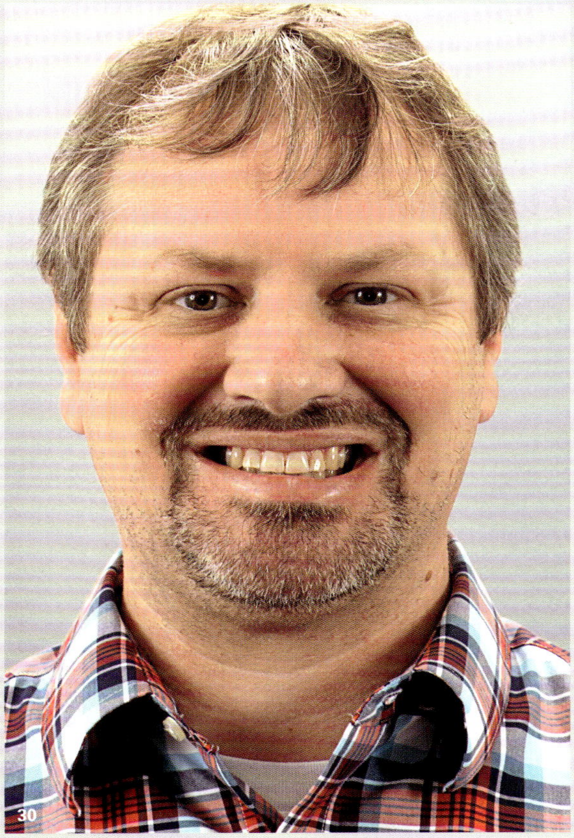

图5-27 头影重叠显示治疗前后的组织变化。

图5-28 上颌骨在腭平面上的重叠显示在2年的治疗期内没有牙槽变化。

图5-29和图5-30 治疗后30年的面像展示，随着年龄的增长，露龈量减少，并且由于上颌切牙的压低而导致他的笑线更平坦。

能使他的笑线变平（图5-29和图5-30），但我是在29年前对他进行治疗，在那个年代，笑线的概念并不清晰。治疗完成后的30年，他的改变反映了随着发育成熟和笑线的趋于平坦，露龈持续减少。因此，如果主要的骨骼问题是上颌生长模式，则高位头帽可能有效。但它也并不总是成功的，因为它受制于许多因素，包括患者的配合和有利的生长。要想做出非常成功的病例，还需要有一点运气成分。

病例2

图5-31中的16岁女孩的面部比例具有长面综合征的特征：下颌升支高度较短。面下部高宽比显示过长的面高与面宽不成比例，闭唇时颏肌紧张。下颌姿势位下上颌切牙暴露量过多，微笑显示过度露龈（图5-32）。

患者之前已经接受了第一阶段的治疗，因此牙列已排齐且咬合良好。在该患者的首次就诊中，我们使用数字成像展示了上颌骨的上抬再定位后的唇闭合功能及露龈笑的改善（图5-33）。图像是经过校准的，因此可以确信图像反映了实际可以做的事情，进而为我们对她上颌骨的影响程度提供可量化的方向。

安装正畸矫治器4个月后，换到全尺寸弓丝，由口腔颌面外科医生进行Le Fort Ⅰ型截骨术，上颌骨上抬。治疗计划和执行非常依赖硬组织和软组织的关系。还记得微观美学临床检查：人中长度、下颌姿势位时切牙暴露量、冠长度、微笑时切牙暴露量和微笑露龈量吗？在

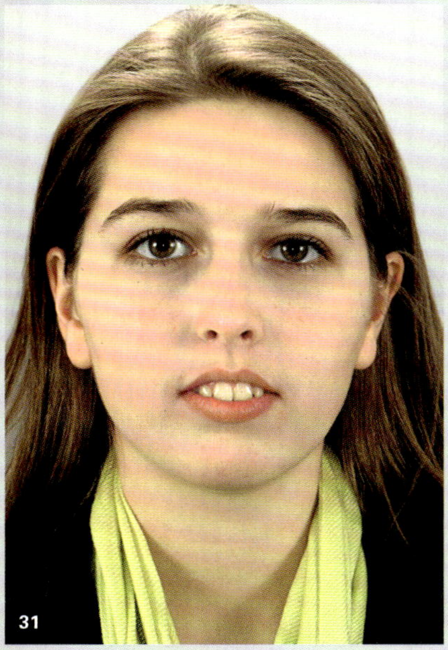

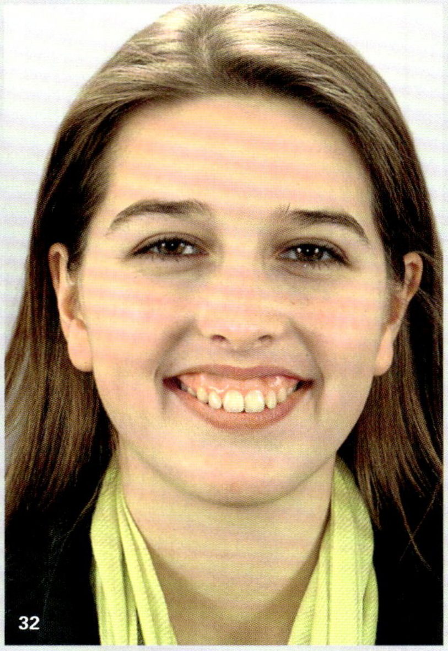

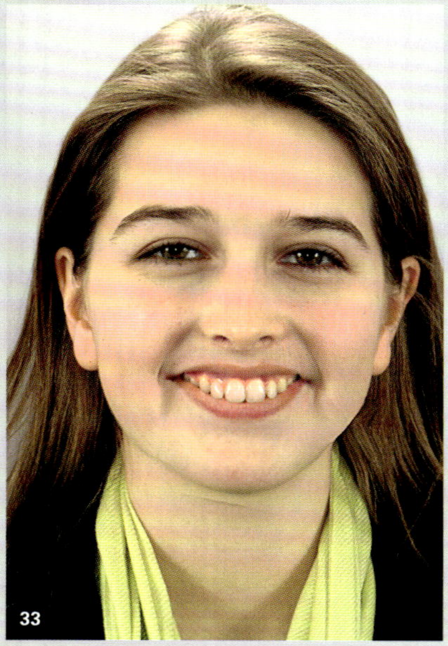

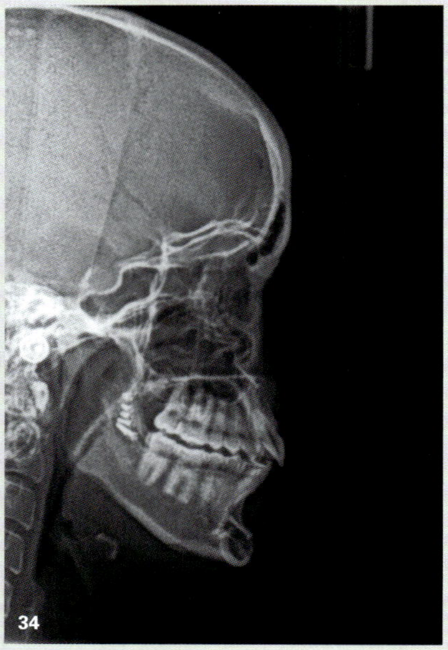

图5-31和图5-32 这名16岁的少女患有长面综合征，下颌升支高度短，微笑时过度露龈。

图5-33 计算机模拟显示了上颌上抬再定位可带来的唇闭合功能的改善以及微笑露龈量的减少。

图5-34 头颅定位侧位片显示了上、下颌的手术结束，上颌上抬和颏成形术。

数字软件（Carestream）中，图像可以被校准以精确测量牙齿尺寸，并利用检查期间的临床测量记录牙齿与上、下唇的关系。当下，口内扫描和口内外像允许该软件为我们自动校准图像。这个病例人中长度15mm（明显短于25mm口裂高度），下颌姿势位时切牙暴露量为10mm，中切牙长度10mm，微笑露龈量为7mm。

正颌外科手术计划是将她的上颌骨上抬4mm（以允许未来软组织的衰老），并改善过短的人中（将在本章后面详述），目的是在下颌姿势位获得3mm的上颌切牙暴露量，微笑时切牙露龈量完全，并改善微笑时露龈量。我们还计划前徙上下颌骨5mm以改善面下部的突度不足。辅助手术包括颏成形术以前移颏部和鼻整形术（图5-34）。4个月后治疗完成，拆除矫治器。在下颌姿势位时，她的面部比例大大改善（图5-35），最终的微笑和侧貌也有所改善（图5-36和图5-37）。图5-38和图5-39展示了患者治疗完成3年后的面像。

成人VME的治疗

病例1

39岁女性，主诉是下颌切牙拥挤要求矫正，同时她也不喜欢自己狭窄的微笑、长脸、唇闭合不全（图5-40和图5-41）。她的面部外观与长面综合征一致，严重的唇闭合不全、人中短小、微笑时过度露龈（图5-42）。她的侧貌较突，上颌和下颌发育不足以及鼻过度突出（图5-43）。考虑到她的面部高度，我们预计会有更多的牙龈暴露，但她的VME的严重程度被过长的切牙掩盖了（图5-44），过度的颏部垂直高度增加了她面部高度。

这是一种必须谨慎处理的情况，以防止面部和微笑的严重老化。重要的是，我们研究了她所有

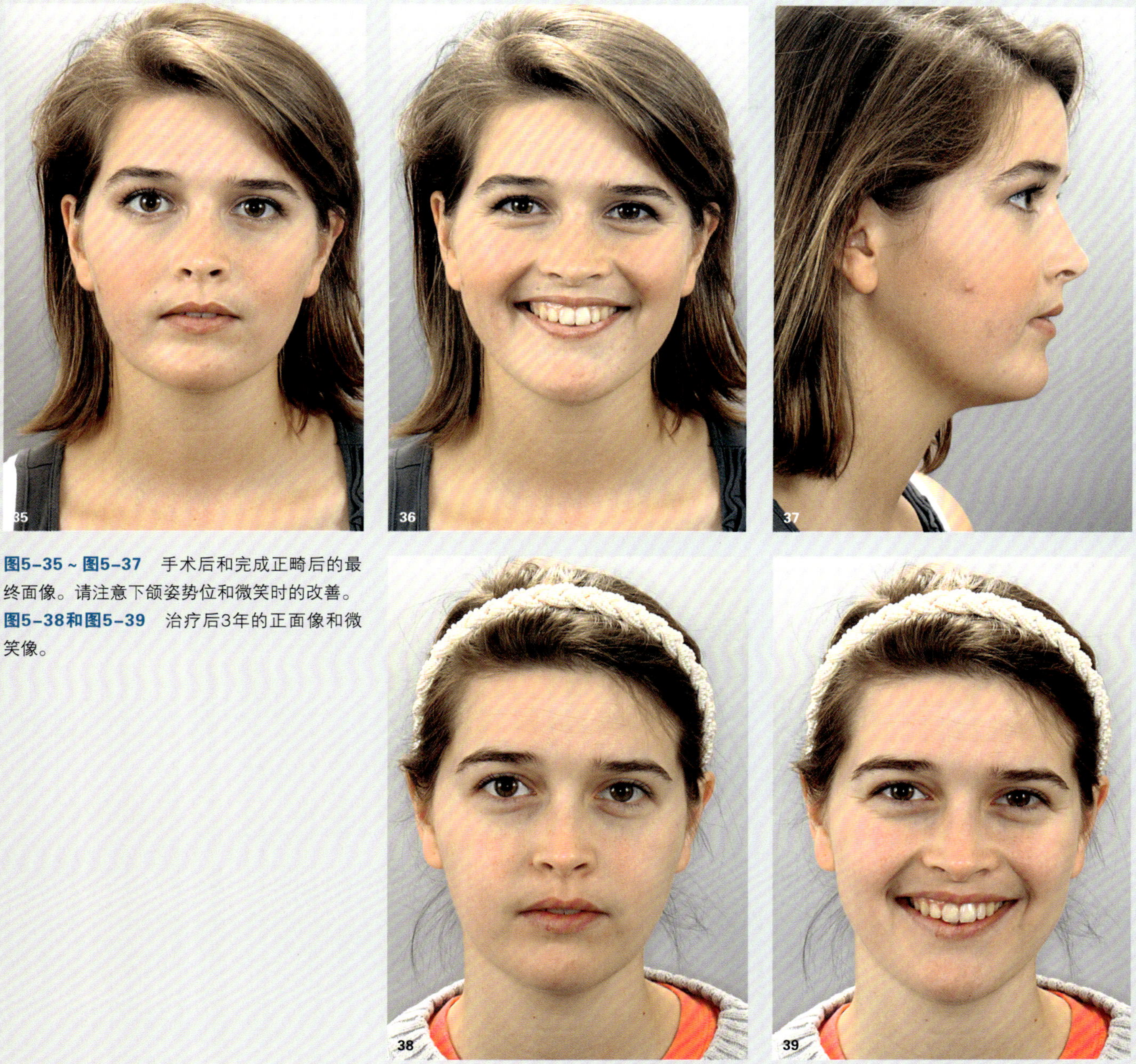

图5-35～图5-37 手术后和完成正畸后的最终面像。请注意下颌姿势位和微笑时的改善。

图5-38和图5-39 治疗后3年的正面像和微笑像。

的选择和对应的利弊。使用数字成像，我们向她展示了改进每个问题的可能性：

- VME：仔细监控上颌骨手术，以防止上颌骨过度上抬，这将加速衰老过程。最小3mm的上颌移动即可降低面下部高度，并减少唇闭合不全，这也可以通过延长人中来控制（图5-45和图5-46）
- 上颌骨前徙：上颌前徙同时上抬，以改善面下部轮廓、过钝的鼻唇角并减少鼻部突度

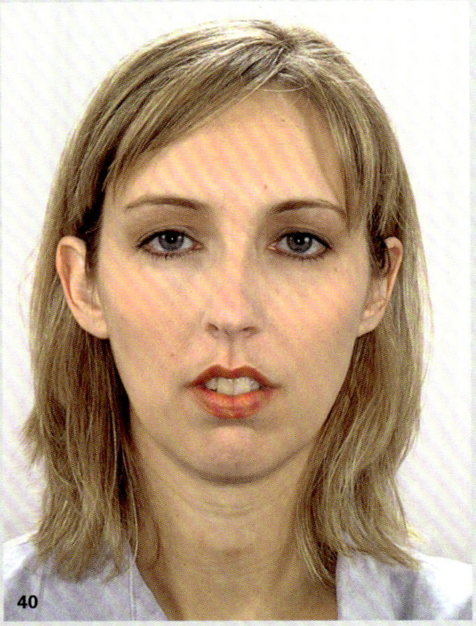

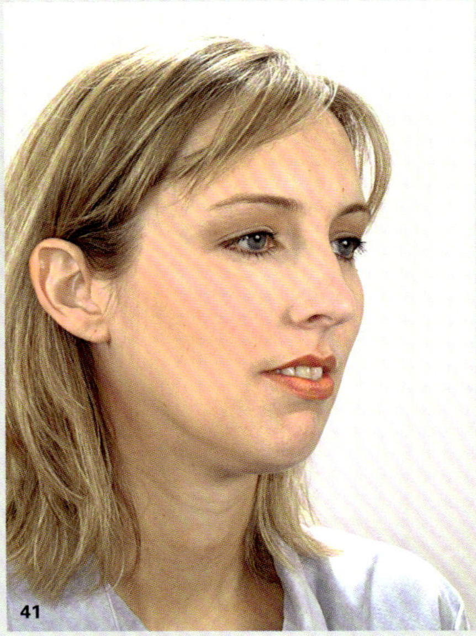

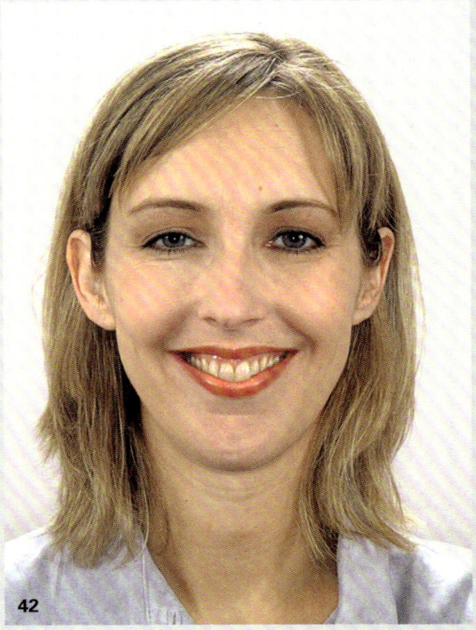

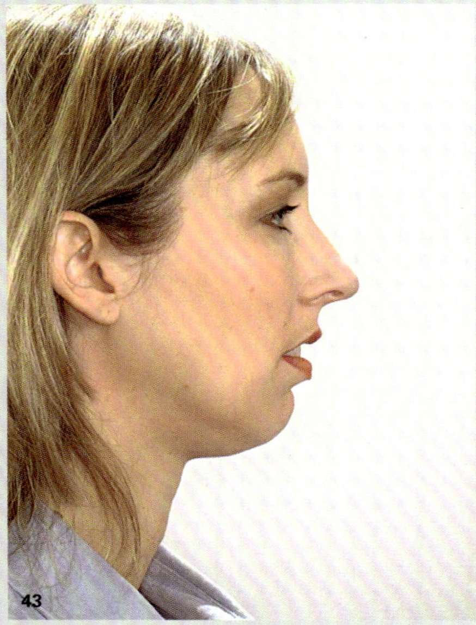

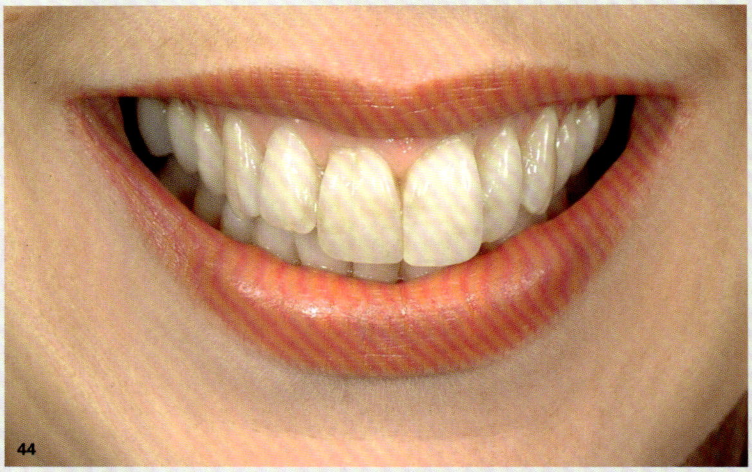

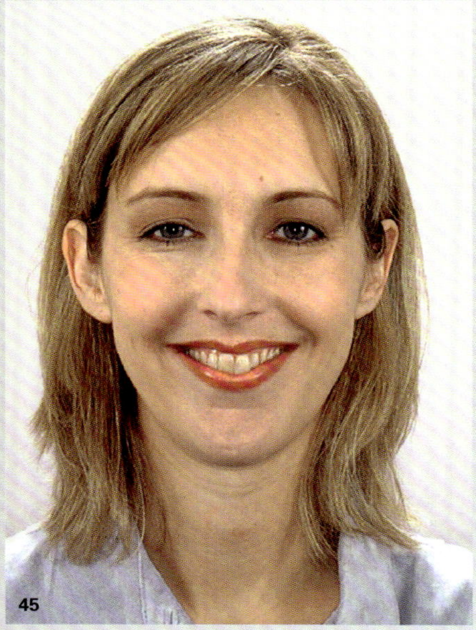

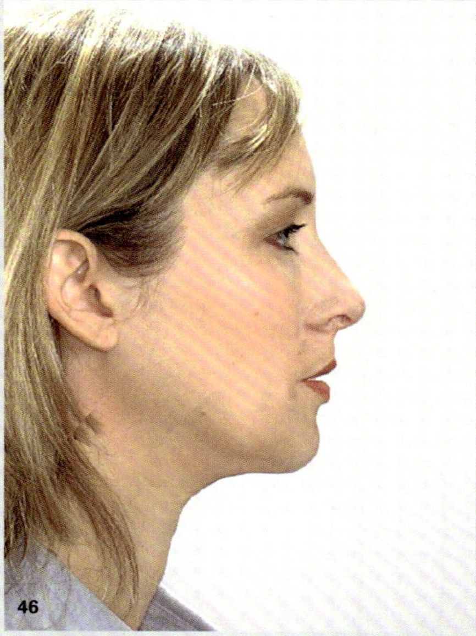

图5-40和图5-41 一名39岁下颌牙列拥挤女性的正面像和45°侧面像。该患者为长面综合征，下颌姿势位时明显唇闭合不全。

图5-42 微笑像显示中度的露龈。

图5-43 侧面像显示双颌发育不足和鼻过度突出。

图5-44 特写微笑像显示切牙过长。

图5-45和图5-46 计算机模拟显示了最小的上颌上抬量，以降低面下部高度，改善唇闭合。

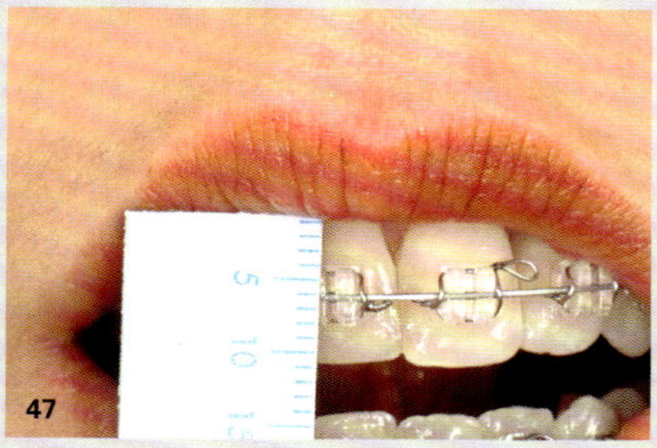

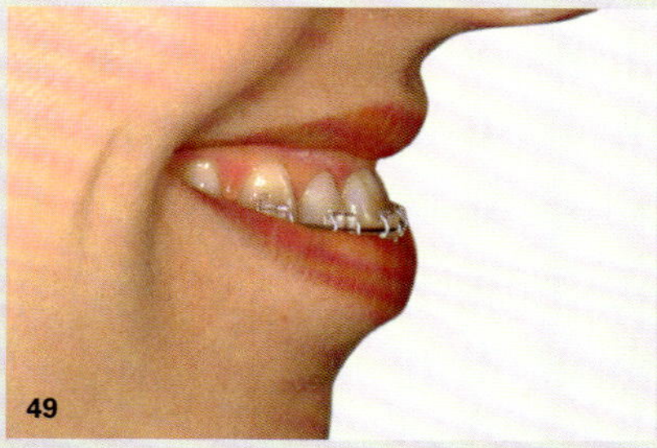

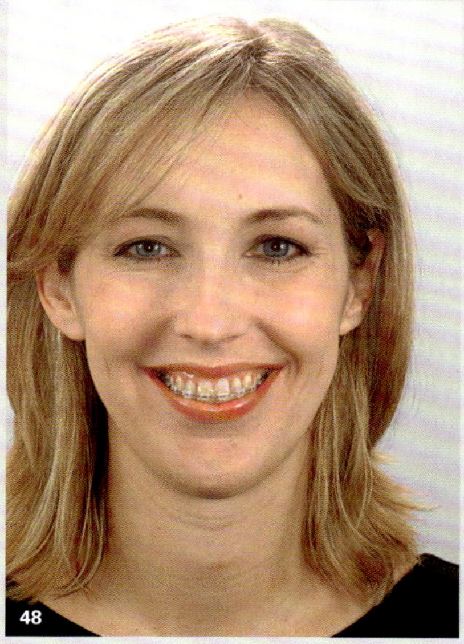

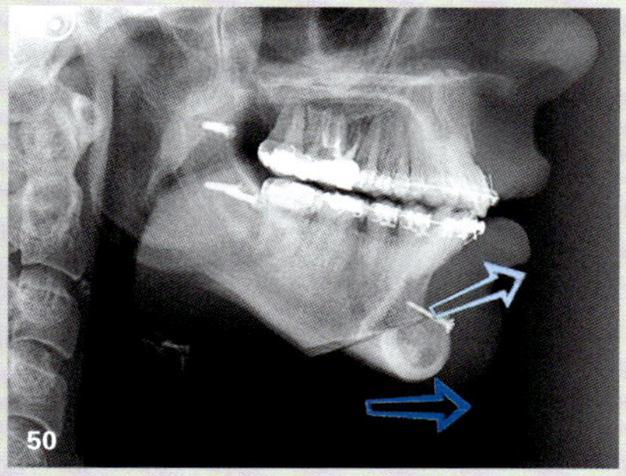

图5-47～图5-49 术前临床检查显示下颌姿势位时切牙几乎完全暴露，微笑时后部的牙龈暴露多于前部的牙龈暴露，并且上颌切牙唇倾明显。

图5-50 手术后的头颅侧位片显示双颌截骨术以及颏部的前移和高度降低。

- 人中短：人中延长术将与前庭沟加深术一起进行（将在第8章中更详细地介绍）
- 颏部矢状向发育不足，垂直向发育过度：通过颏成形术以前移并缩短颏部（图5-50）

在这种情况下，通过数字成像审核她的治疗方案尤为重要，因为她可以选择不进行任何手术，单纯进行正畸治疗，或者可以单独考虑手术方案。在我们展示了预估的面部前移和颏部高度降低结果之后，她决定进行Le FortⅠ型截骨术，手术计划如下：

- Le FortⅠ型截骨术用于上颌骨上抬
- 上颌骨前移以改善面下部突度
- 下颌骨前移
- 颏成形术前移和降低颏部高度
- 隆鼻与前庭成形术相结合延长人中长度

正畸排齐完成后，我们回顾记录并重新评估手术计划。在术前临床检查中，我们注意到，在下颌姿势位时，选择上颌切牙几乎全部暴露（图5-47）；在微笑时，后牙段露龈量较切牙区更明显（图5-48）。侧面微笑像（图5-49）对于观察上颌切牙的垂直位置和后段𬌗平面的方向非常有帮助。上颌后部比前部需要更多上抬，这将保护切牙暴露量，同时降低面下部高度并使唇倾的切牙变得直立。差异性的上抬还将改善腭平面的方向，从而改善她的笑线。

正畸开始10个月后替换到全尺寸弓丝，她接受了双颌截骨术，颏部前移和缩短，以及冠状前庭成形术合并鼻整形术（图5-50）。完成牙齿矫正只需要6个月的时间，图5-51～图5-59显示了她出色的咬合和美学效果。12年后，她的笑容美丽，且面部美学协调，她的咬合也很稳定（图5-60～图5-63）。

人中长度过短

我们关于青少年的人中长度变化的横断面数据表明，人中长度的增长速度比口裂高度的增长速度更快。因此，在青少年中，很可能在8～9岁时唇闭合不全，人中长度相对于口裂高度短是正常的。随着时间的推移，人中长度与口裂高度的比例应该会提高（见第4章中的图4-73），这很好，因为目前尚没有任何“治疗方法”可以通过某种形式的生长改良或肌肉训练来延长人中长度。然而，人中长度过短是否会随着时间进一步的增长而彻底解决露龈笑问题仍然不明确。如果正畸医生的数据表明，他或她可以将人中长度发育因素纳入治疗计划，并对软组织的最终结果有很好的把握，这将是极好的。但是到目前为

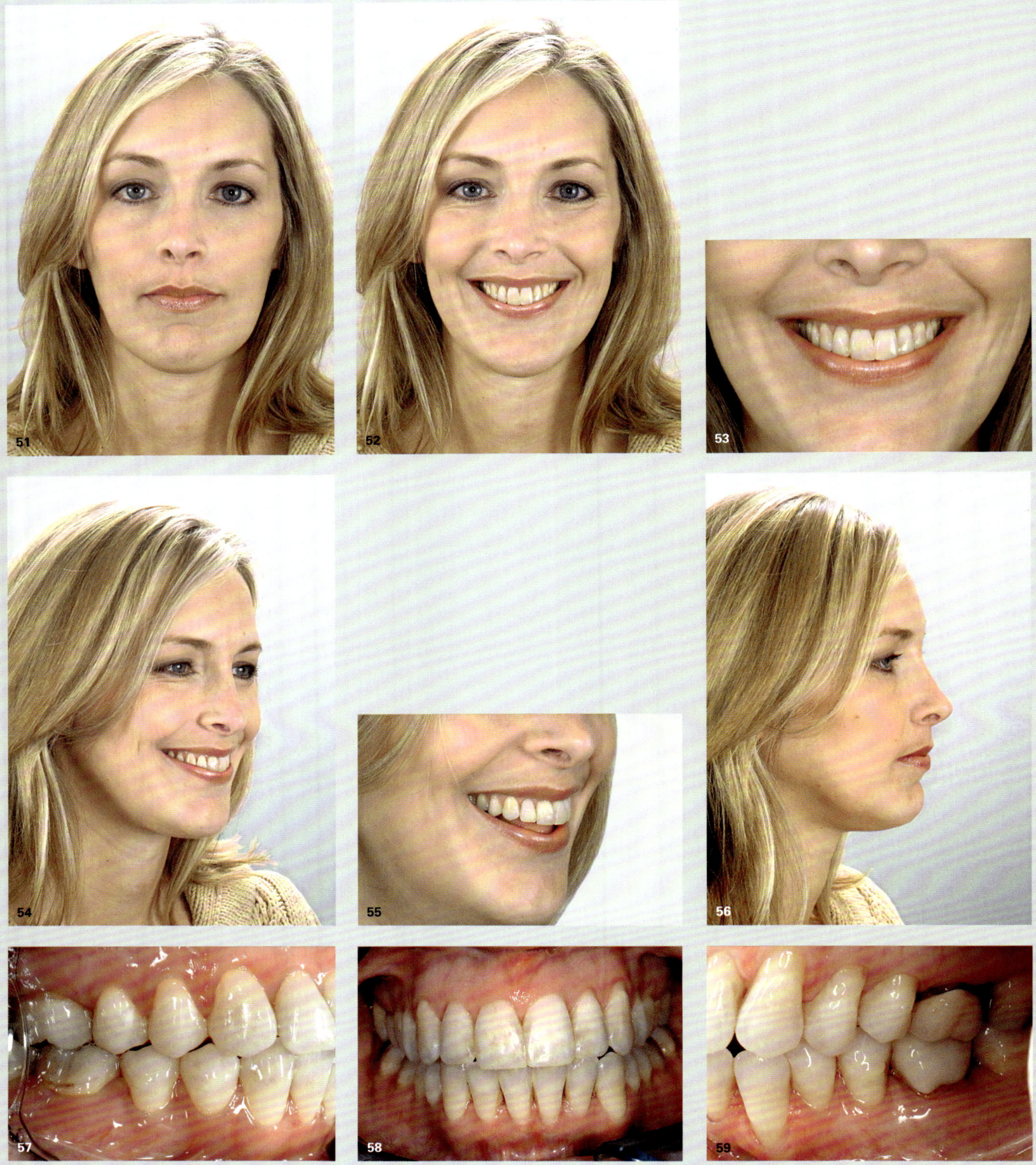

图5-51～图5-59 患者手术和正畸治疗后完成的最终咬合与美学结果。

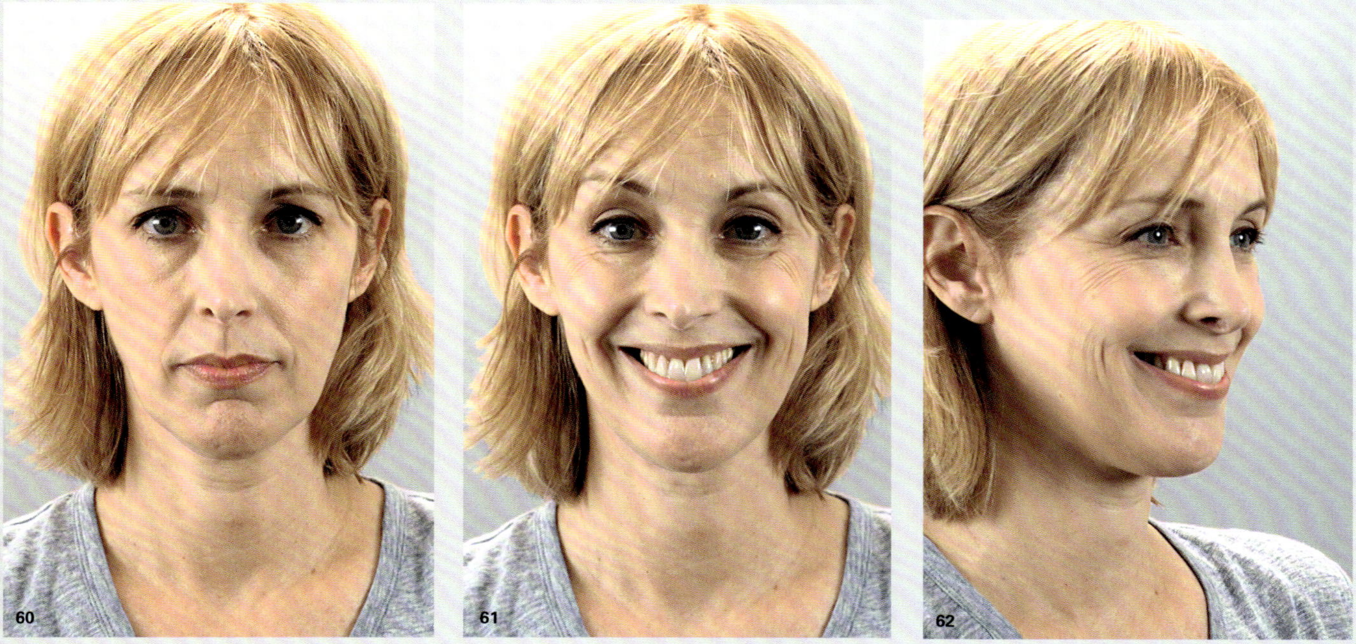

图5-60 ~ 图5-63 患者治疗后12年的面部和微笑像。患者的面部衰老特征不明显，所以时间证明了采用相对保守的上颌手术方案是一个明智的选择。

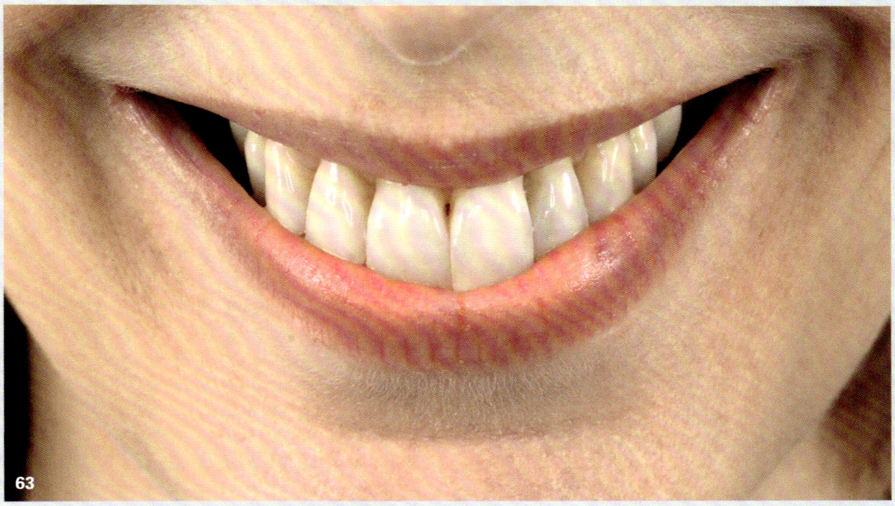

止，我只能说个体差异将决定其最终位置，要由临床医生来评估如何恰当地给患者提出建议。如果人中长度严重不成比例，那么通过生长可能无法解决问题。图5-64 ~ 图5-67显示了一名患者在8岁时的人中长度与13岁时一致，而在18岁时完全生长完成。

图5-68中的11岁女孩是一个比例严重失调的青少年病例。她的正畸医生将她转诊过来，认为她需要外科手术，因为她的牙龈过度暴露且下颌发育不足（图5-68）。她的面下部高度较低（与VME不一致），唇闭合不全与颏肌紧张（图5-69）。我们的临床检查显示，相对于口裂高度，人中长度短（图5-70）。她一直在接受正畸治疗以

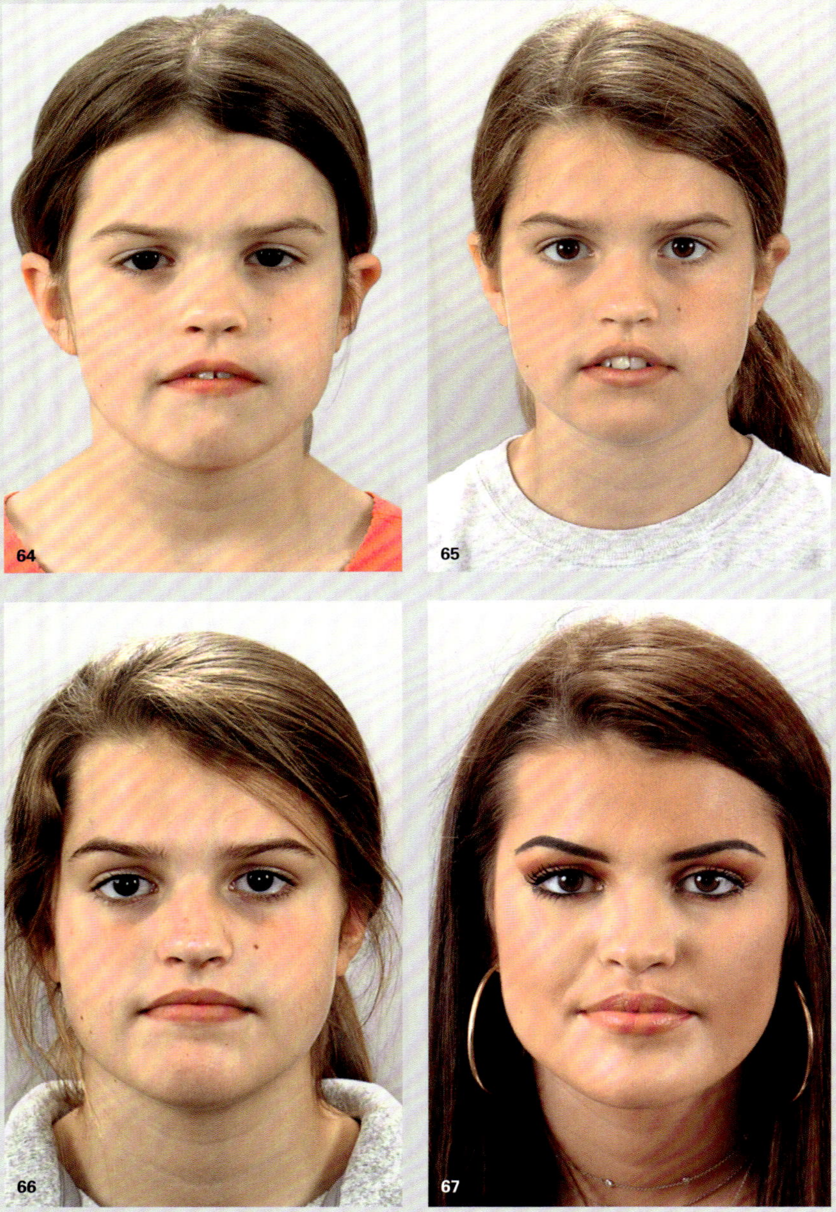

图5-64～图5-67 从8岁到18岁的人中长度变化（分别是8岁、11岁、13岁和18岁）。

矫正Ⅱ类错殆畸形，主诉是由于下颌和颏部不足而导致的露龈笑和凸面型。由于她的咬合关系得到了很好的处理，右侧为Ⅰ类关系，左侧为轻度Ⅱ类关系（图5-71～图5-73），因此她最为关注的是外貌。为了使我们的检查系统化，我们从3个类别开始进行审美评估（框5-4）。

治疗方案中的注意事项

我觉得她的牙龈暴露过度是由于牙冠长度短和人中长度短，考虑到正常的发育预期，这两种情况都会改善。通过压低上颌切牙以减少牙龈暴露是不可行的，因为上颌切牙切缘位置合适、笑线和谐，且面下部高度较低。面下部高度低也使得上颌手术的选择不可行。由于她的生长未完成，我建议拆除矫治器并观察直到她完成发育，因为我预计在随后的几年中，冠长度会更长，上唇会有更多生长，而下颌发育不足将是不变的。

在接下来的3年中，我一直在观察患者，在14.5岁时，她的面下部高度仍然偏短，且仍旧唇闭合不全。下颌姿势位时的切牙暴露量过大。然而，她的笑容现在只有一点点的露龈（图5-74～图5-76）。她为何会有这么大的改善？她的唇长度随着生长而增加，由于持续的被动萌出，她的牙冠长度缩短，并且在拆除正畸矫治器后牙龈发炎的情况减少。在与患者和家长沟通时，我们概述了以下治疗方案：①接受现状，因为她的咬合功能是正常的（图5-77～图5-79）；②进行正颌手术，以最大限度地提高面部和微笑美学。

框5-4　11岁过度露龈患者的美学评估

宏观美学分析
- 面下部高度短伴颏唇沟深
- 侧貌突，颏–颈部轮廓不清

局部美学分析
- 下颌姿势位时的切牙暴露量：8mm
- 人中长度：12mm
- 口裂高度：20mm
- 微笑时露龈量：5mm
- 笑线：略微平坦

微观美学分析
- 切牙长宽比：8∶8.5
- 切牙长度：8mm

在11岁时，她的牙冠长度短可能代表不完全主动萌出和/或不完全被动萌出，因此这是与时间有关的问题。只有通过后期的随访能证明最终的牙龈高度或是否会过度露龈

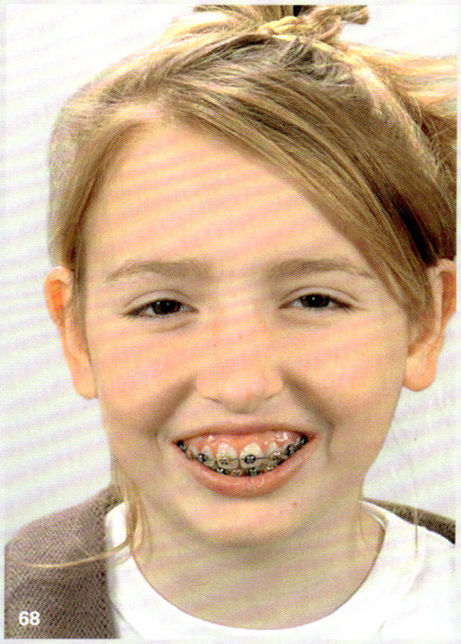

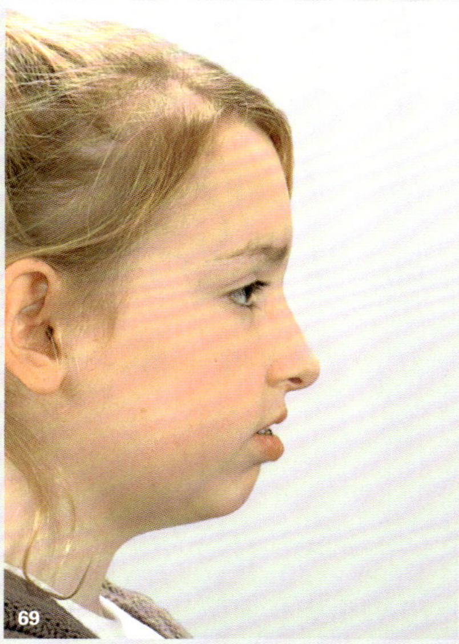

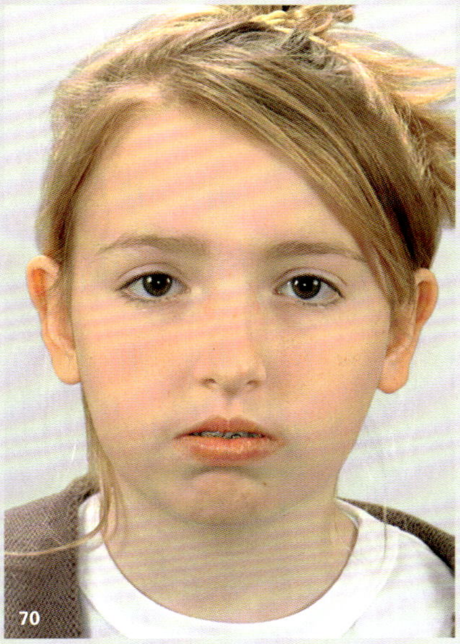

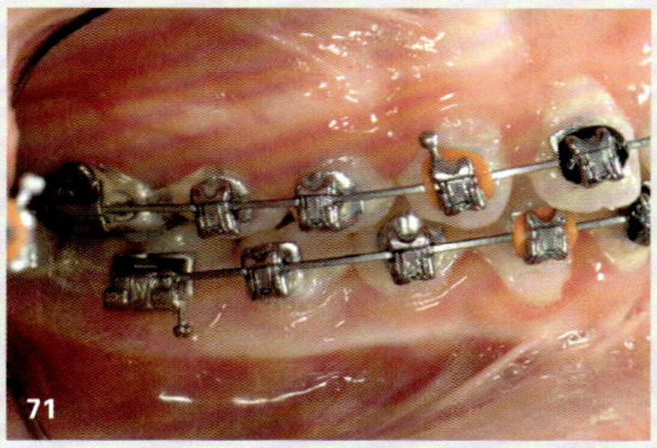

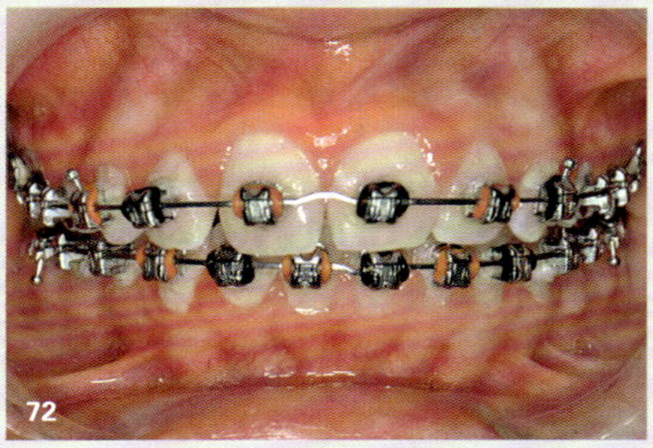

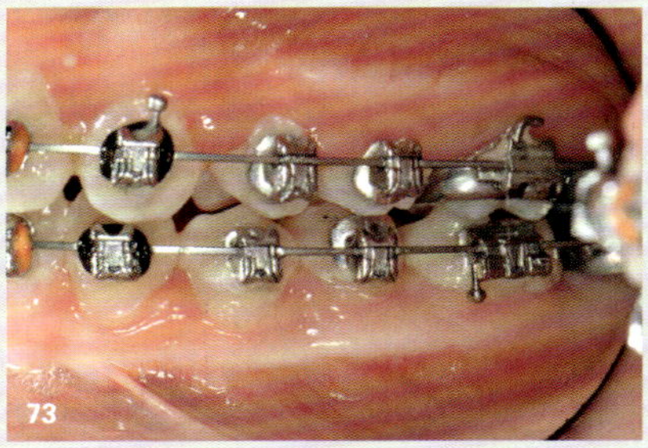

图5-68　这名11岁的女孩微笑时过度露龈和小下颌，正畸医生建议进行正颌外科手术。

图5-69　侧面像显示明显的唇闭合不全和下颌发育不足。

图5-70　相对于口裂高度，她的人中长度很短。

图5-71～图5-73　她转诊而来时，右侧是Ⅰ类关系，左侧是轻微的Ⅱ类关系。

患者和她的父母都希望改善下颌骨突度和唇闭合不全。因此，我建议拔除下颌第一前磨牙，以通过直立下颌切牙去代偿。我们将用金属圆丝配合弹性橡皮链来关闭拔牙间隙，以便下颌切牙舌倾移动并加大她的覆盖（图5-80和图5-81）。

拔牙方案背后的思路是，我需要创建覆盖，这是一种与她的骨骼畸形相匹配的错𬌗。加深咬合的目的是，当下颌骨前移以减小覆盖时，它将顺时针前移，这将打开深覆𬌗并增加她面下部高度。没有拔除上颌前磨牙，因为上颌切牙的内收会影响上唇的支撑。这意味着她的咬合最终将变为磨牙Ⅲ类关系和尖牙Ⅰ类关系。下颌拔牙间隙没有

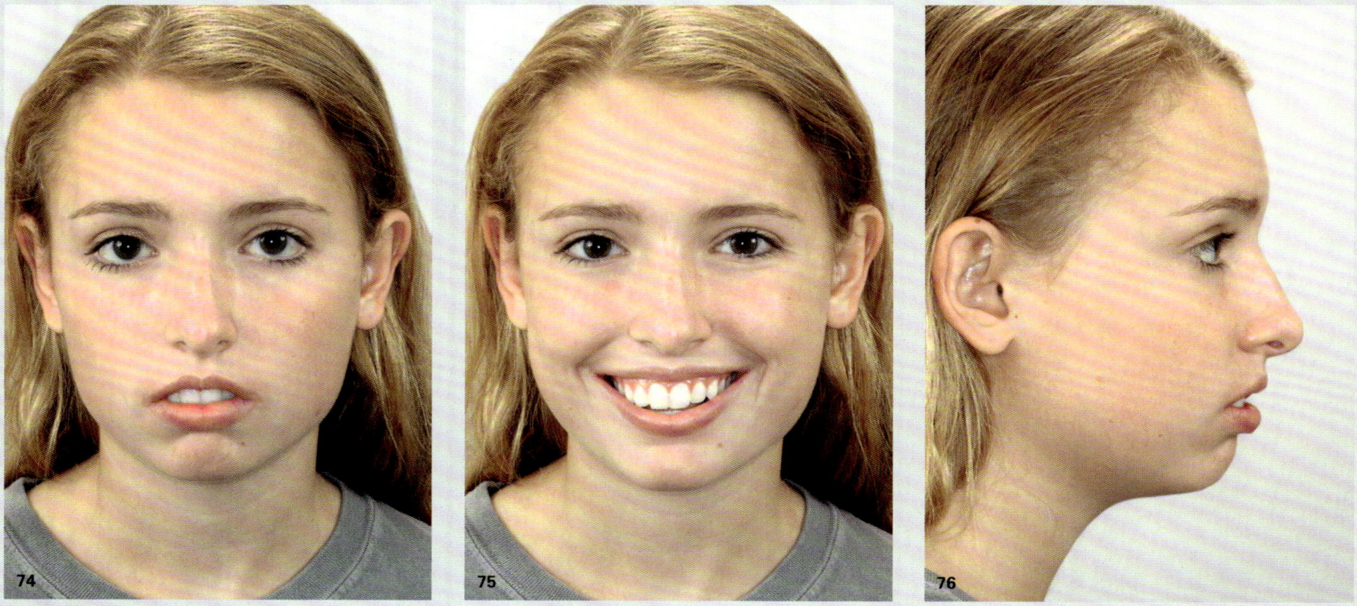

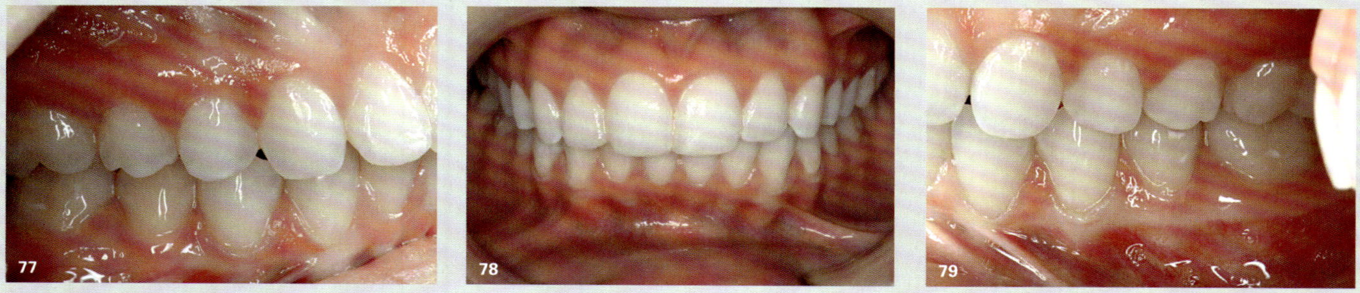

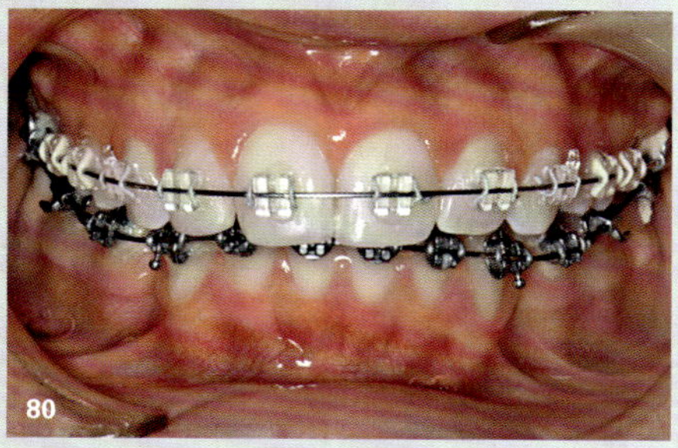

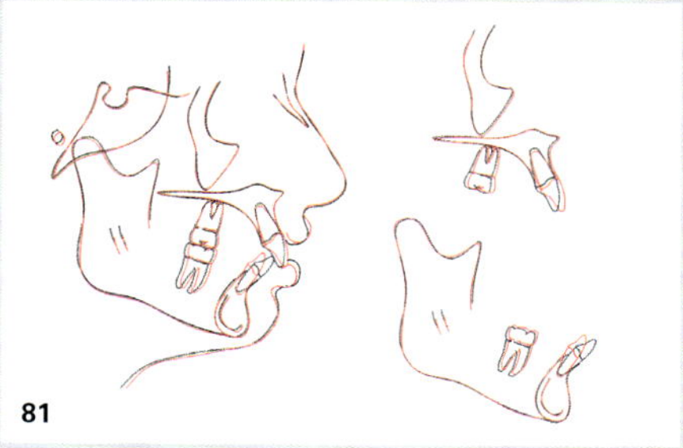

图5-74～图5-76 经过3年的发育观察，患者面部、微笑和侧面像的情况。露龈笑有了很大的改善，但是下颌姿势位时的切牙暴露量过多，唇闭合不全，面下部高度很低。

图5-77～图5-79 经过3年的发育观察，患者的咬合是正常的。

图5-80 下颌第一前磨牙拔除后，使用圆丝配合弹性橡皮链关闭拔牙间隙。

图5-81 治疗前后的头影重叠。咬合加深，覆盖加大，为下颌前移做准备。

完全关闭，为整平Spee曲线留出空间，避免下颌切牙唇倾。

在她的术前正畸阶段完成后，我们计划了以下手术步骤：①下颌前移；②通过颏成形术增加颏部长度和面下部高度并改善较深的颏唇沟；③增加人中的长度。

虽然可以考虑上颌骨上抬，但我觉得上颌骨上抬是不可行的，因为这会进一步降低她的面下高度，而且不能解决她露龈笑的真正病因——人中太短。进行冠向前庭成形术和鼻整形术以延长人中长度，这具有增加上唇体积和改善鼻部美学的优势。

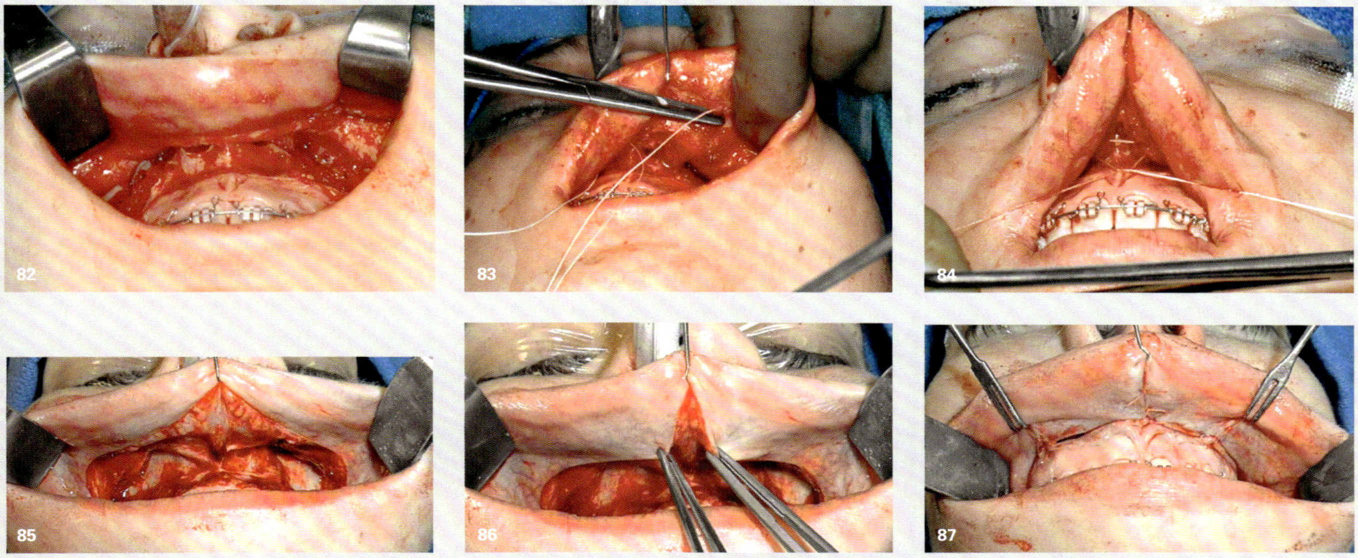

图5-82～图5-87 增加人中长度的外科手术。在上颌颊沟做水平切口将骨膜从上颌骨剥离抬高，然后用缝线将深层肌肉和软组织拉拢近上唇中央区。一旦软组织充分复位，通过Y字缝合关闭水平切口，向下推动唇黏膜中央，从而增加唇垂直高度和人中长度。

简单来说，人中长度的增加是从内到外发生的。

青少年人中延长手术技巧

上唇人中延长术的切口与Le Fort Ⅰ型的预备切口相似，在上颌颊沟做水平切口以便将骨膜从上颌骨剥离抬高（图5-82）。使用类似于Le Fort Ⅰ型截骨术的前庭切口，深层肌肉和软组织需要缝合以保证这些结构居中（图5-83）并有助于将上唇两侧和颊部的软组织“拉拢”至上唇中央区[9]（图5-84）。

通过Y字缝合关闭水平黏膜切口，将软组织进一步重新定位到上唇的中央垂直区（图5-85）。缝合时在切口中间放置一个拉钩并用镊子夹住双侧黏膜，将黏膜拉成倒Y形（图5-86）。当切口完全闭合时，会向下推动唇中央黏膜，从而增加上唇垂直高度。该手术有助于改善牙龈暴露过度的患者微笑时的美观。手术的另一个好处是肌肉层的深层缝合，一旦愈合，就会降低微笑时上唇的活动度（图5-87）。

我们认为，将上唇延长术与鼻整形术结合疗效更佳[10-11]。鼻整形术将鼻基底从上颌前棘以及周围软组织中分离，从而使鼻基底移位，有助于上唇的延长。手术是在口内进行的，多余的组织来自前庭，实际上没有延长鼻底到上唇红之间的皮肤。因此，上唇延长术是通过以下方式实现的：①在使用Y字缝合关闭口内Le Fort切口时通过牵拉来增加软组织体积；②鼻基底位置越低，上唇的位置就越低。

简单来说，人中长度的增加是从内到外发生的。手术由口腔颌面外科医生和面部整形外科医生协作完成。术后正畸时，我们发现上颌骨和上颌中线略微倾斜（图5-88）。治疗结束前，我们决定使用半导体激光（diode laser）延长右上侧切牙和尖牙的牙冠长度（图5-89）并重新定位切牙托槽，使上颌中线与正中矢状面对齐（图5-90）。治疗达成了出色的功能和

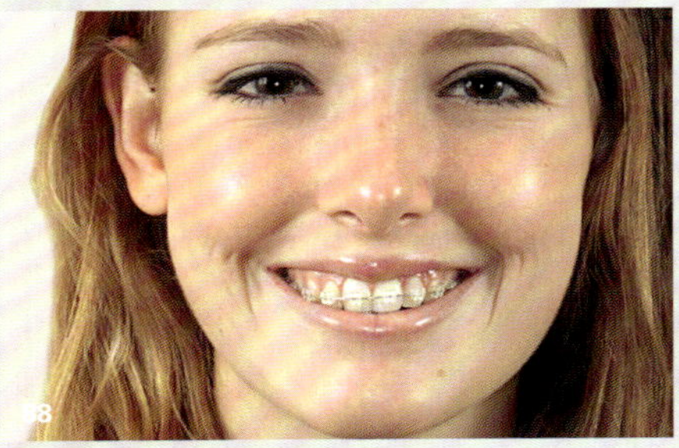

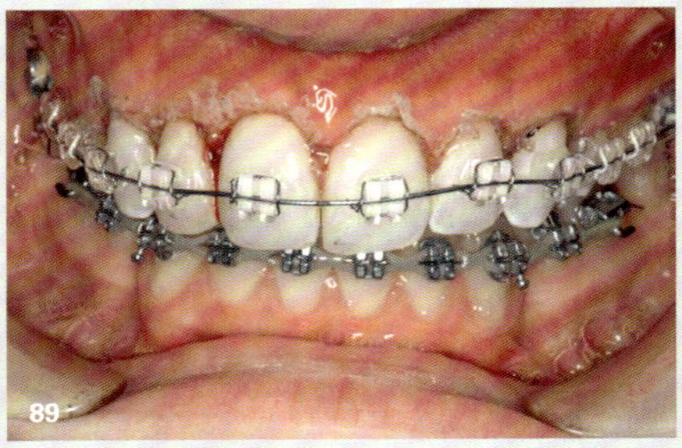

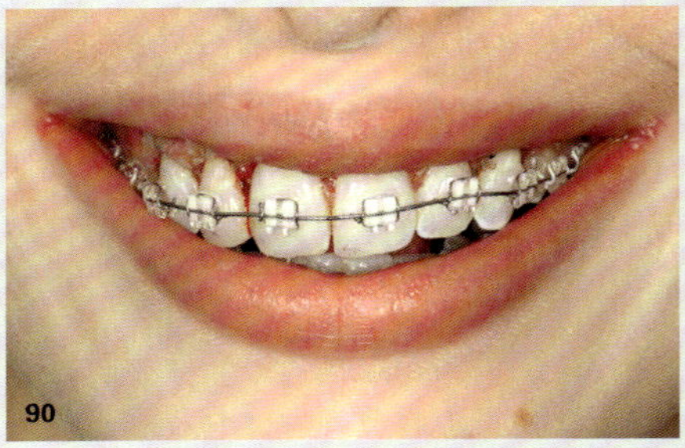

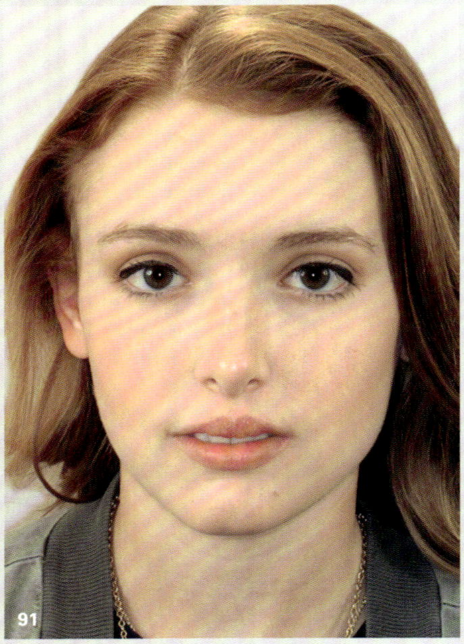

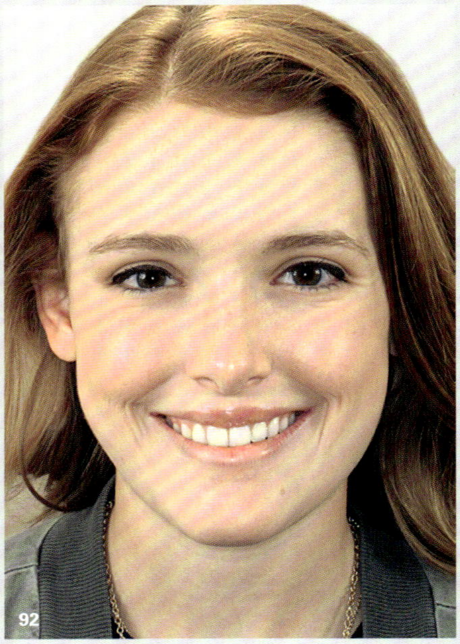

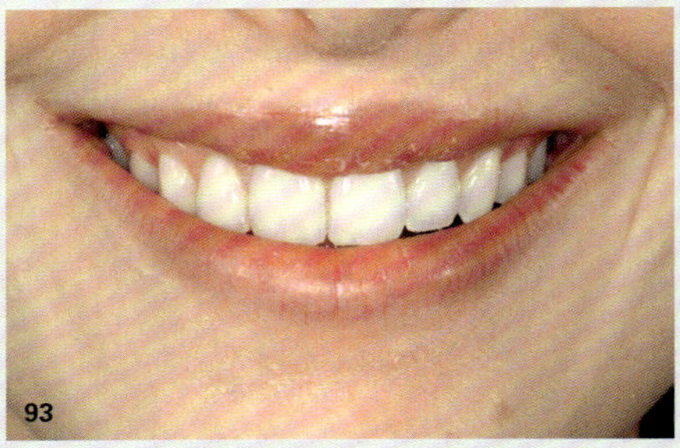

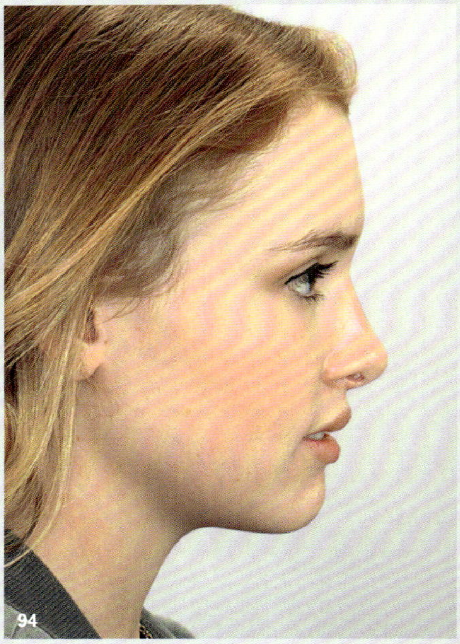

图5-88 手术后，上颌骨略微偏斜。

图5-89 使用半导体激光延长右上侧切牙和尖牙的牙冠长度。

图5-90 重新定位上颌切牙托槽使上颌中线直立，使其与正中矢状面对齐。

图5-91～图5-94 结束时的美学效果。

美学效果（图5-91～图5-97），双侧龈缘高度对称，但左上侧切牙仍略短于右侧切牙（图5-98）。作为画龙点睛的一笔，她的口腔医生用复合树脂贴面增加了两颗上颌侧切牙的长度（图5-99）。治疗完成3年后，患者的咬合和美学非常出色，上唇平衡极佳（图5-100～图5-105）。

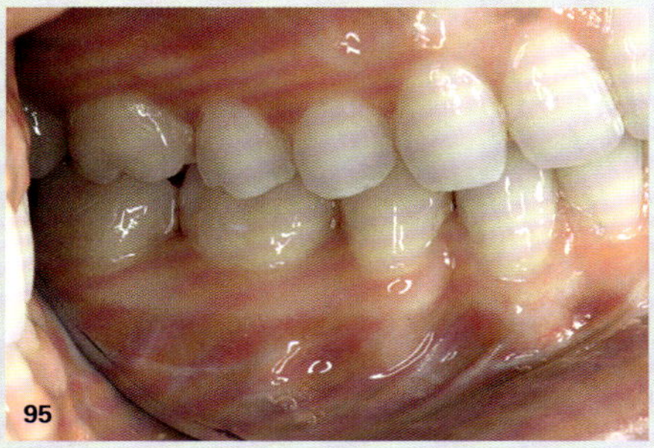
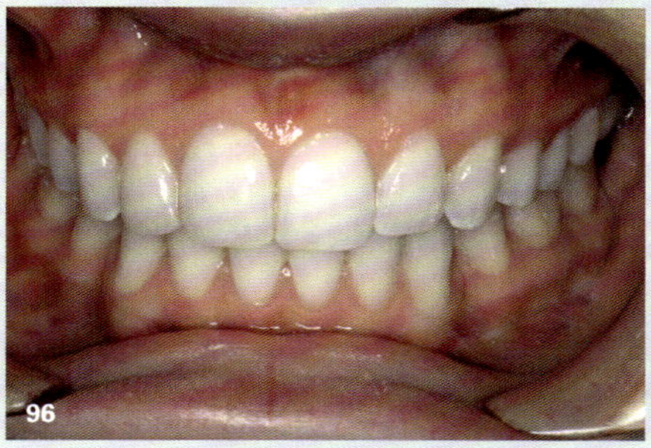
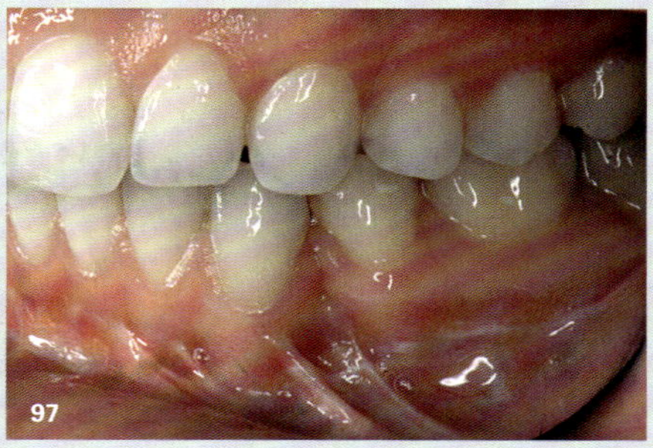
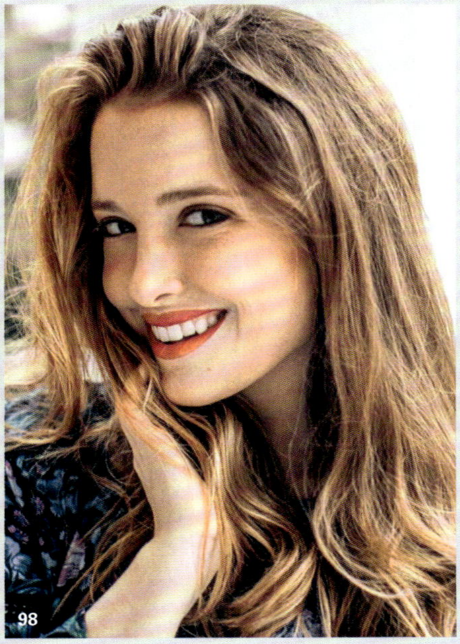
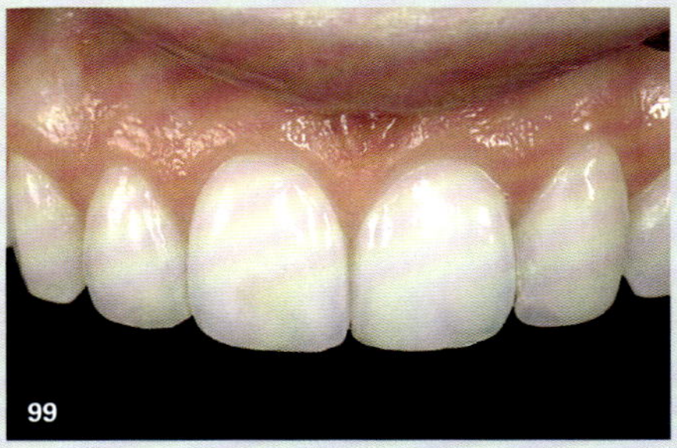
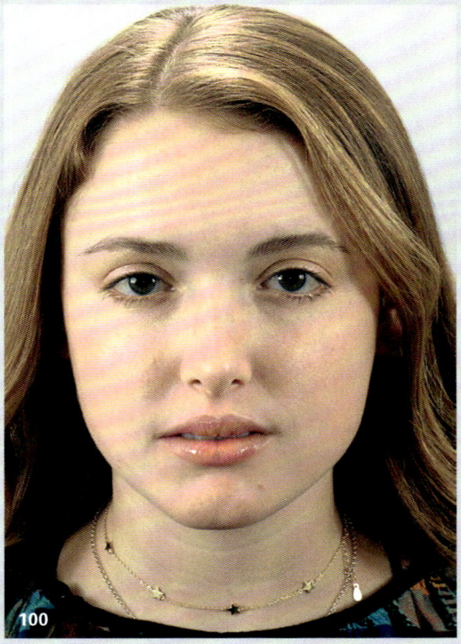
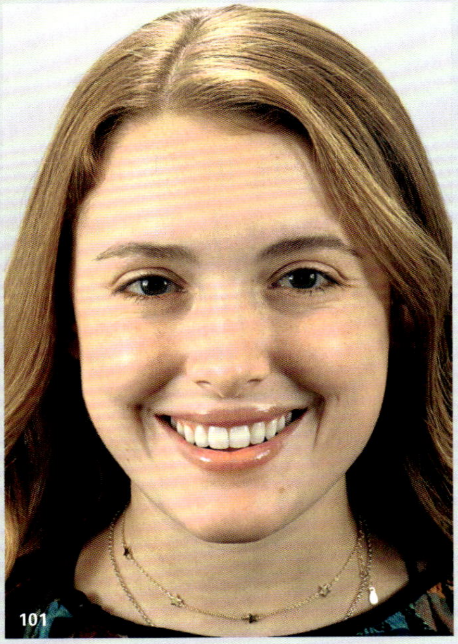
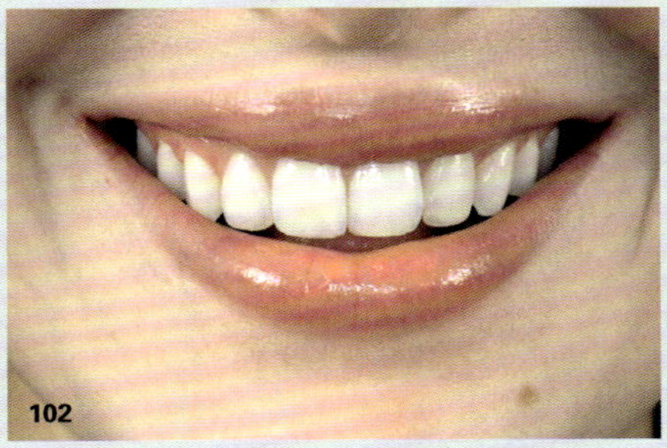
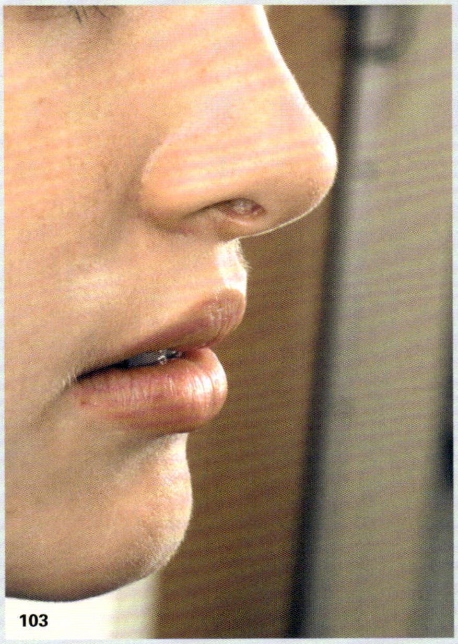

图5-95～图5-97 结束时的咬合。

图5-98 父母对她的治疗结果非常满意，在取下牙套后不久，他们就拍摄了照片。令我懊恼的是，这些照片是在我们矫正左上侧切牙的长度之前拍摄的。

图5-99 用复合树脂贴面延长上颌侧切牙长度并最大限度地提高微笑的审美潜力。

图5-100～图5-105 完成治疗3年后的咬合和美学。尤其是通过手术获得了极佳的唇部平衡。

104

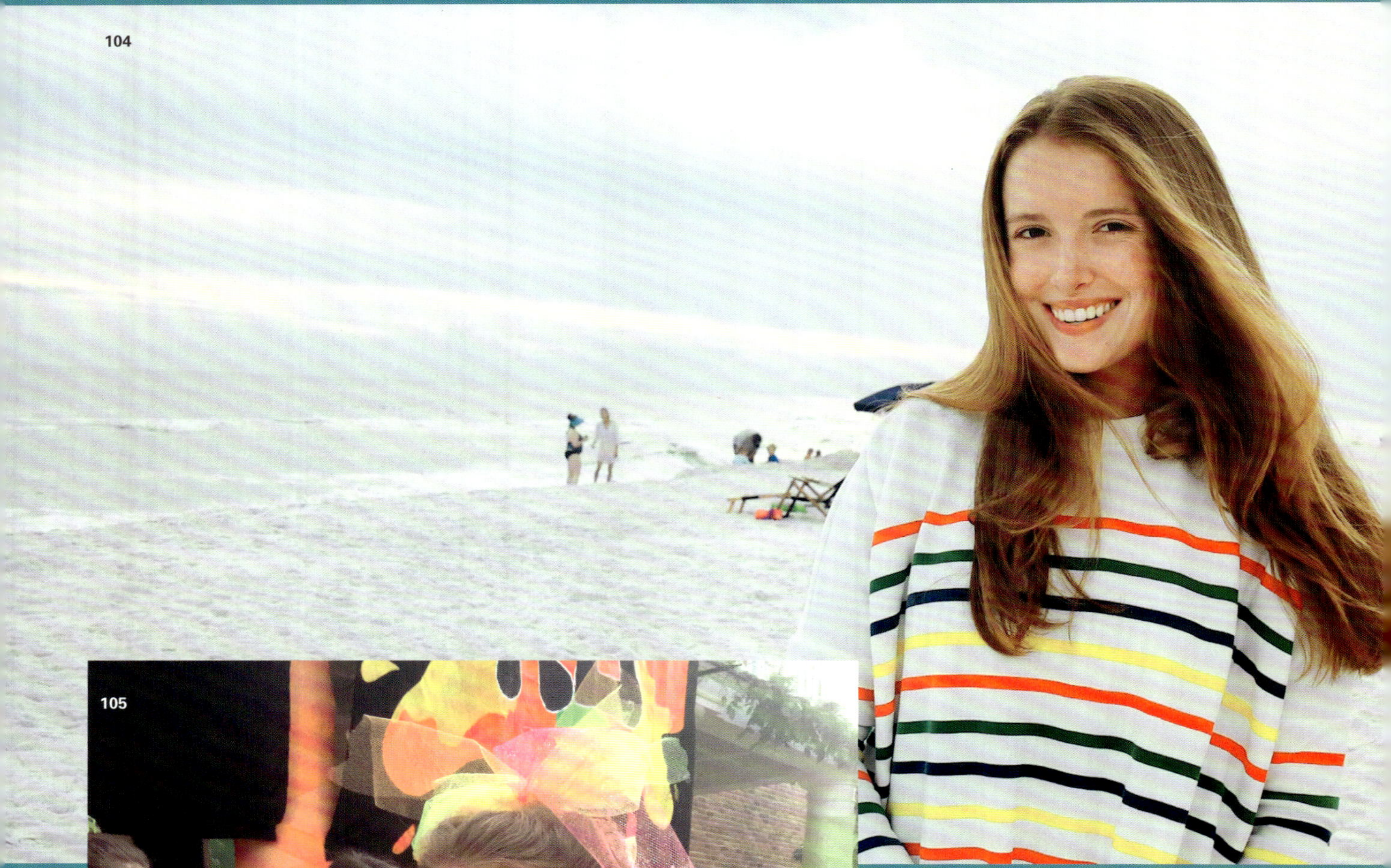

105

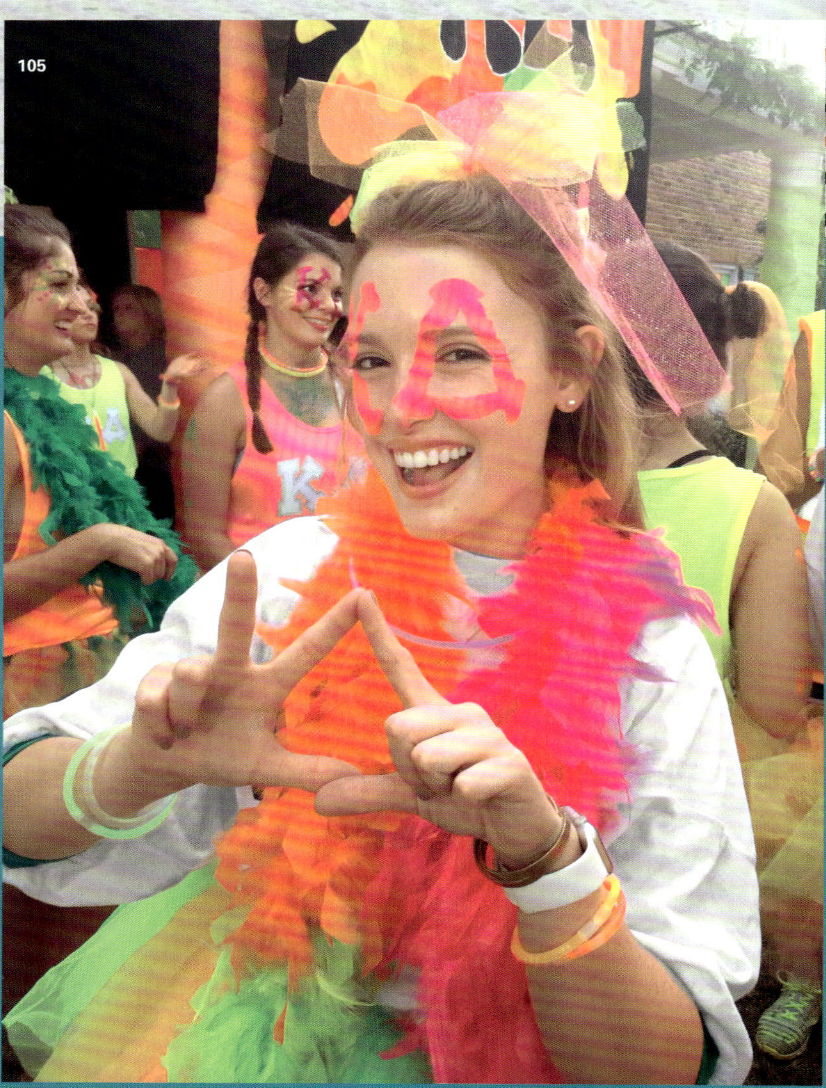

成人人中延长术

成人人中短的治疗需要通过手术延长上唇。图5-106中的一名25岁女性因右上中切牙变色前来就诊，寻求瓷贴面治疗。与口腔医生的初诊交谈中，她提到自己正计划从事广播事业，想从变黑的切牙开始，寻求美学上的改善。口腔医生发现了患者的唇闭合不全和人中过短，将其转诊，让她针对口周美学问题进行咨询，就其他可能的改善征求我的意见。

在随后与患者的交谈中，我告诉她人中延长对她来说是完全可行的，但并非完全能够预测。治疗结果可通过鼻整形术得到改善，她的鼻整形术的指征包括鼻尖低、鼻唇角锐和轻微的鼻前突（图5-107）。在接受数字化图像咨询后（图5-108），她选择上唇延长术与鼻整形术相结合。术后1年，上唇长度、上唇体积和唇红暴露量均有增加（图5-109）。鼻整形术重塑了鼻尖，鼻部突度改善（图5-110），鼻尖抬高，鼻唇角变直。

图5-111中的25岁女性因Ⅱ类错殆畸形被转诊给我（图5-112～图5-114）。错殆畸形继发于她的上颌垂直向发育过度（VME），下颌骨向下和向后旋转（图5-115和图5-116），且下颌发育不足（图5-117）。临床检查发现，她的人中长度明显短于口裂高度（图5-118）且伴有VME，因此导致了露龈笑。增加人中长度可以明显改善患者在下颌姿势位和微笑时的面部美学。正颌术前正畸只需要6个月的时间排齐整平和协调牙弓，当时

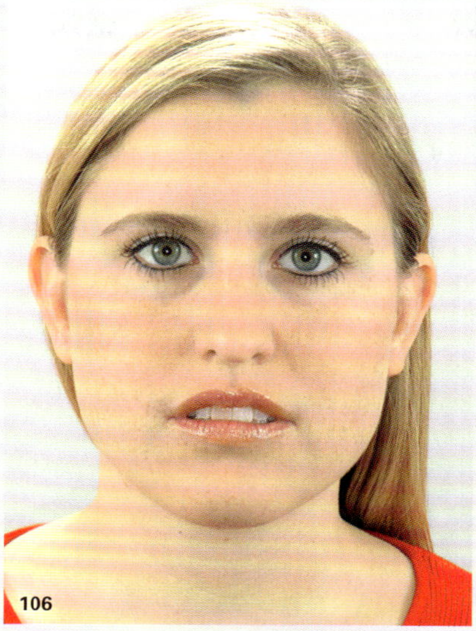

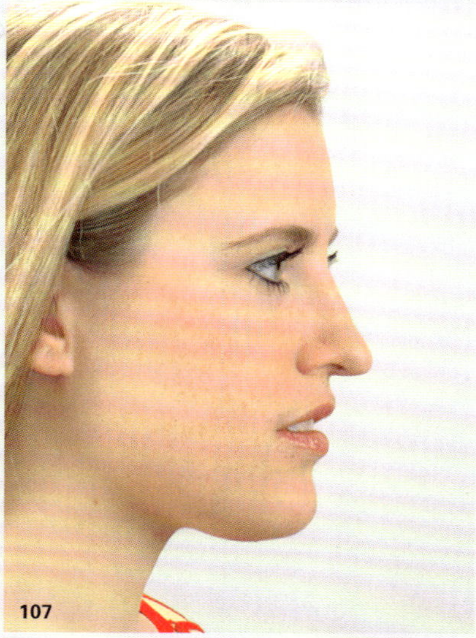

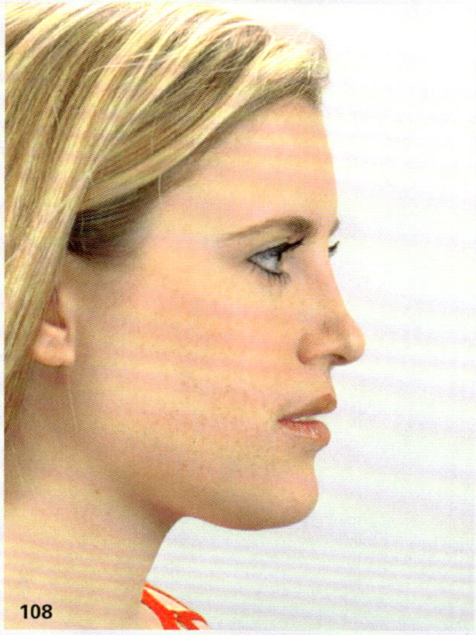

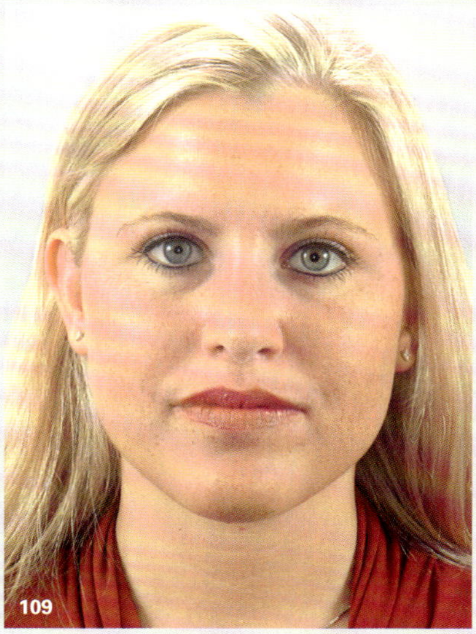

图5-106 这名25岁的女性希望变美，因此她的口腔医生将她转诊给我。除了右上中切牙变色（她去看口腔医生的首要原因），她还有人中过短和唇闭合不全的问题。

图5-107 侧面像显示了鼻部轮廓和鼻唇角锐。

图5-108 计算机模拟预测鼻整形术和上唇延长术的结果。

图5-109和图5-110 手术后的正、侧面像。

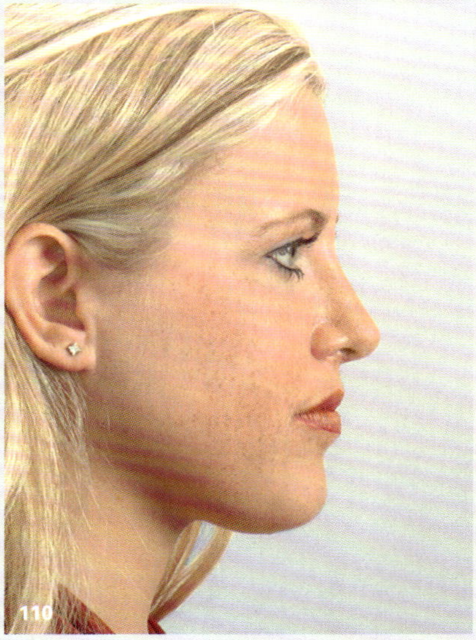

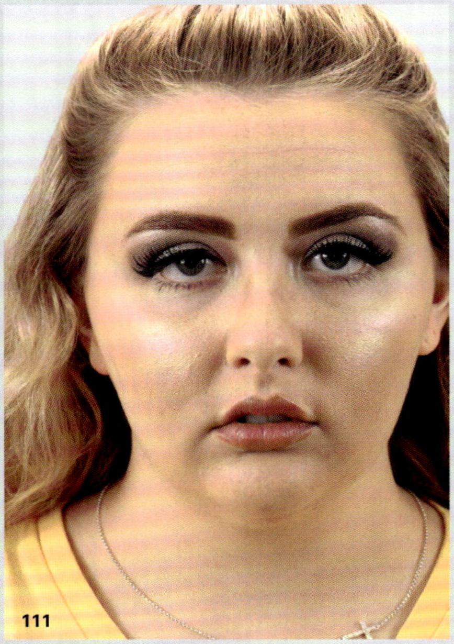

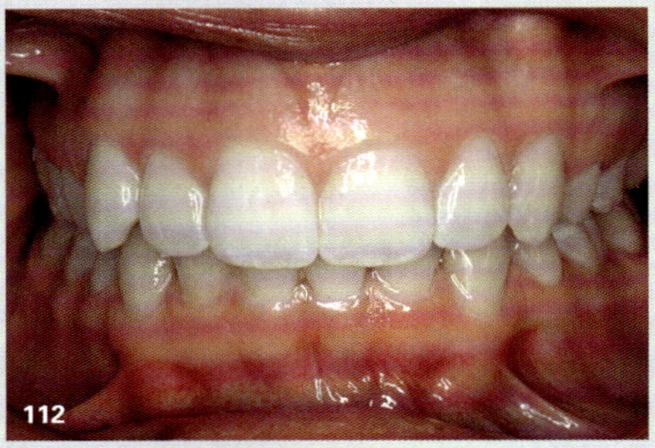

图5-111 这名25岁的女性被转诊以矫正继发于VME和长面型的错殆畸形。她的颏部高度较短，代偿了VME。
图5-112～图5-114 她有深覆殆，双侧Ⅱ类错殆。她之前曾接受过拔除4颗前磨牙的代偿性正畸治疗。

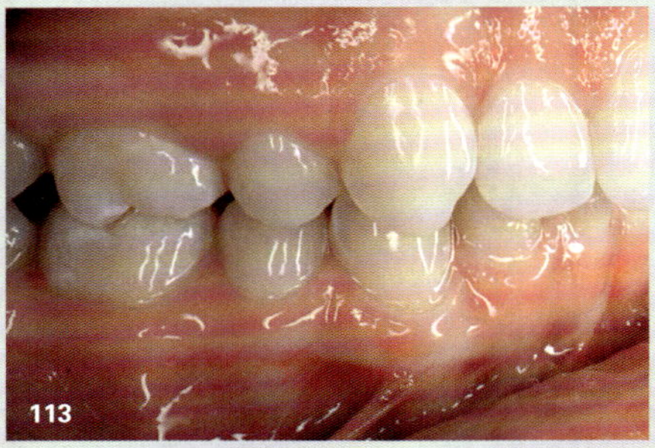

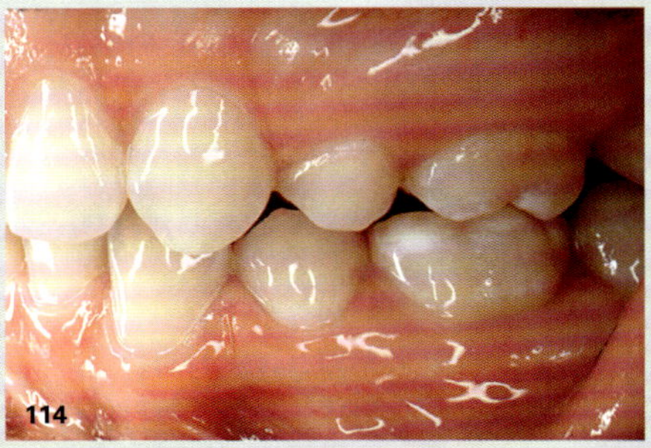

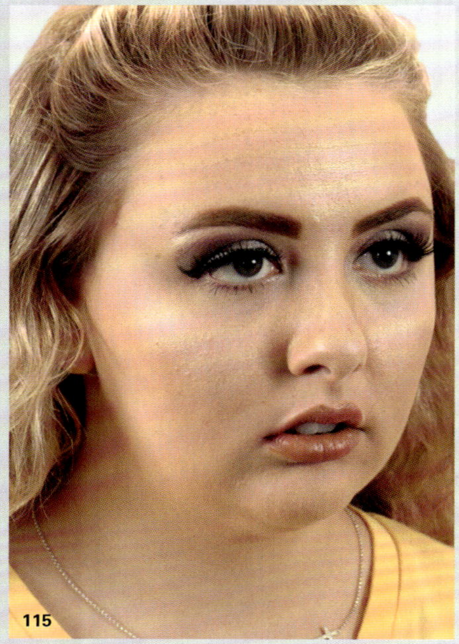

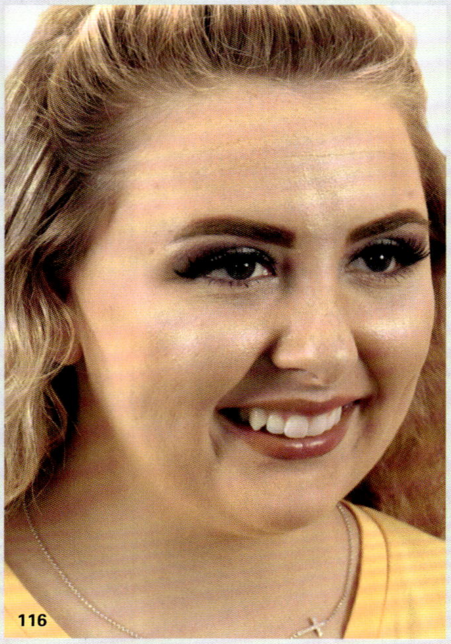

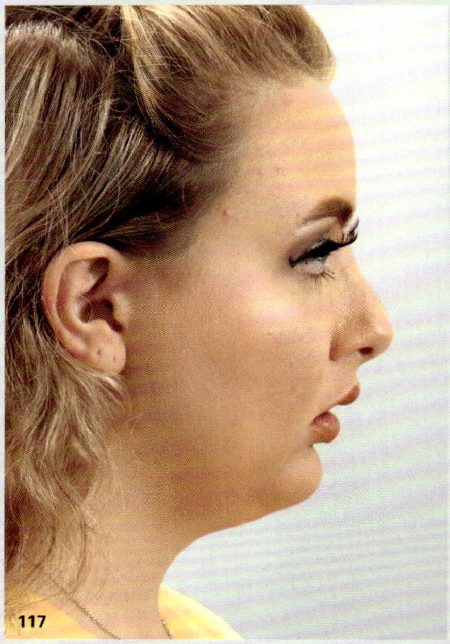

图5-115 该图像反映了严重唇闭合不全和下颌后缩。
图5-116 微笑时过度露龈。请注意上颌切牙的舌倾，这是先前拔牙正畸时用Ⅱ类弹性牵引内收和直立上颌切牙的结果。
图5-117 严重的下颌后缩使她的颏-颈角成钝角，颏颈轮廓不佳。颏下和下颌下脂肪分布也是影响因素。

我们团队制订了以下手术方案（图5-119）：

- 上颌骨上抬
- 下颌骨前移
- 颏成形术，以前移和延长颏部
- 冠状前庭沟成形术（Coronal vestibuloplasty），和人中延长术联合鼻整形术

手术完成治疗后6个月，她的唇闭合不全通过上颌骨的上抬得到了缓解，但美学效果的改善得益于上唇长度的增加（图5-120～图5-124）。多学科团队取得的整体功能和美学效果确实非常出色（图5-125～图5-130）。

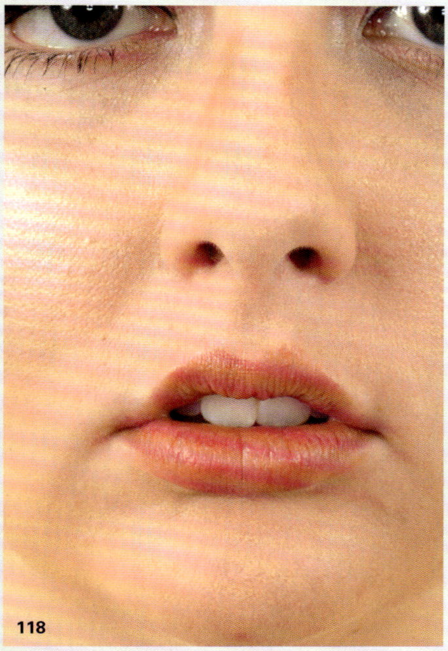

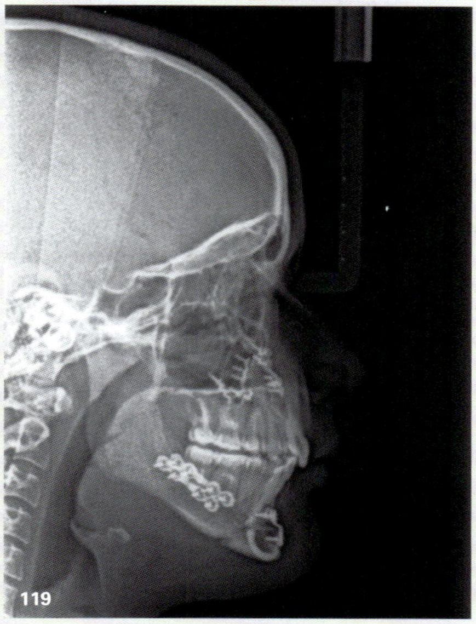

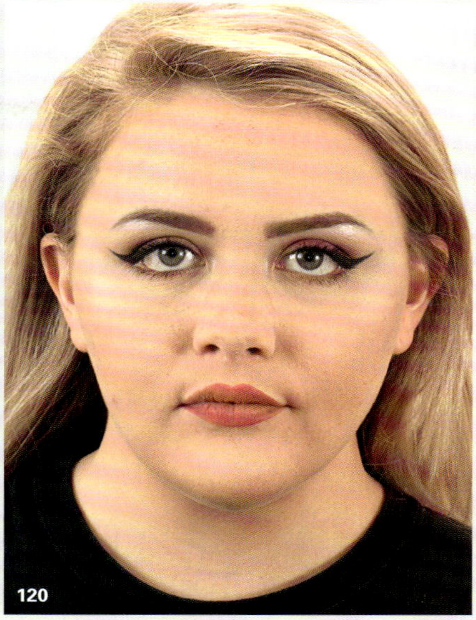

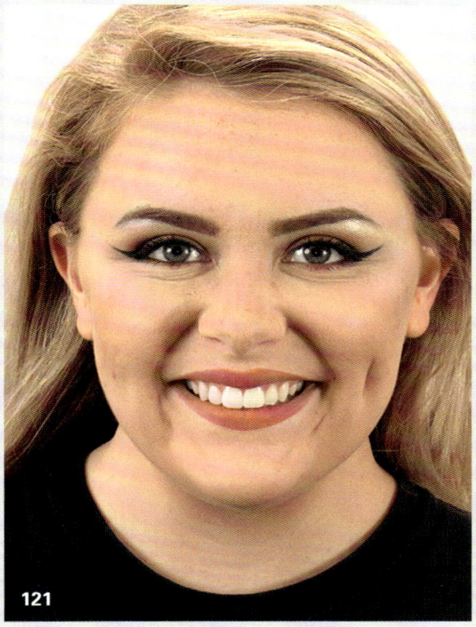

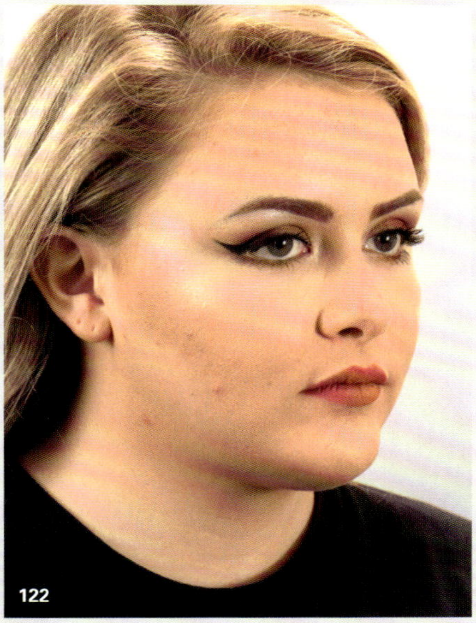

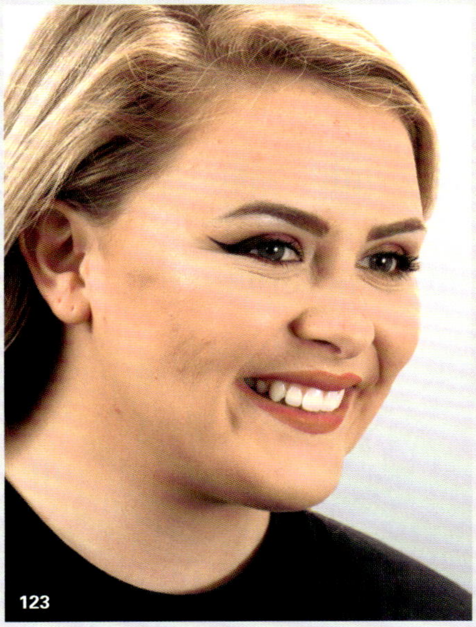

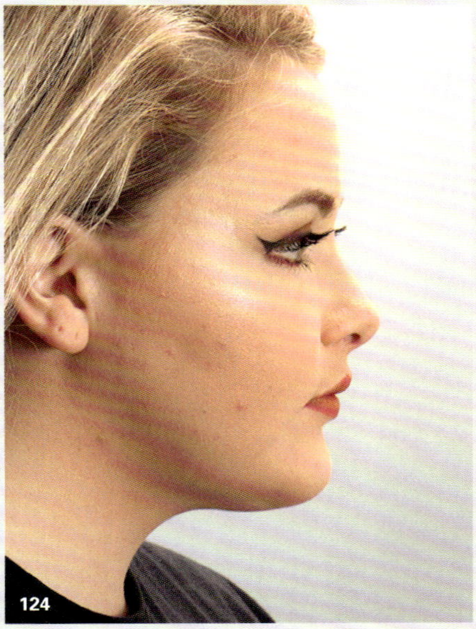

图5-118 这张治疗前下颌姿势位下唇关系的特写像显示了下颌姿势位时的短人中和切牙暴露量，这两个要素都是规划上颌切牙位置的重要影响因素。

图5-119 患者上颌骨上抬、下颌骨前移和颏成形术后的头颅定位侧位片。颏成形下降以增加她的颏部高度，有助于改善颏唇沟。

图5-120 治疗结束后，唇闭合能力得到了提升，唇颏比例以及协调性都很好。

图5-121 治疗后的笑容，上颌骨的垂直高度和上颌切牙切缘的位置极佳。

图5-122 侧面像显示下颌角周围软组织和颏颈轮廓得到了显著改善。

图5-123 她的侧面微笑像很好地证明了外科医生准确地定位了上颌殆平面和腭平面以获得理想的笑线。

图5-124 侧面美学通过上颌骨上抬和下颌骨前移得到了改善，通过颏成形术得到了增强。

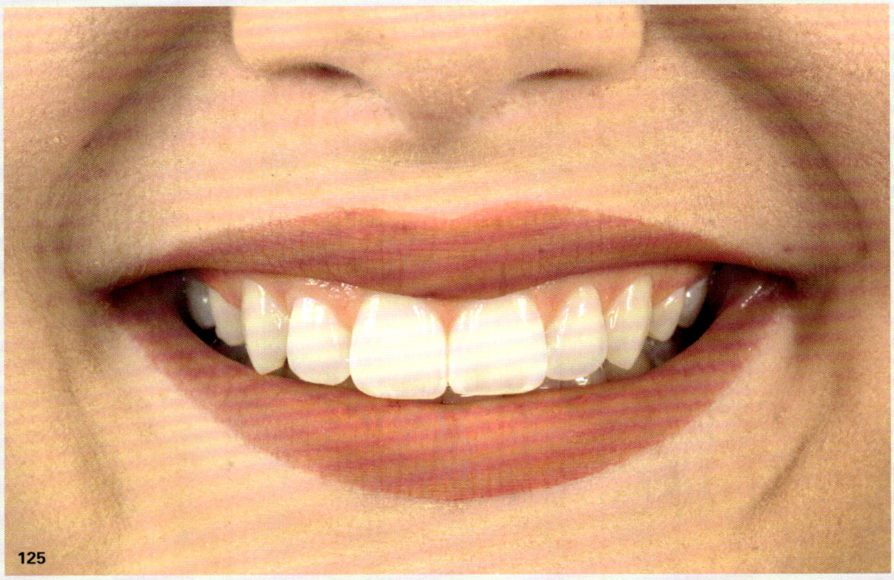
125

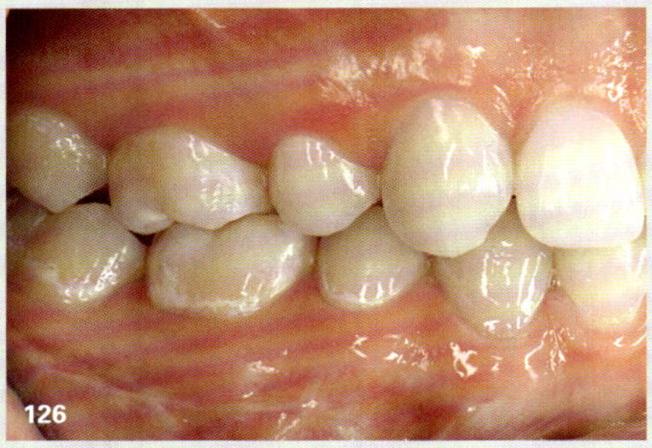
126

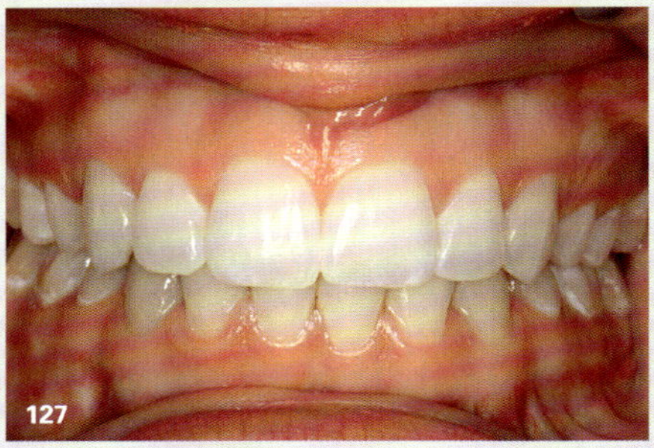
127

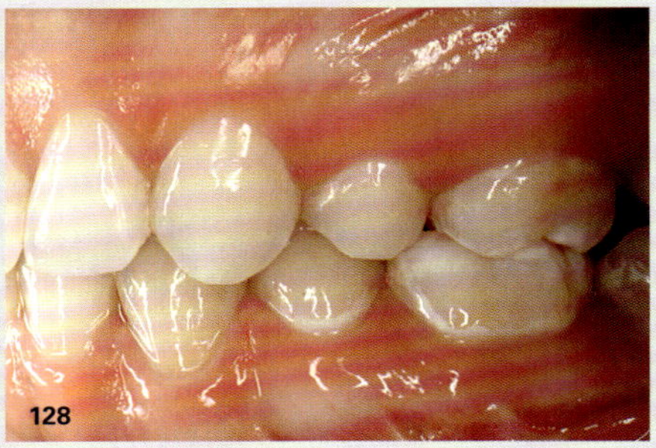
128

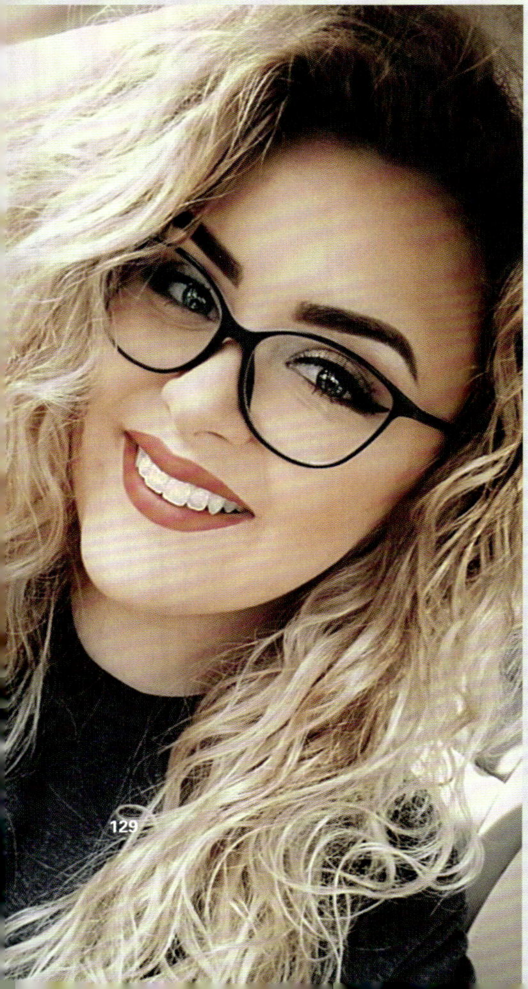
129

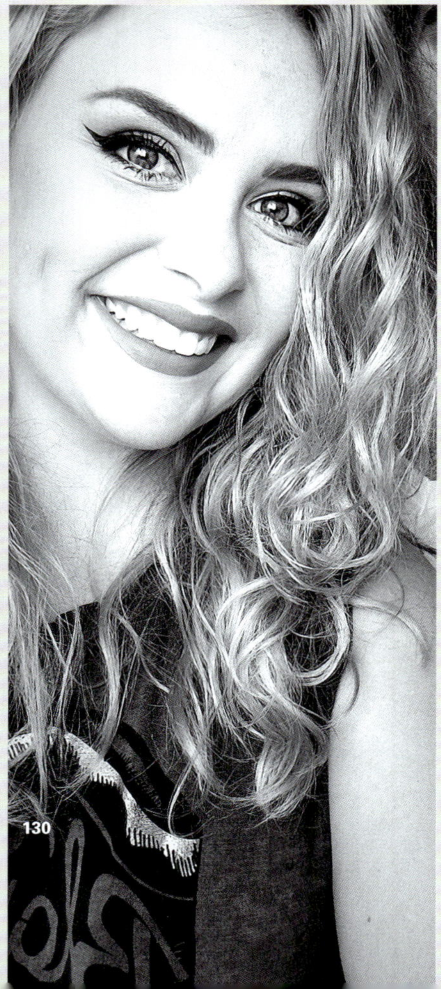
130

图5-125～图5-130 诊疗结束时的笑容和咬合。

解剖牙冠长度过短

形态学上的牙冠长度过短

我第一次见到这名小女孩是在她10岁的时候。她之前曾被诊断患有牙本质发育不全，伴有轻度的成骨不全表现，导致牙齿长度极短和严重的前牙开𬌗（图5-131）。显然，这种程度的畸形需要数年的治疗，包括两次正颌手术，才能恢复到符合功能和美学效果的咬合。到她20岁时，我们认为她的开𬌗状态已经稳定，但颌骨的位置仍不理想（图5-132）。

为了将她的上颌切牙移动到一个可以修复的位置，我们特意设计了前牙开𬌗，以保证全冠修复体尽可能接近理想尺寸。尽管她的错𬌗畸形很严重，我们还是设法将上颌切牙的龈缘稍微靠近上唇下缘，从而使微笑时能露出一些牙龈（图5-133和图5-134）。切牙牙冠过短，中切牙的高度小于5mm。露龈是完全可以接受的，后期我们打算采取骨性冠延长术来提供足够的牙冠长度以保证修复体的稳定性。

对上颌和下颌的所有牙齿都进行了牙冠延长（图5-135和图5-136），并做了最终修复体（图5-137～图5-141）以获得美观效果（图5-140和图5-141）。

伴随代偿性过度萌出牙的切端磨损/磨耗

这名小女孩14岁时在我这里完成了正畸治疗（图5-142），由于她微笑时过度露龈和牙龈增生，在拆除矫治器后，我推荐她进行牙冠延长，治疗后的笑容非常漂亮

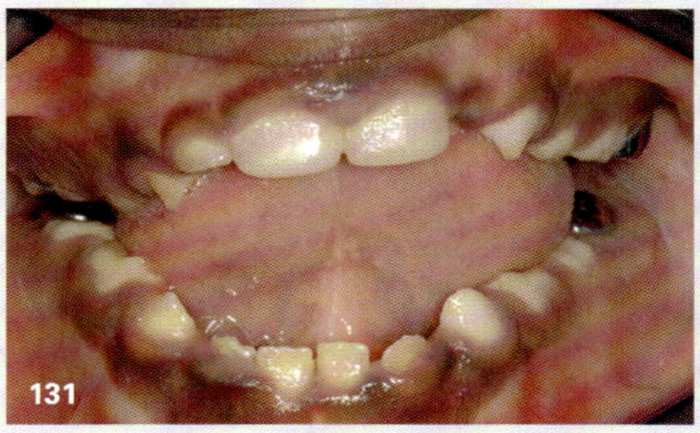
131

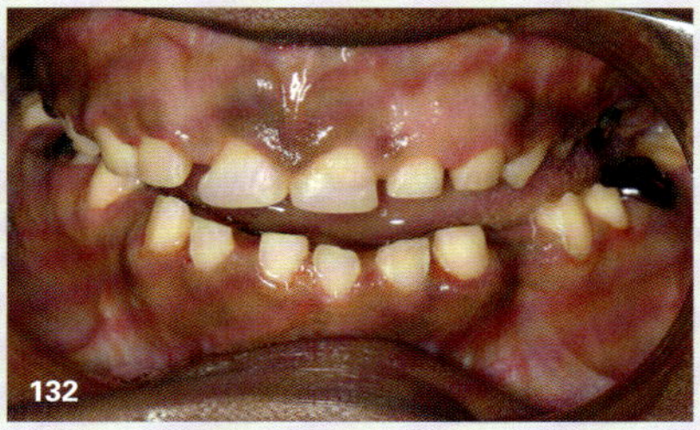
132

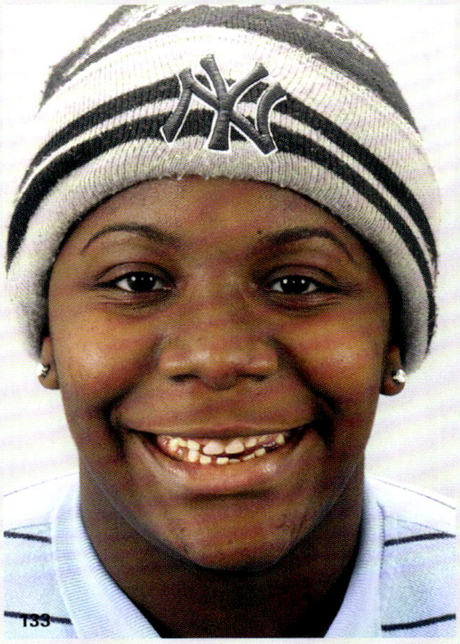
133

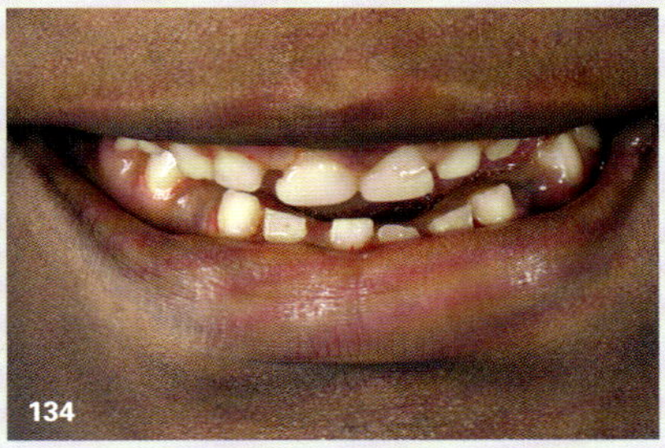
134

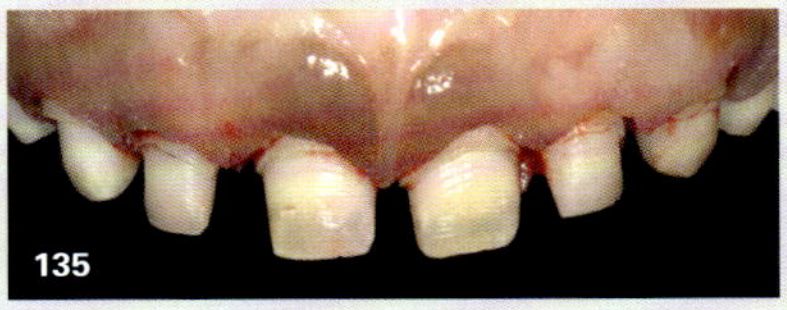
135

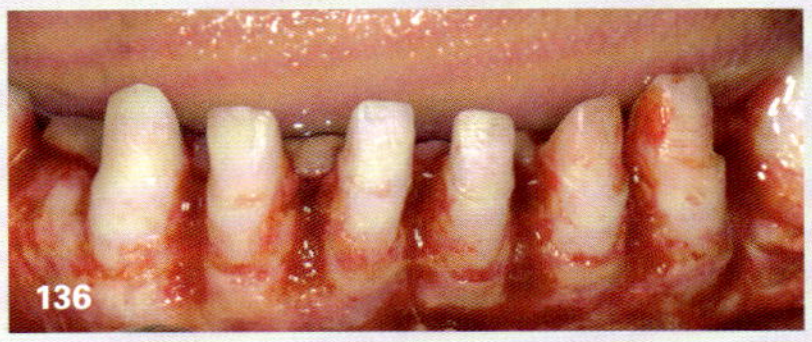
136

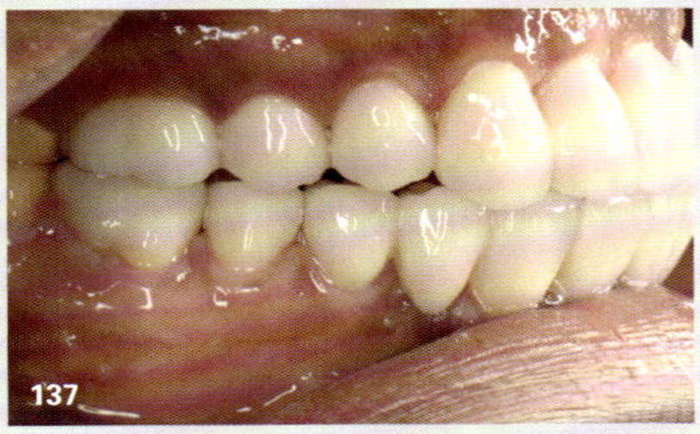
137

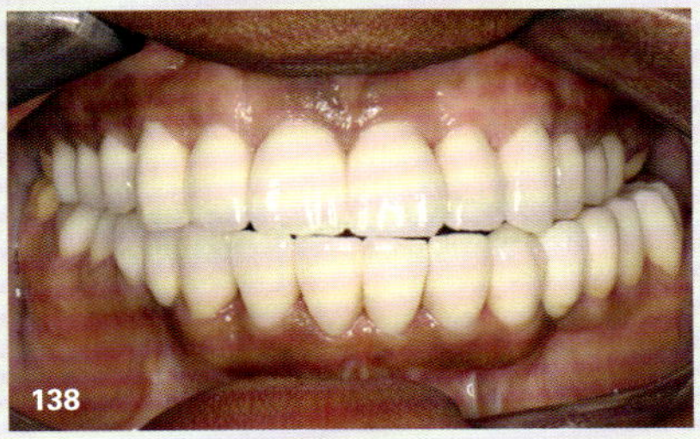
138

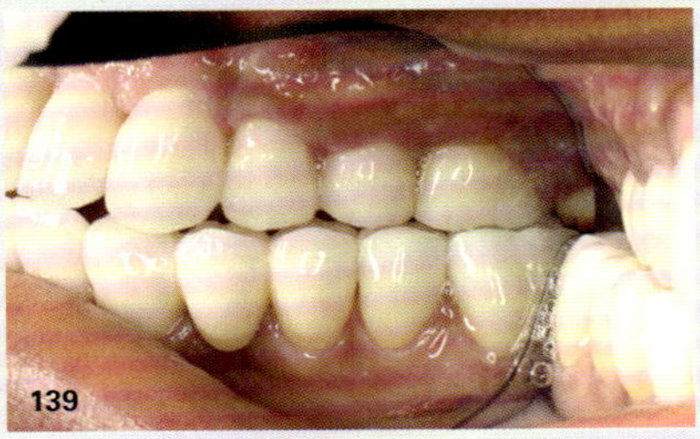
139

图5-131 患有牙本质发育不全和轻度成骨不全的10岁患者，有前牙开𬌗和过小牙。

图5-132 患者20岁时的开𬌗。我确信咬合足够稳定，可以修复患牙。

图5-133和图5-134 正畸将牙齿定位在最佳位置以进行修复。

图5-135和图5-136 对所有牙齿进行了牙冠延长，为最终修复做准备。

图5-137～图5-141 最终修复体就位，恢复功能和美观。

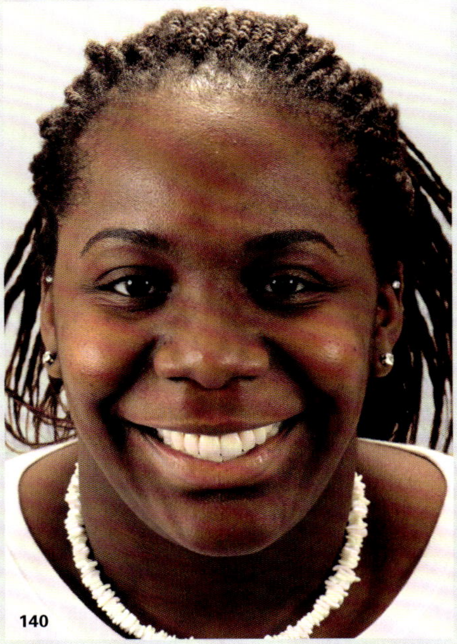
140

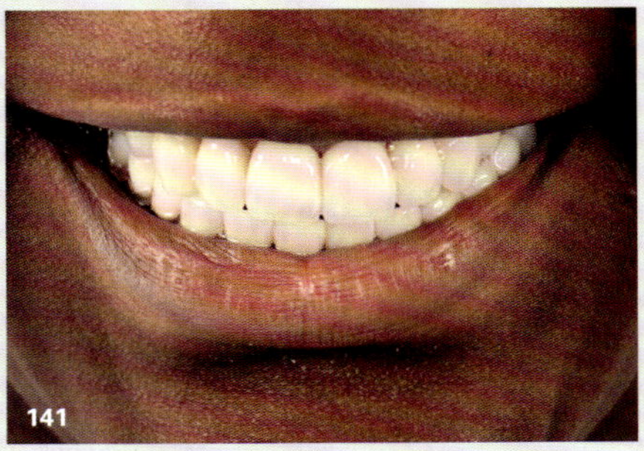
141

图5-137～图5-141（续）

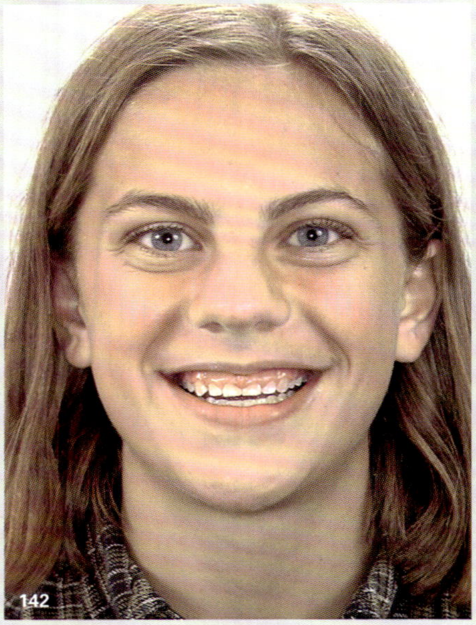
142

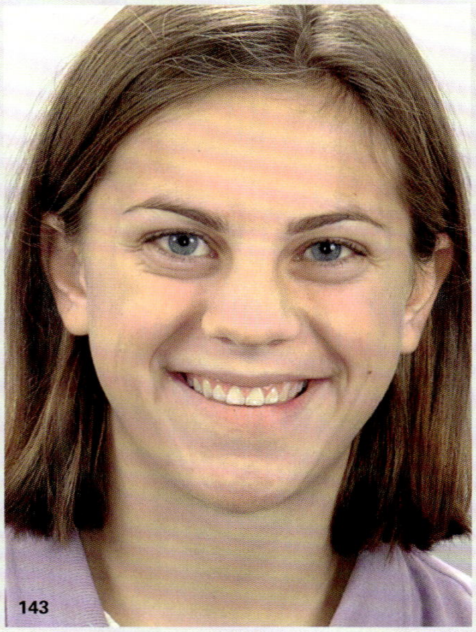
143

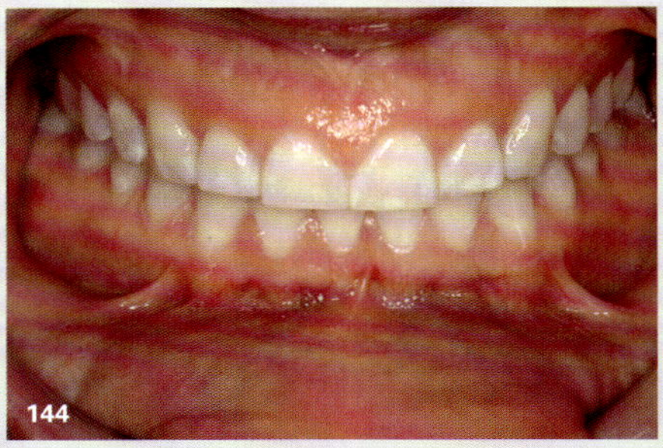
144

图5-142和图5-143　在14岁时，该患者完成了正畸治疗并接受了牙冠延长，以增加微笑时切牙暴露量。

图5-144　患者17年后31岁时来到了我的工作室，由于重度磨牙症，她的切牙变短。

（图5-143）。不幸的是，她经历了压力相当大的成年生活，并在31岁时提出再治疗。她的问题是什么呢？严重的磨牙症导致她的上颌和下颌切牙明显磨损（图5-144）。多年来，由于切牙釉质磨损、垂直高度降低，造成她的上颌切牙萌出过度，导致露龈笑非常明显（图5-145和图5-146）。再治疗的目标相当简单：

- 上颌切牙的龈缘尽量靠近微笑时的上唇
- 将切牙的牙冠长度恢复到理想的宽长比和微笑美学

在开始设计方案前，我校准了微笑像。临床检查时发现她的右上中切牙长度为8.9mm，所以我只需将这个测量值输入计算机软件，允许软件测量照片中的其他所有内容，这样图像即可校准为正确尺寸（图5-147）。

接下来，使用测量工具测出微笑时切牙龈缘距上唇的距离（图5-148）。这个3.4mm的距离加上8.9mm的切牙长度即为可接受的冠高12.3mm。我们与她的口腔医生一起讨论了减少露龈的治疗方案，包括：①骨性冠延长；②上颌切牙的正畸压低。

贴面或冠修复是必要的，但通过冠延长术会导致修复体边缘放置在牙根表面。该患者不反对正畸再治疗，我们也认为正畸压低可以避免冠延长术，是一个很好的选择。我们为患者制作了可视化的数字化模型，预测治疗结果（图5-149）。

正畸治疗的第一步是将切牙矫治器粘接在切缘附近，以便在放置第一根排齐整平的弓丝时就开始上颌压低（图5-150）。放置𬌗垫（放置在下颌磨牙咬合面上以打开咬合的复合材料）以保护脆弱的上颌切缘免受下颌切牙托槽的干扰。一旦咬合被打开，就移除𬌗垫，我们继续在下颌中使用生物渐进型压低多用途弓（图5-151）。切牙压低最好采用轻力，多用途弓的优点是从第一磨牙伸出一个长杠杆臂（一根起稳定作用的片段弓从磨牙到尖牙的托槽主弓管入槽，多用途弓插入辅弓管）到下颌切牙，通过长杠杆臂和大范围的力量传递提供轻力。

为什么首先压低下颌切牙？下颌切牙的压低可以为上颌和下颌切牙的修复提供足够的垂直空间从而避免深覆𬌗干扰。使用带有阶梯式

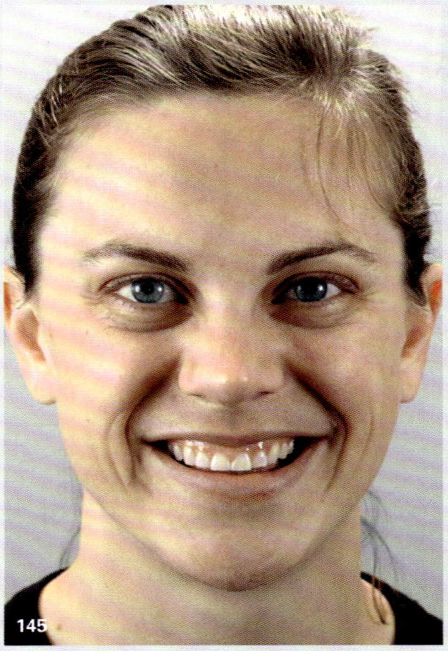

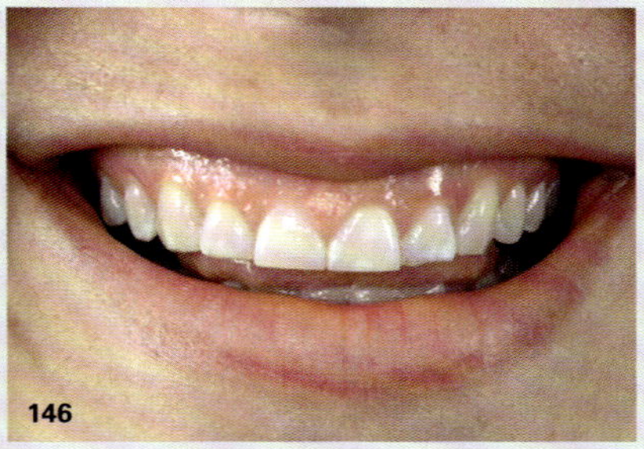

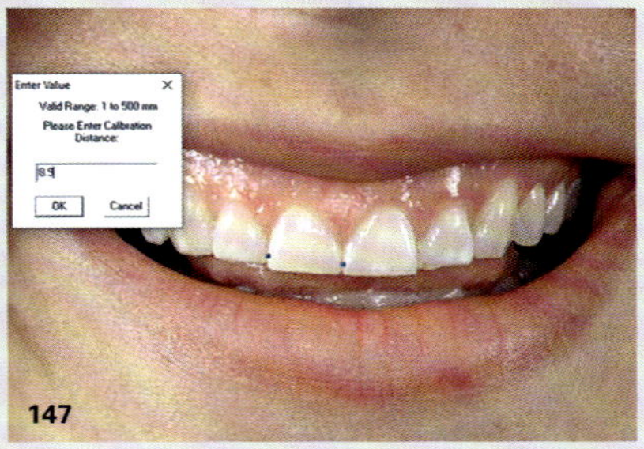

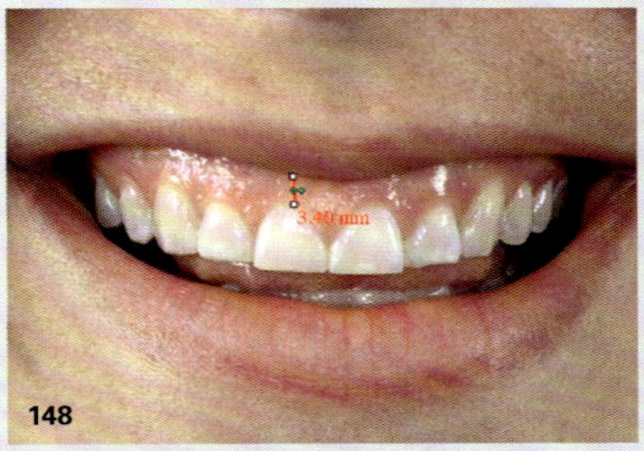

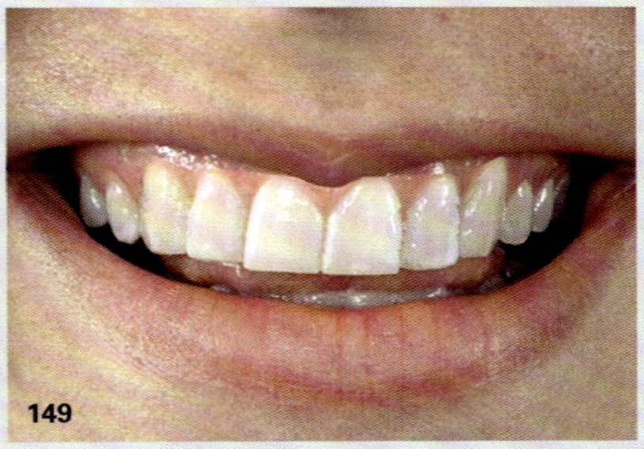

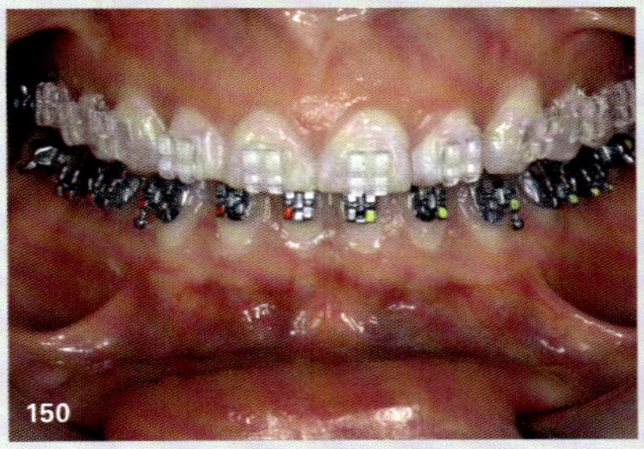

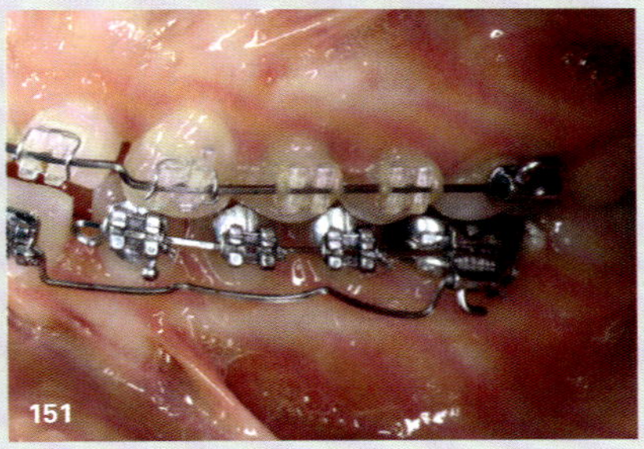

图5-145和图5-146 由于上颌切牙的萌出过度，她有明显的露龈笑。

图5-147和图5-148 通过输入临床测量的右上中切牙长度来校准微笑像。这样可以准确测量出切牙龈缘和上唇之间的距离。

图5-149 计算机模拟出上颌切牙压低和冠修复或贴面修复的效果。

图5-150 托槽实际上粘接在切缘附近，以便立即开始压低上颌。

图5-151 切牙压低最好用轻力完成，因此采用了多用途弓。请注意，它需要一个辅助弓管来绕过颊侧片段弓。

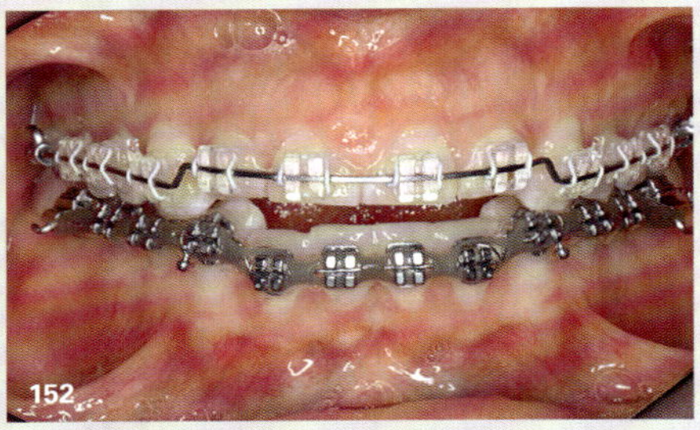

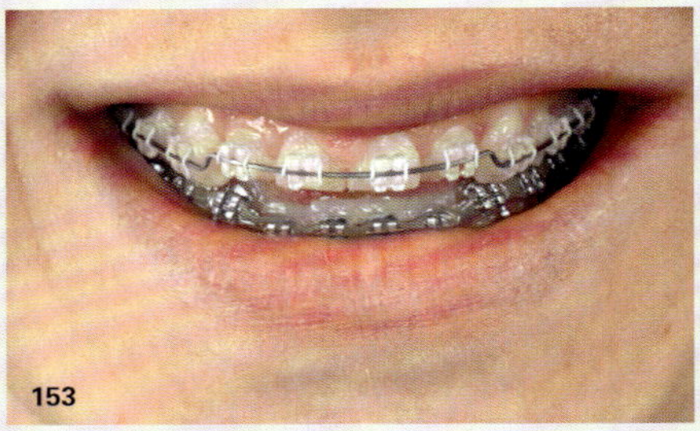

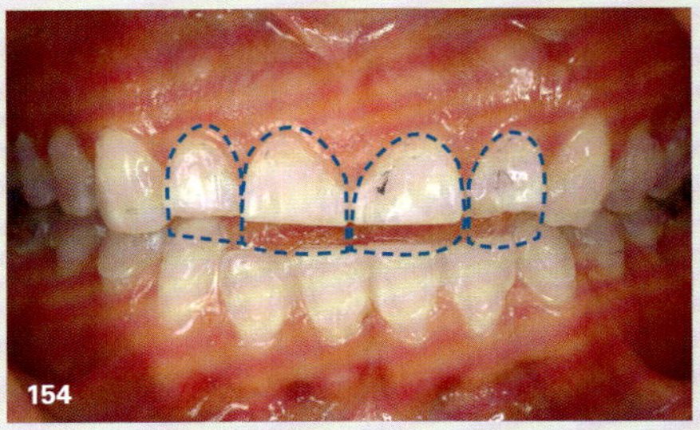

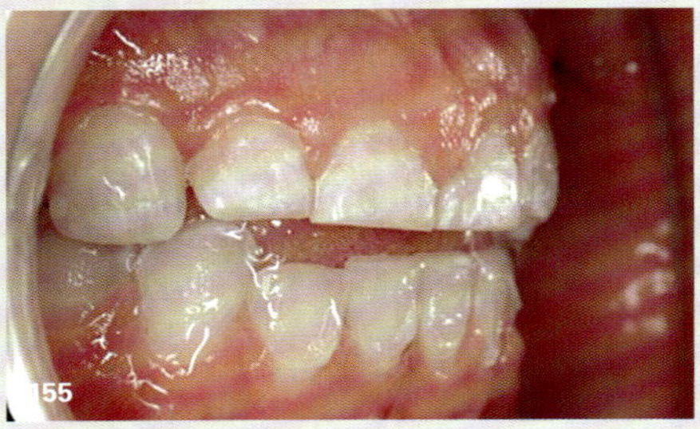

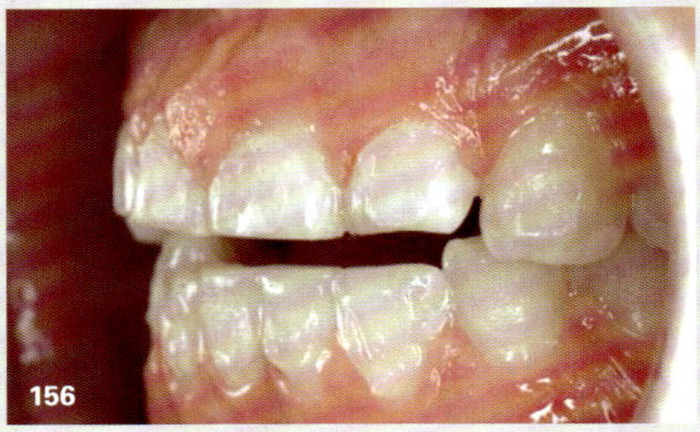

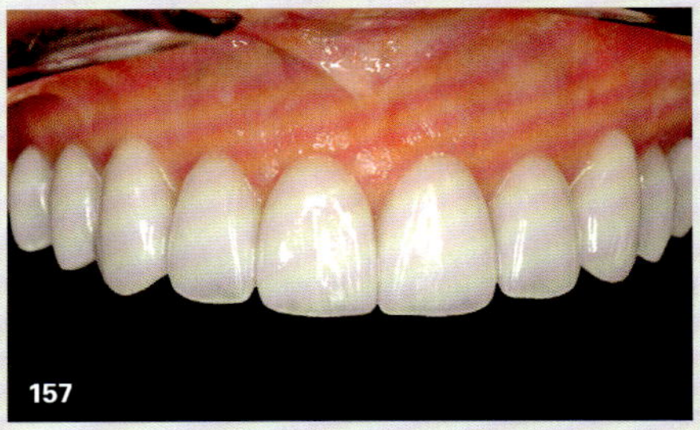

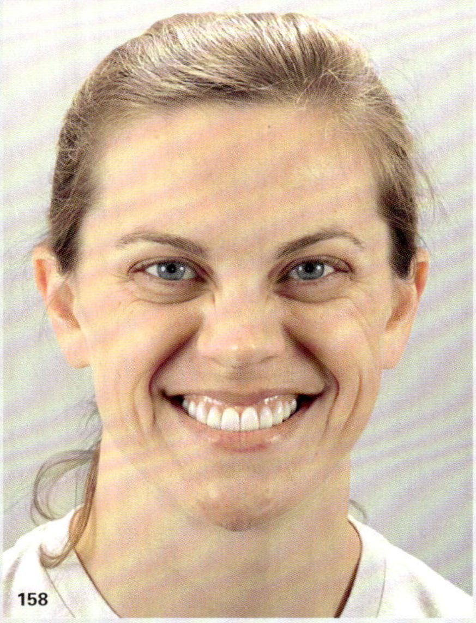

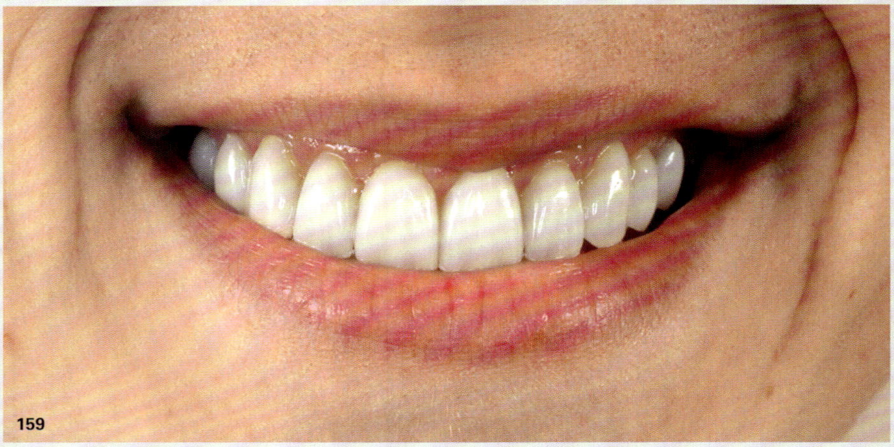

图5-152 使用带有阶梯式弯曲的连续弓丝压低上颌切牙。
图5-153 压低后，切牙的龈缘接近上唇。
图5-154～图5-156 拆除正畸矫治器后，患者前牙开骀。这将通过修复治疗解决。
图5-157～图5-159 最终修复体恢复了理想的牙齿尺寸和美观。

弯曲的连续弓丝作为压低辅弓进行上颌切牙的压低（图5-152）。

实现了微笑时切牙龈缘靠近上唇的目标（图5-153）。在蜡型得到口腔修复医生的认可后，拆除了正畸矫治器，此时切牙区开骀（图5-154～图5-156）。拆除固定矫治器后，患者立即前往口腔修复科进行牙体预备和制作临时修复体，临时修复体也可作为固定保持器。2周后，佩戴最终修复体，所有目标均已实现（图5-157～图5-159）。美学效果非常好。

临床牙冠长度过短

从广义上讲，临床牙冠长度短可能是两种病因造成的：①牙龈炎症或肥大导致软组织侵犯牙冠；②切端磨损。

我敢肯定，所有正畸医生都会强调在固定矫治器治疗过程中保持良好的口腔卫生。事实上，成年人的口腔卫生通常很好，而青少年的口腔卫生只能说是勉强合格甚至糟糕。

病例1

毫无疑问，正畸治疗中牙龈增生最常见的原因之一是口腔卫生欠佳。图5-160和图5-161中的15岁男孩刚刚完成18个月的正畸治疗。虽然一直在强调口腔卫生，但拆除矫治器后，他的口腔卫生很明显不太理想，全口牙龈发炎，导致齿间牙龈过度增生和微笑时过度露龈（图5-162）。在拆除矫治器时，我们使用半导体激光切除增生组织（图5-163），2个月后达到最终切牙牙冠长度，他的笑容得到了恢复（图5-164和图5-165）。

病例2

牙龈炎症和由此产生的影响显然会更广泛。图5-166中的12.5岁女孩被转诊进行Ⅱ类深覆殆矫治，虽然有露龈笑，但她的笑线却很和谐（图5-167）。为了保持切缘的位置并保护笑线，我需要将托槽放在龈缘附近，但她的口腔卫生情况无法支持。在粘接固定矫治器之前，我注意到她的牙龈属于厚龈型，切牙龈沟深度为3mm（图5-168）。

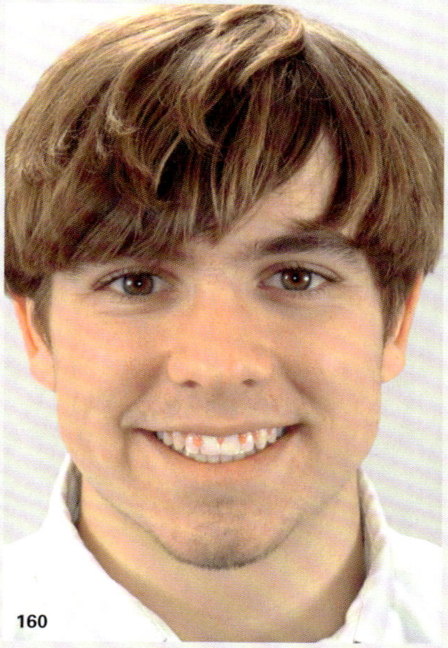
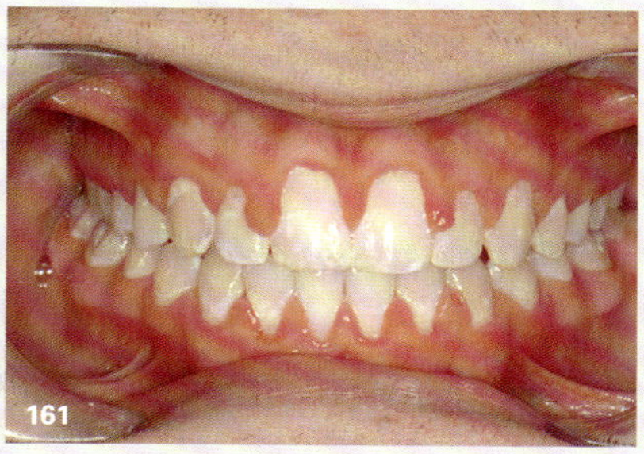
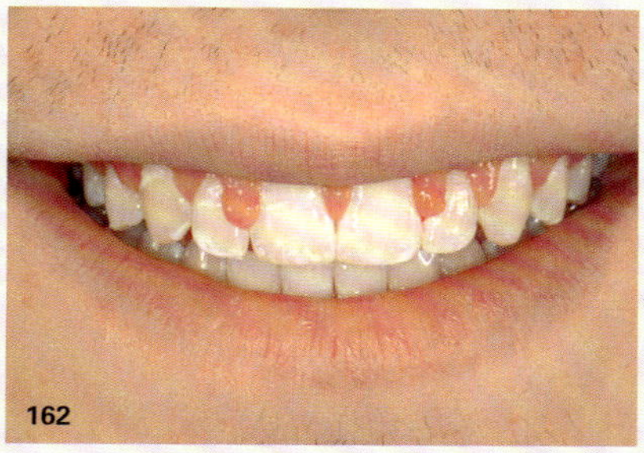
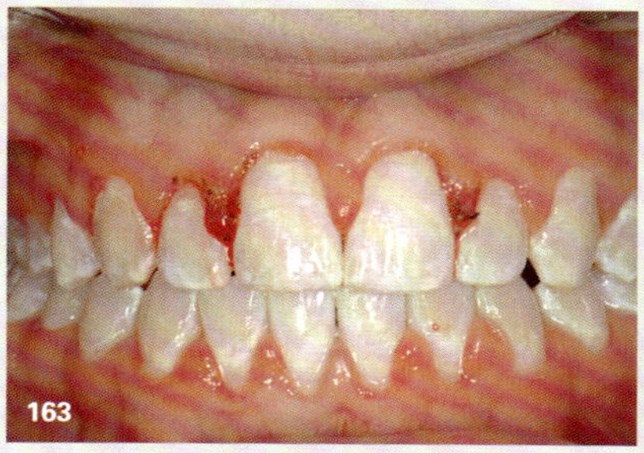
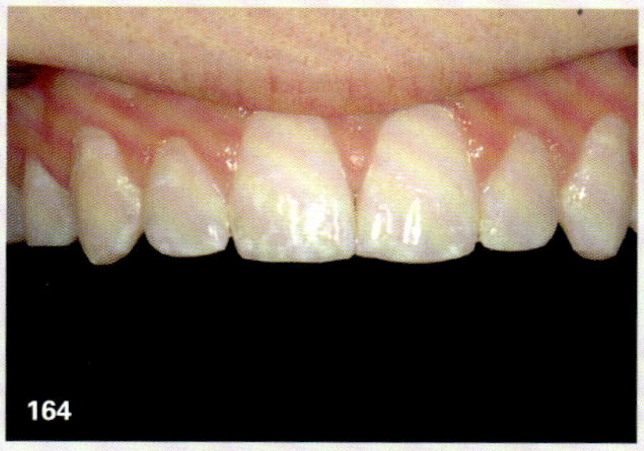
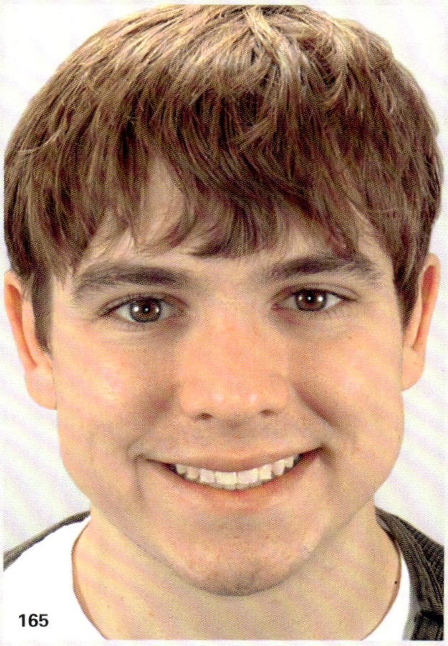

图5-160和图5-161 这名15岁的青春期男孩接受了18个月的正畸治疗，拆除固定矫治器时存在明显的牙龈增生。

图5-162 这种牙龈增生在微笑时特别明显。

图5-163 在拆除矫治器的当天使用了半导体激光切除了增生的牙龈。

图5-164和图5-165 2个月后的最终照片。

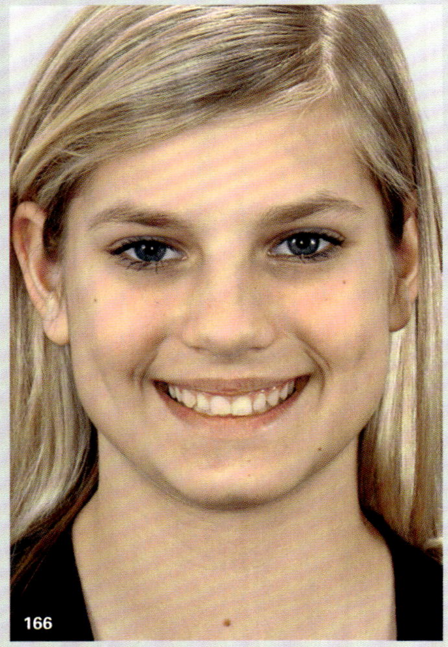

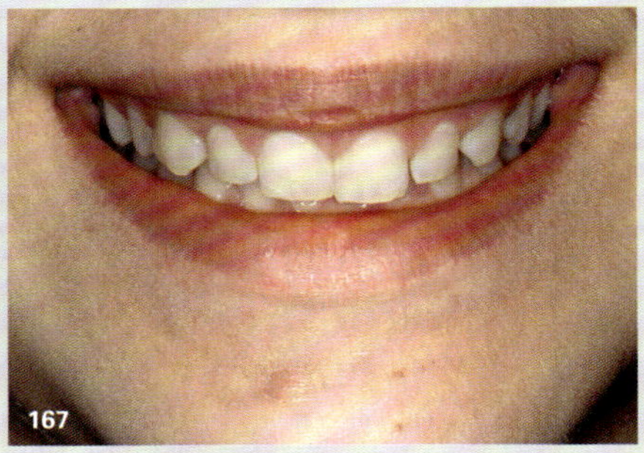

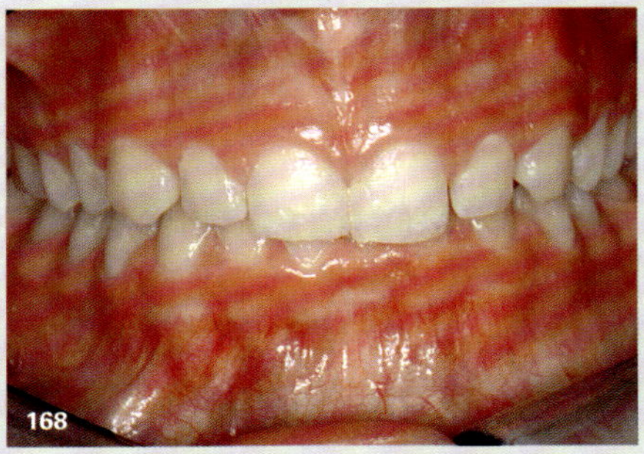

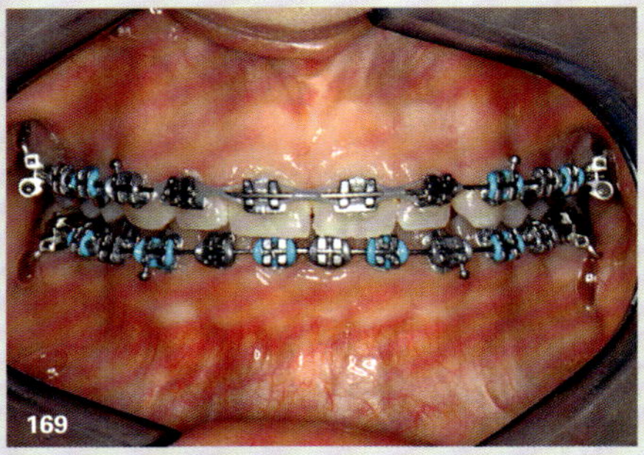

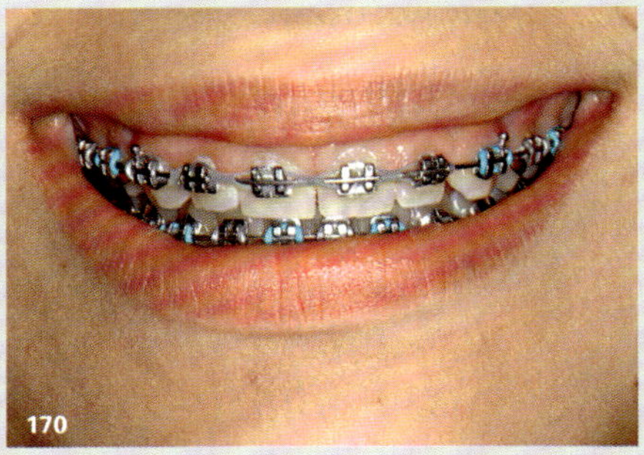

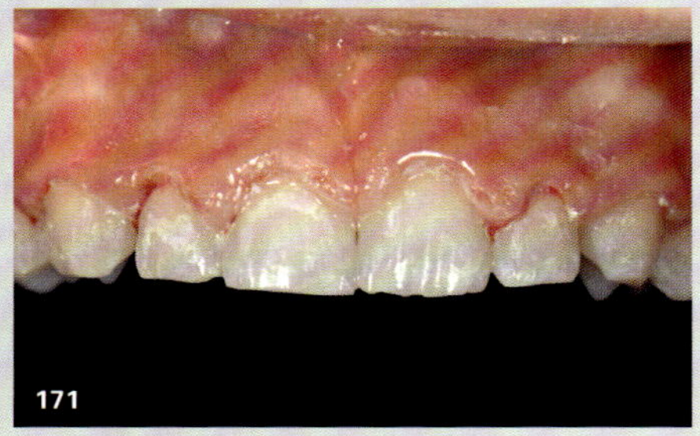

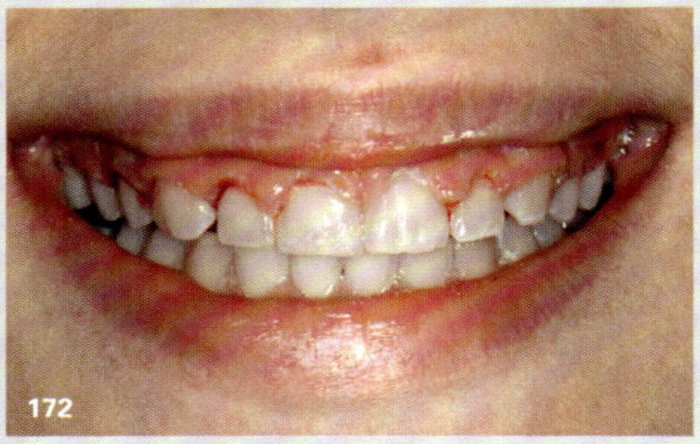

图5-166和图5-167 这名12.5岁的女孩，她的父亲是一名口腔医生，将她转诊给我进行Ⅱ类深覆殆的矫治。她的露龈笑很明显，但笑线是协调的。

图5-168 牙周探查表明她的牙龈属于厚龈型，切牙龈沟深度为3mm。

图5-169 为了保持她和谐的笑线，我必须将托槽放在龈缘附近，这会给口腔卫生带来风险。仅治疗9个月后，口腔卫生差导致严重的牙龈炎症。

图5-170 因口腔卫生差造成牙龈炎症从而导致了露龈笑。

图5-171和图5-172 拆除矫治器后，可以评估牙龈组织，很明显已经形成了假性牙周袋。

已经证明，薄龈型的牙龈在牙菌斑的持续刺激下和正畸力的影响下更容易导致结缔组织附着向根尖迁移[12]。因此，该患者的牙周生物型更容易在牙龈炎症反应中形成假性牙周袋。尽管她的父亲就是她的口腔医生，但她的口腔卫生状况仍然不佳，仅治疗9个月后，牙龈对牙菌斑积聚的反应（图5-169）导致了严重的牙龈炎症和露龈笑（图5-170）。由于咬合已经改善，我们拆除了矫治器并重新评估了她的牙龈状况（图5-171）和微笑美学（图5-172）。在局部麻醉下，我们通过激光辅助牙龈切除术去除了多余的组织和炎性组织（图5-173），消除了假性牙周袋并立即改善了她的笑容（图5-174和图5-175）。手术后1个月，组织恢复完成，她拥有了健康的牙龈（图5-176）和微笑美学（图5-177和图5-178）。7年后，组织状况良好（图5-179），她的笑容很美（图5-180和图5-181）。

这些病例教会了我两件事：首先，在开始治疗之前评估牙周生物型是我们初步检查和评估的重要组成部分。其次，如果托槽粘接会造成口腔卫生问题，应先解决这个问题。如果今天遇到这样的情况，我更有可能在粘接矫治器之前进行牙冠延长。

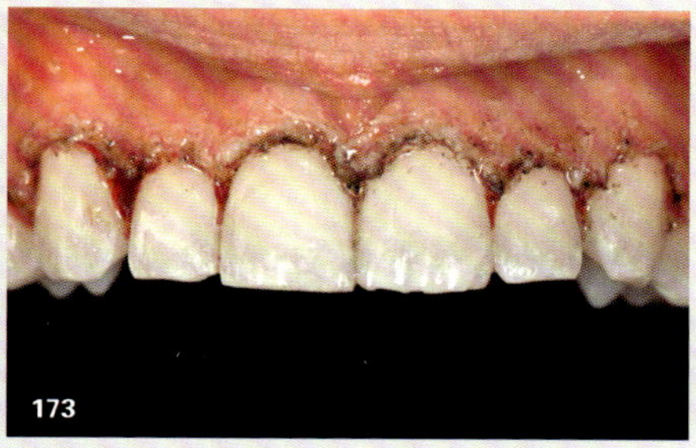
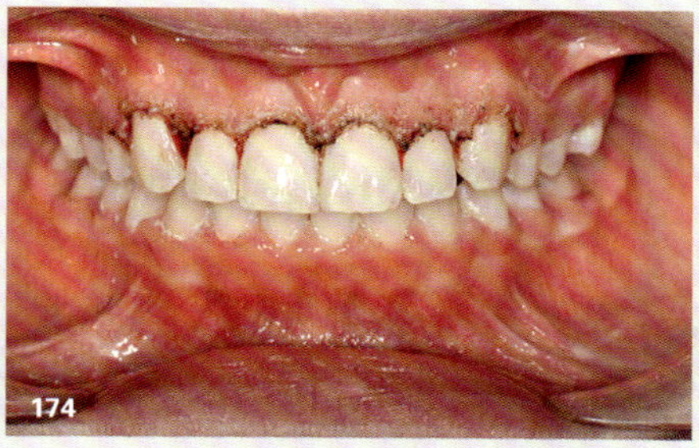
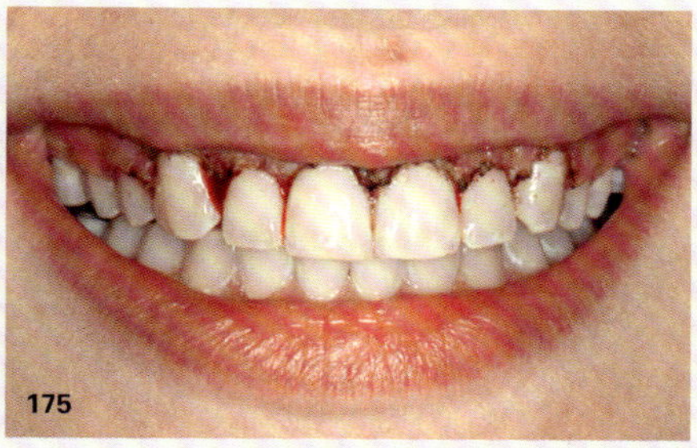
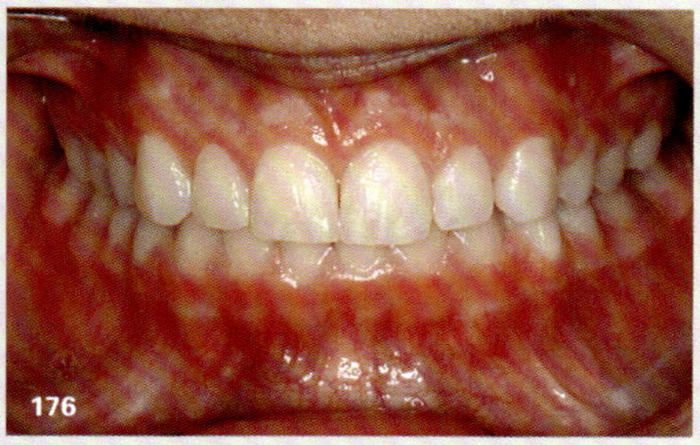
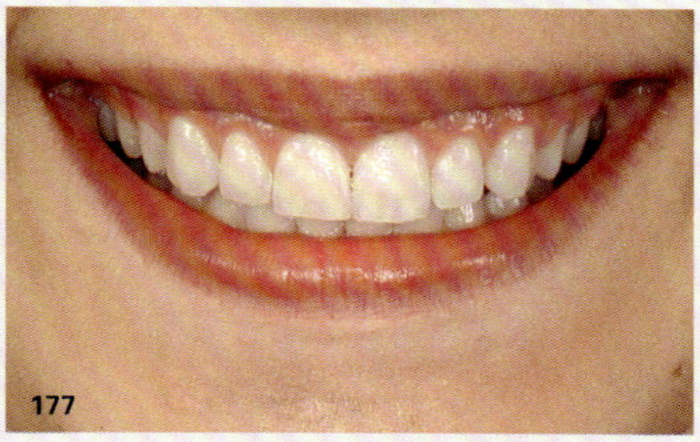
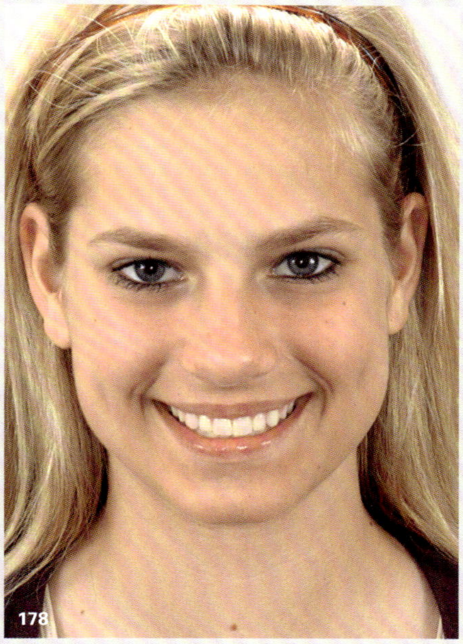
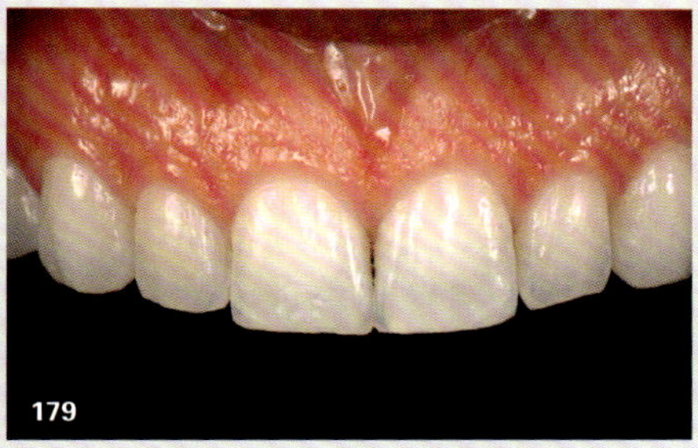
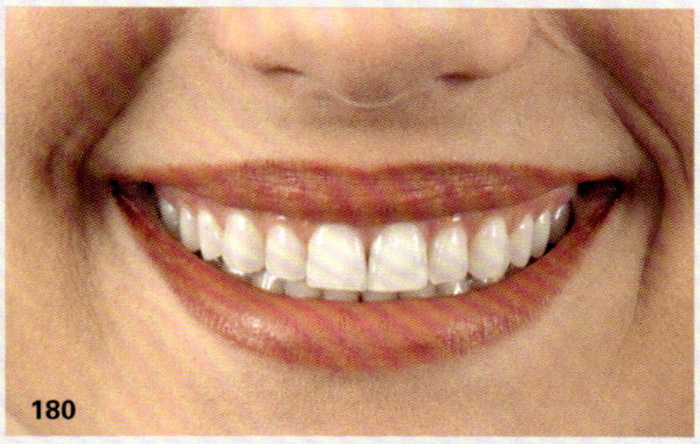
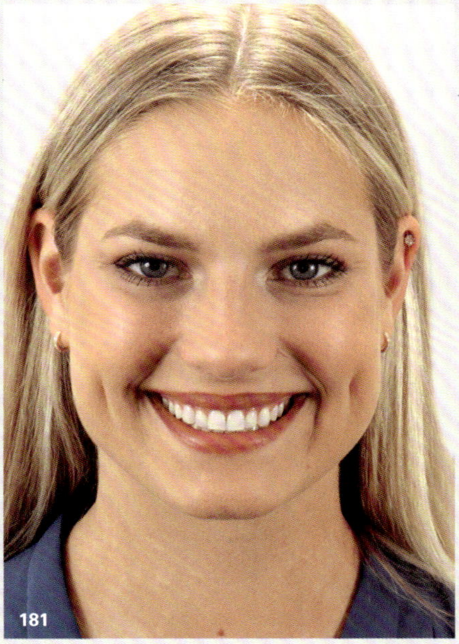

图5-173～图5-175　进行激光辅助牙龈切除术去除了多余的组织和炎性组织，立即改善了笑容。

图5-176　牙龈切除术后1个月，牙龈组织健康。

图5-177和图5-178　结束时微笑像。

图5-179～图5-181　治疗7年后，牙龈组织健康，微笑非常美观。

主动萌出异常（迟萌）或被动萌出异常

主动萌出异常

图5-182中的15.5岁女孩因为母亲觉得她牙齿中度拥挤寻求正畸治疗。在临床检查中，我们发现她有露龈笑（图5-183），她的母亲也注意到了这一点，但不知道有什么办法可以解决。如前面第4章所述，我们的临床检查包括测量临床牙冠长度和探查切牙的牙周袋深度。她的临床牙冠长度仅为8.5mm（图5-184），我向其解释了微笑时过度露龈是由于临床牙冠长度过短造成的。牙周探诊深度最小为2mm，因此我将她转诊给牙周医生，以确认我对其主动萌出异常的诊断。

牙周医生首先翻开了黏骨膜瓣（图5-185），并看到骨头位于CEJ处或距离CEJ 1mm以内。然后用末端切削钨钢车针将骨去除至距CEJ 2mm左右的水平（图5-186）。再用球形金刚砂车针将骨边缘修整成斜面（图5-187），将黏骨膜瓣重新定位并缝合（图5-188）。愈合后，她的切牙牙冠长度显著增加（图5-189），笑容明显改善（图5-190和图5-191）。

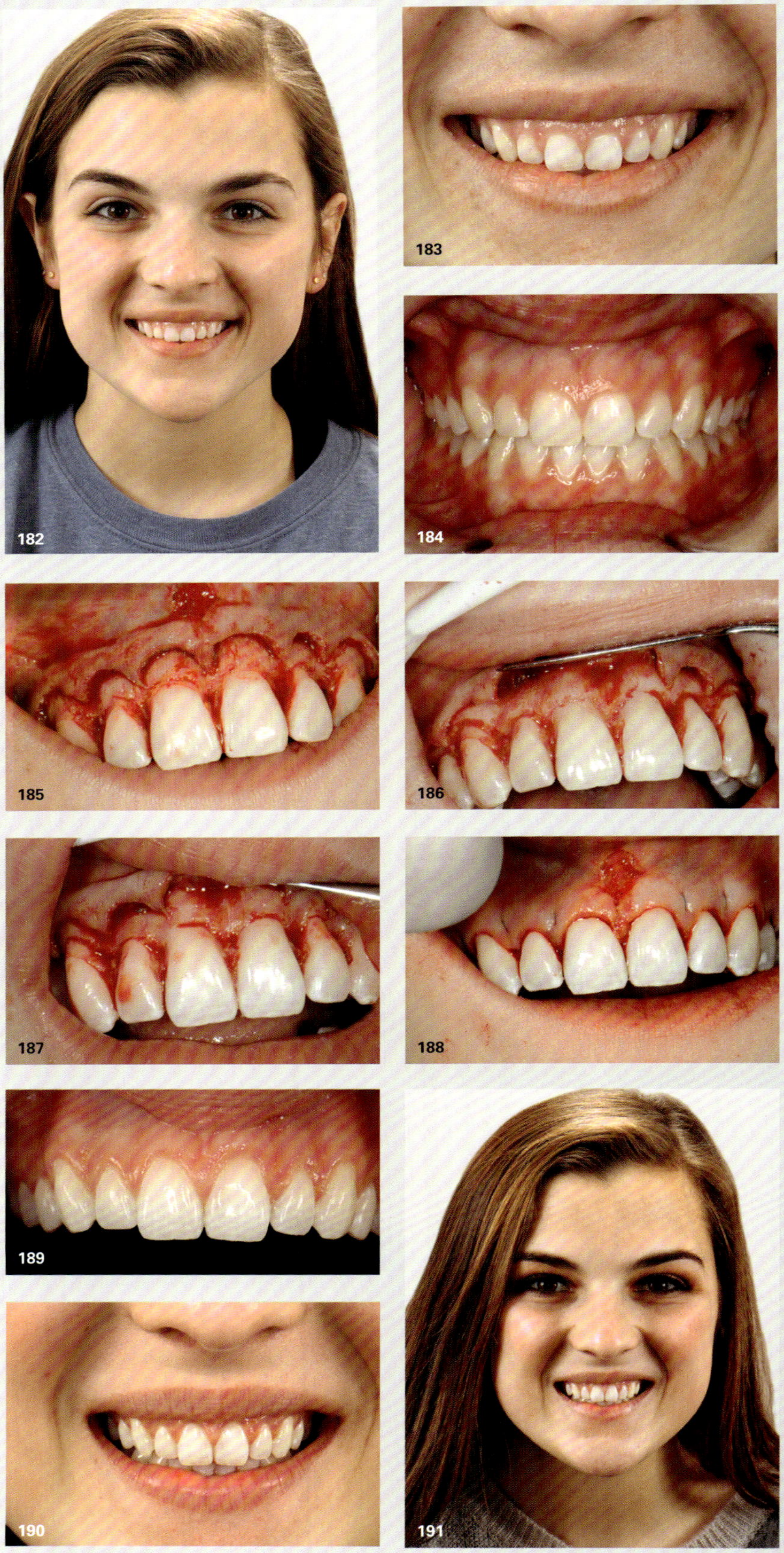

图5-182和图5-183 这名15.5岁的青春期女孩有中度的拥挤，但露龈笑严重。

图5-184 她的探诊牙周袋深度仅为2mm，因此我将她转诊给牙周医生以确认是否存在主动萌出异常。

图5-185～图5-188 在翻瓣探查牙槽嵴后，牙周医生使用末端切削钨钢车针从CEJ平面开始去除2mm左右的骨。

图5-189～图5-191 愈合后的切牙暴露量和微笑像。

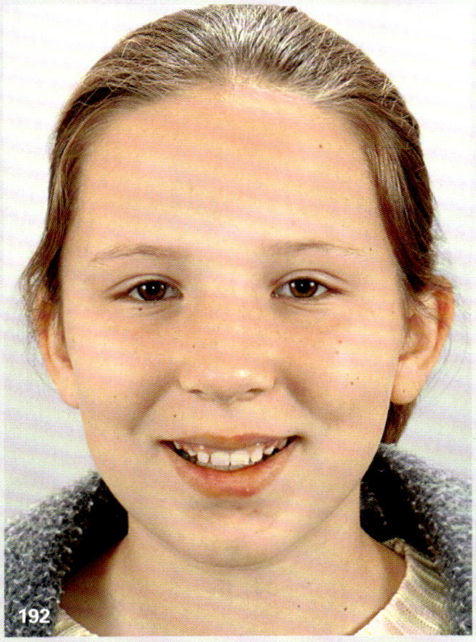

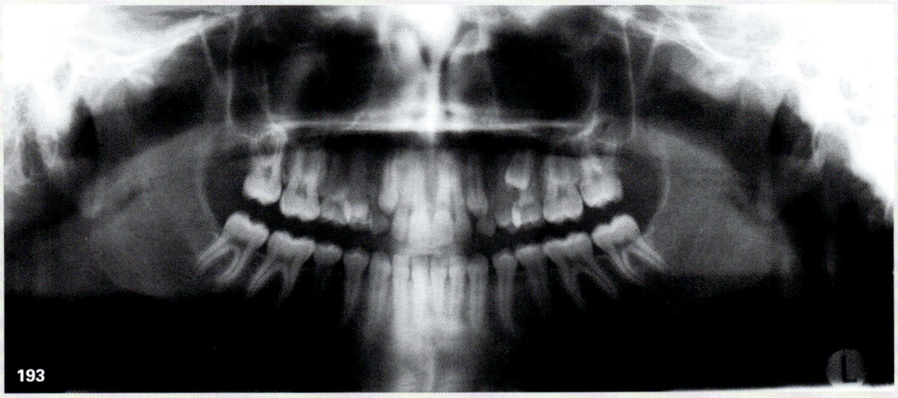

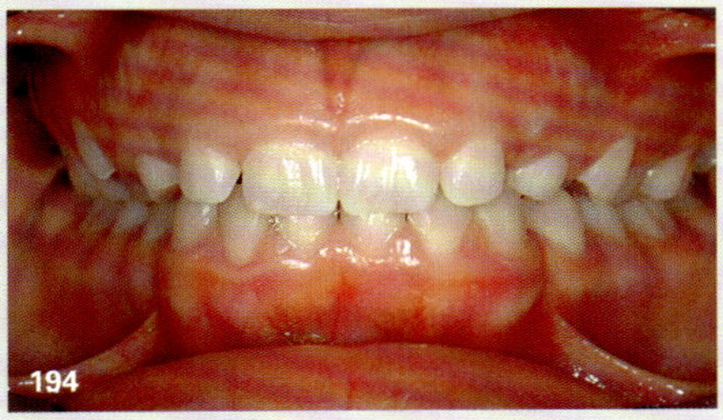

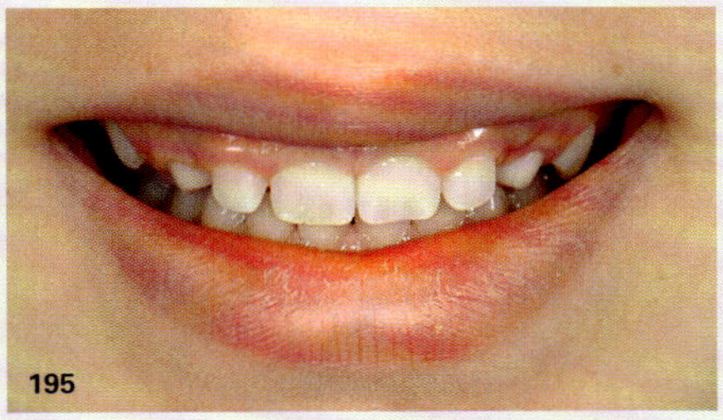

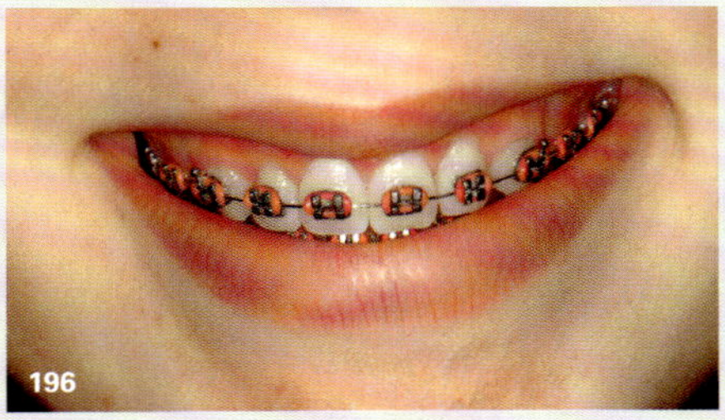

图5-192 这名12岁女孩被转诊来进行Ⅱ类深覆𬌗的治疗。
图5-193 全景片证实，她的右上第二前磨牙先天缺失，剩余恒牙萌出延迟。
图5-194 口内像显示了她的Ⅱ类深覆𬌗和临床牙冠偏短。
图5-195 特写微笑像显示了由于牙冠长度短而导致的露龈笑。
图5-196 使用固定矫治器进行21个月的正畸治疗后，微笑时后牙的牙龈暴露量仍然过多。

被动萌出异常

图5-192中的12岁女孩被她的口腔医生转诊来进行正畸治疗，主诉右上第二前磨牙先天缺失，剩余恒牙萌出延迟（图5-193）以及Ⅱ类深覆𬌗（图5-194）。我们在初诊检查中发现，除了缺牙和萌出问题外，患者的牙冠长度短导致了露龈笑（图5-195），但笑线和谐。在这种情况下，我们会选择延迟治疗直至恒牙全部萌出（可能需要2~3年），拔除滞留乳牙以加速后继恒牙萌出，或将未萌出的尖牙开窗助萌。女孩为了在上高中之前拆除矫治器而急于开始治疗（正畸医生经常面临的一个社会问题），所以我们决定拔除滞留的乳牙（除了右第二乳磨牙），开始正畸治疗。

经过21个月的Ⅱ类矫治，在治疗末期，我重新评估了她的切缘位置和微笑特征（图5-196）。切缘位置还不错，但露龈太多了，我希望中切牙切缘在微笑时更接近下唇弧度。拆除切牙托槽后，牙周探诊（图5-197）时发现她的切牙龈沟深度为4mm，属于被动萌出异常。我在半导体激光辅助下进行牙龈切

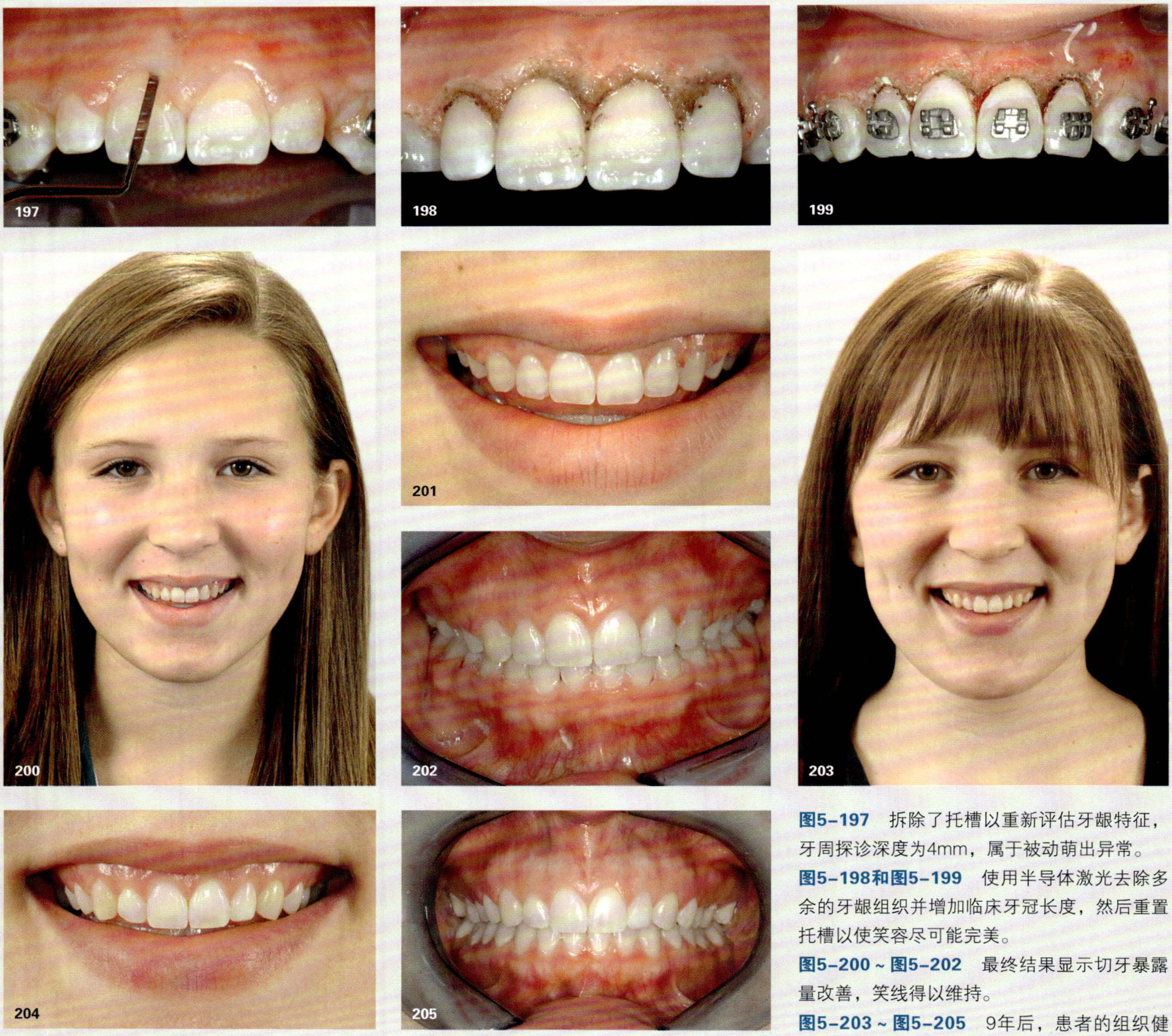

图5-197 拆除了托槽以重新评估牙龈特征，牙周探诊深度为4mm，属于被动萌出异常。
图5-198和图5-199 使用半导体激光去除多余的牙龈组织并增加临床牙冠长度，然后重置托槽以使笑容尽可能完美。
图5-200～图5-202 最终结果显示切牙暴露量改善，笑线得以维持。
图5-203～图5-205 9年后，患者的组织健康，笑容非常美观。

除术以增加牙冠长度（图5-198）并重置托槽使笑容尽可能完美（图5-199）。经过28个月的治疗，我们完成了最初的目标（图5-200～图5-202），她9年后的随访显示出了极好的美学和组织健康（图5-203～图5-205）。

舌倾的上颌切牙

上颌切牙的角度可以影响下颌姿势位和微笑时的切牙暴露量以及笑线。临床医生可以利用这一点为患者带来改善，尤其是对于某些错𬌗类型。例如，典型的Ⅱ类2分类错𬌗的特点是上颌切牙舌倾。这个概念很简单，如图5-206所示。如果切牙唇倾，牙冠围绕旋转中心旋转（如图5-206所示以根尖为旋转中心）伴垂直上抬，导致切牙暴露量和露龈量减少。

图5-207中的12岁女孩因Ⅱ

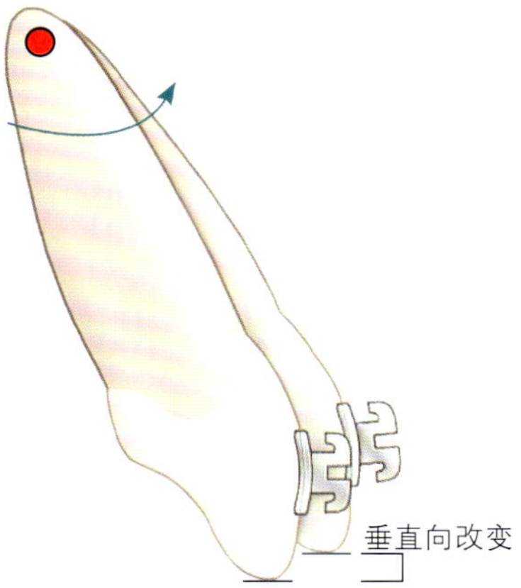

图5-206 上颌切牙舌倾的图示。当牙齿向唇侧倾斜时，牙冠围绕其旋转中心（其根尖）旋转，导致切牙和牙龈暴露量减少。

类深覆殆被转诊。她的面下部高度稍短，下颌骨中度后缩（图5-208），露龈过多（图5-209）。我将这种过度露龈归因于对下颌后缩的代偿以及切牙牙冠长度过短，在45°侧面微笑像中清楚地反映了这一点（图5-210）。切牙舌倾导致过度笑线——即切缘的垂直位置和弧线低于微笑时的下唇线。她有100%的深覆殆且上颌尖牙埋伏阻生（图5-211）。

通过前移上颌切牙可以使其唇倾去代偿有助于创造空间排齐尖牙。切牙前移的同时也得到了直立，使牙龈暴露量减少（图5-212）且笑线改善。这时，我们注意到上颌侧切牙的牙冠长度仍然特别短，因此我们继续使用半导体激光来获得切牙的理想尺寸（图5-213）。完成治疗3年后，她仍然拥有出色的面部和微笑美学（图5-214和图5-215）以及良好的咬合关系（图5-216）。

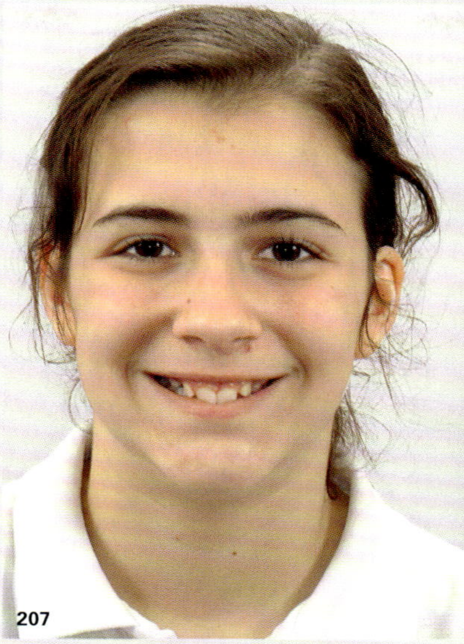
207

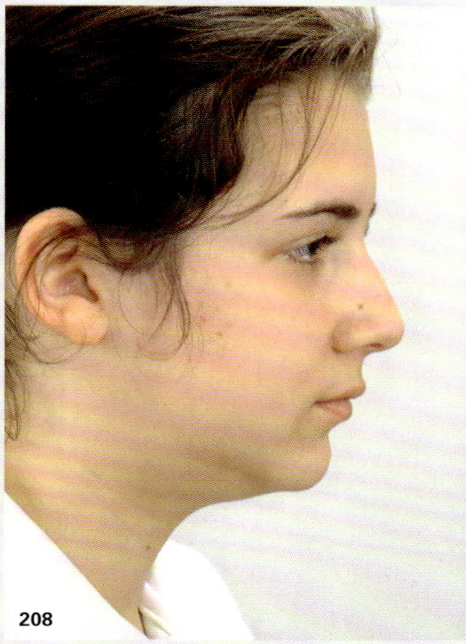
208

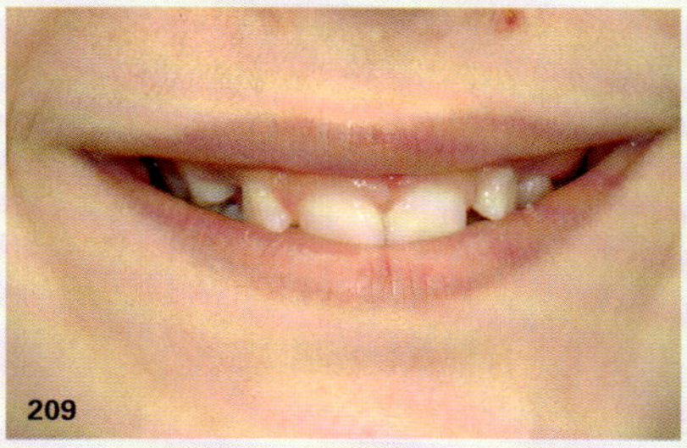
209

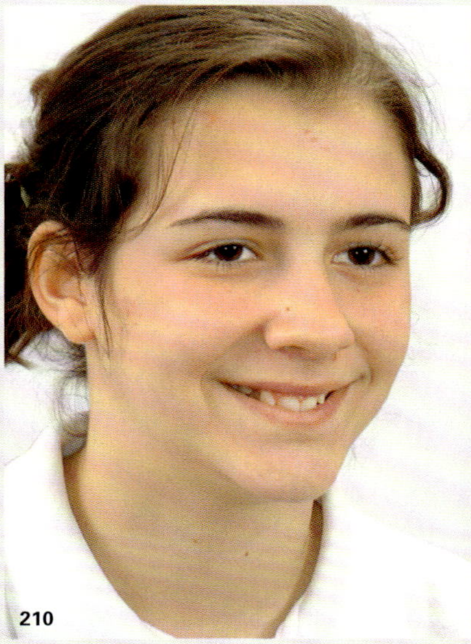
210

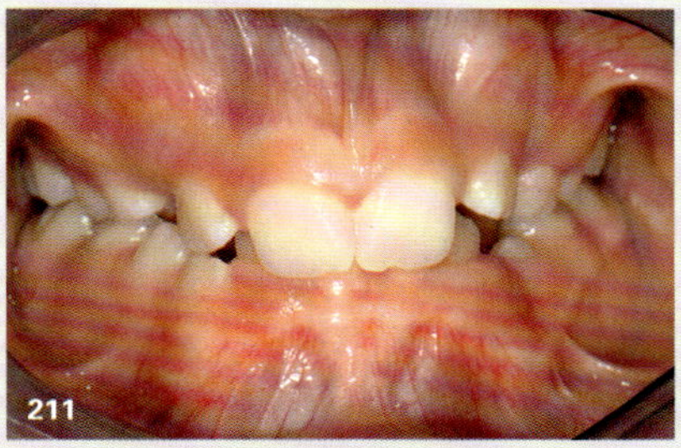
211

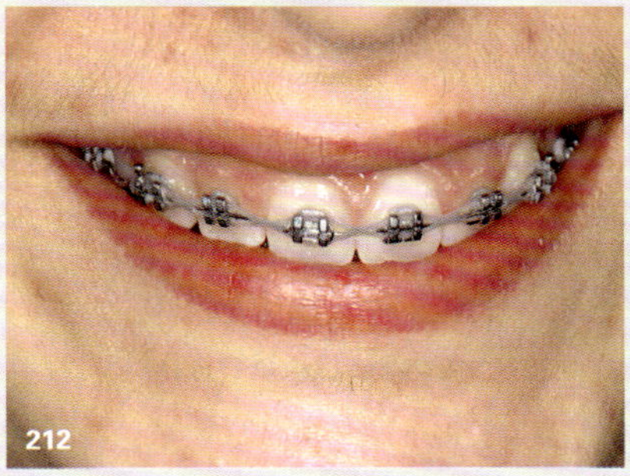
212

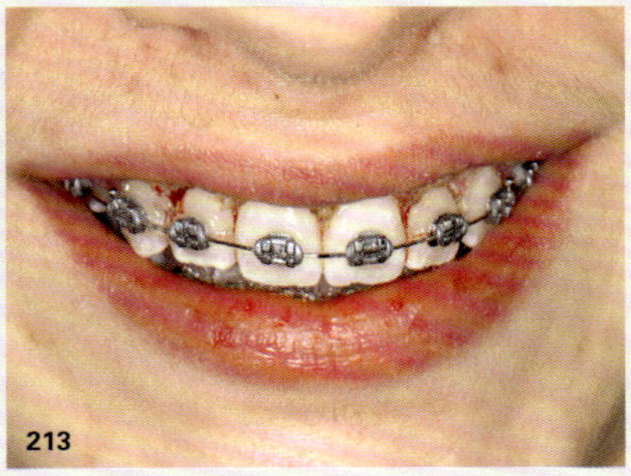
213

图5-207 这名12岁的女孩在微笑时过度露龈。病因是什么?
图5-208 由于下颌发育不足导致的Ⅱ类错殆畸形。
图5-209 她上颌切牙舌倾，以弥补下颌发育不足。
图5-210 45°侧面微笑像清楚地反映了上颌切牙的舌倾。
图5-211 咬合为100%的深覆殆，上颌尖牙在牙弓外。
图5-212 上颌切牙直立及前移导致露龈量减少并改善切牙暴露量和笑线。
图5-213 由于切牙冠长度仍然很短，使用半导体激光来延长牙冠。

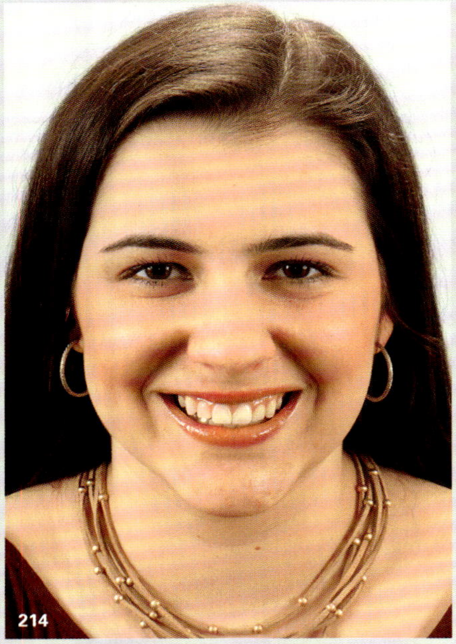

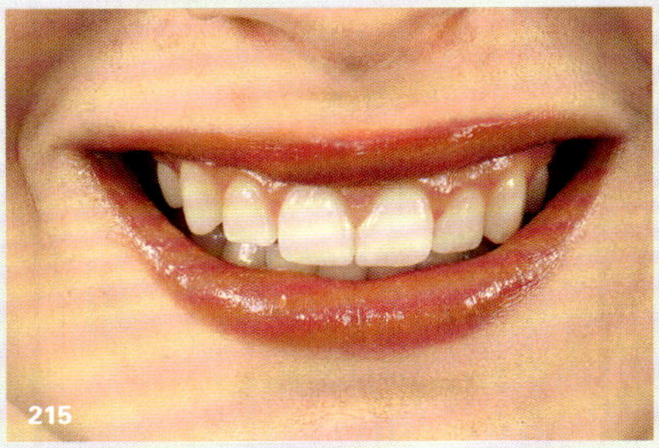

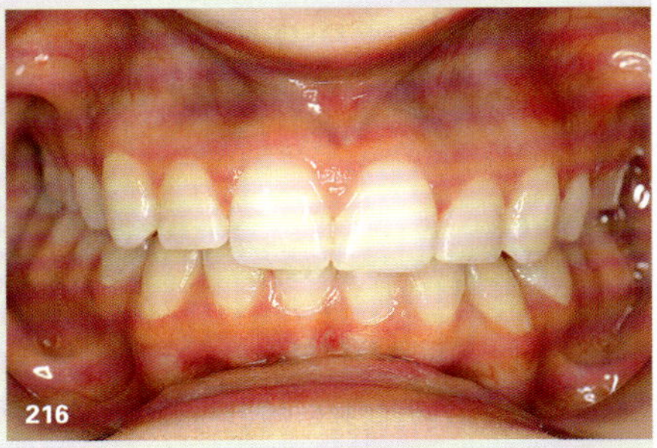

图5-214～图5-216 3年后的微笑美学和咬合。

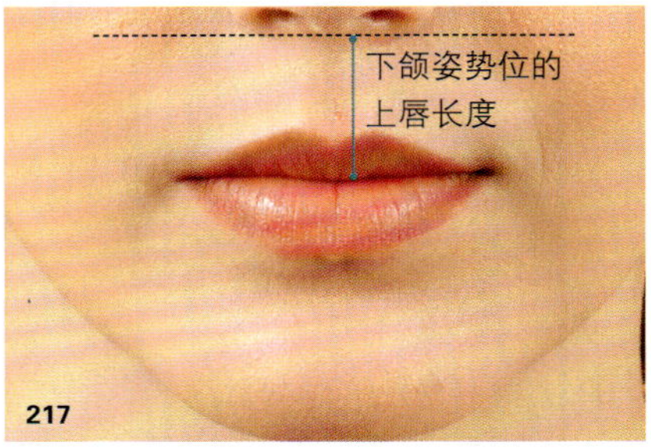

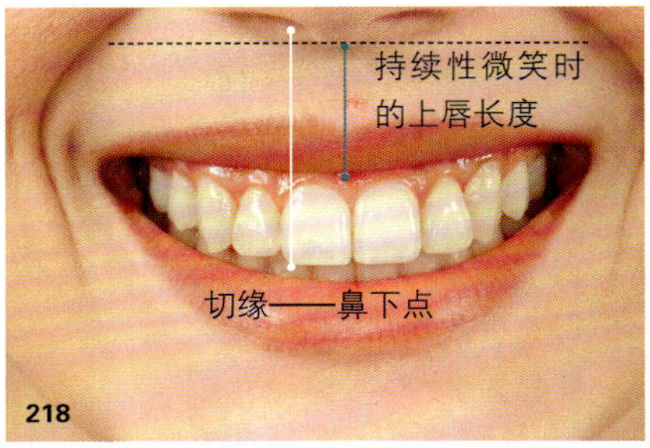

图5-217和图5-218 下颌姿势位的上唇长度和姿势性微笑时的上唇长度。持续性微笑时唇缩短的百分比决定了唇是否活动度过大（>25%）。

过度活跃的微笑

正如我们前面所讨论的，露龈笑的病因包括上颌垂直向发育过度（Vertical Maxillary Excess，VME）、人中长度过短（下颌姿势位时的上唇长度）、切牙牙冠长度过短（由于牙龈增生，而不是切端磨损）、上颌切牙舌倾和过度活跃的微笑。因此，如果患者的面下部高度正常，下颌姿势位时上颌切牙暴露量正常，切牙牙冠长度正常，面下部高度正常，人中长度正常，口裂高度正常，上颌切牙位置/转矩正常，但存在露龈笑，那么通过排除法可知，露龈笑一定是因为过度活跃的微笑！

虽然这是临床上可以诊断为过度活跃的微笑的一种方法，但最近有基于我的实践数据的研究项目提出了一种新的、更加明确的量化诊断方法[13]。这项研究利用微笑视频和右上中切牙的临床测量值来校准测量软件，测量了以下指标用以分析持续性微笑（sustained smile）：

- 下颌姿势位的上唇长度（图5-217）
- 持续性微笑时上唇的长度（图5-218）
- 持续性微笑时唇缩短的百分比

在这项研究中，我们发现持续性微笑时男性上唇长度平均缩短22.8%，女性为23.3%。因此，微笑时唇缩短的比例为25%是合理的。比例偏大则表明过度活跃，而比例偏小则表明活动不足。让我们以图5-219中的50岁女性为例。临床评估：

- VME？面下部高度正常，面下1/3高度与面中和面上1/3高度相等
- 人中短？人中长度正常为20mm
- 牙冠长度过短？她的上颌切牙长度短至8mm，而冠宽为8mm，长宽比为1：1，而不是理想的10：8（图5-220）
- 上颌切牙舌倾？45° 侧面像证实了上颌切牙舌倾（图5-221）
- 过度活跃的微笑？下颌姿势位时上唇长度为20mm，微笑时只有12mm，缩短了40%

我们针对该患者露龈笑的潜在病因检查表中，可排除VME和

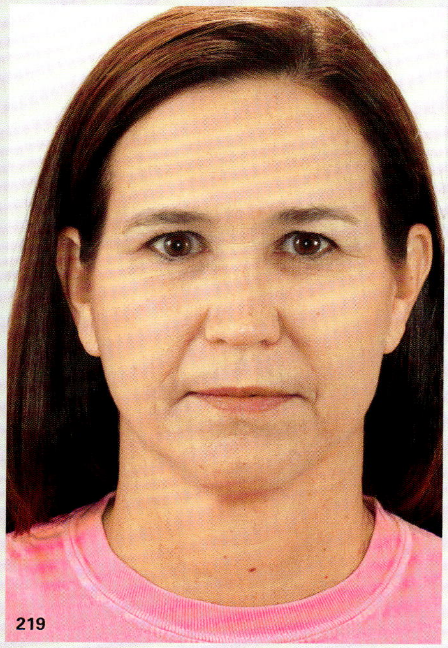

219

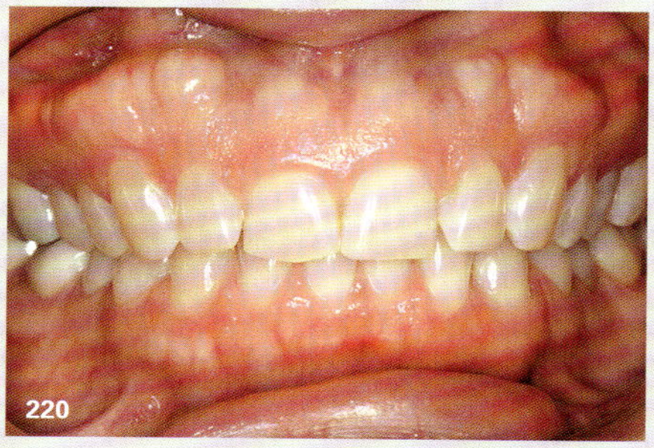

220

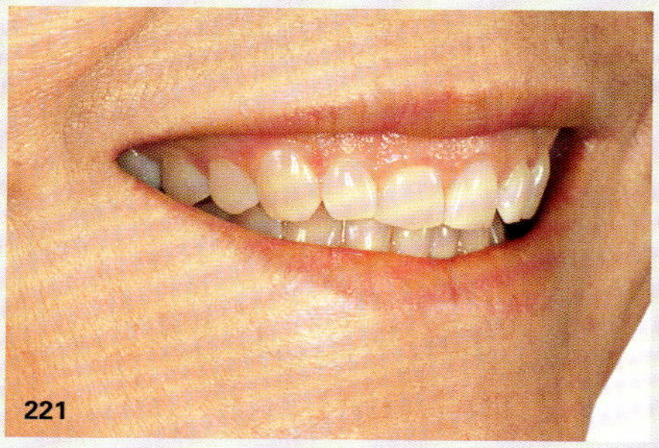

221

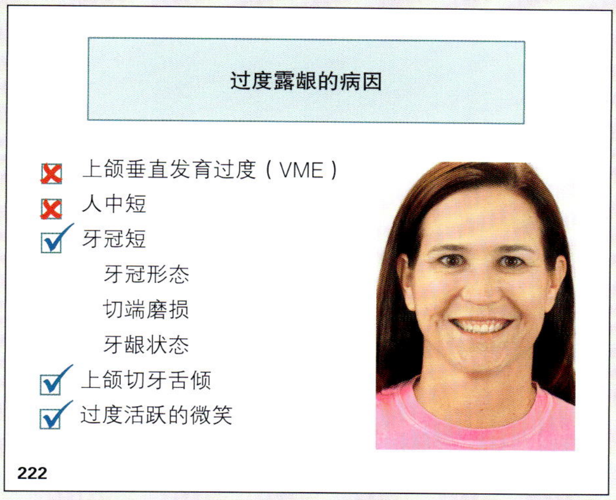

222

图5-219 这名50岁的女性面部高度和比例正常，人中长度正常。

图5-220 牙冠长度很短（8mm），长宽比为1：1。

图5-221 45° 侧面像显示了上颌切牙的舌倾和露龈笑。

图5-222 该患者露龈笑的病因检查表：牙冠长度短、上颌切牙舌倾和过度活跃的微笑。

人中短，但存在牙冠长度过短、过度活跃的微笑和上颌切牙舌倾（图5-222），由此制订治疗计划：

1. 治疗的第一步是粘接上、下颌固定矫治器并将舌侧倾斜的上颌切牙唇倾。这自然会导致一些少量的压低，但我们还会使用上颌压低辅弓进一步压低，以更多地改善露龈问题。显然，切牙的压低不仅包括牙齿，也包括牙槽骨和牙龈组织。牙齿并非“埋进骨头里”。
2. 一旦正畸移动使切牙龈缘与后牙的垂直关系协调（图5-223），下一步就是解决牙冠长度问题。简单来说，增加牙冠长度的方法有两种：一种是把牙龈往上推，另一种是通过修复的方法延长牙冠。如何选择合适的方法？首先，用牙周探针测量龈沟深度（该患者2mm），除非存在被动萌出异常（在50岁的成年人不太可能），否则牙冠延长将无效。因此，该患者需要增加牙冠长度，拟治疗结束后做贴面修复。为了获得合适的上颌切牙长度，我用牙冠成型器配合复合材料来延长牙冠（图5-224和图5-225），旨在获得理想的牙齿尺寸，以此作为标准重新粘接上颌切牙托槽。换句话说，不是去猜测托槽和牙齿应该在哪里，而是先恢复牙齿的正确尺寸，再将托槽放在正确的位置，以此

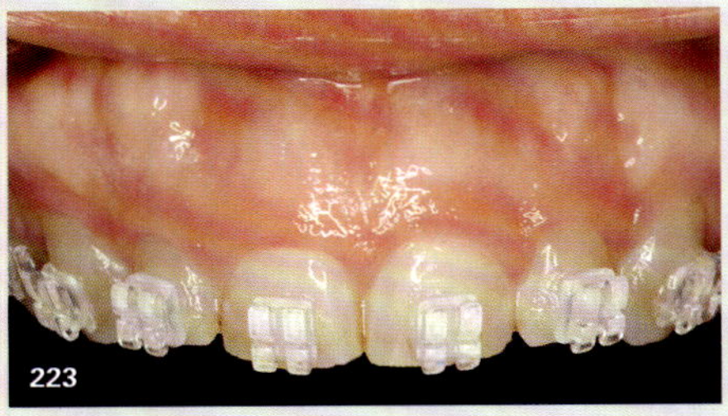
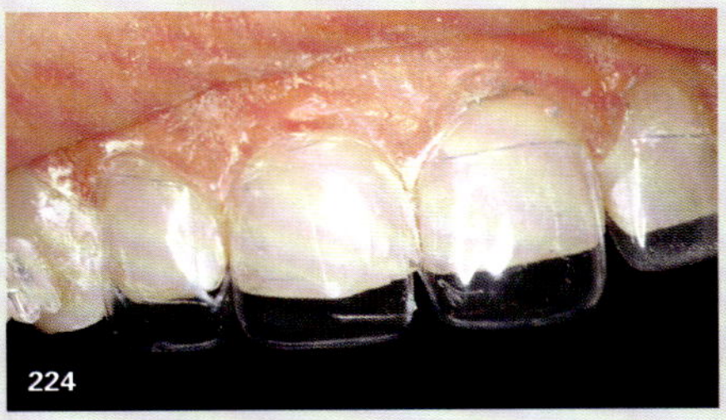
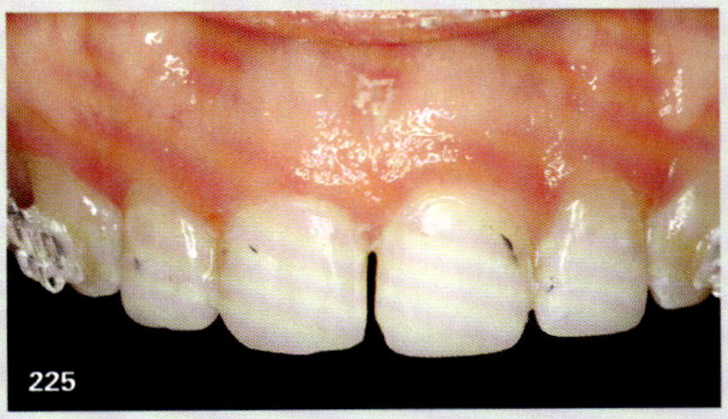
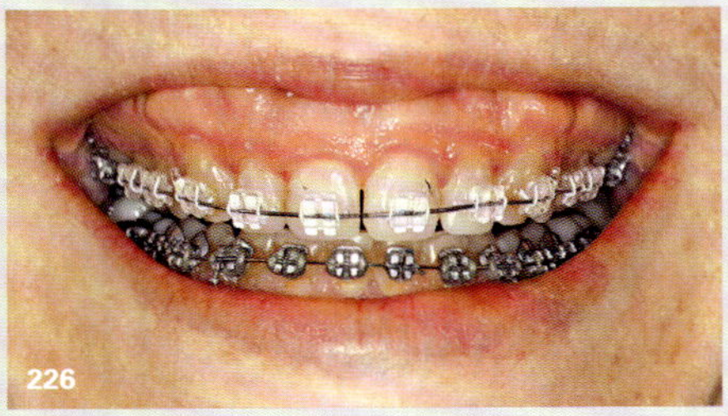
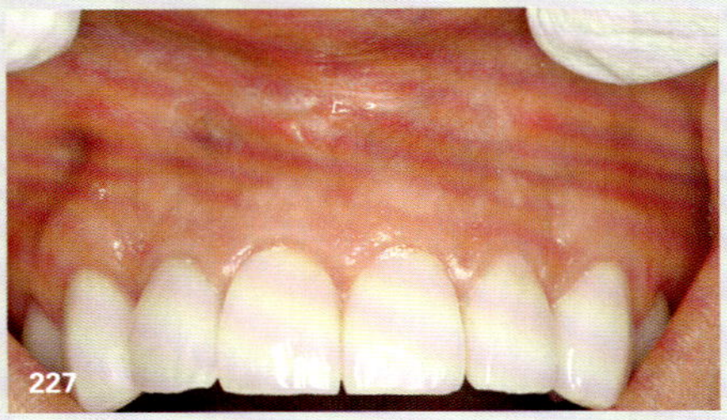

图5-223 压低上颌使龈缘与后牙平齐。
图5-224和图5-225 用牙冠成型器将适量的复合树脂粘接到牙齿上以恢复理想的牙齿尺寸。
图5-226 重置托槽以继续压低、排齐整平牙齿。
图5-227 通过冠状前庭成形术固定微笑的图示。请注意，前庭成形术使前庭沟变浅，限制了微笑时提上唇肌的牵拉。

排齐切牙并获得最大限度的切牙美学。

3. 下一步是再定位切牙托槽（图5-226）。在本病例中，为了继续压低切牙，我选择将托槽粘接在靠近切端处。继续压入，直到中切牙和侧切牙的龈缘是水平的并且彼此的位置关系恰当。
4. 然后通过冠状前庭成形术将微笑固定（Smile Immobilization）[14-15]（图5-227）。手术由整形外科医生执行，目的是限制唇收缩。前庭成形术使前庭沟变浅，限制了微笑时提上唇肌的牵拉，从而减少了微笑时的露龈。该手术可以在前庭黏膜局部麻醉下进行。在上颌颊沟做水平梭形切口。手术部位用不可擦的记号笔标记，一条线刚好在膜龈联合上方，另一条线在第一个切口上方（通常为10～12mm）。然后在该第二条线上进行第二个切口。去除勾勒出的黏膜，露出下面的结缔组织。根据畸形的性质，可以有两种不同的缝合方式：①如果患者在下颌姿势位时唇位置适当，但微笑时过度活跃，则可以用简单的线性水平缝合。术后下颌姿势位稳定，与术前的非微笑状态相似，但可以防止微笑期间唇被过度抬高；②如果患者下颌姿势位切牙暴露量过多，则缝合时可以将上唇的中央部位向下拉，这种改良的方法可以使唇的下颌姿势位置和微笑位置均得到改善。缝合采用V-Y缝合术而不是简单的线性水平缝合。在V-Y缝合术中，使用皮肤拉钩将切口的边缘拉拢到一起呈“Y”形，将上唇的中央部分向下拉。将切口的上缘缝合到上唇与上颌骨的肌肉附着处，以此限制微笑时唇的垂直运动。在两种方法中，切口深层都用更持久的可吸收缝线间断缝合，然后用吸收速度更快的缝线连续缝合黏膜。虽然该患者在术后2周时的笑容非常僵硬（图5-228），但在术后6周时已有改善（图5-229），在12周后有显著改善（图5-230）。
5. 术后6个月，她的微笑没有任何受限，也实现了咬合目标，因此拆除了正畸矫治器（图5-231）。她治疗后的笑容仍然比理想状态露龈多，所以我将她转诊给牙周医生进行牙冠延长（图5-232）。在牙周手术过程中，进行了翻瓣以暴露CEJ和牙槽骨。牙周医生指出，患者即使50岁时，也会存在主动萌出不全：牙槽嵴与CEJ重合，而不是在其根方2mm。实施骨手术将牙槽嵴高度降低3mm，其中2mm以提供适当的生物学宽度，1mm用于龈沟。牙龈边缘被抬高并更靠近冠方2mm。牙冠长度的增加效果令人惊讶（图5-233），冠延长术后的笑容令人非常满意（图5-234）。

6. 在一段愈合期后，患者被转诊给她的口腔医生进行检查，并用更美观和耐用的瓷贴面替换放置的临时树脂修复体。最后的笑容是精心策划和治疗的结果：①正畸压低和直立上颌切牙；②通过在上颌切牙上粘接临时树脂修复体来延长牙冠；③手术将微笑固定；④冠延长术；⑤粘接最终修复体，本病例中采用了瓷贴面（图5-235～图5-237）。

我们口腔领域的许多同仁都不熟悉微笑固定的步骤。它在某种程度上被认为是牙周治疗的一个组成部分，但许多临床医生在与患者讨论这种类型的治疗时可能会感到不自在。在这种情况下，Jacobs和Jacobs[16]引入了一种替代方案，该方案复制了上述步骤，但可逆，可以作为临时试验程序执行。对上颌黏膜组织进行相同的手术切除的同时，将唇重新缝合到更冠方的位置，但在愈合完成之前拆线。通过这种方式，患者可以在最终步骤完成之前了解该方法为他们带来什么改变。但是，与上一个病例一样，手术后的一段时间内唇部处于僵硬状态，直到术后6个月，随着瘢痕挛缩恢复，唇活动度才逐渐好转。

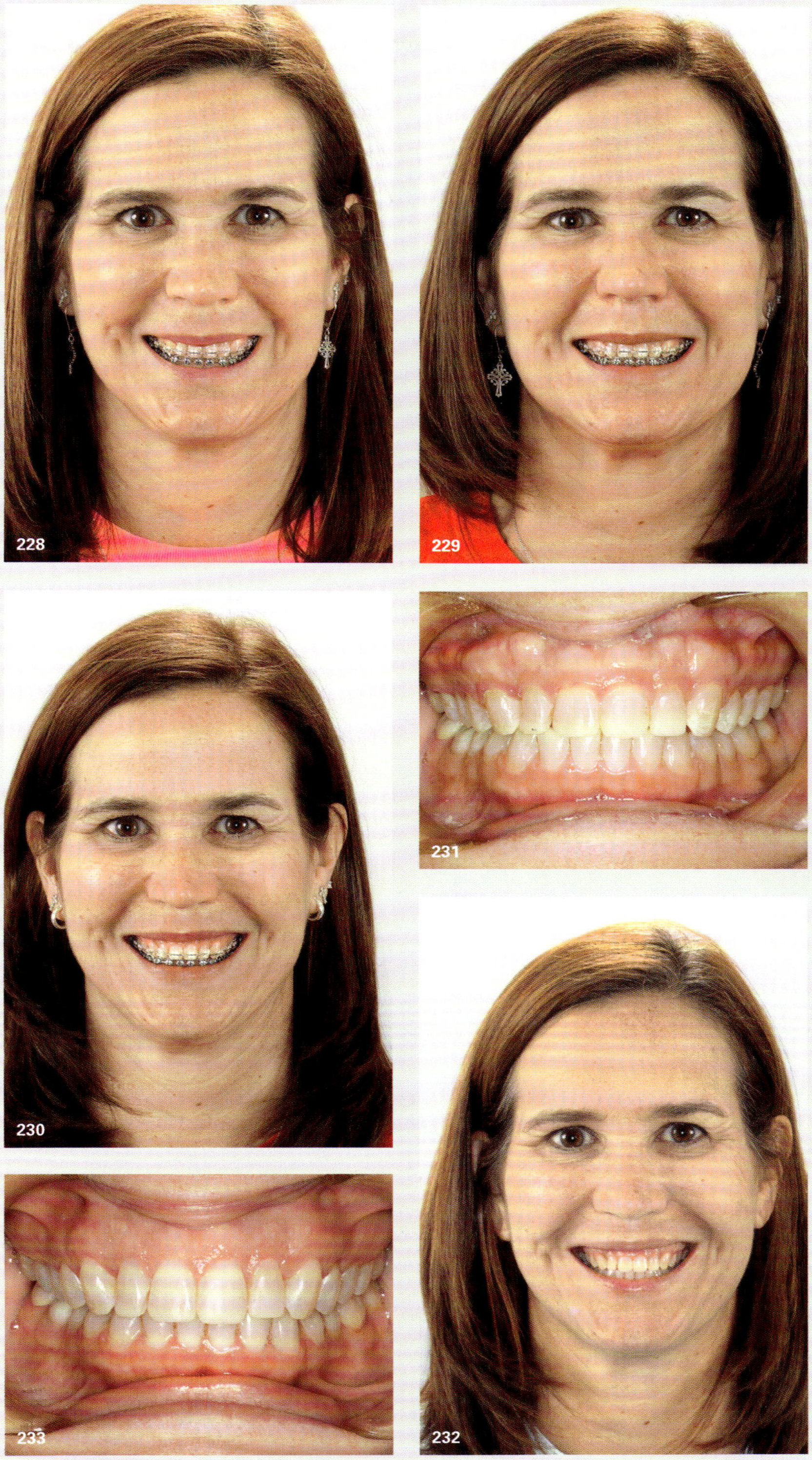

图5-228 冠状前庭成形术后2周的微笑。笑容仍然很僵硬。

图5-229 术后6周的微笑。笑容不那么僵硬了，而且活动度增加。

图5-230 术后12周，笑容得到了显著改善，看起来很自然。

图5-231 术后6个月，拆除正畸矫治器。

图5-232 患者仍然有露龈笑，所以我将她转诊给牙周医生延长牙冠。

图5-233 骨性手术去除了3mm的牙槽骨后，牙冠长度得以延长。

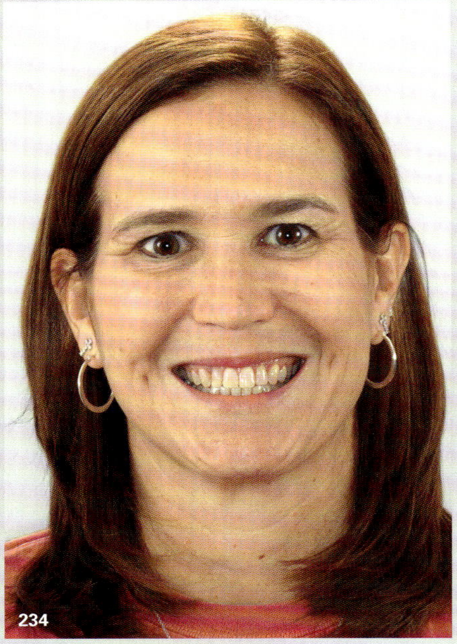

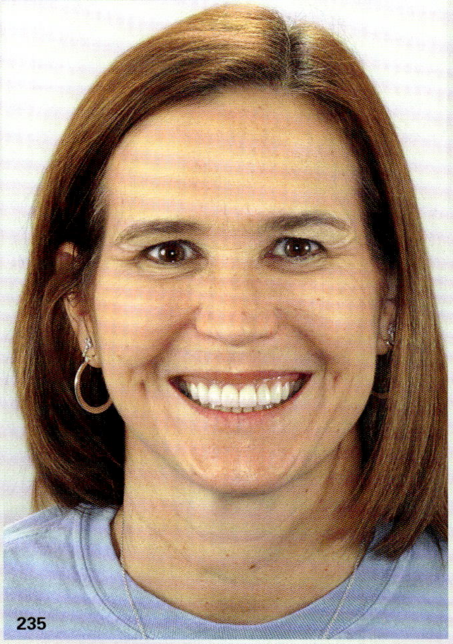

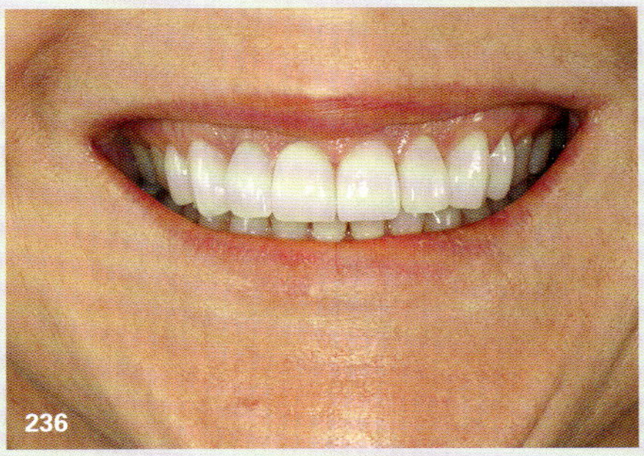

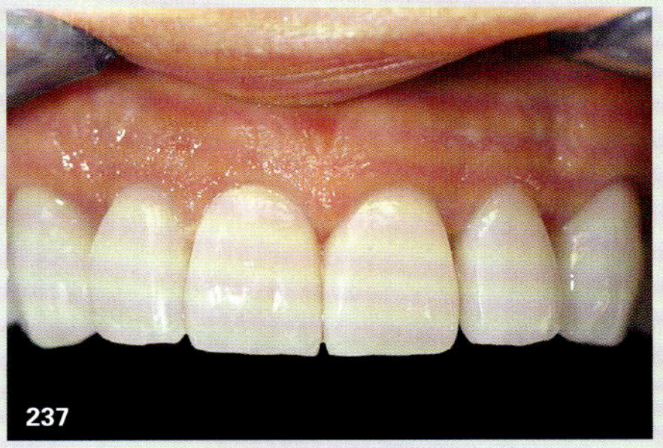

图5-234 正畸和冠延长术后的微笑像。

图5-235～图5-237 瓷贴面修复后的结束像。该患者露龈笑的病因——牙冠长度短、上颌切牙舌倾和过度活跃的微笑都已被逐一解决，以此矫正了露龈笑。

青少年治疗的临床检查和检查表治疗法

图5-238中的12岁女孩主诉“口腔医生说我需要正畸”，理由是她有Ⅱ类深覆𬌗（图5-239）。患者因错𬌗畸形被转诊，同时她母亲非常介意她的露龈笑（图5-240），她的口腔医生和以前的正畸医生都没有对此表示任何关注。根据前面提供的检查表评估了她微笑时过度露龈的原因。系统性检查和临床检查表将帮助我制订治疗计划，这个病例就是一个很好的例子。

对这名12岁女孩的临床评估结果如下：

- 宏观美学分析（Macro-esthetic analysis）：她的面下部高度短。面上、面中和面下部高度三等分被认为是最理想的垂直面部比例。然而，对于正畸医生来说，最重要的区域是面下1/3，因为这是我们最能影响和控制的区域。她的检查结果包括5mm唇闭合不全和凸面型伴下颌后缩（Ⅱ类错𬌗的病因）
- 局部美学分析（Mini-esthetic analysis）：人中长度为15mm，口裂高度为22mm。这些绝对测量值并不是特别重要，重要的是它们与上颌切牙以及彼此之间的关系。在本病例中，人中长度明显低于口裂高度（图5-241）。如第4章所述，随着时间的推移，二者的关系会发生显著变化，但在青少年中，人中长度短于口裂高度的情况是常见的。她的上颌切牙在下颌姿势位时暴露量为8mm，微笑时暴露量为8mm。其他检查结果包括微笑时露龈7mm（图5-242）、下颌后缩伴上颌切牙代偿性舌倾（图5-243）以及和谐的笑线
- 微观美学分析（Micro-esthetic analysis）：牙冠长度为8mm。在她这个年龄，理想的冠长度应该在9mm左右，在主动和被动萌出完成后到通常可达10.5mm，因此她存在主动或被动萌出异常和厚龈生物型

从Ⅱ类深覆𬌗的功能问题开始制订矫治计划，针对微笑时过度露龈的问题确定美学治疗计划，并维持和谐的笑线。患者具有以下临

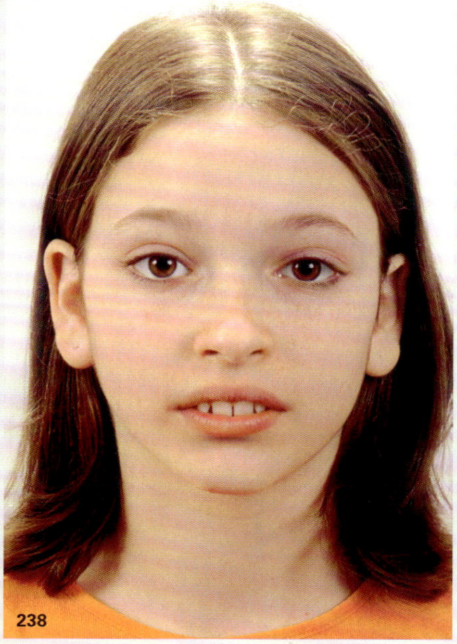
238

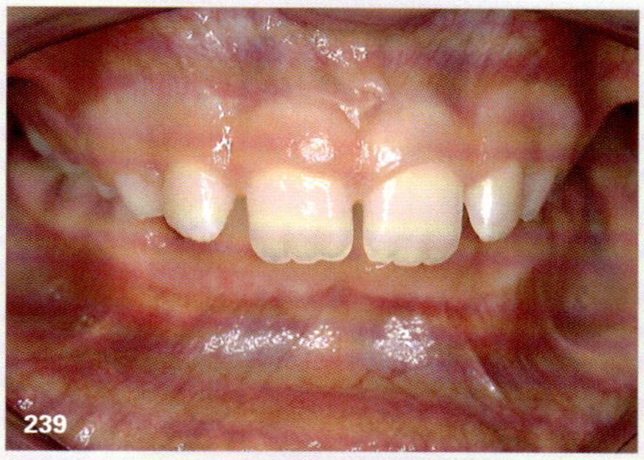
239

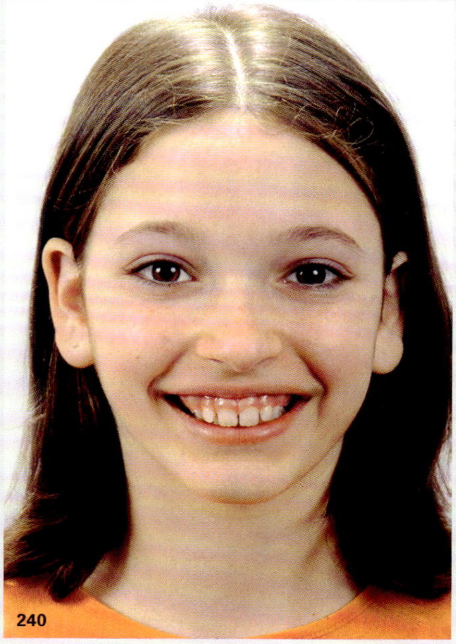
240

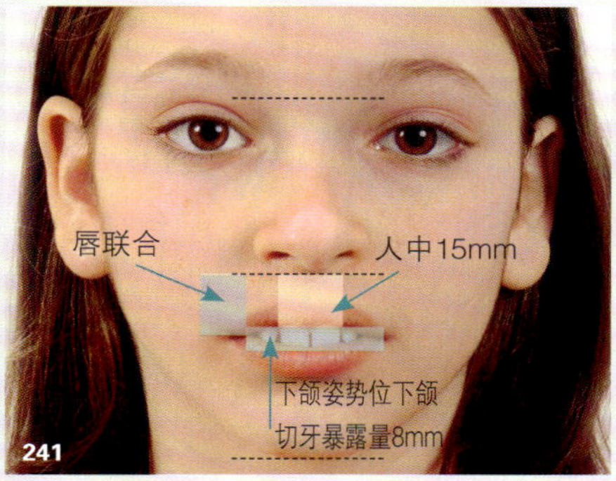

241

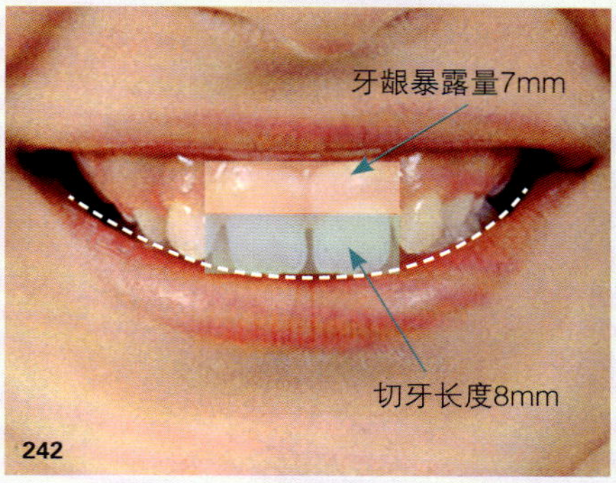

242

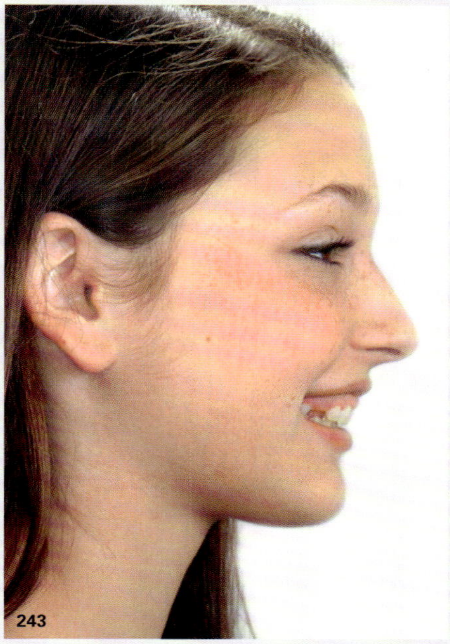
243

图5-238～图5-240 这名12岁女孩因Ⅱ类深覆殆而被转诊，同时她的母亲特别介意她的露龈笑问题。

图5-241 她的人中长度远低于口裂高度，在这个年龄并不罕见。

图5-242 患者微笑露龈量为7mm。

图5-243 上颌切牙舌倾以代偿下颌后缩。

床特征：下颌姿势位切牙暴露量过多和唇闭合不全，但她的面下部高度不长。因此，VME作为病因可以排除。压低下颌切牙打开咬合不会影响她较短的面下部高度，压低上颌切牙可以减少露龈量，但会使她的笑线变平坦。因此，由于面高较短，可以通过伸长后牙来打开咬合以增加面下部高度。

患者的人中长度为15mm，短于22mm的口裂高度，在我们的局部美学问题列表中有所显示。因为微笑时二者的比例没有显著超过23%，所以唇的过度活跃也被排除了。她的上颌切牙因下颌后缩导致代偿性舌倾，从而增加露龈量。因此，我们使用高位头帽进行生长调节以及垂直向的力来抑制上颌垂直向发育，从而减少露龈量。虽然她的切牙牙冠长度略短于这个年龄的预期值，但随着持续地主动和被动萌出，冠长可能会有所改善，因此必要时可预备冠延长术。

乍一看，我可能会自然而然地考虑通过上颌切牙的压低打开深覆殆，但这会使她协调的笑线变得平坦。短人中会随着时间的推移而逐渐延长，使下颌姿势位和微笑时切牙暴露量减少。正如我们预期的那样，随着患者年龄的增长，露龈量会减少，正畸治疗的目的是直立上颌切牙并择期重新评估牙冠长度。

在2年的治疗时间内，预估的上唇变化对我们非常有利，但在治疗的最后阶段，牙冠长度仍然低于理想值（图5-244）。我将她转诊给牙周医生，医生确认她存在切牙主动萌出不全，并通过骨和软组织手术进行了牙冠延长。然后完成了正畸治疗，获得了极好的美学和功能效果（图5-245～图5-247）。

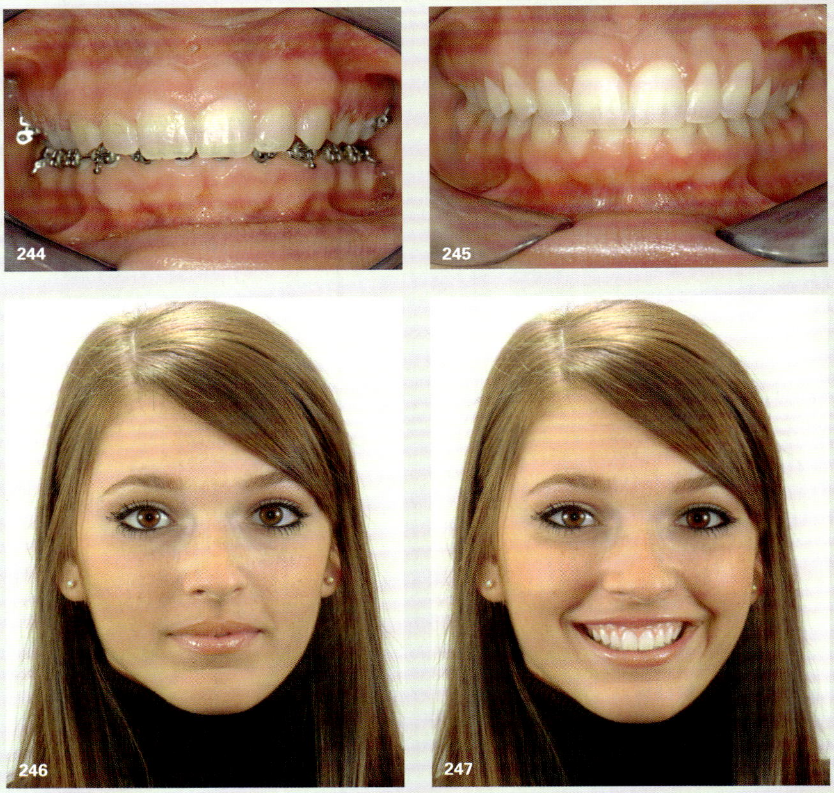

图5-244 在治疗的收尾阶段，牙冠长度仍然低于理想值，因此我将患者转诊给牙周医生。检查结果诊断为切牙主动萌出不全，所以进行了骨手术和冠延长术以获得理想的牙冠长度。

图5-245～图5-247 正畸和牙冠延长后的终末咬合与面部照片。

我向你介绍这个病例是为了说明两个要点。首先，在制订诊断和治疗计划时从临床角度观察患者至关重要。使用系统性的临床评估方法，对多项临床检查指标予以量化，这会对治疗方案产生显著影响。基于软组织美学的治疗理念是教学和临床实践的重要组成部分。

> 我滑向冰球将要到达的位置，而不是它曾经所在之处。
>
> ——韦恩·格雷茨基

其次，重要的不是治疗结束时患者呈现的即刻结果，而是在于治疗结果能否与患者年龄相符的治疗目标，并且这样的治疗效果在尽可能长的时间里依然维持稳定。在本病例中，患者在治疗结束时仍有轻微的露龈笑（图5-248），她当时只有15岁。如果她在完成治疗时呈现25岁的笑容，那么她的余生看起来都会显老10岁。13年后她的笑容依然显得很年轻（图5-249和图5-250）。将此时的结果与图5-240中治疗前的笑容相比较。她的母亲后来表示，她之前非常担心女儿一生都会保持那样的笑容。

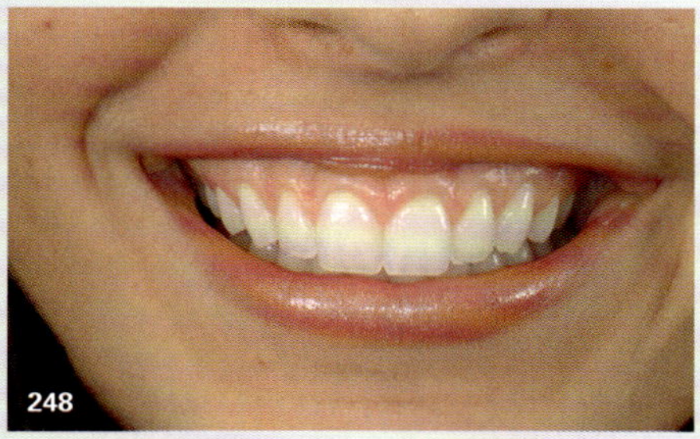

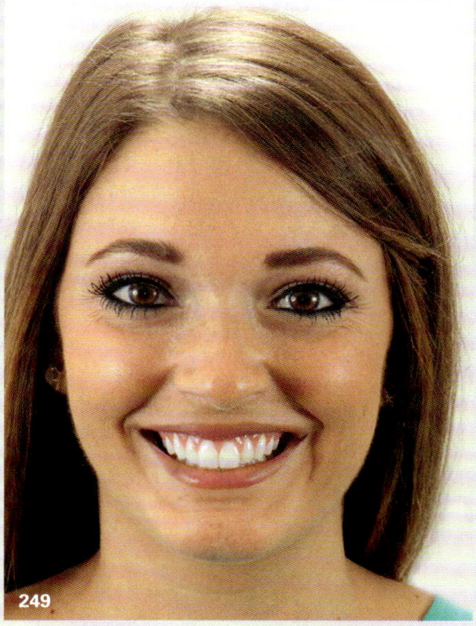

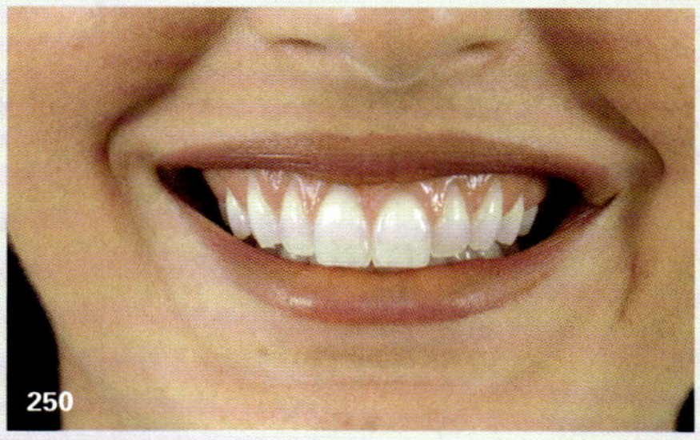

图5-248 虽然她微笑时仍有少许露龈，但在15岁时，这不一定是坏事。因为露龈量会随着时间的推移而减少，所以她的笑容将在未来几年依然显得年轻。如果我让她的笑容看起来像25岁，那么她在25岁时，会看起来像35岁！

图5-249和图5-250 治疗13年后，患者28岁时的微笑。她仍然保持着年轻的容貌。

微笑设计中最容易忽视的美学问题之一是微笑时上颌切牙暴露不足。

微笑时切牙暴露不足

微笑设计中最容易忽视的美学问题之一是微笑时上颌切牙暴露不足。大约3mm的改变就足够影响对微笑吸引力的评价[17]，有些患者甚至微笑时完全露不出切牙。显然，老年患者的切牙暴露不足问题比青少年更多见（请记住，下颌姿势位和微笑时切牙暴露量都随着年龄的增长而减少）。下颌姿势位和微笑时切牙暴露量需要专门测量的主要原因是：①确保检查是全面的，因为即使是微小的细微差别也会产生很大的不同；②我可以准确地将信息转移到托槽定位，以达到适当的切牙暴露量。

病因和治疗可能性

特定微笑表型涉及不少于9种病因（框5-5），每种都有各自对应的解决方案（详见蓝色字体内容）：

- 上颌垂直向发育不足
  - 青少年：上颌或下颌后牙伸长，须或无须辅助上颌快速扩弓（rapid palatal expansion，RPE）
  - 成人：
    - 通过Le Fort Ⅰ型截骨术下移上颌
    - 上颌切牙伸长
    - 多学科合作的掩饰性治疗
- 逆时针生长模式
  - 青少年：生长改良
  - 成人：双颌顺时针旋转的正颌手术
- 解剖牙冠长度过短（冠形态异常或磨耗造成）：正畸，为多学科治疗做准备

框5-5 切牙暴露不足的病因

1. 上颌垂直向发育不足
2. 逆时针生长模式
3. 临床牙冠短/磨耗
4. 微笑时上唇上抬不足
5. 高位唇系带附着
6. 上唇长
7. 医源性的唇活动度降低
8. 上颌切牙唇倾
9. 切牙牙槽骨高度降低

- 临床牙冠长度过短
  - 主动萌出异常导致
    - 青少年：观察一段时间和/或冠延长术
    - 成人：冠延长术
  - 被动萌出异常导致：冠延长术
  - 牙龈炎症/增生导致：改善口腔卫生或牙龈切除术
- 上唇上抬不足
  - 唇系带附着过低：通过牙周手术，唇系带重新定位
  - 上唇过长：唇缩短整形手术
  - 通过医源性注射透明质酸填充剂引起唇活动度降低导致：透明质酸应对法
- 上颌切牙过度唇倾
  - 青少年：正畸直立切牙
  - 成人：正畸直立切牙或贴面掩饰治疗[18-19]
- 切牙牙槽骨高度降低：正畸治疗牵引上颌切牙

上颌垂直向发育不足

上颌垂直向发育不足（VMD）可发生于任何类型的错䝁，但几乎总是有3个特征性的临床特征：①下颌姿势位时切牙暴露不足；②微笑时上颌切牙暴露不足；③面下部高度较短。

青少年的治疗策略：伸长上颌后牙

病例1

这名5岁的女孩首诊时还在上幼儿园（图5-251），是由她的口腔医生母亲带来的，她非常担心她女儿的牙列发育情况。这个病例非常有趣，因为小朋友是在韩国首尔领养的孩子，在婴儿时被带到美国阿拉巴马州的维斯塔维亚山。孩子的母亲非常关心女儿的牙齿，担心孩子的外表会影响她的社交。她同每名母亲一样，希望女儿有更棒的学校经历，并让她实现自己可能拥有的任何梦想。所以我觉得我们正畸医生的工作是帮助她呵护孩子（而不是赚她的钱），这意味着我必须对想要实现的颜面部和微笑表现有一个正确的计划。接下来，我的工作是适当地安排治疗计划，并在最合适的时机进行干预。我决定每年监测她的牙齿萌出和身体的生长发育，在恰当的时机进行早期诱导和正畸治疗。

在11岁时，她已经进入恒牙期，并且牙齿严重畸形（图5-252）。治疗时机的选择对于协调矫正她的错䝁畸形，同时实现我们想要的美学目标至关重要。现在让我们有条理地讨论这个病例，并解决我们总结的问题：

- 宏观美学分析：在下颌姿势位时，她的面下部非常短，大约是她整个面部高度的25%（图5-253）。怎么解决呢？只要带有伸长作用的方法都可以
- 局部美学分析：临床测量在下颌姿势位或微笑时0mm的上颌切牙暴露量（图5-254）。怎么解决呢？重新定位上颌切牙
- 微观美学分析：严重的先天性牙齿畸形（图5-255）。怎么解决呢？树脂或瓷贴面

当我评估整体治疗目标时，我问自己的第一个问题是，随着年龄的增长，面部会发生什么改变？在她特定的面部模式中，我当然没有期望更高的面部高度，而是由于缺乏牙齿支撑而可能会缩短她的面部高度。根据第4章中提供的数据，我还预计切牙暴露量会随着时间的推移而减少。从广义上讲，我治疗计划的目标很简单：做一些事情来增加面部的高度并增加切牙暴露量。我想让她的治疗时间与她的生长发育高峰期相一致，幸运的是，她全部牙齿替换时恰好碰上生长发育高峰期，一旦她的牙齿完全萌出，牙齿畸形就更加明显，很显然正畸治疗可能只是整体治疗计划的一部分：

- 宏观美学计划：增加面下部高度！可以使用低位头帽牵引，因为这样既能解决她的Ⅱ类错䝁畸形，又能帮助增高较低的面下部高度。在全口固定正畸治疗中，下颌弓丝使用了摇椅和切牙平导，以尽我们所能升高后牙并增加较低的面下部高度
- 局部美学计划：增加下颌姿势位和微笑时的切牙暴露量。将上颌固定矫治器尽可能地放在切牙龈方，几乎接近牙龈边缘，以伸长切牙并增加切牙暴露量
- 微观美学计划：改善牙齿大小、形态和轮廓。我们准备了全面的治疗计划，以恢复她严重畸形的牙齿。患者父母的依从性很好，因为母亲就是口腔医生，而父亲是我以前的患者

在患者12岁时开始使用头帽和上下颌固定矫治器进行早期矫治，她的头帽佩戴了8个月，明显增加了她的面下部高度（图5-256）。微笑时上颌切牙暴露量也得到改善，现在至少有一些切牙暴露量（图5-257）。因患者之后需要修复治疗，我使用推簧将间隙均匀地分布

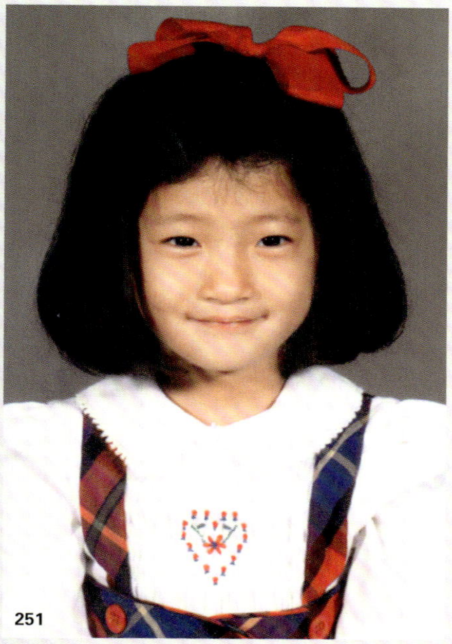

251

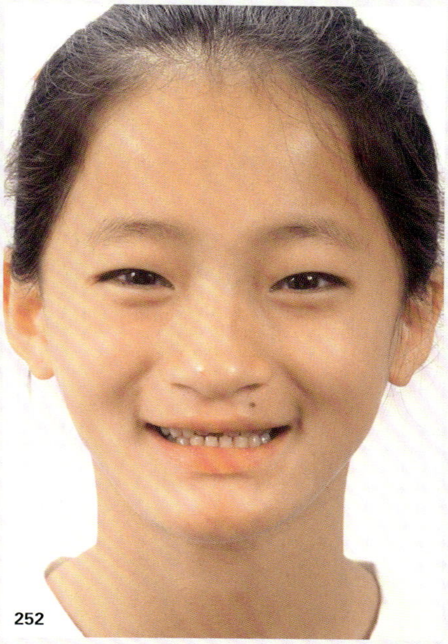

252

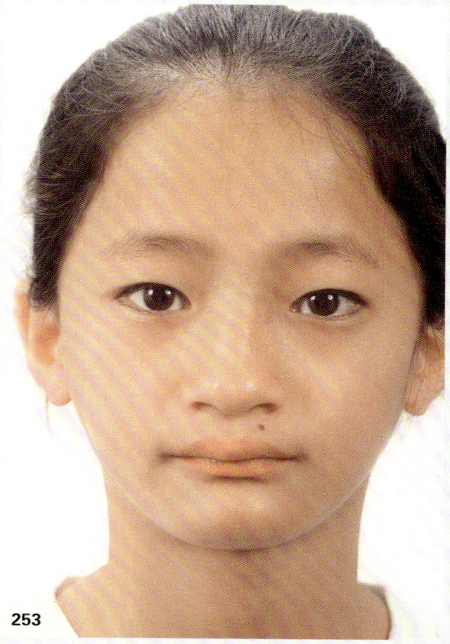

253

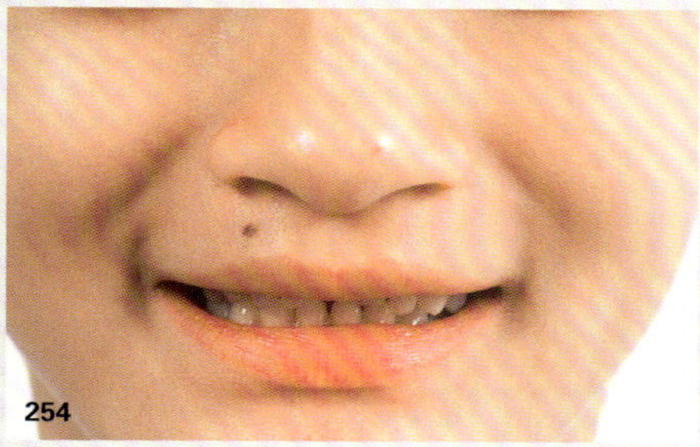

254

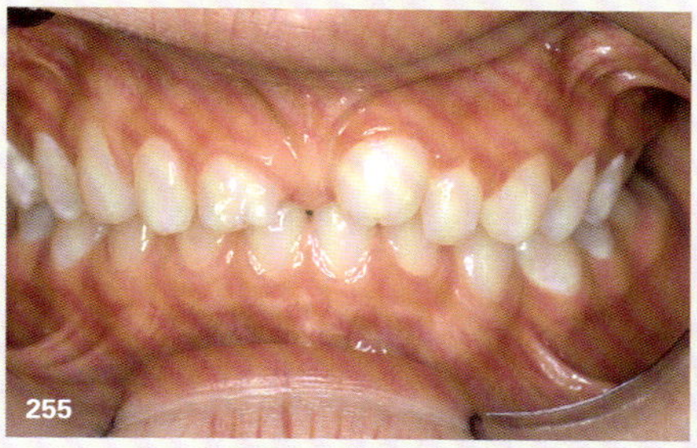

255

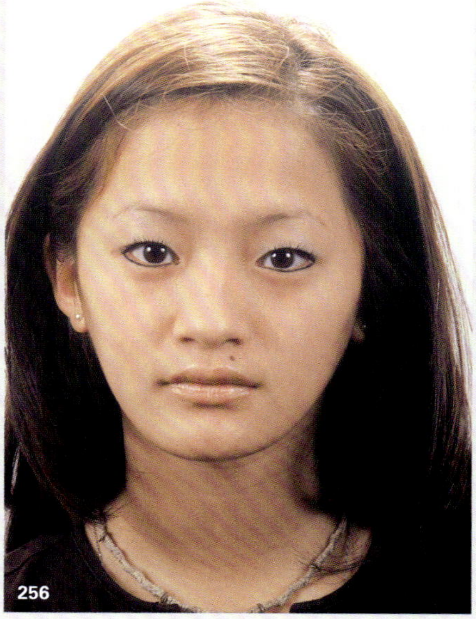

256

图5-251 这名5岁的女孩被带进来评估她牙齿的整体状况。孩子的母亲非常担心孩子的外貌会影响她的社交。

图5-252 她在11岁时进入恒牙期，因此我们可以开始正畸治疗。

图5-253 宏观美学评估显示在下颌姿势位时她的面下部高度非常短。

图5-254 局部美学评估显示下颌姿势位或微笑时上颌切牙暴露量几乎为零。

图5-255 微观美学评估显示牙齿严重畸形。

图5-256 在用头帽装置8个月后，患者的面下部高度明显增加。

在上颌切牙之间，为正常的萌出轮廓提供足够的空间（图5-258）。一旦达到足够的空间，我将拆除上颌托槽，并让口内医生在上颌切牙粘接临时树脂冠，以实现适当的宽长比（图5-259）。我预留了比需要得多的殆间隙，因此修复医生有足够的空间来使牙齿尺寸尽可能理想，并且任何剩余的空间对我来说都很容易关闭。可见临时牙明显地改善了切牙暴露量（图5-260），继续伸长上颌切牙以进一步增加切牙暴露量，同时继续关闭间隙。

患者15岁时间隙关闭，拆托槽（图5-261）。正畸治疗后，她的面下部高度有了很大改善（图5-262），微笑时切牙暴露量也更多了（图5-263）。但是，她微笑

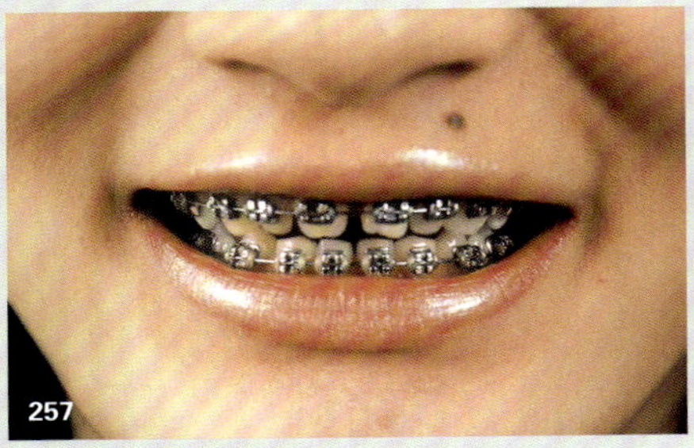

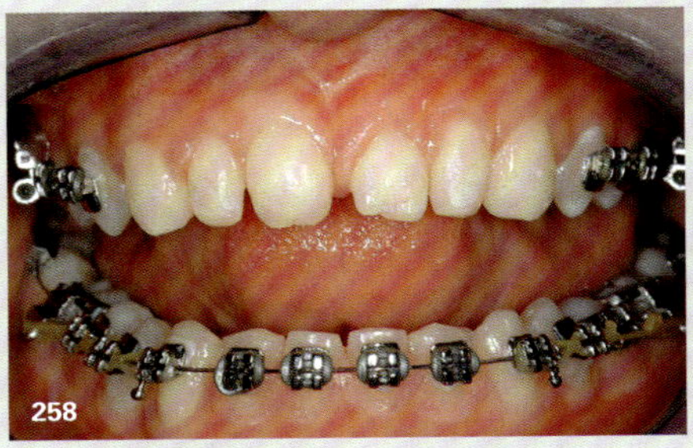

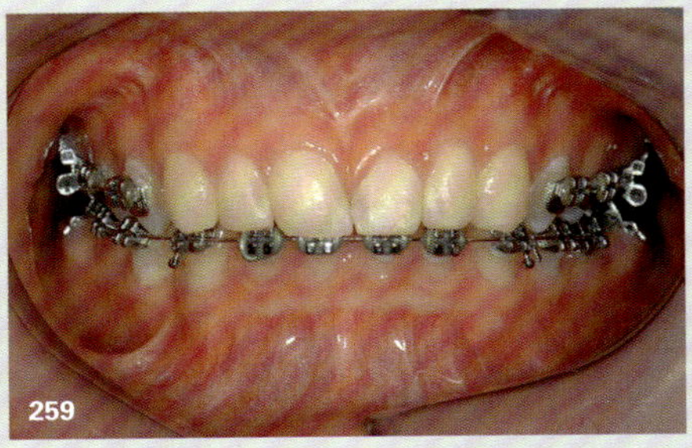

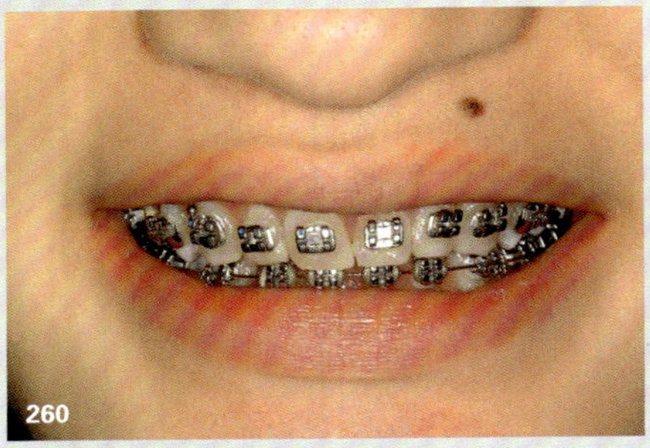

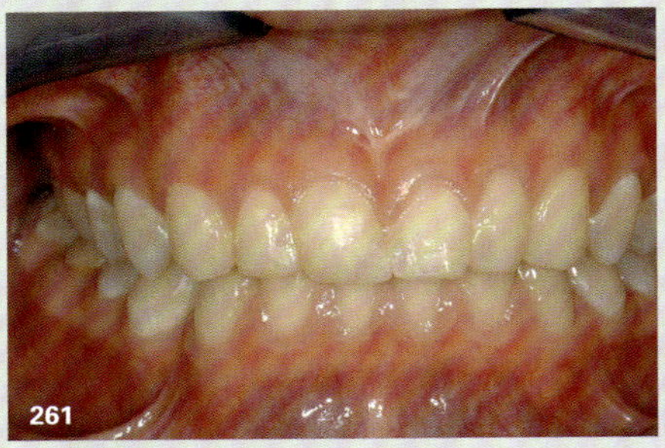

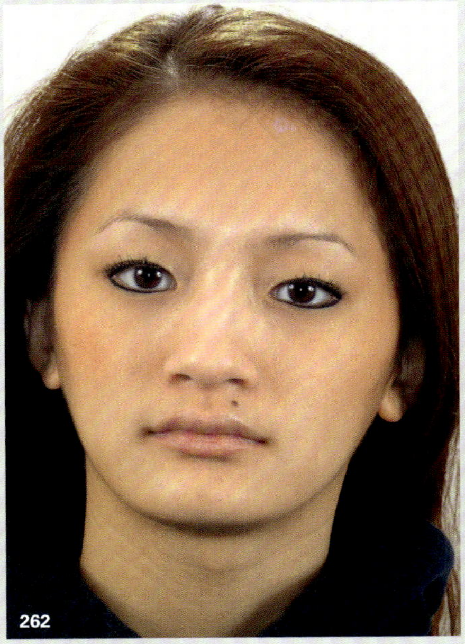

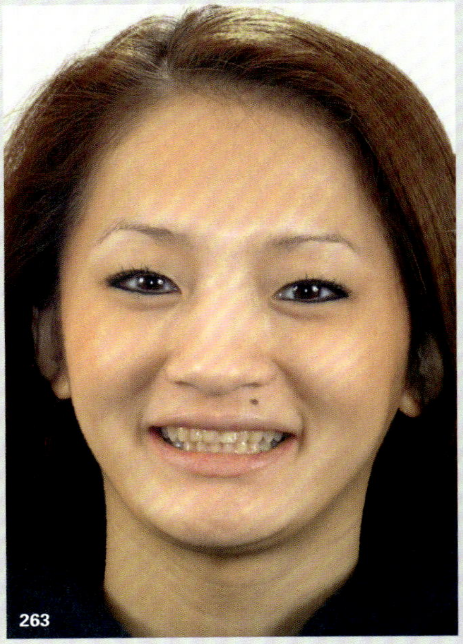

图5-257 现在在微笑像上至少可以看到一些切牙暴露量了，这是一个巨大的进步。

图5-258 用推簧打开切牙之间的空间，以使修复医生有足够的空间将牙冠设计为理想的比例。

图5-259 通过树脂冠获得了适当的宽长比。

图5-260 粘接树脂冠改善了切牙暴露量，并重启固定矫治以继续压低并最终完成治疗。

图5-261～图5-263 去除托槽后，患者咬合良好，治疗目的达到：面下部高度增加，微笑时切牙暴露量增加。

时的切牙仍然暴露不完全，笑线扁平（图5-264）。与修复医生沟通后，由于她只有15岁，他想将贴面推迟到她17岁时操作。

那时，我使用计算机校准了图像，并测量了从现有切缘到所需目标的距离，下唇弧线（图5-265）。使用其他工具，我拉长切牙以达到修复医生同意的目标，以便患者可以看到下一步（贴面）治疗的目的。修复医生与技师沟通，技工设计的贴面比例不协调，导致切牙过长。我们开一次线上会议，在修复医生、技师和我之间进行了三方讨论，这样我们可以就贴面的尺寸达成一致，使用数字成像来制作微笑的视觉模型（图5-266和图5-267）。

我展示了切牙贴面的审美目标，我指出她的笑线很低，掩盖了牙龈边缘，所以重点不是她笑时所没有显露出来的，而是笑时所显露的部分！这点达成共识以后，修复医生在患者17岁时预备粘接了贴面，最终患者对其外形非常满意（图5-268～图5-271）。戴贴面12年后，她依旧保持着非常年轻的外观（图5-272～图5-274）。

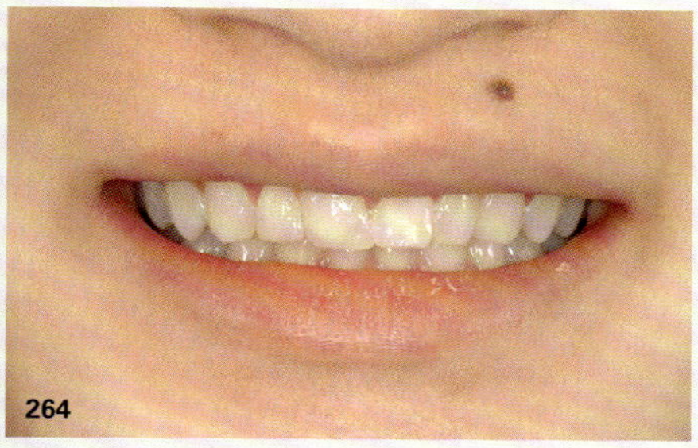

264

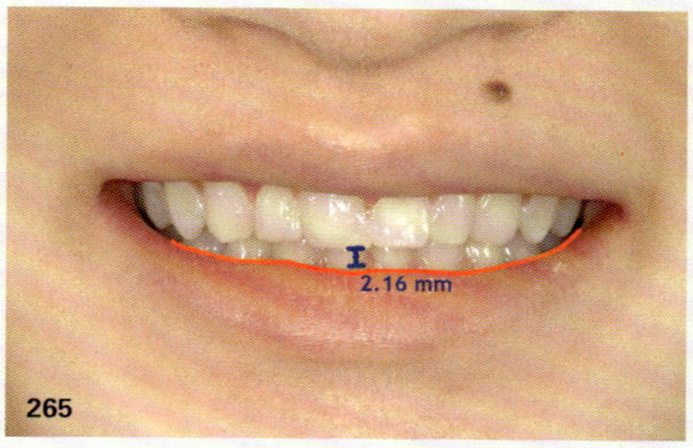

265

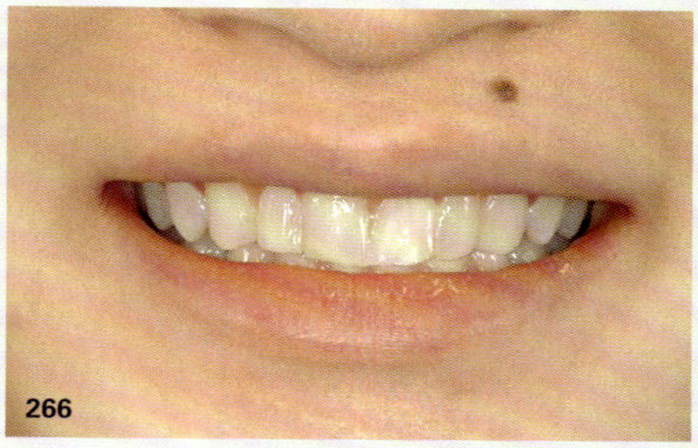

266

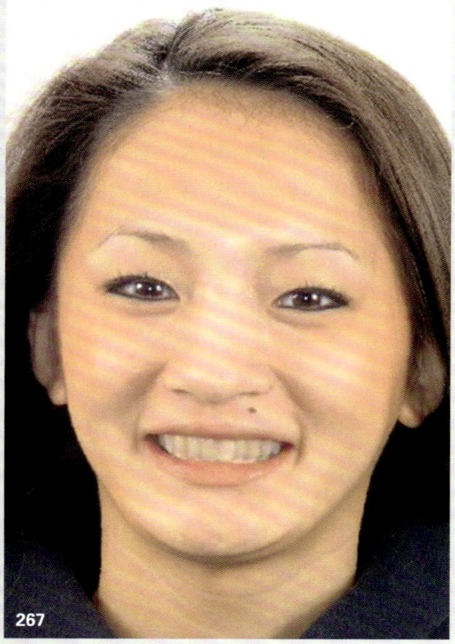

267

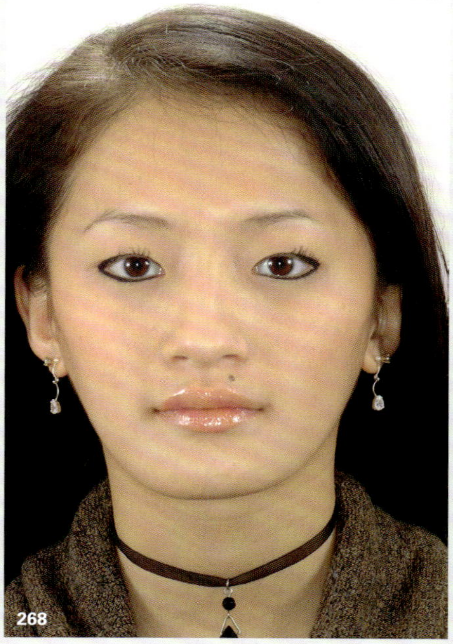

268

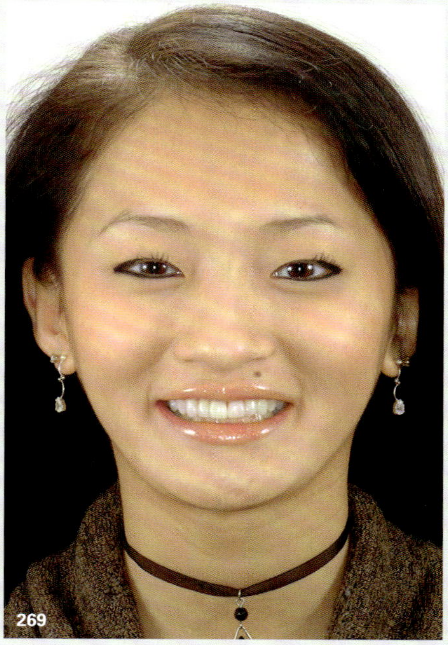

269

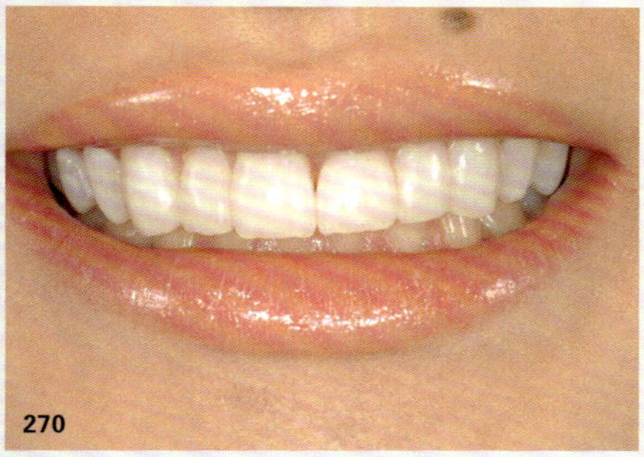

270

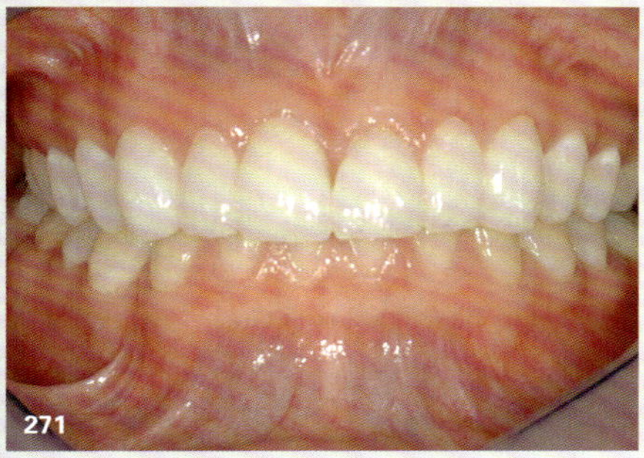

271

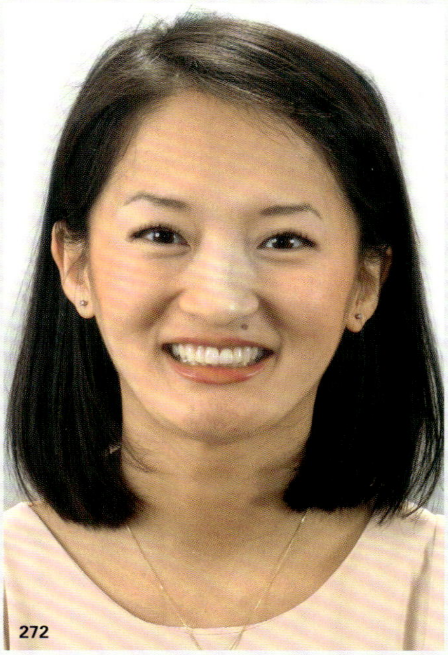

272

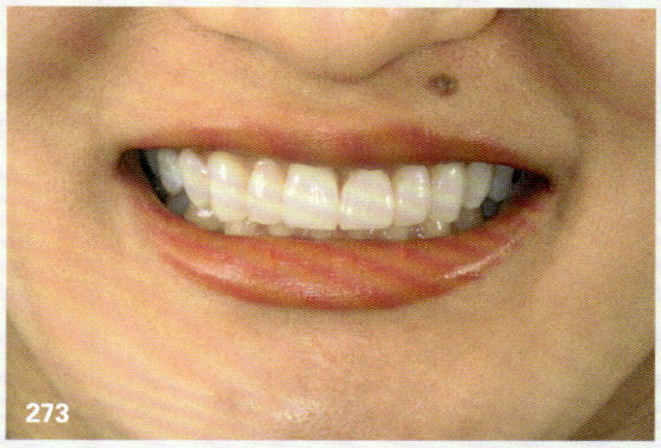

273

图5-264 然而，微笑时切牙暴露量仍然不足。

图5-265 我使用计算机软件测量了上颌切牙的切牙边缘和下唇之间的距离。

图5-266 DSD微笑设计指导贴面。我用这个模型来说服技师和修复医生，就该患者而言制作加长的贴面是个好主意。

图5-267 设计后的微笑与贴面。可以将此与上一页的图5-263进行比较。

图5-268～图5-271 贴面粘接后的最终照片。患者微笑时几乎可以完全暴露切牙并且增加了微笑饱满度。

图5-272～图5-274 治疗12年后的微笑照。

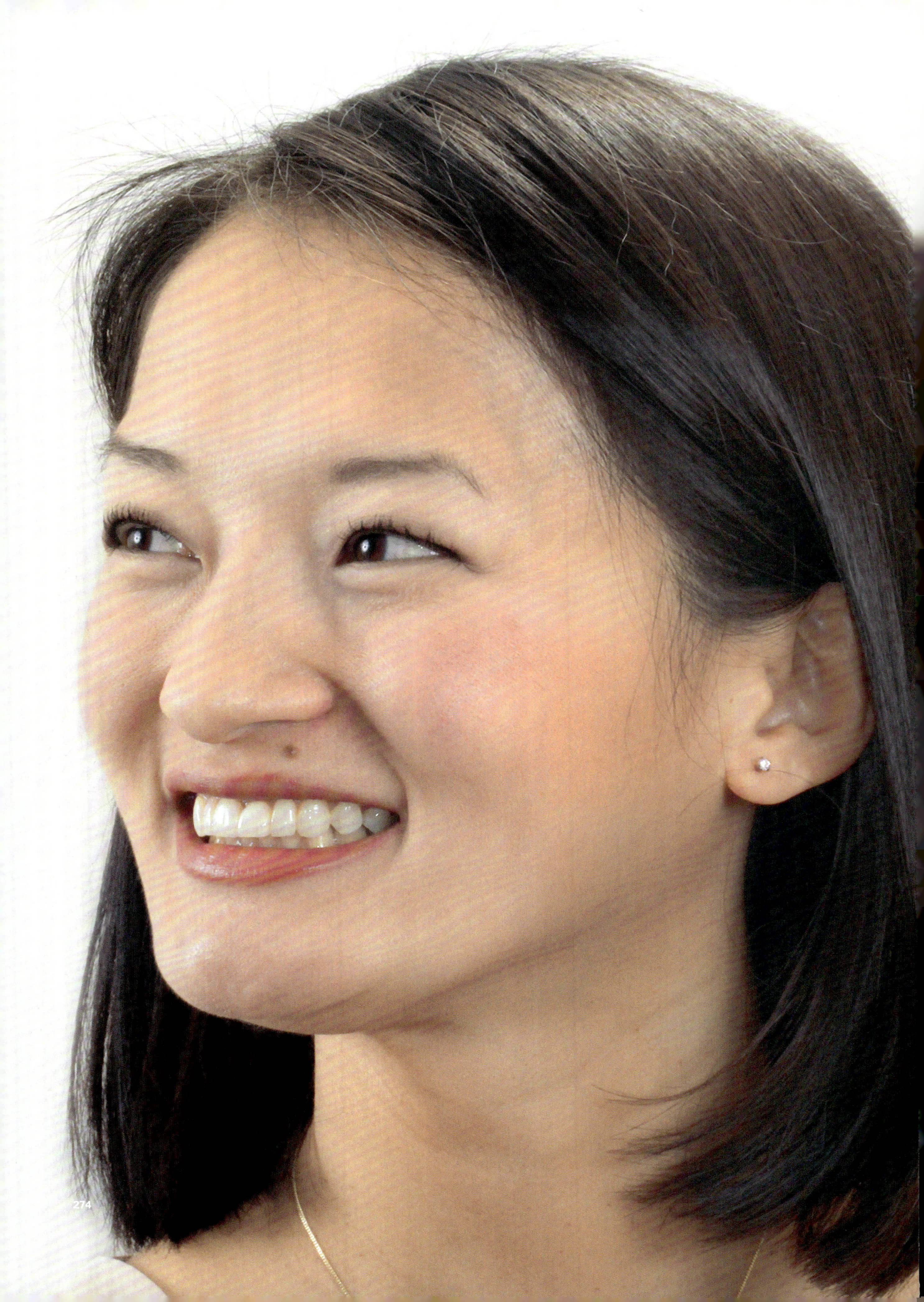

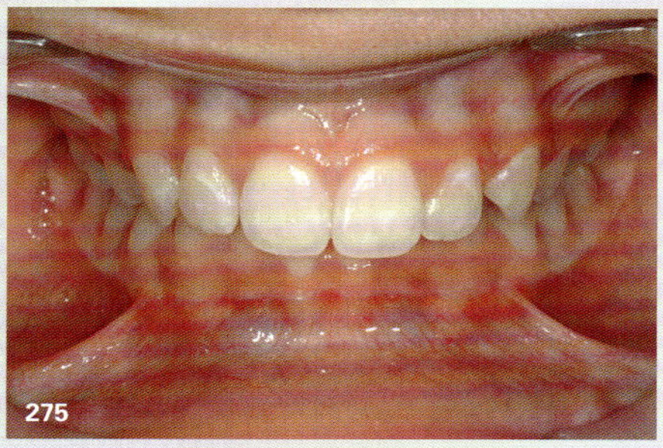

275

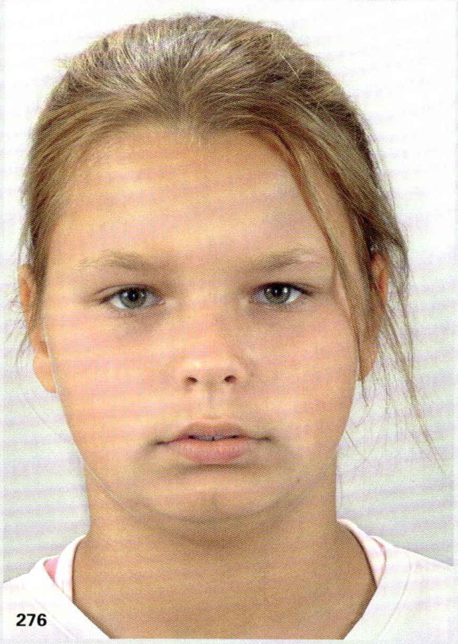

276

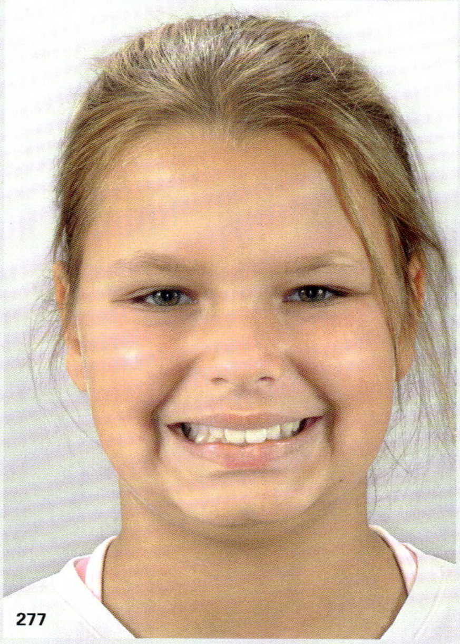

277

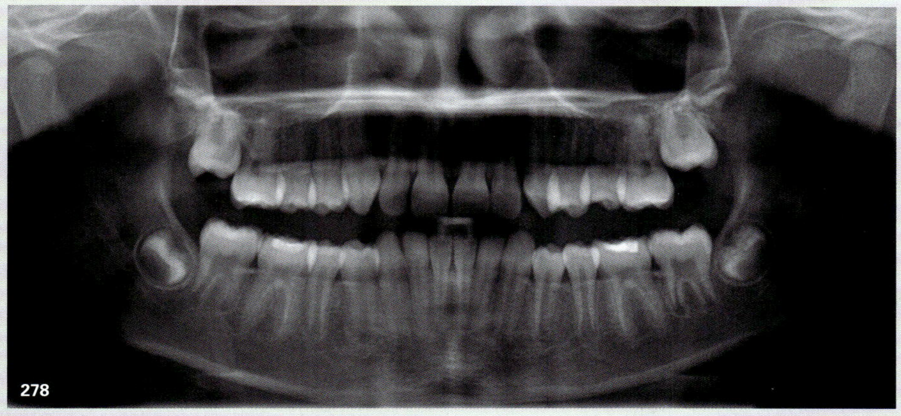

278

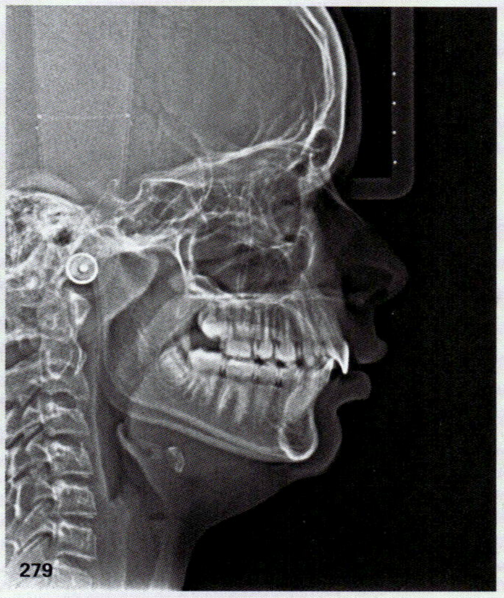

279

图5-275 该患者是Ⅱ类错𬌗，严重的深覆𬌗。

图5-276和图5-277 患者面下部高度较短，法令纹较深，微笑时上颌切牙暴露不足。

图5-278和图5-279 患者替牙已经完成，但是她的头颅定位侧位片显示了她在CVS-3阶段，还没有到青春期的生长高峰。

病例2

这名12岁的少女，是因为Ⅱ类错𬌗被转诊来的（图5-275）。除了法令纹较深（图5-276）以及微笑时上颌切牙暴露不足，她的面下部高度与VMD一致（图5-277）。她已经处在恒牙期（图5-278），但据她母亲说患者还没有到快速生长期，通过对她的头颅定位侧位片（图5-279）的颈椎分析可得到证实，她处于CVS-3阶段。为什么这很重要？她的Ⅱ类错𬌗源自下颌骨发育不足和随之产生的凸面型（图5-280），如果可能的话，我想将她的固定矫治与生长改良治疗结合起来。

骨骼和牙齿的发育并不总是一致的，但是这种情况对于分阶段治疗是有利的。我们决定开始固定矫治器治疗，以开始打开咬合并改善她的面下部高度，同时等待她的生长高峰期，但开始治疗的前6个月没有使用颈带头帽来升高后牙。上颌切牙托槽粘接于牙齿的中1/3更

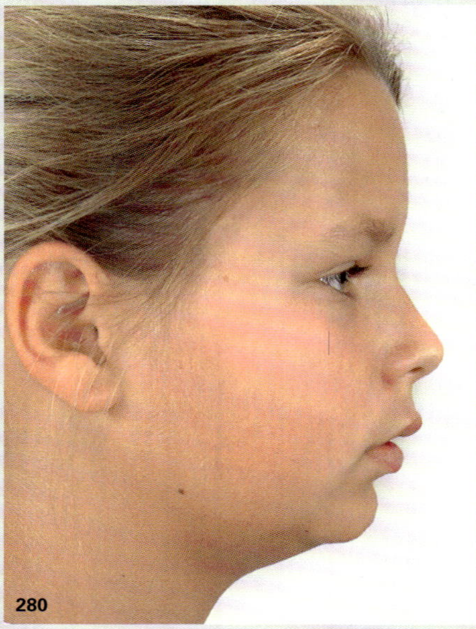

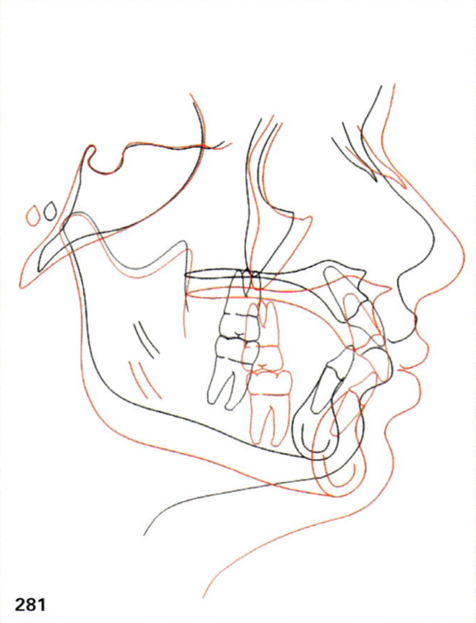

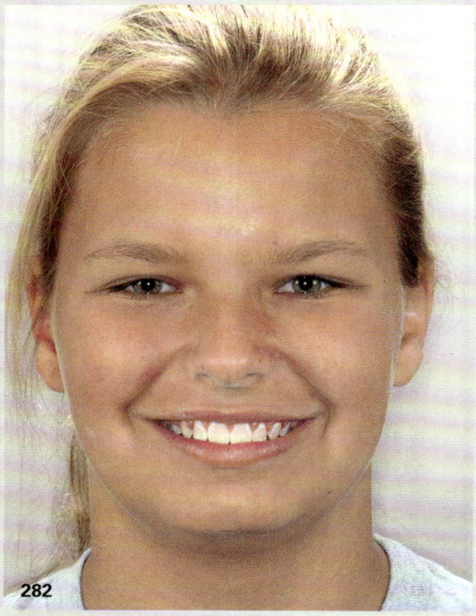

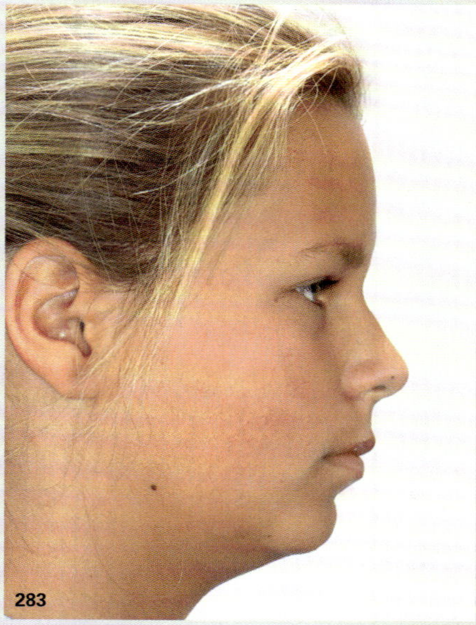

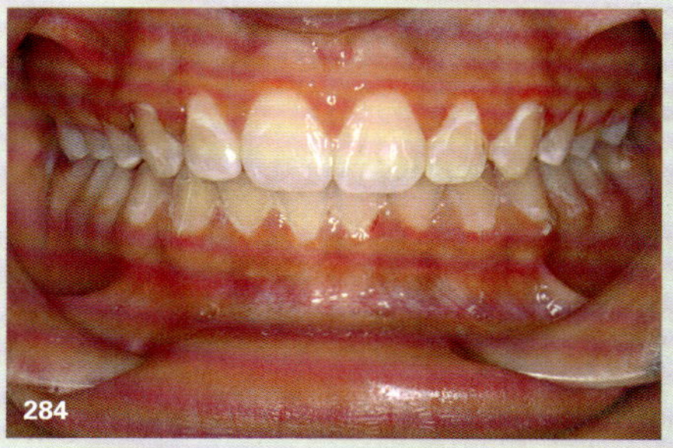

图5-280　她的侧面像显示下颌骨发育不足，导致了较深的颏唇沟。

图5-281　头影重叠显示用头帽实现了有利的垂直增长。

图5-282～图5-284　在正畸治疗后，她的咬合不仅很好，而且侧貌也得到了改善，微笑时切牙暴露完全，笑线和谐。

靠龈方，下颌托槽的粘接位置更靠近切缘。在排齐整平后，放置0.017英寸×0.025英寸的TMA弓丝，此时她的第二性征已经出现，是开始头帽治疗的好时机。我使用口外弓配合低位头帽牵引来帮助顺时针旋转腭平面，以增加切牙暴露量。她的头帽佩戴还算配合，并且她的生长方向对治疗是有利的，因此头帽在8个月后停止使用（图5-281）。总治疗时间为24个月，患者此时具有切牙暴露完全的饱满微笑，笑线和谐（图5-282～图5-284）。从面部看，她的侧貌得到改善，面下部高度增加，颏唇沟变浅。3年后的复诊照片表明，患者的咬合较稳定，面部和微笑的改善是持续的（图5-285～图5-288）。

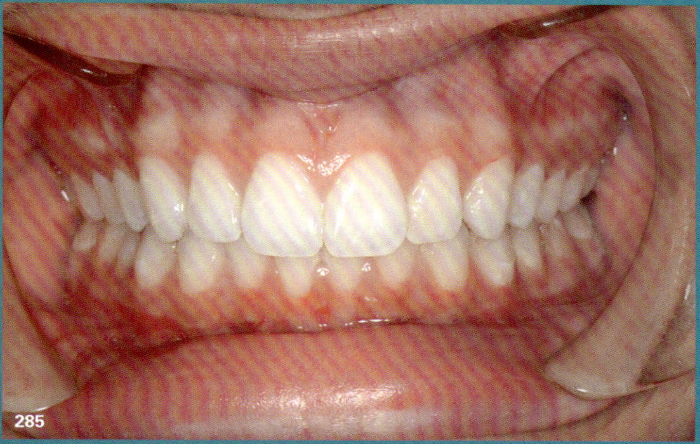
285

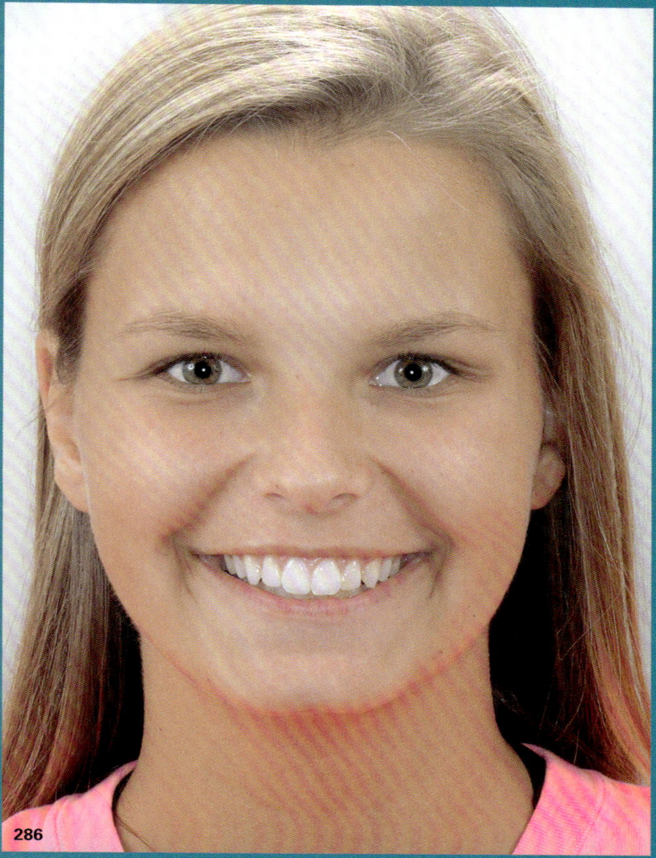
286

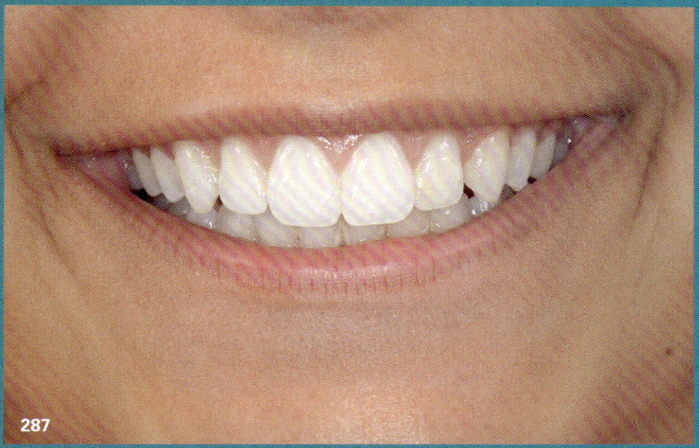
287

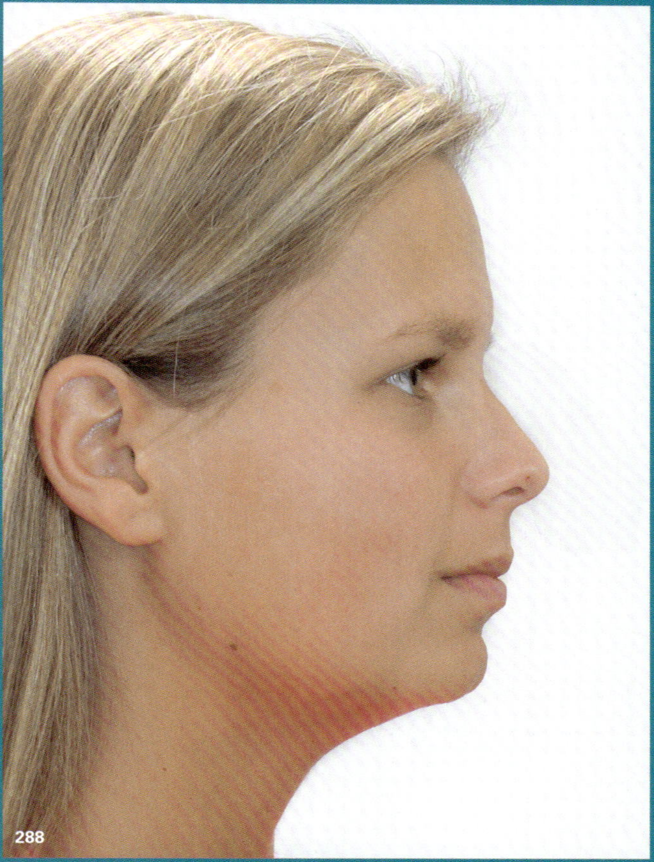
288

图5-285～图5-288 治疗结束3年后的照片。

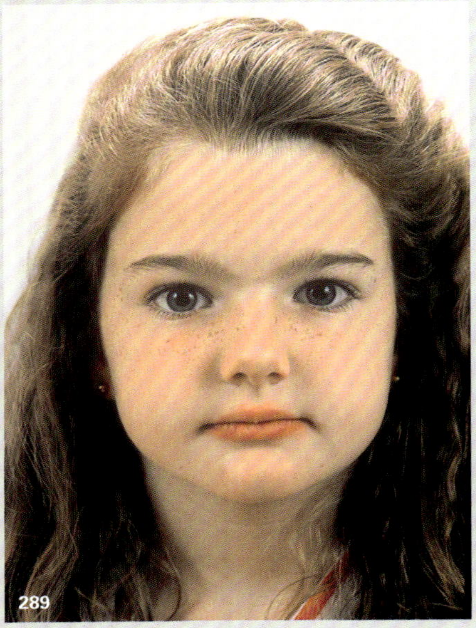
289

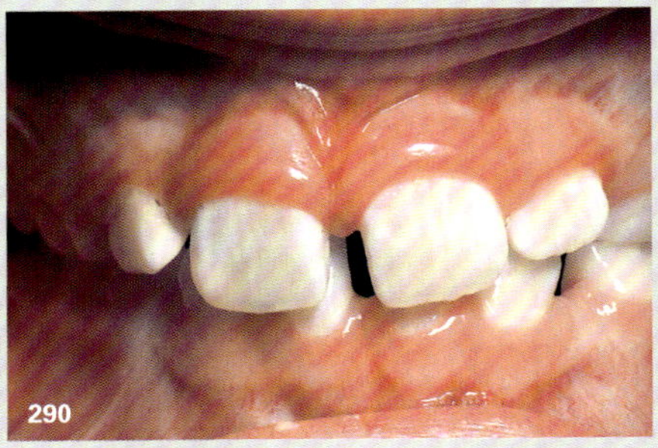
290

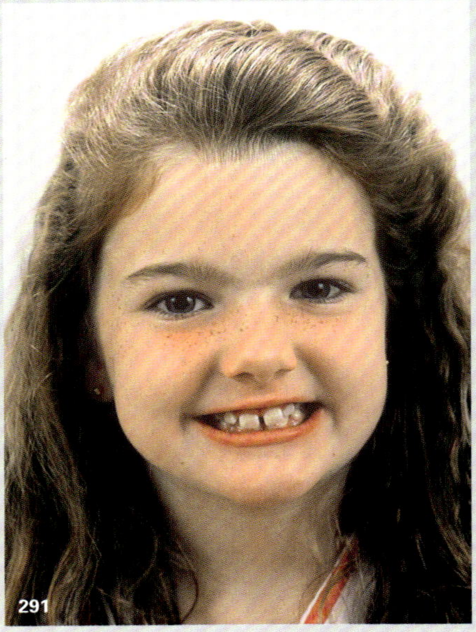
291

图5-289 这名8岁的VMD女孩表现为面下部高度短和鼻唇沟深，伴VMD垂直向咬合过紧的典型特征。

图5-290 患者具有深覆殆、严重拥挤的牙齿，以及阻生的上颌尖牙。为了增加上颌牙弓的长度，我建议使用带环粘接式RPE创造更多的空间，并通过下颌向下和向前的移动，增加面下部高度。

图5-291 在微笑时，她的上颌切牙暴露不足、颊廊过宽。扩弓的设计可提高微笑的宽度，同时促进上颌骨顺时针旋转，增加微笑时切牙暴露量。

RPE作为VMD上颌骨伸长的辅助手段

许多临床医生通常使用RPE来矫正反殆。但是，RPE还会伴随其他移动，具体取决于所用装置的类型。例如，在使用带环矫治器或Haas型矫治器时，上颌骨可发生垂直向和向前移位。大多数正畸医生对其他维度发生的变化没有太多考虑。但实际上，带环和殆垫粘接式RPE装置之间的骨骼和牙齿反应存在显著差异，这可能对我们设计正畸治疗的方式产生重大影响。在早期的经典研究中，Wertz[20]证明了Haas型带环扩弓器导致上颌骨持续向下移动，但几乎没有明显地向前移动。上颌骨的这种向下移动导致下颌骨顺旋，同时也促进了前牙开殆。对于某些患者来说，这是不必要的移动，但是在像我们现在讨论的那些短面型患者中，增加垂直高度可能是有益的。在一项比较带环粘接式矫治器与殆垫粘接式矫治器的牙槽和骨骼反应的研究中[21]，带环粘接式矫治器中的患者预期上颌骨向下和向前移动，而殆垫粘接式RPE装置消除了这些垂直和水平变化。在我看来，这是可能的，因为殆垫粘接式RPE在扩弓阶段基本上充当后牙殆垫。

那么，这对于正畸临床医生有什么帮助呢？这很简单：

- 在短面型或短面Ⅲ类倾向的患者中，我建议使用带环粘接式RPE来利用上颌骨的向下和向前移动
- 在具有长面型、Ⅱ类倾向或开殆倾向的患者中，一般使用殆垫粘接式扩弓器，因为这不仅减少了这些患者不希望的向下移动，而且还可能改善牙齿和骨骼的关系

让我们通过观察图5-289中的8岁女孩来证明这如何为VMD患者提供临床优势。这个转诊患者是为了评估牙齿拥挤和深覆殆而来（图5-290）。她的面下部高度很短，并且在微笑时切牙暴露不足，颊廊过宽（图5-291）。她的侧貌（图5-292）反映了她的面下部高度较低和颏唇沟深（通常在面下部高度短的情况下看到的效果）。我决定继续进行治疗，上颌骨扩弓以创造

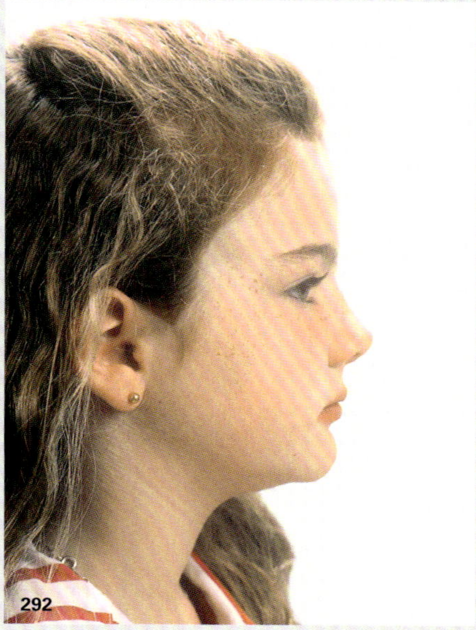

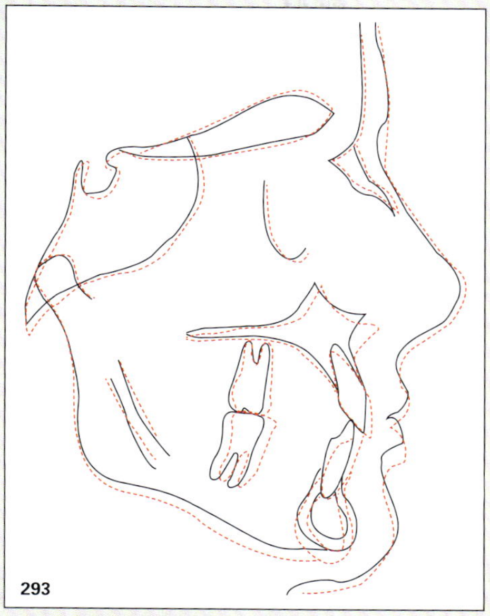

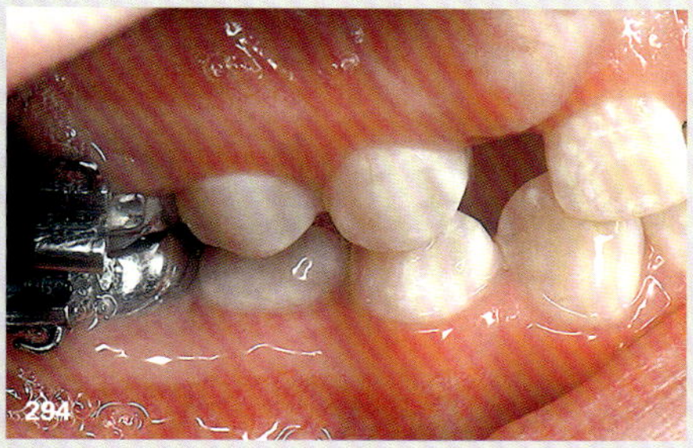

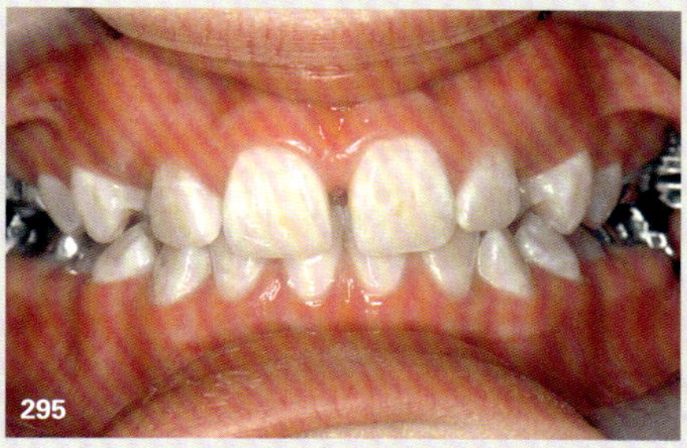

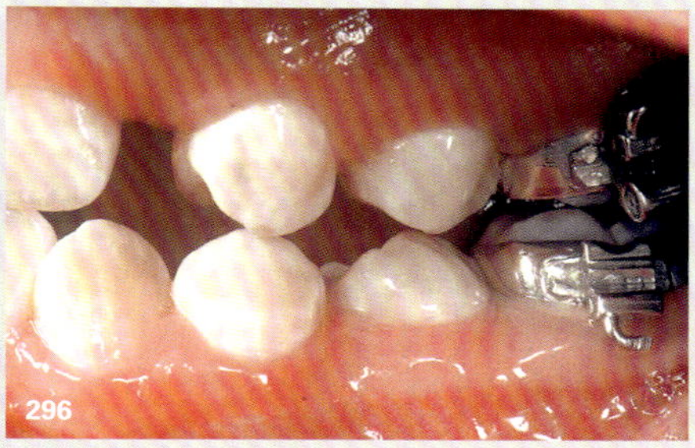

图5-292　除了面下部高度较短外，她的侧面轮廓平衡且协调。
图5-293　扩弓前后的头影重叠显示上颌骨向下移动增加了面下部的高度。
图5-294～图5-296　到12岁时，除了仍然拥挤的上颌尖牙外，她的恒牙列已替换完成。右侧还存在单侧Ⅱ类咬合关系。

空间，增加微笑宽度，增加切牙暴露量和面下部高度。你认为我会选择哪种类型的扩弓器？显然是带环式扩弓器。因为它会使上颌骨向下移动，这将增加切牙的暴露量和面下部高度。如图显示扩弓前后组织的头影重叠（图5-293）显示上颌骨的向下移动，导致面下部高度和切牙暴露量增加。

在12岁时，她准备好进行全口固定矫治（图5-294～图5-296），并且她的下颌姿势位面部高度（图5-297）和12岁时的微笑像（图5-298）都反映了带环式扩弓器对她微笑的影响（切牙暴露完全，牙弓更宽）。她的侧貌（图5-299）还显示出面下部高度的增加，进而颏唇沟改善。在她的固定矫治器治疗阶段，我们排齐牙齿并使用Ⅱ类牵引，因其具有Ⅱ类矫正效果和伸长后牙的效果。在所有下颌弓丝中弯制摇椅，以尽可能地伸长后牙。她的最终咬合非常好（图5-300～图5-302），她的面部比例（图5-303）、微笑（图5-304）和侧貌（图5-305）也是如此。就建立面部和微笑来抵消衰老过程的影响而言，扩弓器类型的简单选择带来了巨大的好处，如治疗完成后22年她的图像所示（图5-306～图5-310）。

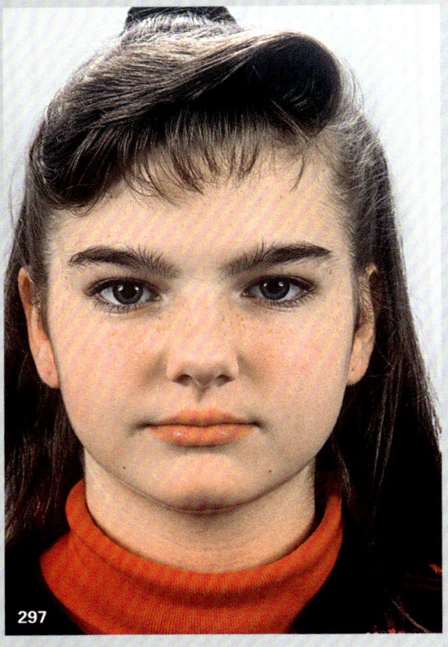
297

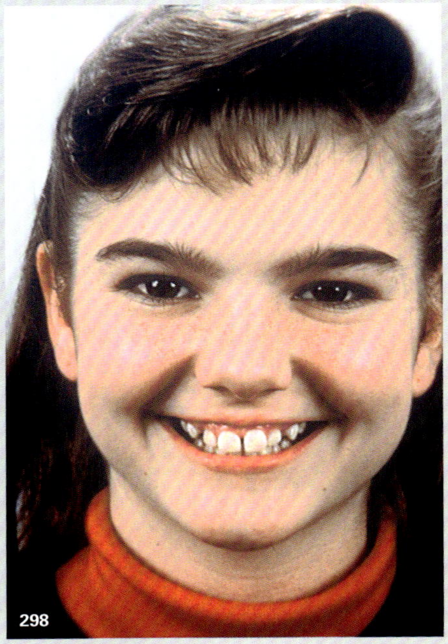
298

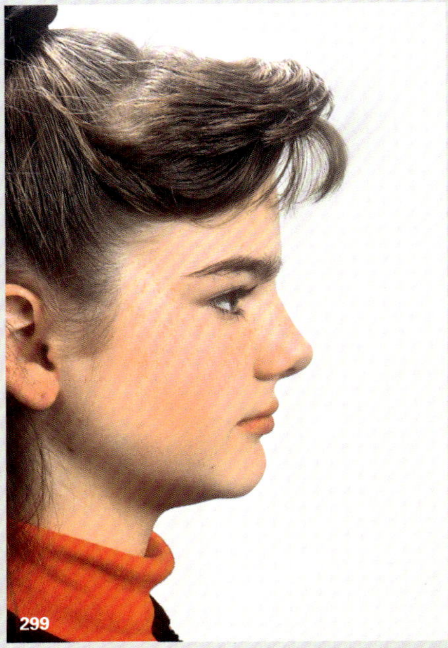
299

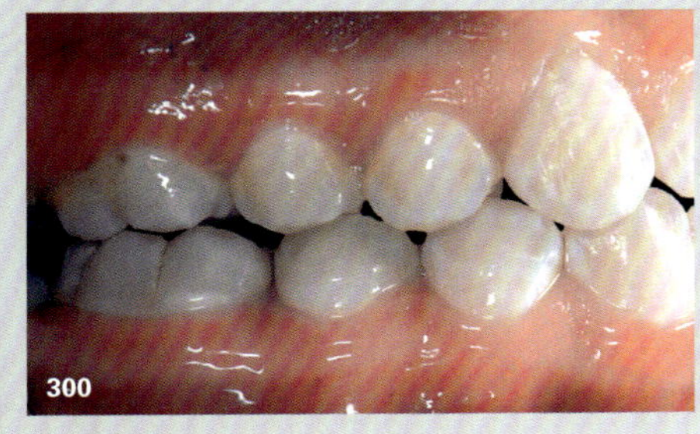
300

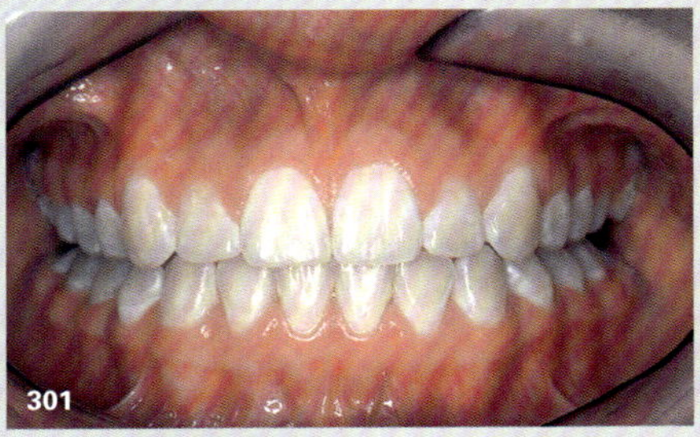
301

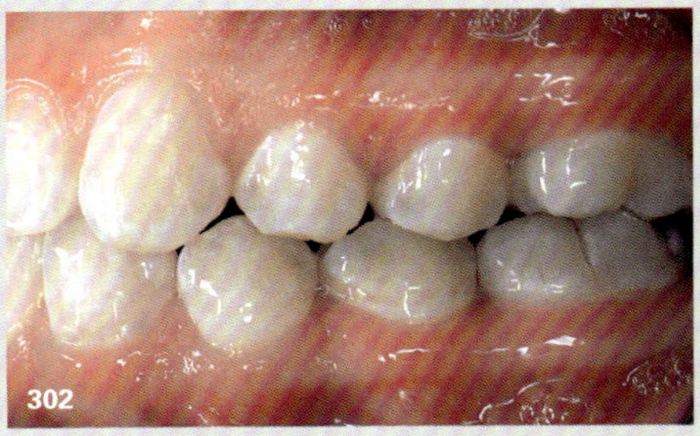
302

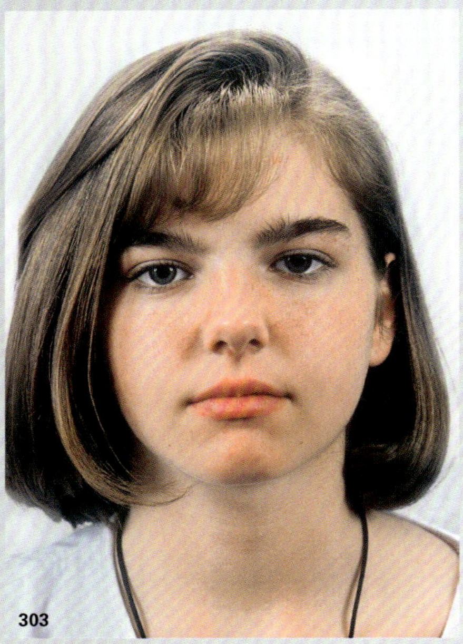
303

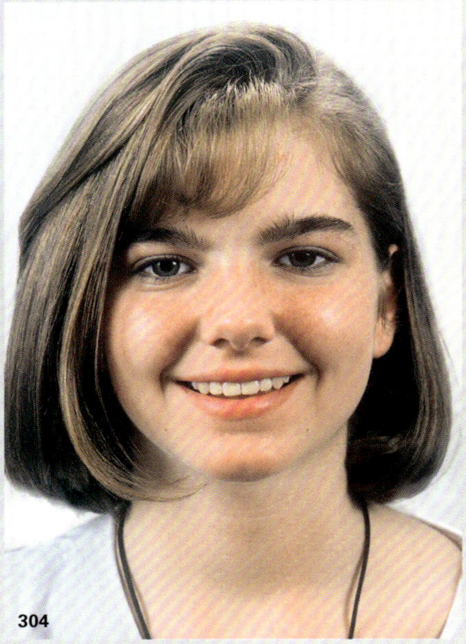
304

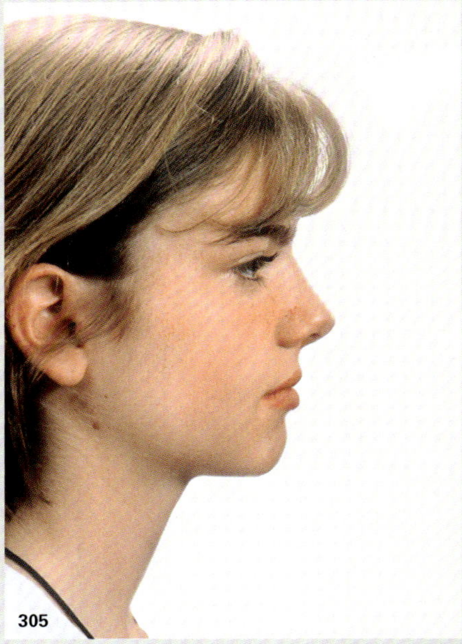
305

图5-297和图5-298 由带环式RPE产生的上颌向下移动导致更宽的笑线以及面下部高度和切牙暴露量的增加。

图5-299 扩弓后的侧面像显示出面下部高度增加和颏唇沟改善。

图5-300～图5-305 最终咬合、面部比例和微笑。除了实现完全的切牙暴露量和增加面下部高度，牙弓扩大以减少颊廊，增加微笑饱满度。

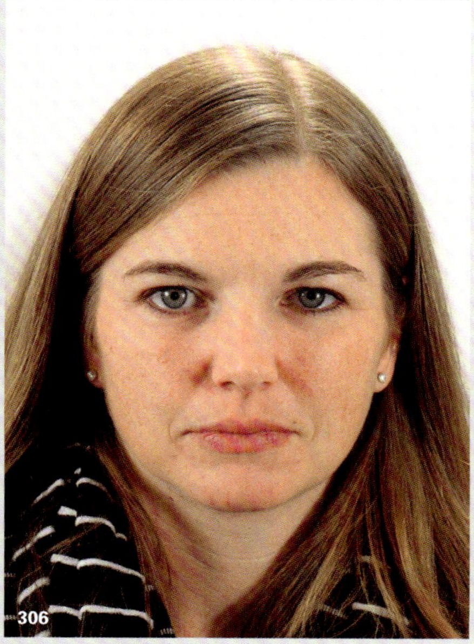
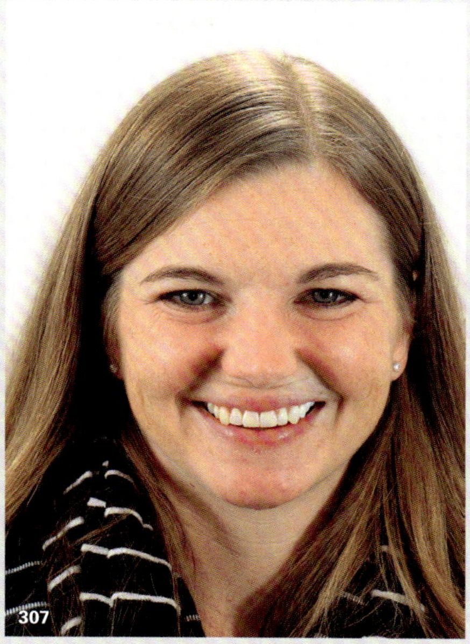
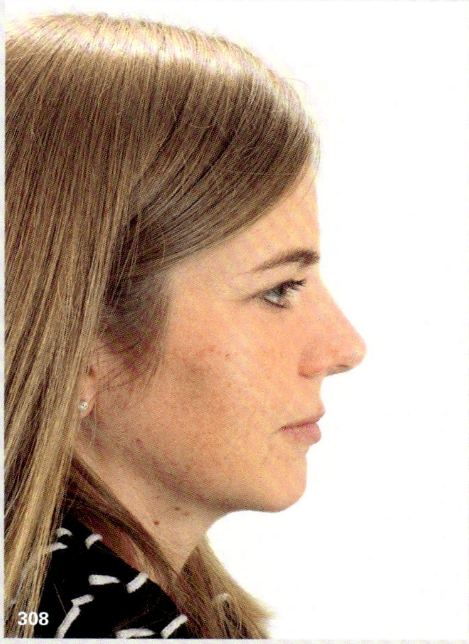
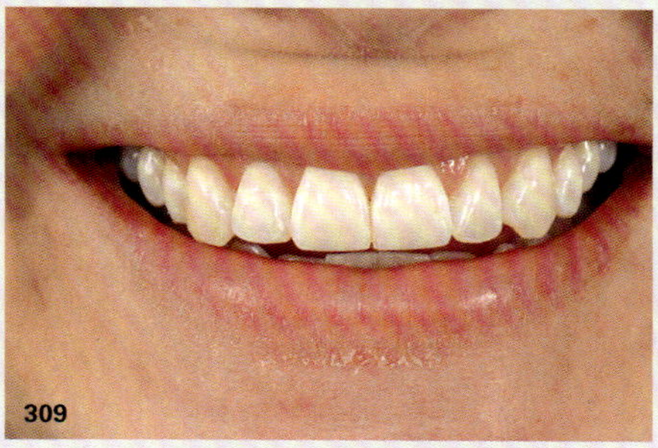
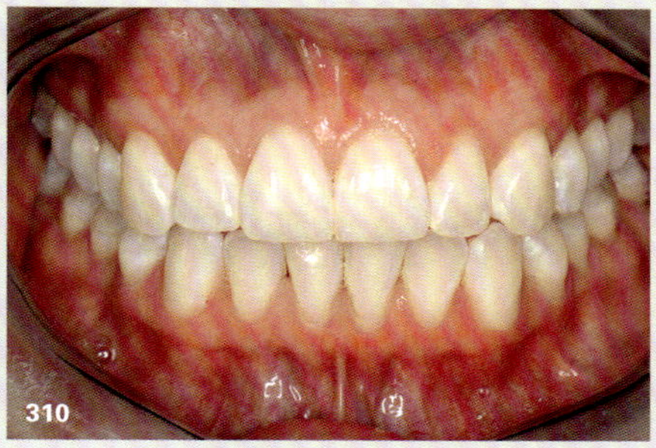

图5-306～图5-310 治疗后22年，面部和微笑像。咬合稳定性极佳，患者保持着年轻的外表。

成人的治疗策略：外科手术下降上颌

病例1

这名26岁男子的主诉为要矫正9mm深覆盖的严重Ⅱ类错殆（图5-311～图5-314）。他的面下部高度过短，颏唇沟深和下颌骨发育不足（图5-315）。此外，他在下颌姿势位和微笑时的切牙暴露不足（图5-316），这是VMD的特征性标志。他的深颏唇沟是面下部高度不足的结果，看起来较明显的上颌牙过度萌出是由于当他处于下颌姿势位时，下唇被困在上颌切牙舌侧（图5-317）。

显然，一名26岁患有严重Ⅱ类错殆的成年人需要正颌手术进行矫正，但这很简单吗？如果我们要全面解决他的问题，那么面下部高度和微笑美学必须纳入考量。在与患者讨论他的治疗选择时，我概述了正畸和下颌前移足以矫正他的错殆，但他应该考虑上颌下降作为改善面部比例和微笑外观的一种选择。稍加考虑后，他说，如果要接受手术，他希望从功能和美学两个方面最大限度地改善。综合处理计划如下：

1. 正畸排齐牙列，协调上下牙列和关闭间隙。
2. 上颌下降以增加切牙暴露量，并增加面下部高度。
3. 下颌前移，顺时针旋转，以进一步增加他的面下部高度并减少覆

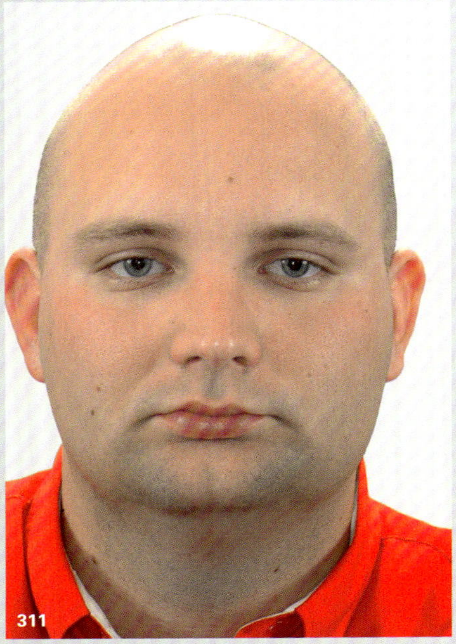

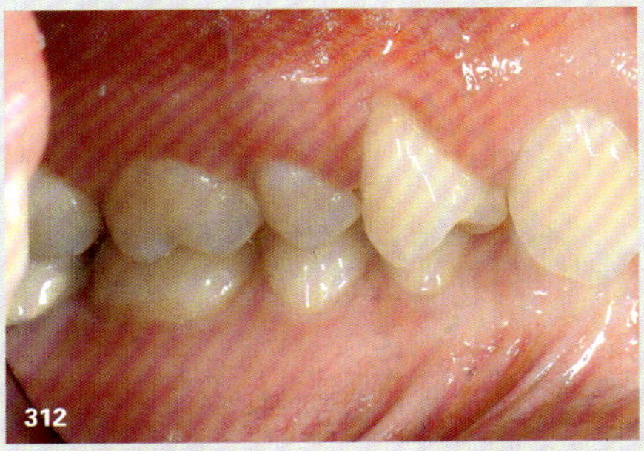

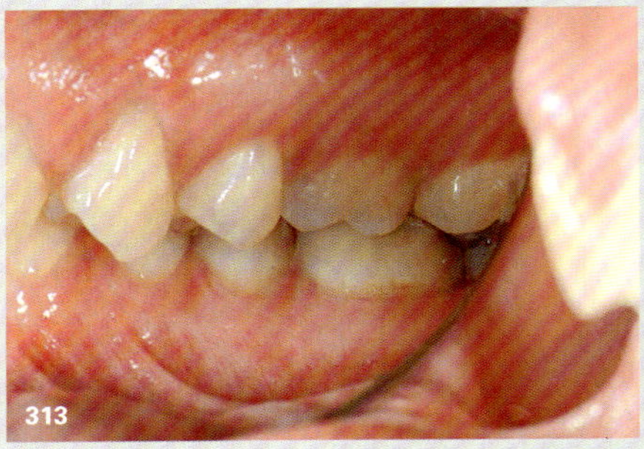

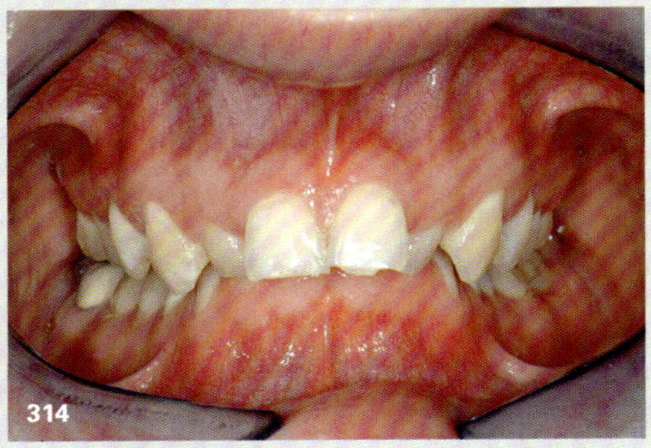

图5-311～图5-315 这名26岁的男子表现出严重的Ⅱ类深覆殆，面下部高度过短，颏唇沟很深，下颌骨发育不全。

图5-316 这名患者是典型的VMD：微笑时上颌切牙暴露不足。患者不喜欢他的微笑，所以拍照时他很不自然，毫无活力。

图5-317 头颅定位侧位片显示了他的骨骼畸形和错殆的严重程度。

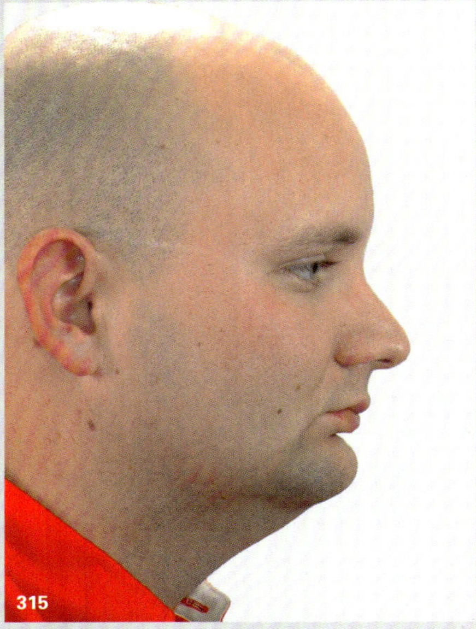

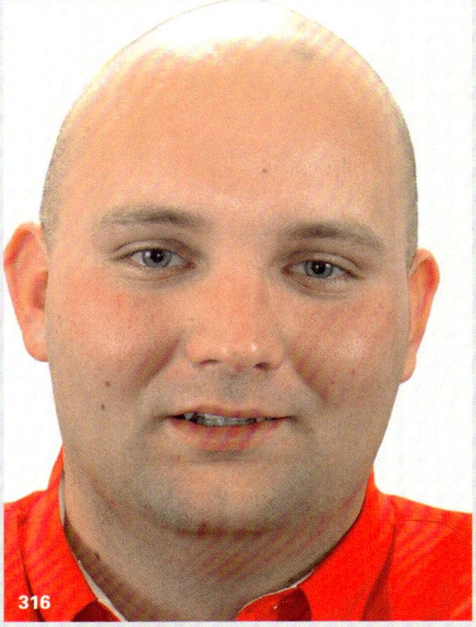

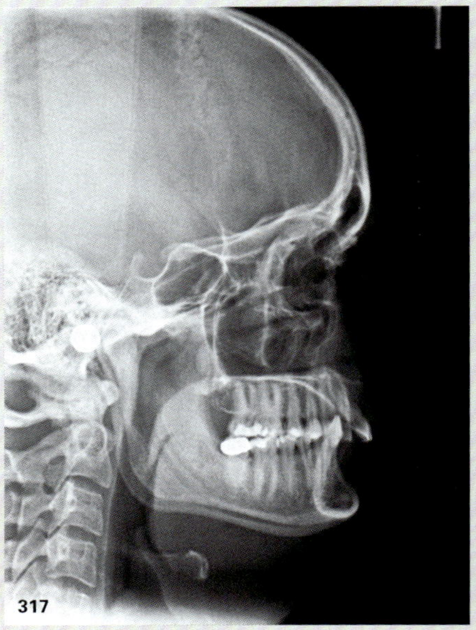

盖。这两种外科手术带来的面下部高度增加将成功解决他的深颏唇沟。

患者的总治疗时长为19个月。矫正后（图5-318～图5-320）面下部高度、颏唇沟（图5-321）、切牙暴露量和笑线（图5-322）都产生了极大的改善。下颌骨的前移改善了侧貌（图5-323）。

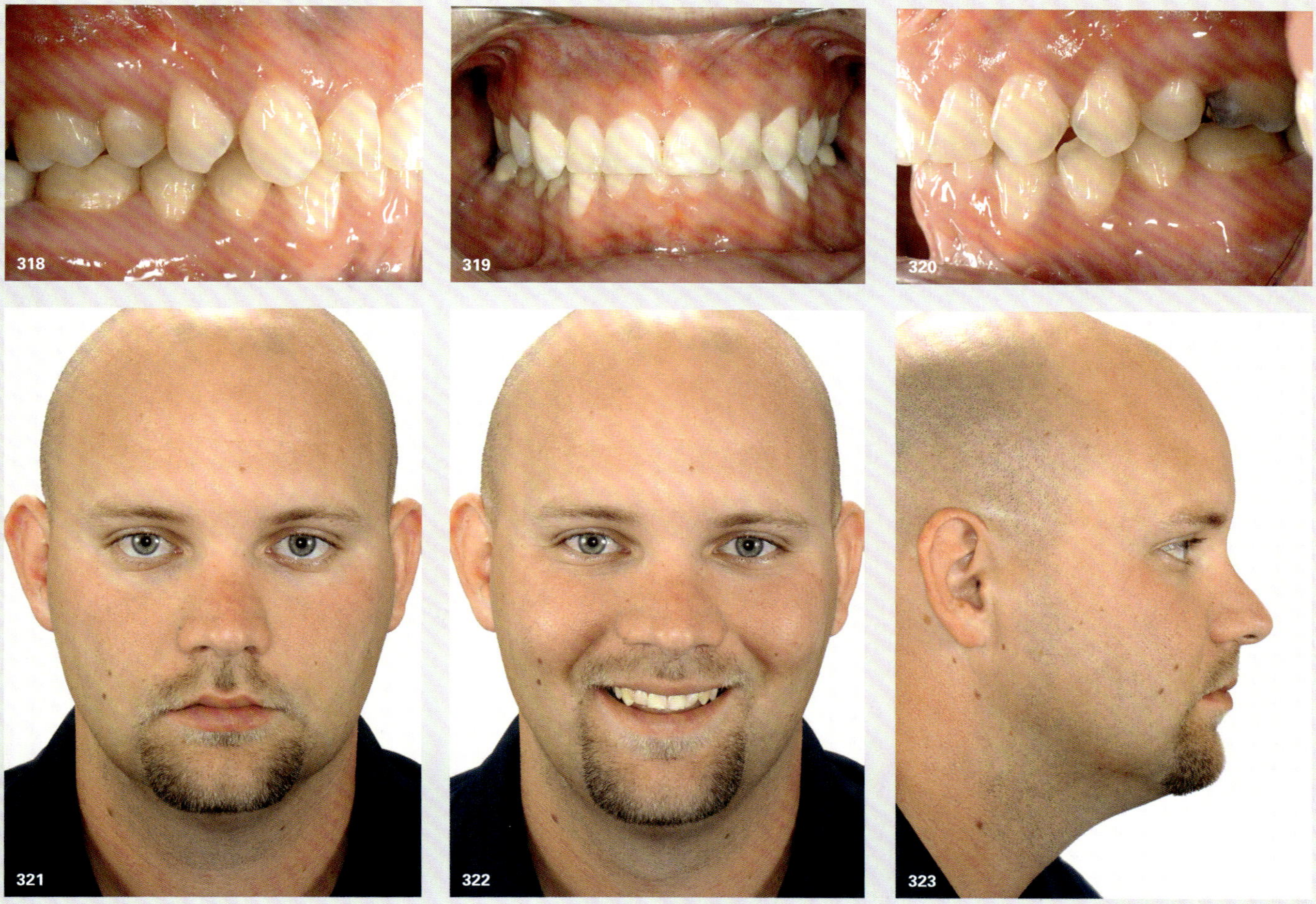

图5-318～图5-323 上颌下降和下颌前移后的最终结果。患者的外观得到了显著改善，面下部高度增加，微笑时上颌切牙暴露完全，侧面轮廓明显改善。

病例2

即使在患者未成年，正颌手术也可能是某些患者和家庭的首选治疗方法。这名14岁的女孩有VMD，面下部高度短（图5-324），切牙在下颌姿势位时无法暴露，微笑时上颌切牙暴露量为3mm（图5-325和图5-326）。她单侧Ⅱ类错殆（继发于颌骨不对称），上颌切牙舌倾深覆殆（图5-327）。在14.5岁时，考虑到她的发育程度，我认为几乎不可能仅凭正畸就获得理想的微笑，我最多只能保证微笑有可能会比之前改善一些。与父母商量后，她决定继续进行正畸-正颌联合治疗，开始下颌前移上颌下降手术的正畸准备。

由于日程安排问题，术前正畸需要11个月，总治疗时间为22个月。这种治疗的长期稳定性怎么样？大多数数据表明上颌下降相当不稳定，但是对这名患者而言稳定性非常好，如3年随访记录所示（图5-328～图5-331）。我们将在第8章中讨论外科技术。3年后，她的最终功能效果和垂直面部比例都非常好，她的最终微笑像显示切牙暴露完全符合我所说的“面下部突度”。“突度”的想法将在本书的其余部分中得到进一步阐述。

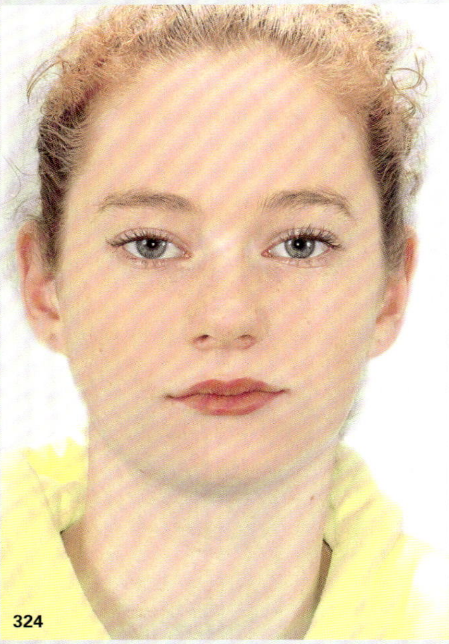
324

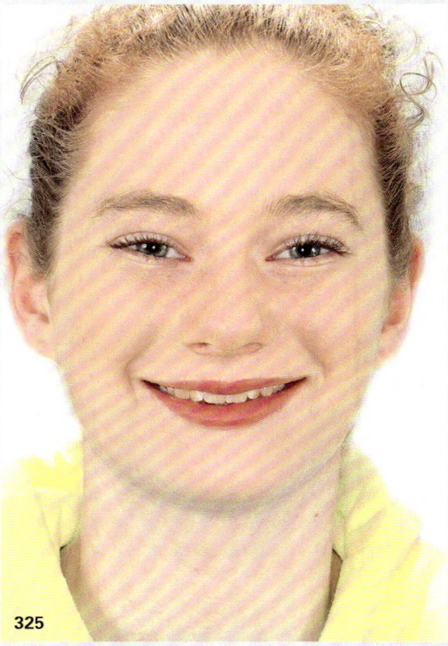
325

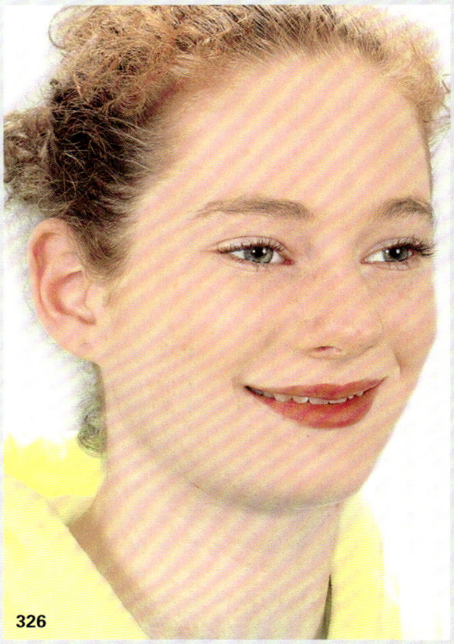
326

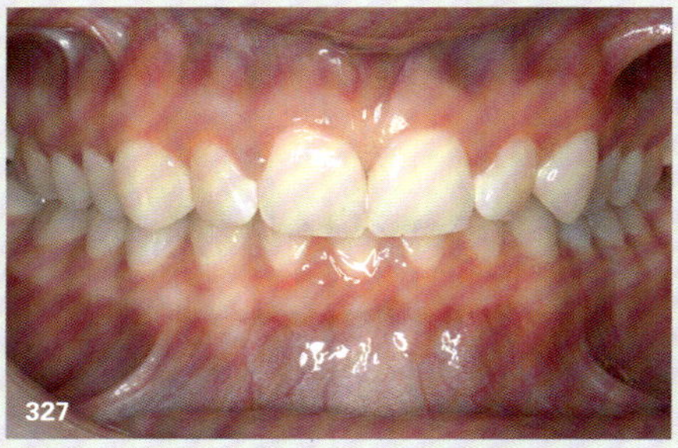
327

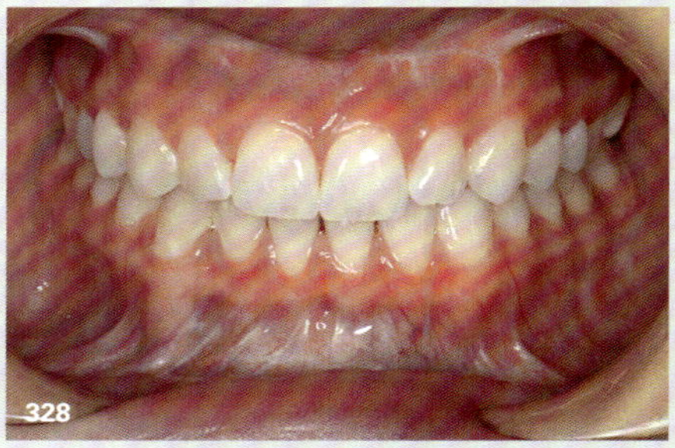
328

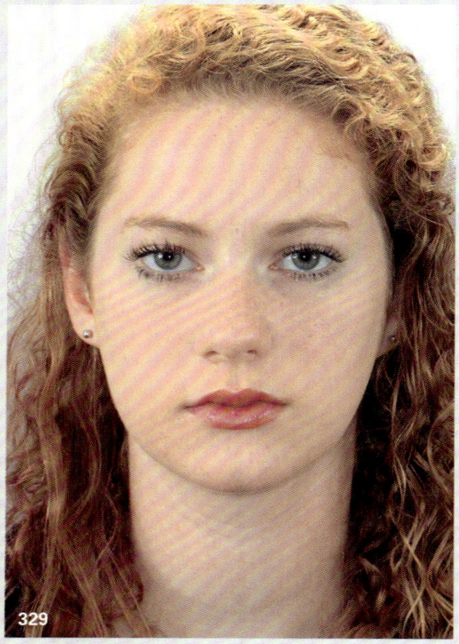
329

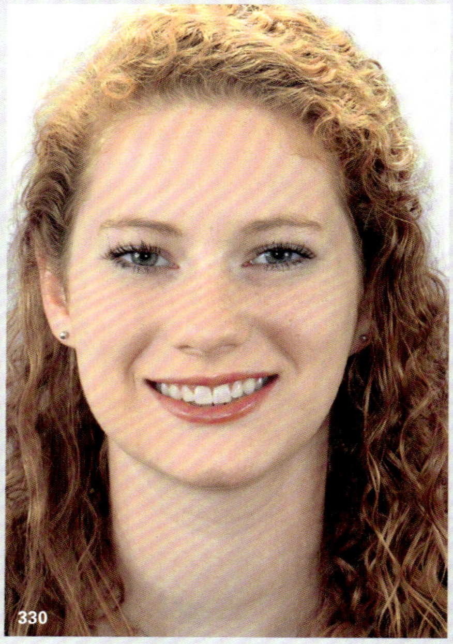
330

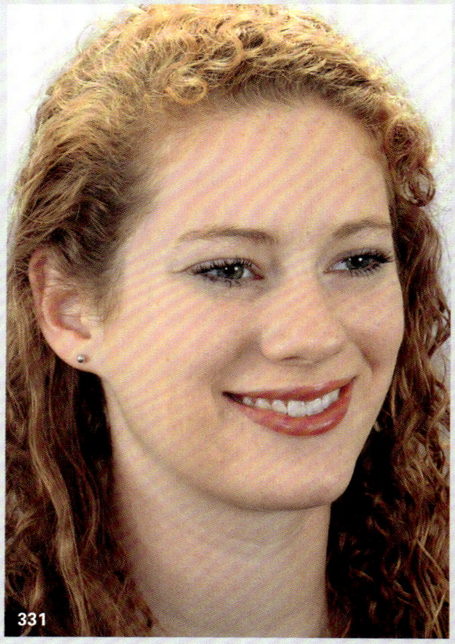
331

图5-324～图5-327 14岁VMD患者的治疗前照片。由于她的生长发育阶段已近成熟，无法进行有效生长改良，因此患者和她的家长决定进行正颌手术以完成理想的微笑并治疗错𬌗。

图5-328～图5-331 术后3年，咬合和面部美学记录。

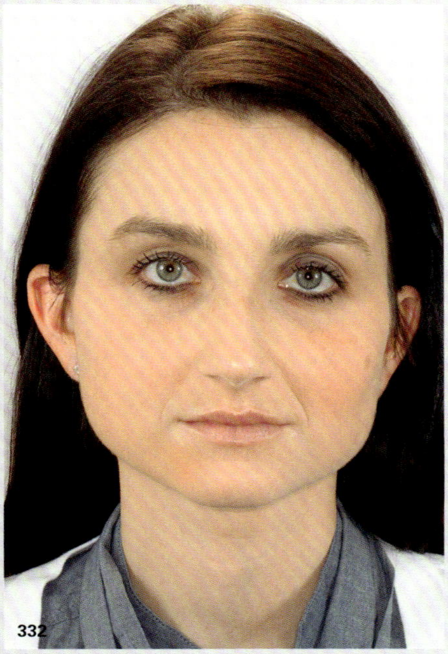

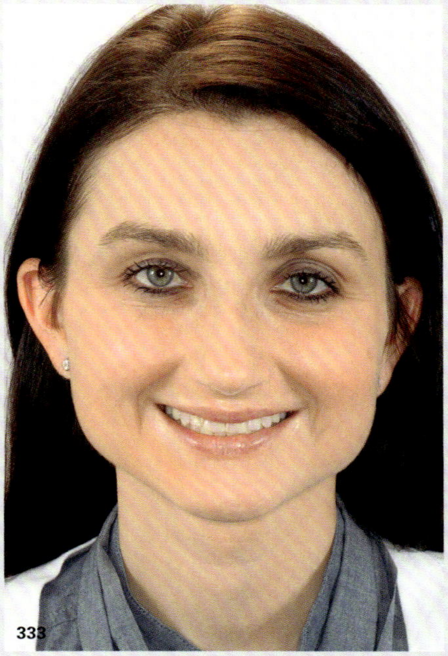

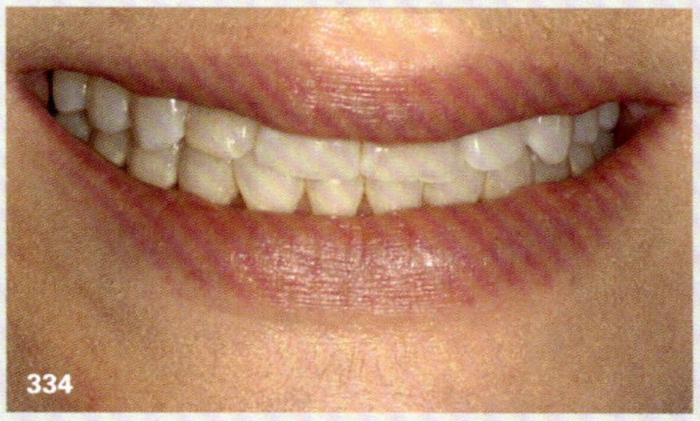

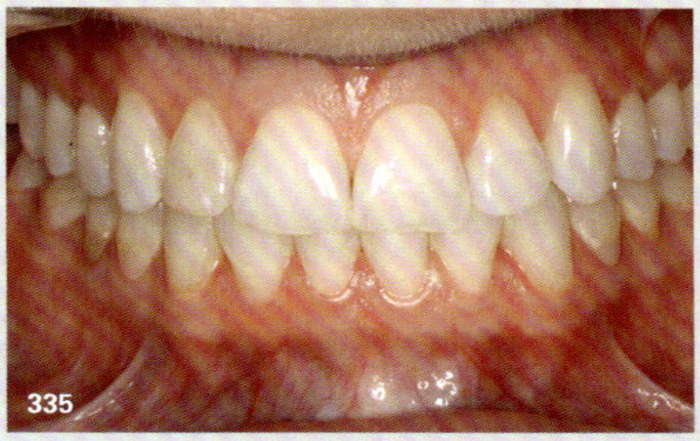

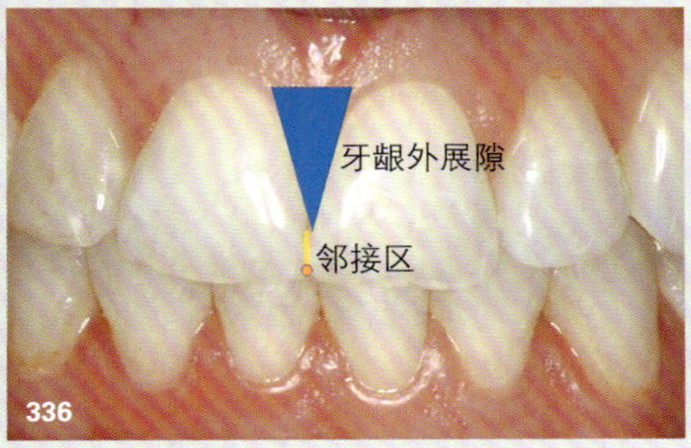

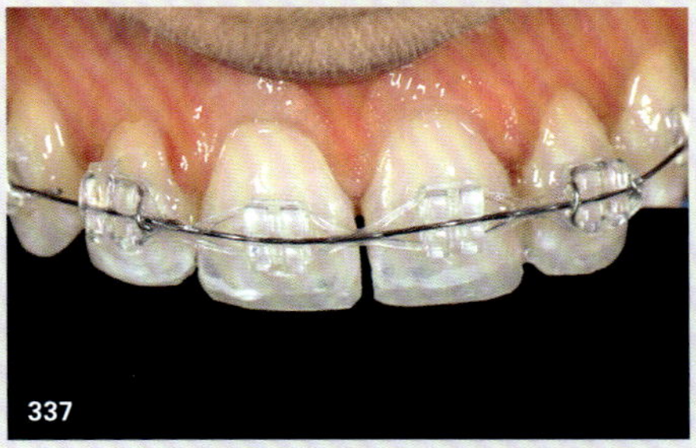

图5-332和图5-333 这名患者曾征求了她的口腔医生的意见，询问她的微笑是否可以用贴面改善。当然，微笑可以得到改善，但修复医生认为她的VMD和颌骨发育是她可能要考虑的控制因素。修复医生将患者转诊给我，以征询是否建议对她的VMD进行手术矫正。

图5-334 她在微笑时只暴露3mm的上颌切牙，这使她的微笑有些显老。

图5-335 她的咬合非常好。

图5-336 由于上颌中切牙过宽，影响其形状，邻接触点低，没有切端外展隙。邻接区短，牙龈外展隙过多。

图5-337 我在上颌中切牙的切缘添加了1mm的复合树脂，以改善长宽比，并使托槽粘接理想化，以便于伸长切牙。在上颌中线处对切牙宽度减径，呈现出更好的比例和空间。

成人的治疗策略：多学科合作的上颌切牙伸长和掩饰性治疗

这名33岁的女性患者（图5-332和图5-333）是转诊来的。她曾寻求修复医生的意见，能否用贴面改善微笑，但医生评估认为她的面下部高度较短，并正确地将她的问题诊断为一种VMD。他觉得上颌骨需要考虑手术，特别是因为微笑时她的上颌切牙只暴露3mm（图5-334）。但是，当向患者提出手术的选择时，患者不愿意，因此我们考虑了其他改善切牙暴露量的可能性。她的咬合很好（图5-335），但是当评估牙齿比例（在第6章中详细介绍）时，我注意到她的上颌中切牙长度偏短，接触点低，邻接区短，牙龈外展隙过多（图5-336）。

直立切牙会增加切牙暴露量，我将托槽粘接在更高的位置，以获得足够的切牙伸长来优化这种改进。我觉得可以通过重塑她的上颌切牙（提高切牙邻面接触点高度，延长她的接触区，减少“黑三角”），改善形状比例，关闭间隙和使切牙直立来进一步改善她的切牙显露。

我从上颌中切牙开始，使用金刚砂车针在中切牙之间预备间隙，以制造间隙并获得更合适的长宽比。除此之外，我还在切缘添加了1mm的复合树脂，以增加牙齿的长度，从而增加切牙暴露量，并获得更好的长宽比（图5-337）。关闭间隙后，切牙暴露量增加了约

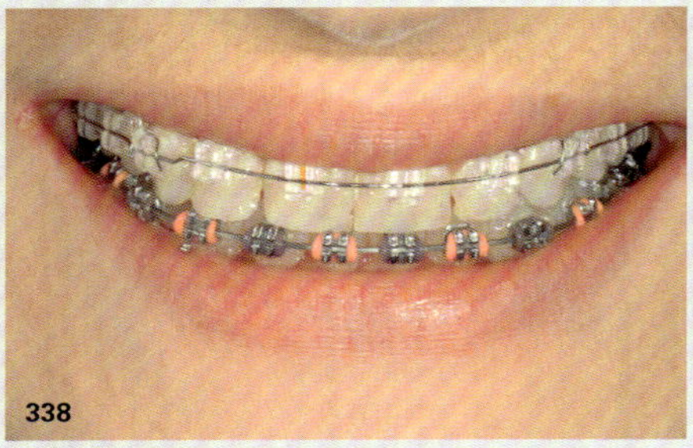

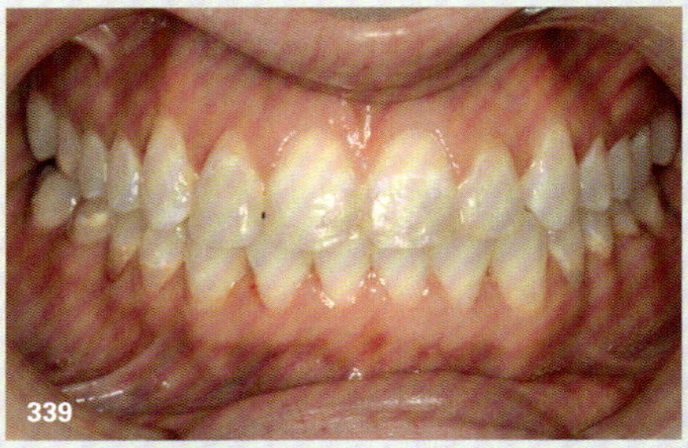

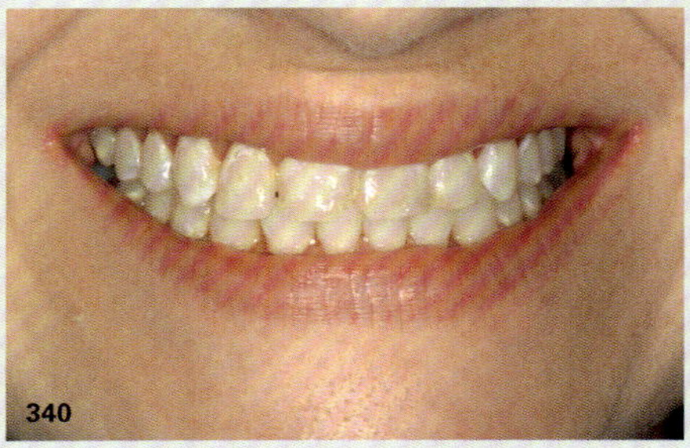

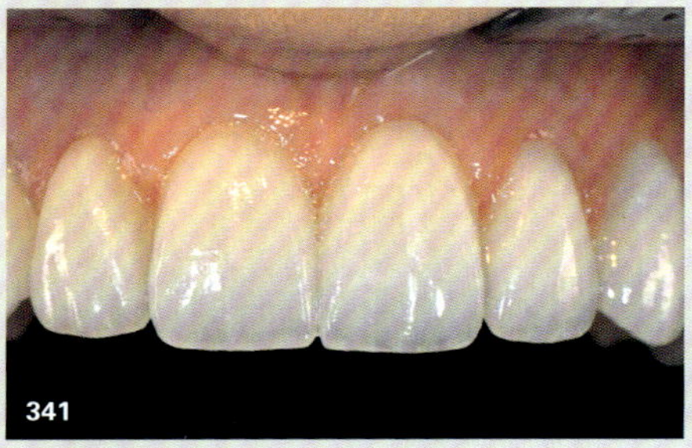

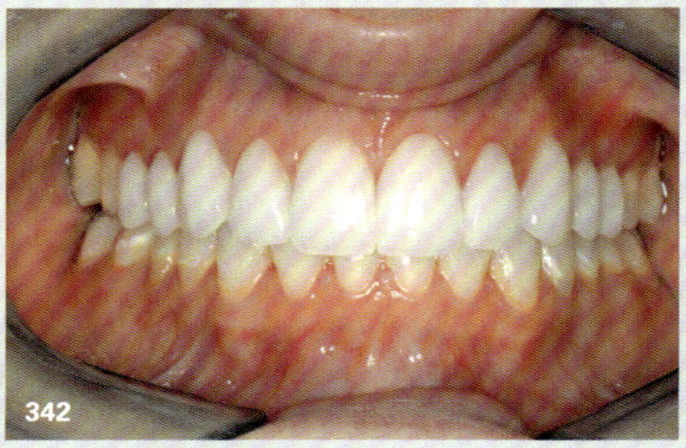

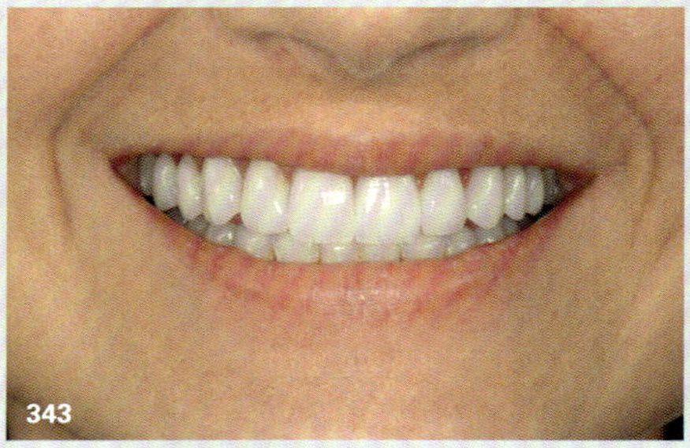

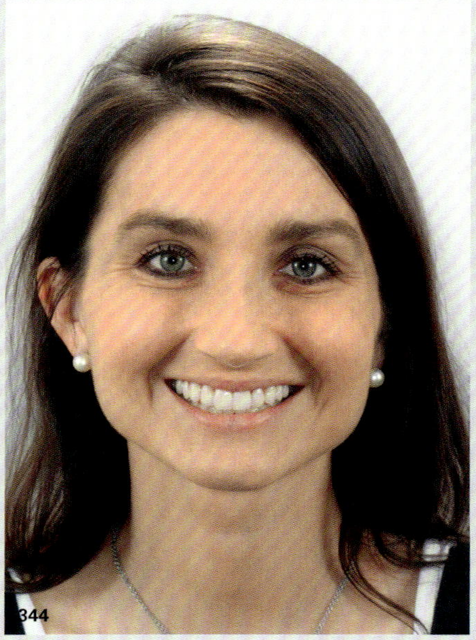

图5-338 用橡皮链关闭间隙使得切牙直立和切牙暴露量增加。

图5-339 正畸治疗完成时的咬合，牙齿比例、形状、接触点和邻接区得到改善。

图5-340 增加切牙暴露量进行“效果模型”的模拟展示，激励医生们努力去获取微笑时理想的切牙暴露量。

图5-341和图5-342 最终瓷贴面。

图5-343和图5-344 最终微笑结果是通过正畸医生和美容口腔医生之间的合作实现的。

3mm，且她的笑线也有所改善（图5-338）。同时，下颌切牙粘接托槽用细丝轻力压入以匹配上颌切牙并减少覆䫔。在17个月后完成固定矫治（图5-339），切牙伸长和临时树脂的组合使切牙暴露量增加到6mm（图5-340）。

在和修复医生进行沟通后，我拆除了矫治器，修复医生在当天进行了贴面预备粘接临时牙。临时牙是连冠，因此在放置最终的贴面之前，切牙段不需要保持器。修复医生和技师协调制作最终的贴面，以进一步增加切牙暴露量。换而言之，贴面不仅仅是技师在模型上制作的精美手工制品，也是为改善她的微笑存在的。由于微笑时牙龈边缘没有暴露，因此额外增加了贴面高度。6周后粘接最终的瓷贴面（图5-341），覆䫔保持在下颌切牙通过正畸压低的状态，以允许上颌切牙加长（图5-342）。贴面修复使她的微笑获得显著改善（图5-343和图5-344），这反映了正畸和切牙美学修复协调的累积效应。

在第4章中介绍了上颌切牙伸长以治疗成人VMD的另一个示例（参见“改善反向笑线”下的图4-161～图4-174）。

逆时针生长模式

青少年生长改良

我认为，矫正逆时针骨骼生长模式是非常困难的，但也并非毫无希望。如果患者患有短面型Ⅲ类错䫔，则有可能尝试通过前牵引面具和Ⅲ类弹性牵引来做掩饰治疗。我们来看一个例子：

这名患者在9岁时因为Ⅲ类

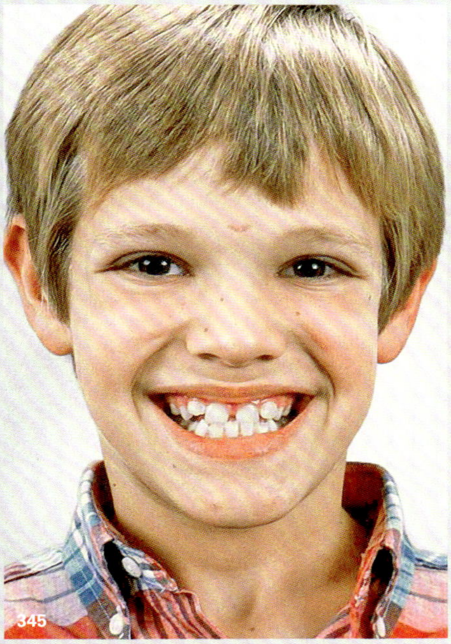

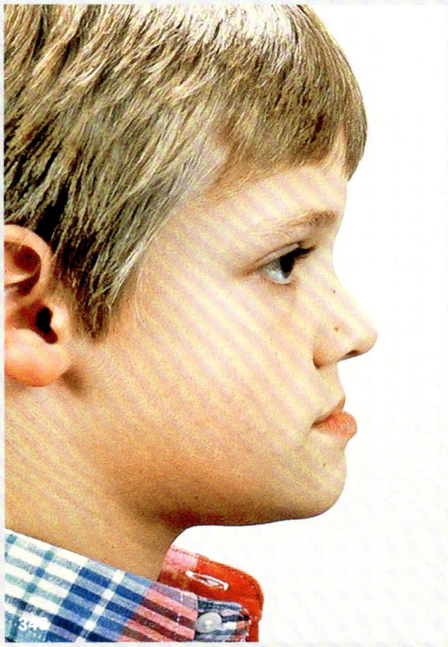

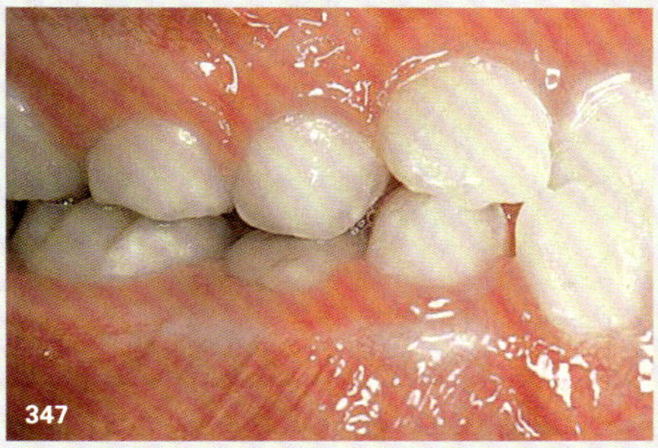

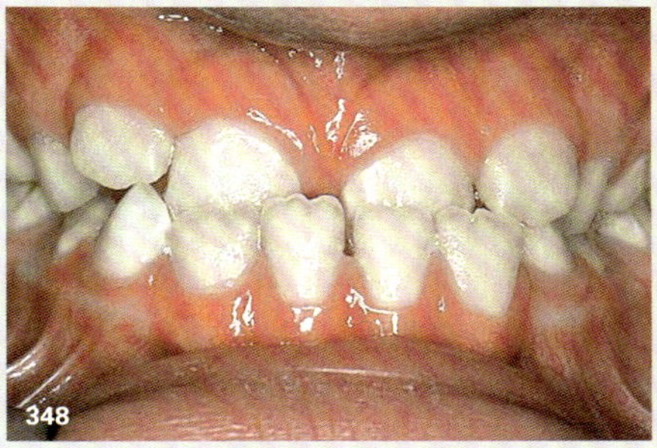

图5-345～图5-349 这名9岁的男孩被转诊而来，治疗他的Ⅲ类错𬌗。由于上颌生长不足，他的面下部高度较短，面中1/3不足。

图5-350 上颌扩弓器就位。

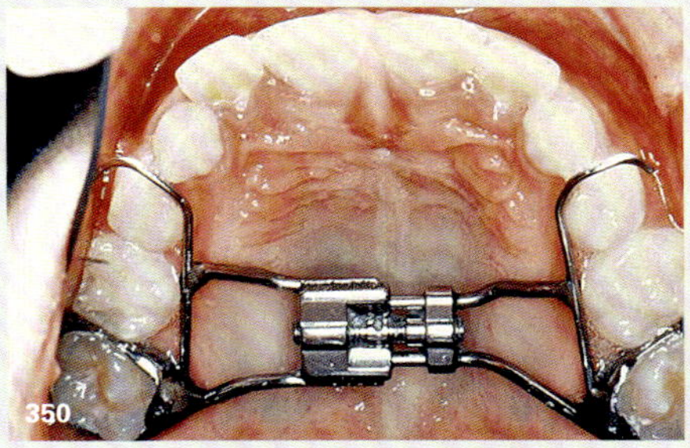

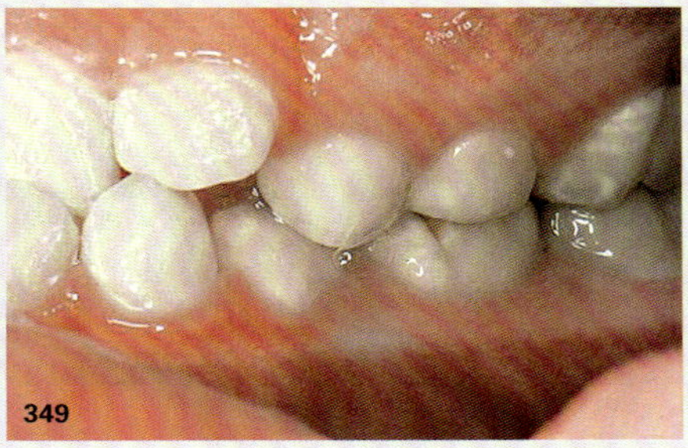

错𬌗被转诊而来（图5-345和图5-346）。他的口内像显示反𬌗，即转诊的原因（图5-347～图5-349）。患者从3岁起就在另一个诊所面诊过，但治疗被推迟了。患者9岁的侧貌显示上颌生长不足导致其面中1/3在垂直向和水平向发育不足，几乎没有下颌过度生长的证据（图5-346）。如果可以实现下颌骨的向下和向后旋转，他的面下部高度过短其实有利于Ⅲ类问题的矫正，我们计划使用扩弓器配合面具前牵引来治疗（图5-350）。患儿9岁2个月时开始治疗，图5-351显示9个月后治疗完成时的概况。头颅定位侧位片描记显示骨骼变化，其中上颌骨前移，切牙反𬌗解除（图5-352）。同样非常明显的是面部的变化，上颌骨显著前移以及牙齿和骨骼变化明显，但下颌骨的向下和向后旋转很小（图5-353～图5-357）。

该患者直到12岁才接受其他治疗。在这个年龄，3年观察期的头影重叠显示下颌骨和上颌骨有相当大的向下与向前生长，颌骨生长关系非常协调，咬合仍处于轻度的Ⅲ类关系（图5-358）。在患者13岁零4个月时，我们进行固定矫治器治疗以改善Ⅲ类咬合。图5-359～图5-363的图像反映了他15岁5个月第二阶段治疗结束时的结果。在第二阶段治疗的25个月中，有9个月使用了Ⅲ类弹性牵引。青少年生长发育高峰期也出现在这一阶段，但是获得了良好的后牙Ⅰ类咬合。由于下颌骨相对于上颌骨的生长速度较快，因此此时他开始显示出一些凹面型特征。

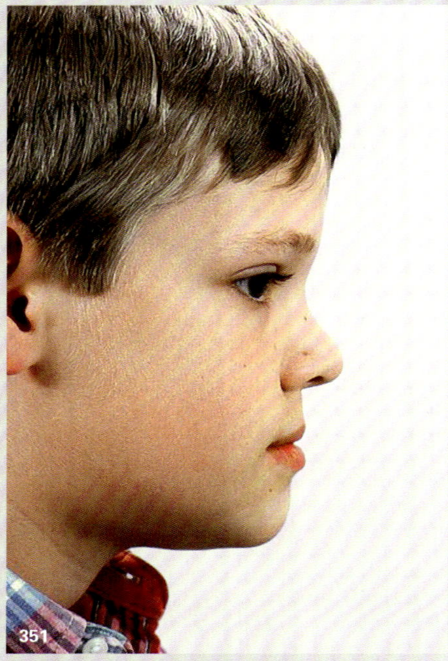

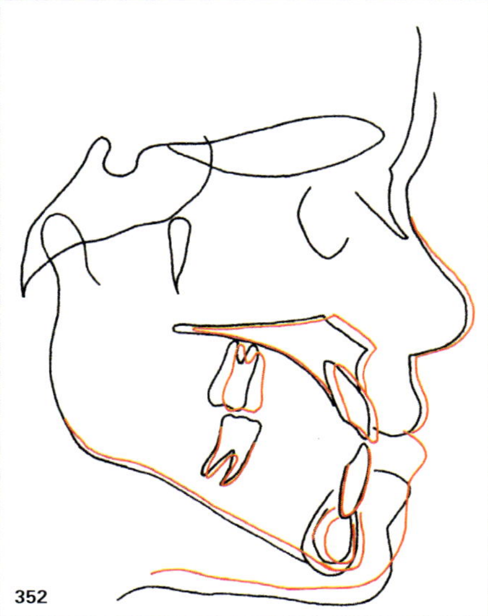

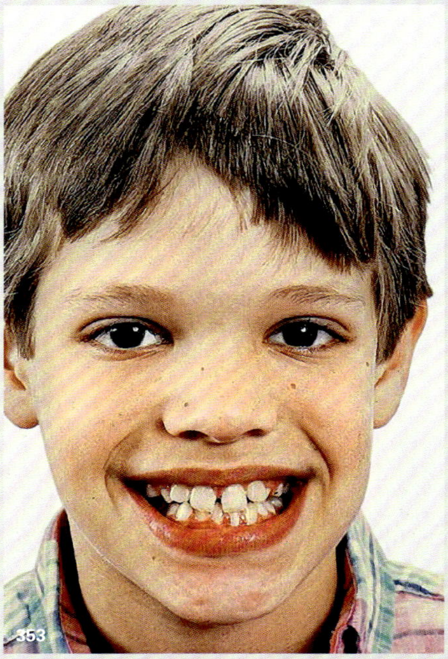

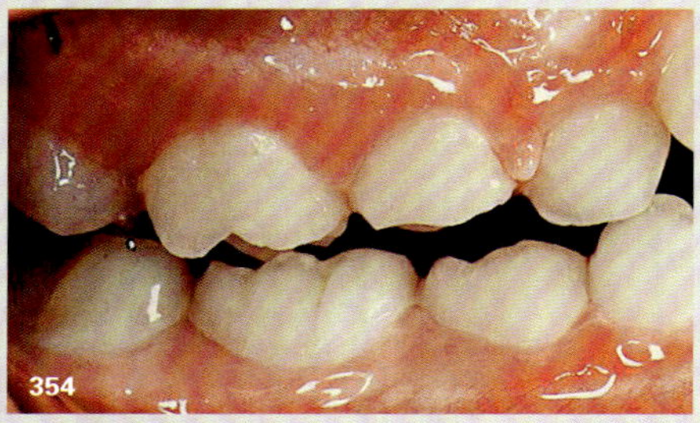

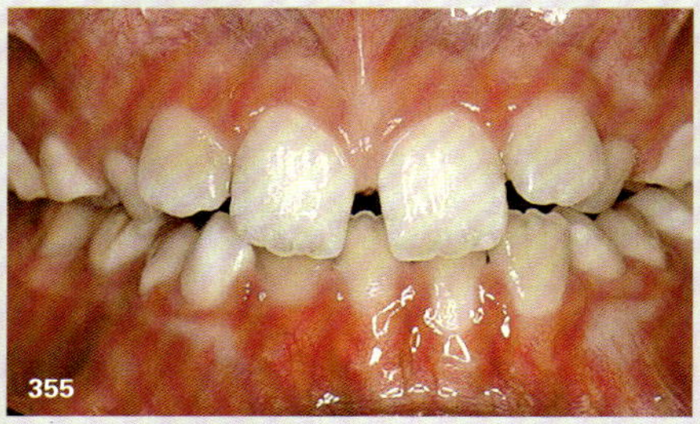

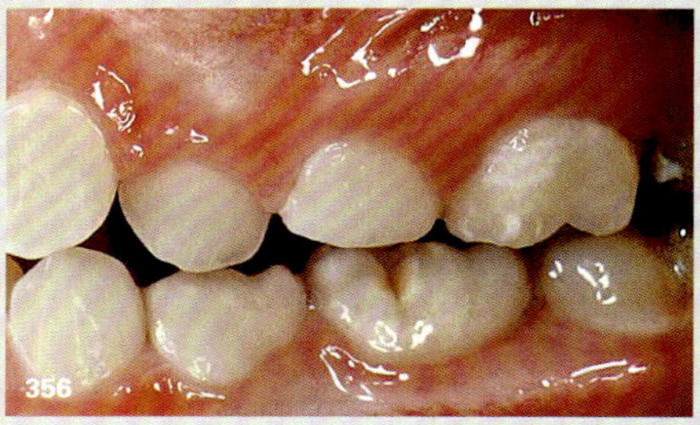

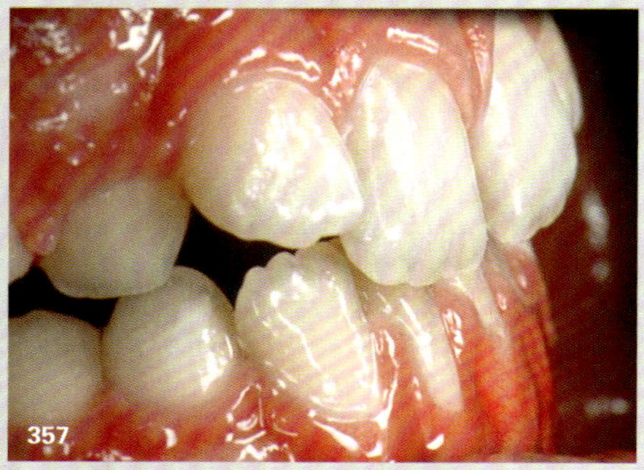

图5-351 在上颌扩弓器与前牵引面具组合治疗后的侧面像。

图5-352 头影重叠显示上颌前牵引和反殆的改善。但是，下颌骨根本没有旋转太多。

图5-353～图5-357 第一阶段治疗后的面像和口内像。与9个月前相比，这是多么大的变化啊！

到19岁时，他的面像和口内像（图5-364～图5-368）反映了侧貌凹面型进一步加重，但他保持了合理的咬合关系，家长认为他的面部外观是可以接受的。他的头影重叠显示上颌切牙没有进一步萌出、上颌磨牙萌出伸长、下颌骨向前生长、下颌切牙舌向倾斜和直立（图5-369）。

治疗结束20年后，他展现出合理的咬合稳定性（特别是对于Ⅲ类逆时针生长模式）和面部外观（图5-370～图5-375）。

成人正颌手术：顺时针双颌旋转

第2章说明了在成人中进行正颌外科手术以旋转上颌复合体的一个例子（参见“由外而内与由内而外的诊断方法”下的图2-44～图2-70）[22]。

形态学上的解剖冠长度过程

图5-376～图5-378中的12岁女孩由她的洁牙师母亲转诊而来，以

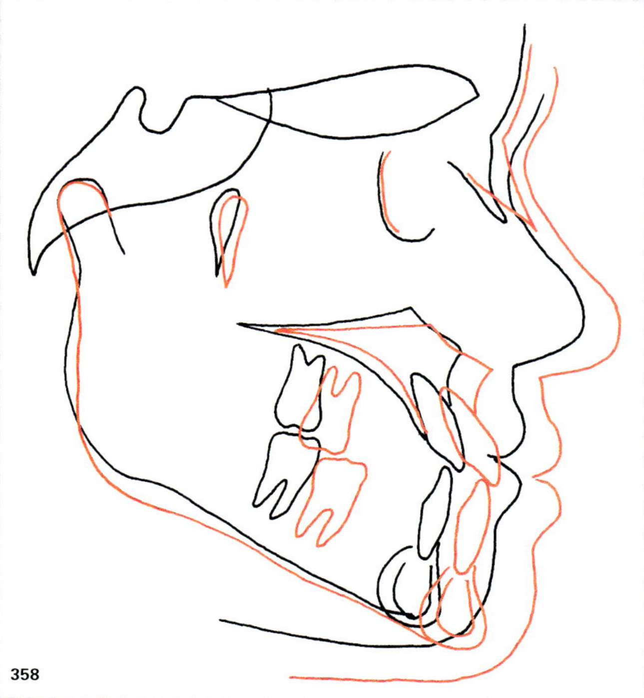
358

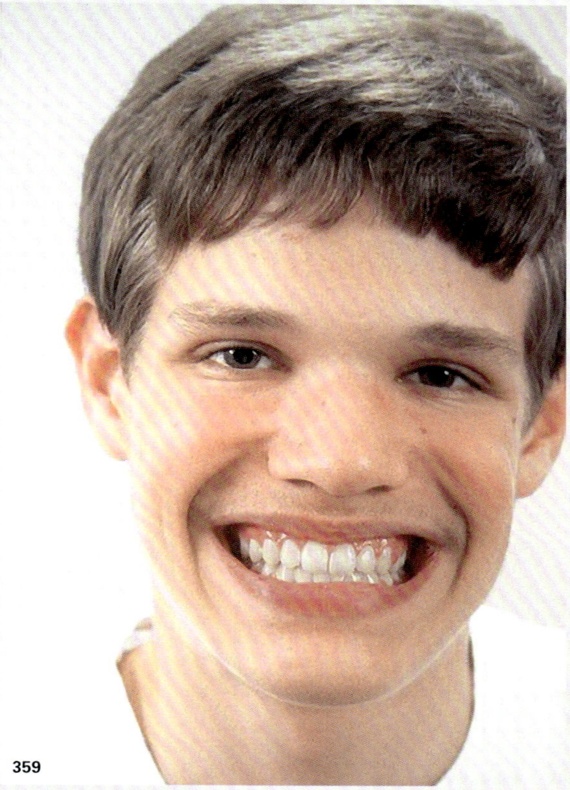
359

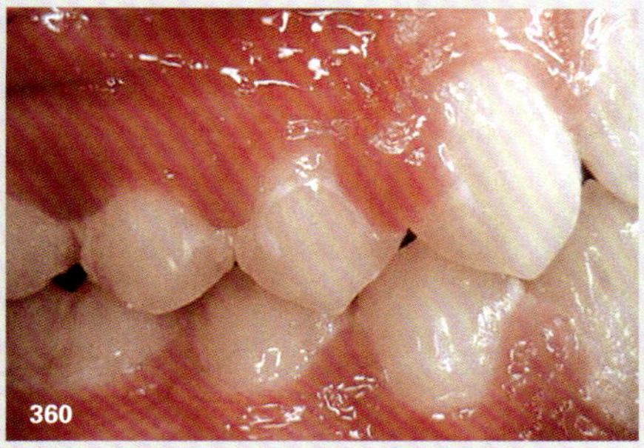
360

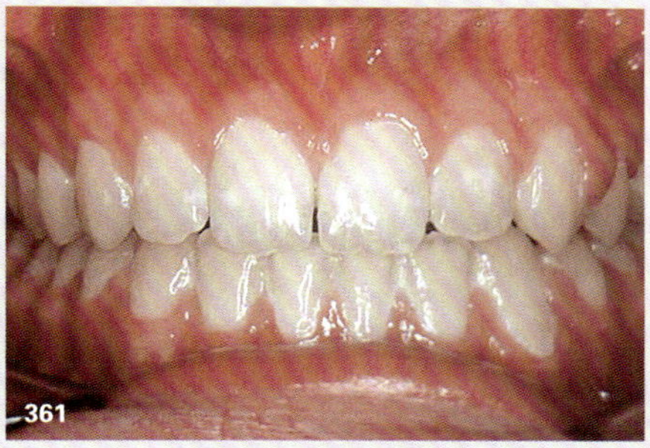
361

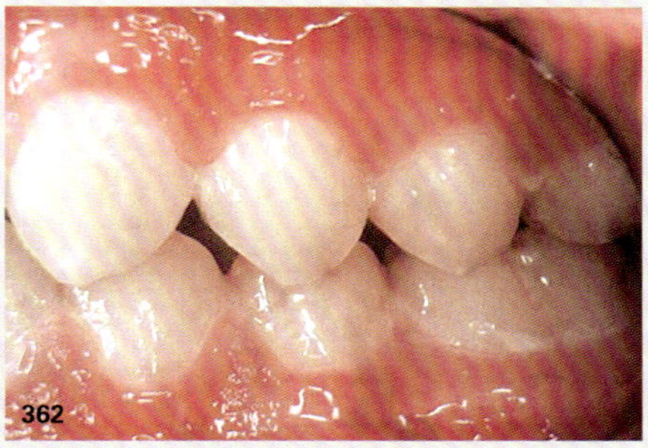
362

图5-358 头影重叠显示了3年观察期间的生长变化。

图5-359～图5-363 15.5岁结束治疗的照片。达到了良好的Ⅰ类关系，但侧面有一些凹。

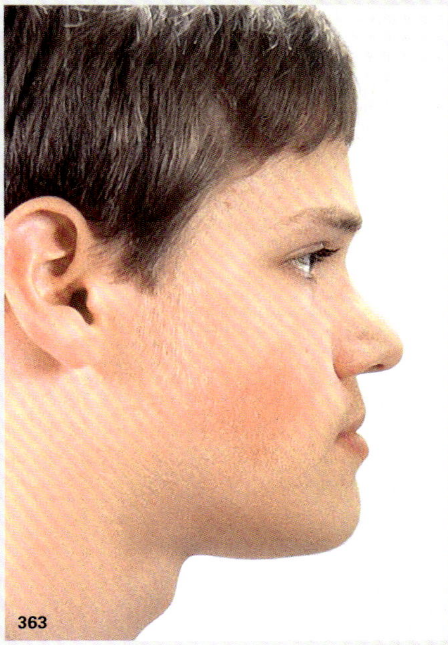
363

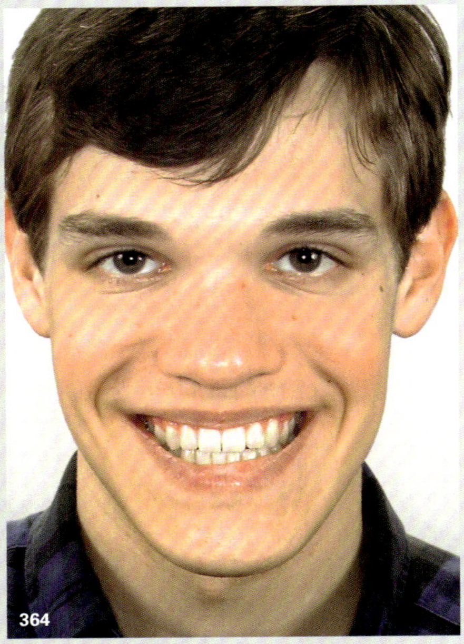
364

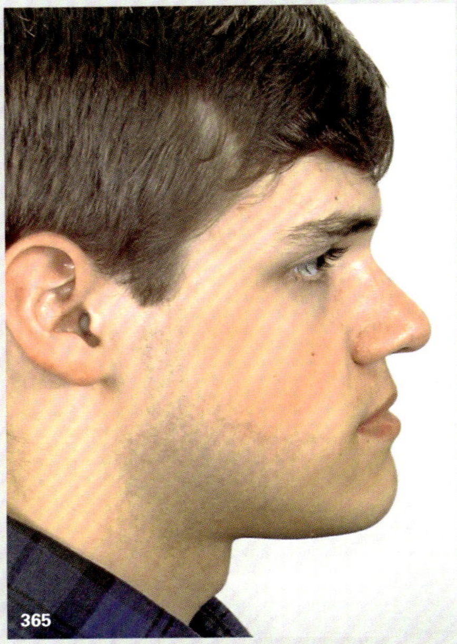
365

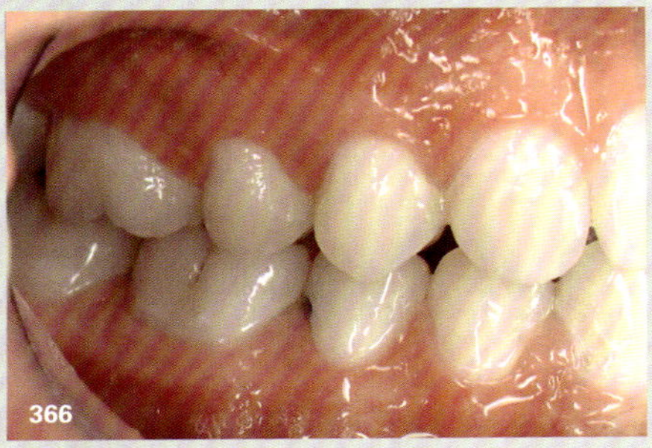
366

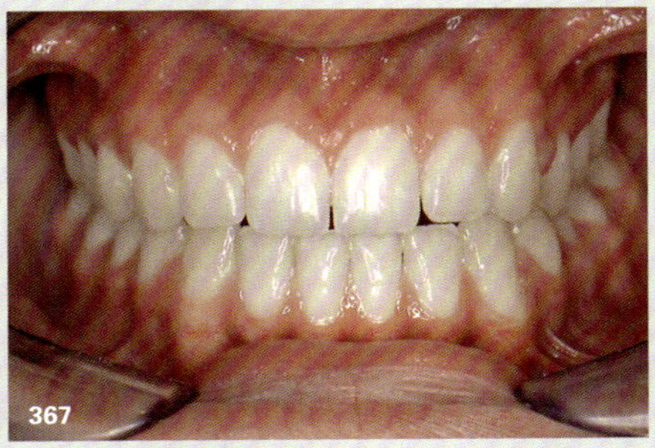
367

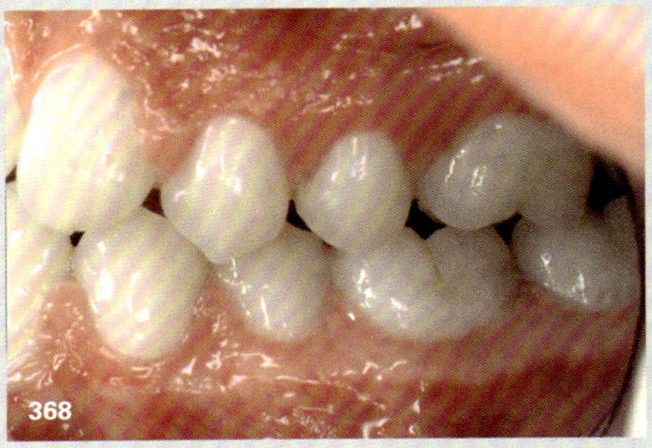
368

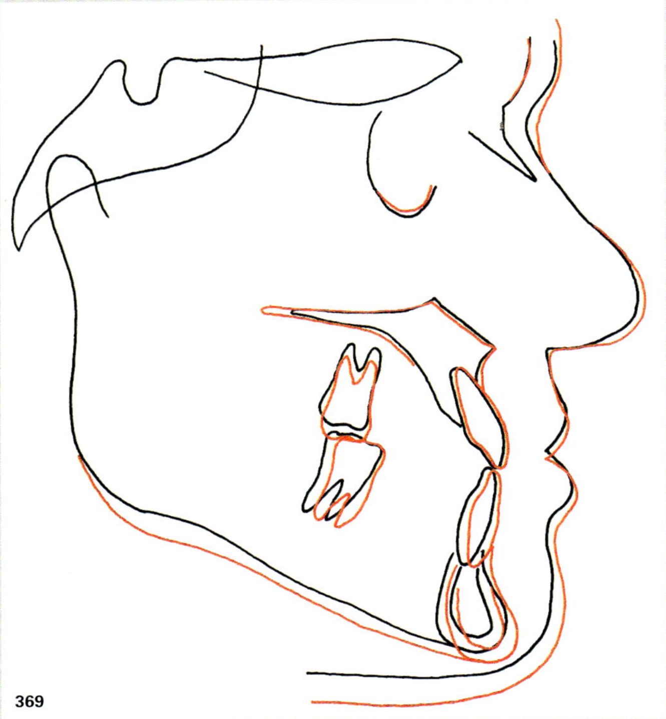
369

图5-364～图5-368 19岁时的照片。

图5-369 头影重叠显示上颌磨牙的萌出和下颌骨的向前生长（2mm），包括下颌切牙的舌向倾斜和直立。

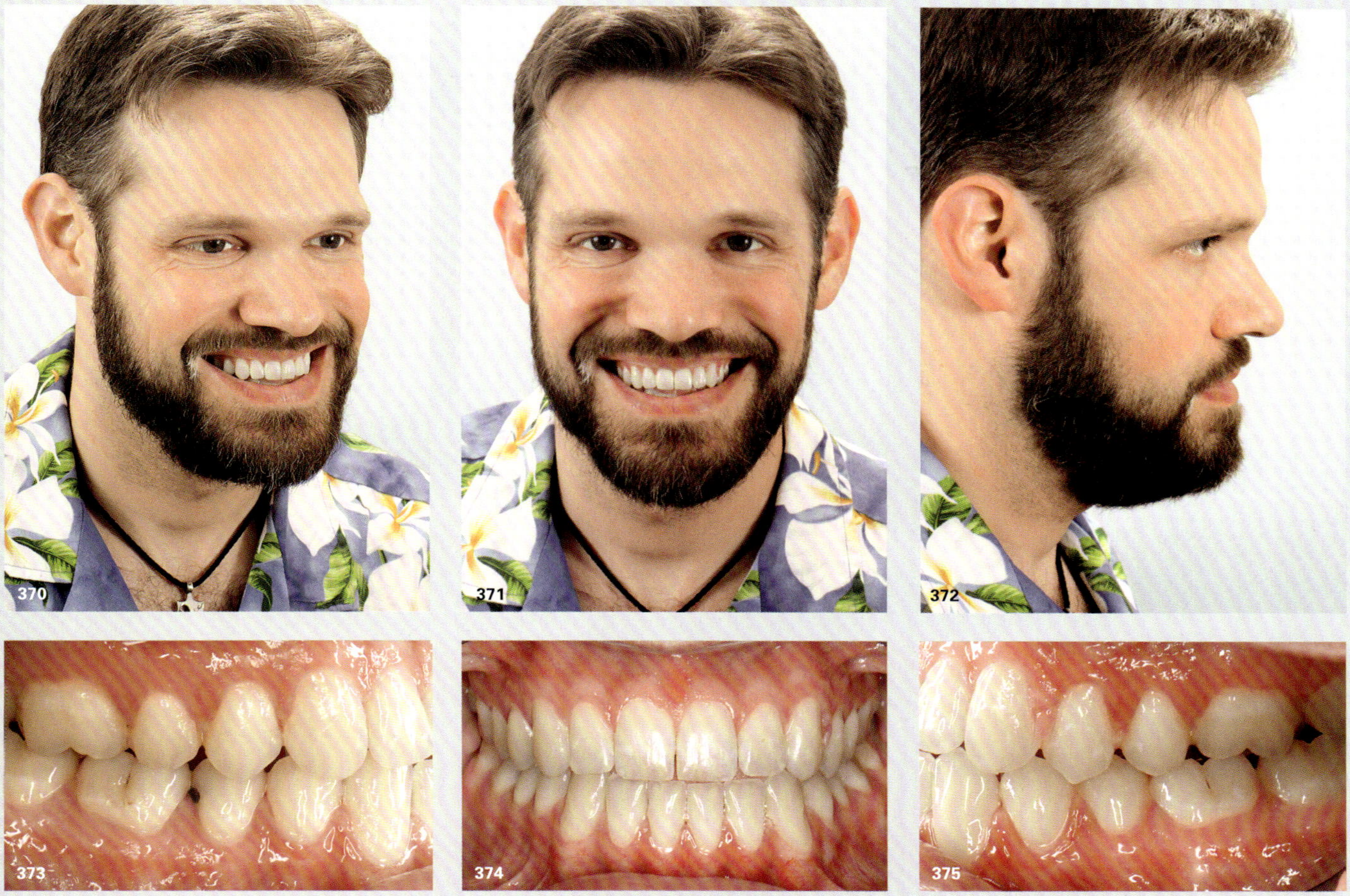

图5-370～图5-375 治疗后20年的照片。请注意咬合的稳定性，这对于具有Ⅲ类逆时针生长模式的患者非常重要。

咨询所有牙齿之间的“散隙”。母亲从事口腔美学相关工作，希望女儿有一个“更阳光、更明亮”的微笑。在我看来，这名患者不仅需要更大的切牙暴露量，而且还需要牙齿形状和大小的改善。她的后牙咬合为Ⅰ类，但咬得很深。我觉得我有两个基本的治疗目标可以选择：①粘接固定矫治器，关闭间隙，打开深覆䶮。为了获得适当的牙齿形状和尺寸，我需要尝试在切牙之间创建间隙，以便给她的口腔医生粘接临时牙或在适当年龄预备贴面的空间。②让修复医生在粘接矫治器之前进行间隙关闭，这使我的工作变得轻松，只需打开深覆䶮即可。在咨询了她的修复医生之后，我们同意采用最准确和最有效的方法——树脂预留理想的宽度以关闭间隙，然后固定矫治器以打开她的深覆䶮，在正畸完成后重新评估切牙切缘的位置。

在完成间隙关闭后（图5-379），我们注意到，患者微笑时上牙龈边缘处于相对理想位置，但是相对于下唇，切牙边缘仍然略短于理想长度（图5-380）。作为正畸医生，对我来说，这意味着我将粘接固定矫治器以保持上颌切牙的垂直位置，但通过下颌切牙的压低打开深覆䶮。花费了9个月的正畸治疗来实现我们的目标（图5-381和图5-382），然后进入保持阶段。当患者17岁时，口腔医生将临时树脂粘接转换为瓷贴面，在最终修复中实现理想的牙冠长度（图5-383和图5-384），达到了更阳光、更明亮的微笑目标。

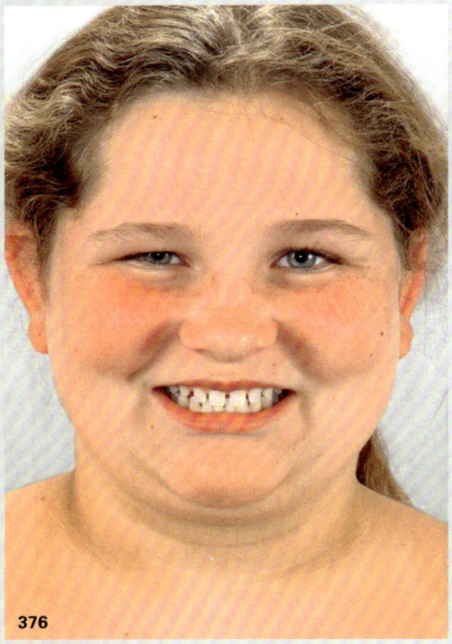
376

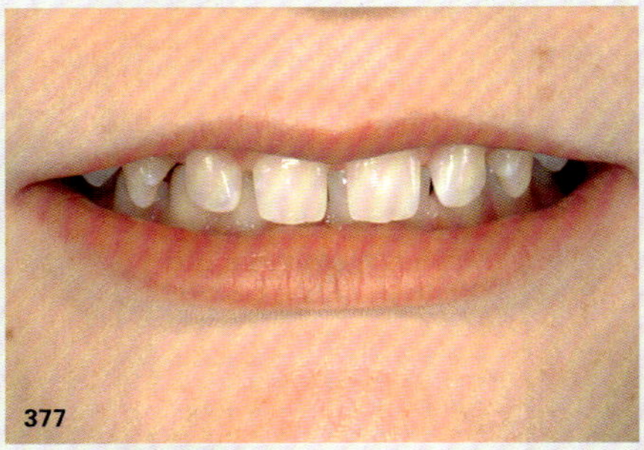
377

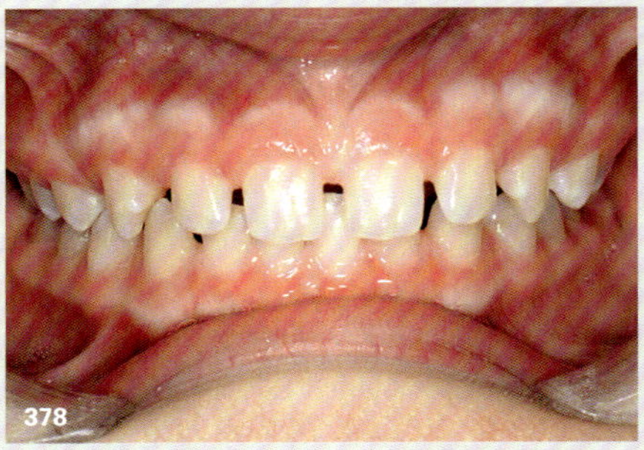
378

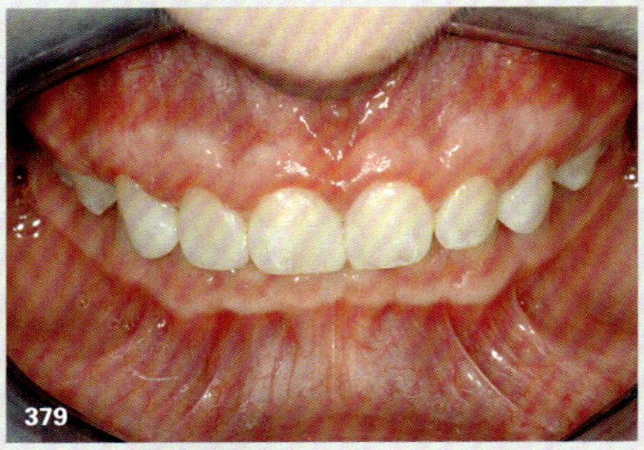
379

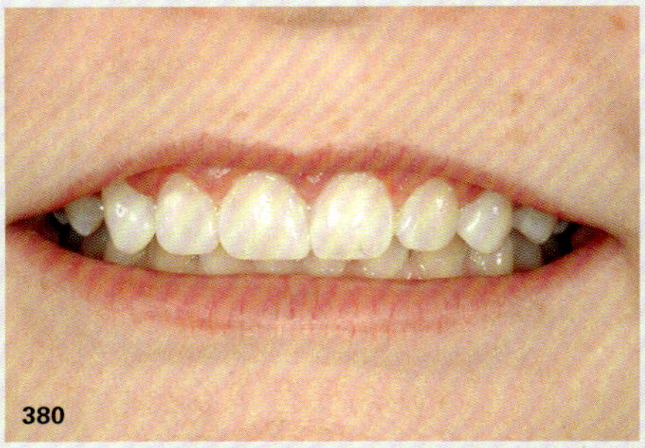
380

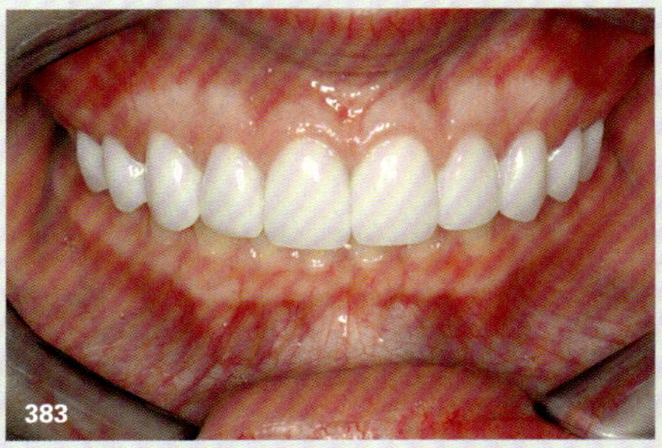
383

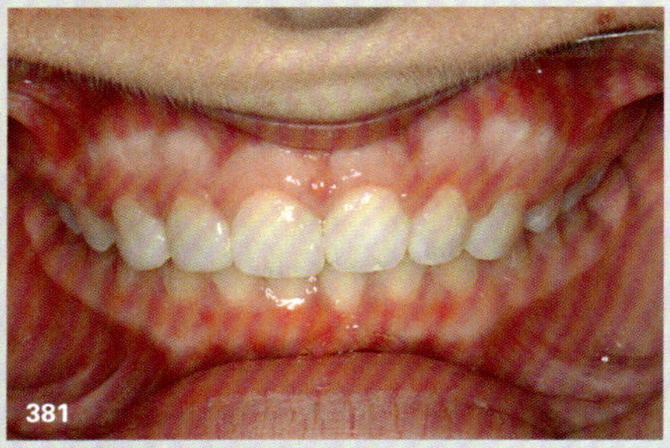
381

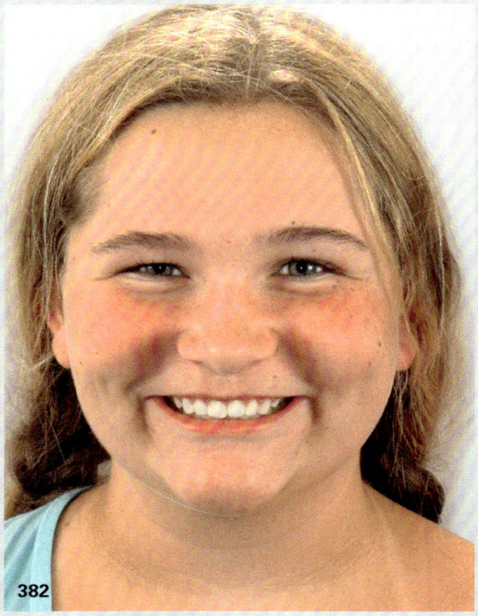
382

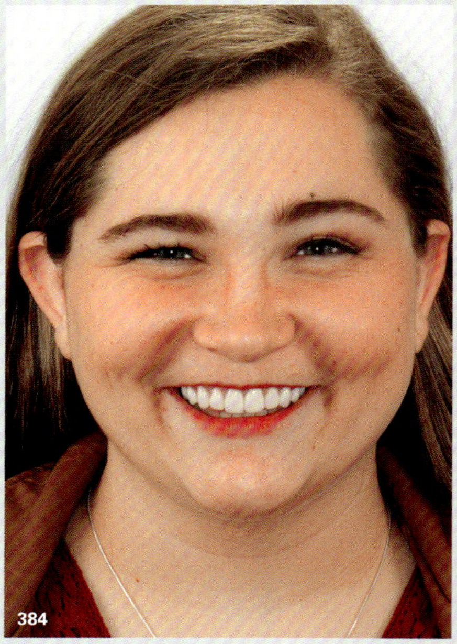
384

图5-376～图5-378 这名12岁的女孩被转诊来解决她的“散隙”。

图5-379 放置临时贴面以固定牙的宽度并关闭间隙。

图5-380 微笑时，当上颌牙龈边缘相对于上唇处于良好位置时，切缘未能接触下唇。

图5-381和图5-382 经过正畸治疗9个月后压低下颌切牙的最终结果。请注意上颌切牙边缘与下唇的关系。

图5-383和图5-384 17岁时粘接了瓷贴面后的照片。

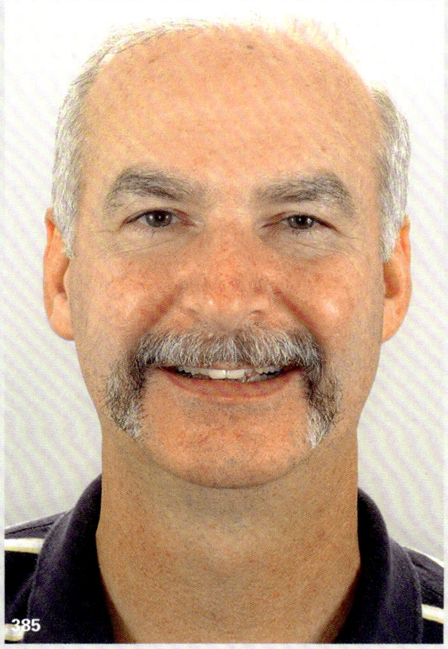

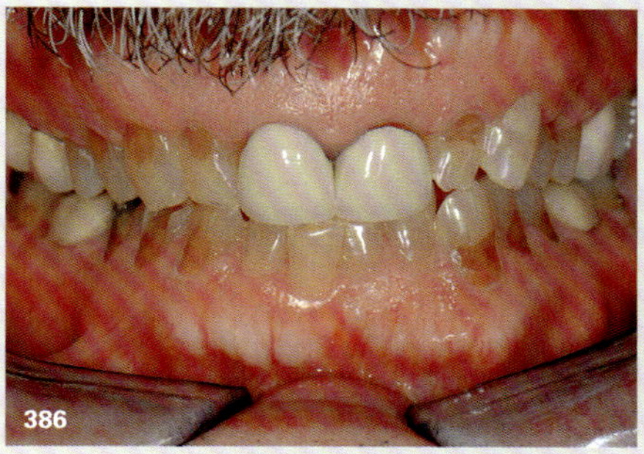

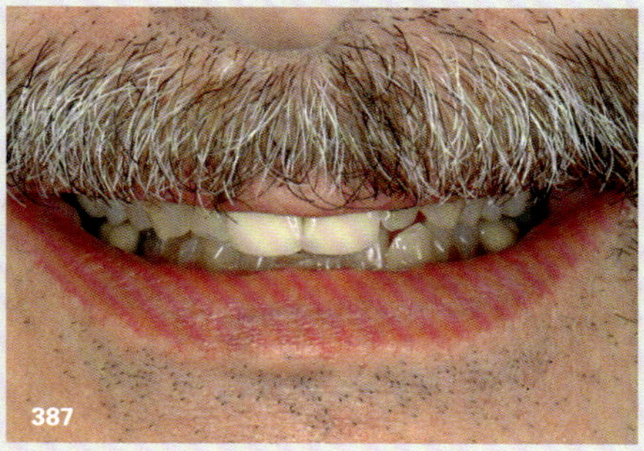

图5-385和图5-386 这名48岁的男子因磨损导致上颌中切牙较短。
图5-387 特写微笑像表明切牙暴露不足。

磨耗导致的牙冠长度过短

成人常因磨牙症出现牙齿磨耗而求治。在某些情况下，切牙长度的磨损可能很小，但在其他情况下，磨损可能相当严重。根据我的经验，这些患者很少主诉为磨损来就诊，大多数是从他们的口腔医生那里寻求治疗，然后口腔医生转诊给我进行正畸治疗，以促进修复或进行咬合功能改善，从而产生更好的功能和美学效果。

图5-385和图5-386中所示的48岁男性患者，他的修复医生计划为他预备新的中切牙牙冠。从修复的角度来看，问题是上颌和下颌切牙处于对刃殆，两颗上颌中切牙的修复垂直空间不足。另一个因素是严重的磨损，前磨牙和尖牙的楔状缺损（abfraction）表明牙齿的完整性降低。楔状缺损的理论主要基于力学工程分析，该理论表明，过度的咬合应力集中传递到牙齿的颈部区域可能会导致牙釉质宽度最薄区域（颈部）的折裂。尽管最近的一些应力研究支持了这些早期发现[23-29]，但似乎很少有对照研究表明咬合负荷与楔状缺损病变之间存在关系。但是，术语“非龋性颈部病变”通常用于描述这些牙颈部病变，因为有理论认为它们可能是多因素造成的，而不一定是应力所致的楔状缺损。其他机制或因素也可以解释牙颈部牙釉质缺损。

虽然微笑时上颌切牙暴露量不在患者最初的主诉中（图5-387），但在医患沟通后，我们共同选择了一种更全面的治疗计划，其中包括正畸排齐牙列和协调牙弓以及压低下颌切牙，以创造足够的空间来修复上颌和下颌切牙。这样做的目的是不仅可以恢复功能，而且可以使口腔医生加长上颌切牙，从而增加切牙暴露量，使微笑更显年轻。口腔医生粘接托槽，将牙齿排齐整平，然后我们使用下颌多用途弓压低下颌切牙。下颌切牙明显压低后，我们在下颌切端添加树脂材料，以便我们与治疗之初相比能将托槽粘接在更靠近切端的位置（图5-388）。怎么才算足够的压低呢？在下颌托槽的位置合适的情况下，患者切牙已经呈现开殆状态。这里有一个临床提示：我使用下颌切牙托槽的顶部作为上颌切牙切缘位置的参考（图5-389），并且托槽的现有位置将有助于确定上颌切牙切缘的理想位置。推簧用于打开上颌切牙之间的间隙，从而将它们从与下颌切牙对刃殆关系变

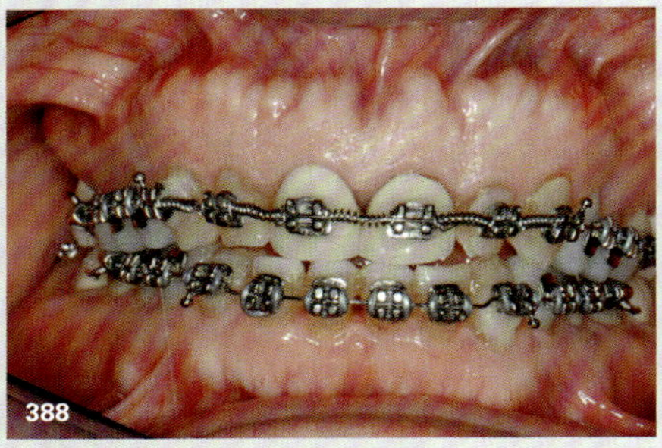
388

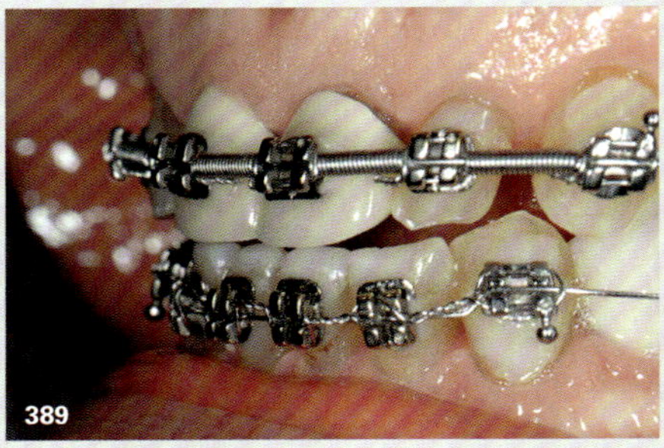
389

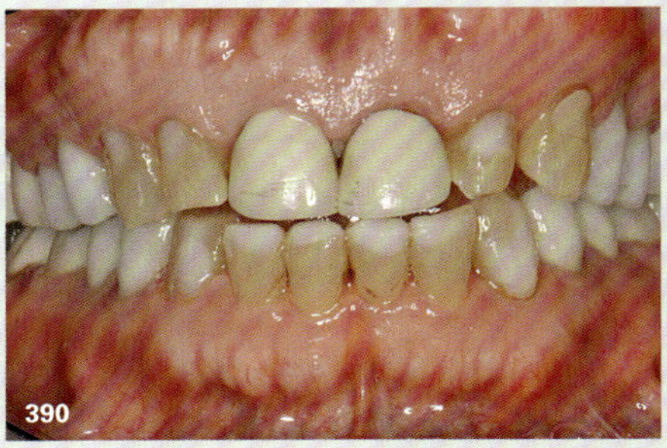
390

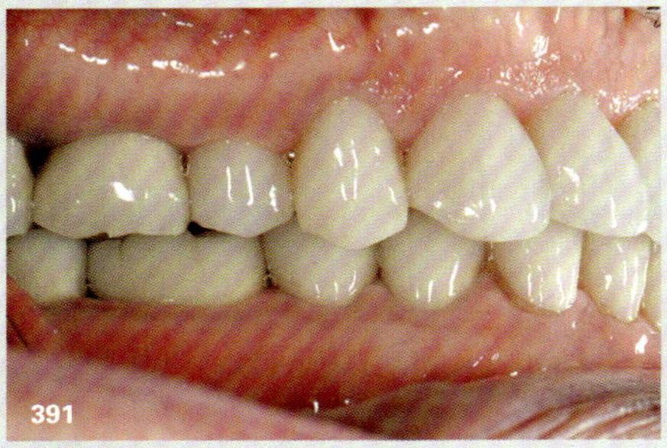
391

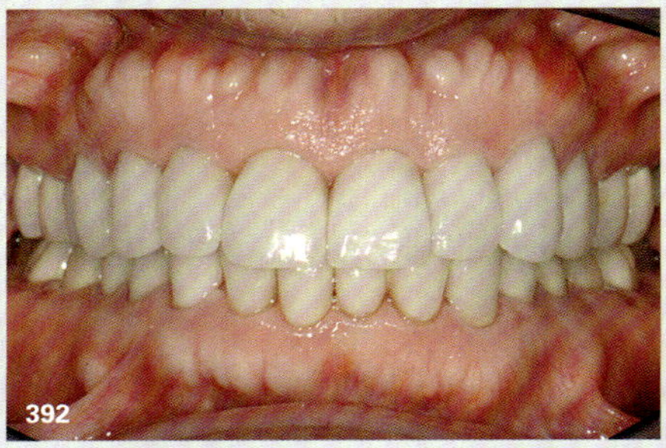
392

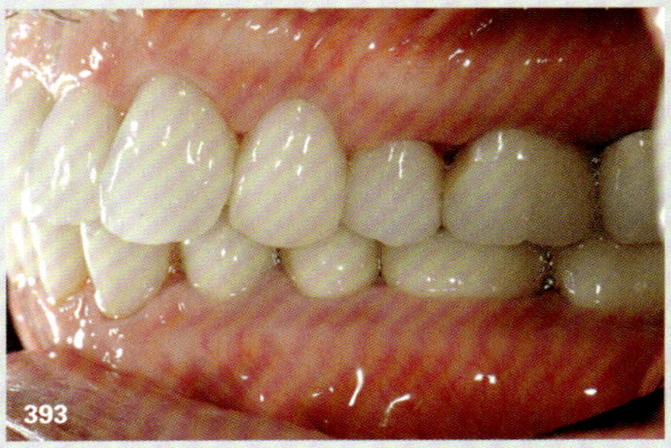
393

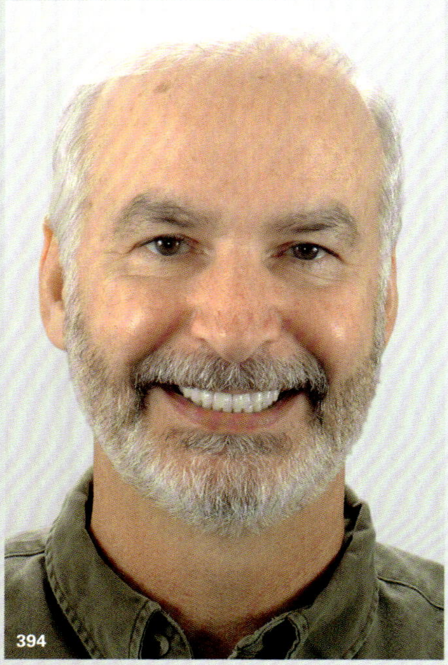
394

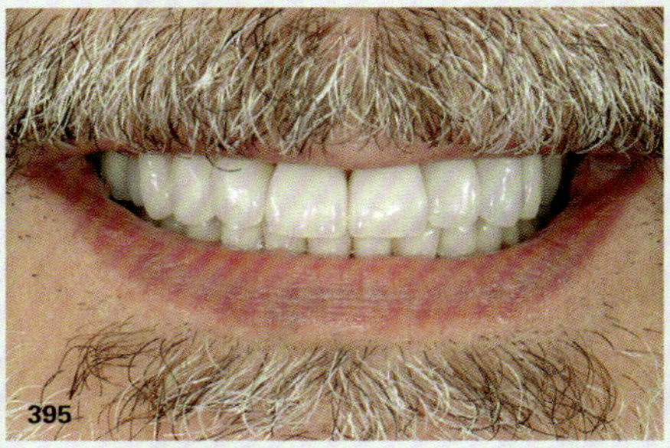
395

图5-388 下颌切牙压低后的托槽粘接，需要粘接复合树脂来进一步压低。

图5-389 45°侧面口内像显示已完成足够的切牙压低量。我使用下颌切牙托槽的顶部作为上颌切牙切缘的位置，这张图像显示了托槽的适当位置，以实现良好的上颌切牙切缘放置。

图5-390 拆除托槽后的咬合。

图5-391～图5-393 上颌中切牙和后牙行全冠修复，其余牙齿行贴面修复后的咬合情况。

图5-394和图5-395 是全口修复后的最终微笑像。请注意显著增加的切牙暴露量和微笑饱满度。

到正常覆盖关系，并为修复体的龈缘轮廓创造空间。口腔医生可以选择几种方法来决定最终的牙齿定位。在拆除托槽前，我总是建议患者与修复口腔医生预约，用模型建立蜡型，口内试戴或仅进行目视检查。在这种情况下，口腔医生会选择取一个粗略的口内研究模型，再拆除矫治器（图5-390）。

最终的修复效果非常出色，上颌中切牙和后牙行全冠修复，上颌侧切牙和尖牙以及下颌切牙和尖牙行贴面修复（图5-391～图5-393）。通过增加切牙暴露量、出色的色调选择和牙齿比例，极大地改善了患者的微笑（图5-394和图5-395）。

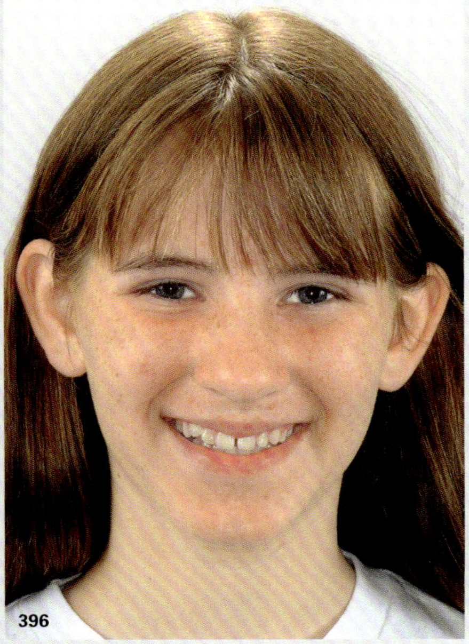

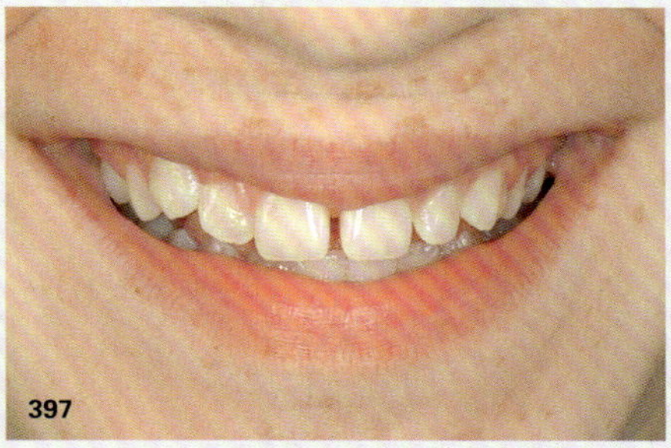

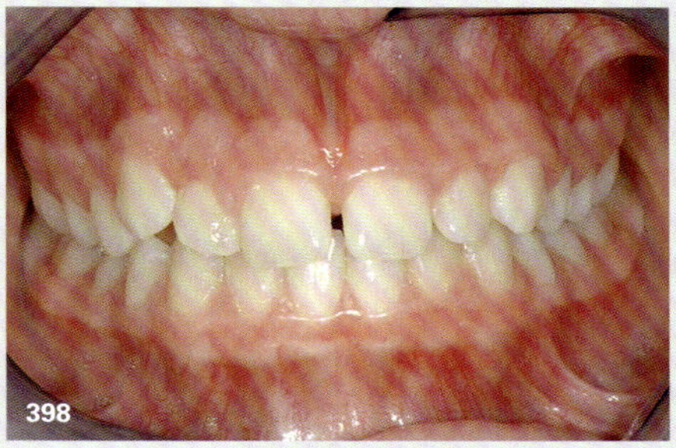

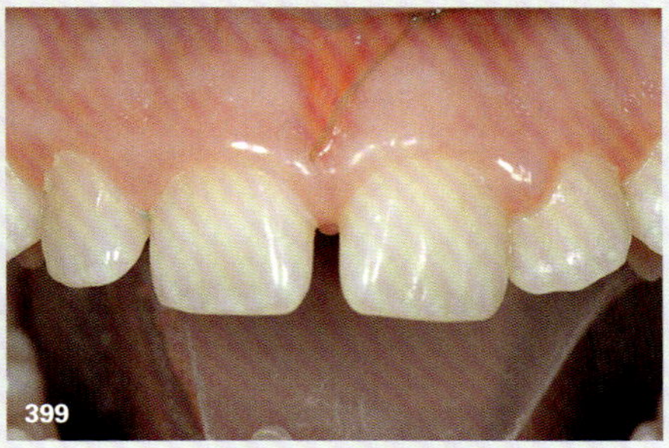

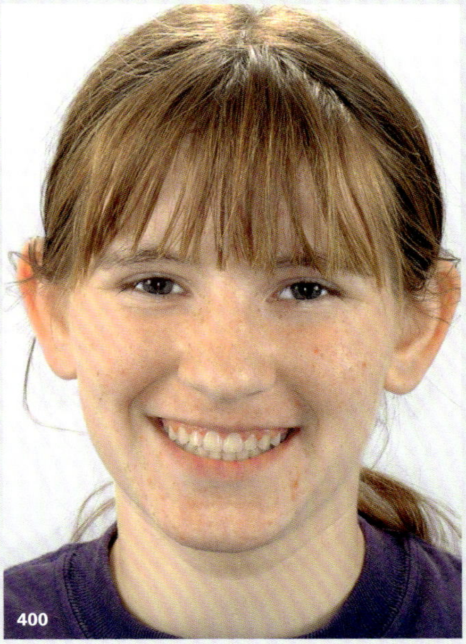

图5-396和图5-397 一名11岁的女孩微笑时切牙暴露不足。

图5-398 口内检查显示出唇系带附丽过低，这限制了微笑时上唇的活动性。

图5-399 牙周医生将唇系带重新定位。

图5-400 牙周手术后“更大”的微笑。重新定位唇系带附丽有助于微笑时唇的更多移动，因此在微笑时切牙暴露完全。

上唇上抬不足

你知道“灿烂的笑容”的概念吗？在我的思维方式中，这可能意味着很多事情，但关键是微笑时唇的活动性。想想“咧到耳根的大笑”这句话，你就明白了。我们没什么办法来增加微笑的移动性，但是基于此，我们可以改善牙齿的暴露量。根据我的经验，上唇遮挡的原因有3种：①唇系带附丽过低；②上唇过长；③医源性的上唇活动度降低。让我们看看这些因素以及如何改善它们。

唇系带附丽过低

唇系带附丽的评估是牙齿和正畸评估的常规部分，但是我们大多数人都不认为唇系带附丽过低在微笑中是有问题的。相反，我们主要是在上颌中线持续出现间隙时考虑它。但是，唇系带附丽过低肯定会限制微笑时上唇的抬高，正如你在图5-396所示的11岁女孩中看到的那样。在她的初步检查中，我注意到她在微笑时切牙暴露不足（图5-397），在口内检查中，我注意到唇系带附丽过低（图5-398）。在治疗开始时，我们将她转诊给牙周医生，以使其对唇系带进行更好的重新定位（图5-399），她的最终结果显示了微笑时上唇更多的提升，从而使微笑时切牙暴露完全（图5-400）。

上唇过长

一些患者上唇天生较长或因为增龄而出现上唇延长，而减少了切牙暴露量（见第4章）。面部整形外科医生可能会建议缩短上唇。首先在连接鼻底、鼻翼两侧和上唇的转折处做一切口，然后在上唇上形成切口，并将下缘和上缘缝合，

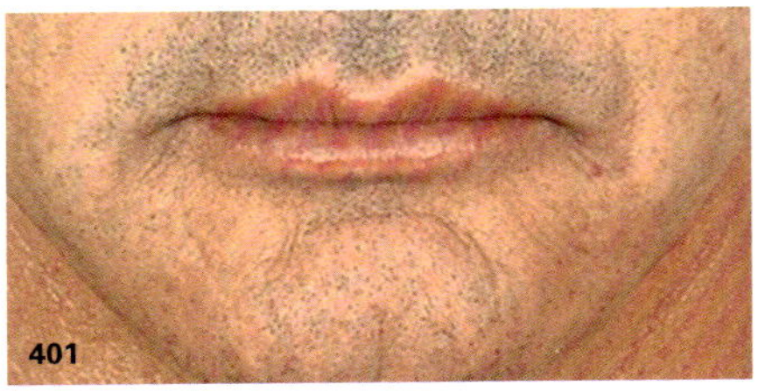

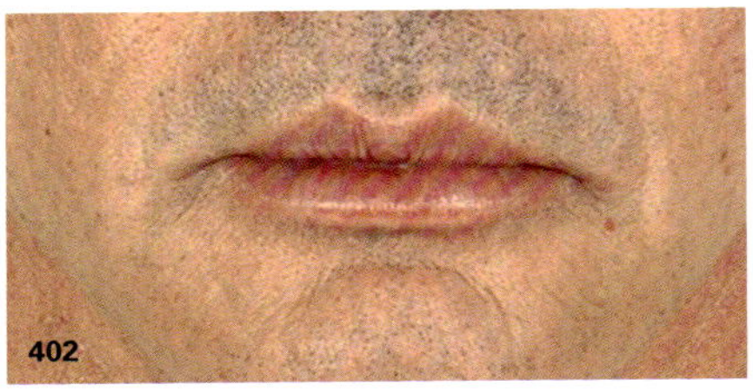

图5-401和图5-402 面部整形手术前后上唇的长度。

从而使上唇缩短（图5-401和图5-402）。虽然尚无微笑露龈的对比研究，但可以理解的是，较短的上唇会增加微笑时切牙暴露量是有道理的，就像短的人中长度会导致过多的露龈量一样。

医源性的上唇活动度降低

最近很多用填充剂和肉毒毒素治疗消除成年患者不良“唇线”的潮流风行，而这有许多副作用。我严重怀疑大多数将这些材料注射到患者上唇的临床医生是否意识到这些治疗方法可能对人的微笑产生潜在影响。

图5-403的护士是一名经常与我合作的美学修复医生推荐给我的。主诉是自己“没有微笑”（图5-403）。她曾征求美学修复医生的意见，咨询贴面能否改善她的笑容。修复医生不认为贴面是解决她问题的最好方法，因此将她转诊给我。当我进行临床检查时，我注意到她在下颌姿势位时有适当的切牙暴露量，但她的唇上提高度基本为零。有趣的是，她给我看了一张自己2年前拍的照片，带着美丽的微笑（图5-404）。经过一番讨论，她问我会不会是皮肤填充剂造成的。当然！一名整形外科医生刚刚在她的上唇注射了填充物，以消除皱纹和垂直唇纹。不幸的是，填充物也限制了她的唇运动。

我能理解整形外科医生可能不太关注患者微笑会变成什么样子。软组织注射是他们的领域，但我们应该采取更具全局性的考量方法，不是吗？当我和整形外科医生交谈时，我经常强调，“如果你的团队中没有口腔医生，你的整容就不完美——你的目标应该是一个更显年轻的微笑。”设想一下，一个整了容、切了眼袋、丰了唇的患者，微

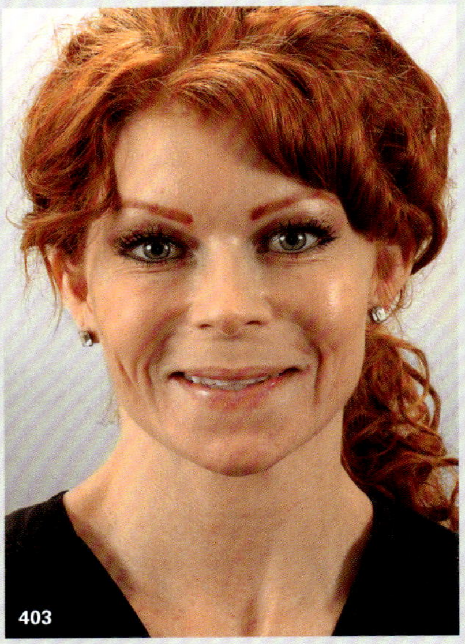

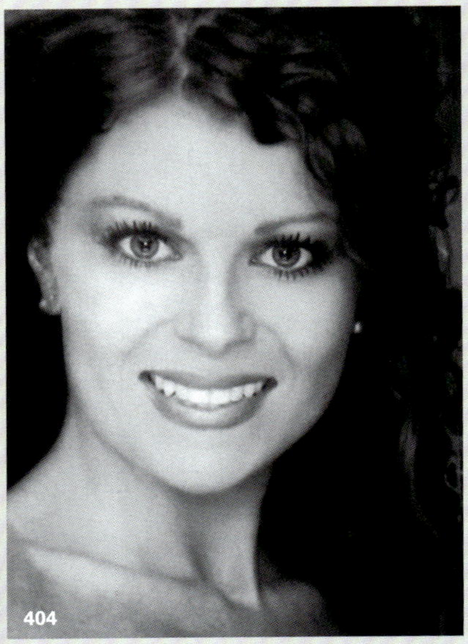

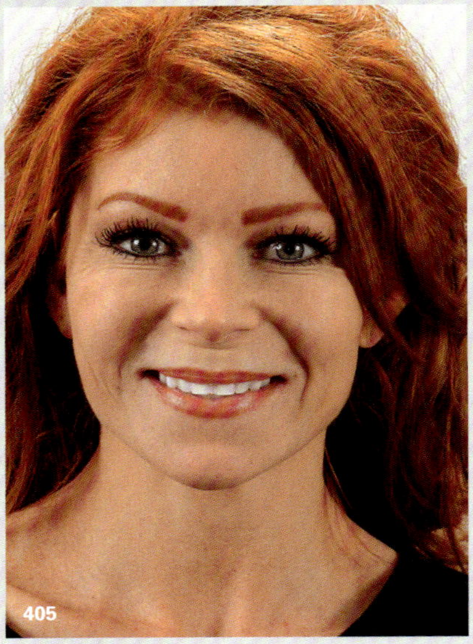

图5-403 由于在上唇进行皮肤填充治疗而微笑受限的患者的面像。
图5-404 患者向我们展示的“微笑受限”2年前的微笑像。
图5-405 在注射透明质酸酶以抵消透明质酸填充剂的作用4个月后，微笑恢复。

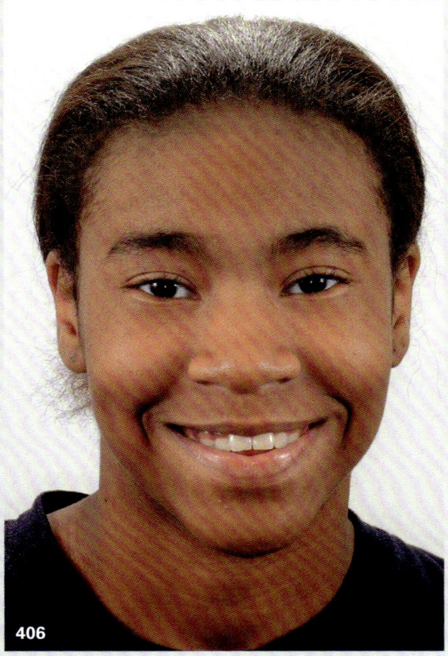

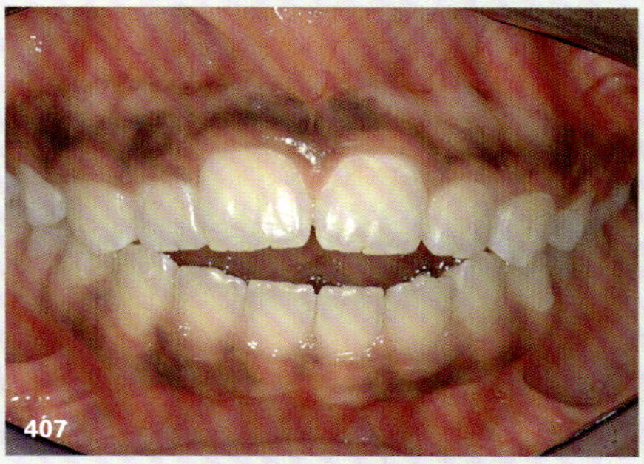

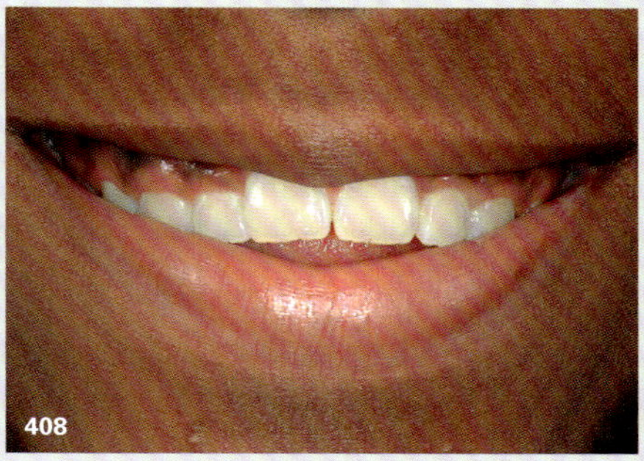

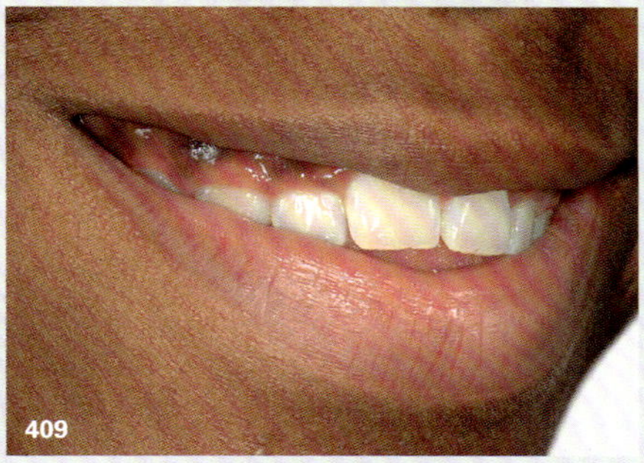

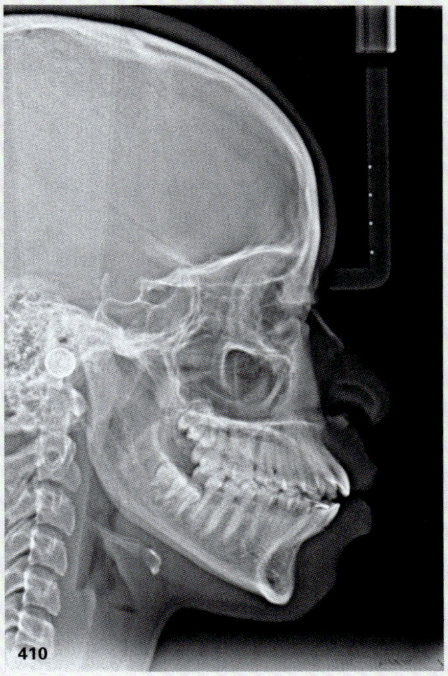

图5-406和图5-407 这名16岁的青春期女孩表现出曾接受过治疗的前牙开𬌗复发。
图5-408和图5-409 正面和侧面微笑像显示了开𬌗、𬌗平面向下倾斜以及后牙牙龈的过度暴露。
图5-410 头颅定位侧位片显示了切牙的唇倾和𬌗平面的向下倾斜。

笑时露出了一口黄色的、磨损的牙齿。显然，这有损整体的年轻外貌。整形外科医生、口腔医生、正畸医生、皮肤科医生和许多其他专业人士都在提供肉毒素和填充剂作为美容治疗选择，在上唇过度活动导致露龈笑的情况下，这正是合适的选择。

但是，许多人可能会陷入整形外科医生的陷阱，因为他们专注于下颌姿势位时鼻唇沟的法令纹，而错过了对微笑的潜在的负面影响。好消息是，大多数填充剂产品由透明质酸组成，最长持续6～8个月。而通过注射透明质酸酶，该过程可以被快速逆转，比如这名患者使用透明质酸酶4个月后恢复了微笑（图5-405）。

上颌切牙过度唇倾

图5-406中的16岁青春期女孩在12岁时接受了正畸治疗，成功解除了前牙开𬌗。但是，当她在16岁发育成熟时，持续的生长和发育导致了明显的开𬌗复发（图5-407）。她的微笑特征是反向笑线（图5-408）和上颌切牙过度唇倾（图5-409），这在她的头颅定位侧位片上也很明显（图5-410）。通过头影测量分析可以判定切牙的唇倾，但我通常拍摄45°侧面微笑像，包括全面像和特写像，以展示患者在与他人交谈时的真实情况。45°侧面微笑像还有助于制订治疗计划，例如判断𬌗平面矢状向是否向下倾斜。对该名患者而言，这

反映在她的45° 侧面微笑像中（图5-409），显示出切牙暴露不足，并能更好地观察到后牙段牙龈暴露过多。

患者侧貌的特征是凸面型和牙齿突出（图5-411）。软组织特征包括鼻唇角较锐、唇丰满、下唇外翻以及轻度的颏部发育不足。数字成像在帮助我们确定治疗计划上非常有用。我的第一个想法是，她适合拔除4颗第一前磨牙并通过圆丝内收直立切牙、减少突度。为测试一下该方案的面型效果，我使用数字成像来模拟切牙内收和预期的侧貌反应（图5-412）。我对看到的预测结果感到满意，患者和家长也是如此，所以我们继续这个计划，20个月的治疗显著改善了患者的咬合（图5-413），加强了切牙暴露量和笑线（图5-414～图5-416）。6年后，她的咬合仍然稳定，她的微笑美学得以维持（图5-417～图5-420）。

切牙槽高度降低

图5-421中显示的12岁女孩是由她的父母带来的，要求正畸检查。她的咬合在各个方面都很好（图5-422）。我告诉父母，患者基本不需要矫治，但由于她在微笑时切牙暴露量过少，因此她通过正畸治疗可能会更好看一些（图5-423）。Murdoch等[30]曾开展一项对美国和加拿大的AAO成员的大范围抽样调查（N=2300），只有12%的正畸医生认为实现Ⅰ类咬合比微笑美学更重要，而43%的受访者保持中立。换句话说，虽然她在咬合方面很好，但她可以通过增加微笑

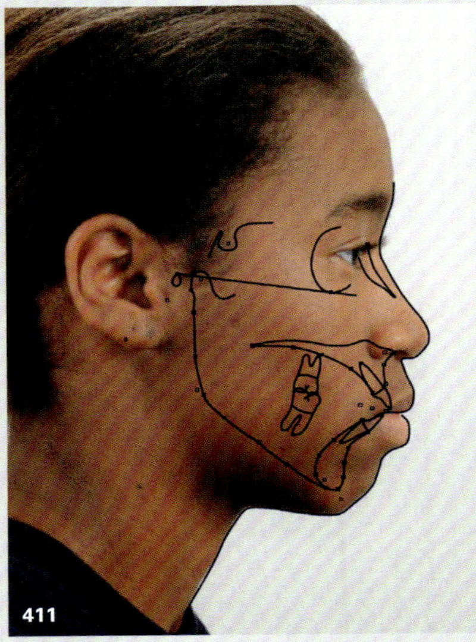

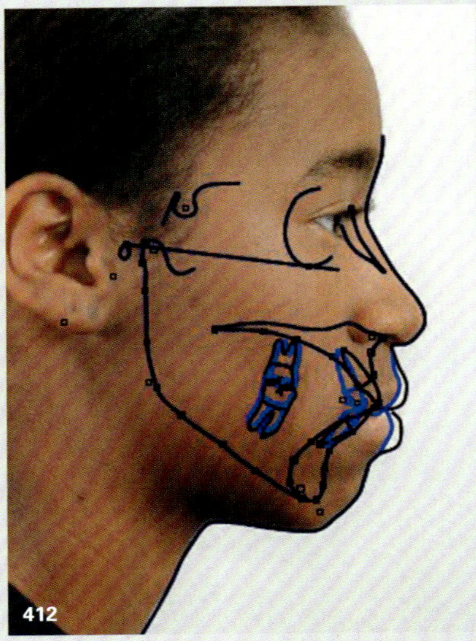

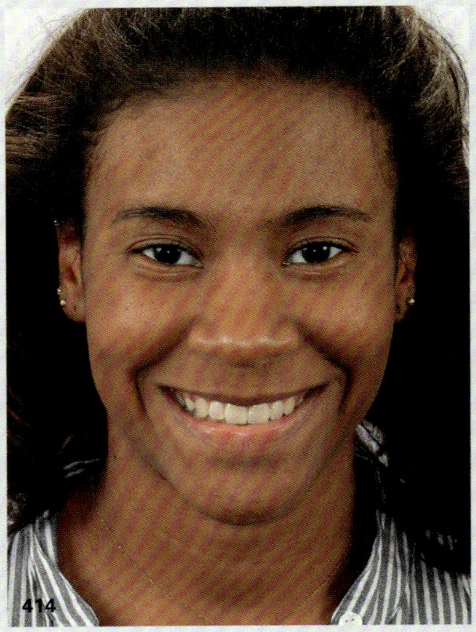

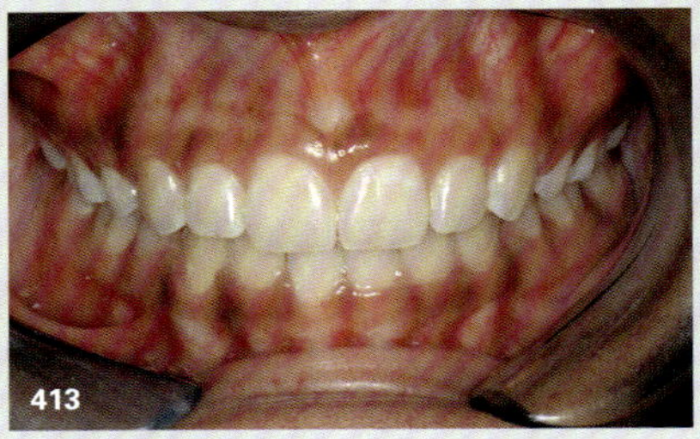

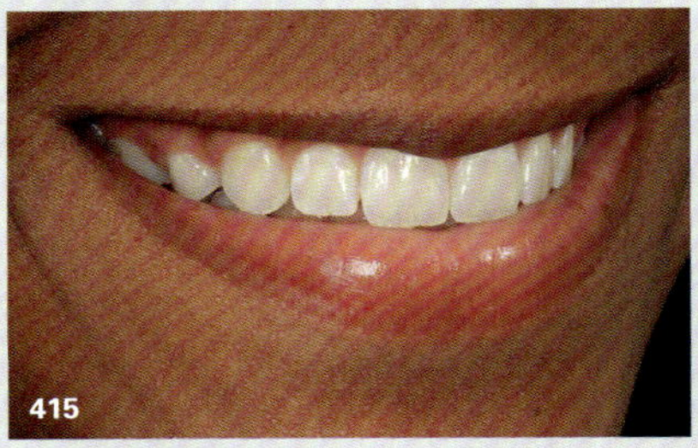

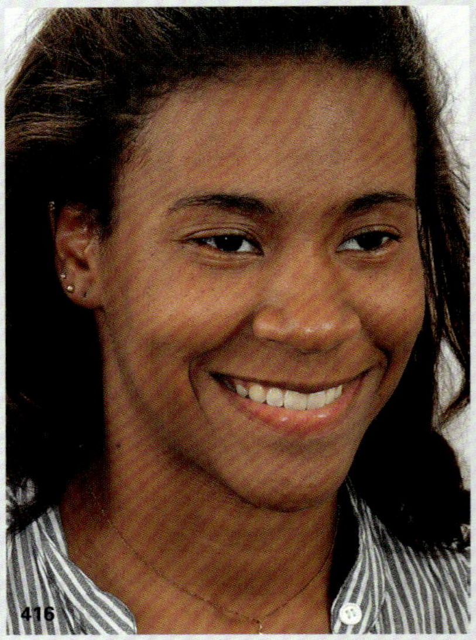

图5-411 在头颅定位侧位片上描记的治疗前侧面像。

图5-412 计算机模拟预测的切牙内收后的结果。

图5-413 治疗20个月后的最终咬合。

图5-414～图5-416 最终微笑像显示切牙暴露量增加，笑线得到改善。

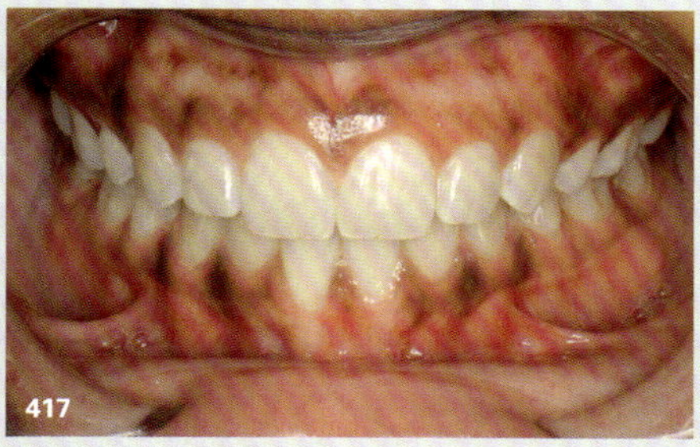

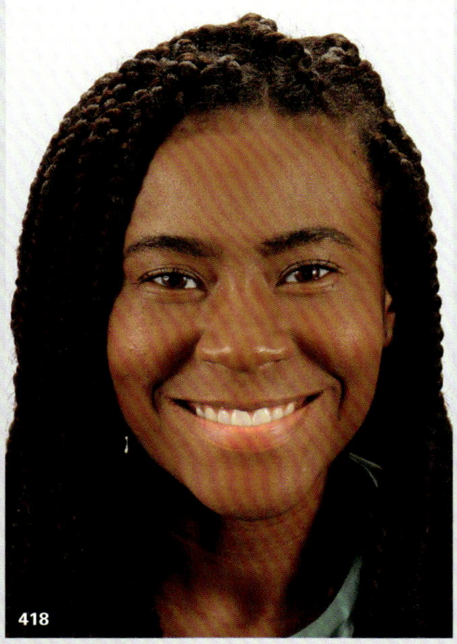

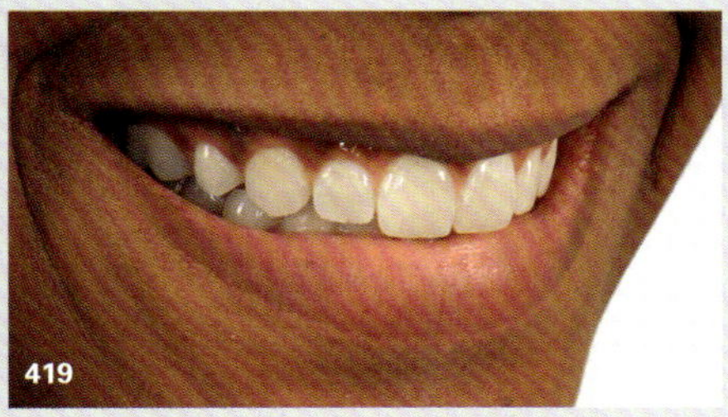

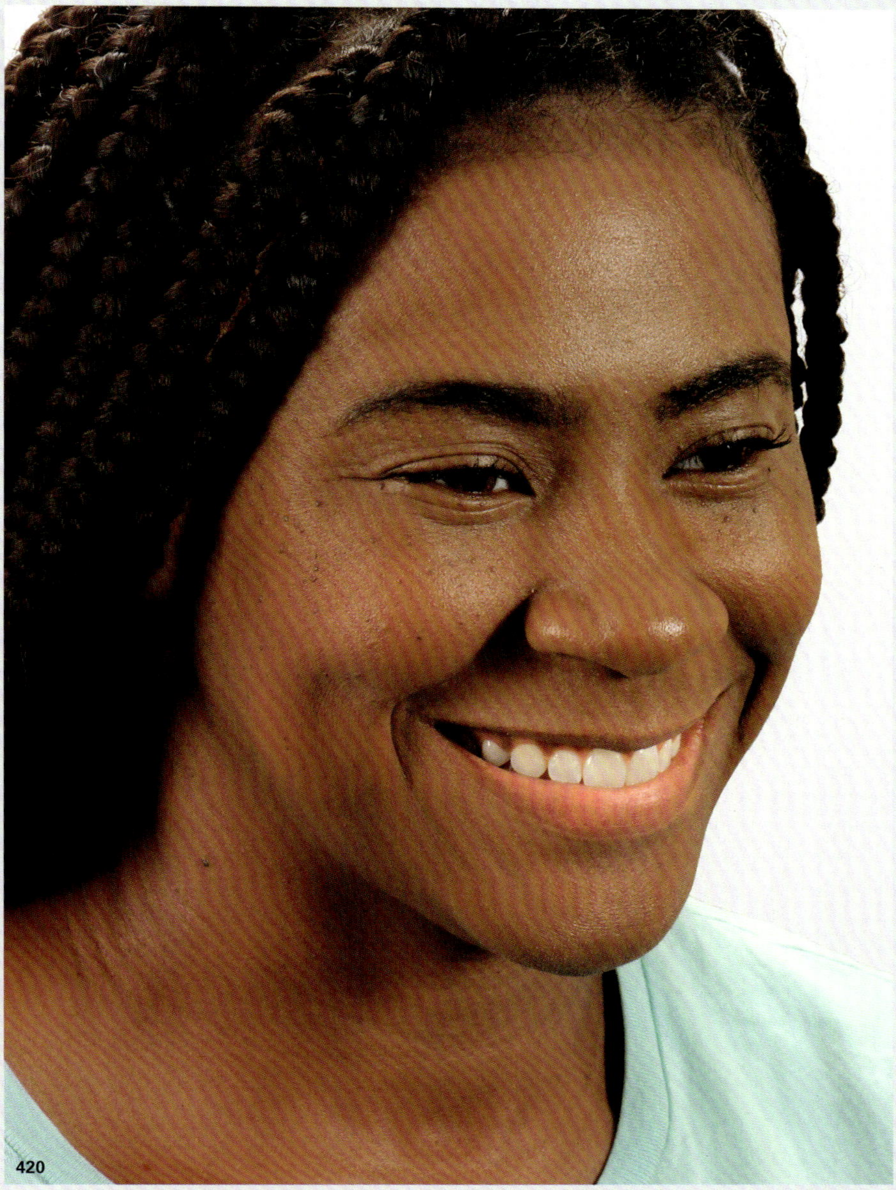

图5-417～图5-420 6年后的照片显示了咬合的稳定和微笑美学的维持。

时切牙暴露量提升美观效果。显然，只有大约45%的当代正畸医生会做出这样的决策。

我们的临床检查显示患者下颌姿势位时切牙暴露量为零，微笑时上颌切牙暴露量仅为3mm。冠长度9mm，因此治疗目标是切牙暴露量增加4～6mm。这意味着上颌切牙的托槽粘接需要稍微靠近牙龈边缘，以伸长切牙、增加牙槽高度。还需要下颌切牙压低以维持她理想的咬合。为了最大限度地发挥伸长上颌骨前部牙槽骨的作用，颈带口外弓配合低位头帽牵引仅在夜间戴用，以最大限度地减少上颌骀平面向下和向后旋转的可能。

在16个月的治疗后，患者的矫治器拆除，通过增加微笑时切牙暴露量，她的微笑外观得到改善（图5-424和图5-425）。

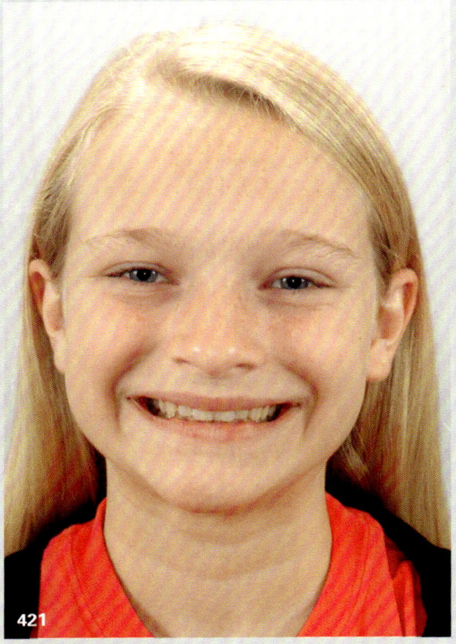
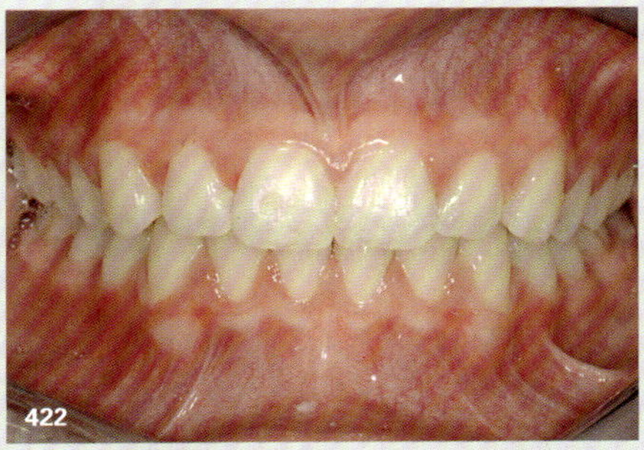
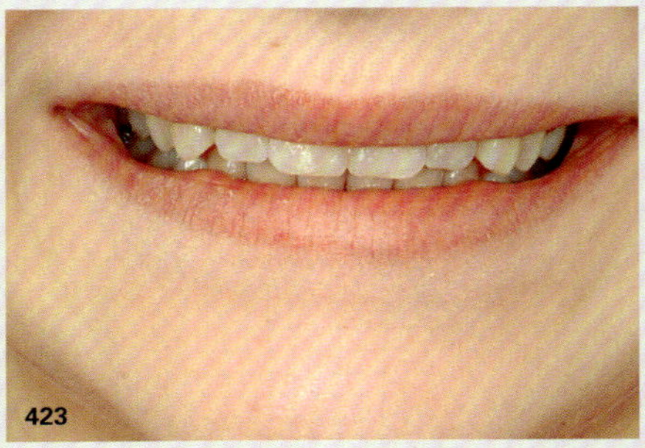
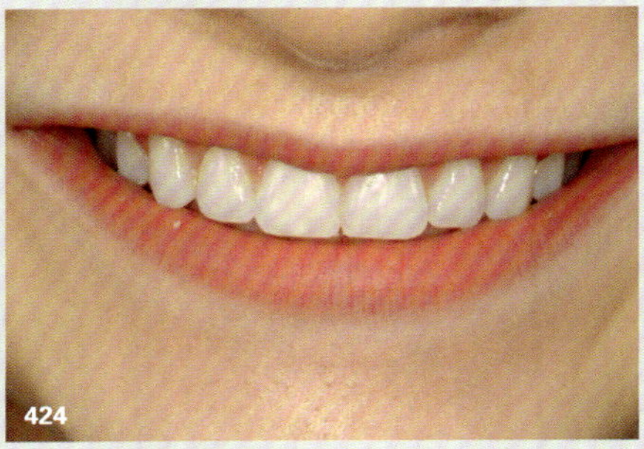
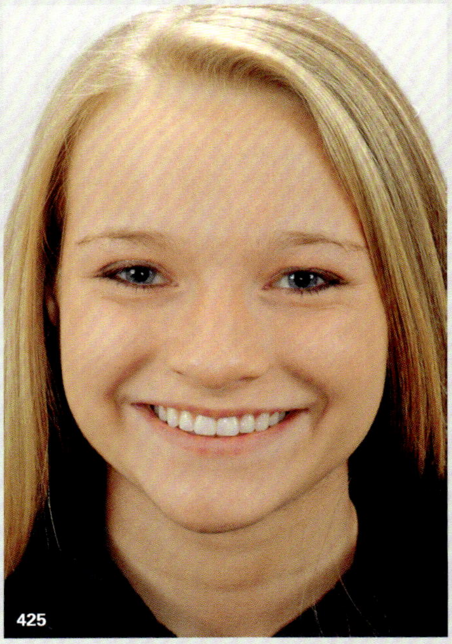

图5-421 一名12岁女孩治疗前的图像，微笑时切牙暴露不足。
图5-422 她的咬合非常好，不需要任何正畸治疗。
图5-423 特写微笑像显示切牙暴露不足，使得笑起来稍显成熟。
图5-424和图5-425 在治疗16个月后的结果。请注意微笑美学的显著改善。

不对称微笑

评估不对称性及其病因的列表

如第3章所述，微笑不对称性可以是硬组织和软组织两者的共同作用（图5-426和框5-6）。硬组织因素包括骨性不对称（包括上下颌自然生长不对称或生长过程受到破坏引起）和牙性不对称（包括非对称的牙齿磨耗和非对称的牙齿主动萌出）。

骨性不对称可大致归类为继发于髁突或上颌骨的单侧过度生长，或对髁突或上颌骨生长的单侧抑制或干扰。可能令大多数口腔医生和正畸医生惊讶的是下颌不对称的儿童最常见的病因竟是髁突损伤[31]。儿童的髁突骨折通常在受伤时无法被诊断出来，因为往往会被更严重的外伤掩盖，或因为患者的疼痛很少或没有疼痛而漏诊。即便髁突没有发生骨折，也可能造成青少年的（下颌）生长障碍，因为对颞下颌关节软组织的损伤就足以导致髁突溶解和生长抑制。对临床医生来说，重要的信息是，如果受伤侧的活动范围受限，随着生长的继续，不对称性可能会逐渐恶化[32]。另一个要点是，对张口的限制越大，畸形就越严重。因此，创伤性下颌骨的治疗应以恢复下颌活动度为重点。颌骨不对称并不总是如此，这不是可以通过分析头颅定位侧位片

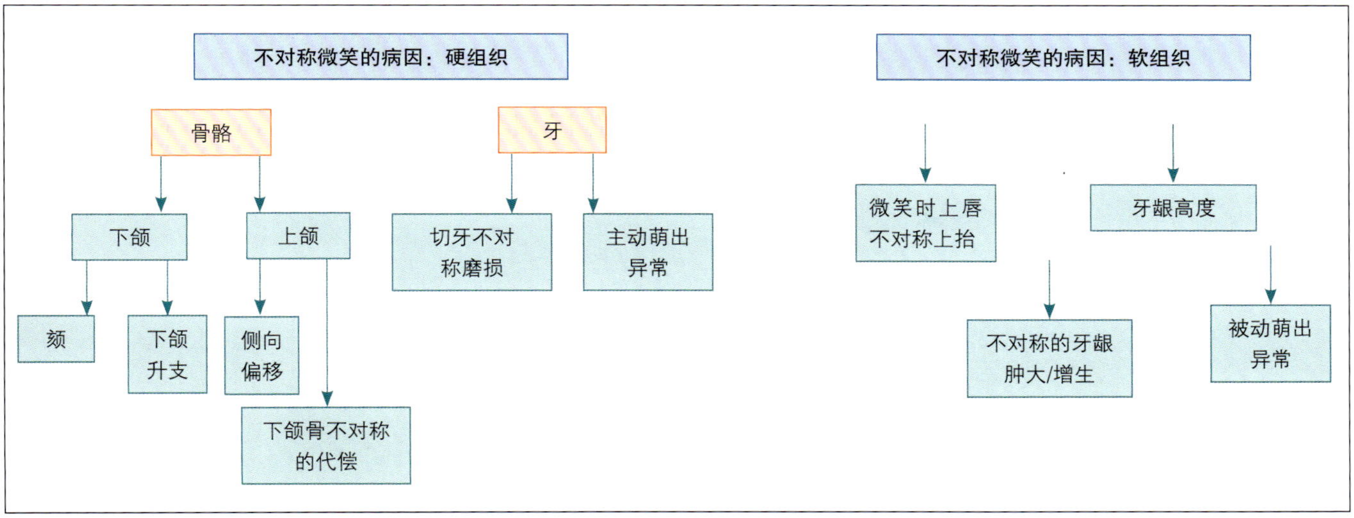

图5-426 图中显示了不对称微笑的硬组织和软组织因素。

框5-6 不对称微笑的病因

硬组织

- 创伤后上下颌生长过程被破坏引起的不对称
- 上下颌自然生长不对称
- 非对称的牙齿磨耗
- 非对称的牙齿主动萌出

软组织

- 微笑时上唇不对称上抬
- 牙龈高度不同
  - –被动萌出异常：治疗完成后矫正
  - –被动萌出推迟：治疗前完成矫正
- 不对称牙龈炎症

查看患者的面部比例是确定不对称病因的最合适的方法。

确定的。查看患者的面部比例是确定不对称病因的最合适的方法。

软组织成分包括微笑时上唇不对称上抬和我所说的牙龈高度造成不对称冠高度（包括改变的被动萌出和牙龈肥大/增生），这可能是由于不对称的延迟被动萌出或不对称的牙龈炎。本章将更详细地解释这些内容。

面部不对称性的程度可从轻到几乎看不出来到非常严重，需要特异性的诊断技能来给予患者恰当的治疗。因此，当患者存在不对称时，我建议按照图5-426中显示的图表，以指导你询问患者或应该进行必要的观察。

创伤引起的不对称

第3章介绍了创伤引起的不对称情况（参见图3-346～图3-366有关“创伤性损伤”的内容）。

不对称生长的治疗

图5-427～图5-431中的11岁女孩主诉要求矫正深覆殆，咬合不正和骨骼不对称。患者和家长没有报告有外伤史，我认为治疗的可能性包括尝试进行生长改良，通过弹性牵引进行掩饰治疗或者进行正颌手术。父母选择了第一种方案，我很想知道她对这种治疗会有何种反应，我们是否会得到完全的牙齿代偿或一些骨骼的矫正。将单侧Herbst矫治器（没有其他固定矫治装置）放置在左侧，并以每月1mm递增地激活矫治器10个月。接下来，患者开始行全口固定矫治，治疗了20个月，期间进行了颌间牵引，以维持矫正和咬合细节。她的效果非常好（图5-432～图5-436）。治疗完成后12年的复诊记录显示出优异的稳定性（图5-437～图5-441）。

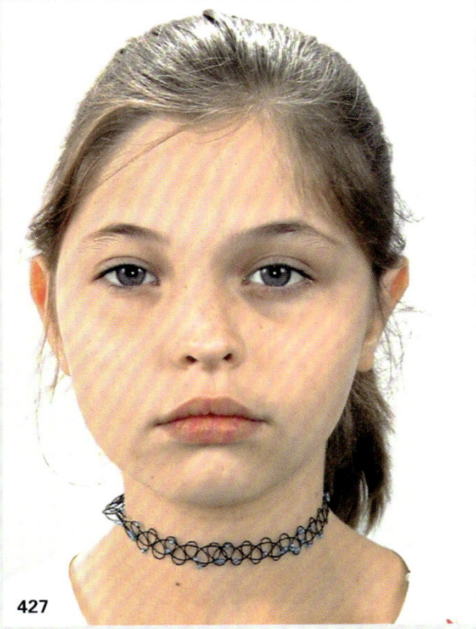

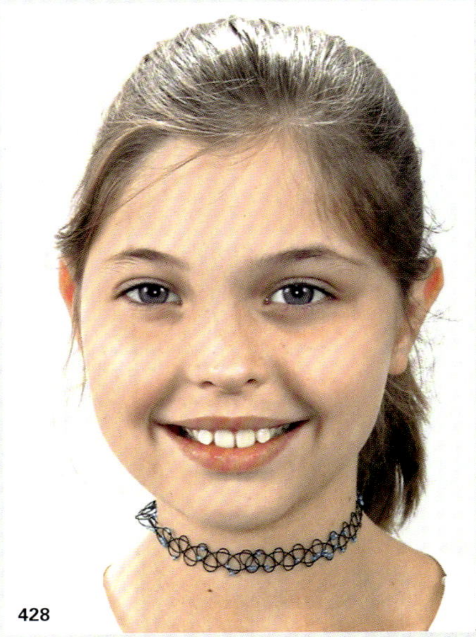

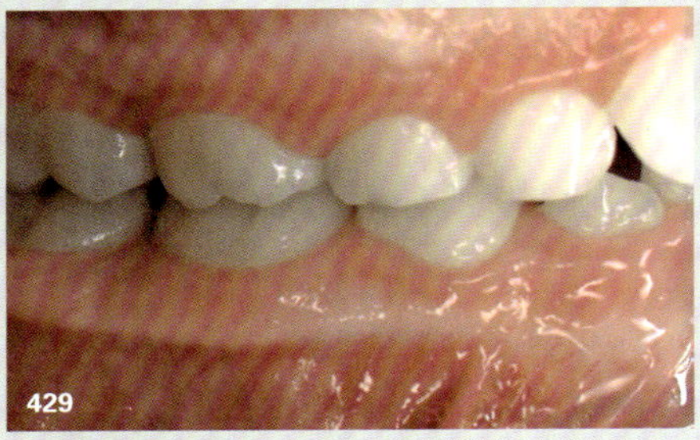

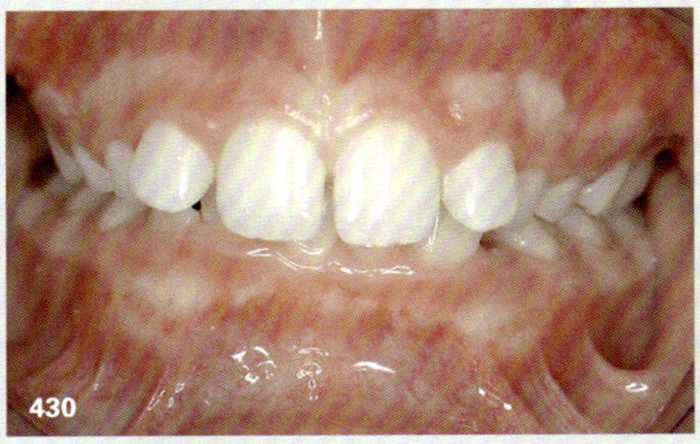

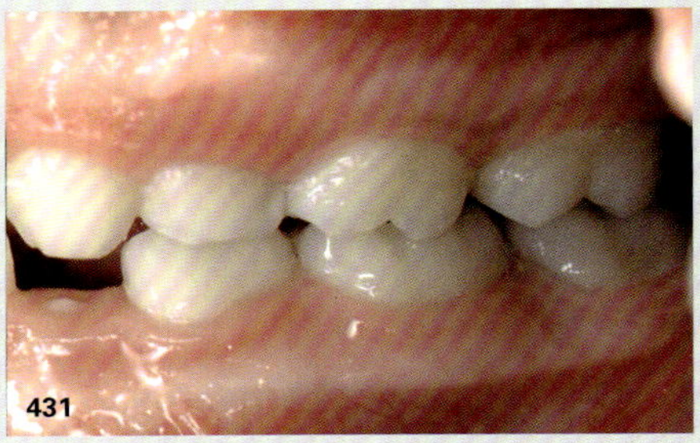

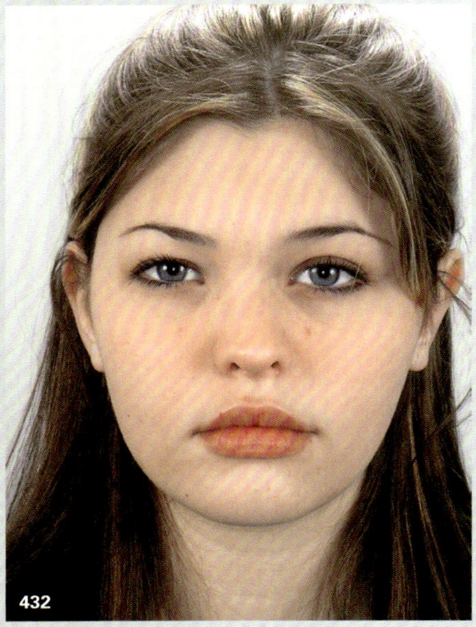

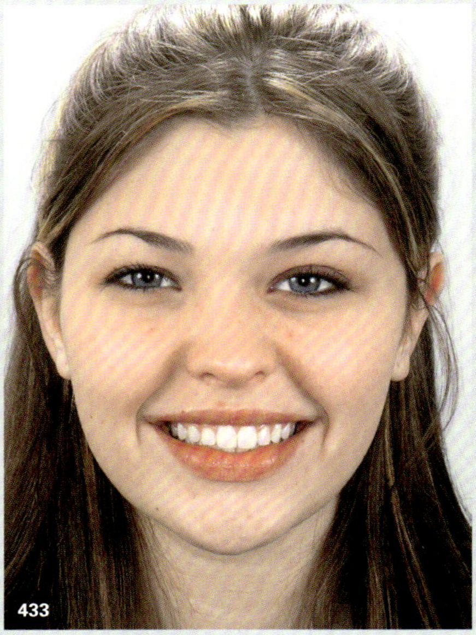

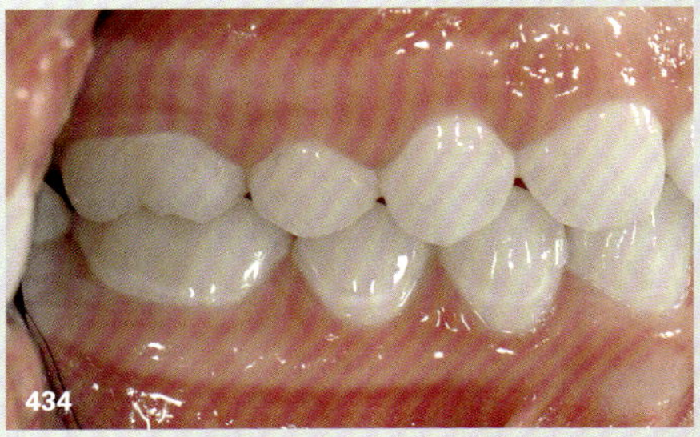

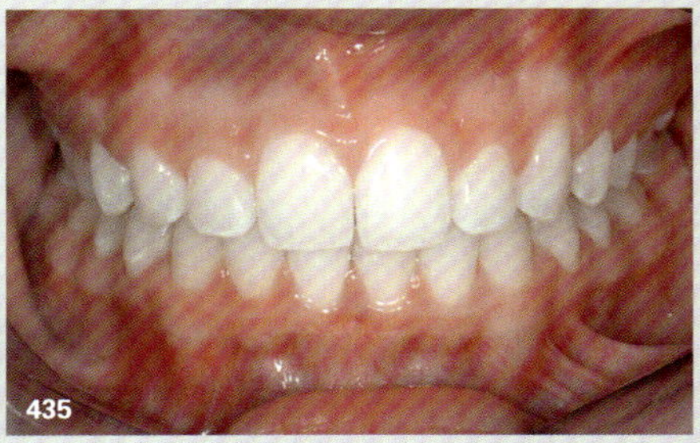

图5-427～图5-431 一名11岁女孩的面部和口内像显示骨性不对称与深覆殆。

图5-432～图5-436 在左侧使用Herbst矫治器进行生长改良，以及20个月的固定矫治后的最终效果。

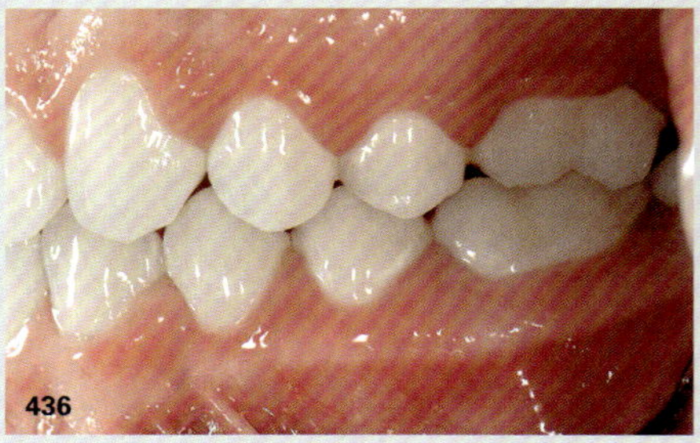

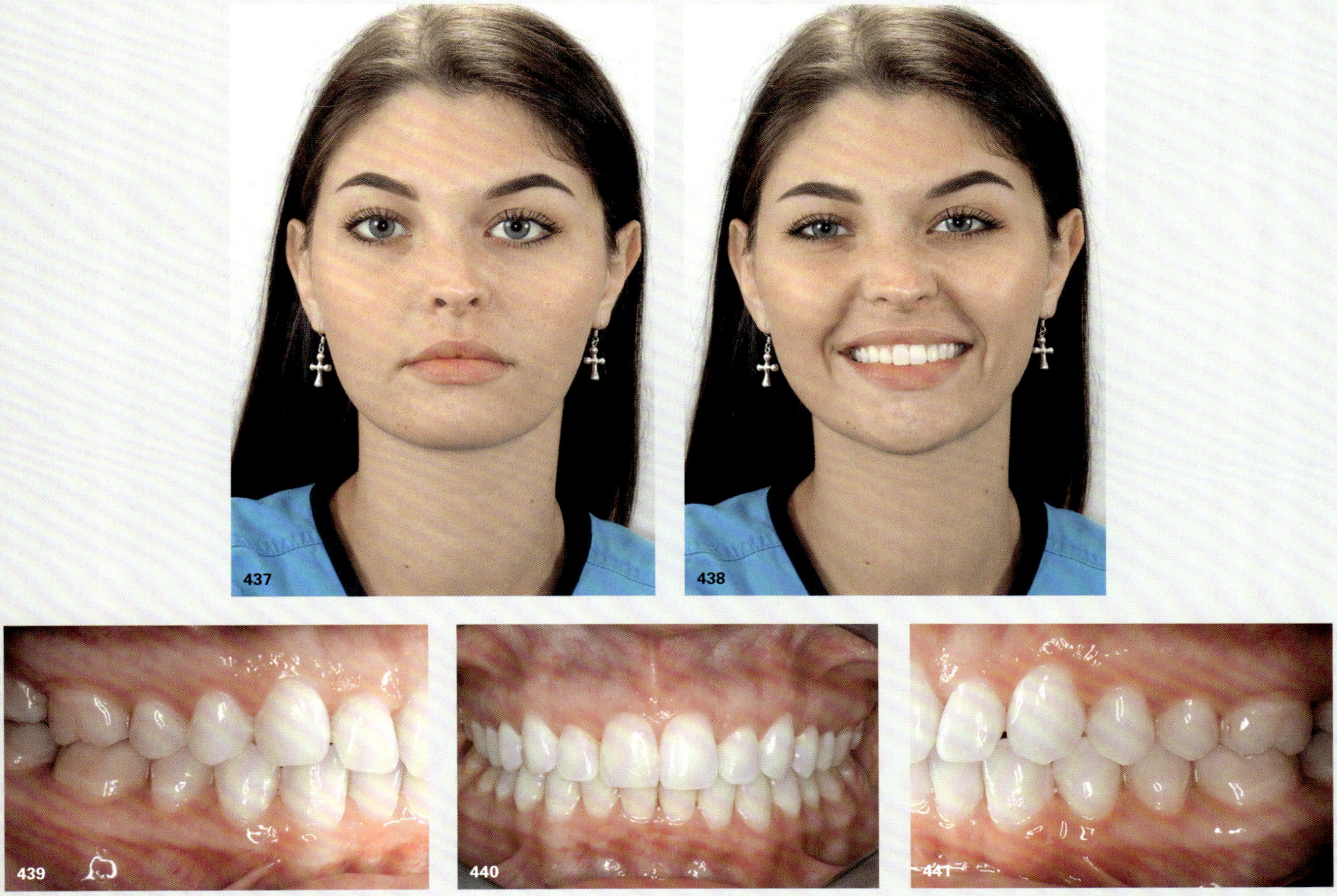

图5-437～图5-441 在治疗完成后12年的照片。

成人面部不对称的治疗

对于在生长过程中出现面部不对称的成年人，矫形治疗已不再可能，因为你无法操纵已停止的生长发育。这意味着成人不对称的正畸治疗仅限于：①对骨骼不对称较轻的患者行掩饰治疗，当牙齿排列整齐且咬合良好时，这种不对称会被忽略。②进行重新定位颌骨和/或鼻部和颏部的手术。第8章将介绍针对这些问题的手术治疗方式。

不对称切牙磨耗

在青少年中看到的不对称牙冠形态很可能是遗传造成的，或在牙齿发育的早期受到损伤的影响。这将在第6章以及其他微观美学问题中进一步讨论。在成年人中，我们可在牙齿磨耗的情况下看到不对称的牙冠形态，其中切牙可能不对称地磨损，这通常是寻求口腔治疗时成年人的主要关注点。当然，磨耗更容易治疗，所以让我们开始关注它。

图5-442中的患者是在我治疗了她的孩子后自己预约的，她说："现在轮到我了。"她的外表很有吸引力，但她意识到她的微笑并不那么吸引人，她觉得是时候解决这个问题了。她的咬合关系很好，但覆殆很深（图5-443）。

她的所有上颌牙齿在许多年前都已经做了牙冠（图5-444）。但是，上颌切牙的牙冠已经磨耗，因为当时没有任何正畸或牙周处理，因此冠的长度和宽度不理想。此外，她的右上尖牙牙冠特别宽（图

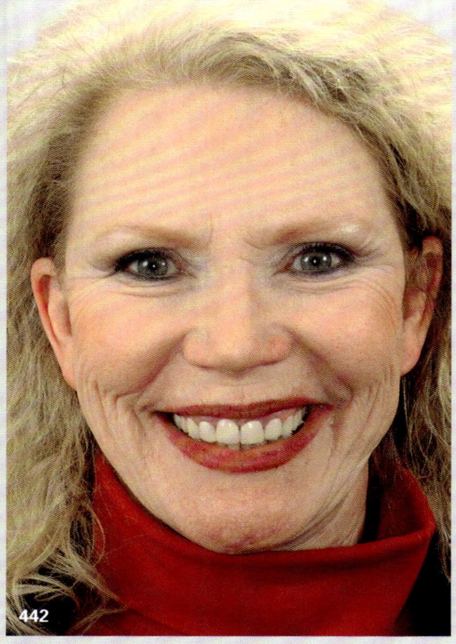
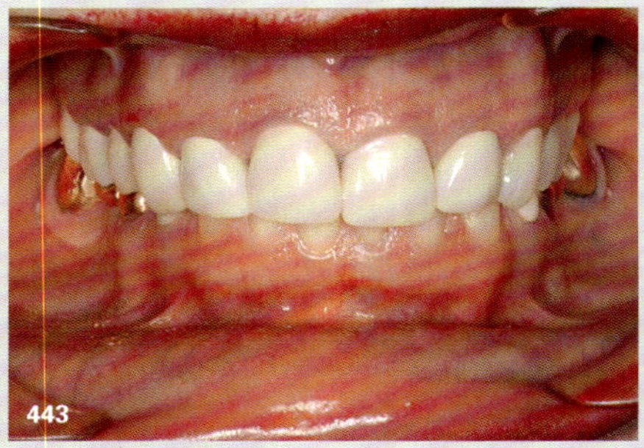
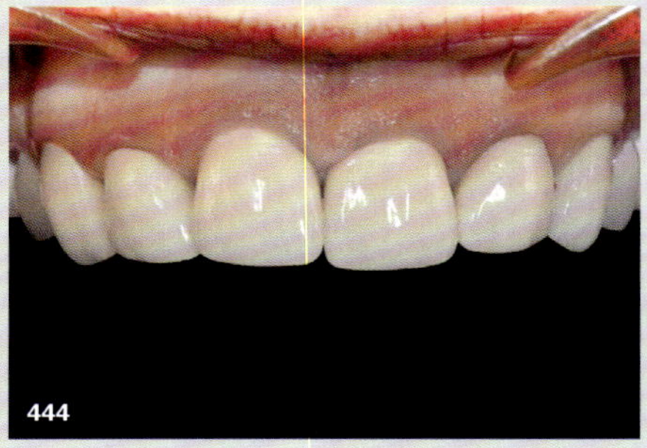
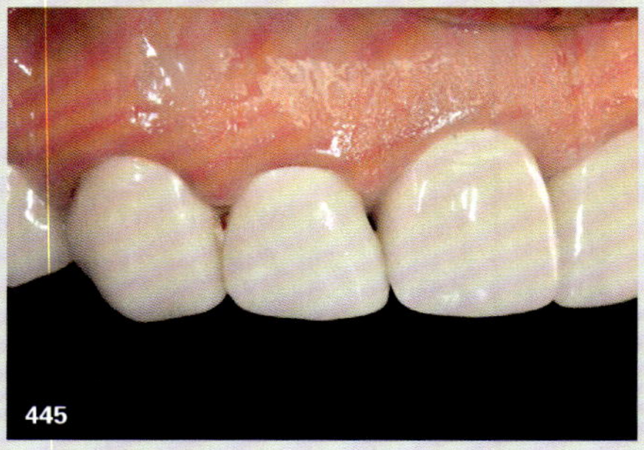
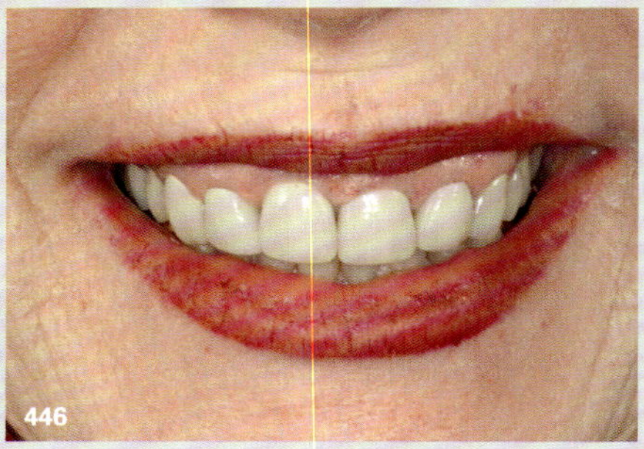
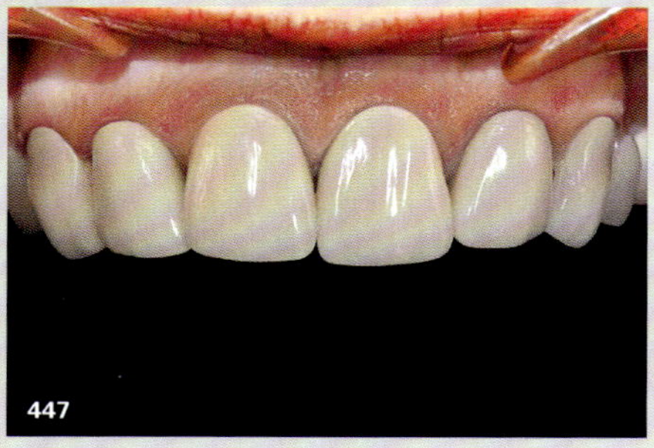
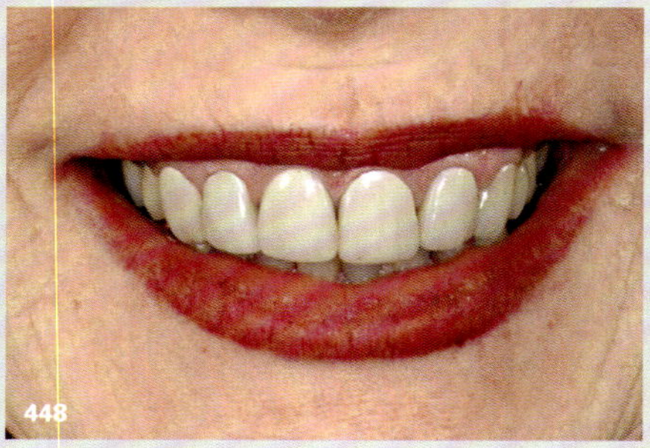
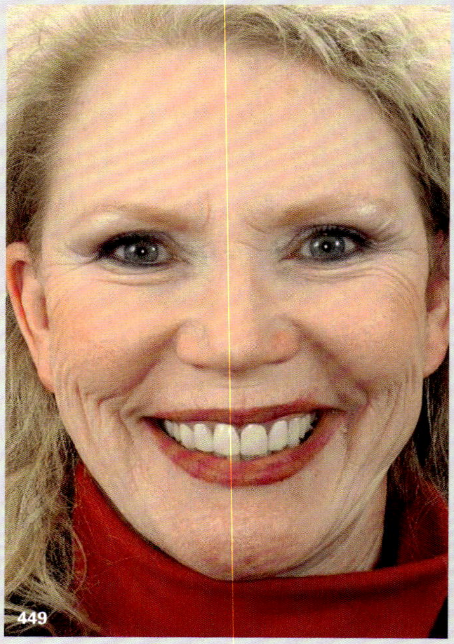

图5-442 希望改善微笑的女性患者面像。
图5-443 虽然咬合关系良好，但她的覆𬌗非常深。
图5-444 切牙牙冠的特写像，形态不成比例。
图5-445 她的右上尖牙特别宽。
图5-446 特写微笑像，显示了过度露龈以及不对称的牙龈轮廓和切缘轮廓。
图5-447～图5-449 计算机模拟出的理想牙齿比例及其对微笑和面部美观的影响。

5-445）。她的特写微笑像（图5-446）显示出在微笑时过度露龈和不同冠的宽长比很不均衡。

我使用数字成像来模拟她切牙的理想冠长度和比例（图5-447），设计了更长、更对称的切牙（图5-448），以及在整体的面部形象中，她的微笑会是什么样子（图5-449）。她的牙周探诊深度均只有1mm，因此虽然简单的牙冠延长是一种选择，但需要进行牙周手术才能达到理想美学的合适长度。

为了实现我们的审美目标，需要更换全瓷牙冠，沟通后患者表示可以接受。其实为了获得理想的牙冠宽长比以及牙龈边缘的平整性，通过牙周手术进行牙冠延长肯定是最好的选择。但是，患者希望避免手术，所以我建议对她的上颌切牙进行正畸压低和整平。这是一个挑战，因为我们必须不对称地压低牙齿。其中一些可以通过改变粘接托槽的垂直位置来完成，但是我觉得要实现切牙的理想压低，我们需要种植体支抗（Temporary Anchorage Device，TAD）来为切牙提供绝对的支抗。

在修复医生拆除左上的长桥（替换了左上第一前磨牙）后，粘接了正畸托槽。我们使用了修复医生拆下的旧桥体，将托槽粘接在其上，并在正畸治疗中将其用作临时牙。在初始正畸排齐牙列4个月后放置种植体支抗，并将超弹性螺旋弹簧从种植体支抗放置到切牙以压低需要压低的区域中的切牙（图5-450）。在精细调整阶段，我用金刚砂车针重备了右上尖牙的全瓷冠，调整其宽度（图5-451）。上颌切牙的压低需要6个月的时间，此时最终计划与口腔修复医生进行协调。当拆掉托槽时，牙龈边缘彼此水平，并且在微笑时理想地达到上唇边缘（图5-452）。治疗后的调整阶段花费了大约3个月的时间，并获得了圆满的成功（图5-453～图5-455）。

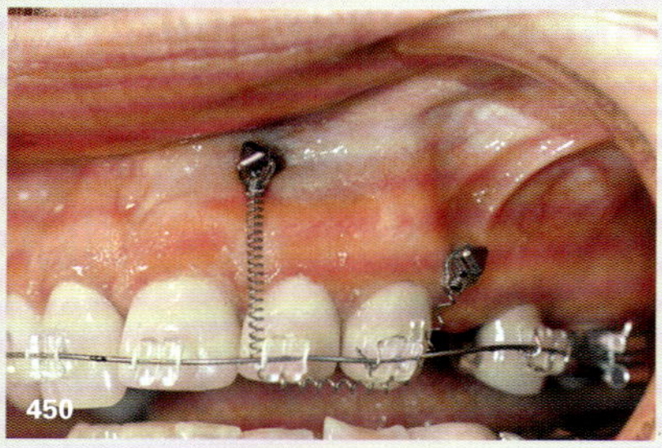

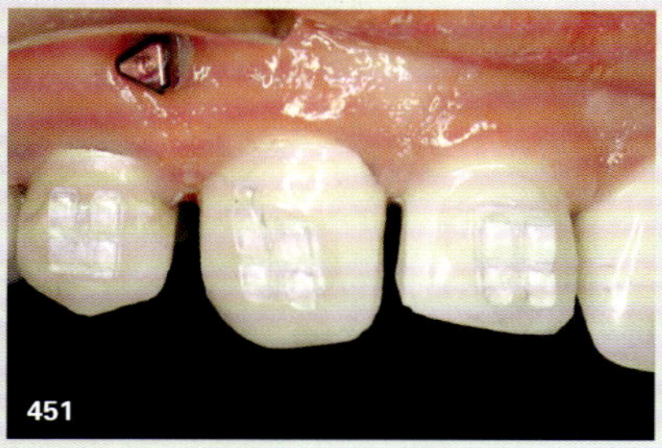

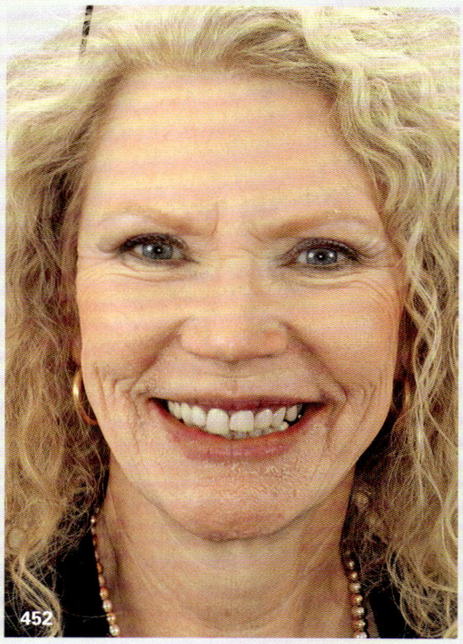

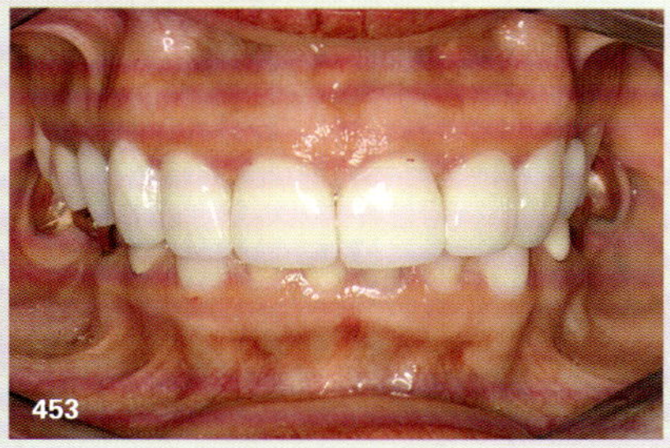

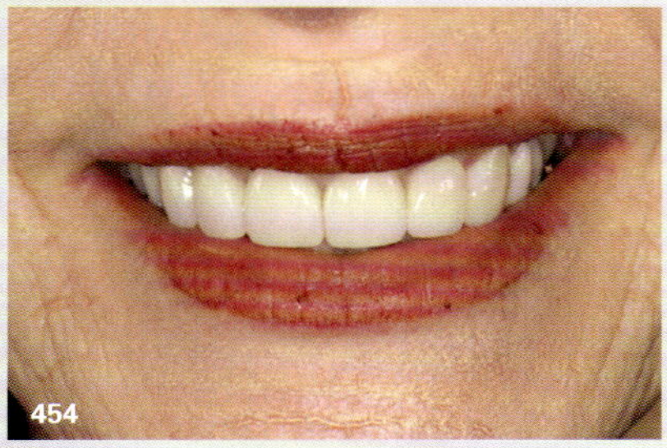

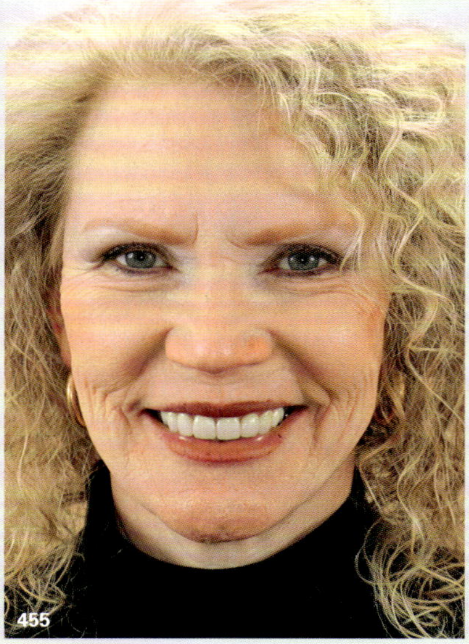

图5-450 用种植体支抗解决不对称问题的牙齿。

图5-451 右上尖牙冠用金刚砂车针进行塑形，以取得理想的宽度。

图5-452 正畸治疗完成后的面像。牙龈边缘现在是水平的，并且相对于上唇的笑线而言处于理想位置。

图5-453～图5-455 修复治疗后的最终影像，牙冠比例完美。

微笑时上唇不对称上抬

唇齿关系非常重要，就像舞台与幕布的关系一样，因为上唇的运动和上抬可以根据患者当时的情绪（表情与社交微笑）而变化，因此在对称性方面具有可变性。在理想状态下，上唇通常是完全对称地上抬——但如果不是这样，我们会感觉到不对称，这会降低微笑的美感。事实上，它比舞台的幕布升降更复杂，因为当微笑肌群被激活

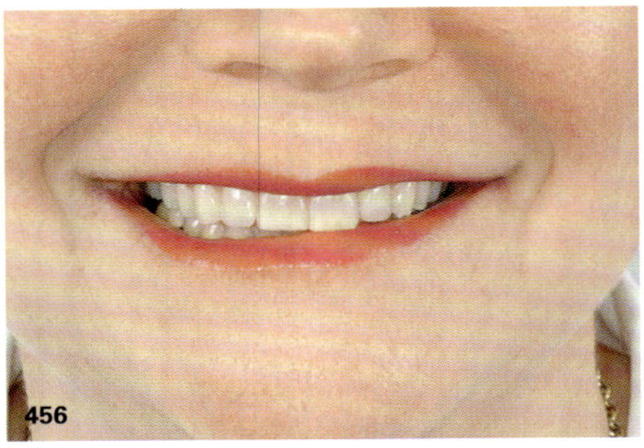

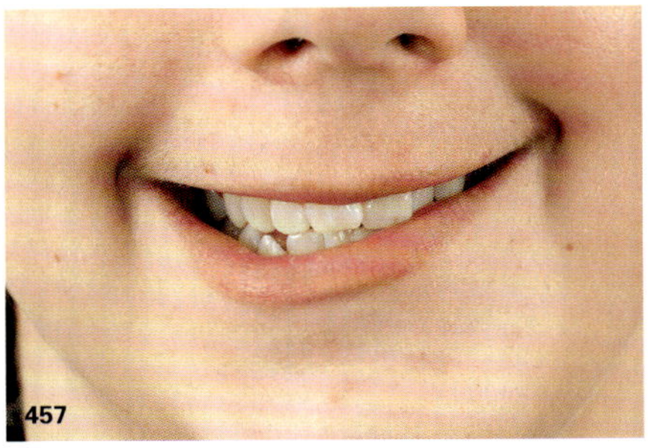

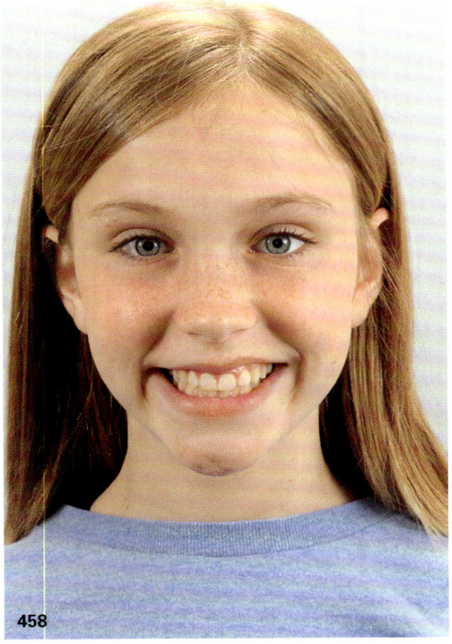

图5-456 微笑时上唇对称但下唇不对称的例子。
图5-457 微笑时双唇明显不对称的例子。
图5-458 微笑时上下唇不对称，但面部和牙齿中线一致的例子。

时，上唇和下唇的长度和形态都可能发生变化。

作为口腔医生和正畸医生，当我们将注意力集中在牙齿和牙龈组织上时，经常会忽略唇软组织的动态运动过程。在评估不对称微笑时，评估唇动态的对称性很重要。它不容易量化，但这是一个例子，视频剪辑在查看和记录不对称以及与患者交流他们的微笑不对称原因时非常有用。

一个简单的例子是图5-456中显示的成年人。当她微笑时，她的上唇几乎完全对称，而下唇则显示出明显的不对称。根据我的经验，下唇不对称比上唇不对称更常见，但这不是患者所关注的。因为他们只专注于自己的牙齿和微笑，而常常没有注意到微笑的整体框架。举一个鲜明的例子，图5-457中的14岁男孩有如此明显的不对称，让我怀疑他有某种神经缺陷，而事实上，他母亲很惊讶地说她从未真正注意到这一点。这当然不是我想要的笑线！正如你可能猜到的，患者完全有可能出现双唇不对称的情况。图5-458中12岁女孩微笑时上下唇不对称。没有明显的面部不对称，我们的临床检查的所有中线都与正中矢状面一致，包括上下颌中线。然而，她左边的微笑似乎比右边更丰满。利用瞳孔间连线作为面上部水平线的参考。你可以把这条线与尖牙的尖端和口角联系起来，这可以让你看到它们之间的关系。

牙龈长度不同

牙龈长度的差异会产生微笑不对称的外观，可能会受到3个主要因素的影响：①被动萌出异常；②主动萌出异常；③冠形态和大小解剖牙异常。

被动萌出异常

图5-459中的10岁女孩被转诊来是为了咨询她的下颌尖牙阻生（图5-460）。我们注意到当时上颌中切牙的冠长度差异，左上中切牙明显大于右侧（图5-461）。在手术开窗暴露两颗下颌尖牙后，患者配戴下颌固定矫治器进行了为期12个月的正畸治疗，以将阻生尖牙完全排入牙弓（图5-462）。那时我的计划是等到剩下的尖牙和前磨牙萌出后再开始全口矫治。

到12.5岁，她的父母希望我开始她的治疗，以便能尽早完成矫治。然而我们发现，她的上颌尖牙尚未萌出，CBCT显示尖牙已经在软组织的下方了（图5-463）。为了加快治疗进度，我们放置了上颌和下颌固定矫治器。同时我使用半导体激光切龈暴露了上颌尖牙的牙尖（图5-464），开始了上牙列排齐（图5-465）。在将上颌牙齿排齐过程中，微笑时的下唇弧度是我们定位上颌切牙切缘的目标，以此获得和谐的笑线。当治疗完成后，出现了明显的牙龈肥大（图5-466），这影响了美学结果（图5-467和图5-468）。

在拆除矫治器时，患者和母亲也认同了我的判断，为此我进行了局部麻醉，并使用激光手术来获得冠长度的对称性（图5-469）。手术后1个月，获得了出色的牙龈组织轮廓和形状（图5-470），得到了出色的微笑美学（图5-471和图5-472）。5年后牙龈改变稳定（图5-473和图5-474）。

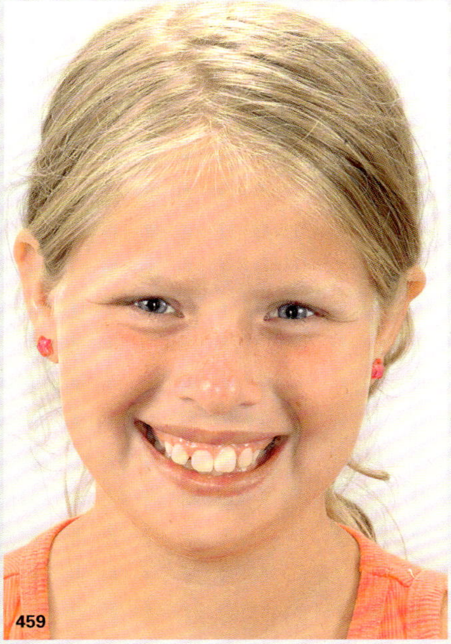

459

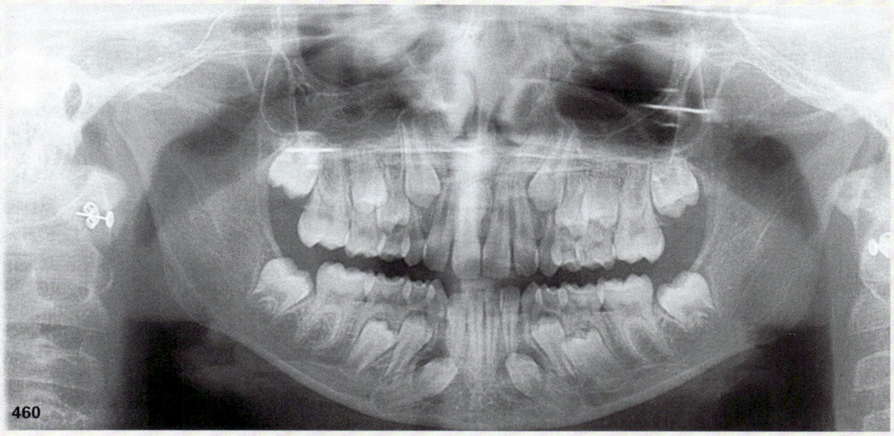

460

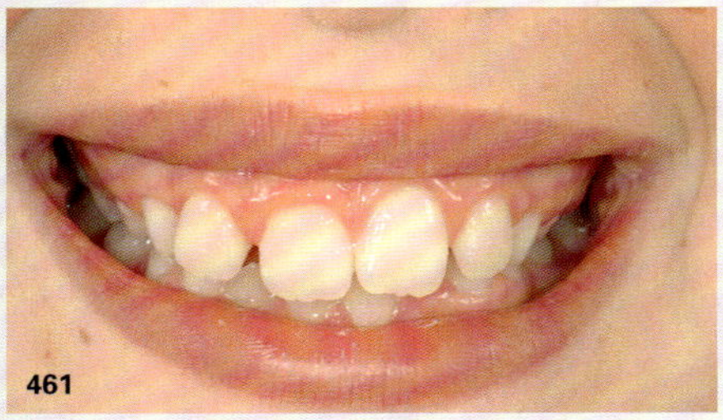

461

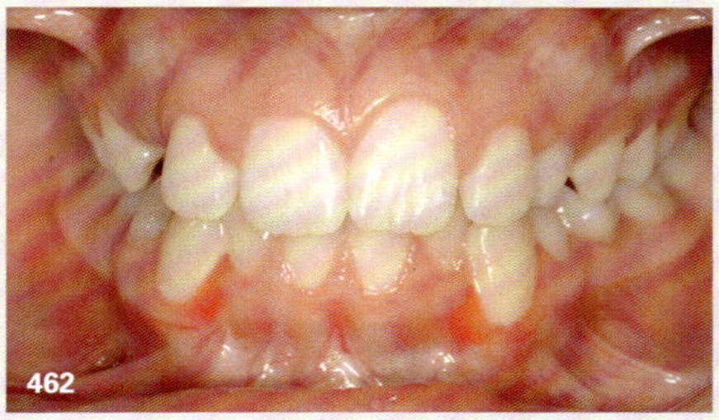

462

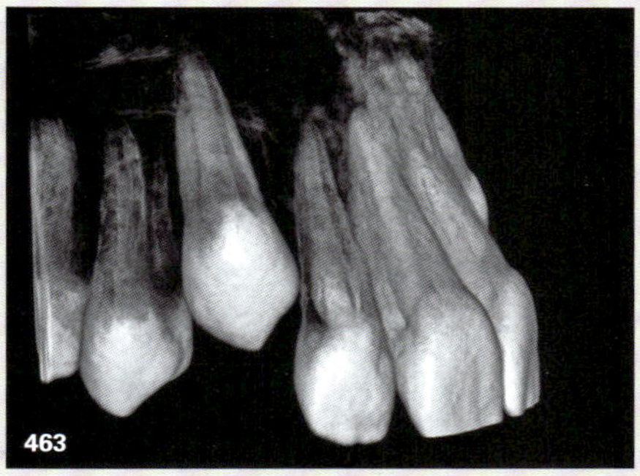

463

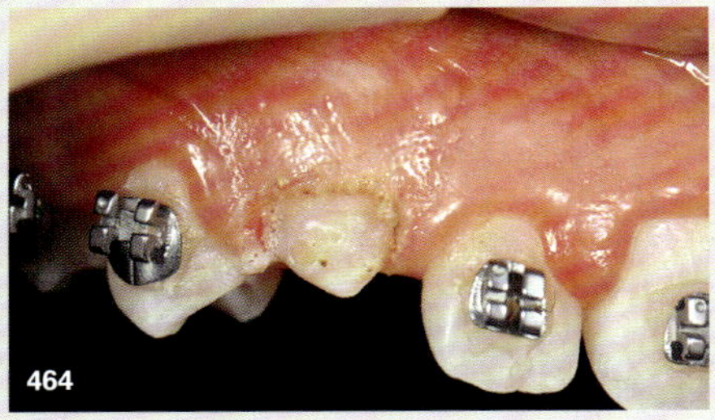

464

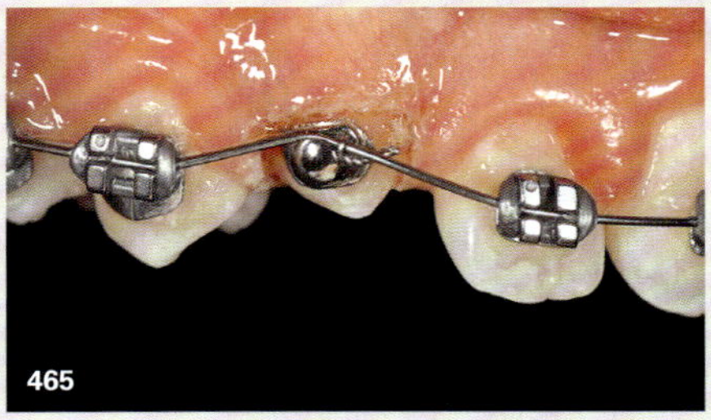

465

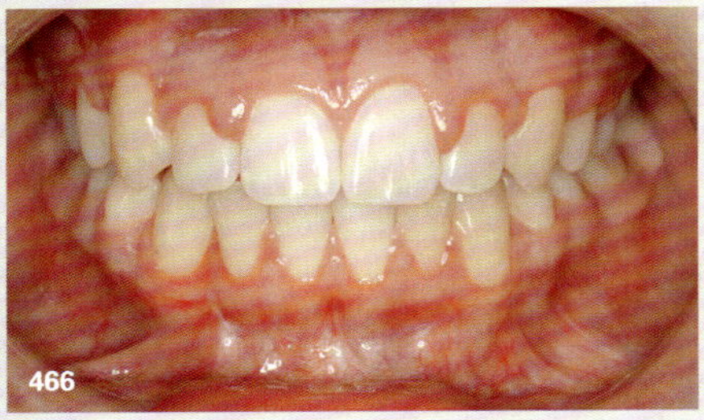

466

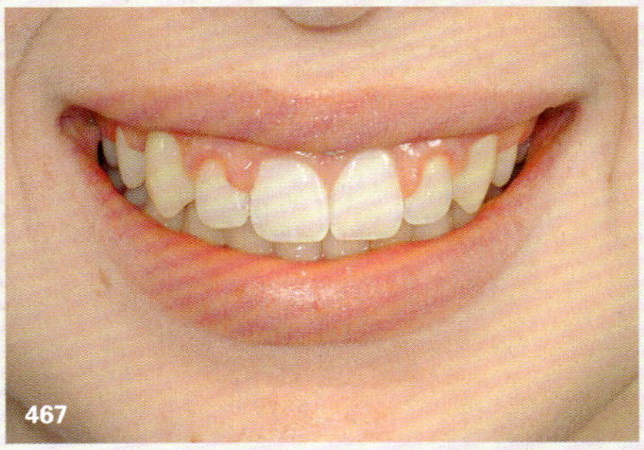

467

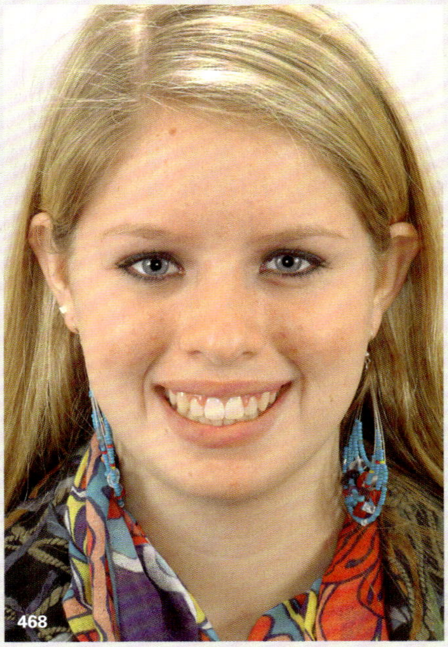

468

图5-459 一名10岁女孩的面像，她的下颌尖牙阻生。

图5-460 下颌尖牙萌出受阻的全景片。

图5-461 特写微笑像显示了右侧与左侧中切牙的不同牙龈高度和冠尺寸。

图5-462 用下颌固定矫治器将下颌尖牙带入咬合。

图5-463 CBCT显示了软组织下方未萌出的上颌尖牙。

图5-464 托槽粘接的那天，我用半导体激光暴露了上颌尖牙的牙尖。

图5-465 然后将舌侧扣粘接到这些牙上，以开始它们的排齐。

图5-466 拆除矫治器后出现明显的牙龈增生。

图5-467和图5-468 去除托槽时，增生的牙龈降低了她的微笑美观程度。

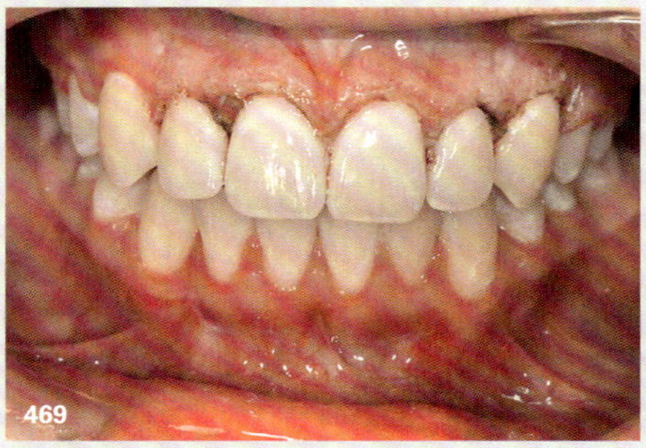

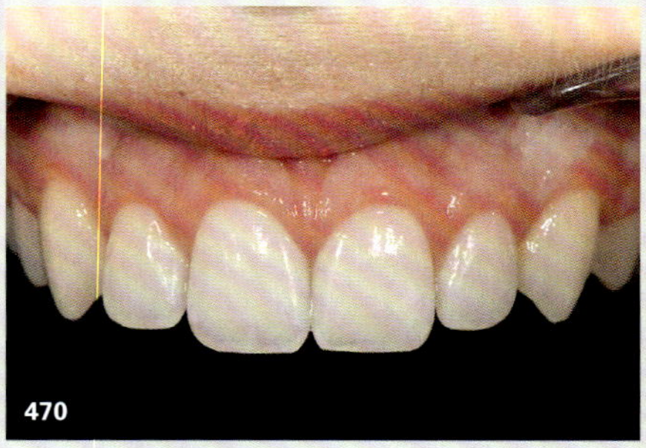

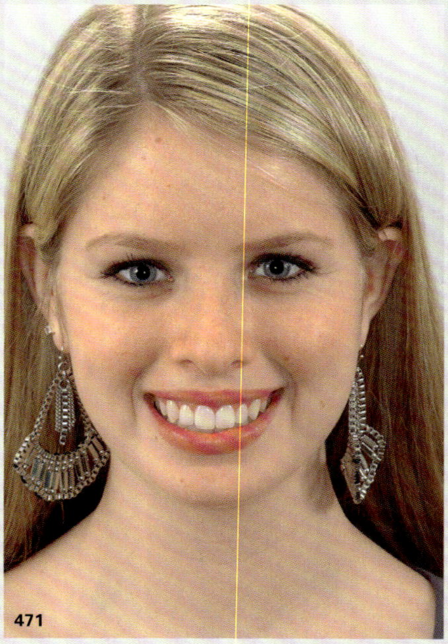

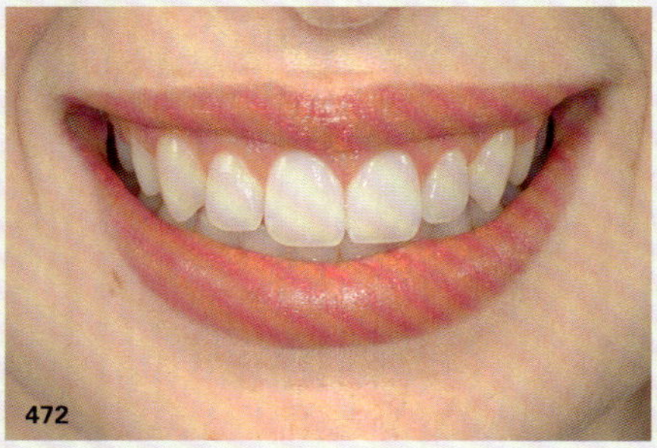

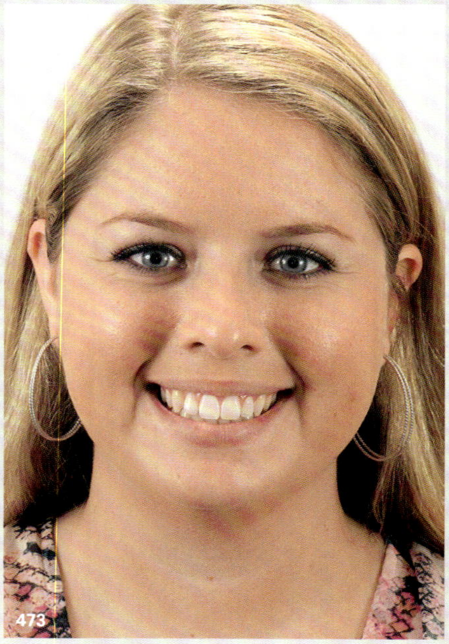

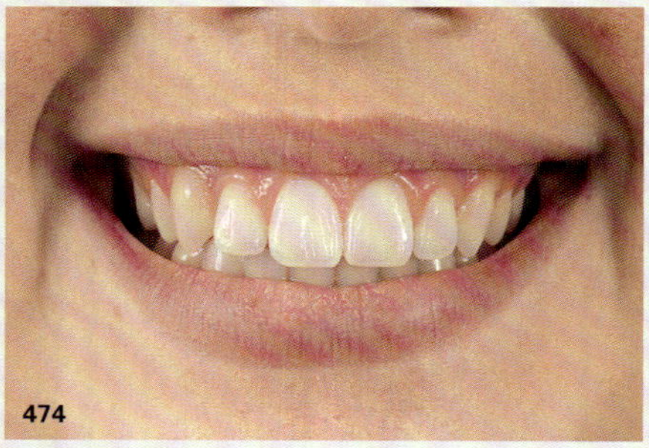

图5-469 我即刻使用半导体激光器去除多余的牙龈组织，实现牙冠长度对称。

图5-470～图5-472 最终效果。

图5-473和图5-474 治疗结束后5年微笑像。

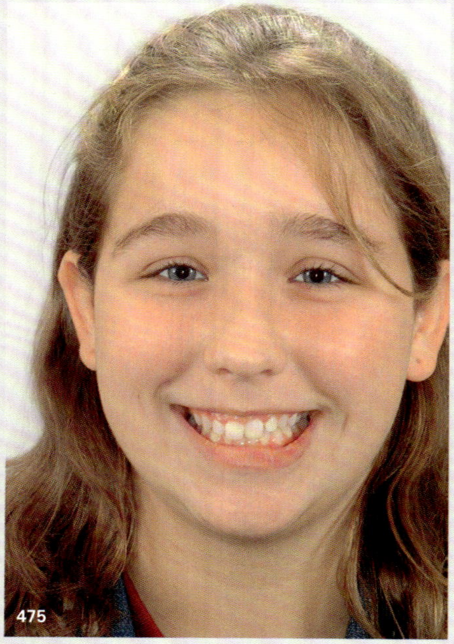

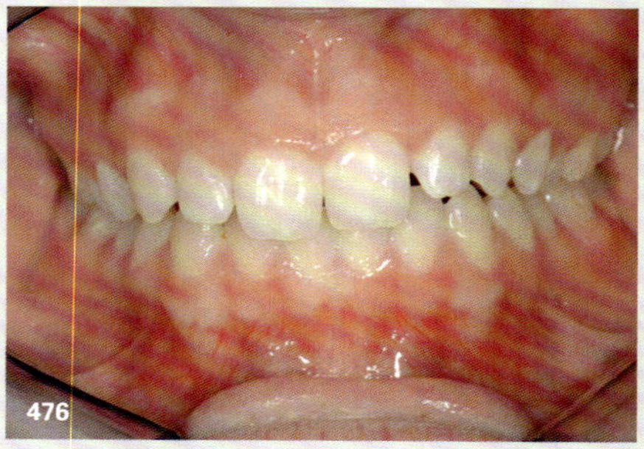

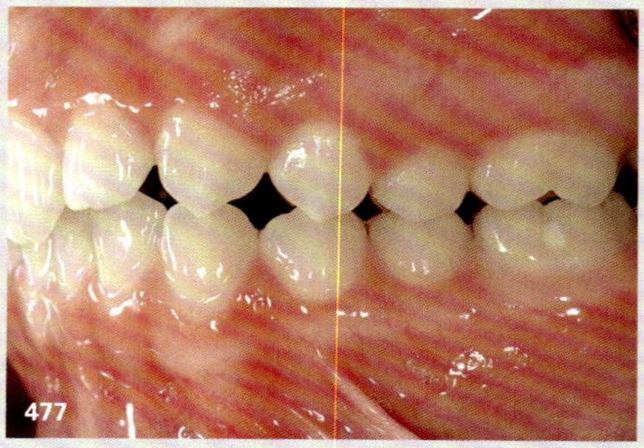

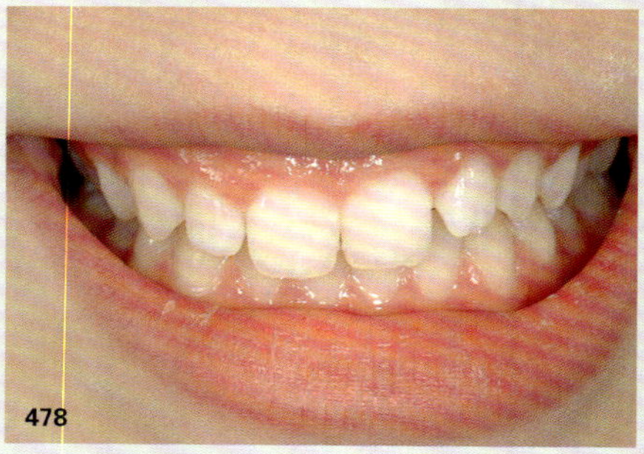

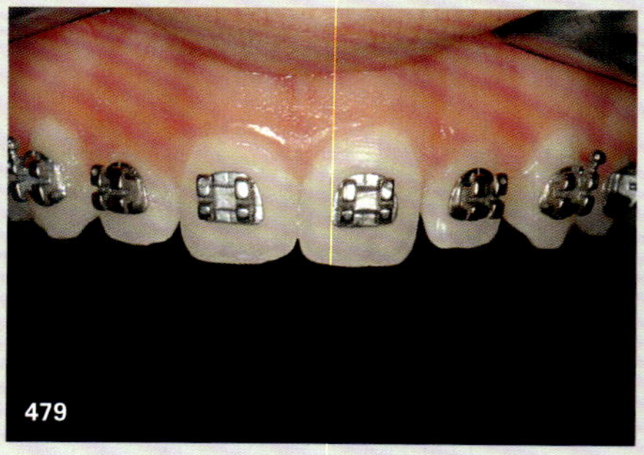

图5-475 这名11.5岁女孩表现出骨性不对称，中度错殆畸形。

图5-476和图5-477 她的左侧为Ⅱ类咬合关系并且伴随中线不对称。

图5-478 特写微笑像显示不对称微笑和中线对称。

图5-479 咬合矫正后，我注意到切牙之间的冠高度不同。

被动萌出延迟

图5-475中的11.5岁女孩表现出轻微的骨性不对称，中度错䝙，左侧Ⅱ类咬合关系，中线不对称（图5-476和图5-477）。她的微笑明显不对称（图5-478），是骨骼不对称、唇移动时的某些不对称以及上颌切牙的不同牙冠长度的不同补偿结果。患者通过全口固定矫治排齐牙列。佩戴高位头帽，以保护腭平面角度，保持笑线。同时患者还戴用了不对称的颌间牵引，治疗23个月后，咬合矫正完成。在这时，我注意到她右上中切牙和侧切牙的牙冠长度短于左侧同名牙（图5-479），并且牙周探诊深度与被动萌出的改变一致。我建议用半导体激光进行牙龈切除术以最终确定牙冠长度，因此去除4颗切牙的托槽，延长牙冠并使其更加对称（图5-480），并且重新粘接托槽以使切牙边缘更好地对齐。在术后1周的随访中，不仅微笑的对称性得到改善，而且切牙暴露量也明显改善（图5-481）。在接下来的2.5个月内完成治疗，拆除矫治器（图5-482～图5-486）。7年后，她依然保持了出色的咬合、面部和微笑美学效果（图5-487～图5-491）。

不对称牙龈炎

对于经历过正畸治疗的人来说，口腔卫生不良会导致牙龈炎，可能是全牙列或局部的炎症，这并不奇怪。图5-492的13岁女孩的牙齿萌出速度很慢，而且已经观察了很长时间。从功能上讲，她深覆䝙明显（图5-493），并且她微笑时过度露龈（图5-494）。即使上颌尖牙尚未萌出，我也开始使用全口固定矫治器进行正畸治疗。患者和她的家长也决定推进治疗，开始矫正深覆䝙。口腔外科医生开窗暴露上颌尖牙，以便我们可以将它们排入牙弓。经过18个月的治疗，我们已经很大限度上矫正了错䝙。然而，我们注意到患者露龈量和牙龈不对称性更加明显，特别是上颌中切牙龈缘顶点和侧切牙与其他切牙之间的大小差异，这是由于正畸治疗中经常出现的牙龈炎症和肥大导致的（图5-495）。

在完成治疗之前，我使用半导体激光消除已经出现的牙龈增生和假性牙周袋（图5-496）。这立即提高了她清洁牙齿的能力，并改善了组织健康。To等[33]研究了正畸治疗中使用半导体激光牙龈切除术作为牙周非手术治疗的辅助治疗控制牙龈炎症的有效性。他们得出结论，使用半导体激光可以比标准的牙周维护更早、更大限度地改善牙龈健康。

治疗在6个月内结束，达到了非常好的美学标准和对称性（图5-497～图5-499）。正如她治疗后6年的记录所反映的那样，她保持了出色的口腔卫生和面部的微笑美学（图5-500～图5-502）。

结论

用检查表来设计治疗计划的方法非常有价值，可确保全面一致的评估，有助于定义治疗目标。在本章的成文过程中，我意识到硬组织和软组织的相互作用是多么复杂。检查表法为它带来了秩序、简化和系统化诊断并设计了适当的治疗顺序。

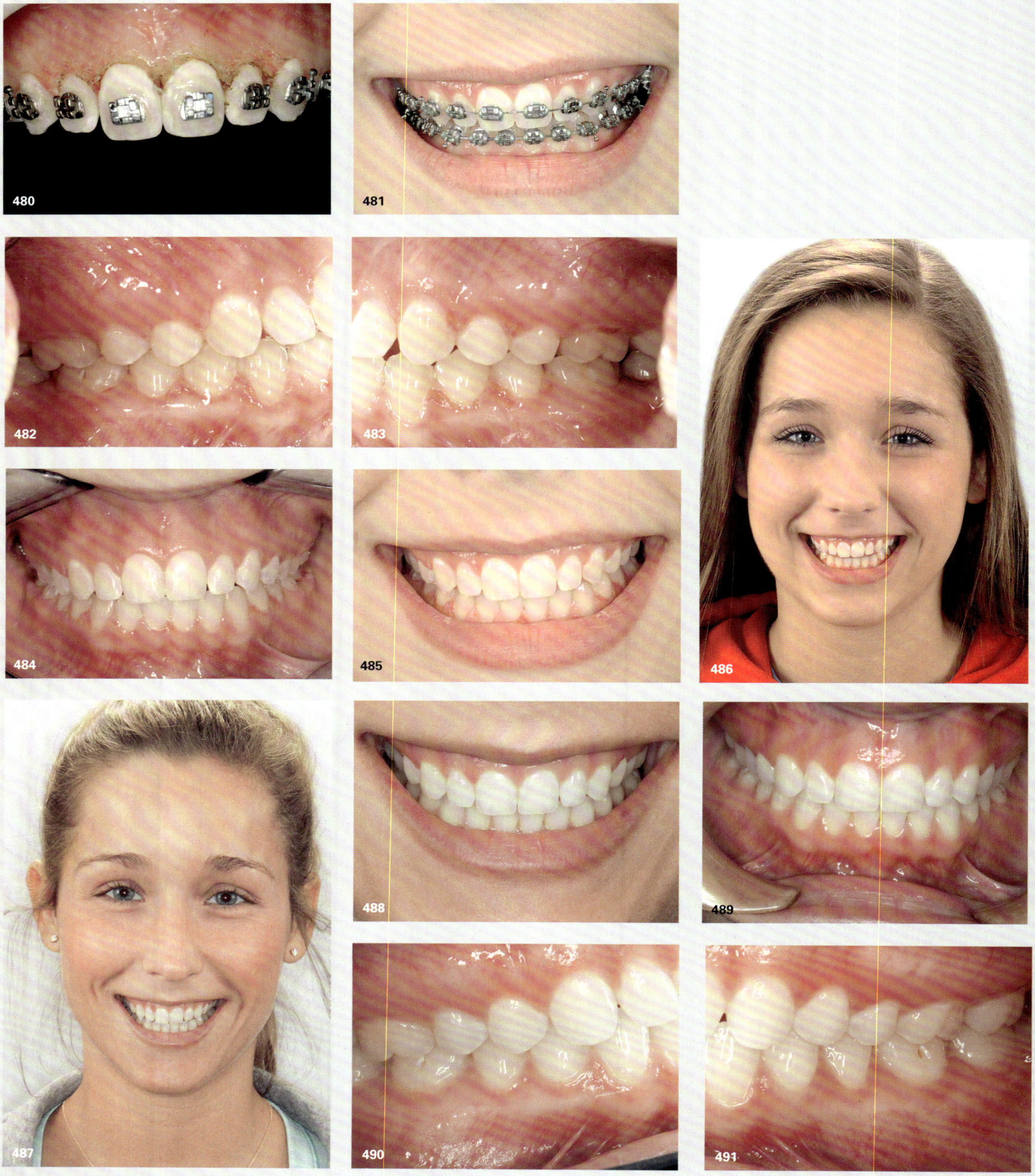

图5-480 用半导体激光器进行牙龈切除术以实现这些牙齿之间的对称性。

图5-481 牙冠延长后切牙暴露量明显改善。

图5-482～图5-486 完成正畸治疗后的最终面像。

图5-487～图5-491 治疗后7年的咬合和微笑像。

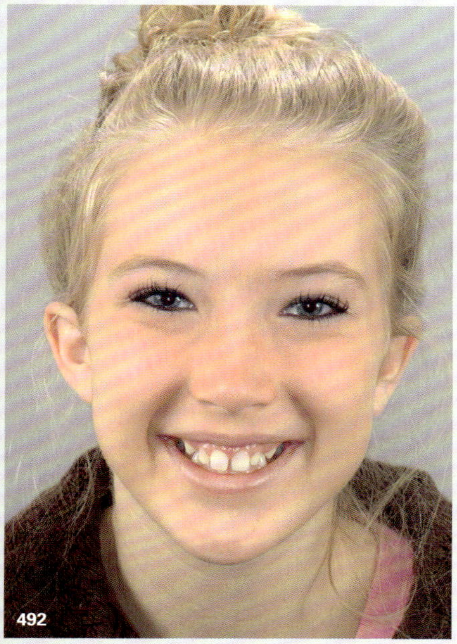

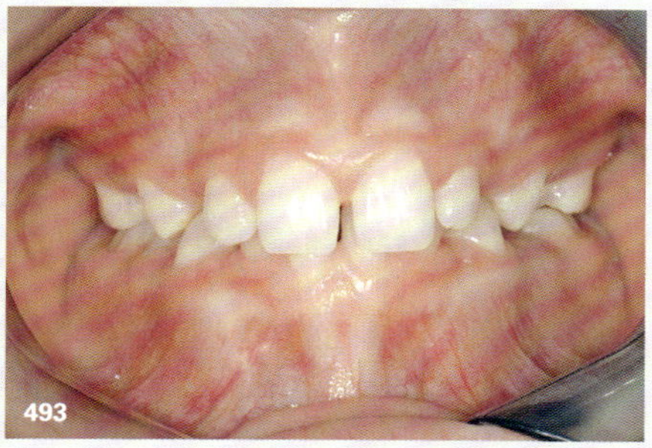

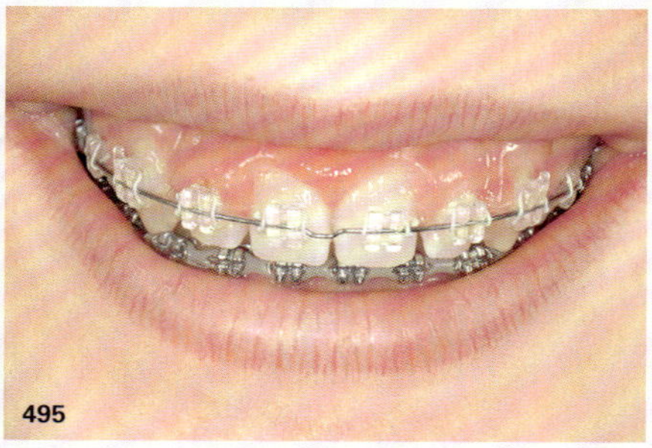

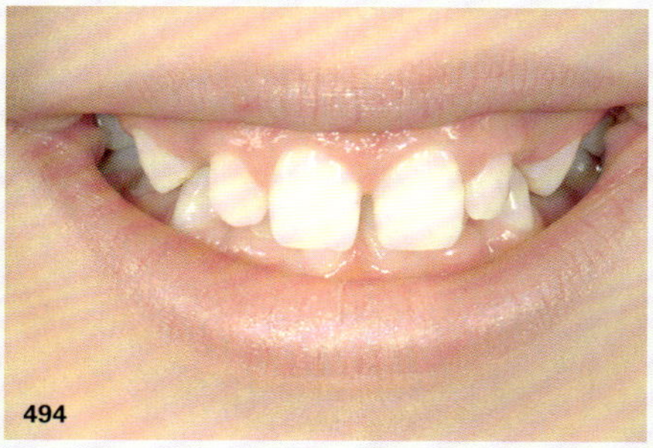

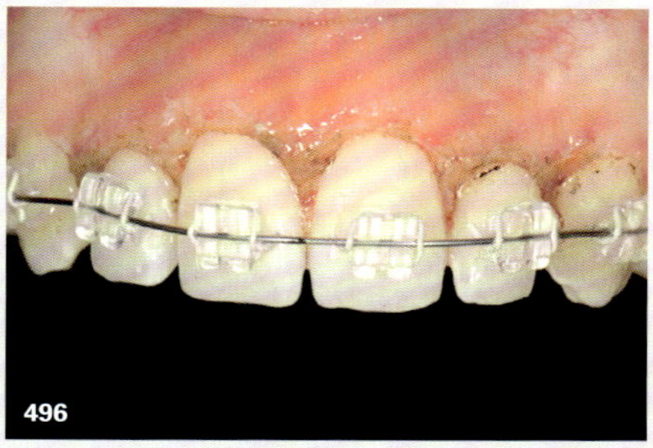

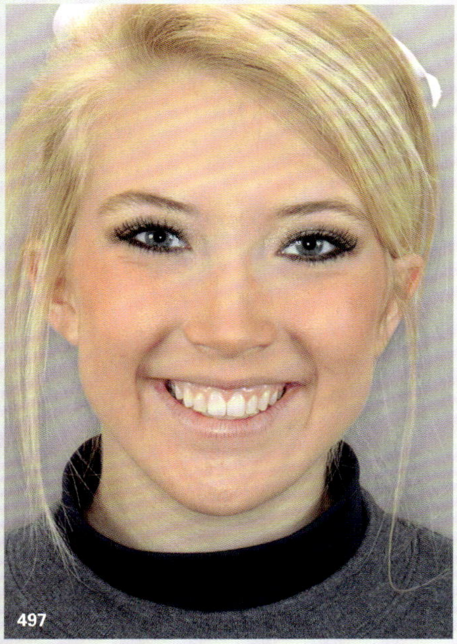

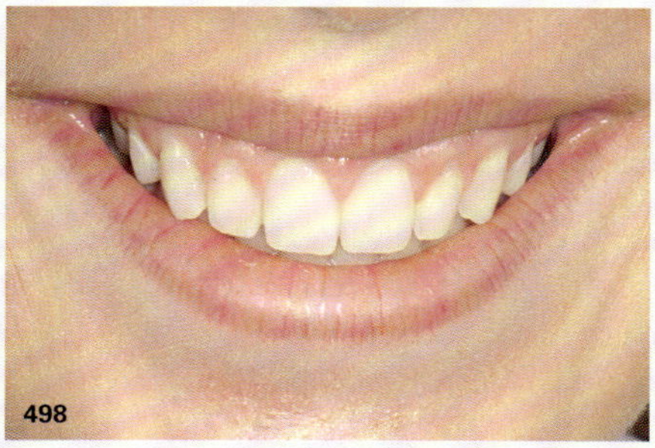

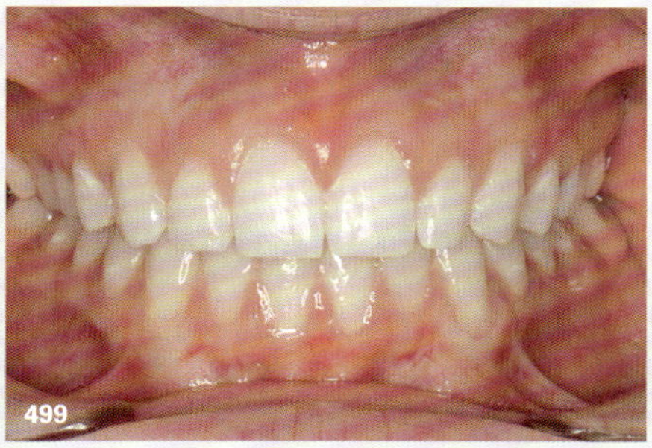

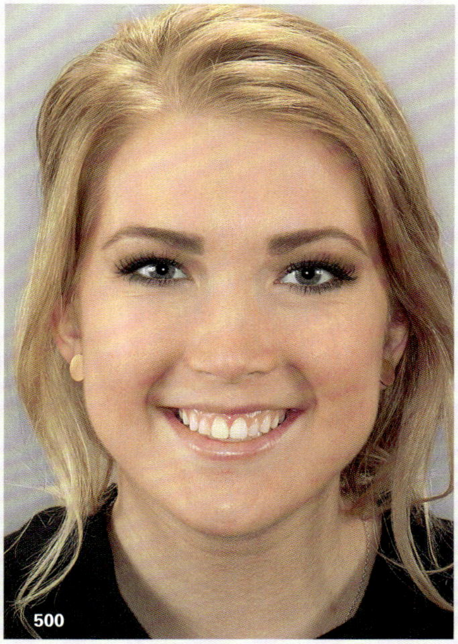

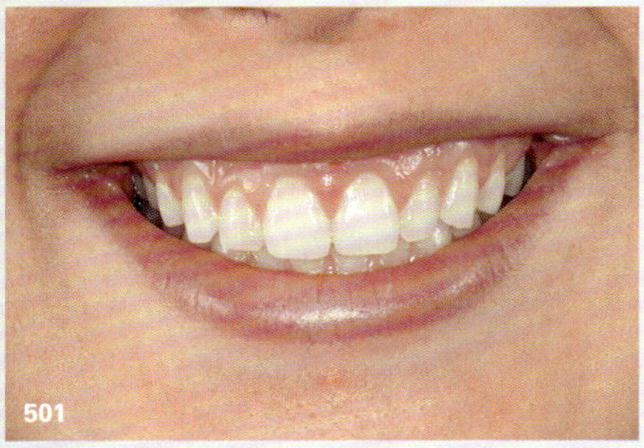

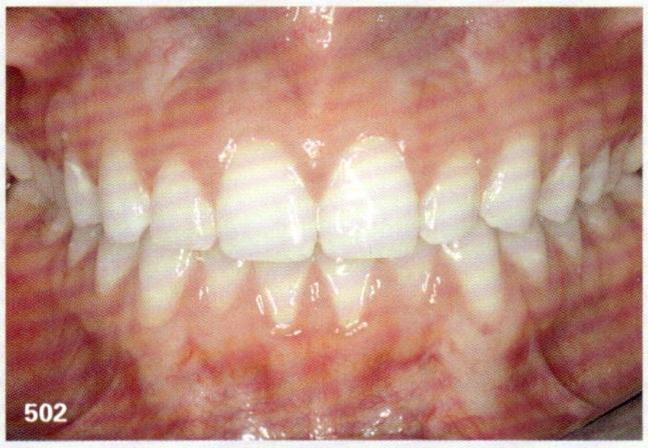

图5-492～图5-494 一名13岁女孩的微笑像和口内像，她存在深覆𬌗及微笑时过度露龈。

图5-495 经历18个月的正畸治疗后，由于牙龈炎症和肥大，露龈量增加。

图5-496 使用半导体激光去除过多的牙龈组织并重新建立良好的切牙暴露量和比例。

图5-497～图5-499 完成正畸治疗后的最终面像、口内像。

图5-500～图5-502 治疗后6年的照片。

（王晓旭　邓舒文　孙　柯）

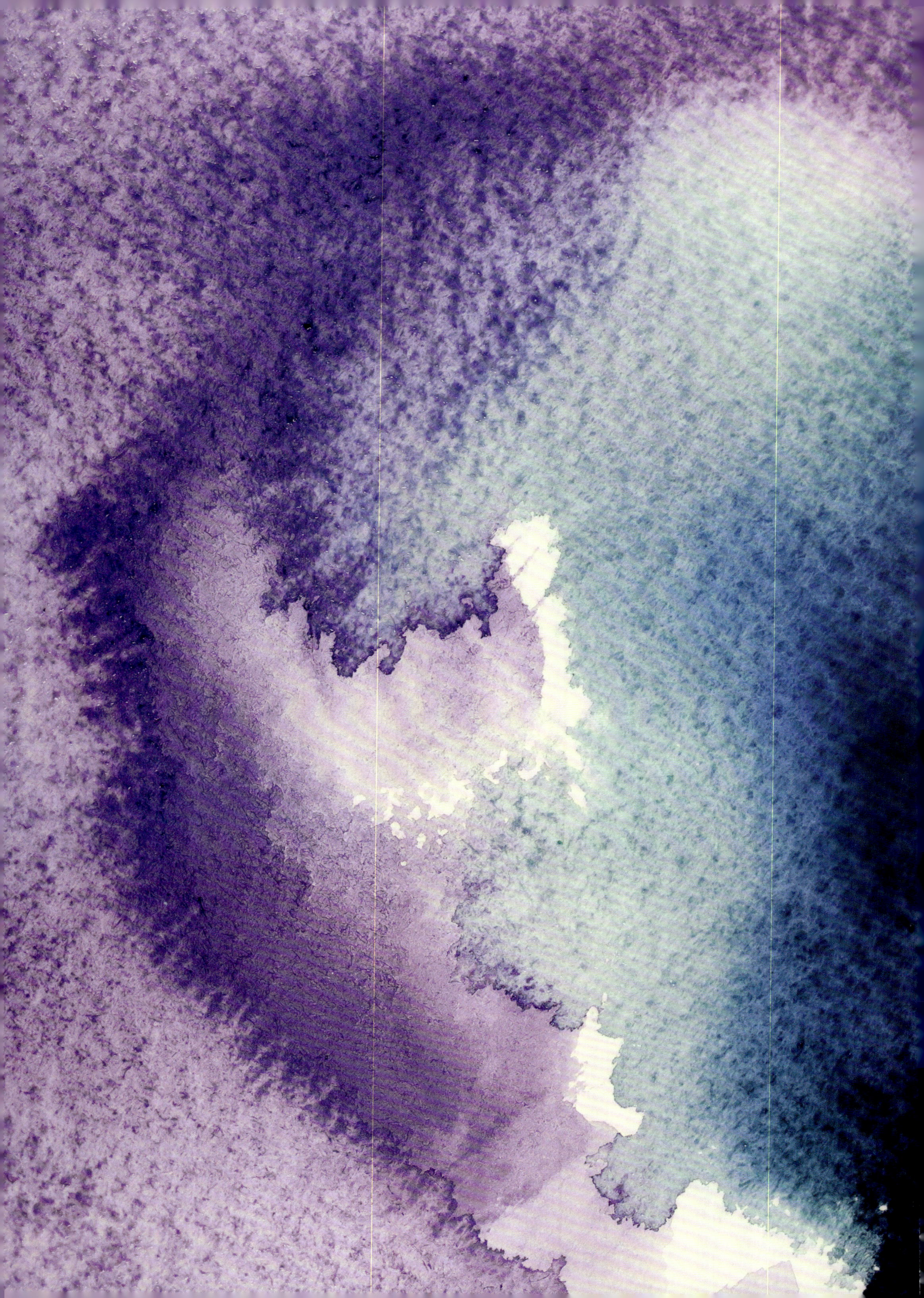

微观美学：非所察，不能治

Micro-esthetics: If You Don't See It, You Won't Treat It

并非所有患者都想要或能够负担贴面，也不是所有患者都需要贴面，但存在一些口腔美学的原则，可供正畸医生利用，以完善治疗效果，实现更出色的治疗结果。

在这本书中，我扩大了正畸诊断的范围，纳入了口腔医学美学和多学科的许多原则，包括面部美学和微笑美学。本章中，我将通过对微观美学特征的评估和处理来完成这幅蓝图。微观美学关注切牙的比例和形状，包括牙龈轮廓和形状。正如面部比例是我们评估患者的关键组成部分一样，牙齿和牙龈组织的比例对微观美学也是如此。

公众的看法是，正畸治疗的目的是"排齐牙齿"；普遍来说，从口腔医生的角度来看，正畸旨在矫正错殆畸形和排齐牙齿。然而在口腔美容、正畸和正颌外科领域，如果患者对美学效果不满意，他们会认为治疗是失败的。虽然正畸医生并不进行诸如复合树脂粘接、贴面和牙冠修复这类口腔美容治疗操作，但我们都认识到，在某些情况下，可能需要借助口腔美容的手段才能达到患者所期望的那种惊人效果。并非所有患者都想要或能够负担贴面，也不是所有患者都需要贴面，但存在一些口腔美学的原则，可供正畸医生利用，以完善治疗，实现更出色的治疗结果。

我想从头开始，讲述我将这些原则应用于正畸治疗的探索之路。随着我在口腔美容领域接受的教育越来越多，我对自己许多病例的最终效果越来越不满意。当我意识到可以通过牙体形态修整和牙龈成形术来塑造牙齿与牙龈，我就能够通过改善牙齿形状、外观和比例来显著提高我的正畸效果。我也意识到，美容治疗通常是一条双向的道路：正畸治疗亦可以是美容口腔医生提高疗效的重要一环。

微观美学组成部分

理想的切牙尺寸和包括硬组织与软组织部分的其他微观美学参数有公认的参考值（图6-1）：

- **牙龈形状：**牙釉质和牙龈边缘的二维连接所形成的牙龈形状
- **牙龈轮廓：**游离龈边缘的三维特征，即牙龈的厚度，它是薄还是厚
- **上颌切牙长轴：**口腔医生知道这是什么，但我的定义是从切牙切缘中点延伸到牙根尖点的理论线
- **牙龈顶点：**也称为轮廓高点，但略有不同，它是牙龈缘形状曲率

上最上方的点

- **切牙长度：** 从切牙切缘测量到牙龈形状的最高点的距离
- **切牙宽度：** 切牙近远中接触点之间的距离
- **接触点：** 是牙齿接触并使牙线发生弹出的点
- **邻接区：** 是一个区域，而不是一个点，在该区域，牙齿会接触但不会卡住牙线
- **接触比率：** 接触区长度与上颌中切牙长度的比率。中切牙之间的理想接触长度为中切牙长度的50%。在中切牙和侧切牙之间（上颌中切牙远中到上颌侧切牙近中），邻接区应为中切牙长度的40%。上颌侧切牙远中和上颌尖牙近中之间的邻接区应为中切牙长度的30%
- **切端外展隙：** 从邻接区到切牙切缘的三角形区域
- **龈乳头高度：** 从牙龈上缘到牙齿邻接区最上部测量得出。龈乳头高度与中切牙长度的理想比率为40%[1]
- **渐变：** 一系列连续的阶梯形变化，其中切牙和尖牙具有最大的牙齿高度，从前牙到后牙高度逐渐减小

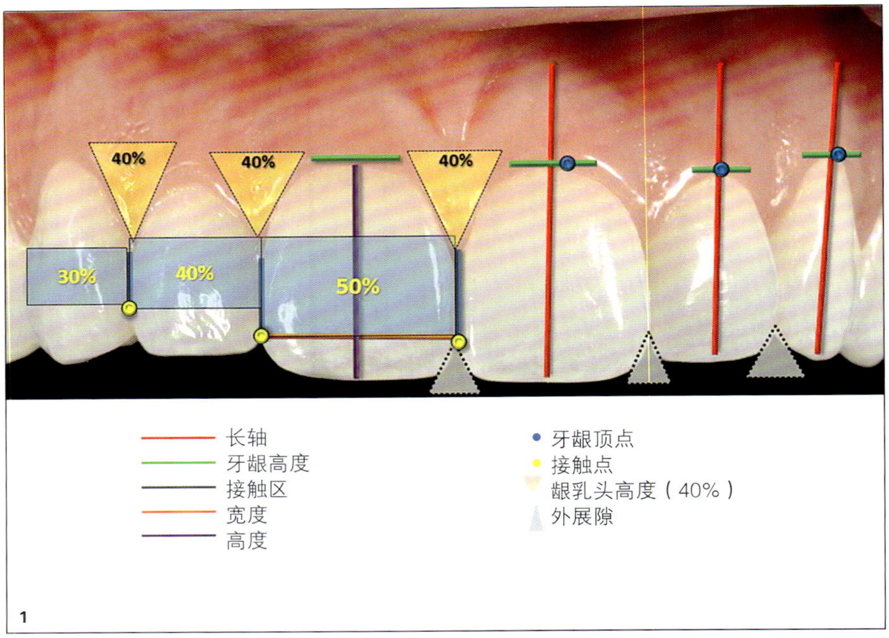

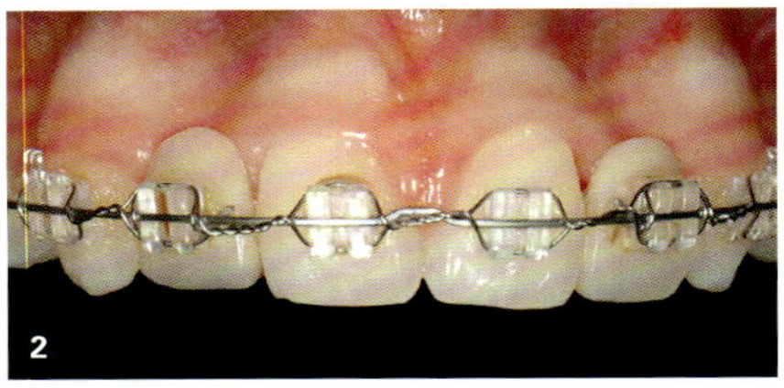

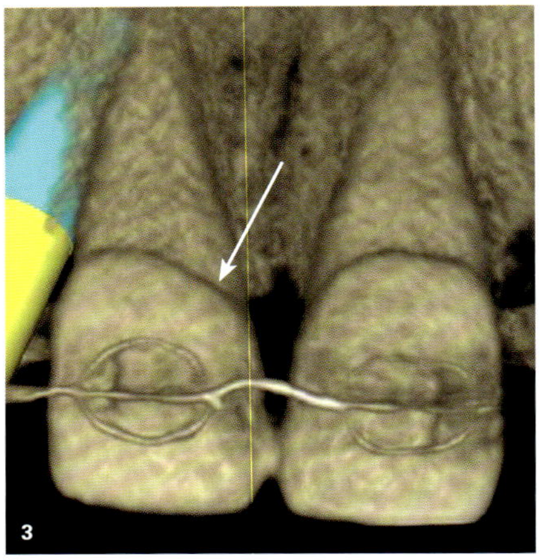

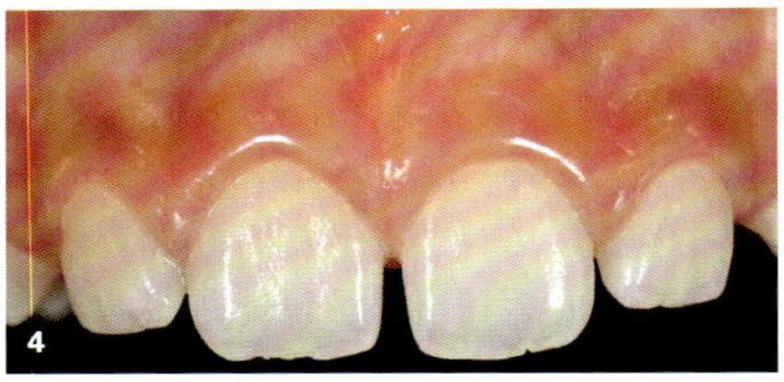

图6-1 显示了微观美学的硬组织和软组织的描述性图示。
图6-2 右上中切牙周围牙龈不规则。
图6-3 CBCT显示右上中切牙的釉牙骨质界（CEJ）形状不规则。
图6-4 牙间龈乳头增生及其对牙龈形状的影响。

牙龈部分

牙龈形状

术语“牙龈形状”表示牙齿的牙釉质和牙龈边缘在二维平面上交汇所形成的牙齿轮廓形状（图6-5）。这一区域由牙齿切缘、牙龈上缘和牙间龈乳头共同界定。牙龈形状由许多因素决定。

釉牙骨质界

由于牙龈附着在釉牙骨质界（Cementoenamel Junction，CEJ）的轮廓上，因此若牙齿的CEJ形状不规则，则牙龈组织形状也不规则。在图6-2中，右上中切牙的牙龈形状不够圆润，最上缘过于偏向牙冠的远中。这种奇特的牙龈外形是由于其下方的组织（CEJ）形状异常导致的（图6-3）。

牙龈炎症/增生

牙间龈乳头增生会影响牙龈形状（图6-4），并影响牙龈轮廓。

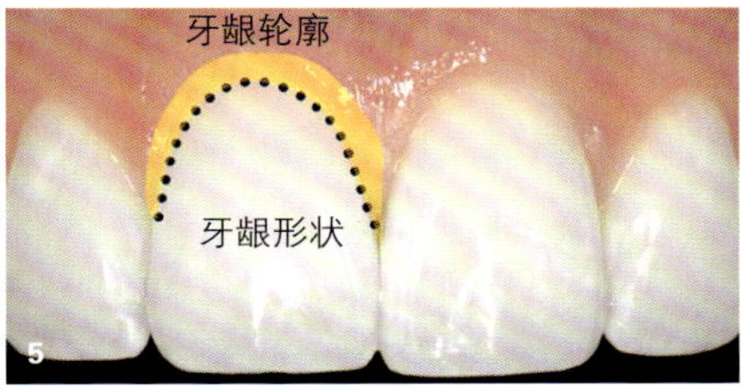

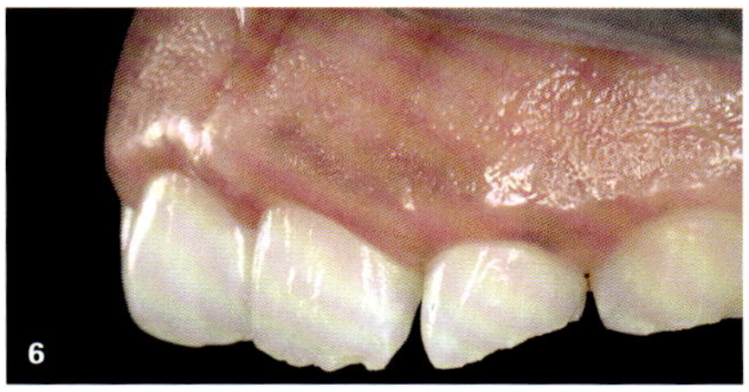

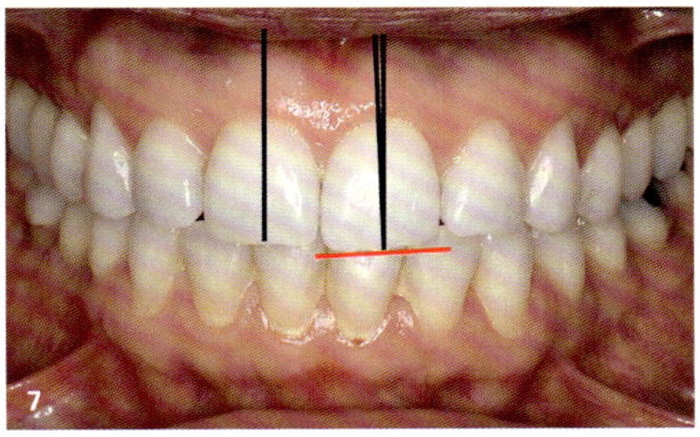

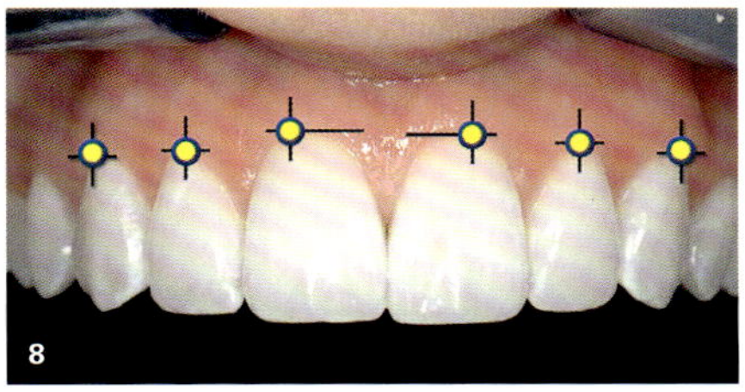

图6-5 牙龈形状和牙龈轮廓的图示。

图6-6 具有粗大牙龈轮廓的厚牙周生物型的患者。

图6-7 左上中切牙的长轴向近中倾斜5°。切缘和牙龈顶点受到影响。

图6-8 显示了上颌牙齿的牙龈顶点。

牙龈轮廓

术语“牙龈轮廓”表示游离龈边缘的三维特征（图6-5）——即牙龈的厚度是薄还是厚。牙龈轮廓是由牙周生物型（包括骨和软组织部分）和其他因素（包括牙龈增生情况）共同决定的。“牙周生物型”这一术语由Siebert和Lindhe提出[2]，在牙周文献中，其被分类为薄型、正常型或厚型。厚牙周生物型的例子如图6-6所示。

牙体部分

上颌切牙长轴

切牙的长轴代表连接切缘中点和牙根尖点的理论线。所有口腔医生在看到长轴时都知道它是什么，而且其定义看似非常简单，但它对美学的影响却十分重要。例如，图6-7展示了左上中切牙的5°近中倾斜如何影响切缘排列和其他属性，包括牙龈形状和牙龈顶点。

牙龈顶点

牙龈形状的最上点被称为牙龈顶点，其形状也是由CEJ和/或牙龈形状决定的（图6-8）。

上颌切牙尺寸

上颌中切牙被认为是微笑的关键起点。长度范围为10.4～11.2mm，宽度范围为8.37～9.3mm。通常公认的比例是中切牙宽度为长度的80%（8∶10）（图6-9）。

与中切牙相邻的侧切牙和尖牙应与中切牙成比例（假设中切牙的长度和宽度是理想的）。通常，黄金分割比例[3-4]原则从上颌中切牙的尺寸开始，侧切牙暴露量为中切牙的62%，尖牙暴露量为侧切牙的62%。在技工室工作台上，这可能很容易通过制作贴面进行测量和实现，但在正畸临床实践中，临床医生的比例感必须对治疗决策起到适当的引导作用。

需要记住的一点是：虽然我强调在口腔美学中上颌中切牙的尺寸是决定切牙比例的主要因素，但有时中切牙本身可能太大、太小或形状不好。所描述的切牙尺寸范围可以为临床医生提供参考，例如，确定上颌中切牙是否过大，或者只是与过小的上颌侧切牙相比显得太大。换句话说，你可能会看到比例不调，但无法确定真正的原因。软组织（牙龈组织）也可能影响中切牙的尺寸。同样，临床医生的比例感和对病因的判断可以辅助诊断，这一点将在本章稍后部分清楚地展示。

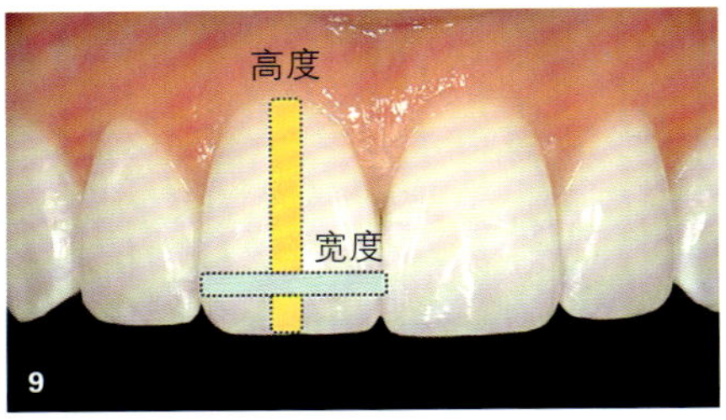

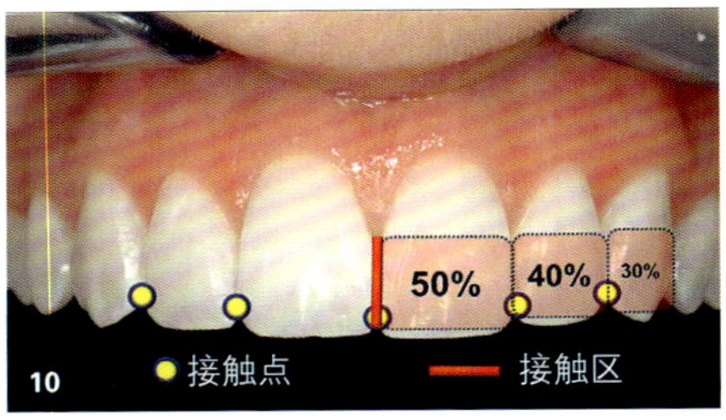

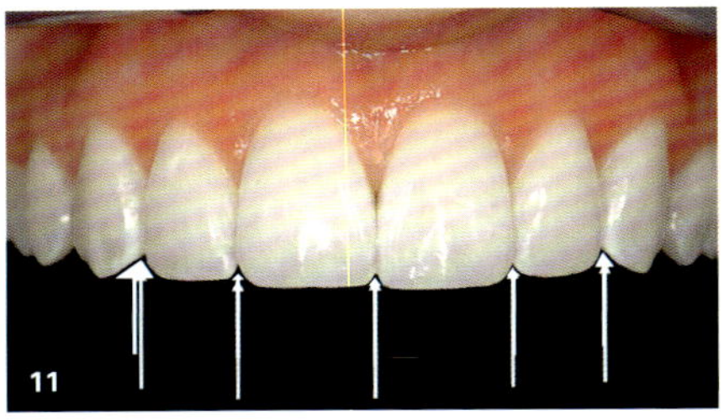

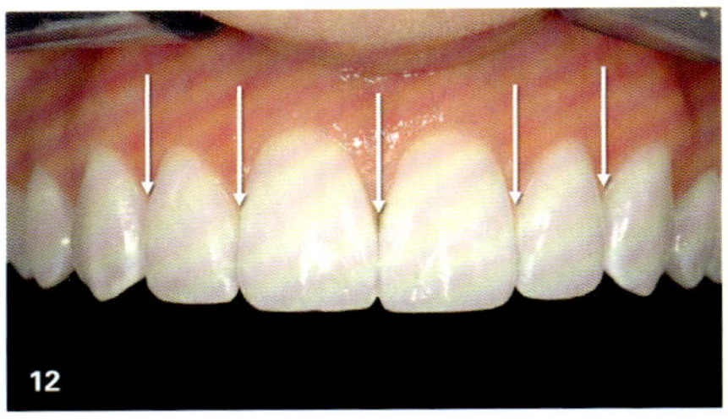

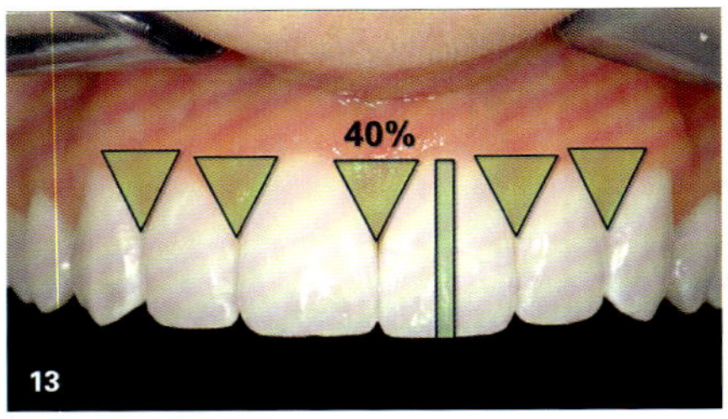

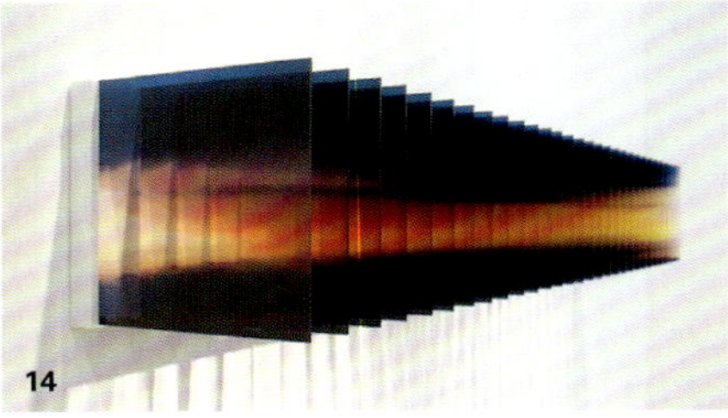

图6-9 显示了上颌中切牙的理想宽高比（8：10）。
图6-10 接触点、接触区和接触比率的图示。
图6-11 切端外展隙图示。
图6-12 龈外展隙图示。
图6-13 理想龈乳头高度的图示。
图6-14 渐变的概念：阶段性的变化从左到右逐渐变小。

接触点和邻接区

Morley和Eubank[5]给出了接触点与邻接区最简单、最好的定义。为了重复这一重要区别，他们将接触点描述为“牙齿接触并能使牙线弹出的地方”。邻接区是“牙齿接触但不卡住牙线的地方”，该接触点由接触点上方的邻接区和其下方的切牙外展隙定义。邻接区是一个区域，而不是一个点，并且其长度在中切牙之间、中切牙和侧切牙之间，以及侧切牙和尖牙之间可能有所不同（图6-10）。

接触比率

邻接区的理想长度与上颌中切牙的长度有关，这个比例从中切牙到尖牙因牙位而异（图6-10）：

- **中切牙之间：**中切牙长度的50%
- **中切牙和侧切牙之间：**中切牙长度的40%
- **侧切牙和尖牙之间：**中切牙长度的30%

外展隙和龈乳头

切端外展隙

切端外展隙是从切缘到接触点的三角形区域（图6-11）。中切牙之间的外展隙最小，并且每个外展隙从中线到尖牙远中逐渐变大。换言之，上颌中切牙之间的外展隙应最小，上颌中切牙和侧切牙之间稍大，上颌侧切牙和尖牙之间最大。

龈外展隙

龈外展隙被定义为位于邻接区上方的三角形空间（图6-12），正畸医生最关注的情况是牙龈软组织在接触点上方退缩或缺失，从而留下“黑三角”。

龈乳头高度

龈乳头高度定义为从邻接区上方延伸到中切牙最上点的牙龈组织高度。上颌切牙之间的龈乳头理想高度应为中切牙长度的40%（图6-13）。

渐变

我从口腔美容中得到了“渐变”的概念。其定义为“一个尺度或一系列连续的变化、阶段或程度”，我将渐变分为：①尺寸和②色调。

在微观美学中，尺寸渐变（图6-14）描述了从前牙到后牙的牙齿尺寸的阶段性减小。图6-15是理想尺寸渐变的一个很好的例子，中切牙和尖牙是最大的牙齿，后牙尺寸逐渐减小。“色调渐变”描述的是从一种色度、色调或颜色到另一种色度、色调或颜色的细微变化。图

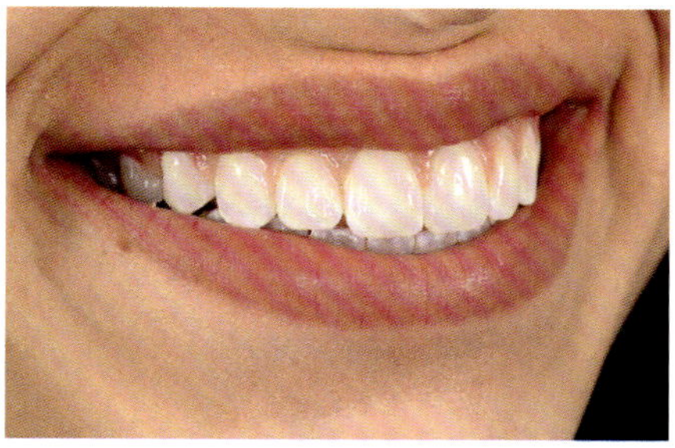

图6-15 牙齿从前到后的理想尺寸渐变。

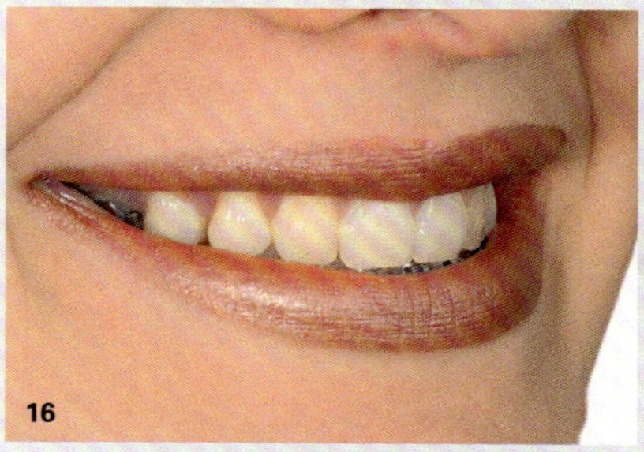

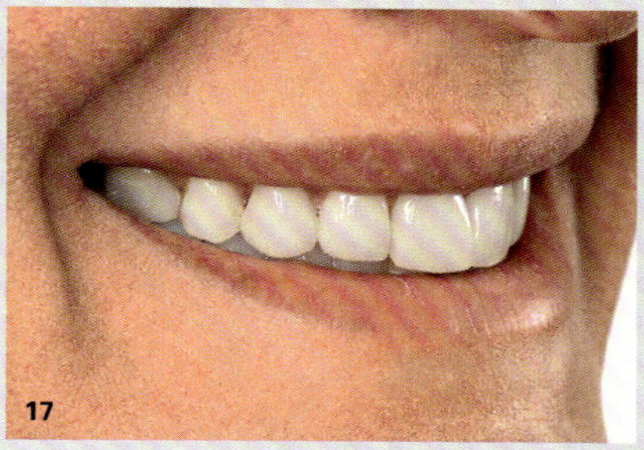

图6-16 用尖牙替代先天缺失侧切牙的患者。侧切牙位置的尖牙颜色比相邻牙齿的颜色深。

图6-17 患者选择佩戴瓷贴面，恢复适当的牙齿色调渐变。

6-16和图6-17描述了一名患者，其上颌侧切牙先天缺失，接受了尖牙替代治疗。侧切牙位置的尖牙已被改形，在牙齿大小和轮廓方面非常可接受，但颜色较深（图6-16）。她选择佩戴瓷贴面，使其具有更好的色度和色调渐变（图6-17）。

牙龈成形术和理想化牙龈美学的治疗方法

相信读者们在前面的章节已注意到，我经常会在正畸治疗前、治疗期间以及治疗后使用半导体激光。我将半导体激光纳入正畸治疗过程主要基于以下两个原因：①我对微笑设计的认可度和兴趣增加；②因为它在牙齿部分萌出时有实际用途，允许更早地粘接托槽，从而缩短总的治疗时间。

本章的目的不是让读者相信这些治疗只能用半导体激光完成。对我们大多数人来说，第一种治疗途径通常是转诊给牙周医生。改变牙龈的其他方式，包括电刀切割和陶瓷车针。那么，为什么要在正畸治疗中花费额外的时间（还可能潜在降低收益）使用这项技术呢？我的经历开始于我为一名骨骼不对称的年轻患者完成正畸治疗，我认为我做了一件“漂亮”的工作，在没有正颌手术的情况下把她的牙齿调整好，当时我认为这是一个非常可接受的美学结果。我给她拆除矫治器的那天，她直接去她的口腔医生（碰巧也是她的父亲）那里进行牙齿清洁。那天晚些时候，我收到了那位口腔医生发来的电子邮件，里面有他女儿的照片。我打开邮件，期待着一番赞扬，结果得到的却是他用半导体激光为他女儿做了牙龈轮廓修整后她的微笑照片。他委婉地指出，当我完成正畸治疗时，她的微笑有点不对称，而让我感到震惊的是我竟然完全没有注意到这种不对称。我当时专注于咬合调整，并且我承认我曾认为我为她做的微笑设计已尽善尽美。我有点不好意思，而这名口腔医生鼓励我我跳出正畸视角，探索微笑设计的广阔领域。我开始认识到牙齿和牙龈美学的所有元素，这让我看到了认知以外的世界。

由于这段经历，我开始频繁转诊患者至牙周医生处进行牙龈轮廓修整，结果患者回来时却抱怨他们付不起这笔额外的费用（或者根本不想支付）。正如我将在下一章关于种植体的章节中强调的，我们的青少年正畸患者可能来自多子女家庭，他/她的兄弟姐妹可能正在接受或计划接受正畸治疗。此外，父母通常不在收入高峰期，也在为未来的教育费用作预算。这不是借口；这是现实。因此我开始在执业范围内用半导体激光提供所能提供的治疗。

随着我与口腔美容领域接触的越来越多，我愈发清楚地认识到，一名力求打造完美笑容的口腔医生需要达到什么样的条件。通过美容粘接和贴面，口腔医生能够通过在牙齿、牙冠或贴面上添加或去除材料来控制牙齿形状。当然，也可以使用其他仪器，如电刀切割，但我选择了半导体激光，因为正如Rossman和Cobb[6]总结的那样，激光在软组织手术中的优势包括：

- 激光切割比手术刀更精确
- 切口在手术后即刻更明显，因为激光封闭了血管和淋巴管，留下了清晰、干燥的区域[1-9]
- 激光切割同时有消毒作用，降低了血液传播疾病的风险
- 术后疼痛和肿胀更少
- 由于伤口被激光烧灼产生的生物敷料保护，术后感染减少
- 黏膜愈合过程中伤口收缩较少，不易产生瘢痕
- 对相邻组织的损伤较小

这些特点使得手术时间更短，术后恢复更快。

牙龈成形术增加牙冠长度和牙龈高度

在我的临床工作中，改变牙龈高度可能是最常见的治疗方法，无疑是为了应对口腔卫生问题引起的牙龈增生。较短的牙冠长度可能是由于被动萌出不足（常见于青少年）、主动萌出异常和牙冠本身解剖结构短小造成的。因此，治疗方法因病因而异。

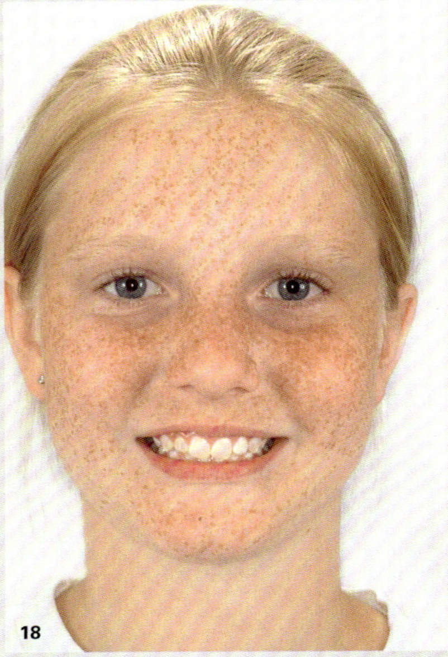

18

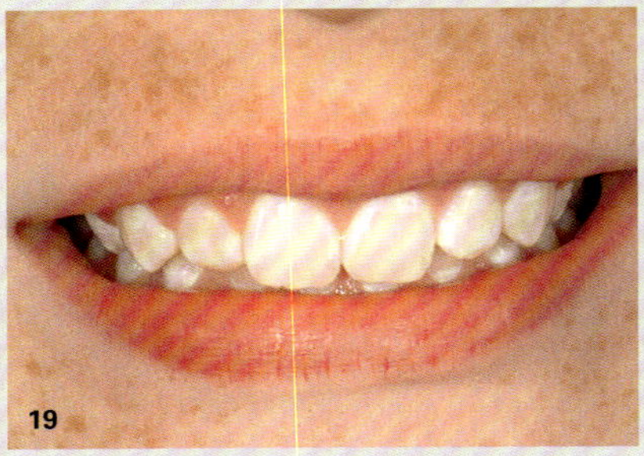

19

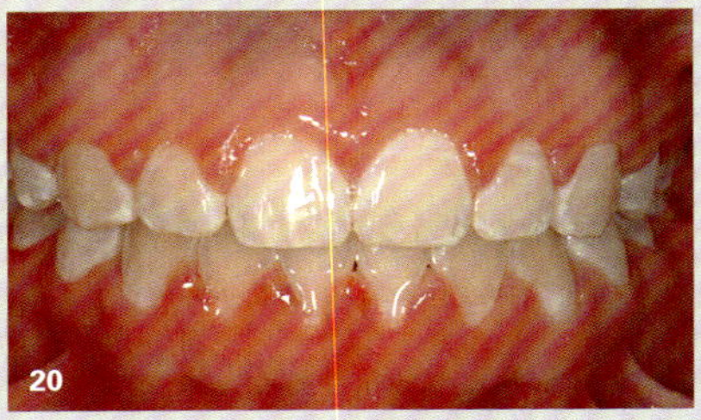

20

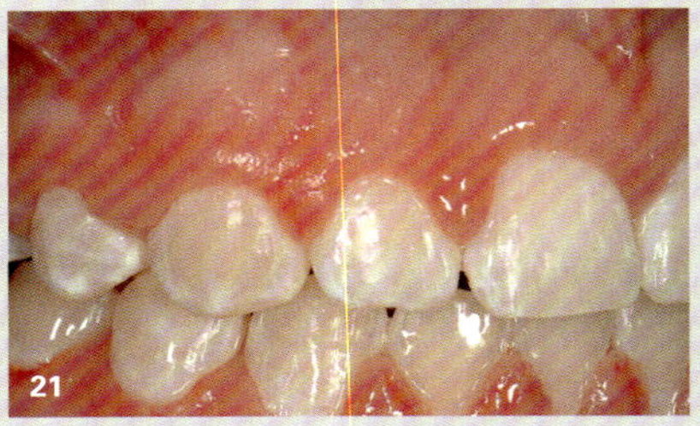

21

图6-18和图6-19 这名12岁的女孩是Ⅱ度深覆殆，牙齿排列良好。
图6-20 治疗25个月后的咬合。
图6-21 特写像显示在治疗期间由于口腔卫生不佳而继发牙龈增生。

大多数诊所的患者都有中重度口腔卫生不良的问题。

口腔卫生问题引起的牙龈增生

我确信，在你的正畸诊所中，所有患者都有良好的口腔卫生，你在治疗过程中没有遇到患者牙龈肿胀和出血的问题。好了，不吹了。大多数诊所的患者都有中重度口腔卫生不良的问题。尽管我们给他们准备了免费的牙刷（甚至是最新款的电动牙刷），每次就诊都给他们的口腔卫生评分，并指导他们，甚至恳请他们保持牙齿清洁，以避免脱矿和其他不良后果。每3个月清洁一次牙齿似乎有帮助，但在很多情况下，于口腔医生处复诊时才是他们牙齿彻底清洁的机会。

图6-18和图6-19中的12岁女孩表现为Ⅱ度深覆殆，除此之外，牙列排齐良好。25个月后，治疗完成，拆掉矫治器（图6-20）。她的口腔卫生状况欠佳，牙龈乳头轻度增大，牙龈边缘增生（图6-21）。在大多数此类情况下，我们会给患者佩戴保持器，并预约一次彻底的口腔清洁，以便患者的口腔组织有时间在口腔卫生改善的情况下恢复。然而，这个病例，当她和我一同去候诊室，向她的母亲展示她美丽的新笑容时（图6-22和图6-23），她母亲表面看上去对孩子的笑容感到欣喜，但我可以看出她期待着一个更“耀眼”的结果。我过去会常规性地解释，她在家洁牙

后牙龈情况应该会好转，并强调更好地保持口腔卫生，但效果总是参差不齐。所以这一次，我没有这样做，而是回应道："哦，我们还没有结束。我还需要得到你的同意，用激光来延长她的牙齿，进一步改善笑容！"这名母亲看起来非常放心，我护送患者回到诊室，并指示工作人员立即用半导体激光进行了冠延长术。

她的龈沟深度测量在3～4mm之间（图6–24），在隔湿并进行表面麻醉5分钟后，我去除了上颌从左侧第二前磨牙到右侧第二前磨牙的增生组织。如图6–25所示，牙冠长度的变化非常显著，她的笑容得到了改善（图6–26和图6–27）。当我第二次和她一起走进候诊室时，她母亲的脸上露出了灿烂的笑容，她对女儿的赞美热情真诚。

1周后，当保持器交付时，所有组织都痊愈了，她有了真正美丽的笑容和健康的组织（图6–28～图6–30）。教训是什么？如果那天没有花时间改善她的笑容就让她离开，那么随后的变化将是缓慢而细微的，她的母亲可能根本不会察觉。她这样的情况，值得多花点额外的时间立即解决问题，比逐步解决效果更好。然而，大多数情况下，治疗效果受限于治疗时间安排欠妥当，或者家长拒绝实施冠延长术。向牙周科医生转诊的提议又常被否决。这并非借口，而是现实。但这名患者的结果却截然不同，术后24个月，冠延长术未见明显反弹，这让她在未来数年都能保持理想微笑（图6–31～图6–33）。

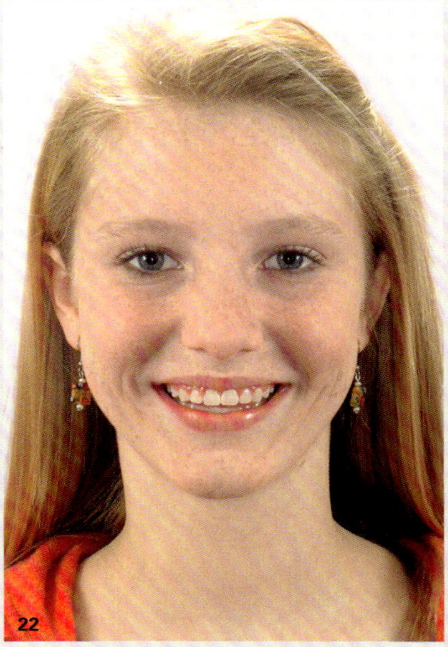
22

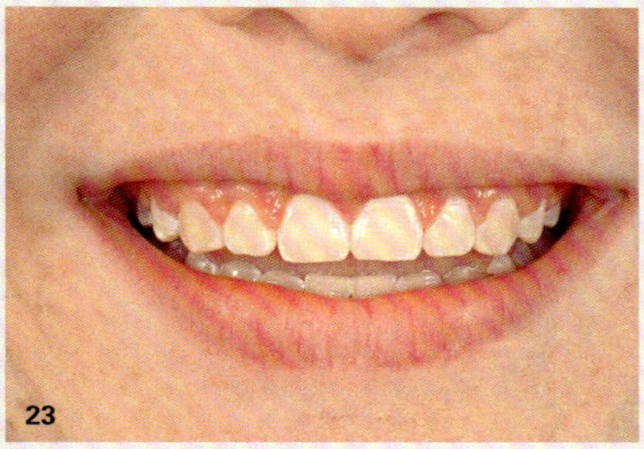
23

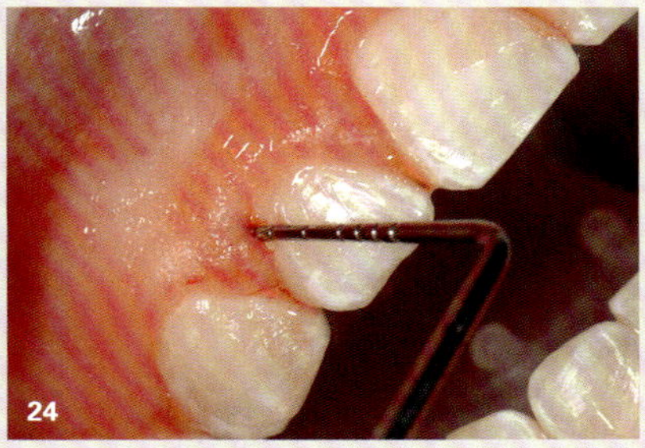
24

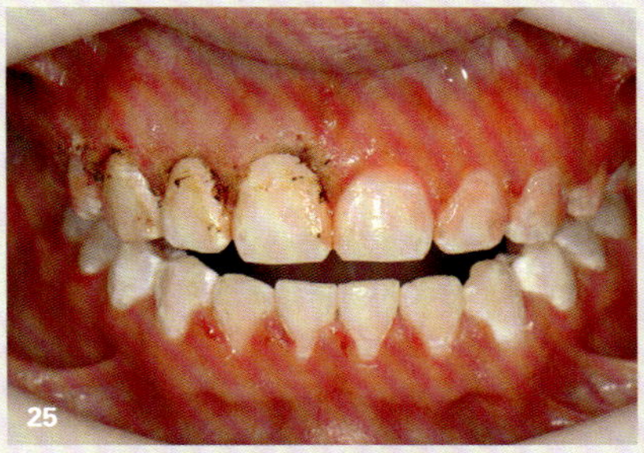
25

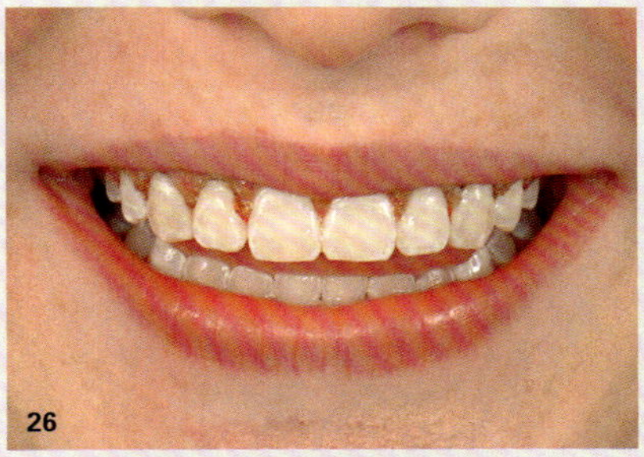
26

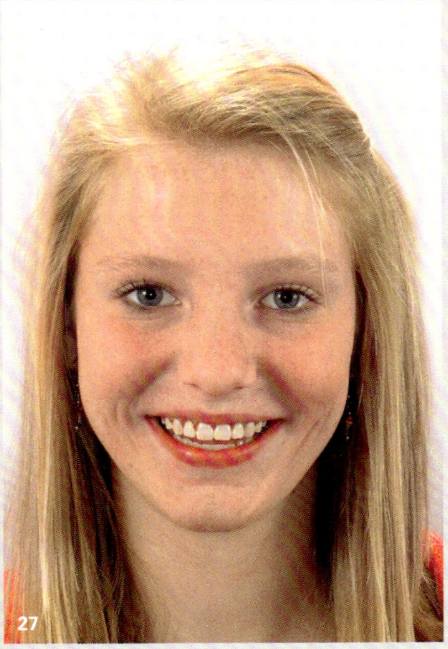
27

图6–22和图6–23　正畸结束照片显示牙龈增生和牙冠长度较短。

图6–24　龈沟深度测量为3～4mm，提示可进行冠延长术。

图6–25　正畸治疗结束（右）与牙龈切除术后（左）牙冠长度的对比。

图6–26和图6–27　牙龈切除术后的微笑像。

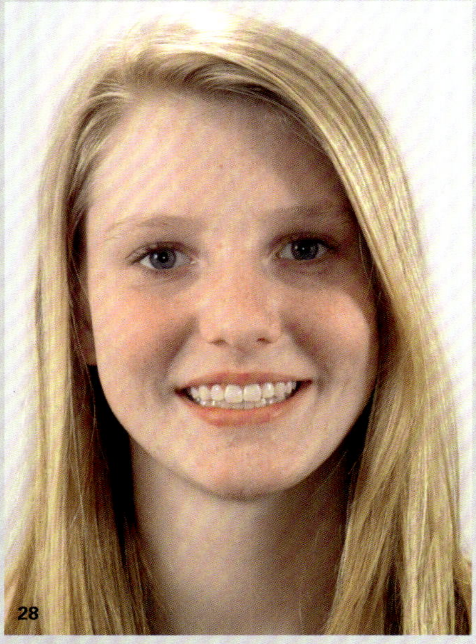

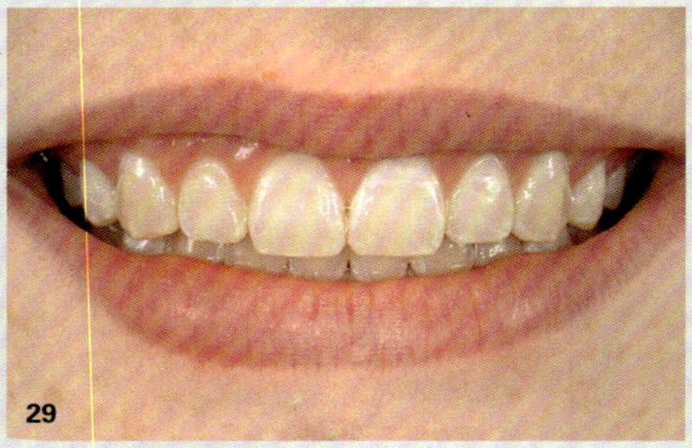

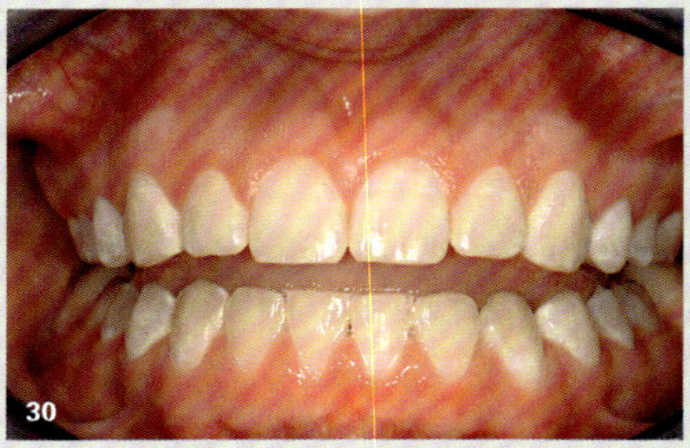

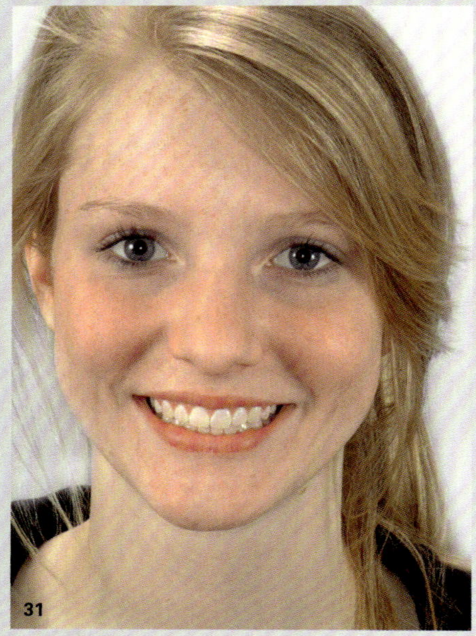

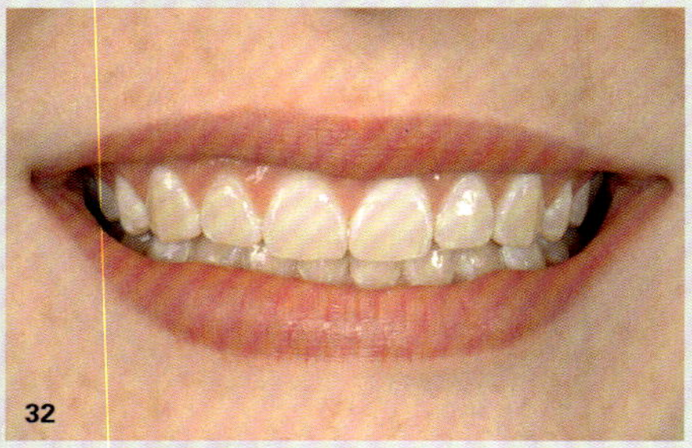

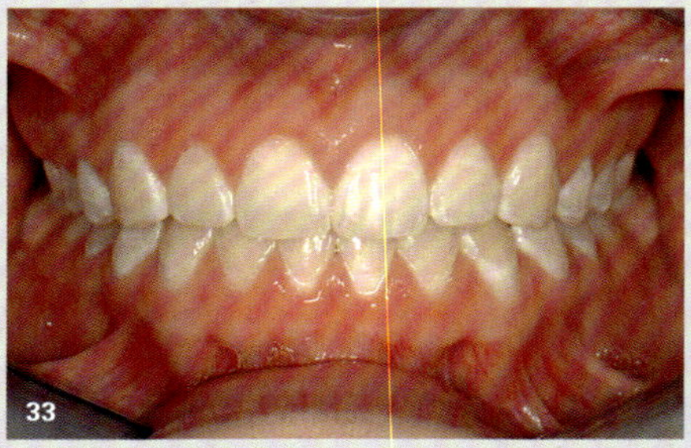

图6-28～图6-30 牙龈切除术后1周的微笑像和咬合。组织已经愈合，笑容很美。

图6-31～图6-33 治疗后2年的微笑像和咬合。软组织没有反弹，笑容依然美丽。

在主动正畸治疗的结束阶段进行冠延长术

被动萌出不足导致的牙冠长度短

这名12岁的女孩（图6-34）就其Ⅱ类错殆畸形寻求正畸咨询（图6-35～图6-37）。她的微笑表现为切牙切缘的垂直位置良好，但后牙的腭向倾斜导致其颊廊过于明显（图6-38）。图6-39显示了右上尖牙的迟萌（正常萌出年龄约为11岁），为了加快治疗，我用半导体激光去除了多余的牙龈组织，以便粘接一个附件连接到主弓丝中。经过12个月的治疗，我在结束前评估她的微笑，发现上颌侧切牙相较于中切牙明显过短，牙体长度比例失调（图6-40）。

牙周探诊测量上颌侧切牙的龈沟深度为4mm，我决定在完成正畸治疗前为侧切牙和其他前牙（图6-41和图6-42）进行冠延长术，以便在拆除托槽之前确保牙龈边缘形态和微笑设计尽可能接近理想状

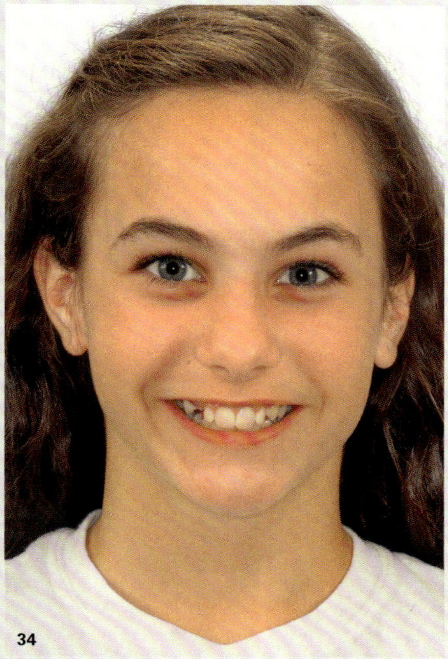

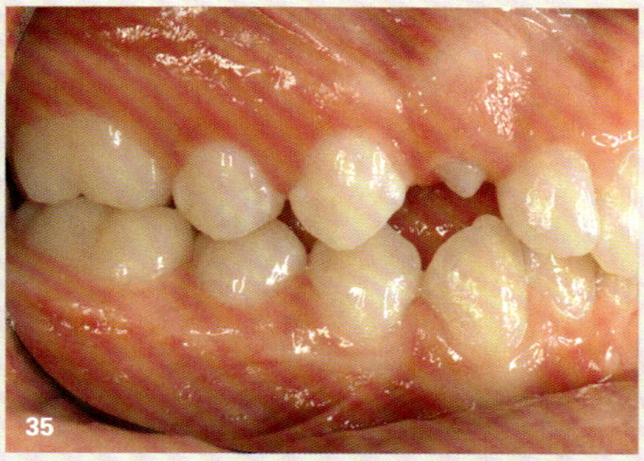

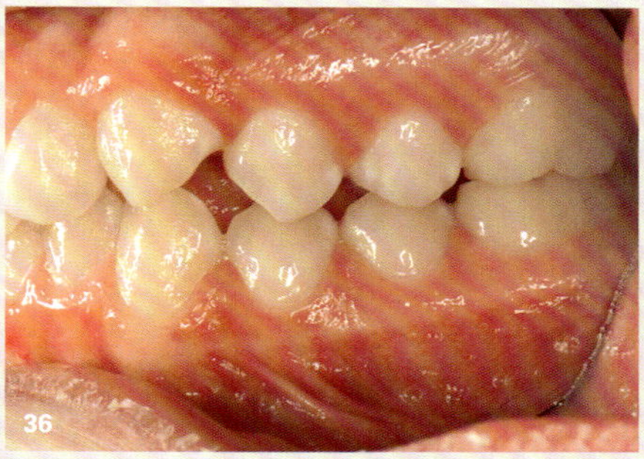

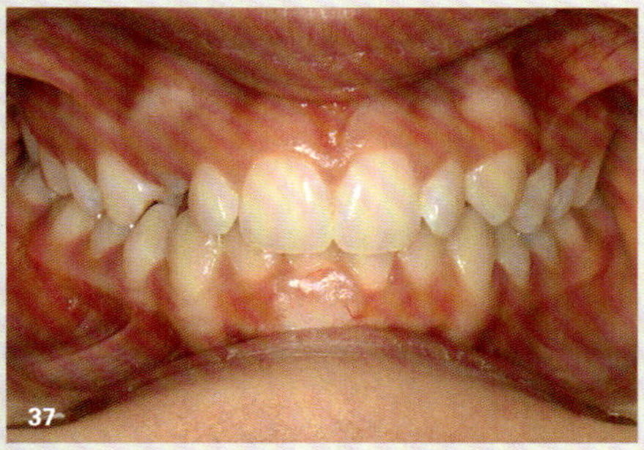

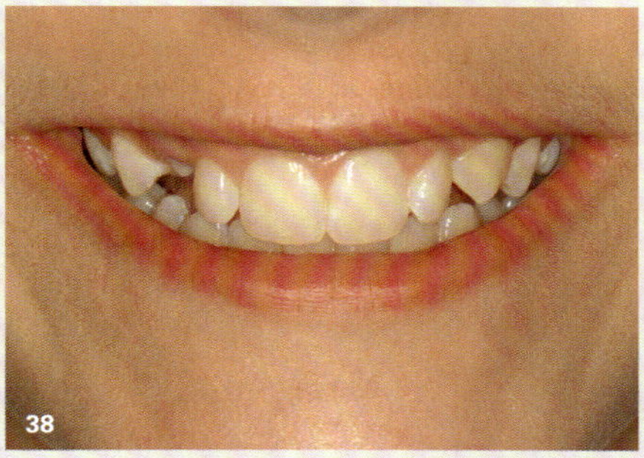

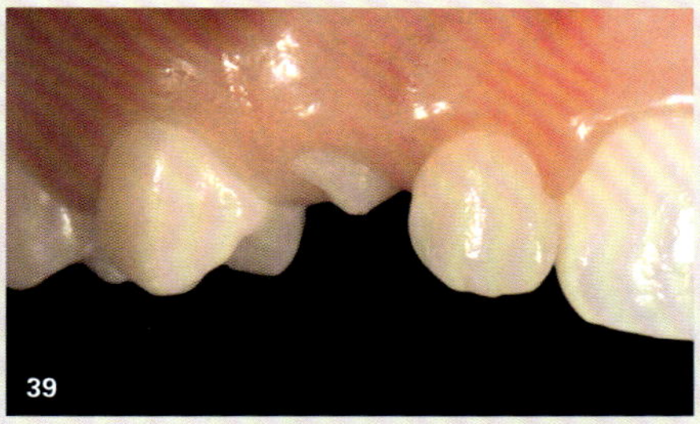

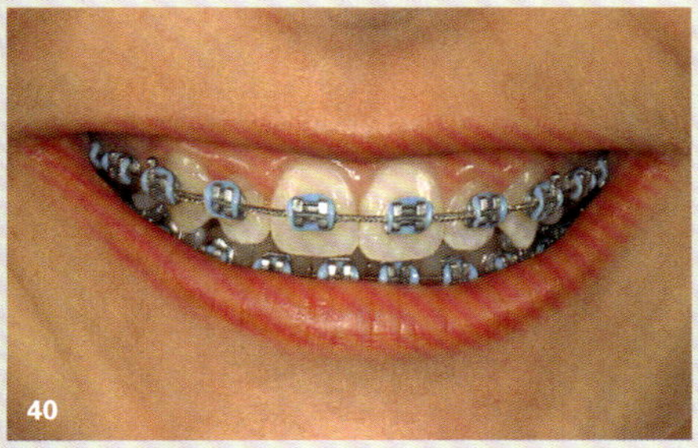

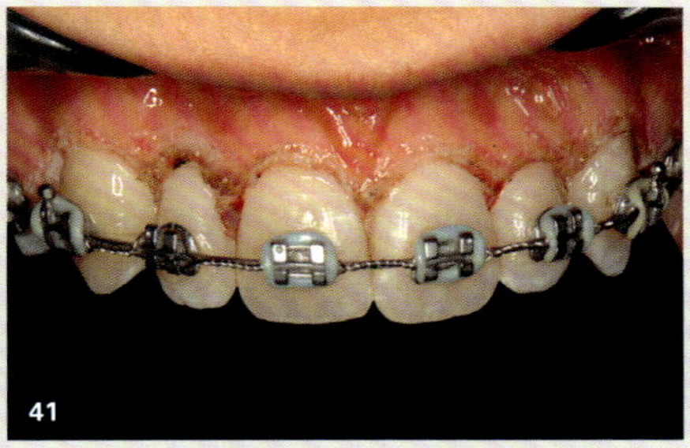

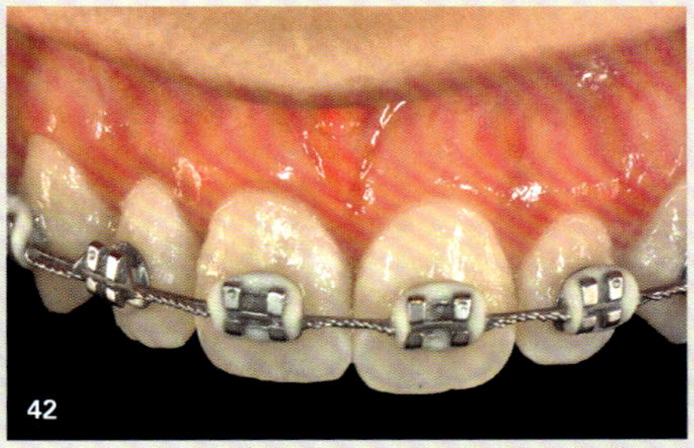

图6-34～图6-37 这名12岁的女孩为Ⅱ类错𬌗畸形，其右上尖牙迟萌。

图6-38 特写微笑像显示由于前磨牙腭倾导致颊廊过宽。

图6-39 右上尖牙初萌，所以我使用半导体激光将其充分暴露，以便能粘接舌侧扣。

图6-40 在正畸治疗结束之前，我注意到与中切牙相比，上颌侧切牙过短。

图6-41和图6-42 侧切牙龈沟深度为4mm，因此我使用半导体激光进行了牙冠延长。这些图片展示了手术后即刻和愈合后的牙弓情况。

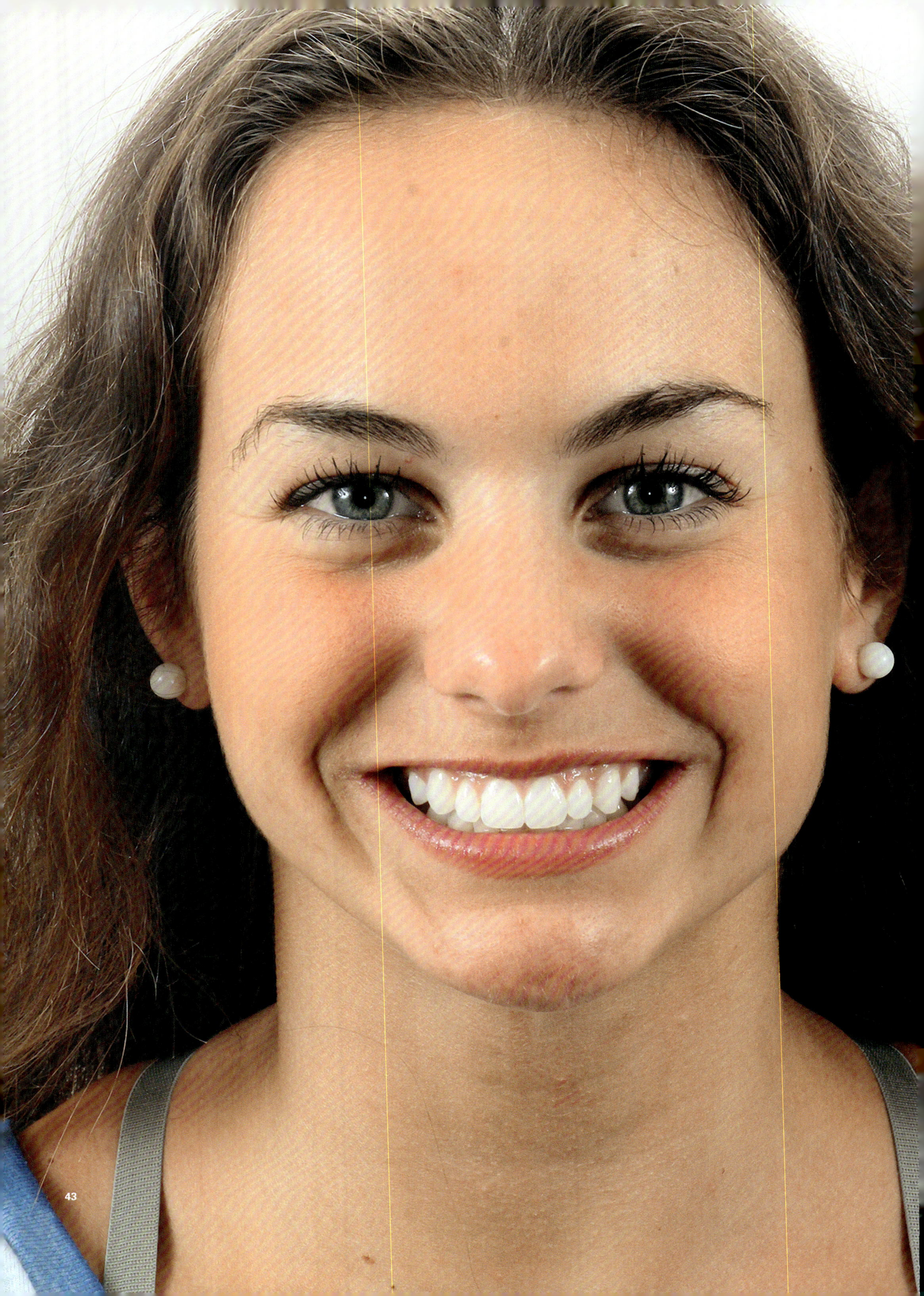

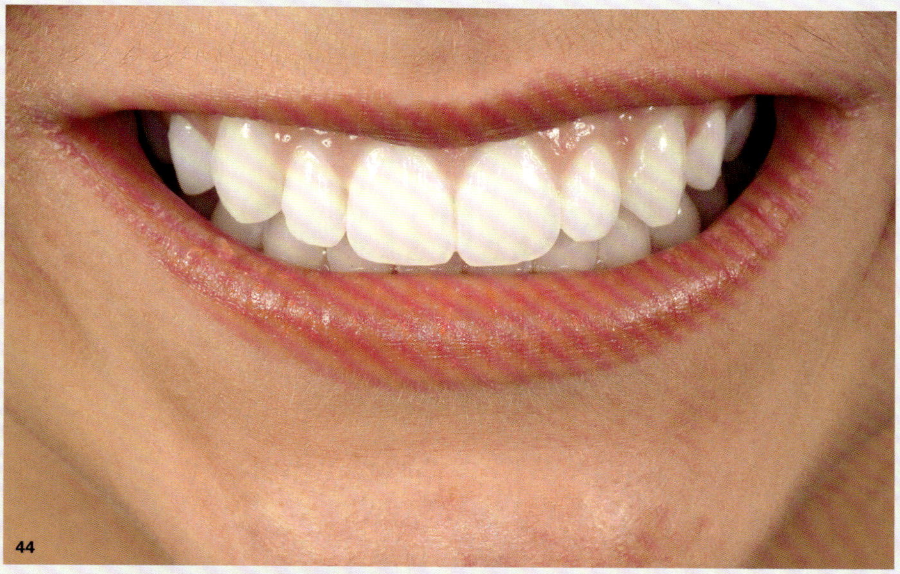

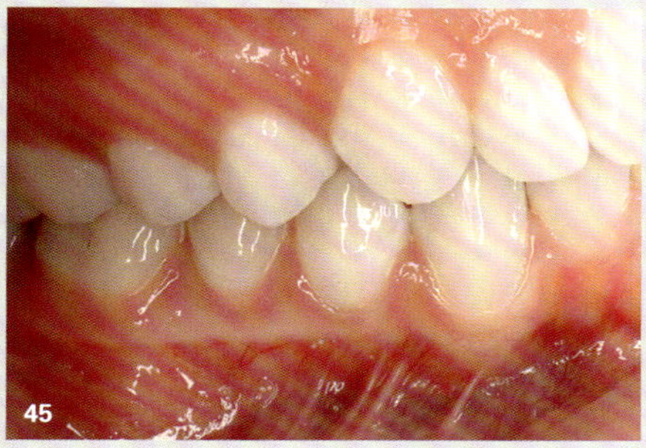

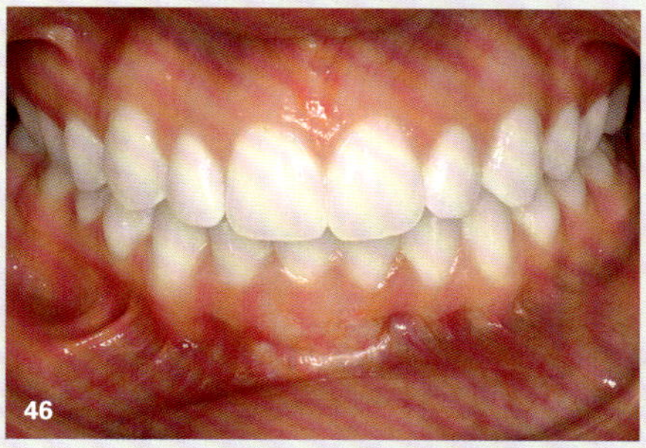

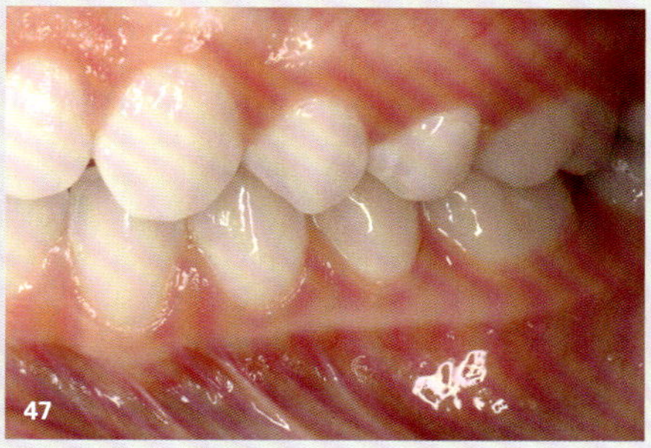

图6-43～图6-47 牙龈切除术后3个月，正畸治疗结束时的微笑像和咬合。

态。3个月后拆除矫治器时，患者展现出了标准的微笑美学效果（图6-43和图6-44）和良好的牙龈健康状态（图6-45～图6-47）。

图6-48中的12岁女孩的案例，很好地说明了中切牙宽长比差异是如何影响理想微笑的。她向我咨询，是否需要拔除上颌第一前磨牙以排齐尖牙（图6-49～图6-53）。我解释说，虽然那是一个合理的选择，但并非唯一的选择。由于中切牙具有理想的宽长比，但上颌侧切牙牙冠比例则偏短，且第二磨牙尚未萌出，这给了我机会远移上颌第一磨牙，为上颌尖牙提供空间。使用Nance托保持器保持磨牙远移开辟的间隙，当尖牙萌出后，粘接固定矫治器使上颌尖牙建立咬合（图6-54）。在治疗的最后阶段，我意识到，由于我使用了一根连续的弓丝将上颌尖牙向下拉，产生了施加于上颌侧切牙和中切牙上的压入力的反作用力，导致了笑线变平（图6-55）。我用半导体激光延长了上颌侧切牙（图6-56），并通过重粘上颌切牙托槽，使切牙切缘达到理想的高度，以一个理想的笑线结束治疗（图6-57～图6-62）。整体微笑外观（图6-63）令人愉悦，横向宽度良好，切牙比例理想，笑线和谐。

主动萌出改变导致的牙冠长度短

在牙周和修复文献中[10-12]，被动萌出不足通常与露龈笑有关。我们自然会认为，15岁左右的患者，在牙槽骨发育完成后，当所有恒牙都已萌出，牙齿的主动萌出过程就会结束。但一名40多岁的成年人是否有可能改变主动萌出？答案必须是肯定的，否则我不会继续向你展示接下来的内容。

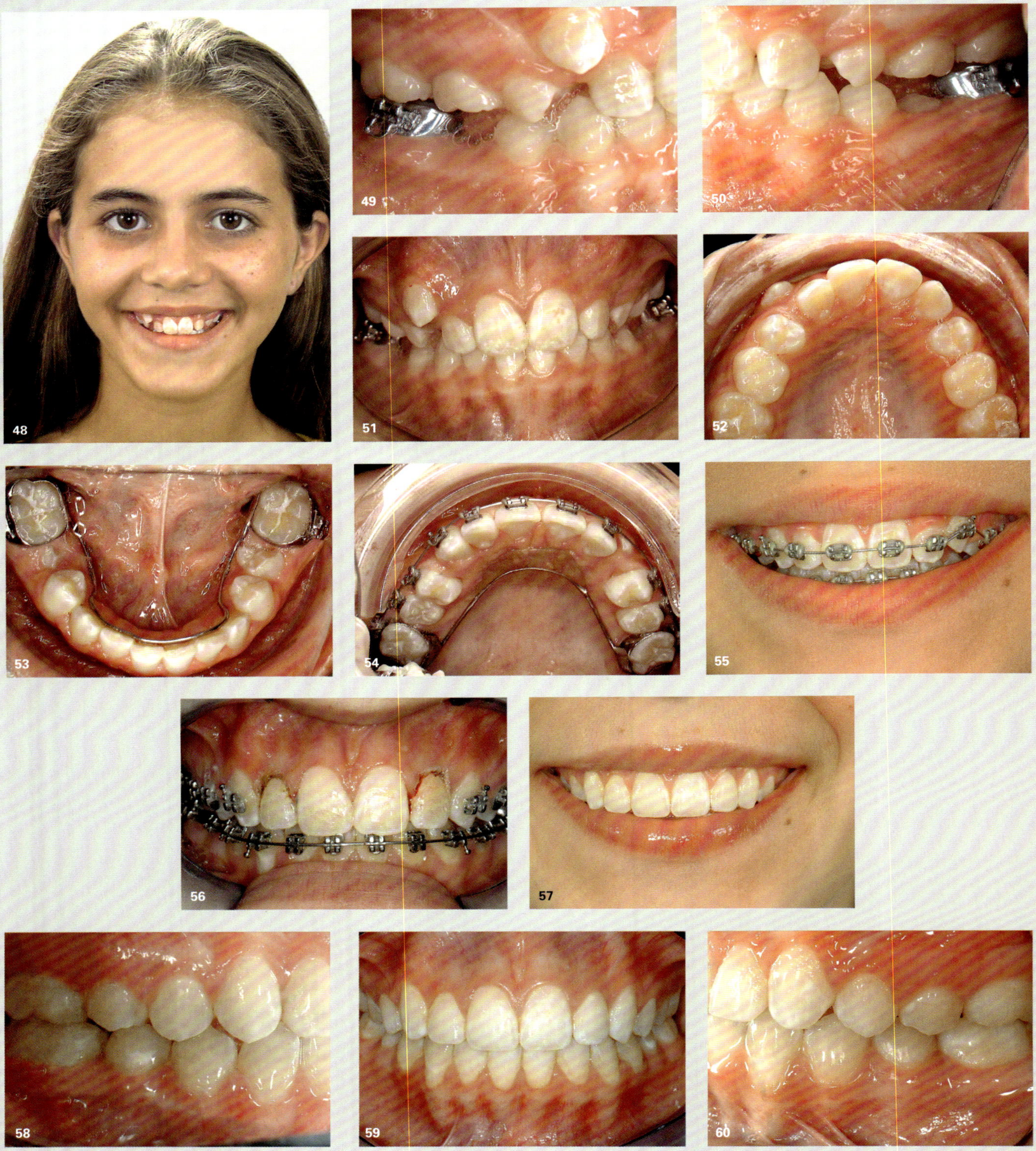

图6-48～图6-53 这名12岁的女孩因尖牙阻生前来咨询是否需要拔除前磨牙。与上颌中切牙相比，上颌侧切牙较短，且和中切牙不成比例，而上颌第二磨牙尚未萌出。

图6-54 通过远移磨牙来为尖牙创造空间，一旦尖牙萌出，就使用固定矫治器将尖牙排齐入牙列。

图6-55 在结束之前，由于使用了一根连续的弓丝，笑线非常扁平。

图6-56 使用半导体激光来对上颌侧切牙行牙冠延长。

图6-57～图6-60 治疗结束的咬合和微笑像显示了理想的切牙比例、良好的横向宽度和和谐的笑线。

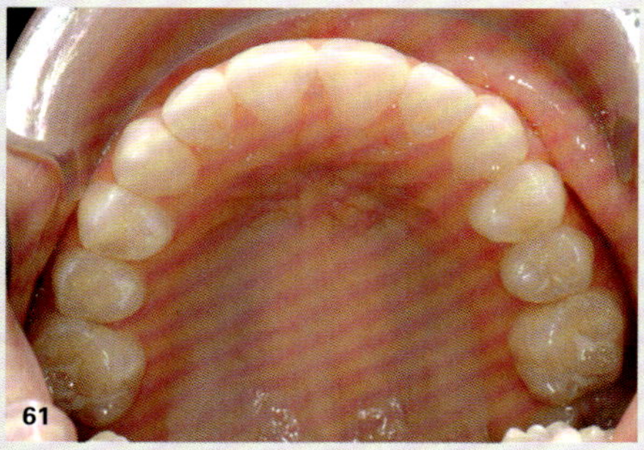

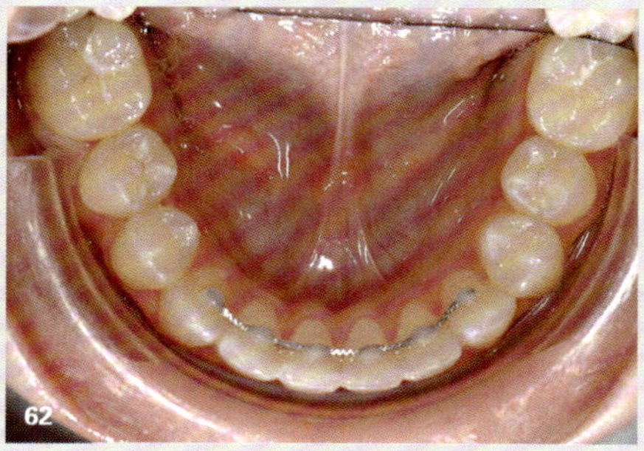

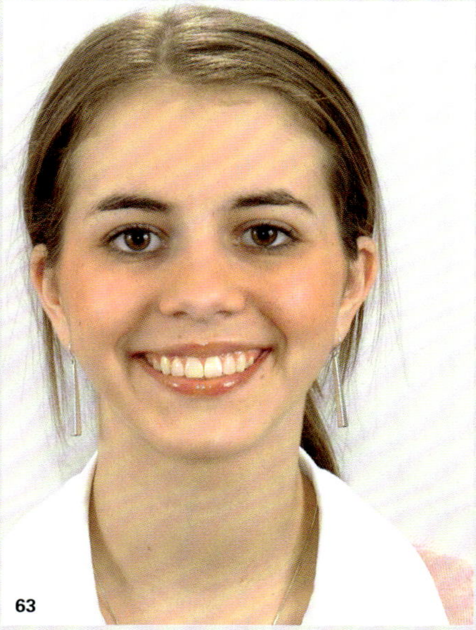

图6-61～图6-63 治疗结束咬合面观和面像照展示了极佳的治疗效果。

图6-64和图6-65中的患者经转诊而来，想改善她的露龈笑，我认为如果增加牙冠长度、改善平坦的牙龈形态（她的牙龈几乎没有龈缘顶点，图6-66），以及直立后牙颊侧牙段可以获得更好的笑容宽度。起初，鉴于她的牙冠短小且上颌侧切牙较小，她的口腔医生和我都考虑过正畸压入上颌切牙以便后续贴面修复的可能性（图6-67）。然而，在进行修复治疗之前，她想知道是否还有其他选择。回顾露龈笑的所有病因（见第4章），唯一可能适用于她的病因是存在主动萌出不足（记住，主动萌出不足意味着她的牙槽骨位于CEJ或在CEJ的冠方）。牙周探诊深度很浅。

我将她转诊给了牙周医生，这名医生确诊了她存在颊侧牙槽骨过厚和主动萌出不足的问题，并建议通过重塑软硬组织的方式进行冠延长术。首先，在附着龈进行内斜切口，去除一圈角化龈的龈缘，以建立理想的牙冠长度。随后使用软组织激光精细调整最初的手术切口和轮廓。接下来，他掀开全厚瓣，暴露位于CEJ为1mm范围内的牙槽骨（图6-68）。由于患者的颊侧骨质较厚，导致临床牙冠较短，因此使用高速手机上具有末端切割功能的碳纤维车针去除足够的骨质，使新的牙槽嵴垂直向方向上距离牙齿的CEJ为3mm，以获得生物学宽度和龈沟深度（图6-69）。随后使用圆形金刚砂车针行骨成形术，塑造出更理想的骨结构（牙间沟和扇形骨结构）。缝合手术皮瓣并复位，观察2周，期间使用Peridex（含0.12%葡萄糖酸氯己定的漱口液）和盐水漱口。在此期间，不允许使用牙线，2周后拆线。

如图6-70～图6-72所示，随着牙冠长度的增加和牙龈形状的改善，牙冠的美观性得到了显著提升。牙龈愈合后，牙周医生将她转回至我处继续正畸治疗。她虽然被提供了非正畸治疗的选择，但她仍希望在微笑宽度和牙齿排列方面有所改善，所以我粘接了固定矫治器，颊向直立后牙段、更好地调整切牙转矩。治疗持续了不到1年，我认为她的笑容宽度仅获得了适度改善，但她对治疗结果非常满意（图6-73和图6-74）。

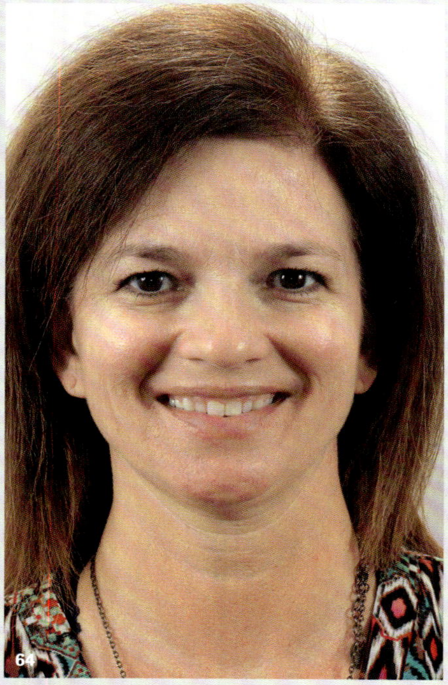

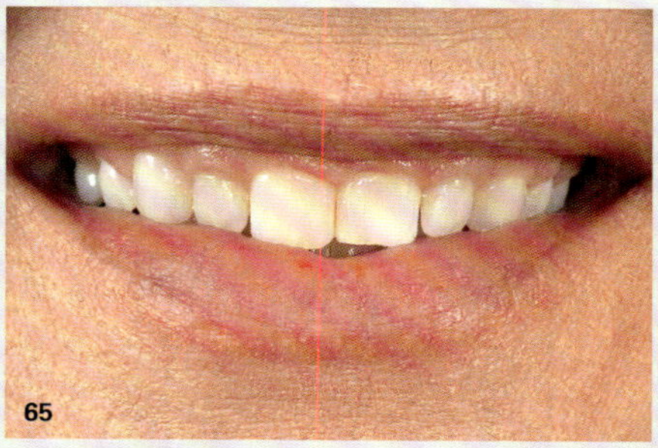

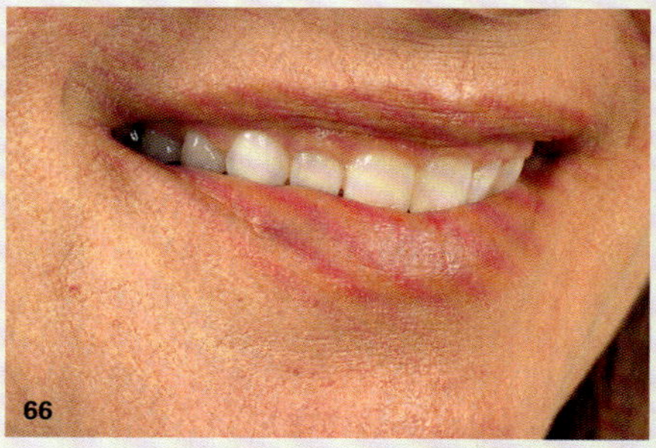

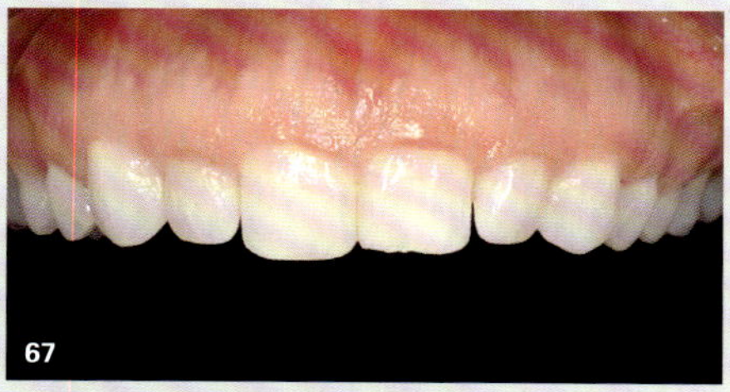

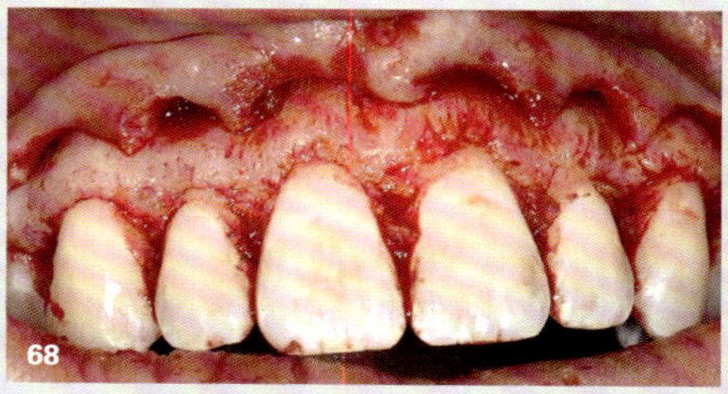

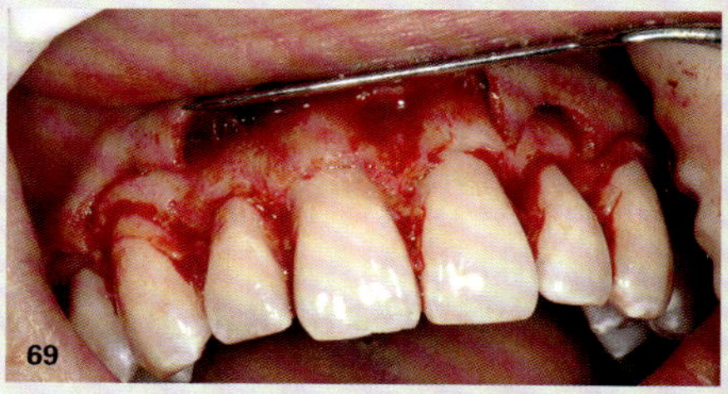

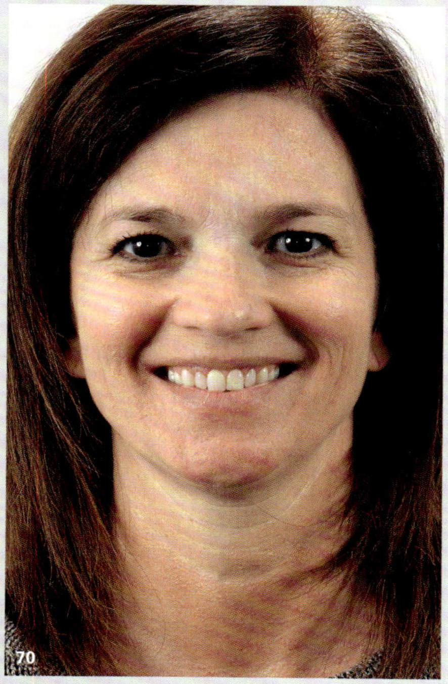

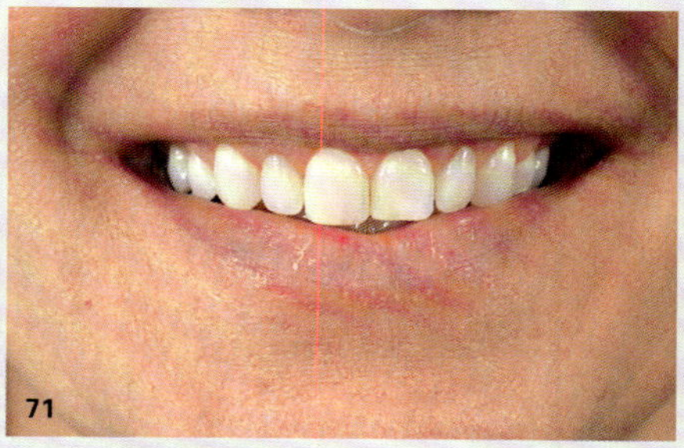

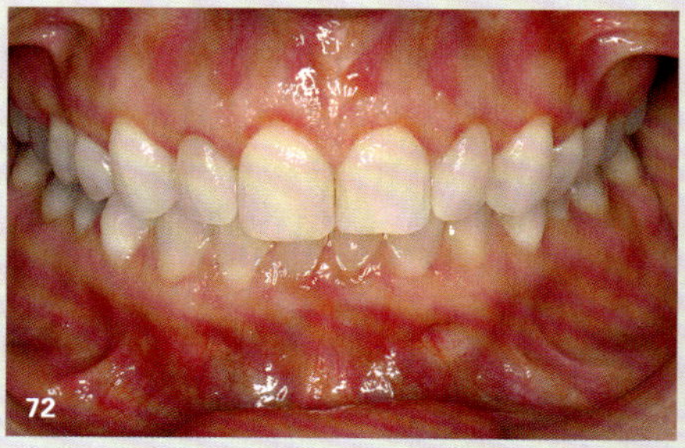

图6-64和图6-65 这名成年患者要求改善露龈笑。

图6-66 45° 微笑像显示牙龈形态平坦和牙冠长度短。

图6-67 上颌侧切牙特别小。

图6-68 转诊给牙周医生后确诊患者存在牙齿主动萌出不足的问题，因此牙周医生通过翻开全厚瓣充分暴露牙槽骨，为后续治疗做准备。

图6-69 磨除牙槽骨，从牙齿CEJ到牙槽嵴之间保留3mm的距离。

图6-70～图6-72 愈合后的美学效果。牙龈形状和牙冠长度明显改善，但微笑宽度和牙齿排列仍有待优化。

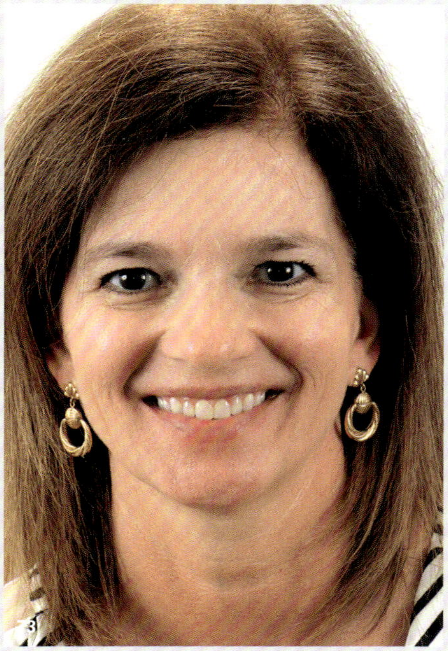

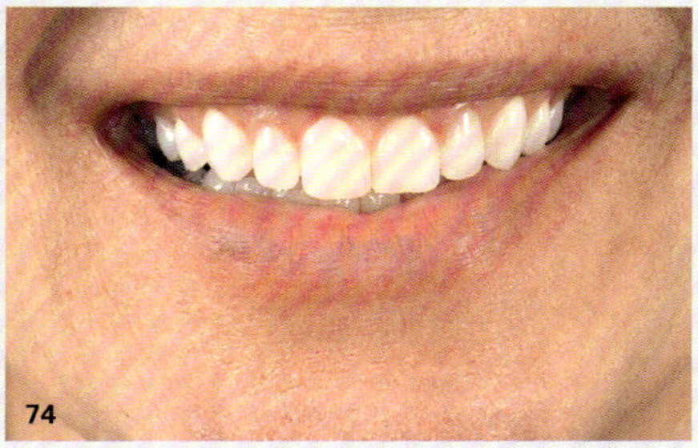

图6-73和图6-74 正畸治疗结束时的微笑像，微笑宽度增加、牙齿排列整齐。患者对治疗效果非常满意。

正畸医生必须具备必要的牙周病学知识，这是真正理解良好的多学科诊疗的一部分。

粘接固定矫治器前进行冠延长术

现在你就明白了，正畸医生必须具备必要的牙周病学知识，这是真正理解良好的多学科诊疗的一部分。我意识到，与其等待问题出现后再试图在结束时解决，不如当遇到牙龈状况和生物型相关问题时，更加积极主动。同时，我也要强调在第4章中所述的内容，即建议在开始治疗之前检查牙周探诊深度。这不仅是检测早期牙周病所必需的，而且从美学角度来看也非常重要。

图6-75和图6-76中的年轻女孩在12岁时前来接受治疗，因为深覆殆，她的口腔医生建议她进行正畸治疗（图6-77～图6-79）。临床检查提示了两个主要特征，极大地指导了治疗设计：①侧切牙不成比例地短；②笑线和谐（理想），切缘的垂直向位置非常好（图6-80）。记住：任何治疗的目标之一都是达到或保持理想的垂直向切牙切缘位置。上颌侧切牙的牙周探诊深度为3～4mm（图6-81），这表明其被动萌出不足，因此我决定在粘接托槽之前对侧切牙行牙冠延长。如果在粘接矫治器之前就接受侧切牙临床牙冠短的情况，则托槽必须放置在看似临床牙冠的中间（从而导致切牙压入），或将托槽靠牙龈边缘放置，从而导致非常不理想的口腔卫生状况。因此，我治疗的第一步是在粘接托槽之前用半导体激光延长侧切牙冠长度，我选择在同一次就诊时间内完成牙齿延长和固定矫治器粘接（图6-82）。经过17个月的治疗，我对最终结果非常满意（图6-83～图6-89）。

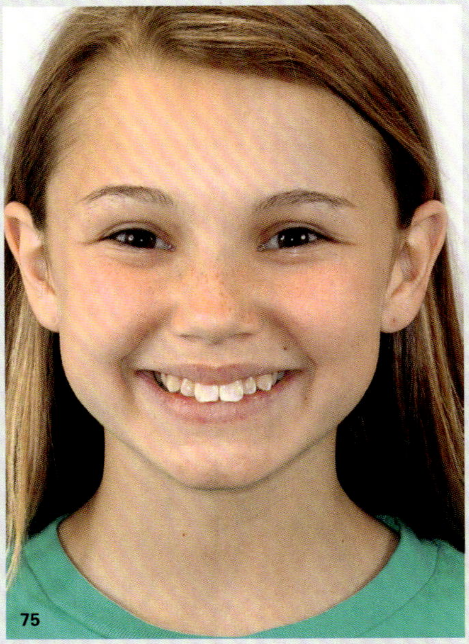

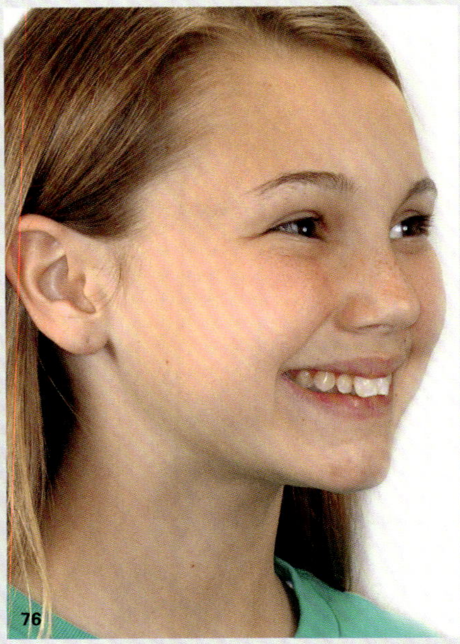

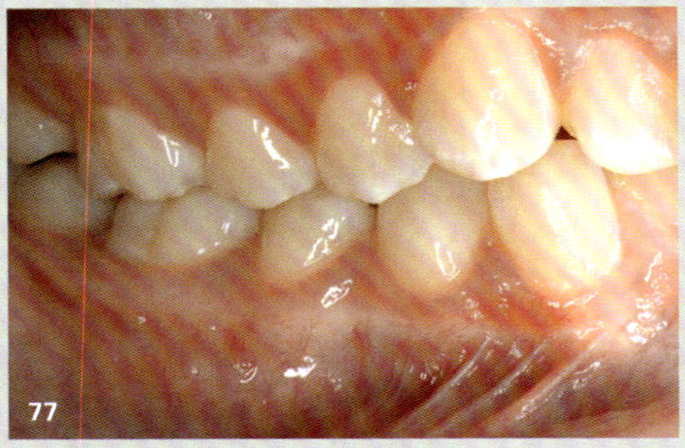

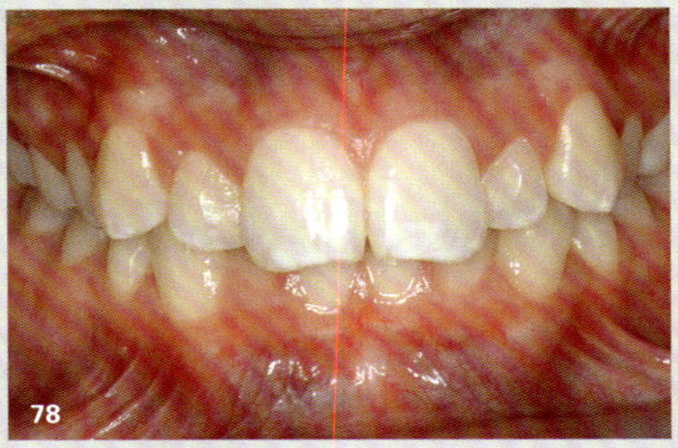

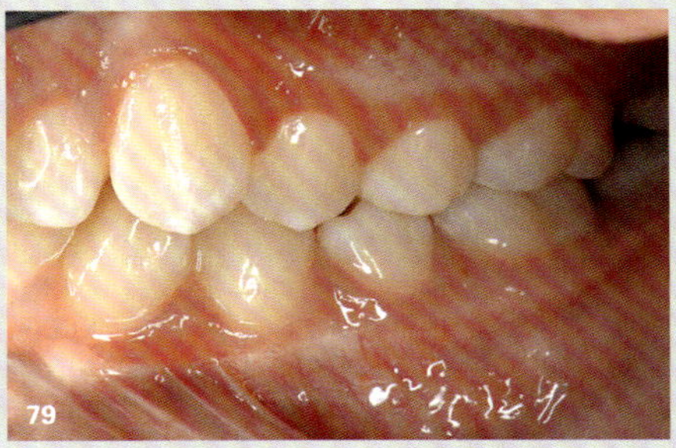

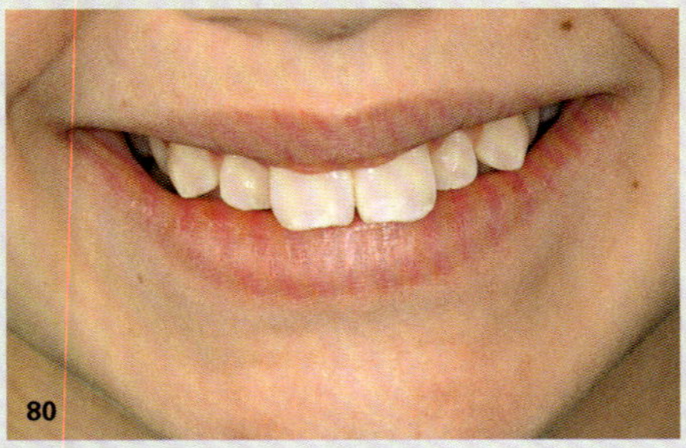

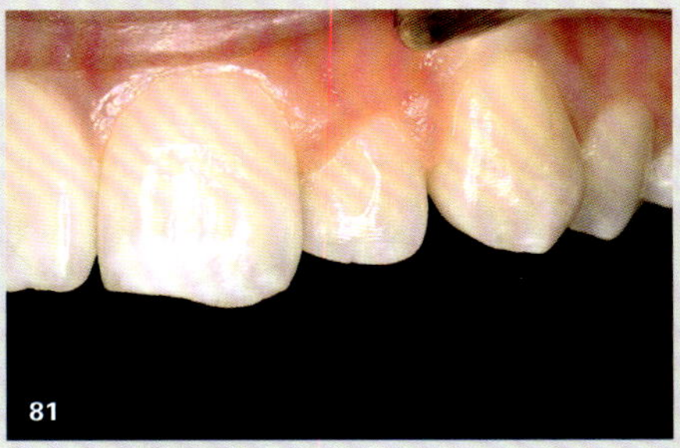

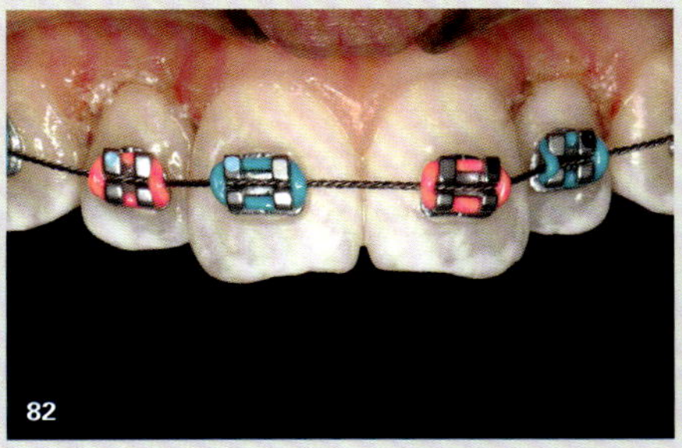

图6-75～图6-79 这名12岁的女孩因深覆殆接受了治疗。当粘接托槽时，侧切牙上的初始牙龈位置会产生口腔卫生“陷阱”，而牙冠延长则根除了这个问题。

图6-80 她有一个和谐的笑线，切牙的切缘位置良好，因此需要保持这一点。

图6-81 上颌侧切牙非常小，牙周探诊深度为3～4mm，因此需要进行冠延长术。

图6-82 在粘接托槽的同一天进行牙冠延长。

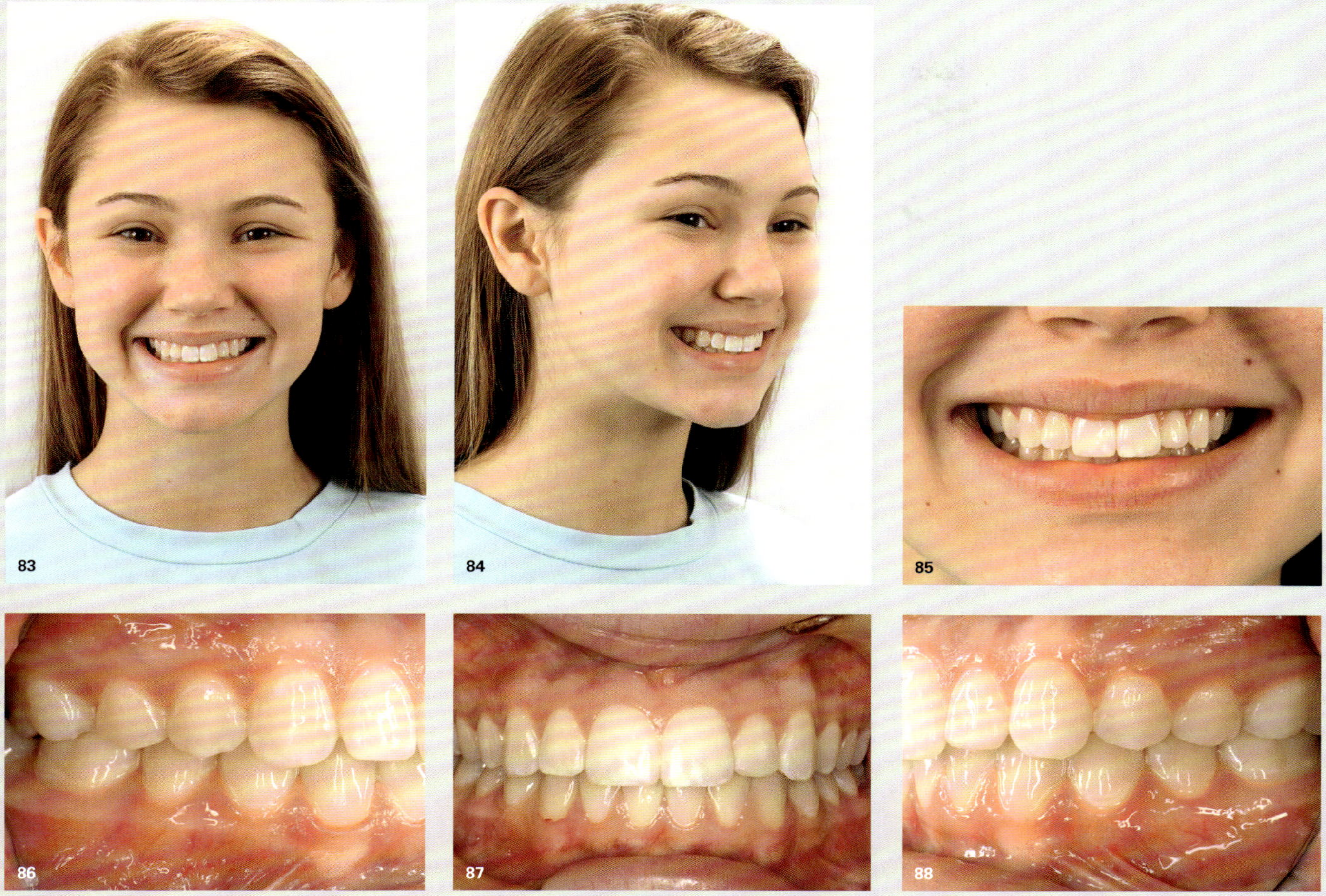

图6-83 ~ 图6-89 正畸治疗结束面像口内照。咬合和微笑美学效果非常理想。

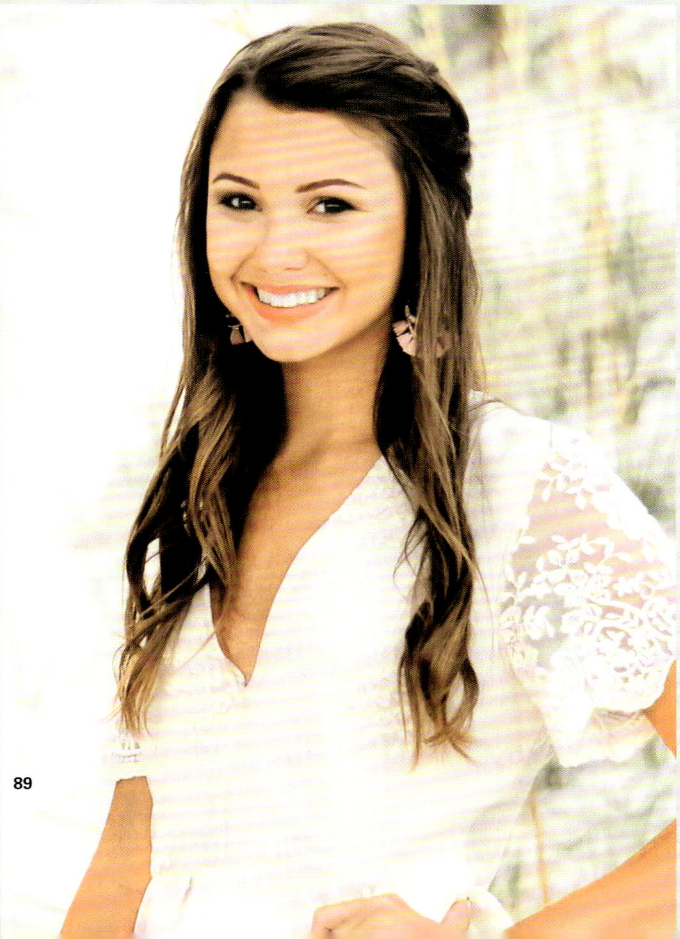

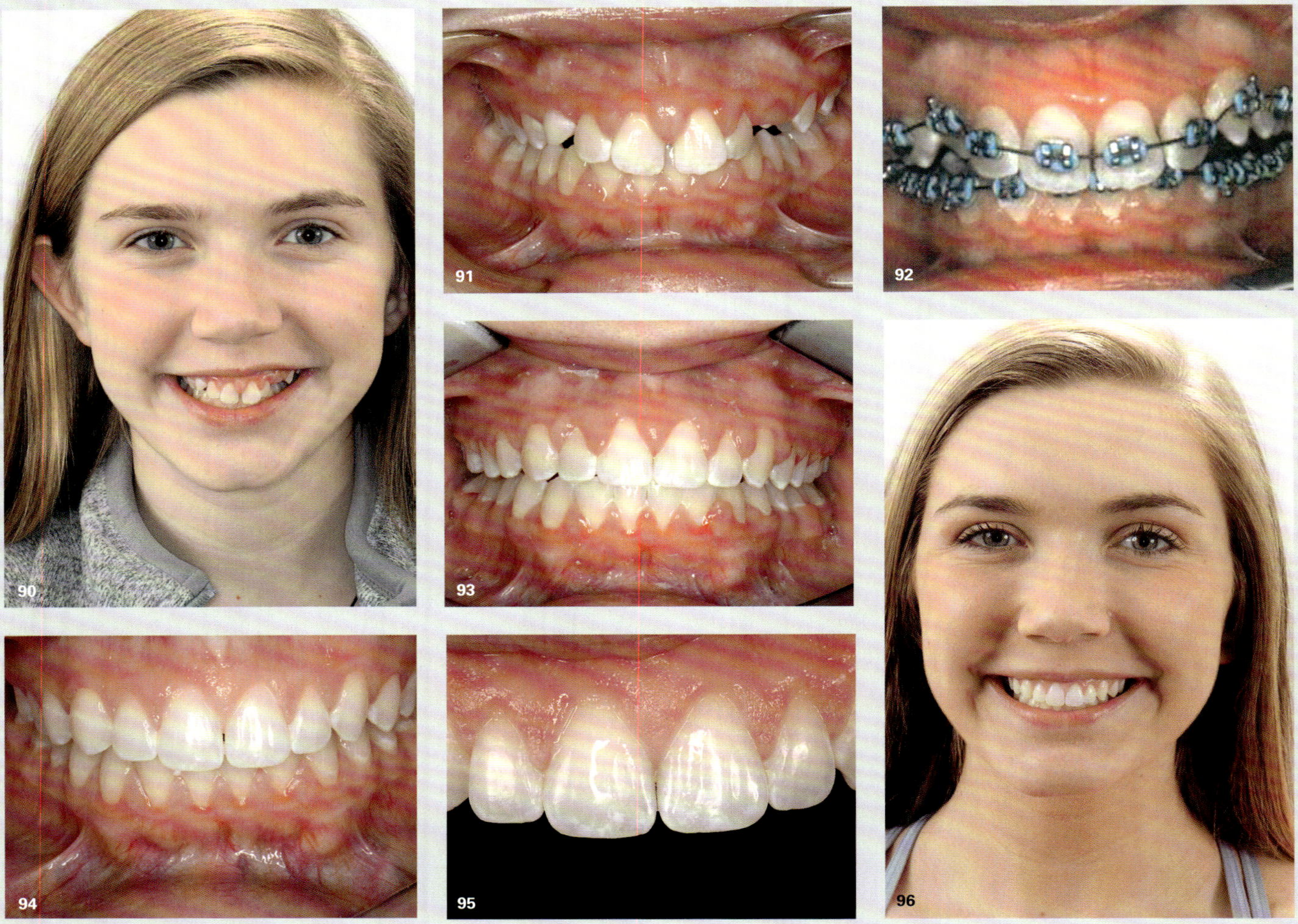

图6-90和图6-91 这名14岁儿童是厚牙周生物型，这使口腔卫生维护较为困难，导致牙间龈乳头增生肿大。

图6-92 进行牙周治疗以去除纤维化的牙龈组织后，粘接固定矫治器进行正畸矫正。治疗3个月后，牙龈形态良好，组织看起来很健康。

图6-93 完成正畸治疗时，牙龈再次变得肿胀和纤维化，因此患者被转诊回牙周医生处再次进行牙龈修整术。

图6-94～图6-96 牙周激光治疗去除增生和纤维化的牙龈后的最终效果图。

通过牙龈成形术改善牙龈轮廓

图6-90和图6-91中的14岁儿童属于厚牙周生物型，牙间龈乳头肿大，加剧了口腔卫生不良带来的影响。我将她转诊给牙周医生行牙冠延长及牙龈塑形，医生反馈她的牙龈存在纤维化和增生的问题。他认为部分病因是口呼吸，任何处理都可能很快复发。因此，他告知患者家长要做好在正畸治疗完成后进一步行牙周治疗的心理准备，并建议患者在固定矫治期间每3个月进行1次洁牙。

牙周医生将她转回我处后，我开始了正畸治疗，立即粘接了固定矫治器。牙周医生3个月随访时拍摄的图像证实，她的牙龈组织看起来形态良好且健康（图6-92）。

完成正畸治疗后，我们的正畸目标得以实现，尽管冠延长术的效果良好，但由于她本身的牙周生物型特点，她的牙龈乳头再次变得肿胀和纤维化（图6-93）。我再次将她转诊给牙周医生进行进一步的牙龈形态修整，他使用激光切除了增生的牙龈乳头，取得了极好的效果（图6-94～图6-96）。

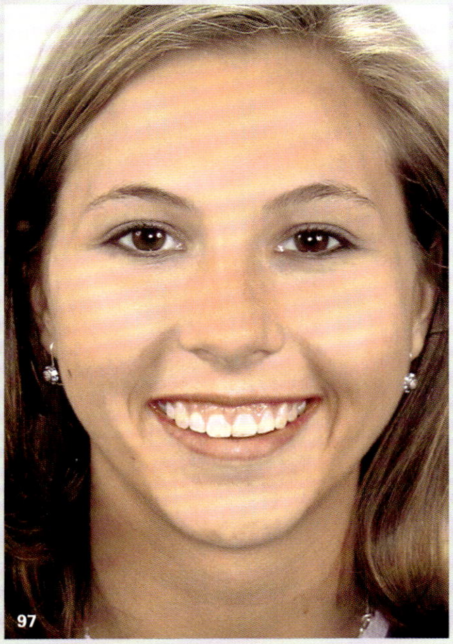

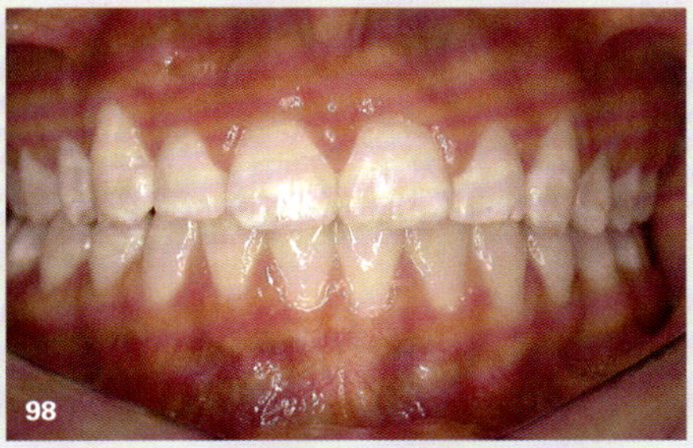

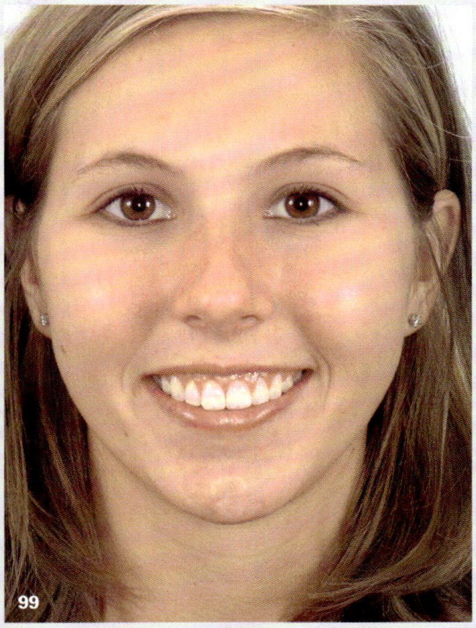

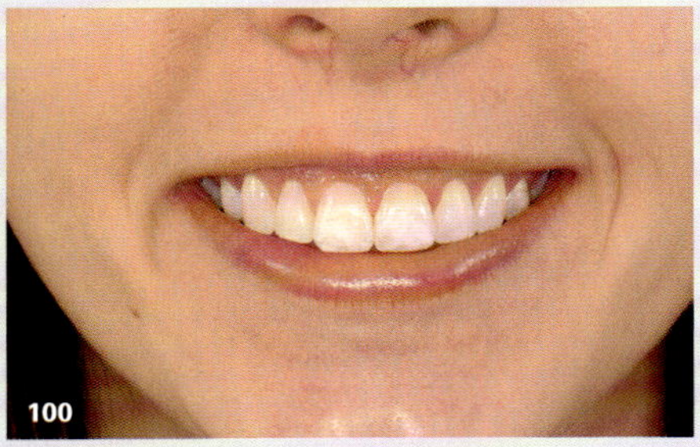

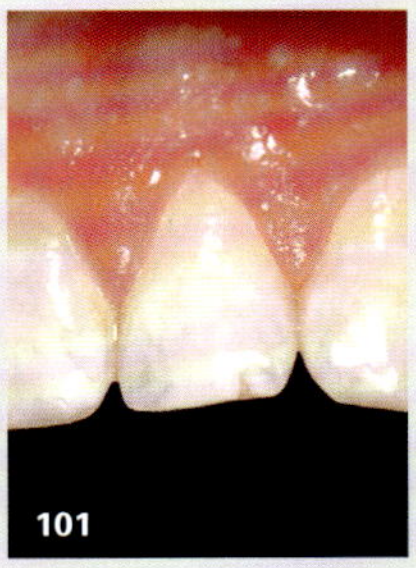

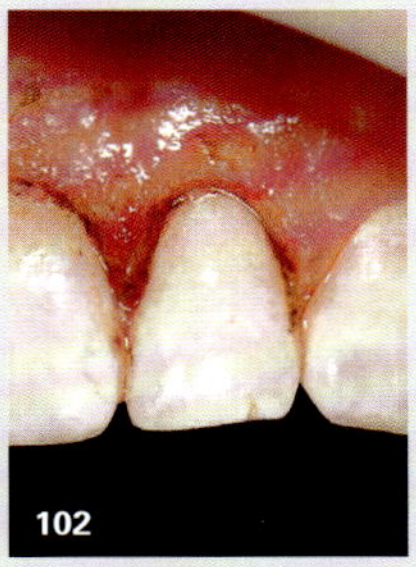

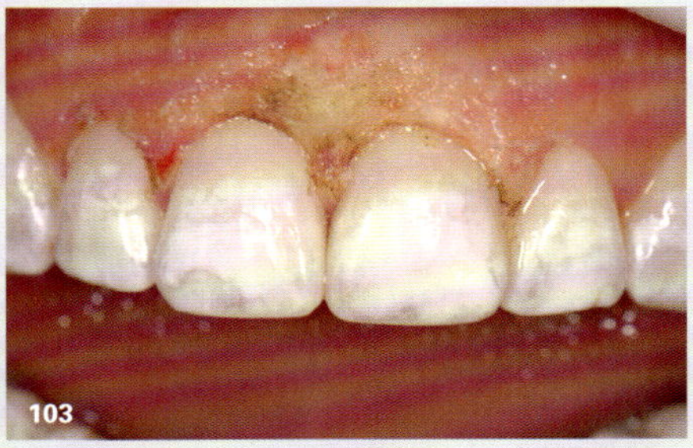

图6-97和图6-98 我在6个月前完成了这名15岁女孩的治疗，因为她露龈笑的问题，我将她转诊给牙周医生进行冠延长术。

图6-99和图6-100 牙周医生为她进行了冠延长术，牙冠长度和牙龈形态得到了显著改善，但她的母亲对结果仍稍感失望。

图6-101 在考虑了她的母亲提出的关于是否可以采取其他措施来改善女儿的笑容的问题后，我意识到牙龈形态可以进一步理想化。虽然这是一个小细节，但牙龈形状呈尖形，而非圆形。能否改善取决于CEJ和下方的牙槽骨是否允许改变形状至圆形。

图6-102和图6-103 我使用了半导体激光将牙龈形状修整得更圆润，并修整了肿胀的牙龈乳头。我只是沿着CEJ的轮廓进行了操作，并在修整过程中对牙龈边缘进行了斜切处理以完成整个操作。

牙龈成形术改善牙龈形状

这名15岁的女孩（图6-97和图6-98）还是青少年时在我诊所进行过正畸治疗，因为她的牙冠长度较短，微笑时过度露龈，所以我推荐她进行冠延长术（译者注：牙龈成形）。尽管获得了不错的牙冠长度（图6-99和图6-100），但她的母亲对孩子笑容的整体外观仍略显失望。在一次修理保持器的复诊中，她的母亲询问我是否还有其他措施可以改善女儿的微笑，我认为牙龈形状或许可以进一步改善（图6-101）。侧切牙的牙龈顶部良好，正好位于其长轴的中心，我与她的牙周医生进行了商谈，牙周医生也表示同意。因为她是复诊患者，我同意使用半导体激光修整牙龈乳头，使牙龈形状变圆润并去除肿胀的牙龈乳头（图6-102和图6-103）。2周后，患者父母和患者对她的整体笑容感到满意（图6-104和图6-105），牙龈形状达到

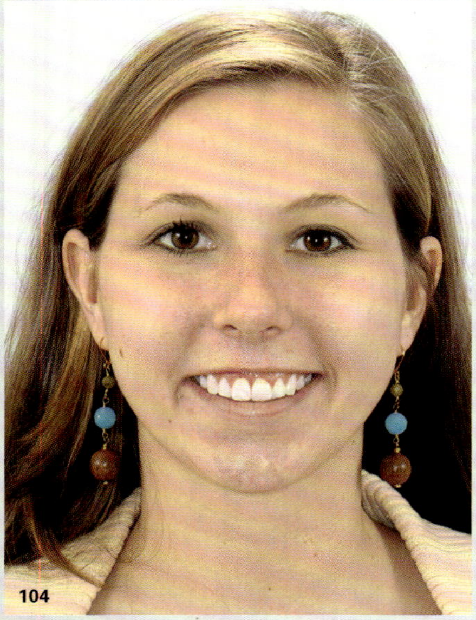
104

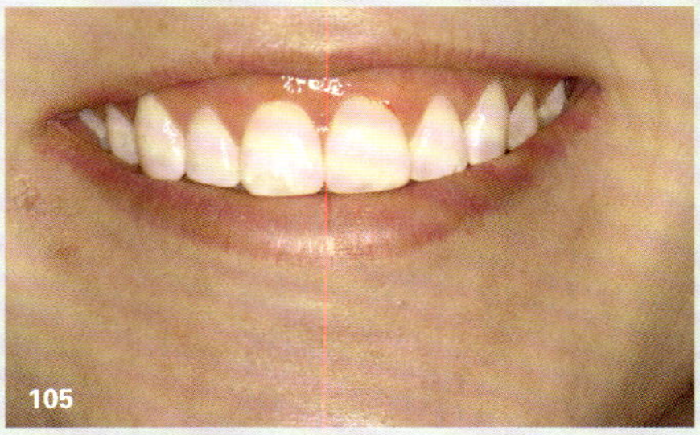
105

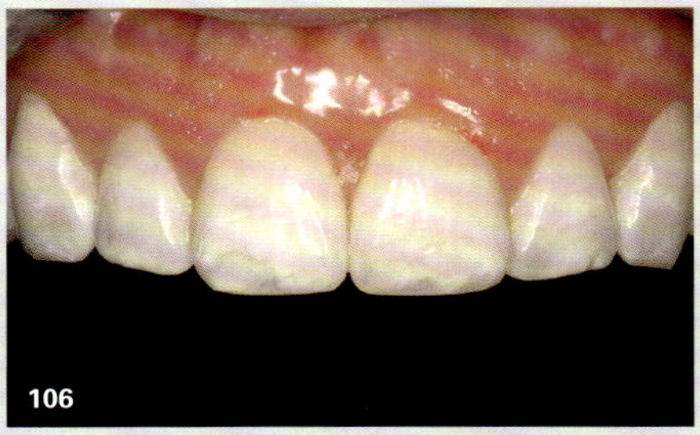
106

图6-104和图6-105 在愈合6周后，牙龈形状得到了极大改善，并且笑容美观度也大幅提升。
图6-106 在改善软组织轮廓之后，牙龈轮廓和形状达到了理想的状态。

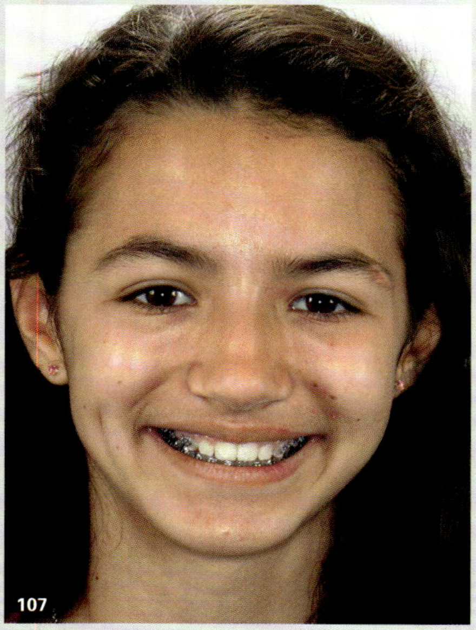
107

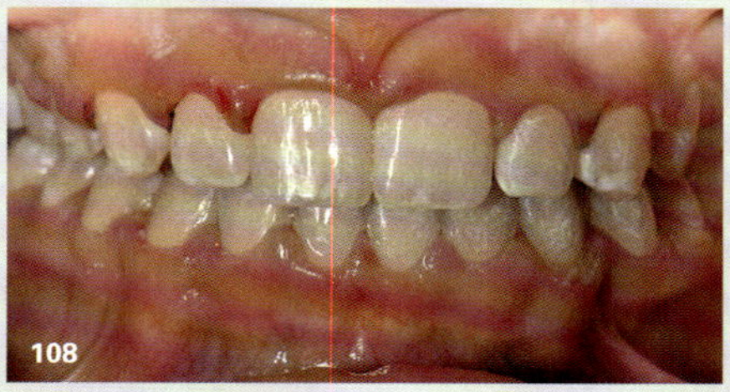
108

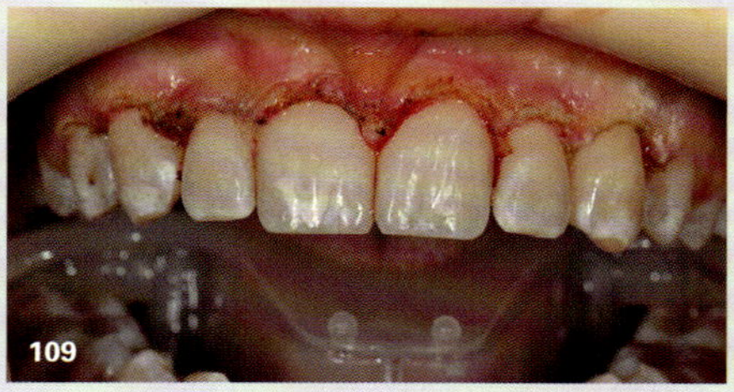
109

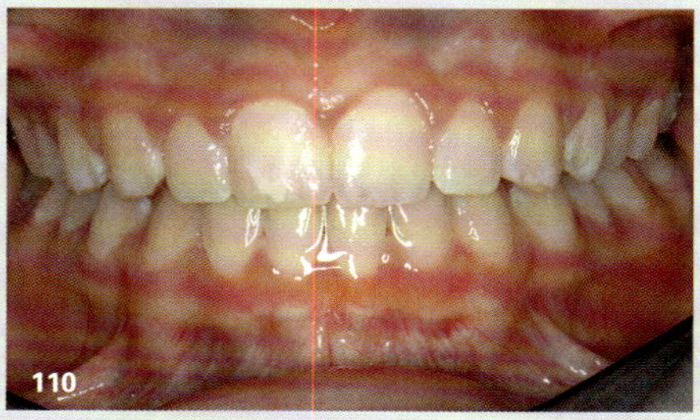
110

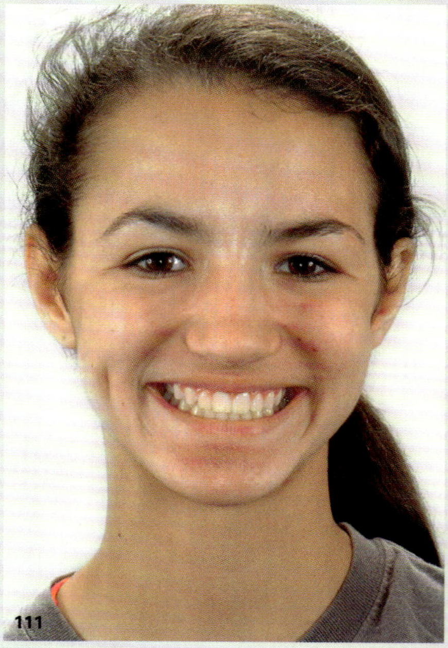
111

图6-107和图6-108 这名11.5岁的女孩的牙龈形状非常扁平。
图6-109 在正畸治疗的完成阶段，我使用半导体激光重新修整牙龈形态，增加牙冠长度并改善牙龈轮廓。
图6-110和图6-111 牙齿矫正和牙龈成形术后的最终微笑像与咬合。

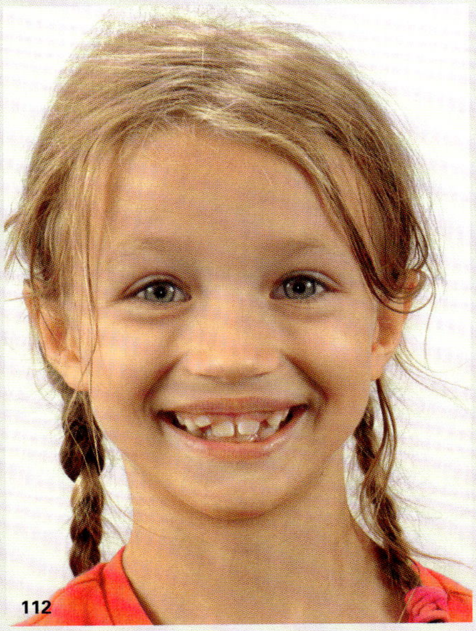

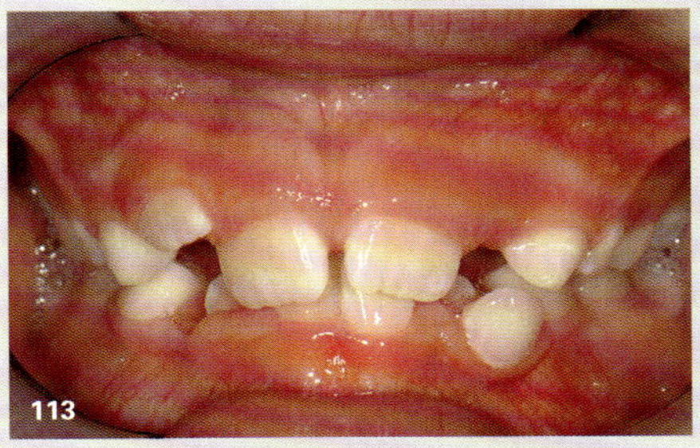

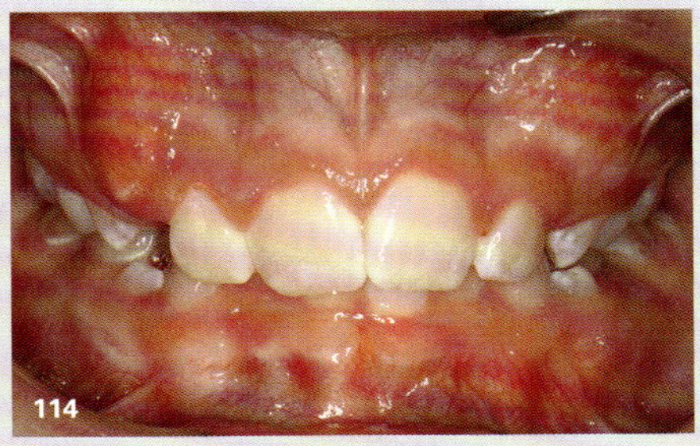

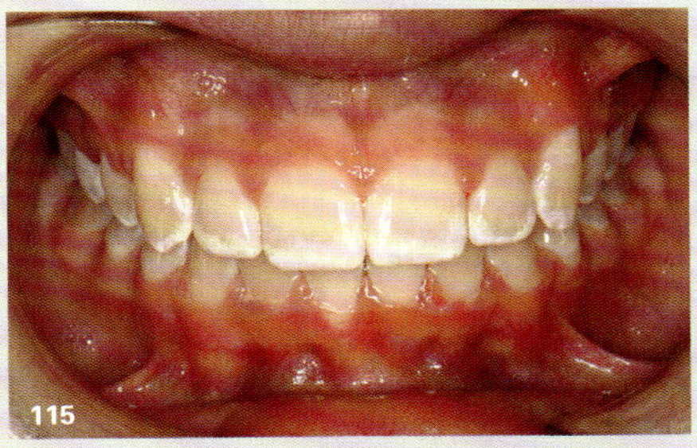

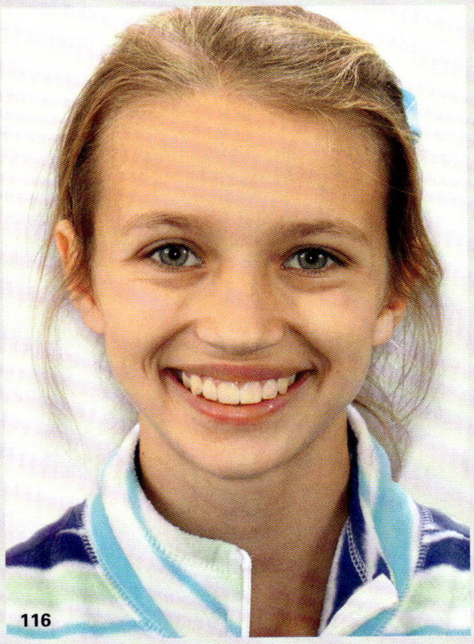

图6-112和图6-113 上一名患者的妹妹也被带来咨询，但她只有7.5岁，无论是进行牙周治疗还是正畸治疗，她都还太小。

图6-114 到11.5岁时，牙龈形状和牙冠长度均正常，开始进行正畸治疗，以便为尖牙留出空间。

图6-115和图6-116 正畸治疗结束时的咬合与微笑像。

了理想状态（图6-106）。

图6-107中所示的11.5岁女孩出现了另一种牙龈形状问题。她的牙龈形状是扁平的，而不是像前一个患者牙龈上缘较窄（图6-108）。在治疗的最后阶段，我和她妈妈讨论了治疗的细节，包括如何调整平坦的牙龈形状。治疗完成并拆除矫治器后，我用半导体激光对牙龈边缘进行了修整，增加了牙冠长度，改善了牙龈轮廓，形成了明显的牙龈顶部（图6-109）。4年后的图像显示牙龈成形术稳定性良好（图6-110和图6-111）。

由于她的良好随访，她的母亲带着她的妹妹来询问现在是否是进行正畸治疗的时机（图6-112）。这名年轻女孩只有7.5岁，她的牙龈状况似乎与她的姐姐的非常相似（图6-113）。我该现在就行动，转诊给牙周医生，或是自己做点什么呢？当然不是！她太小了，牙齿萌出较早。最合适的做法是让她继续随访观察，让主动和被动萌出尽可能完成，然后才是激光治疗或转诊的合适时机。直到她11.5岁时，我都不建议进行任何治疗，她的牙冠长度和牙龈形状都非常正常（图6-114）。之后我进行了正畸治疗，为上颌和下颌尖牙留出空间，25个月后她的治疗完成了（图6-115和图6-116）。牙龈形状和轮廓都非常好，笑容也很完美。

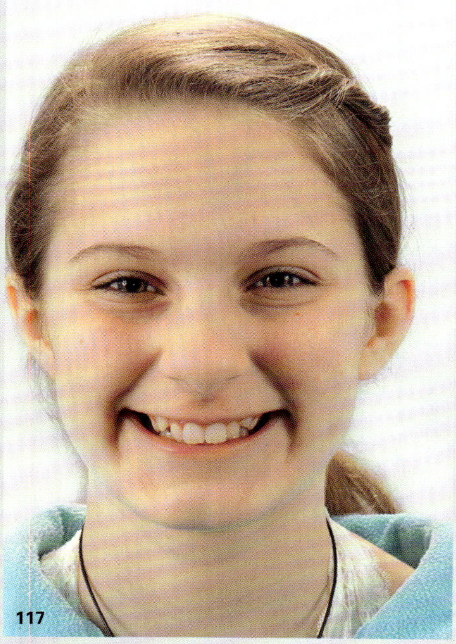

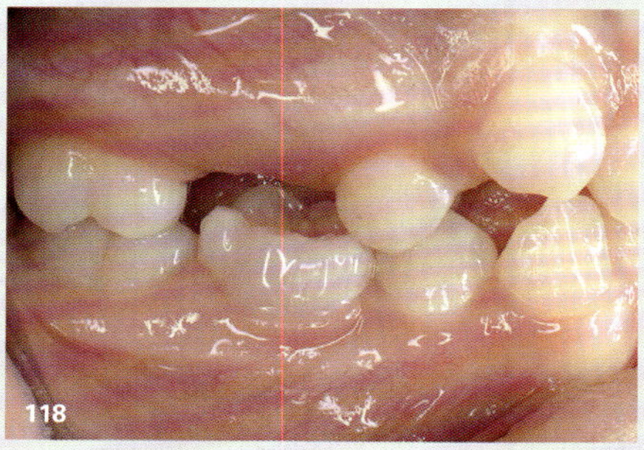

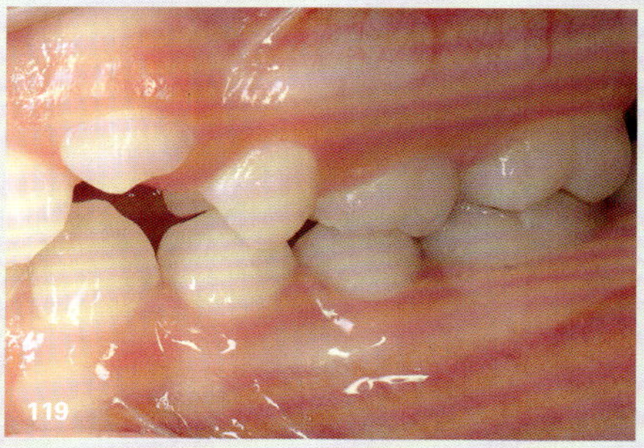

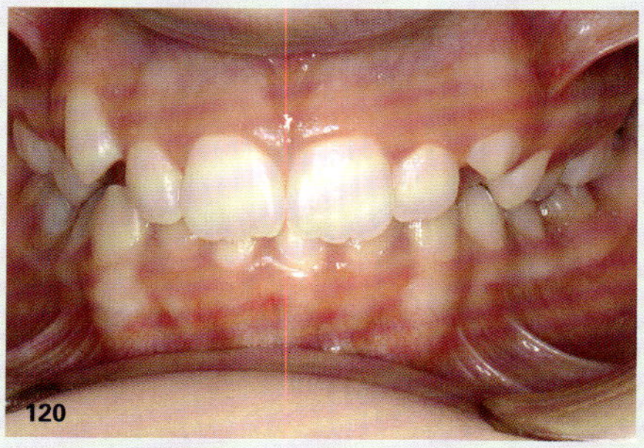

图6-117～图6-120 这名13.5岁的女孩因Ⅱ类深覆𬌗前来求治。

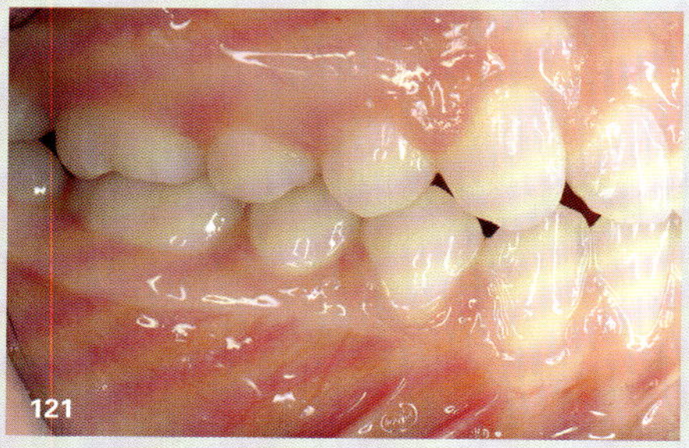

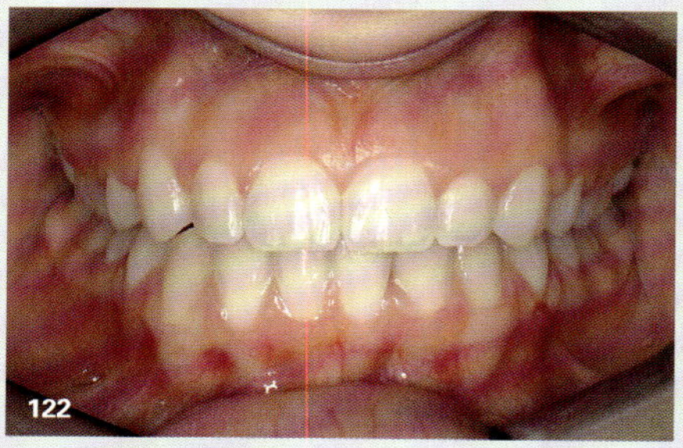

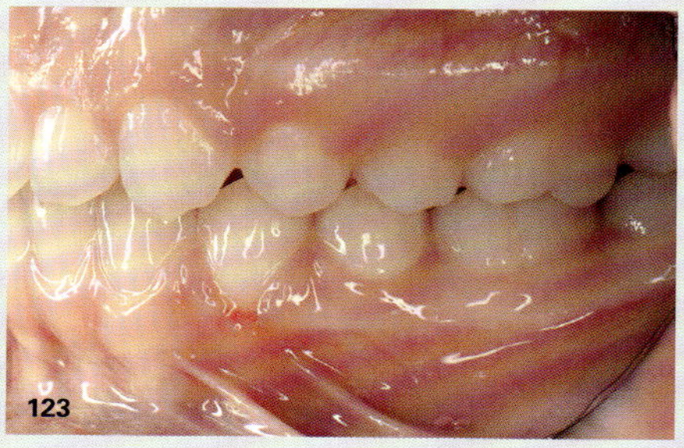

图6-121～图6-123 经过25个月的治疗，完成了Ⅱ类深覆𬌗的矫治。

牙龈成形术改善尺寸渐变效果

图6-117中的13.5岁女孩被转诊来矫正其Ⅱ类深覆𬌗（图6-118～图6-120）。她的侧貌反映出轻度下颌后缩，由于她还剩下4颗第二乳磨牙未替换，因此我还有剩余间隙可以用于Ⅱ类错𬌗的矫正。咬合矫正需要25个月的治疗时间（图6-121～图6-123）。她的微笑效果很好（图6-124和图6-125），所以在拆除矫治器后，我给了她一定时间不佩戴矫治器以改善牙龈状况。在实际管理方面，拆除矫治器后即刻进行激光牙龈切除术对医生和患者来说都是一个漫长而令人疲惫的椅旁过程，因此我让她佩戴了保持器，并选择等待6周后的下一次复诊重新评估她的牙龈健康和微笑美学（图6-126）。我发现，激光牙龈切除术在治疗健康组织而非炎症组织时效率更高，且不“凌乱”。第6周复诊时，她的45°侧面微笑像（图6-127）显示前牙临床牙冠长度尚可，但欠理想，而前磨牙临床牙冠短，导致牙冠长度渐变效果不佳。我之前和她的父亲讨论过这一点，因此进行了冠延长术，同时消除了她的假性牙周袋（图6-128）。6周后，她的笑容在牙冠长度渐变、牙齿暴露情况和牙龈健康方面均显示出明显的改善（图6-129～图6-132）。

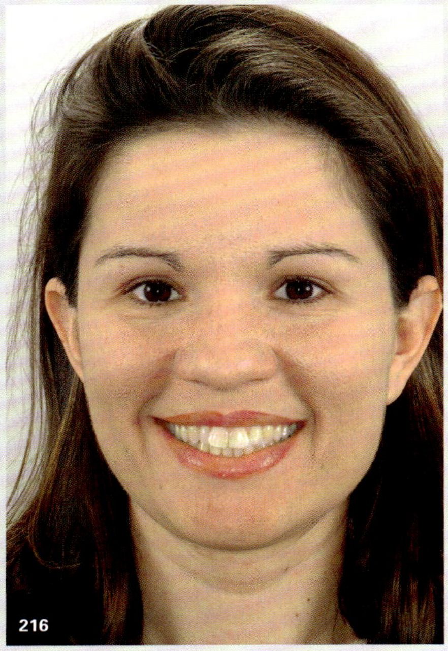

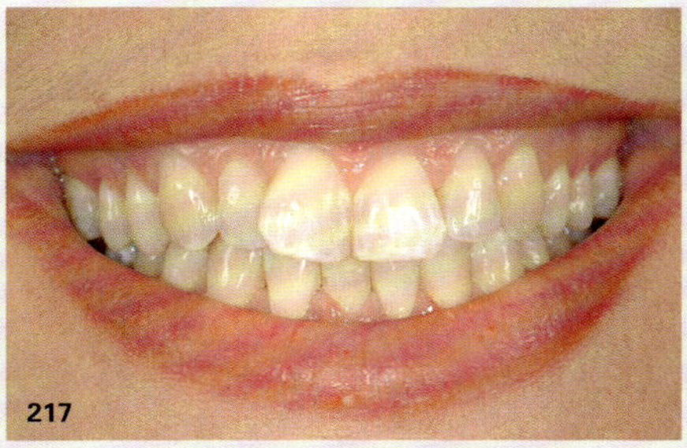

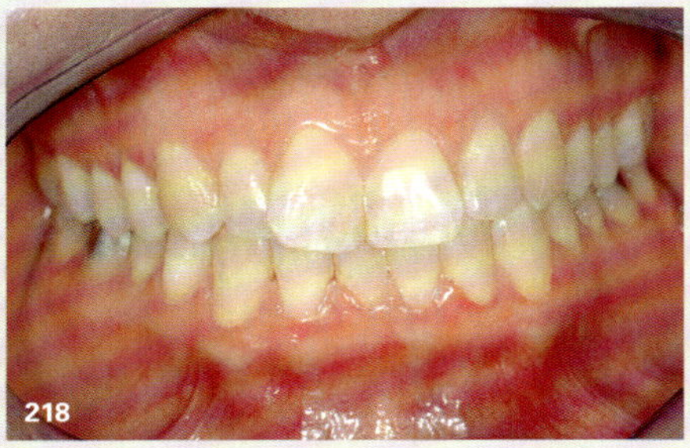

图6-216和图6-217 这名女士希望改善她的笑容。

图6-218 虽然她的咬合很好，但她的上颌拥挤源于上颌中切牙过大，这些中切牙呈扇形，向远中倾斜突出。

间隙，同时使用螺旋拉簧关闭第一前磨牙近远中开辟的间隙。此时，我将患者转诊给口腔医生进行牙龈形态修整，并请他告诉我是否需要进一步的正畸调整。他对牙齿的位置很满意，因此我们遵循了常规流程：预约安排当天上午拆除托槽，下午患者前往他的诊所进行牙体预备和临时贴面修复。在我看来，于永久性贴面就位前，只需对下颌切牙进行保持。结束时的笑容非常完美（图6-212和图6-213），切牙比例（图6-214）、覆殆覆盖均理想。5年后，她仍保持着美丽、健康的笑容（图6-215）。

对于多学科团队，该病例的启示是什么？修复医生本可只通过贴面获得良好的效果。而口腔医生是否愿意考虑更全面的治疗方案，才是将治疗效果从良好提升至完美的关键一步。另一点需要强调的是，如果要对尖牙改形，需经过完整规划，并对最终效果有清晰的预期。

口腔医生是否愿意考虑更全面的治疗方案，才是将治疗效果从良好提升至完美的关键一步。

病例4

IPR并非只是用碳合金车针、金刚砂或片切盘简单地磨开邻面接触点的操作，而是需要通过艺术性的把控获得所需间隙并塑造更理想的牙齿形态，以下病例很好地诠释了这一原则。

这名女士（图6-216）自行前来咨询，要求改善她的笑容（图6-217）。她的上颌比下颌拥挤度大，而咬合关系良好（图6-218）。她之前收到过关于前磨牙拔除的正畸方案，我对此持不同意见，这并非为了反对而反对，而是因为我觉得病因并非传统上认为的牙弓长度不调，而是上颌切牙的大小和形状问题，导致上颌牙齿总体积过大。

在她接受了我的建议治疗后，粘接了固定矫治器，排齐和整平牙弓，解除了所有扭转。在我们完成治疗的排齐整平阶段后，上颌牙齿大小不调表现为上颌切牙的明显唇倾（图6-219）。请注意，中切牙最宽的部分（接触点到接触点）位于切牙的中1/3，而不是切1/3（图6-220）。每当我改形切牙时，我都会从中切牙开始，以确定合适的宽长比。因为该病例中切牙长度合适，所以我仅调整了宽度。我会在

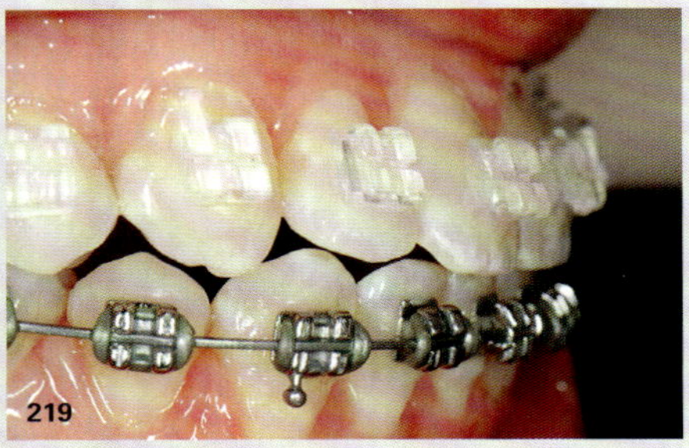

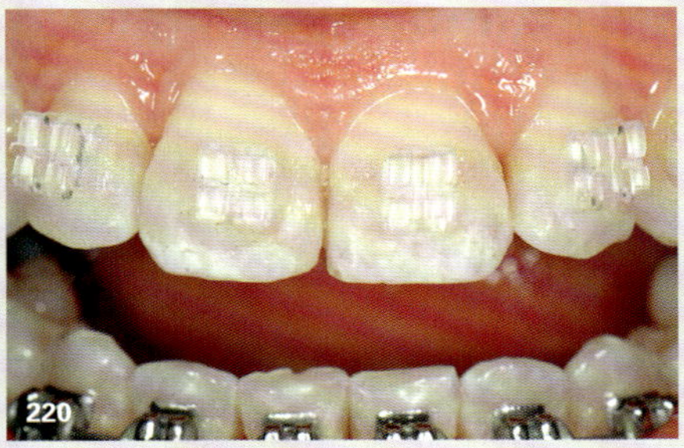

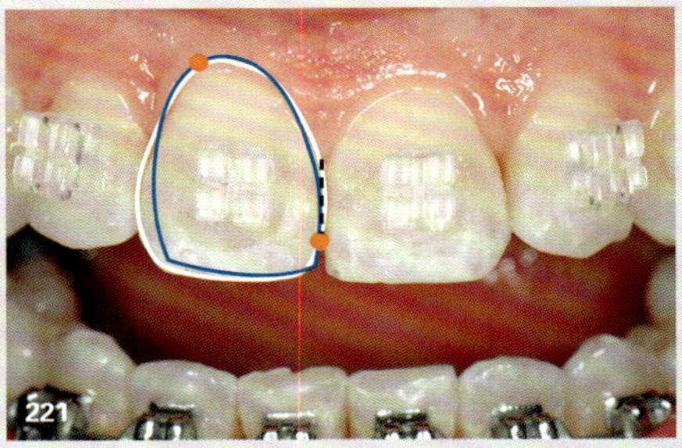

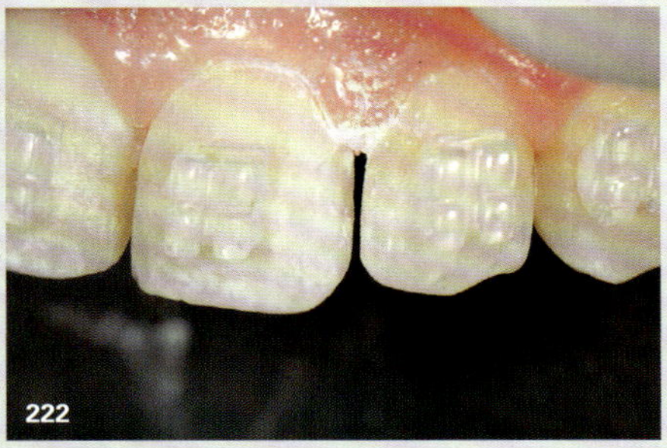

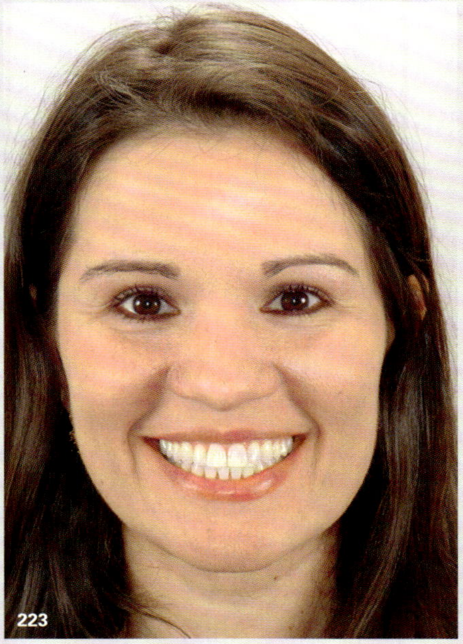

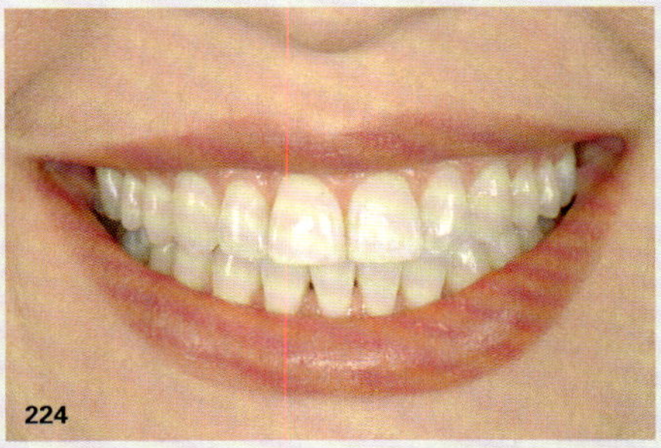

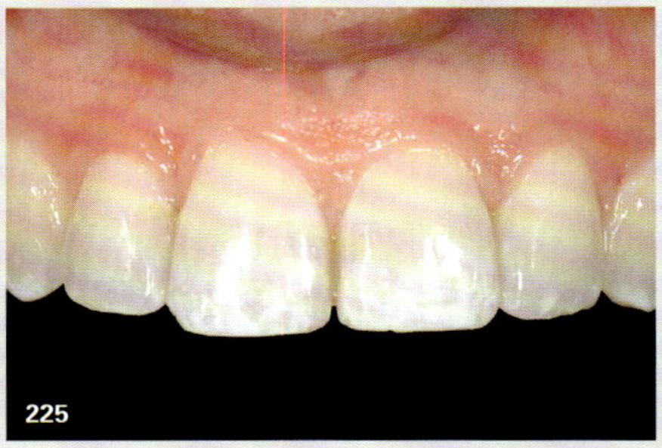

图6-219 在初始排齐整平后，上颌中切牙明显唇倾。
图6-220 中切牙的正位像，显示其在中1/3处的宽度过大。
图6-221 理想形态的中切牙（蓝线）叠加在患者的中切牙（白线）上，显示了中切牙的远中面过宽。
图6-222 IPR改形仅集中在中切牙的远中面。
图6-223和图6-224 结束微笑像显示美学效果和切牙比例显著改善。
图6-225 上颌切牙的特写像展示了良好的上颌切牙比例、接触点和邻接区以及牙龈轮廓。

脑海中构思出一个理想的牙齿形态，并想象将其叠加在牙齿上（图6-221）。由于中切牙远中面形态较宽，我用碳金属合金车针仅磨除其远中，同时注意不要触碰侧切牙的近中面（图6-222）。然后，我对中切牙的近中面进行了处理，并通过使用008号车针延长邻接区并使用8833号金刚砂车针完成切牙外展隙的修整。此时上颌切牙仍然有轻微的前突，因此我片切了双侧上颌尖牙的远中面，为切牙直立提供更多的空间。同时，下颌也需要进行IPR。

治疗结束的微笑像见图6-223和图6-224。上颌切牙的特写像（图6-225）也展示了理想的牙齿比例、接触点位置和颌面邻接区长度，以及完美的切牙形态。

病例5

这种对微观美学细节的关注甚至可以在隐形矫治中发挥积极影响。这名女士（图6-226）自行前来就诊，想让“牙齿更整齐”。她没有严重的拥挤，看似是一个简单的“近穴击球（译者注：高尔夫球术语，意为在球洞很近的地方击球，很容易完成进洞得分）”。换言之，只要在ClinCheck（Align Technology）软件上勾选简单排齐选项，就可以轻松完成牙齿排齐。但在她的微观美学评估中，我注意到她的上颌中切牙明显长于理想长度，且与侧切牙相比宽度不成比例（图6-227）。为了让她的微笑达到我的期望值，需要对切牙进行一些改形，以达到更好的牙齿比例。我还注意到左上侧切牙在垂直方向上比对侧同名牙短小，但她不想承担为单牙预备贴面的额外费用。

在固定矫治中，我会先排齐牙

齿再进行任何牙齿改形，但她不愿接受固定矫治。而在隐形矫治中，我有两个选择：首先，可以先改形牙齿，然后扫描牙列进行隐形方案设计与矫治器制作。但该选项的问题在于，患者在等待矫治器制作期间，牙齿之间会一直存在间隙（该患者无法接受），而且牙齿可能会在此期间移位，从而致影响矫治器交付时的贴合度。

第二个选择是在ClinCheck软件中估算所需的IPR量。当然，这只是估算，那么我是如何使用隐形矫治器来处理这个病例的？我进行隐形矫治设计的思路是：先用初始排齐来“近穴击球”，然后在重启阶段精细调整“推杆入洞”。

治疗开始，我们向隐形矫治公司提交初次扫描数据，不做任何牙齿改形。由于无法在ClinCheck软件中降低中切牙长度，因此我先在中线处设计0.5mm的IPR，并将牙移动步骤分段设计，使中切牙间的间隙在排齐4颗切牙前关闭。这样，就可以避免因牙齿大小不调而导致的上颌中切牙唇倾。最后，在方案设计阶段，我添加了前磨牙扩弓，以改善她的颊廊。在矫治器交付当天，我在中切牙之间进行了0.5mm的IPR（图6-228），并戴入了矫治器。注意，因为牙冠紧密相邻，所以我在中切牙上粘接了垂直附件，以控制牙根移动。待4颗切牙排齐后，我适当减小了中切牙的长度（少量，以免压平笑线），最终达到令她非常满意的微笑效果（图6-229和图6-230），同时牙齿排列、切牙比例和轴倾度均得到改善。

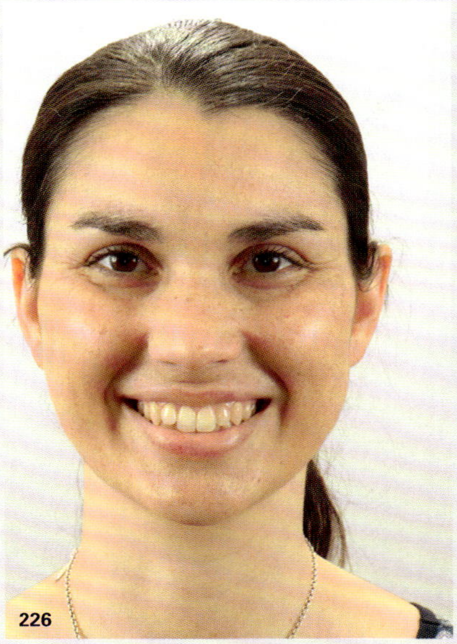

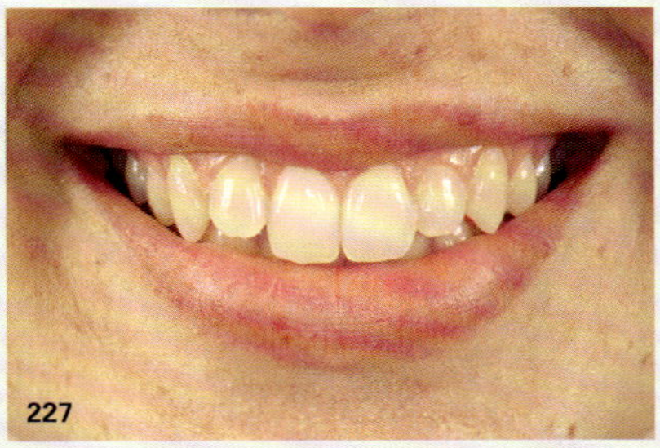

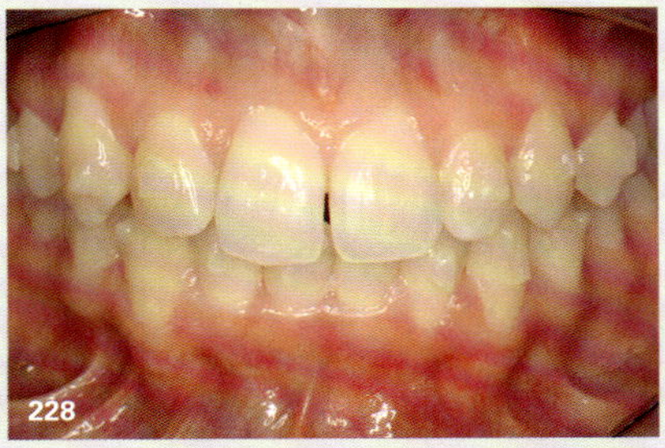

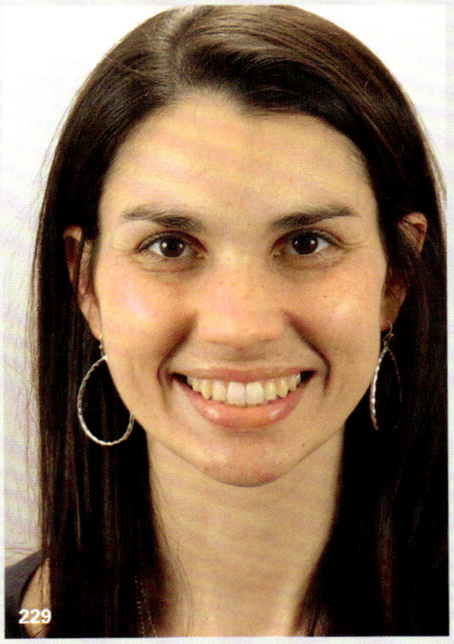

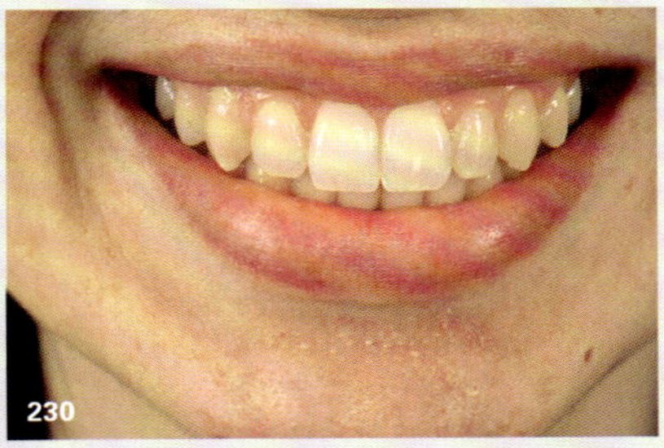

图6-226 这名女性主诉希望得到更直的牙齿。

图6-227 特写微笑像显示了中切牙过长，侧切牙稍短。

图6-228 矫治器交付当天在中切牙之间进行了0.5mm的IPR。

图6-229和图6-230 中切牙排齐和长度略微减小后的最终微笑像。患者对结果非常满意。

从我的临床经验中得出的重要提示：选择使用电动手机而不是气动涡轮机，原因有三。其一，电动手机能保持一致的扭矩，而涡轮机机头反复卡顿，导致医生操作时反复启动-停止-启动，效率低下且让患者感到不适。电动手机让我能专注于牙齿形态的塑造，并更高效地完成操作。其二，它不会发出令患者不适的尖锐噪声，避免影响正畸诊室的整体氛围。其三，电动手机可根据不同操作需求精准调节至所需转速（例如用橡皮杯抛光）。

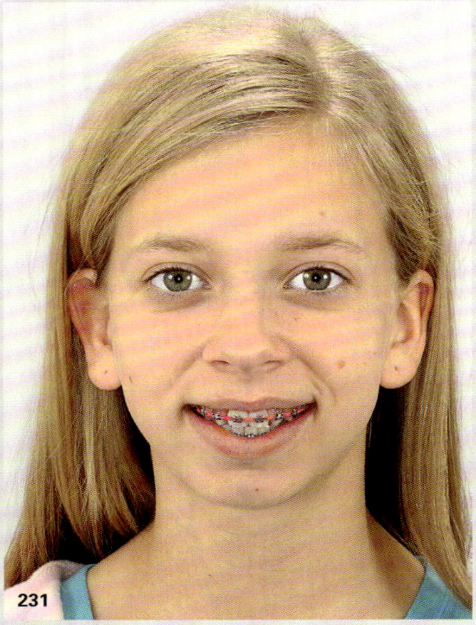
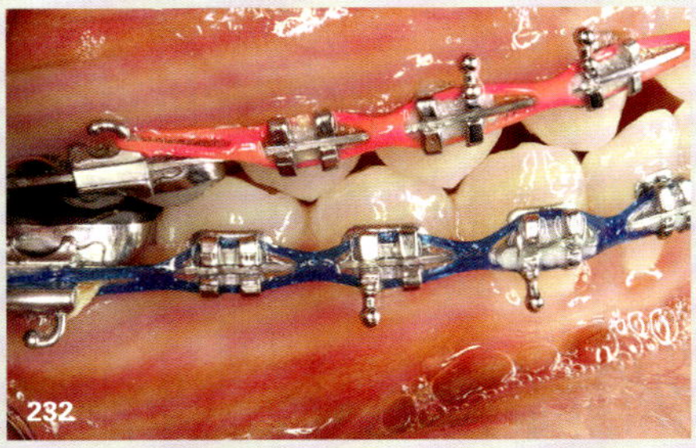
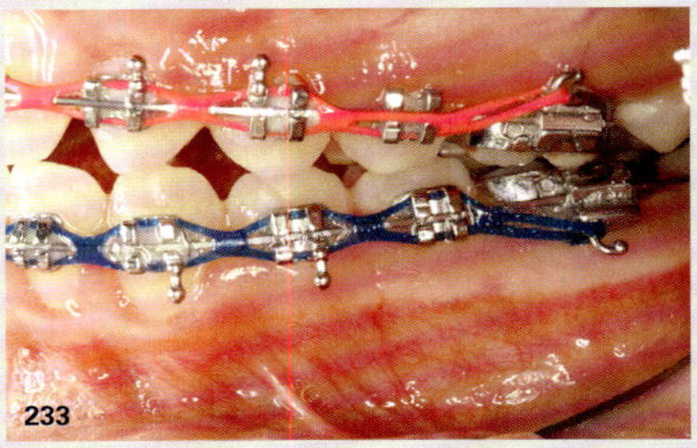
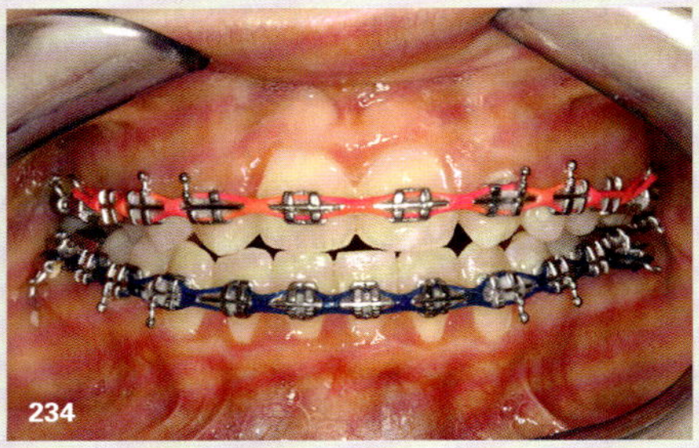

图6-231 这名14岁的女孩在转诊给我时已接受了近2年的正畸治疗。她的正畸医生在完成咬合调整时遇到了困难。

图6-232～图6-234 她上颌侧切牙先天缺失，由尖牙替代侧切牙，切牙关系呈对刃殆，右侧Ⅱ类磨牙关系、下颌中线右偏。

切牙美学改形的推荐治疗顺序

我制定了一套切牙改形的治疗顺序，之所以遵循这一顺序，原因很简单：牙釉质一旦被磨除，就无法复原！虽然临床医生常需根据不同情况进行一定调整，但仍建议遵循以下治疗顺序：

1. 在决定如何改形切牙之前，先通过正畸排齐牙齿，以获得理想的牙根平行度。牙齿排列整齐是正确观察牙齿比例的必要条件，因为任何扭转都会导致牙齿看起来比其实际宽度窄。
2. 处理接触点和切牙外展隙。如果需要调整，我会使用ET3-008细碳金属合金车针延长邻面邻接区并降低接触点高度。
3. 这种牙体邻面形态修整后会形成锐角，因此需要用8833号金刚砂车针进行线角的磨圆。
4. 使用链状橡皮圈关闭牙齿改形所产生的间隙。间隙关闭的步骤通常是在圆丝上进行（取决于治疗目标），让托槽围绕圆丝旋转，减少切牙唇倾度，实现切缘伸长。从而增加切牙暴露量，形成更协调的笑线。
5. 关闭上下颌间隙后，可根据需要使用8833号金刚砂车针进行切牙外展隙的最终成形。
6. 间隙关闭和外展隙精修完成后，拆除矫治器，并使用H48L010带槽纹修整车针磨除多余的复合树脂。
7. 最后用橡胶轮对改形后的牙釉质表面进行抛光，以获得良好的光洁度。

旨在促进多学科诊疗的牙齿改形

我们之前已论证过细致关注牙齿形态的微观美学特征的价值，及其对微观美学效果的贡献。但微观美学对宏观美学同样可产生巨大影响。

病例1

这名14岁的女孩（图6-231）接受了大约2年的正畸治疗，她的正畸医生将她转诊至我处，寻求解决她的咬合和美学问题的最佳方案。她的上颌侧切牙先天缺失（图6-232～图6-234），牙弓中由尖牙替代侧切牙导致上颌牙齿尺寸过大。她的正畸医生发现，由于患者切牙接近对刃殆，右侧磨牙Ⅲ类关系，难以完成正畸治疗。她的下颌中线向右偏离正中联合4mm，在我的评估中，这种中线不调是由于牙齿不对称而非骨骼不对称（因为临床检查显示她的面部对称性良好）。

她的正畸医生倾向于通过下颌后移手术矫正她的错殆畸形。乍一看，似乎唯一的解决方案是正颌外科手术，但这真的是最佳解决方案吗？我认为这个方案存在重大缺陷，因为她的侧貌（图6-235）是明显的凸面型，颏部发育不足。对于这种错殆畸形的患者，我们通常预期会有明显的深覆盖，但这名患者并非如此。若按照理想的覆盖/覆殆关系进行手术将导致更大的侧貌突度和更钝的颏颈轮廓。相反，上颌前移会导致类似的侧貌突度，但不会影响颏颈轮廓。由于可能会加剧她的侧貌突度，我认为这两种选择都不令人满意。那么，还可以考虑哪些其他选项？一个显而易见的选择是拔除下颌第一前磨牙并使用Ⅲ类牵引，但这并不能充分解决上颌牙弓中的牙齿大小不调的问题。

让我们返回去分析，为何她在没有明显骨骼畸形的情况下，最终形成对刃殆的切牙关系？由于基本病因并非一目了然，所以我决定以系统化方式进行诊断和制订治疗计划。她显然存在上颌侧切牙缺失造成的牙齿大小不调。试想：我们用9.5mm的尖牙代替了7.5mm的侧切牙。接下来，我们试图用7.5mm的前磨牙代替9mm的上颌尖牙。为了解决这种牙齿大小差异，我计划对上颌尖牙和上颌第一前磨牙进行IPR。考虑到她已存在的切牙对刃殆，要实现理想覆盖，需要对下颌进行更大量的IPR。我选择通过排牙实验来精确评估牙齿最终位置和所需的IPR量。当下颌牙弓完成牙齿IPR后，将通过Ⅲ类牵引关闭间隙来内收下颌切牙。然而，这种牙体改形的结果仍可能存在下颌牙量相对上颌牙弓过剩。

首先，我拆除了固定矫治器，让患者的口腔得以休息，请她的口腔医生进行牙齿清洁，并检查是否存在任何问题，同时让牙龈炎症有时间消退。当她复诊时，我重新粘接了固定矫治器，并通过优化牙齿尺寸开始治疗（之前的正畸医生已完成牙齿的排齐整平）。她的治疗方式如下：

1. 我的初步判断是，切牙牙冠长度不足是由于牙龈向切牙、尖牙和前磨牙方向增生造成的。因此，为了在调整牙齿宽度之前确定切牙长度，使用半导体激光对所有上颌牙齿进行了牙冠延长。
2. 接下来，将尖牙侧切牙化，首先磨除尖牙尖端并磨短尖牙，使其接近侧切牙的牙冠长度。然后调磨近中面以缩减近远中宽度。完成这两项操作后，尖牙远中无须任何改形（图6-236和图6-237）。
3. 然后在改形后的上颌尖牙上粘接新的上颌侧切牙托槽。粘接托槽旨在牵引侧切牙化的尖牙和切缘达到理想的笑线。
4. 更换至合适的弓丝尺寸后，开始进行Ⅲ类牵引，接着对下颌牙齿定期进行IPR，反覆盖逐渐减小。
5. 一旦达到理想的覆盖/覆殆，我就完成了她的正畸治疗，使其达到Ⅱ类磨牙关系，并具有合理的颊侧尖窝交错（图6-238～图6-240）。

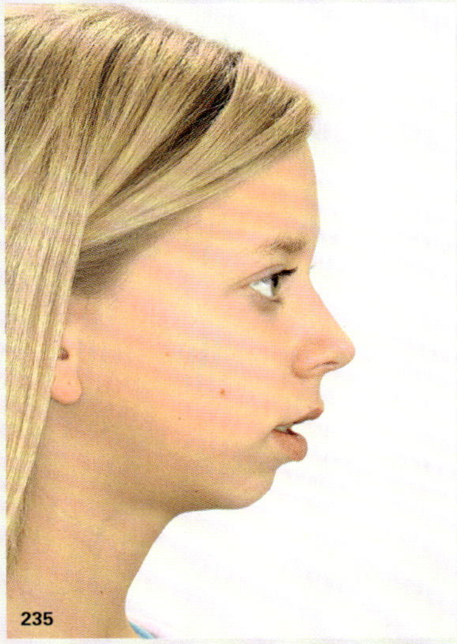

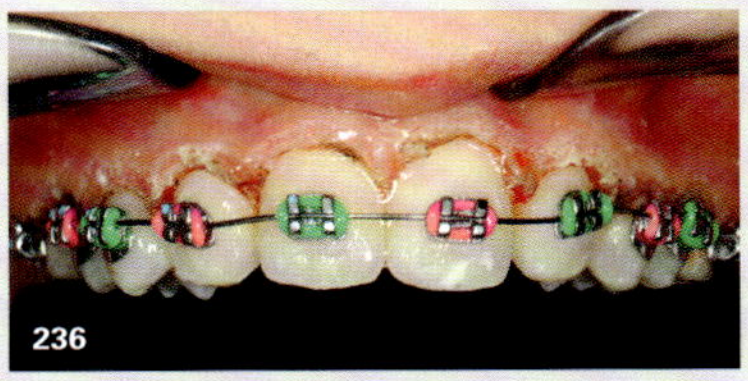

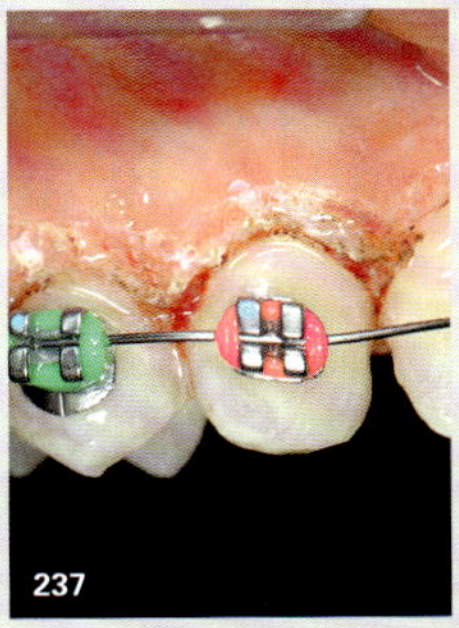

图6-235 侧面是凸面型，建议正颌手术只会使情况更糟。

图6-236和图6-237 在尖牙侧切牙化的过程中，磨除了尖牙牙尖，长度磨短至接近侧切牙的长度，并对其近中面宽度进行调整，远中无须改动。

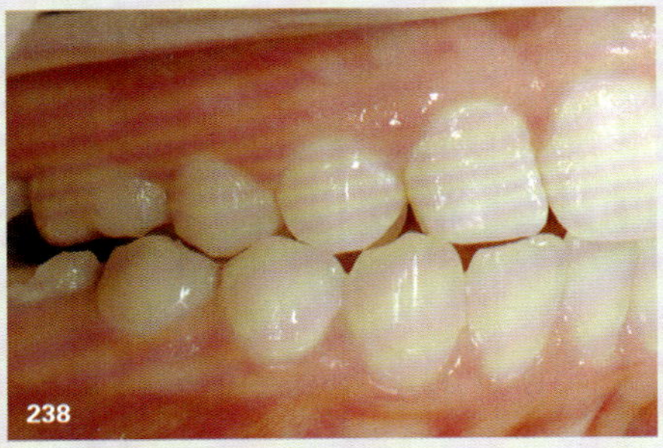

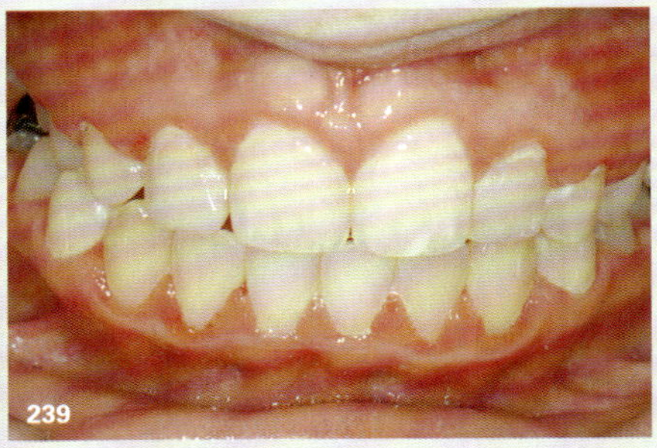

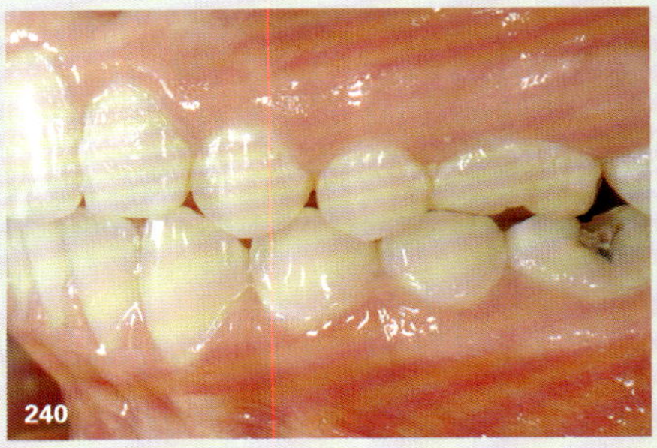

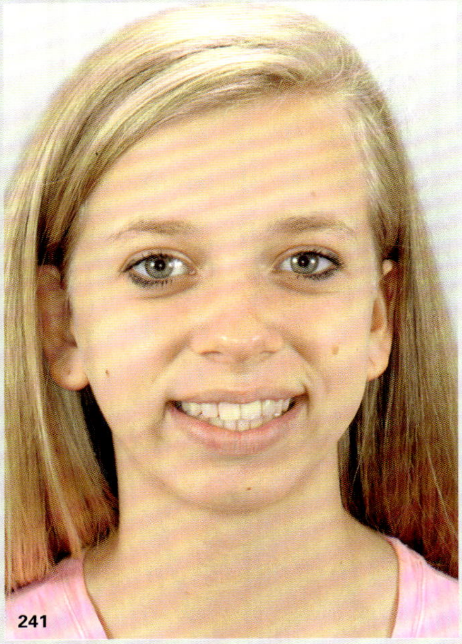

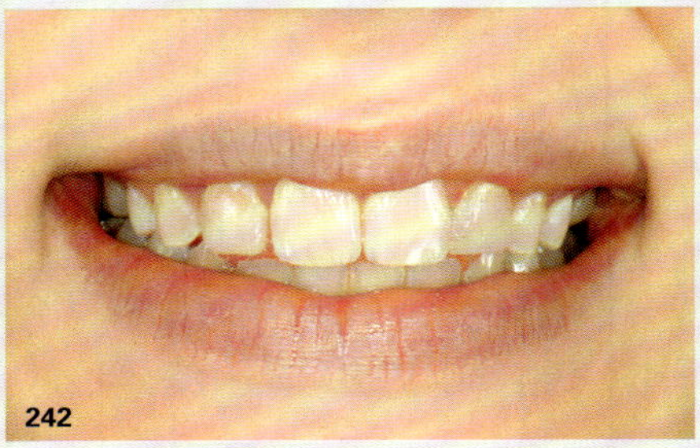

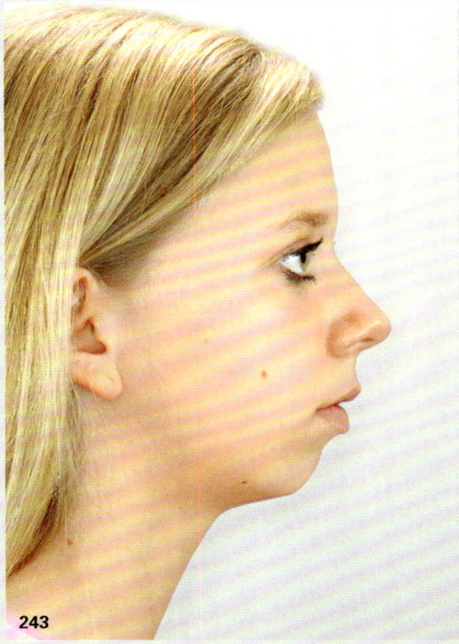

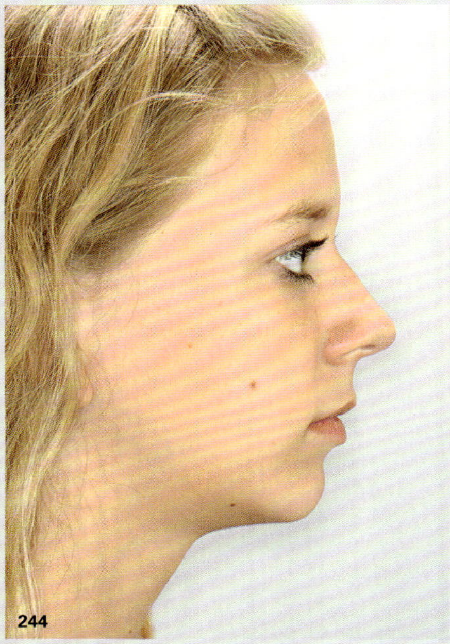

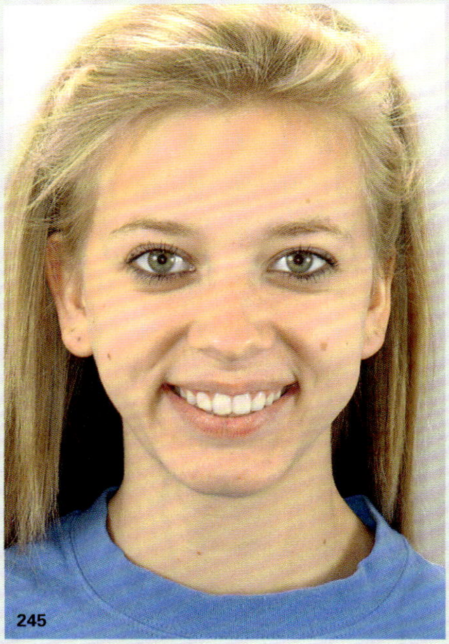

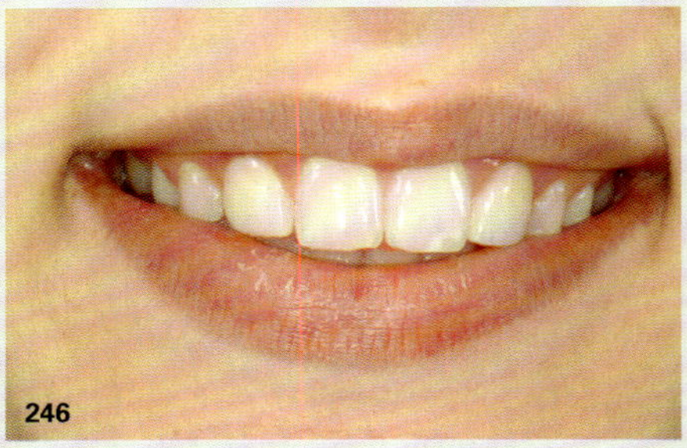

图6-238～图6-240 Ⅱ类牵引和下颌定期IPR后的最终咬合。

图6-241和图6-242 完成正畸治疗后的最终微笑像。最后的微笑很好，但侧切牙化的上颌尖牙与邻牙相比有色调差异。

图6-243 结束时的侧面像。她的颏部仍然存在不足。

图6-244 下颌骨边缘截骨术前移颏部后的面型。

图6-245和图6-246 用瓷贴面修复上颌侧切牙以矫正其色调后的微笑像。

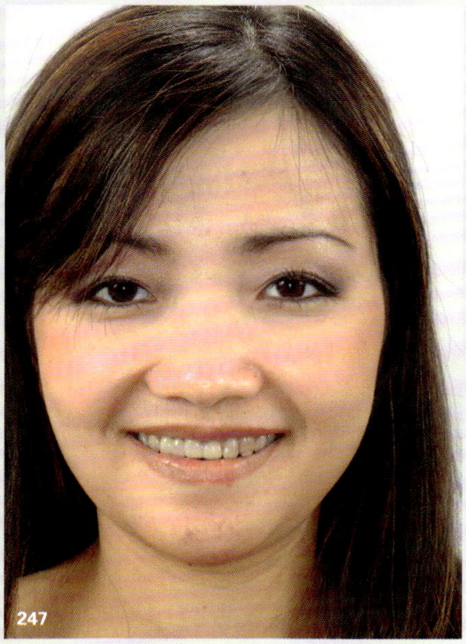

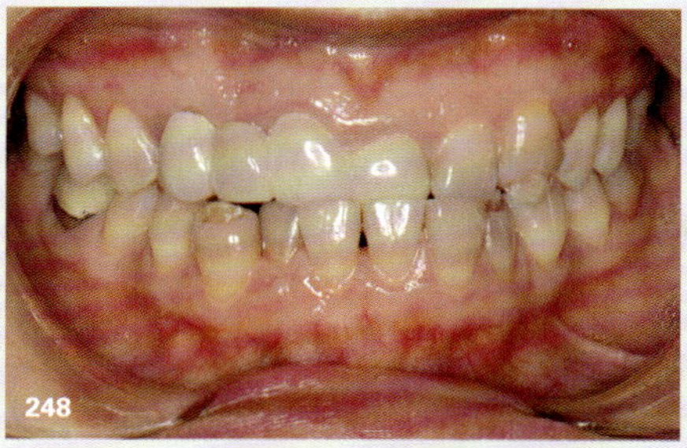

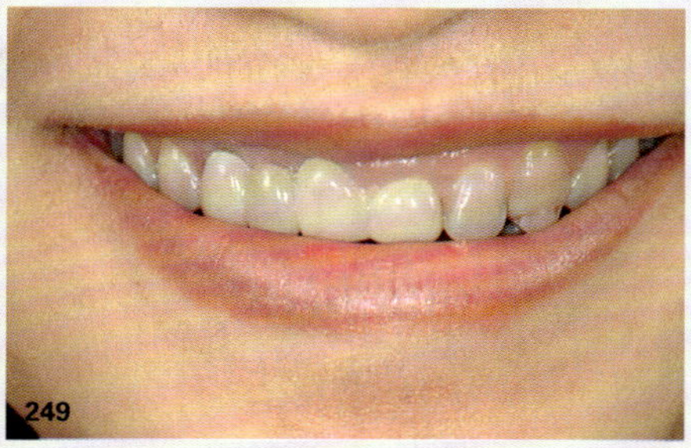

图6-247～图6-249 该女士由她的口腔医生转诊，以矫正她的对刃殆并改善她的微笑。

图6-241和图6-242显示了她最终的微笑像，侧切牙化的上颌尖牙存在色调问题。她的面型突度与刚开始时一样（图6-243），因此我们建议她考虑采用下颌骨边缘截骨术来提升颏部形态，并在上颌侧切牙上粘接美容冠或瓷贴面，以使形状和色调更理想。

患者和她的父母都同意治疗方案，图6-244显示了最终的效果。通过在侧切牙上制作瓷贴面，改善了最终的微笑美学（图6-245和图6-246）。

病例2

某些情况下，牙体形态修整是整体功能、美学和多学科诊疗的关键组成部分。以下病例是一个很好的例子，说明了牙齿改形能辅助修复治疗，同时印证了我在第1章开头所说的内容：你需要系统地思考问题。

这名女士（图6-247）由她的口腔医生转诊给我，患者要求医生改善她的对刃殆（图6-248）和她的微笑（图6-249）。她之前已通过四单位固定局部义齿修复（图6-250）缺失的右上颌侧切牙（图6-251）。从面部看，她的下颌较为前突，下唇饱满（图6-252）。要确定合适的治疗方案，首先要回答的问题是她的下颌前突是由于上颌后缩、下颌前突还是下颌牙弓前突导致的？头影测量可在一定程度上帮助我们（我和患者）明确这一问题，但她的面部比例分析同样

你需要系统地思考问题。

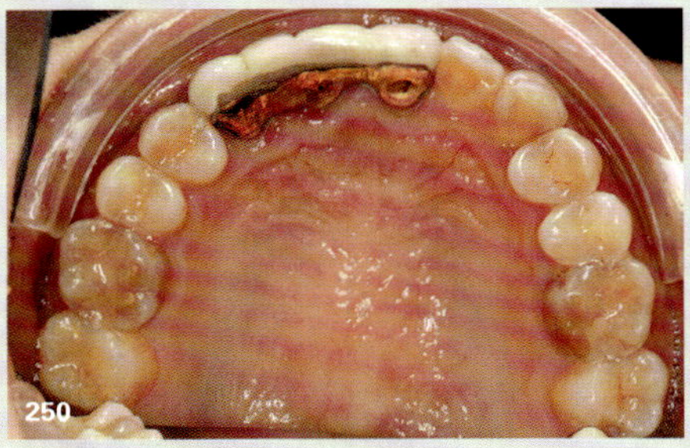
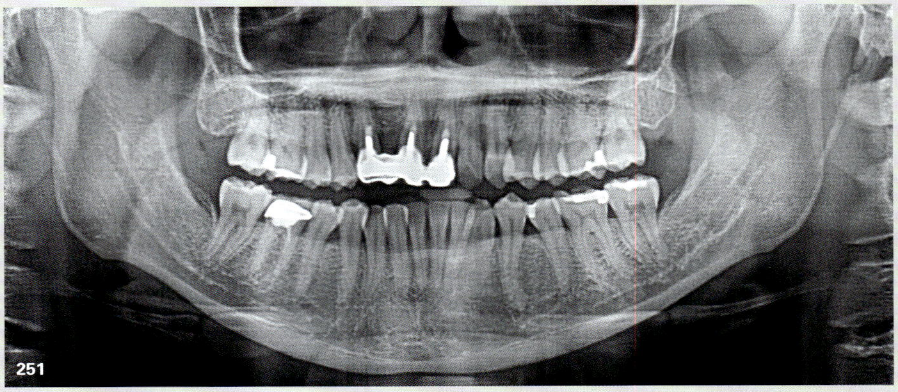

图6-250和图6-251 她有一个四单位固定局部义齿，以恢复缺失的右上侧切牙。

重要。

那么，我采用了何种方法来判断其复杂面型的成因呢？我借助了PowerPoint以一种简洁而有效的方式分析她的面型。让我们通过以下面型图阐述思考过程：

1. 使用PowerPoint绘制一个黑色方块，从上唇最低点挡住了她的面下部。对于一个越南裔个体来说，面上部看起来即使未达到理想状态，起码也算正常（图6-253）。更重要的是，她也同意这一评估。
2. 当只挡住她的面中部时，下颌似乎比面上部更突出（图6-254）。
3. 随后仅遮挡她的下唇，在我看来，此时颏部与面上部似乎变得协调（图6-255）。

由此，我的结论是她有轻度的上颌发育不足，但她的主要问题是下颌牙弓前突，使她看起来下颌前突和颏部不调。然而，照片中令人困惑的部分是，她是Ⅰ类磨牙关系，但切牙对刃殆。虽然牙齿尺寸不调（主要是左上中切牙较小）是问题的重要部分，但她也存在下颌牙列拥挤，并存在Ⅲ类骨型的牙齿代偿，表现为下颌切牙的舌倾（图6-256）。

接下来的思路和治疗流程将清晰展示我是如何为她的牙齿确定合适的位置，以及我如何与她的口腔医生进行沟通协作的：

1. 我粘接了上颌和下颌固定矫治器，排齐整平上下颌牙齿。
2. 她的口腔医生从右上中切牙远中处磨开上颌切牙，固定局部义齿，使右上侧切牙桥体在右上尖牙上成为单端固定桥，同时截断中切牙之间的桥体，将两颗中切牙分为独立的单冠（图6-257和图6-258）。
3. 我在左上中切牙牙冠靠近切缘处粘接托槽以将其压低。由于需要大量压低，我最终不得不在弓丝上弯曲，以将牙龈边缘移动到理想位置。因为左上中切牙的宽度不足，所以我在该牙齿的近远中均开辟了间隙，以便优化牙冠轮廓。实际上，我开辟的间隙超过了需求，以便口腔医生能按理想尺寸制作临时牙冠（图6-259）。
4. 当左上中切牙临时冠就位后，我粘接托槽，用弹性链状圈关闭间隙，并更新研究模型。此时后牙咬合为Ⅰ类，但由于解除下颌牙列拥挤时下颌向前移动，同时消除了下切牙的代偿倾斜，导致出现了反覆盖（图6-260）。
5. 正畸治疗阶段的牙齿去代偿导致下唇更饱满（图6-261）。
6. 现在我需要全科口腔医生帮助我做出决定。是建议通过手术前移上颌、后退下颌，还是通过正畸拔除下颌第一前磨牙后内收下前牙？但是这些选项均存在以下问题：

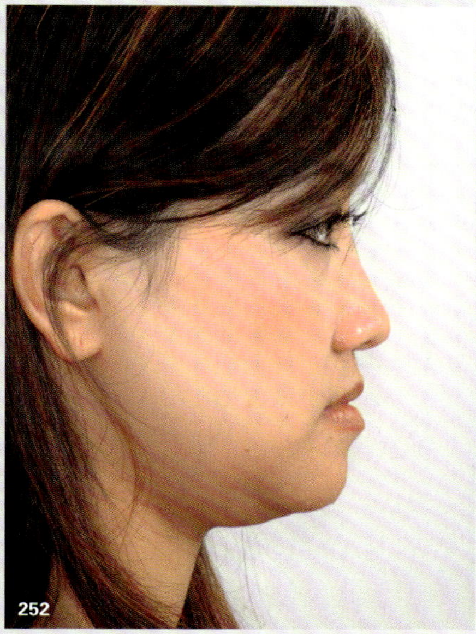

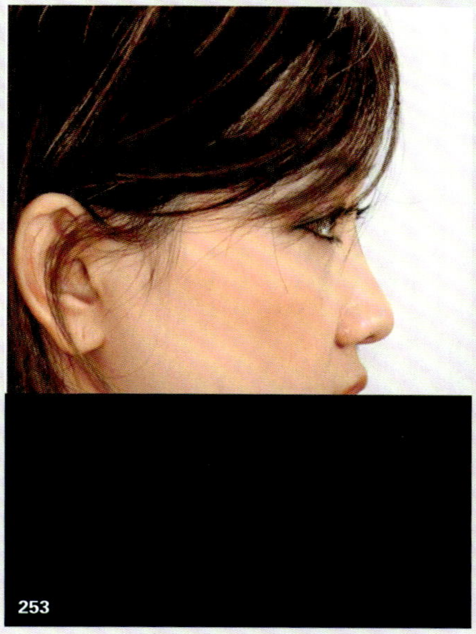

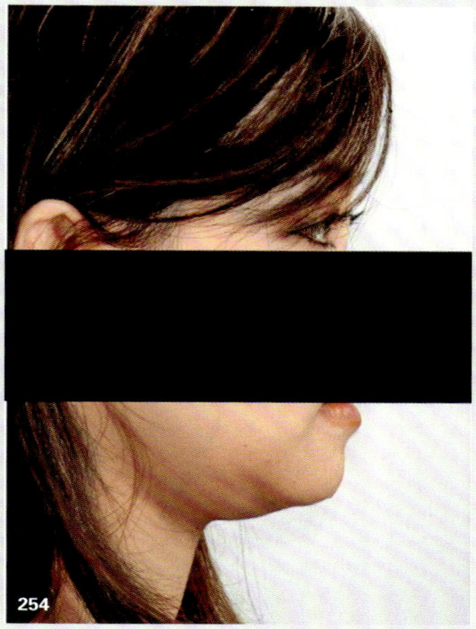

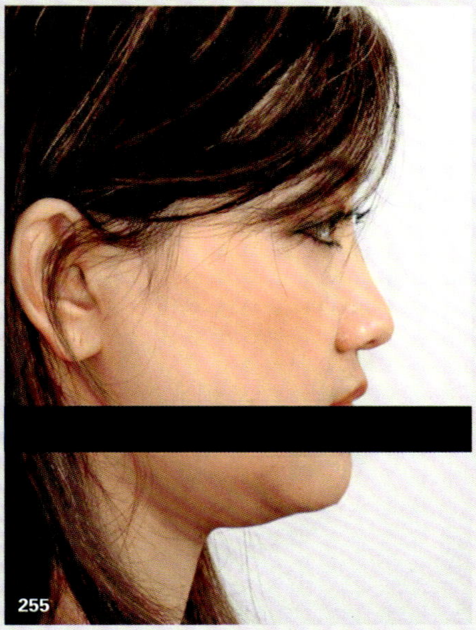

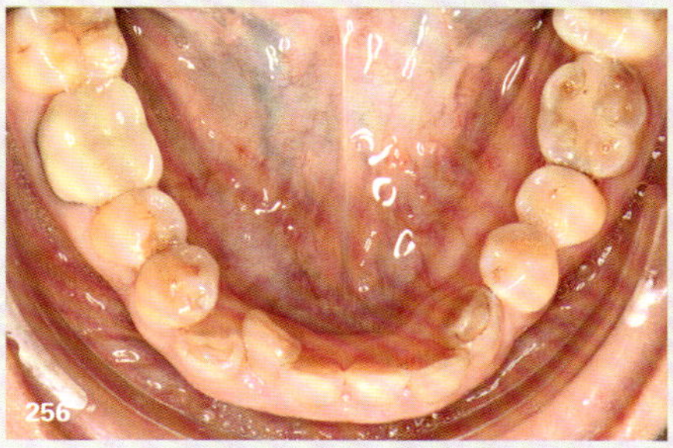

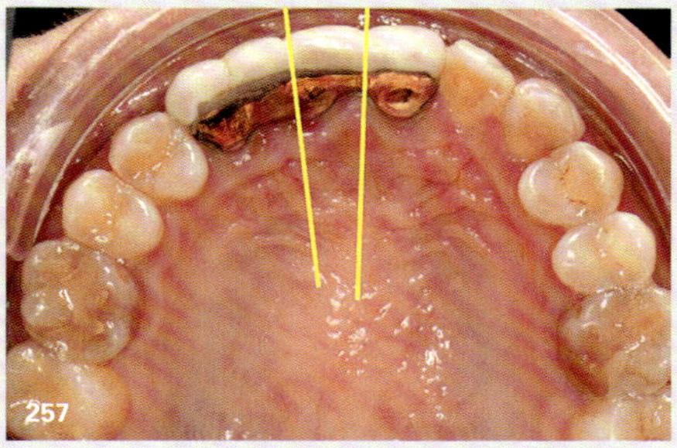

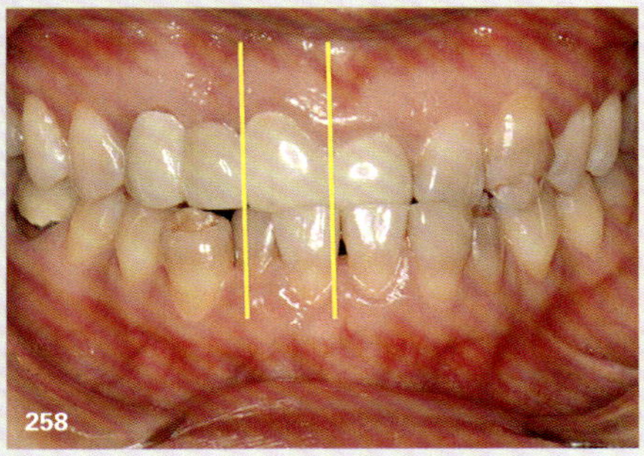

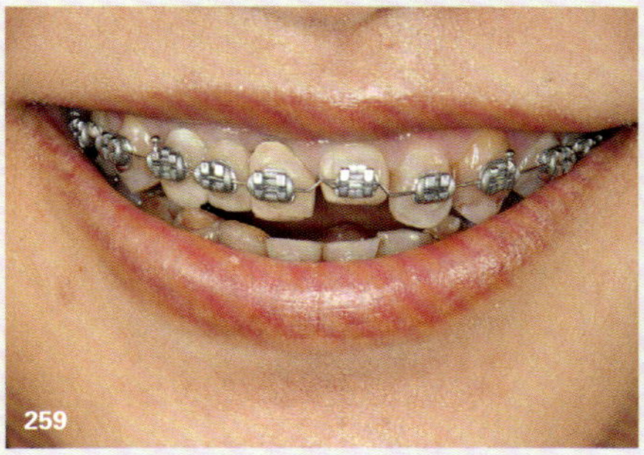

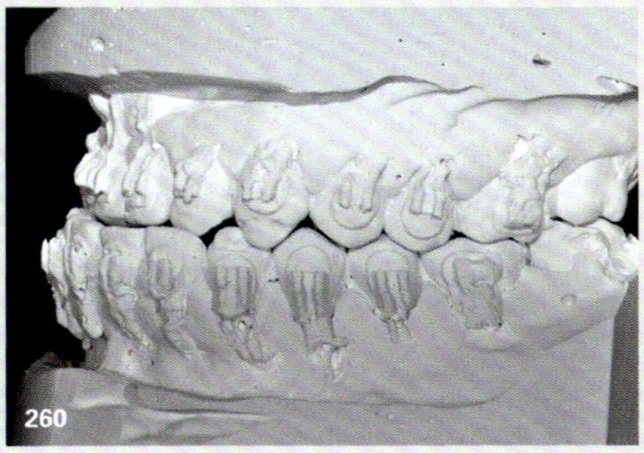

图6-252 侧貌平直，上颌后缩、下颌前突和下唇前突。问题出在哪?

图6-253 我用黑色方块挡住了面下部，将评估集中在面上部，患者和我一致认为这是理想的。

图6-254 挡住面中部时，很明显下颌比面上部更前突。

图6-255 挡住下唇时，颏部和面上部基本协调。

图6-256 下颌殆面像显示了下颌拥挤和切牙舌倾，以代偿Ⅲ类骨型。

图6-257和图6-258 在右侧中切牙的近远中两侧磨开固定局部义齿，使右上侧切牙与右上尖牙成为单端固定桥，并将两颗中切牙分为单冠。

图6-259 左上中切牙被明显压低，同时在其两侧开辟空间以便制作牙冠。

图6-260 切牙压低后的更新模型，此时出现了反覆盖。

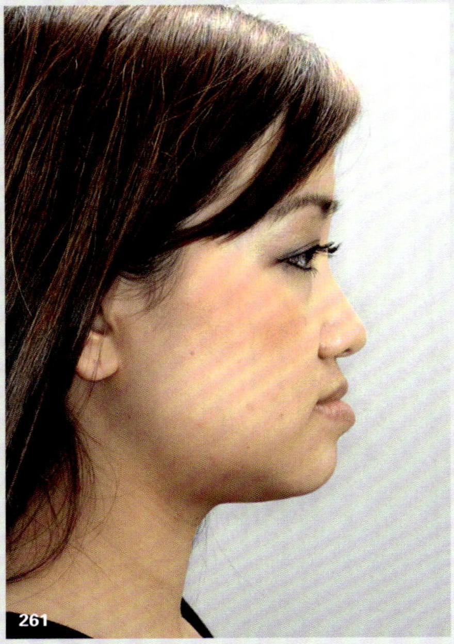

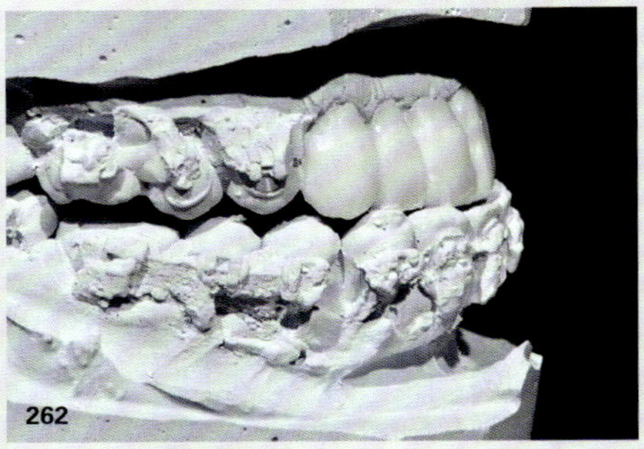

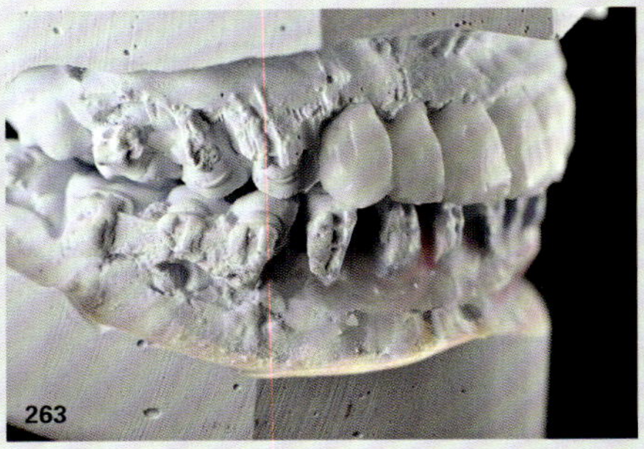

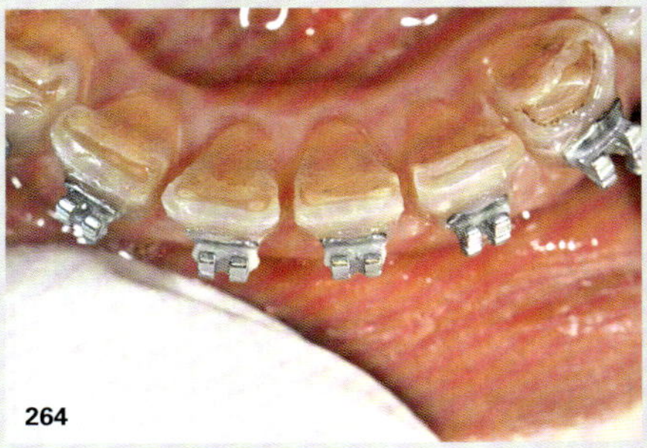

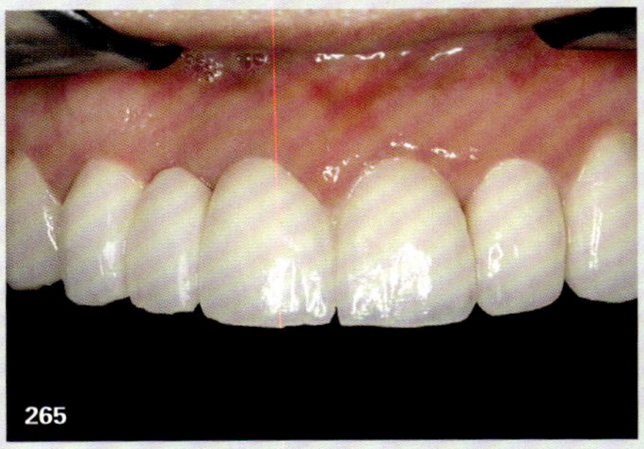

图6-261 切牙压入后的照片。现在下唇更加饱满，下颌更加突出。

图6-262 口腔医生生制作的诊断蜡型，用于展示修复体的预期尺寸。

图6-263 参考该模型的咬合，对下颌牙齿进行了改形，并意识到可通过减少下颌牙弓的整体长度，可以在不进行正颌手术的情况下实现功能与美观效果。

图6-264 采用IPR改形下颌牙齿。请注意开辟的间隙量，用于后续间隙关闭。

图6-265 最终修复体就位后的效果。

- **前移上颌：**后牙咬合为Ⅰ类关系，上颌前移可达到更好的覆盖，但后牙变成Ⅱ类关系。
- **后退下颌：**这将导致与上颌前移相同的咬合问题。
- **下颌第一前磨牙拔除后内收下颌切牙：**这有助于建立正常覆盖，但会使后牙咬合处于Ⅲ类关系。这是一个合理的选择，但并不理想。

7. 我将患者连同我制作的模型一并转回她的口腔医生处，要求他制作一个牙齿大小合适的上颌修复体诊断蜡型。当蜡型放置于模型上时，将清晰显示出前牙呈反覆盖状态，以及尖牙轻度的Ⅲ类关系（图6-262）。磨除下颌尖牙远中的一些牙釉质将有助于将尖牙改善为Ⅰ类关系。
8. 为了确定下颌牙弓所需的IPR量，我对下颌前牙进行了模拟改形，包括下颌尖牙的远中。然后，我模拟了间隙关闭，结果显示无须进行正颌手术即可完全实现美学咬合目标（图6-263）。
9. 我进而对下颌切牙和尖牙进行改形（图6-264），并用链状橡皮圈和Ⅲ类牵引关闭间隙。
10. 随后患者在拆除托槽之前返回口腔医生处进行最终确认。通过这种方式，我们可以协调合作拆除矫治器的时机，并立即转诊至口腔医生进行牙体预备和临时牙佩戴。
11. 粘接最终修复体（图6-265）。

她结束的微笑像（图6-266和图6-267）非常令人愉悦，侧面像也呈现出个更协调的唇部平衡（图6-268）。

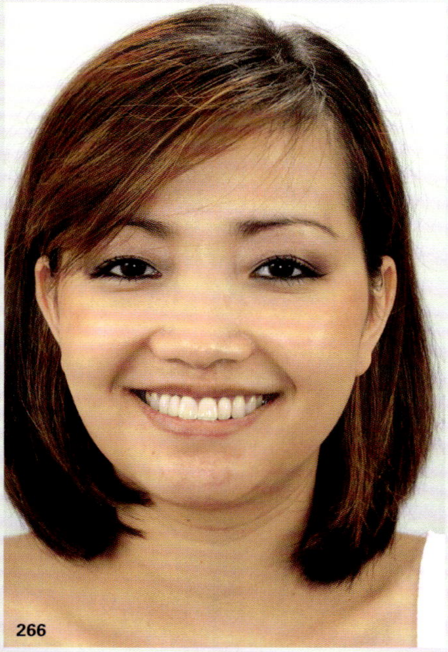

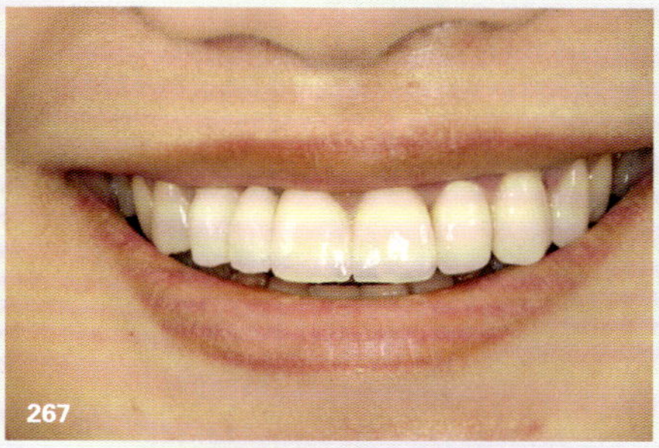

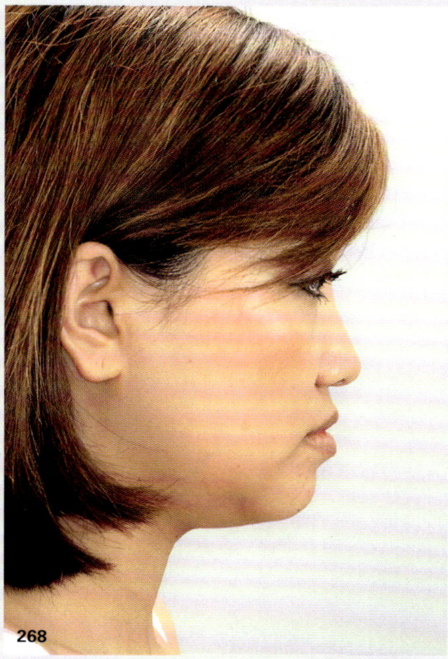

图6-266和图6-267 最终微笑像。请注意切牙比例、切牙暴露量和笑线。
图6-268 最终侧貌（侧面像）。下唇丰满度有所改善，下颌不再显得前突。

病例3

这名17岁的女孩由一名对其治疗效果不满意的正畸医生转诊而来（图6-269和图6-270）。之前的治疗虽让右侧咬合达到了满意的效果，但左侧的问题更麻烦（图6-271～图6-273）。患者和她的父母决定听从口腔医生的建议寻求其他诊疗意见。

让我们由外而内来规划她的治疗计划：

- **宏观美学评估：**患者下面高较短，颏唇沟深，下唇外翻。侧貌（图6-274）凸面型，下颌明显发育不足，导致颏颈轮廓钝，颏颈距短。鼻唇角为钝角，鼻尖较低，鼻背隆起
- **局部美学评估：**她的笑线扁平（图6-275），上颌切牙唇倾，影响美观（图6-276）。牙齿大小不调导致上颌切牙唇倾和覆盖过大，同时造成笑线扁平及切牙暴露不足。
- **微观美学评估：**她的深覆盖（图6-277）是由于下颌后缩和上颌牙齿过大造成的。她上颌切牙过大且形态异常，这导致上颌切牙唇倾（图6-278）。上颌中切牙邻接区过短，远中外形异常圆钝，导致龈外展隙过大和邻接区小（图6-279）

我们可以采取哪些措施来改善她的美学和功能状况？

- **宏观美学解决方案：**患者已发育成熟，故需通过手术前移下颌改善她的凸面型。由于她的骨骼关系存在牙齿代偿，下颌前移先行去代偿，可通过两种方式实现：①拔除下颌前磨牙以获得足够的空间来内收下颌切牙；②上颌前移。由于鼻唇角钝和上唇支撑不足，在她的正颌手术计划中纳入上颌前移更为合理；并可同时改善上述两项问题。最后，我建议采用颏成形术，颏部前移来使面型更协调
- **局部美学解决方案：**建立垂直向切牙位置是微笑设计的首要原则。因为上颌切牙唇倾是她上颌牙齿尺寸过大所致，所以我决定重新进行牙齿改形，而不是拔除前磨牙来直立上颌切牙。这是非常合理的，因为切牙唇倾的原因

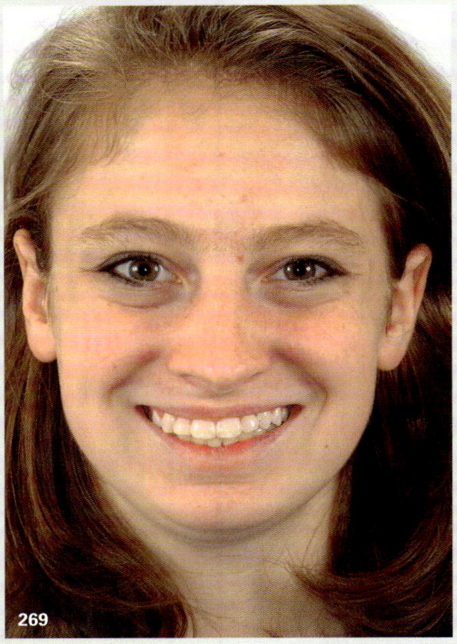
269

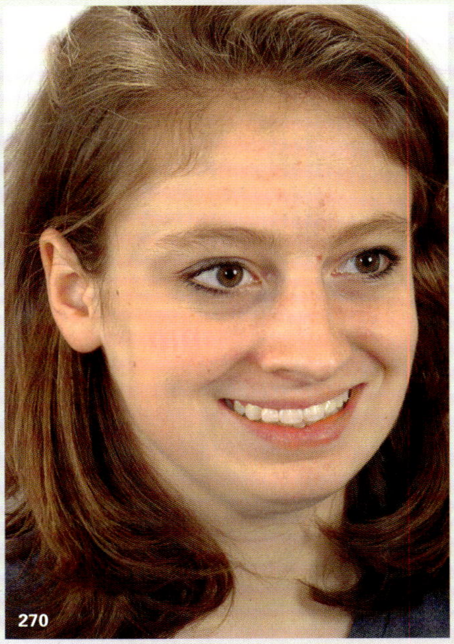
270

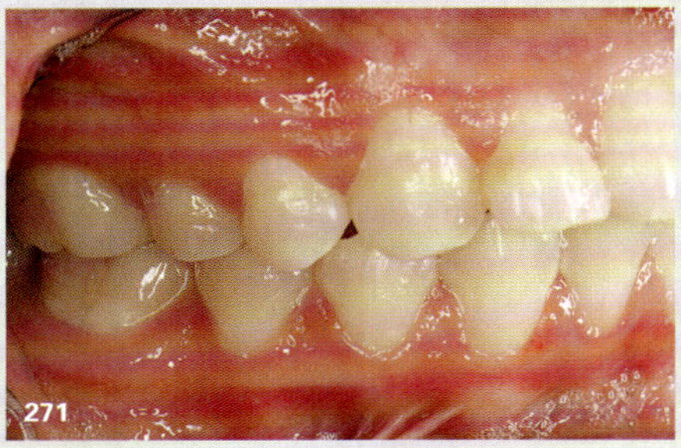
271

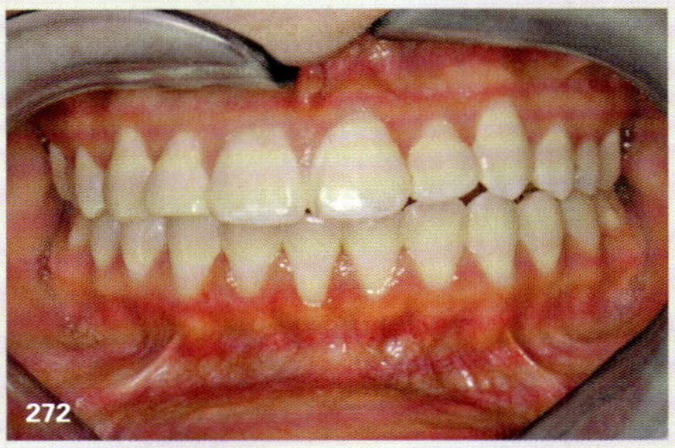
272

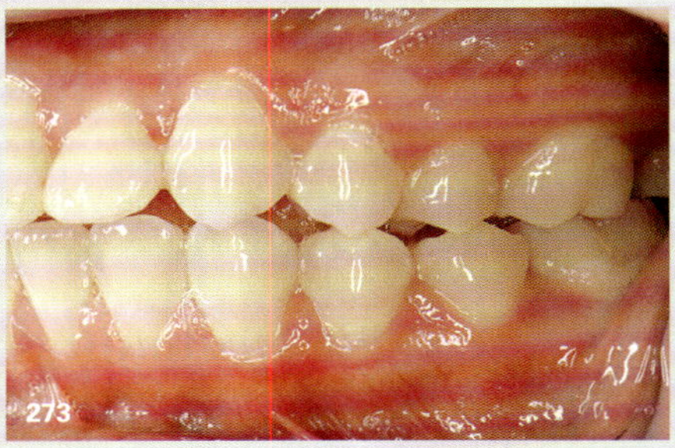
273

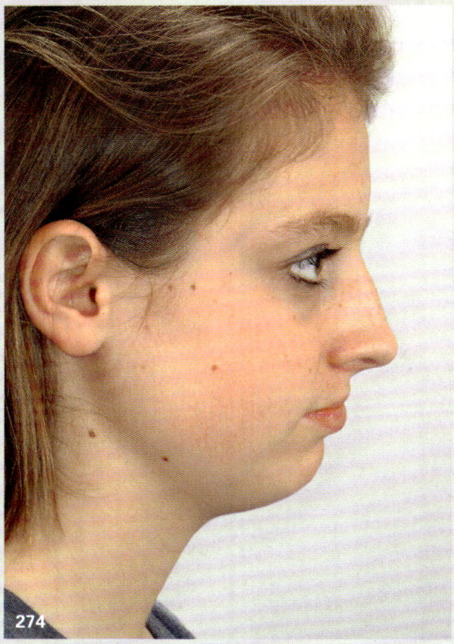
274

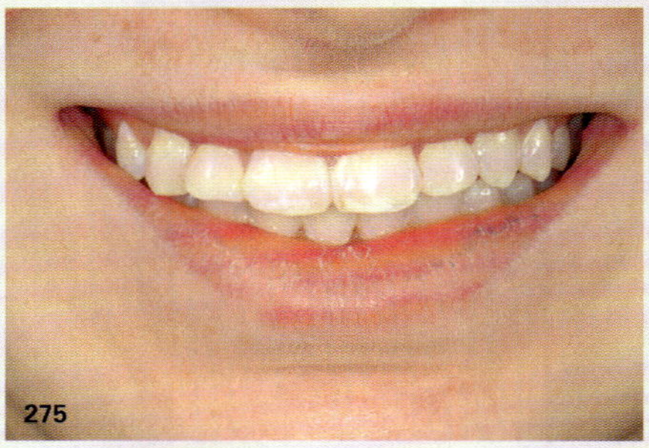
275

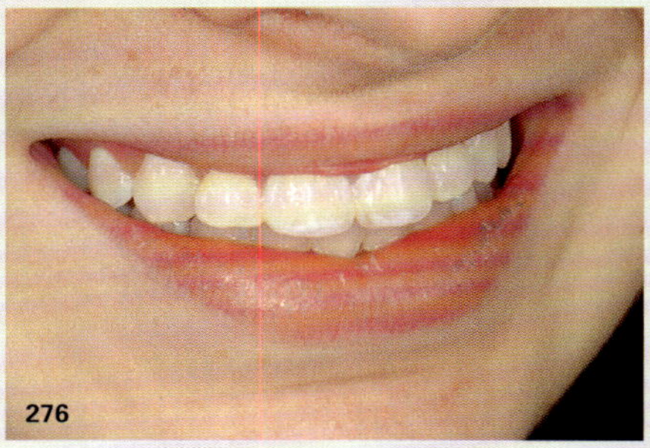
276

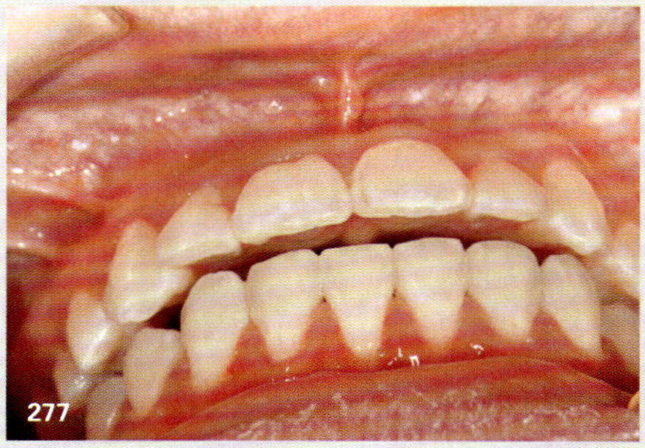
277

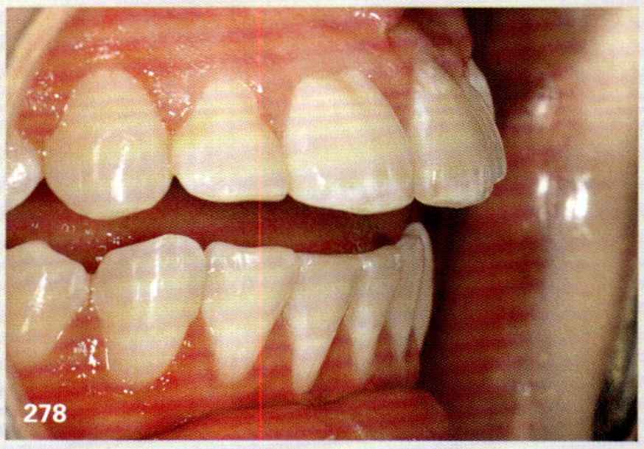
278

图6-269和图6-270 这名17岁的女孩由另一名正畸医生转诊，他对自己的治疗结果感到不满意。

图6-271～图6-273 右侧咬合尚可，而左侧呈尖对尖的Ⅱ类咬合关系。

图6-274 侧面像为凸面型，颏唇沟深，且下颌后缩明显。

图6-275 特写微笑像显示切牙暴露不足，笑线平坦。

图6-276 45° 特写微笑像上显示上颌切牙唇倾。

图6-277 由于下颌后缩和上颌牙齿尺寸过大，导致前牙深覆盖。

图6-278 上颌切牙唇倾。

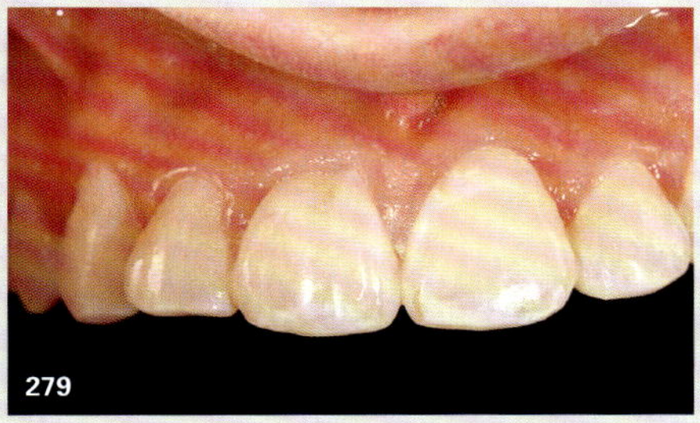

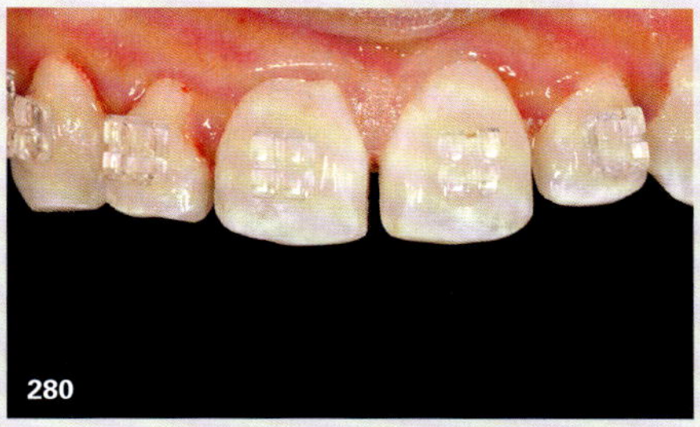

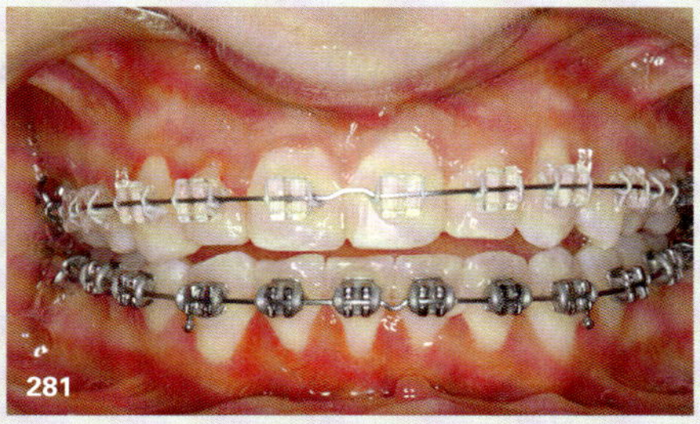

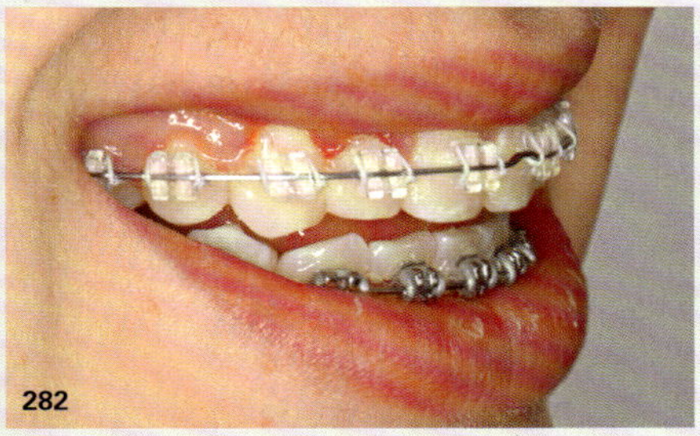

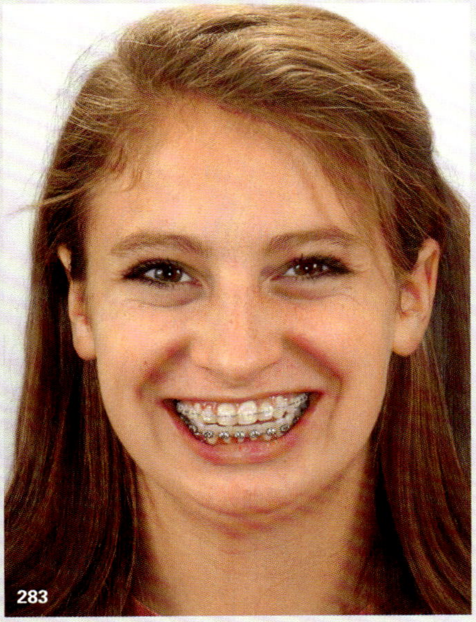

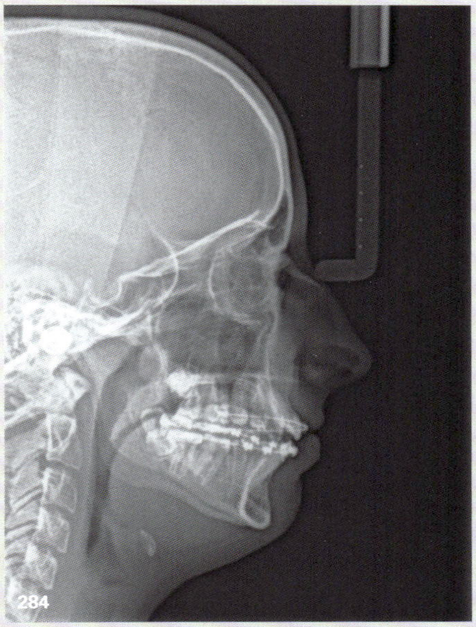

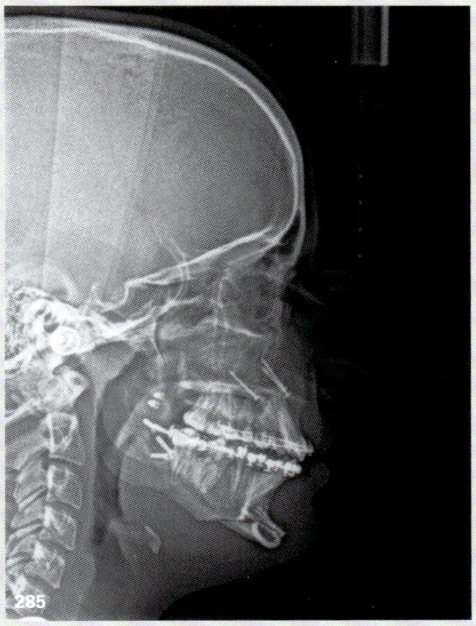

图6-279　上颌切牙的特写像，显示其形状异常，龈外展隙过大而导致邻接区过短。

图6-280　通过切牙改形以减小其宽度，延长邻接区并减小龈外展隙的大小。

图6-281　在圆丝上使用弹性链状圈来关闭牙齿改形的间隙。

图6-282和图6-283　关闭间隙后上颌切牙直立、切牙暴露量增加之后的微笑像。

图6-284和图6-285　正颌外科手术前后的头颅定位侧位片。

（“为什么”）是切牙的宽度过大和形态异常，因此改变这一特征是解决切牙唇倾和切牙微观美学的理想方案。

治疗从正畸治疗开始，完成后即可开始牙齿改形。首先对切牙进行改形以缩减其宽度，延长邻接区，并减小龈外展隙（图6-280）。使用链状橡皮圈在不锈钢圆丝上关闭间隙（图6-281），这使上颌切牙直立，从而增加切牙暴露量，并改善笑线（图6-282和图6-283）。一旦上颌切牙的位置确定，我们就进入正颌治疗阶段，同时将上颌和下颌向前移动。颏成形术用于水平向改善颏部突度，延长颏部以增加面部高度，改善过深的颏唇沟。我们不建议在她的手术中同时进行鼻整形术，因为我们预计，通过上颌前移，她不美观的鼻部特征将得到改善，这将增加上颌唇突度并使鼻尖向上旋转（减少鼻背隆起）（图6-284和图6-285）。

她的总治疗时间为20个月，最

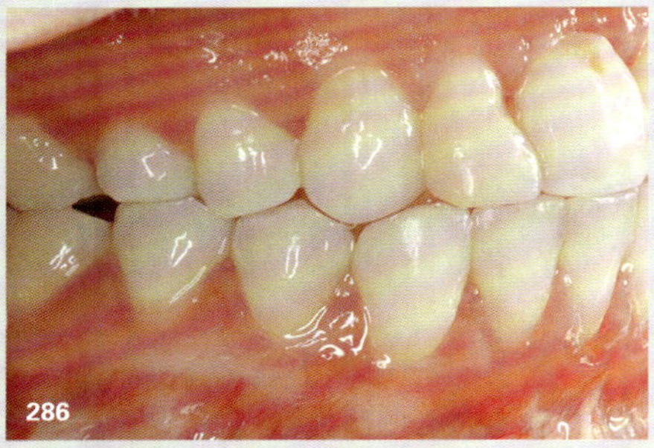

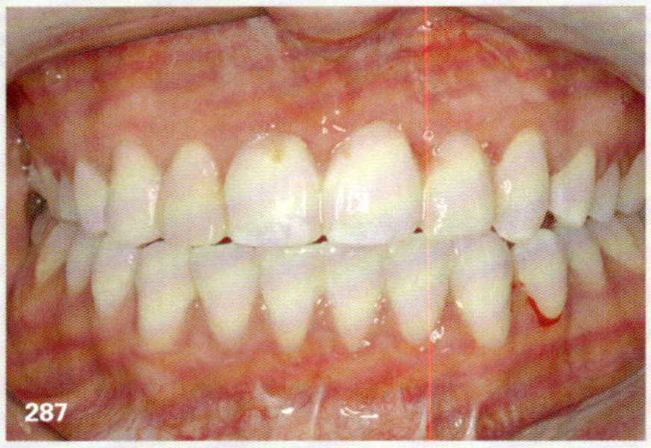

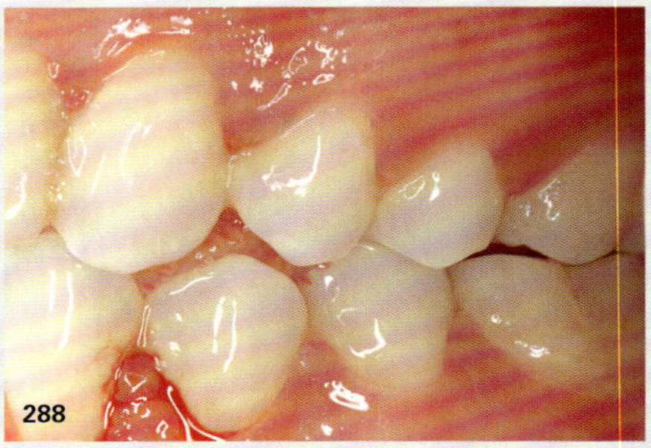

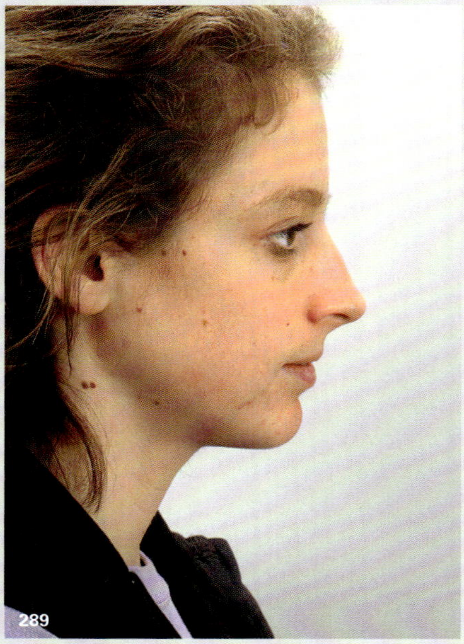

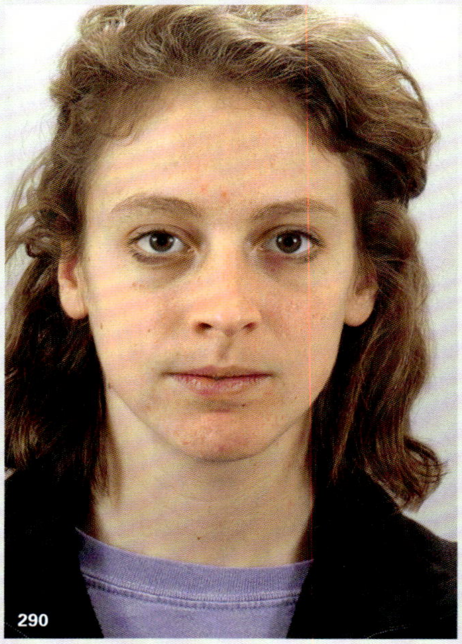

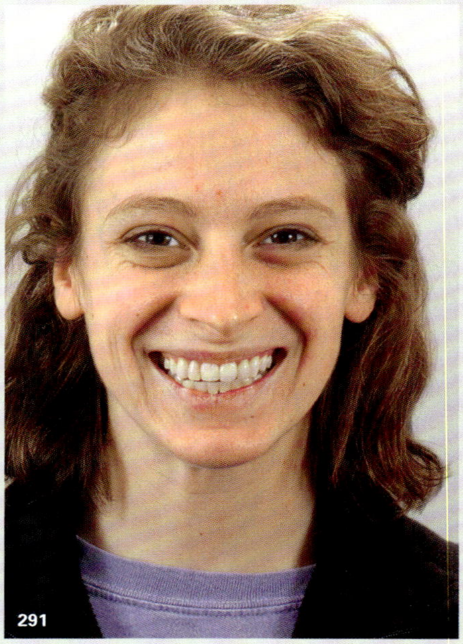

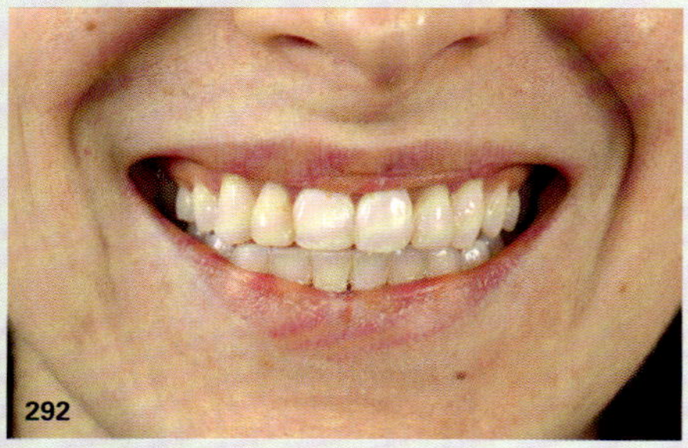

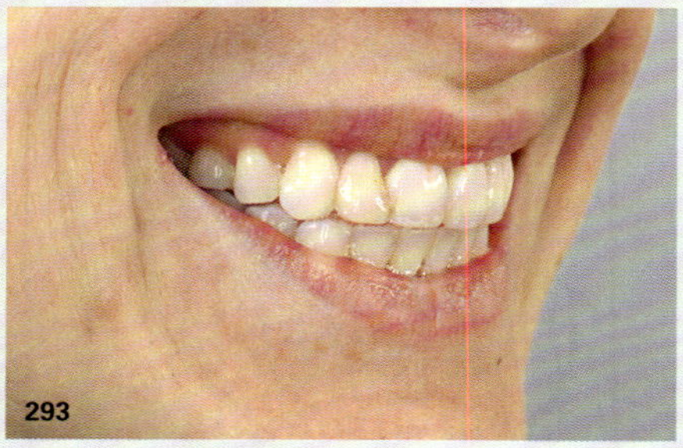

图6-286～图6-288 治疗20个月后的最终咬合。

图6-289 最终面型显示鼻唇角、上唇支撑和颏颈轮廓和长度都得到了改善。

图6-290 面下部高度增加，改善了过深的颏唇沟得以改善。

图6-291～图6-293 最终微笑像显示了完整的切牙暴露量和更理想的笑线。

终的咬合关系尚可（图6-286～图6-288），因为她居住地在2小时车程外，治疗过程中确实面临了一些困难。她的侧貌面下部高度显得更加突出，鼻唇角和上唇支撑以及颏颈轮廓和长度都有所改善（图6-289）。颏成形术也有助于延长她的面下部高度，改善她过短的面高和过深的颏唇沟（图6-290）。现在，她的笑容因切牙暴露完全而与众不同，她的笑线也有了实质性的改善（图6-291～图6-293）。治疗结束5年后，效果仍然令人印象深刻（图6-294～图6-297）。

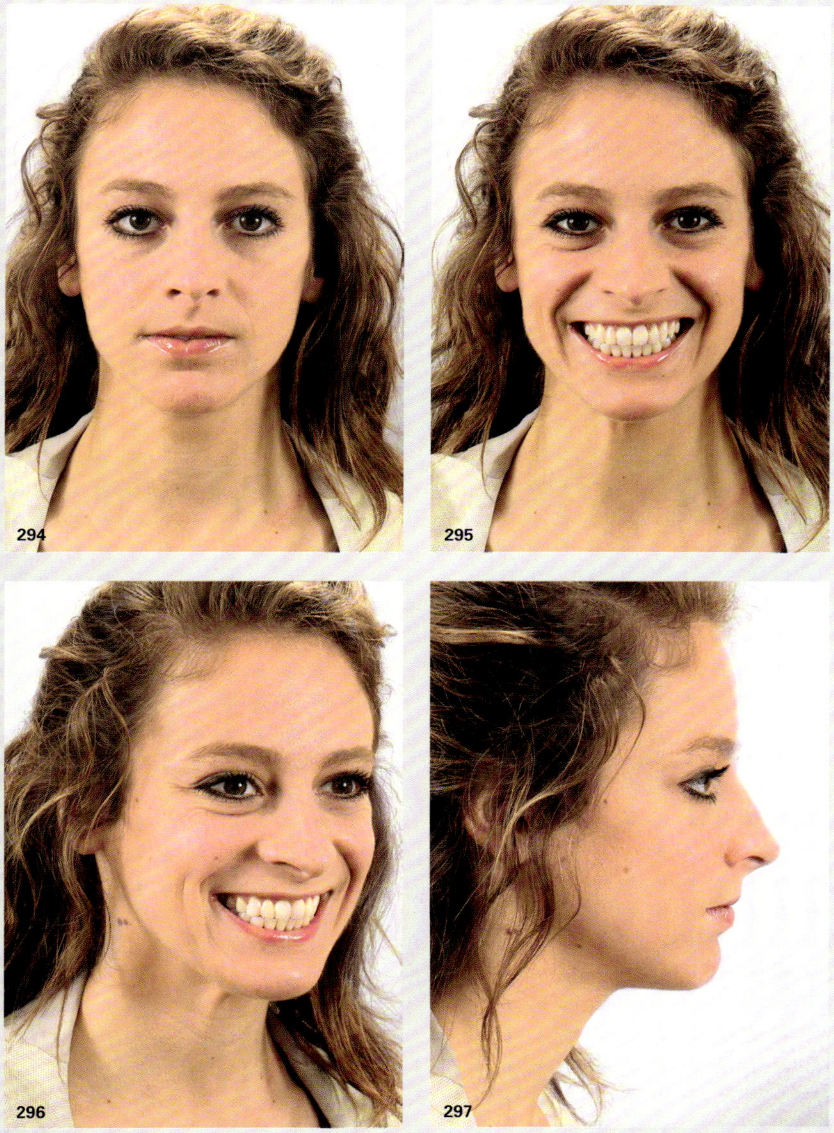

图6-294～图6-297 治疗后5年的面像和微笑像。

上颌牙齿尺寸过大的情况远比我们预期的更为常见。

上颌牙齿尺寸过大的治疗

当正畸医生考虑牙齿尺寸过大问题时，由于对Bolton指数不调的关注，他们通常会首先想到下颌牙齿尺寸。但上颌牙齿尺寸过大的情况远比我们预期的更为常见。图6-298中的这名年轻人是美国伯明翰的一名口腔医生介绍来咨询的，他就是一个很好的例子。他接受过多次正畸治疗，高中两次，大学一次，还有一次则是在妻子就读于牙学院期间。他的妻子觉得“他的微笑仍有点不对劲”（图6-299和图6-300），作为一个体贴的丈夫，他认同这个观点。他的微笑有很多方面都挺好，比如切牙暴露量、微笑宽度和笑线。我的第一印象是他的笑容很好，但前牙却过大，比例失调。45° 侧面微笑像（图6-301）显示上颌切牙中度唇倾。他的咬合关系良好（图6-302～图6-304），而深覆盖则为其美学问题的病因提供了一个关键线索（图6-305和图6-306）。由此我得出结论，他一定存在上颌牙齿过大。

为了验证这一想法，我们制取了印模，并在模型上对上颌切牙进行了模拟改形，以优化比例。IPR获得的间隙允许上颌切牙内收，以减小覆盖（图6-307和图6-308）。在查看模型后，患者和他的妻子一致认为这就是解决其主诉的合适方法，并为我们继续治疗开了绿灯。然而，他有一个要求：他的第5次矫正想要使用舌侧矫治器。我们满足了这一要求，用间接粘接的方法放置了舌侧固定矫治器（图6-309）。然后进行第二次扫描以设计牙齿运动，并通过弓丝弯制机器人（OraMetrix）间接弯制弓丝。当达到合适的圆丝尺寸后，我开始用ET3-008“蚊式车针”（图6-311）进行中切牙改形（图6-310）。凭借审美判断，我在6个月的时间里逐步改形牙齿（图6-312），直到覆盖达到理想的效果且牙齿比例尽可能达到最好效果。他对最终效果非常满意（图6-313～图6-317），更重要的是，他的妻子也很满意！

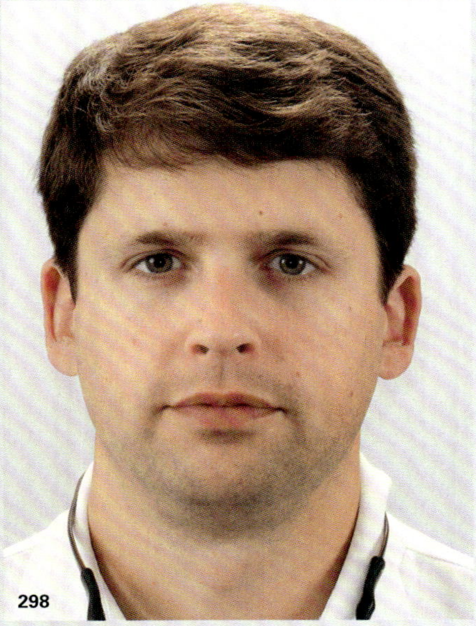

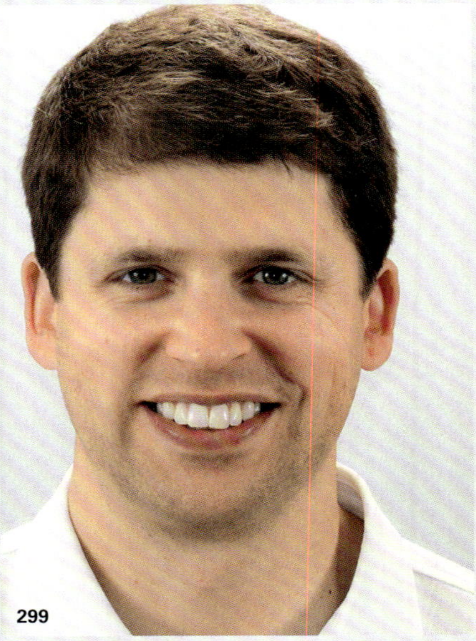

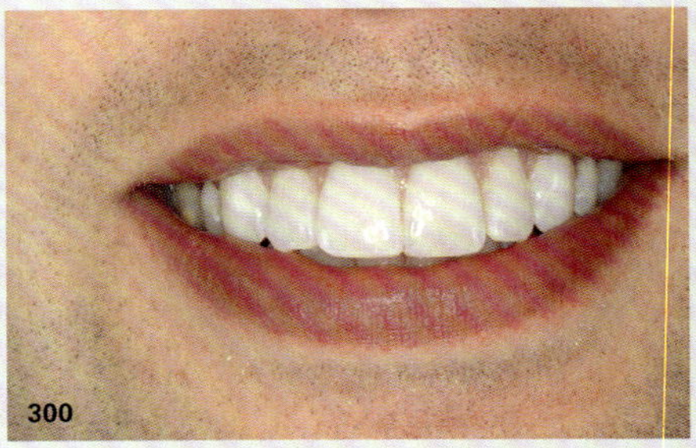

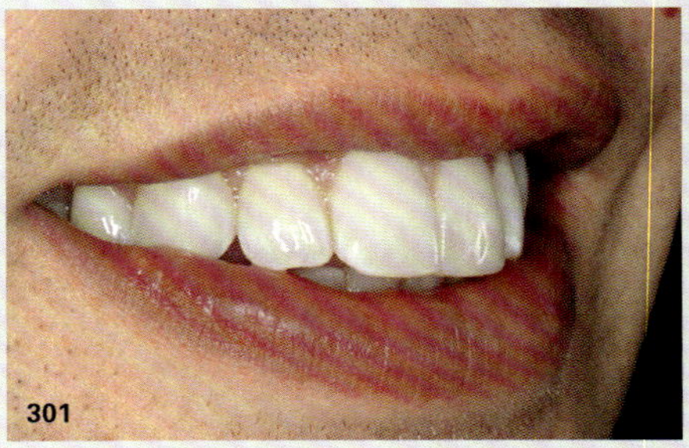

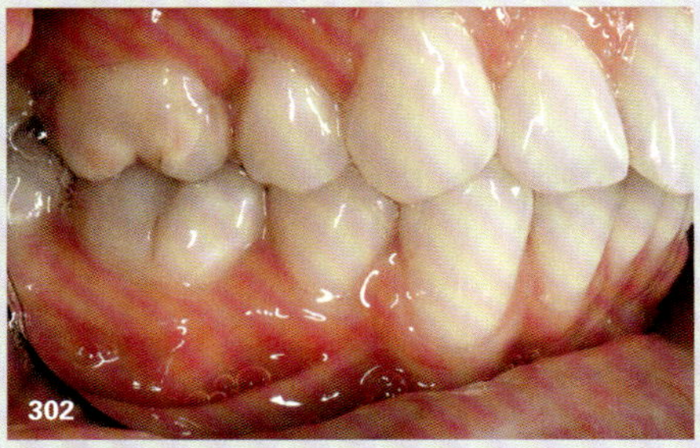

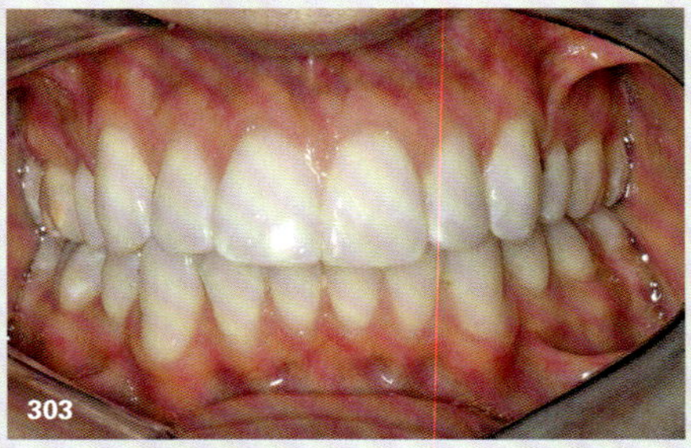

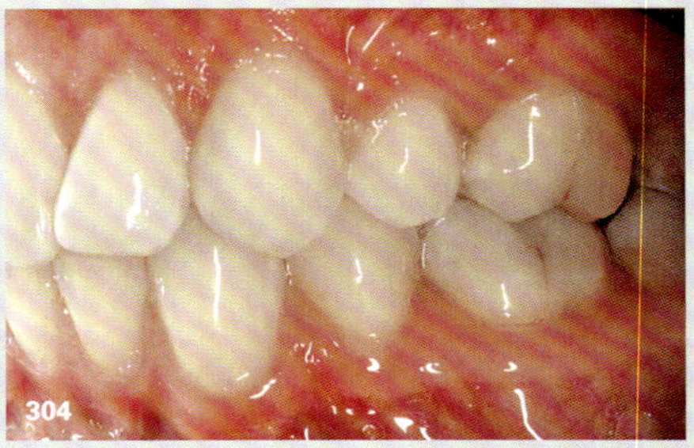

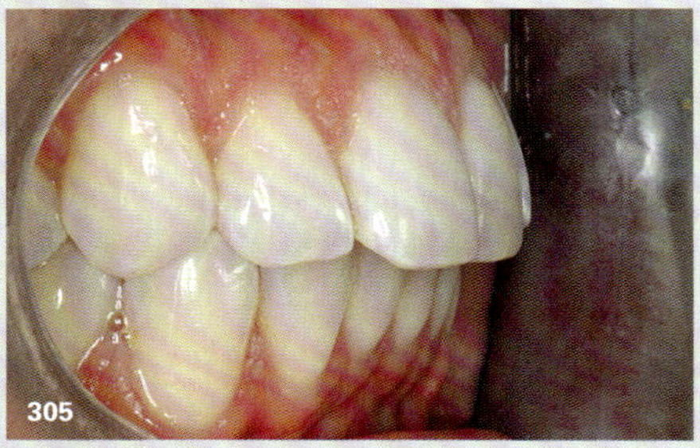

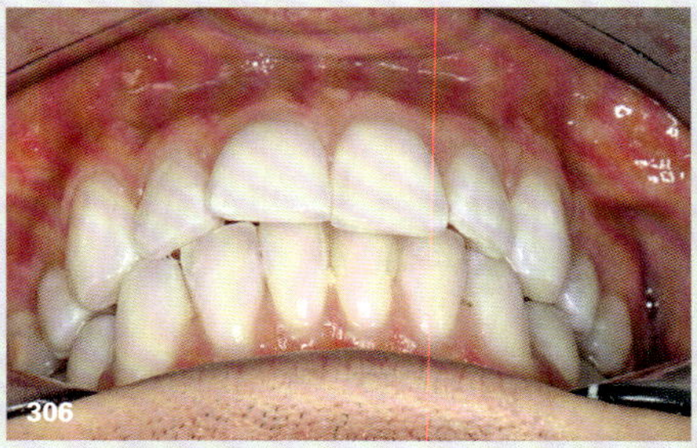

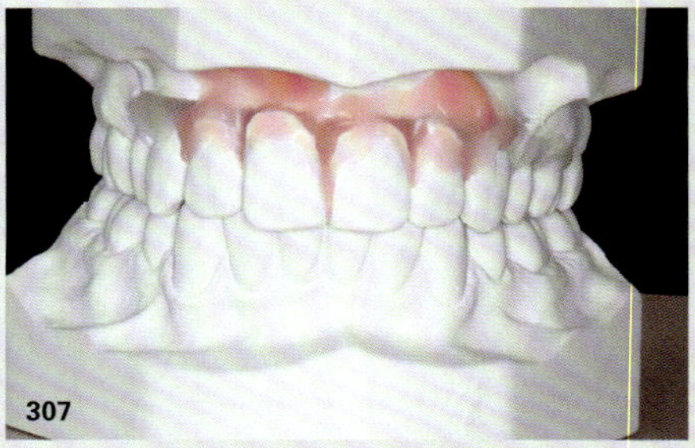

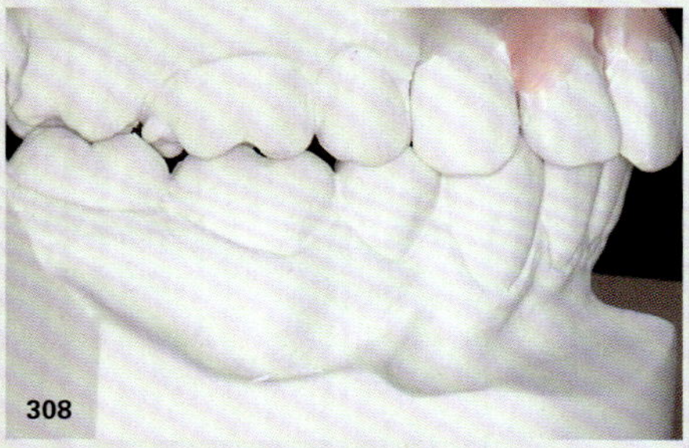

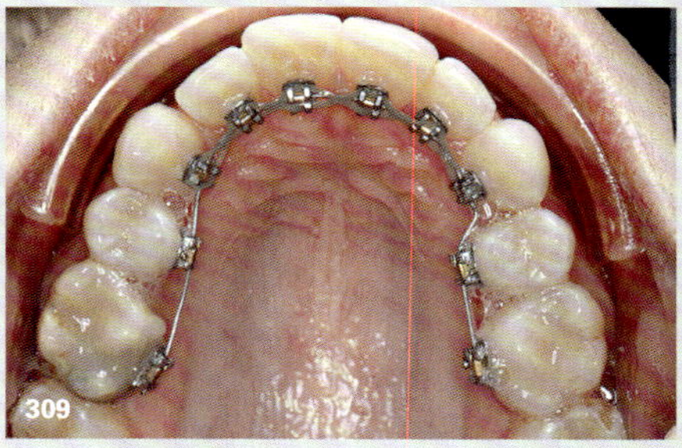

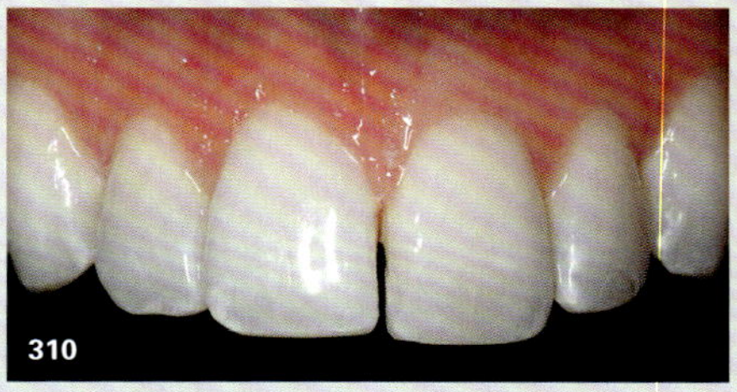

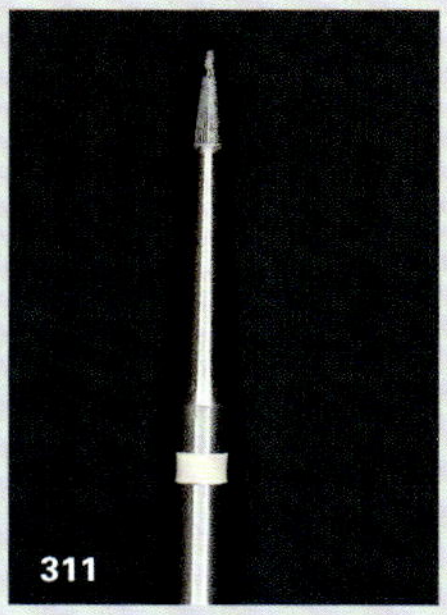

图6-298～图6-301 这名成年患者在他的口腔医生妻子的鼓励下寻求咨询以改善他的笑容。

图6-302～图6-304 他之前接受了4轮正畸治疗，因此他的咬合关系良好。

图6-305和图6-306 然而，他的覆盖异常揭示了他的口腔医生妻子难以明确的问题，即上前牙大小比例失调。

图6-307和图6-308 我制取了印模，并在模型上模拟上颌切牙的改形。

图6-309 患者同意治疗，但要求在第5次矫治时使用舌侧矫治器。

图6-310和图6-311 使用“蚊式车针”对中切牙进行改形。

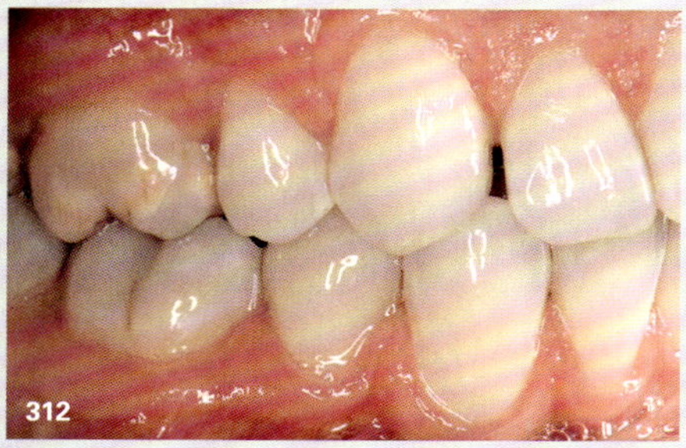

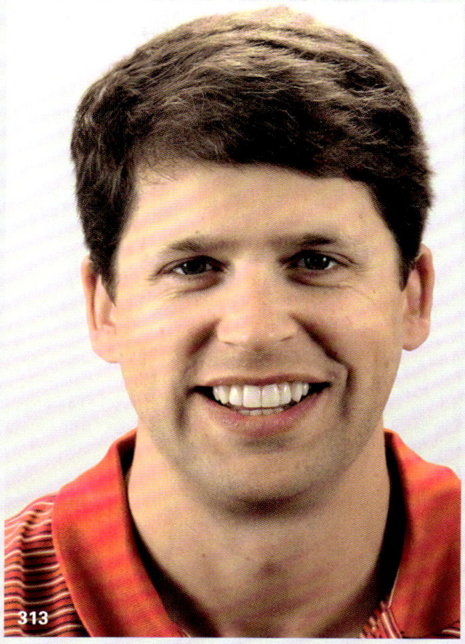

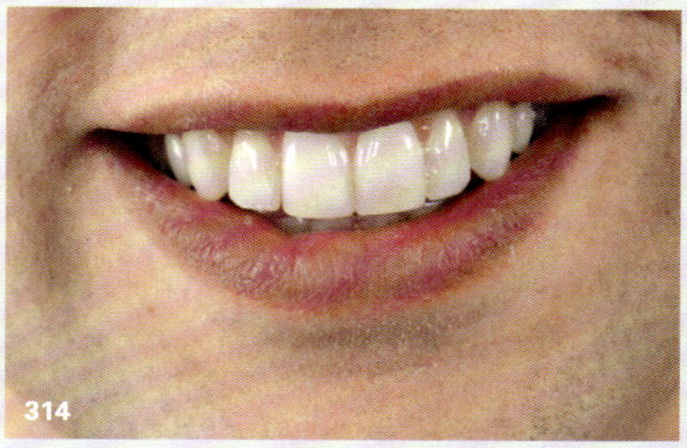

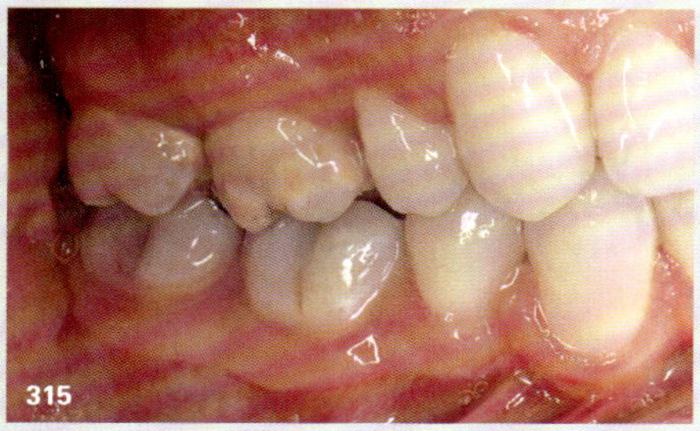

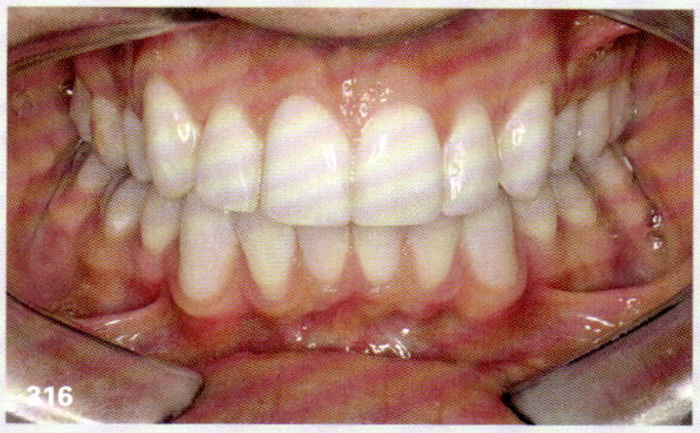

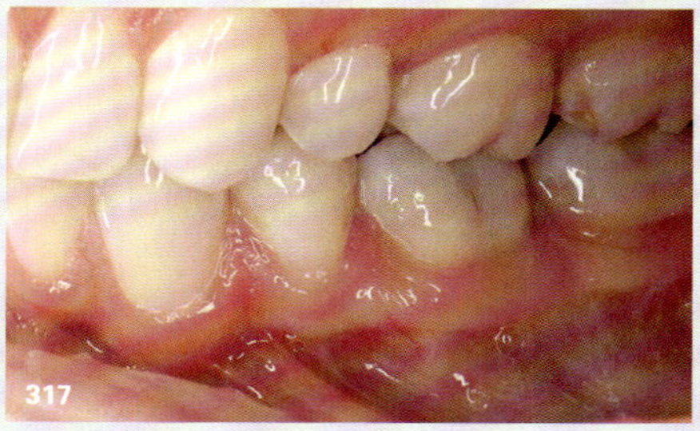

图6-312 经过6个月的时间，我将牙齿改形到理想的比例。侧切牙远中剩余的间隙最后通过内收关闭。

图6-313～图6-317 完成正畸治疗和牙齿改形后的最终视图。患者（和他的妻子）对结果非常满意。

为尺寸过小或形状不佳的牙齿增加体积

在上一节中，我们讨论了过大的上下颌牙齿在微笑设计中带来的美学问题。还有另一部分是牙齿尺寸过小或形状不佳造成的问题。在临床实践中，最常见的例子是上颌侧切牙过小。正如你所见，这不仅仅是“锥形侧切牙”，还包括形状不佳的上颌侧切牙，通过添加如复合树脂或陶瓷等美容修复材料，可显著提高整体美学效果。

需增加牙齿体积的美学形态问题处理

我将牙齿形状问题分为以下两类：①需要牙体形态修整或磨除（减法操作）的问题，或②需要增加牙色材料以获得理想形状和尺寸的问题（加法操作）。加法操作通常采用复合树脂材料，也可以选择在后期更换为瓷贴面。但在适当的情况下，直接贴面修复也是可行的。许多情况下，我在粘接矫治器之前先用复合树脂改善牙齿形态和体积，以优化视觉效果，这有助于提高正畸牙齿移动的速度和精准度。

病例1

上颌侧切牙过小初看似乎是一种不常见的美学问题，但在我的临床经验中，远比我们想象的要普遍。本病例很好地证明了这一点。外科病例总是比我们的“日常”病例更具挑战，但它们确实是一种让我回顾思考如何改进日常治疗以达到类似目标的绝佳方法。

图6-318中的11.5岁男孩由他的口腔医生推荐而来，以改善其深覆

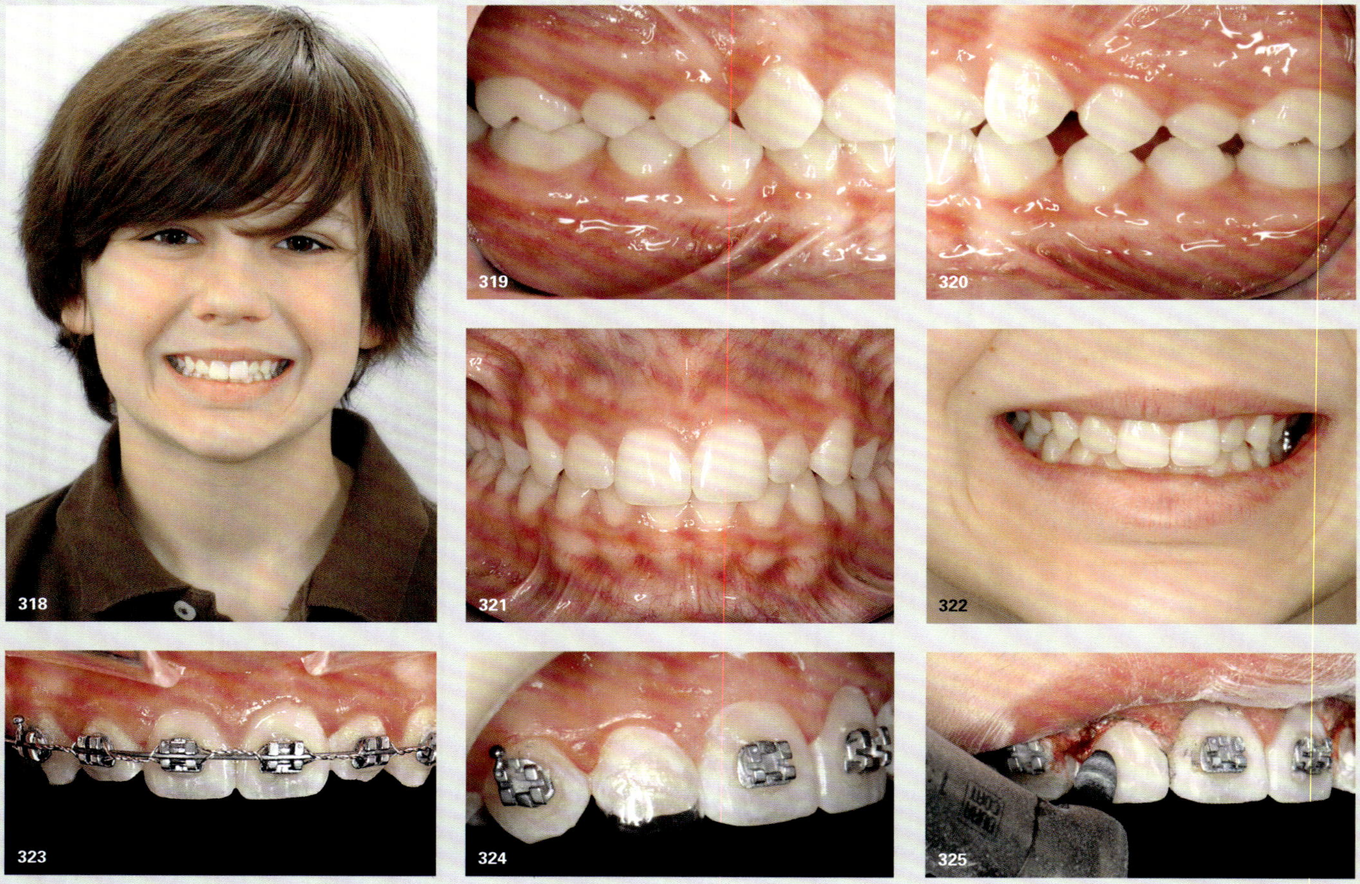

图6-318～图6-321 从宏观美学角度来看，这名11.5岁的男孩笑容尚可，单侧Ⅱ类错𬌗、深覆𬌗。
图6-322 特写微笑像显示上颌左右侧切牙的牙齿尺寸不调。
图6-323 虽然中切牙的宽长比为理想的8：10，但侧切牙的比例为5.5：10，提示需要添加材料以增加其宽度。
图6-324 将透明冠放置在牙齿上以将其最终形状可视化。
图6-325 将复合树脂充填入透明冠并光固化，去除多余的复合树脂，抛光牙齿形成平滑过度。

𬌗和单侧Ⅱ类错𬌗（图6-319～图6-321）。他的微笑尚可，“治疗需求”不明显。我明确表示，在这个病例中，正畸治疗的主要目的是改善咬合关系，但如果他要接受正畸治疗，为确保病例的完整性，美学目标的设计讨论是必要的。

对其微笑的近距离评估（图6-322）显示右上侧切牙和左上侧切牙的牙齿大小不调。上颌中切牙的切缘垂直向位置良好，两个侧切牙的龈缘相对于尖牙和中切牙的边缘位置亦良好。初始托槽粘接旨在保持上颌切牙的垂直向位置，初始排齐整平仅需6个月。

此时进行更详细的微观美学分析显示，上颌中切牙的宽长比为8：10，上颌侧切牙宽长比为5.5：10，提示需要增加侧切牙宽度（图6-323）。我拆除了上颌侧切牙上的托槽，在牙周探诊后，发现左上侧切牙需要用半导体激光进行少量牙冠延长。

接下来，我选择了尺寸合适的塑料透明预成冠，并将其放置在牙齿上试戴，以可视化复合树脂粘接完成后的最终牙齿形状（图6-324）。然后将牙齿隔湿、酸蚀、牙体预备、添加复合树脂，将树脂注入透明冠中，就位，光固化。固化后，用刮匙去除透明冠，碳金属合金车针去除多余复合树脂，并抛光牙冠以形成平滑

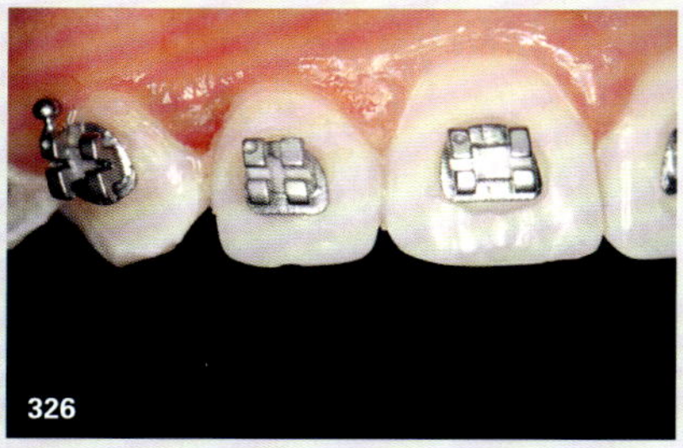

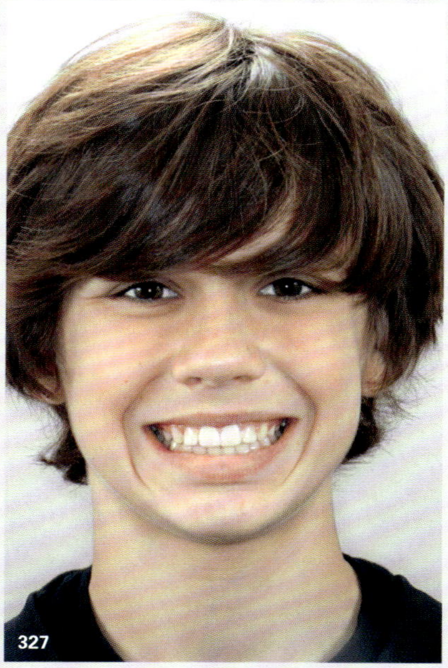

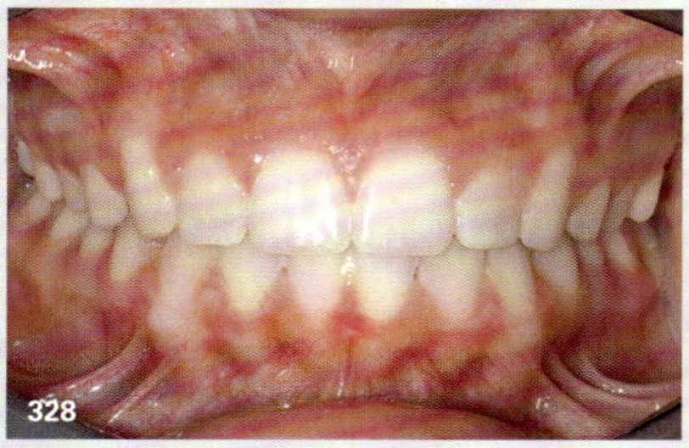

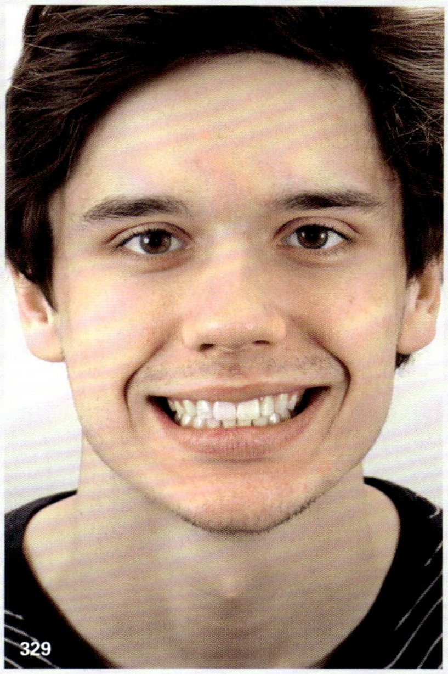

图6-326 重粘上颌侧切牙托槽。

图6-327和图6-328 正畸治疗后的最终微笑像和咬合。

图6-329 当患者临近高中结束时，用瓷贴面替换复合树脂。

过度（图6-325）。然后在侧切牙上重粘托槽（图6-326），重新排齐牙齿。最后的微笑像显示出良好的切牙暴露量和牙齿比例（图6-327），以及良好的咬合关系（图6-328）。我们在他13.5岁的时候完成了治疗，他的家长选择等到临近高中结束时（图6-329）再进行瓷贴面修复。

病例2

图6-330中的12岁女孩在我们诊所接受了一些早期治疗（上颌扩弓），现在已经准备好接受全面治疗。她双侧下颌第二前磨牙和右上第二前磨牙先天缺失（图6-331）。因为所有存留的第二乳磨牙都有完整的牙根，所以我决定将其长期保留，以维持牙槽骨量并发挥其自身功能。这个决定涉及诸多方面的思考。一种选择是在没有继承恒牙的情况下拔除乳牙，并通过正畸关闭间隙，从而为患者家庭节省3颗种植体的费用。然而，仅因恒牙缺失并不意味着她未来必定需要种植体修复。因为乳牙的牙根完整，牙周膜存在且没有根骨粘连，所以它们可能伴随她终生。但我决定保留这些牙齿的主要原因是什么呢？我希望保留牙齿，这样我就完全不必内收上颌牙齿，从而保持她的切牙于当前的矢状向位置，以①维持上唇支撑，②维持或改善微笑饱满度。

粘接全口固定矫治器，将尖牙排齐整平后，我认为她的微笑（图6-332）可通过更理想的牙齿比例和定位更好的上颌中切牙切缘获得更接近理想的笑线。中切牙由于牙龈肿胀略显短小，而侧切牙由于牙龈龈肿胀和牙体过小而显得更加短小。图6-333显示了由于牙龈炎症和牙龈增生导致临床牙冠长度不足。移除弓丝并行牙周探诊后，我认为可通过牙龈成形术，增加4颗切牙的牙冠长度，但侧切牙仍然不够理想。因此，在治疗的最后阶段，进行了牙龈成形术（图6-334），并在侧切牙上添加复合树脂，以便更好地可视化托槽的粘接位置（图6-335）。然后，重新粘接托槽，伸长上颌中切牙，使笑线更理想。

治疗结束后，我拆除了固定

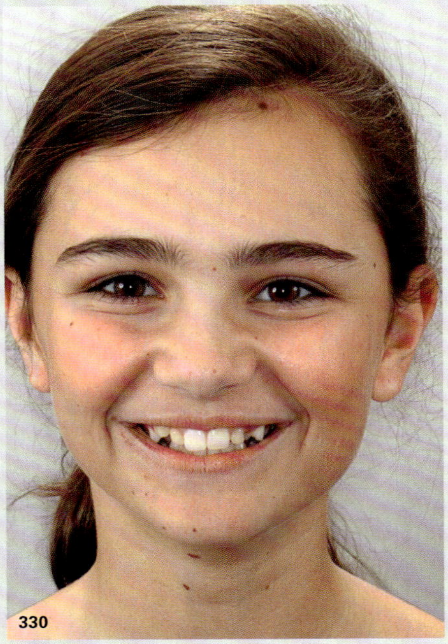
330

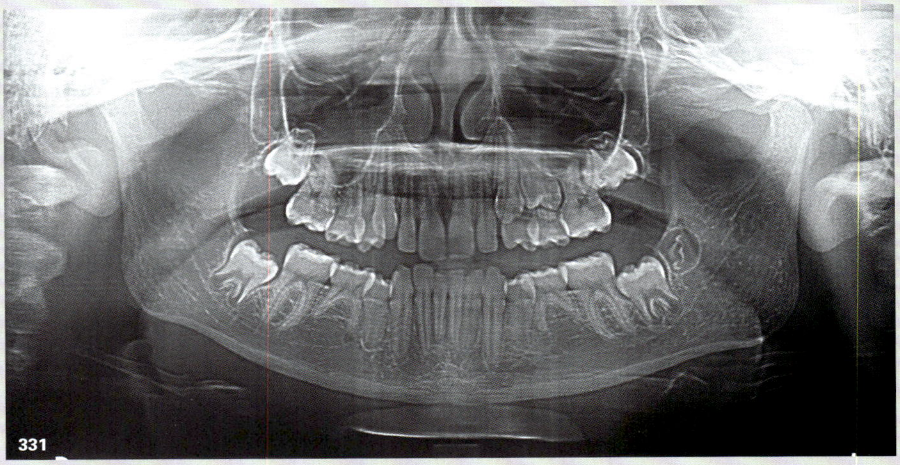
331

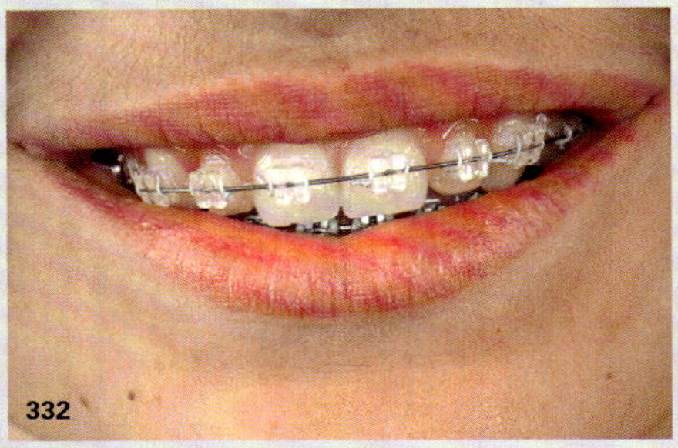
332

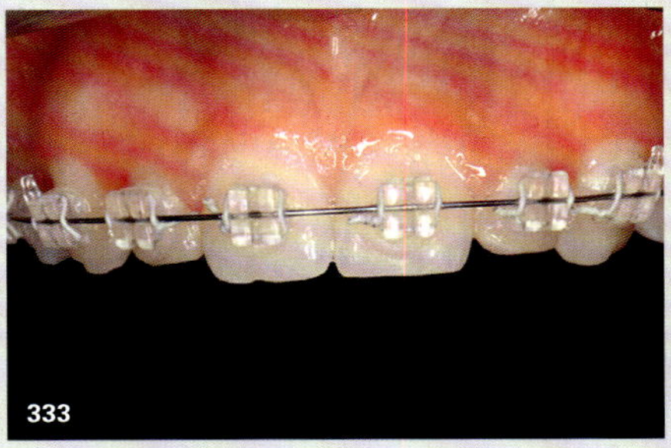
333

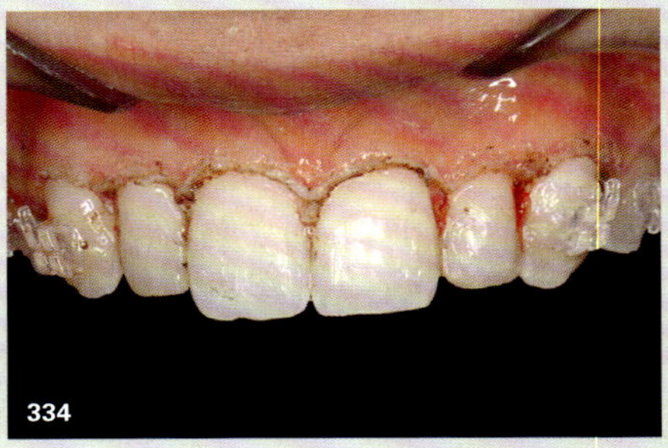
334

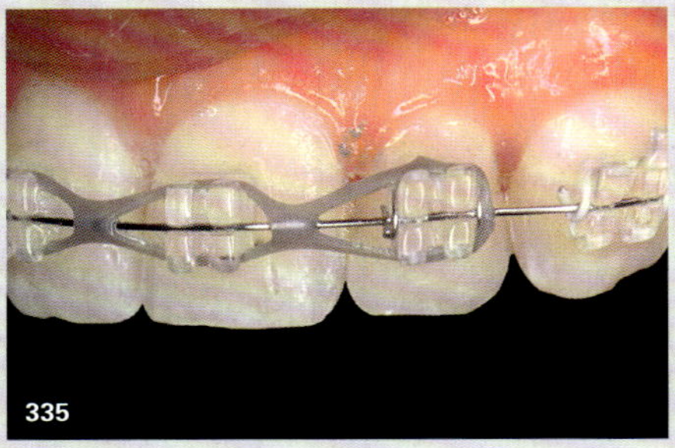
335

图6-330和图6-331 这名12岁的女孩，之前在我们诊所接受过上颌扩弓治疗，先天缺失双侧下颌第二前磨牙和右上第二前磨牙。

图6-332 排齐整平后，特写微笑像显示牙龈肿胀，上颌侧切牙过小。

图6-333 上颌切牙的特写像显示了牙龈增生的程度。

图6-334 对上颌切牙进行牙龈成形术以增加牙冠长度的垂直高度。

图6-335 然而，侧切牙仍然很短小，因此我添加了复合树脂，以便更清晰地可视化伸长侧切牙所需粘接托槽的位置。

矫治器，她的口腔医生（也是她的姑姑）在侧切牙上进行了美容粘接修复。最终的微笑（图6-336～图6-338）达到了我们理想的笑线和牙齿比例的目标，实现了非常出色的微笑饱满度（见第4章）。多年来，我一直认为静态照片根本无法完全展现面部美学和微笑的三维外观，这名患者就是很好的例子。从视频片段中捕捉到的她谈笑风生的照片（图6-339和图6-340）展现了她真实的微笑饱满度，也更好地反映了她的个性形象，这是我们无法用其他方式捕捉到的影像。

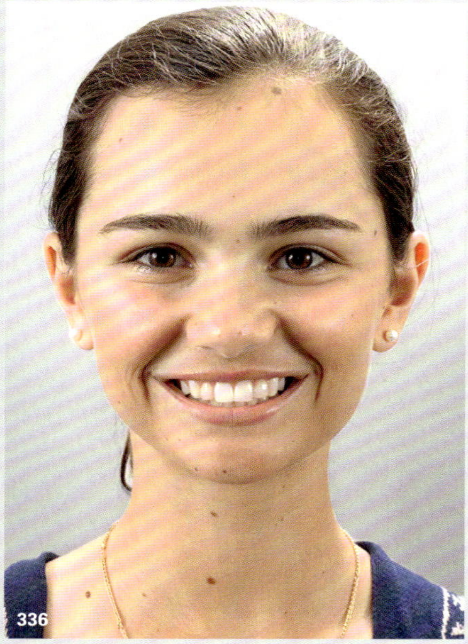

336

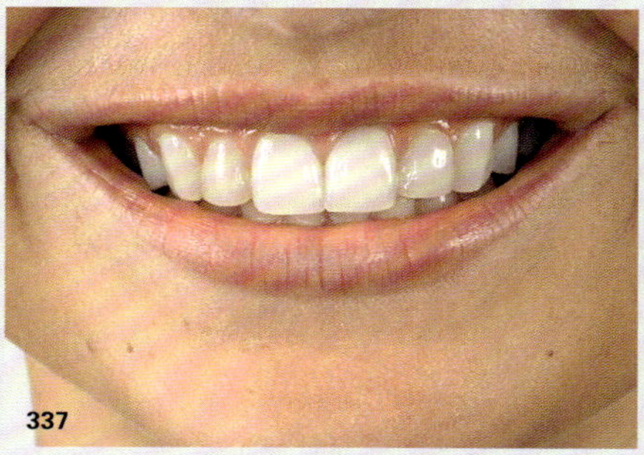

337

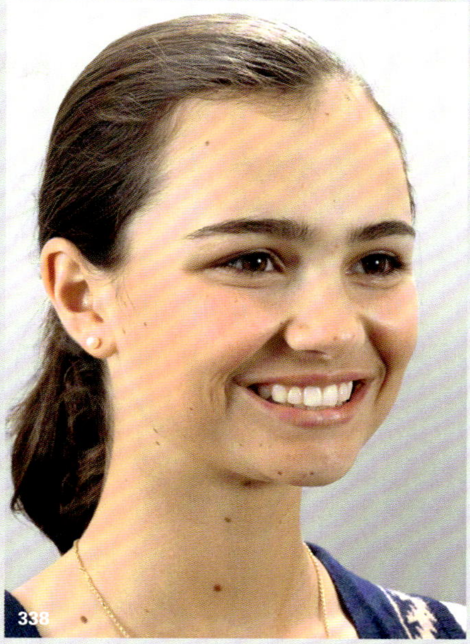

338

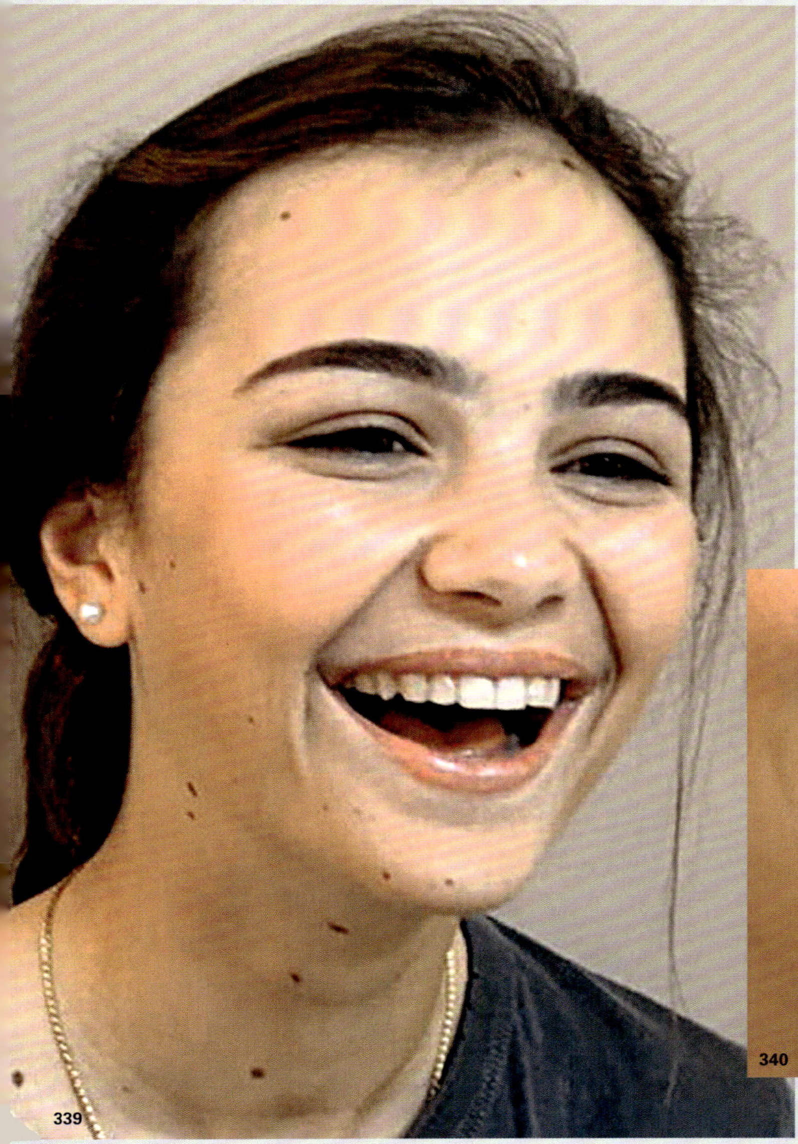

339

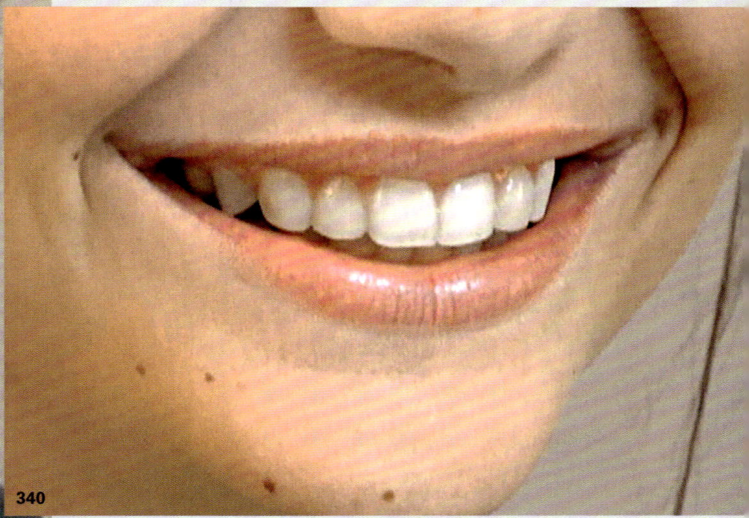

340

图6-336 她的笑容显示出良好的切牙暴露量、笑线和微笑宽度。

图6-337 在她达到接受瓷贴面的适当年龄之前，用复合树脂使她的切牙比例更理想。

图6-338 45° 侧面微笑像（社交微笑）显示出极好的微笑饱满度和切缘位置。

图6-339和图6-340 从患者说话和大笑的视频中捕捉的图像。

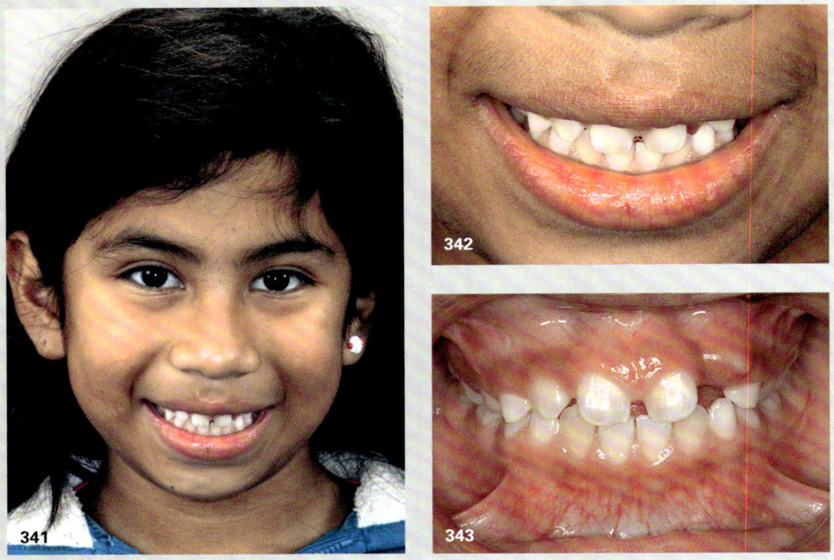

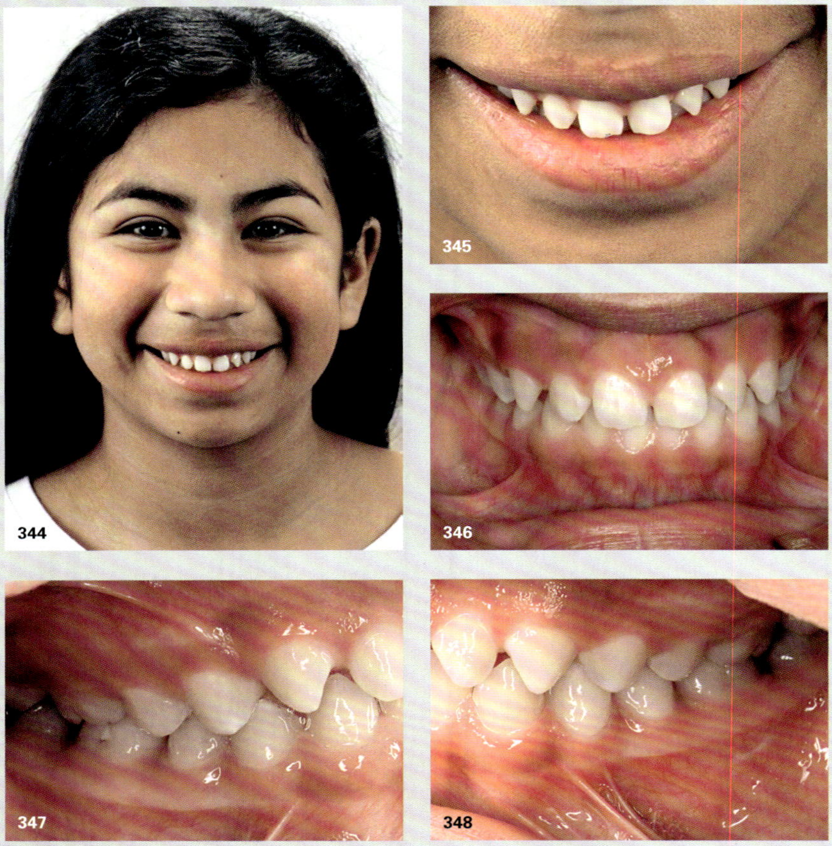

图6-341～图6-343 该患者因为她的母亲担心牙齿之间的间隙，在10岁时首次面诊。我对她进行了观察随访，直到她12岁。

图6-344～图6-348 在12岁时，我们进行了完整的正畸评估。患者全牙列散在间隙，没有先天缺牙，但有形状异常的侧切牙（它们看起来像尖牙）。

除侧切牙外的牙齿大小和形状缺陷问题

第5章中，我介绍了一个牙齿形状不美观的病例，在我粘接固定矫治器之前，口腔医生通过美容粘接将牙齿修整为理想的形态和尺寸，但在许多情况下，患者不想承担临时粘接的额外费用，或者不确定他们是否会喜欢可能的改变。在这些情况下，我会自己动手用改形，用复合树脂，或者透明牙预成冠，或者徒手在牙齿之间插入聚酯薄膜条，以形成轮廓防止将牙齿粘接在一起。在其他情况下，牙齿尺寸的增加可以在正畸治疗完成时进行。具体将在以下病例示例中进行说明。

粘接矫治器前添加复合树脂

我第一次看到图6-341中的年轻女孩时，她10岁；她的母亲主要关心她切牙之间的间隙（图6-342和图6-343）。我觉得现在进行任何形式的干预治疗都有点为时过早，于是继续观察，直到她12岁时才召回复诊。此时，她已经是完整恒牙列，因此我们建议进行全面的正畸评估，她全牙列散隙，但没有先天缺牙，左上侧切牙形状特别像尖牙，看起来尖牙似乎处于侧切牙的位置（图6-344～图6-348）。垂直向切牙切缘位置良好，但牙冠长度较短，牙齿形状从牙龈边缘到切缘呈锥形、较窄。为了让我在治疗开始时能够确定粘接托槽的合适位置，我使用透明冠为形状不佳的牙齿添加复合树脂，以使牙齿形状和长度恢复正常（图6-349～图6-353）。粘接固定矫治器，完成排

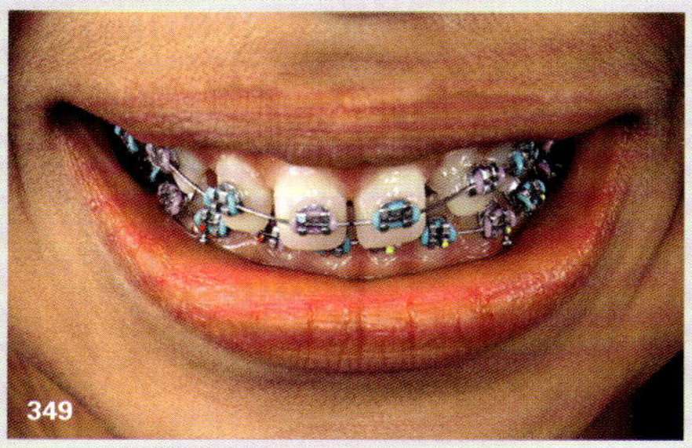

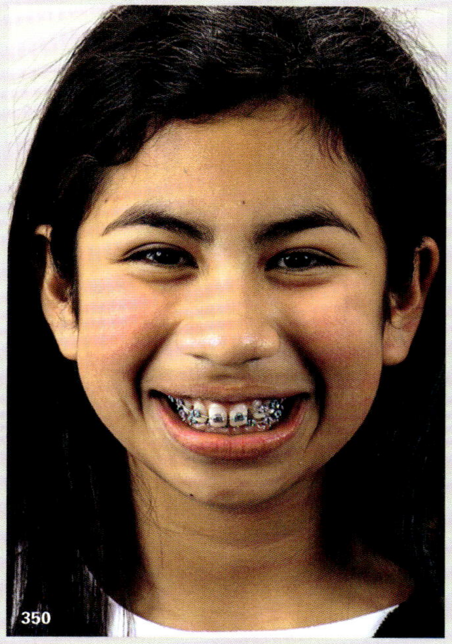

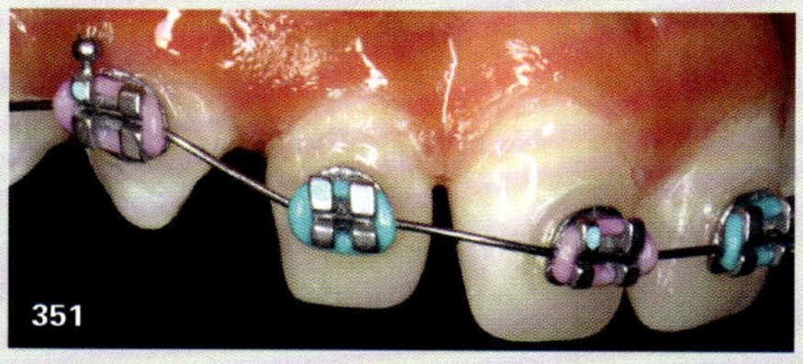

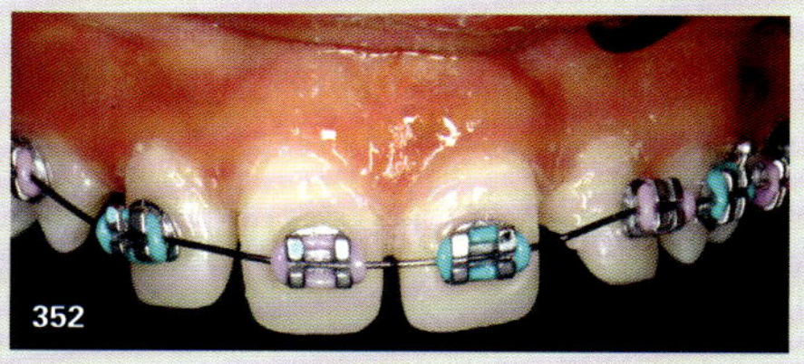

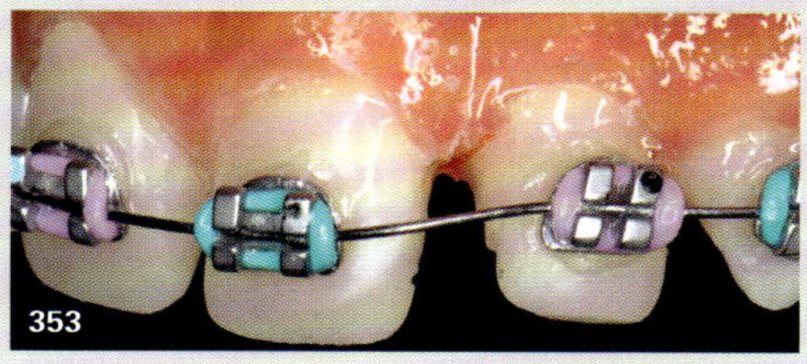

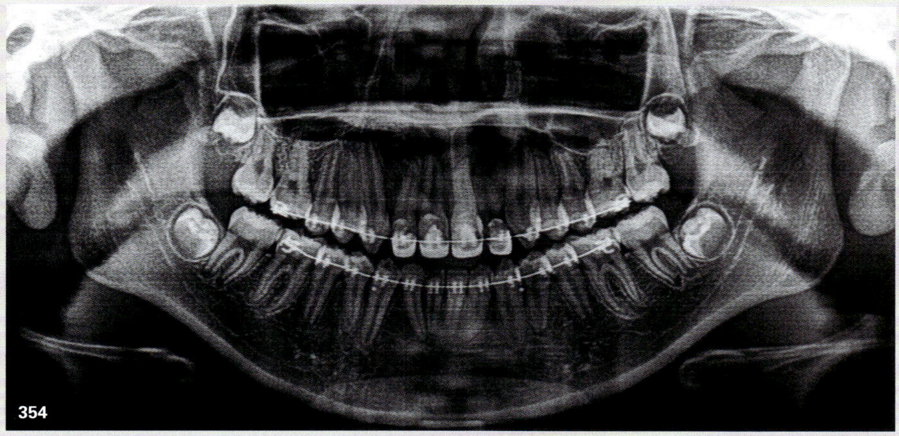

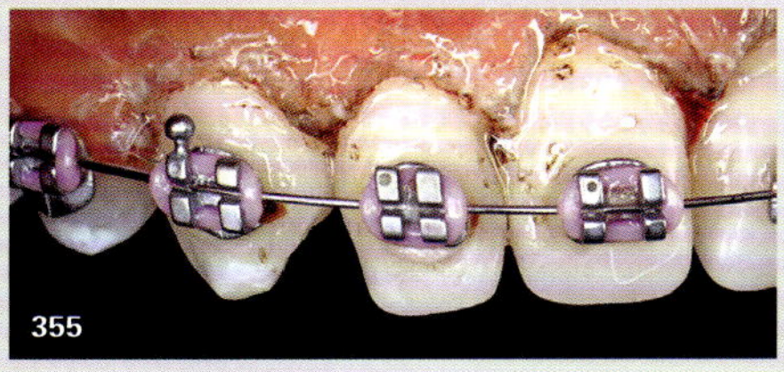

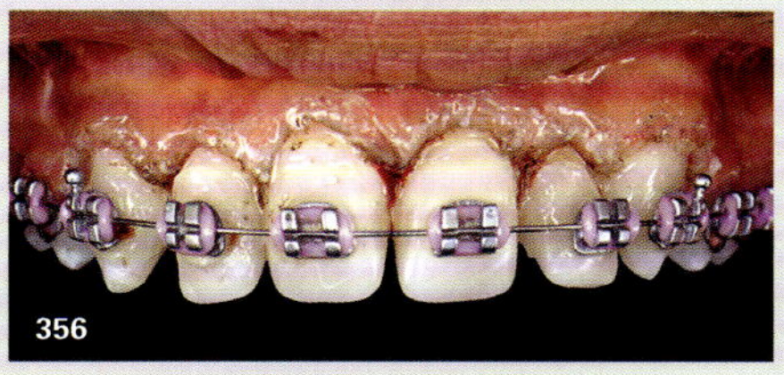

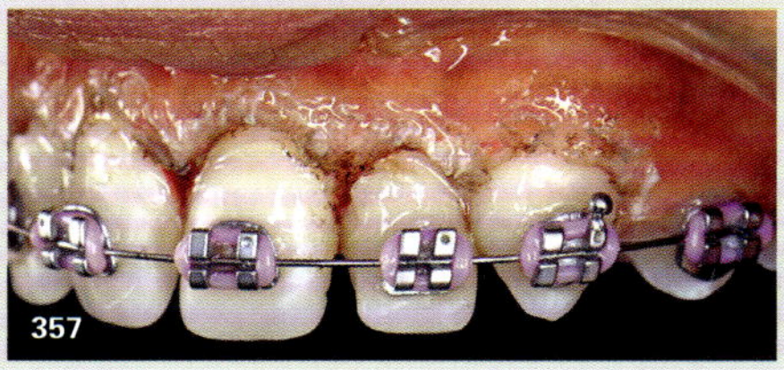

图6-349～图6-353 我使用透明冠将复合树脂添加到形状不佳的牙齿上，以辅助于正确粘接托槽并使牙齿形状和高度标准化。

图6-354 全景片显示了该患者的复合树脂粘接量。

图6-355～图6-357 在治疗完成阶段及修复阶段前，我使用半导体激光优化牙冠长度和龈缘形态。

齐整平。全景片反映了牙齿的数量和粘接修复增加的量（图6-354）。

在完成治疗的3个月内，我使用半导体激光在修复治疗之前处理牙龈使牙冠长度和牙龈边缘更理想（图6-355～图6-357），以便在口腔医生进行修复治疗前牙龈可以愈合，软组织处于最佳状态。在开始正畸治疗后约23个月完成修复，取得了良好的中期结果（图6-358～图6-365）。在患者14岁时，我们不打算给她用瓷贴面修复，而是选择了复合树脂贴面，等患者长到更合适的年龄再过渡到永久瓷贴面。

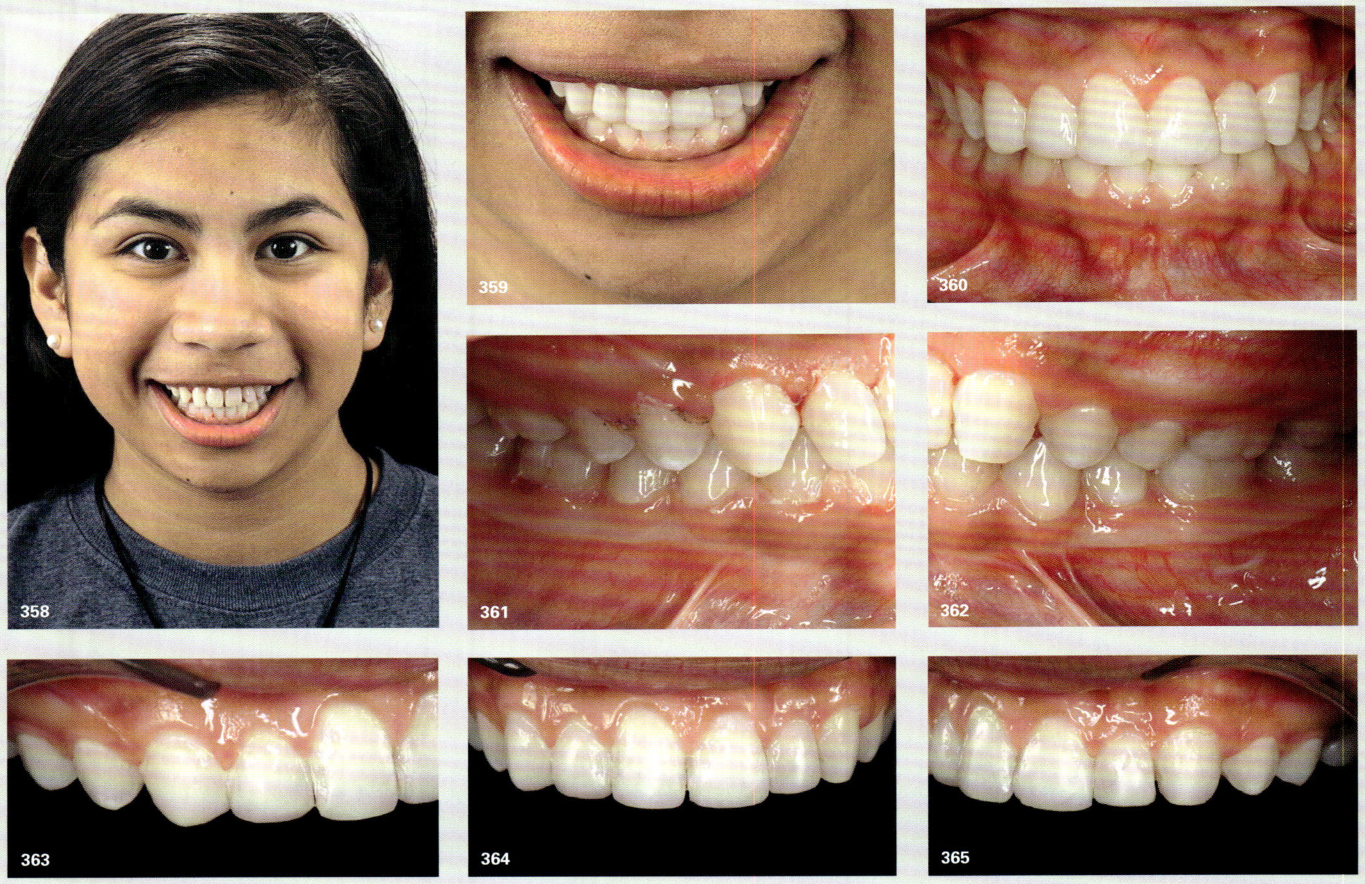

图6-358～图6-365 修复治疗后的最终视图。请注意与预处理视图相比，牙齿比例非常好。因为患者只有14岁，所以放置了复合树脂贴面；当她达到更合适的年龄时，将会更换为瓷贴面。

粘接矫治器后添加复合树脂

图6-366中所示的13岁女孩转诊来诊治她的反殆、开殆倾向和上颌乳尖牙滞留（图6-367）。她的微笑有3个明显的不良特征：切牙暴露不完整，切牙形状不佳伴随有较大的切牙外展隙，上颌殆平面前低后高（图6-368）。我建议她拔除乳尖牙，在粘接全口固定矫治器时，我用半导体激光（图6-369）暴露了尖牙牙冠，以便粘接舌侧扣。在连续弓丝中排齐整平会产生交互力量——使尖牙伸长的力量同时也会压低上颌切牙。因此，我通过在第一磨牙上的双管颊面管内使用辅弓，避免对切牙产生副作用。当尖牙达到与切牙相同的水平面后（图6-370），重粘托槽伸长所有切牙（图6-371），以增加微笑时切牙暴露量。因为邻接点的宽度尚可，但并不理想，所以我在切牙之间放置了推簧，以获得一点额外间隙，以便在完成正畸治疗的修复阶段，让她的口腔医生能获得更好的切牙比例。图6-372显示了拆除矫治器后的过小上颌侧切牙以及为其扩大所开辟的间隙。与口腔医生诊所预约协调，她立即前往进行临时粘接。由于患者和家长想要类似于瓷贴面的卓越美学效果，口腔医生使用了混合色调的纳米级和微米级复合树脂进行分层粘接，以最大化美学效果。

她最后的笑容很漂亮，牙齿暴露和切牙形状都很好（图6-373～图6-376）。图6-377～图6-379显示了7年后的纳米和微米材料的耐久性。

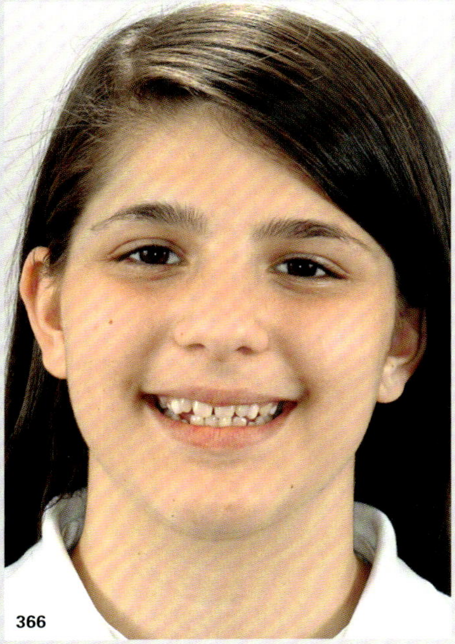
366

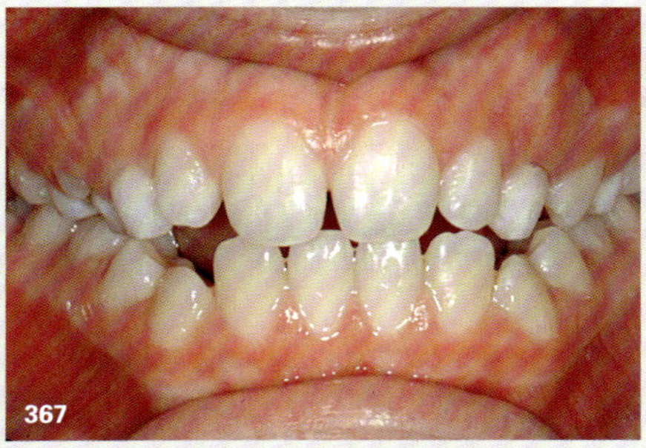
367

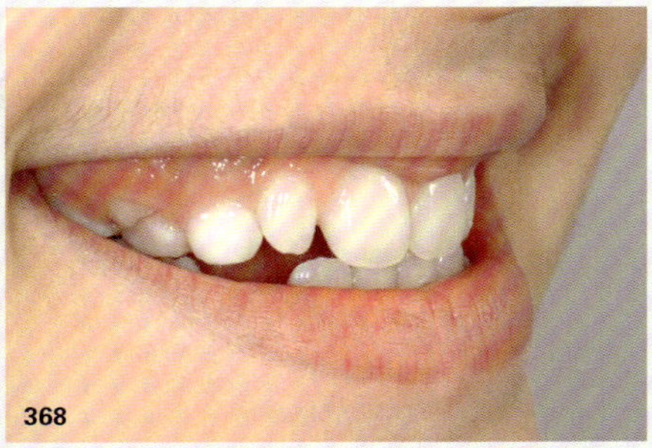
368

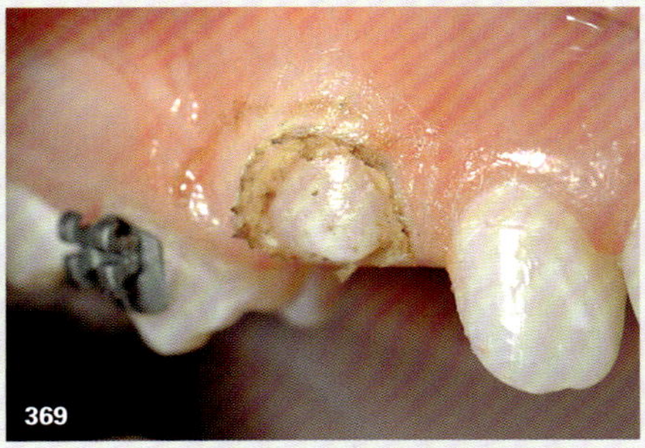
369

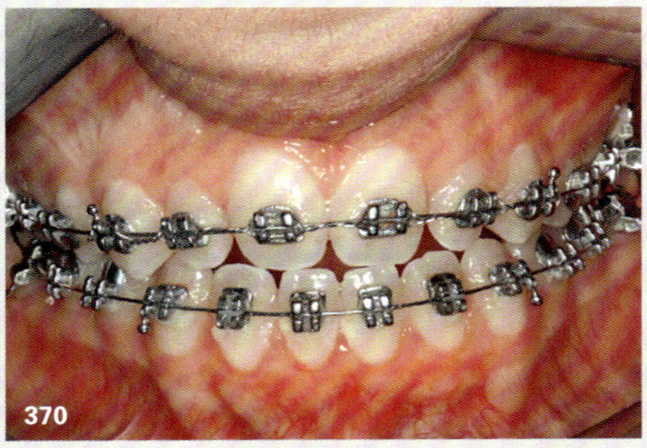
370

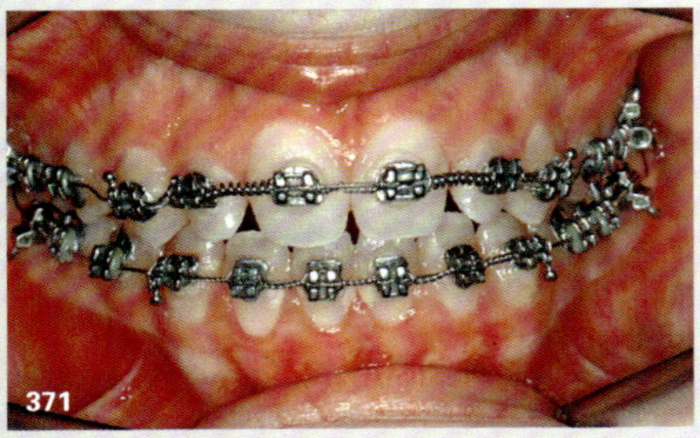
371

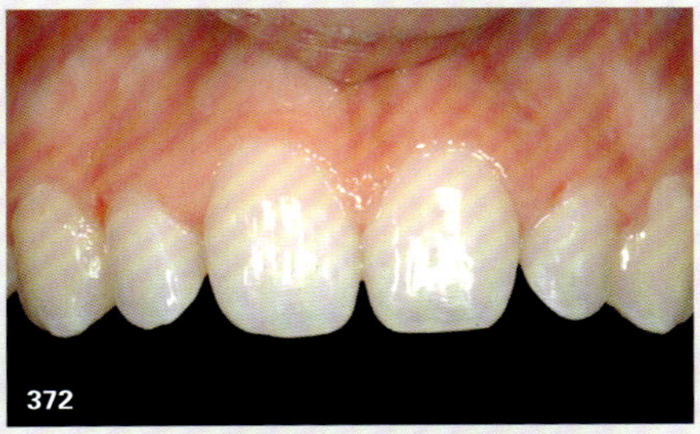
372

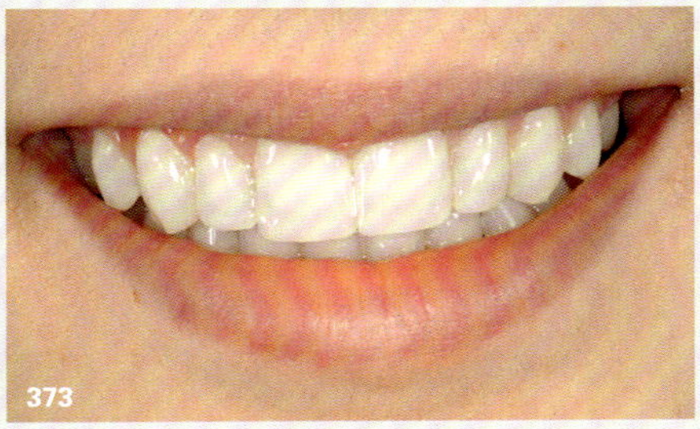
373

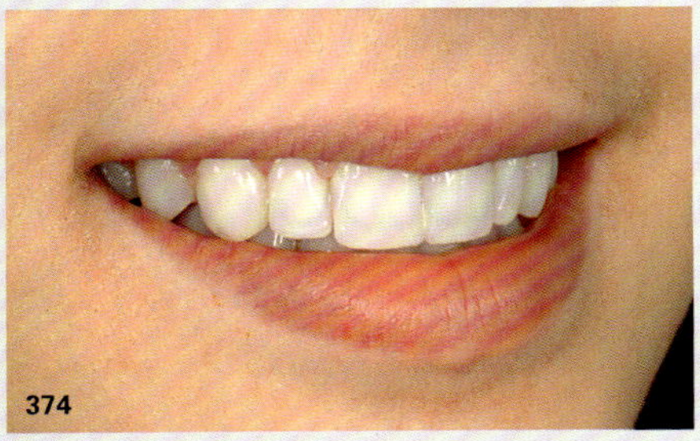
374

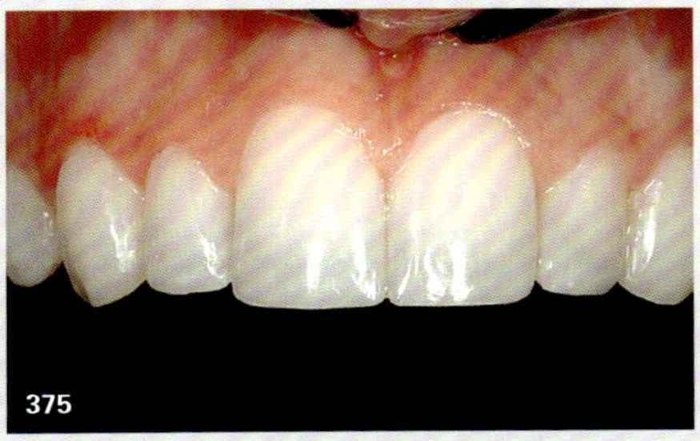
375

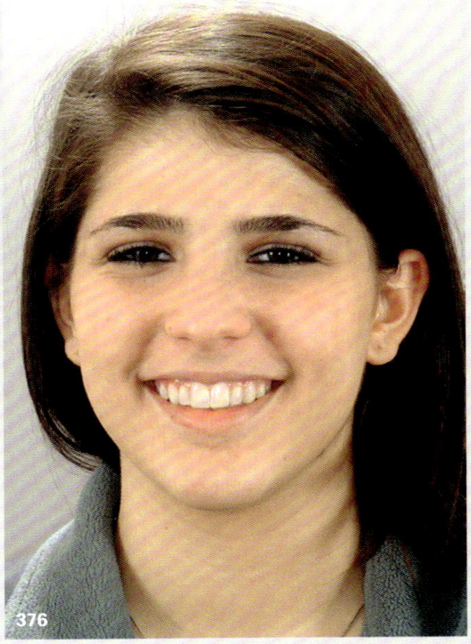
376

图6-366～图6-368 这名13岁女孩表现为切牙反殆和开殆，上颌乳尖牙滞留，上颌殆平面倾斜，切牙形状不佳，具有较大的切牙外展隙。

图6-369 拔除乳尖牙后，我使用半导体激光暴露尖牙牙冠，这样可以将舌侧扣固定粘接。

图6-370 使用从双管颊面管穿出的辅弓与主弓丝结合，在不压低切牙的情况下将尖牙排入牙列。

图6-371 重粘托槽以伸长所有上颌牙齿，增加微笑时切牙暴露量。

图6-372 拆除矫治器后，进行牙齿形态修复治疗前的牙列最终状态。

图6-373～图6-376 用分层复合树脂贴面进行修复治疗后的最终微笑像和口内像。

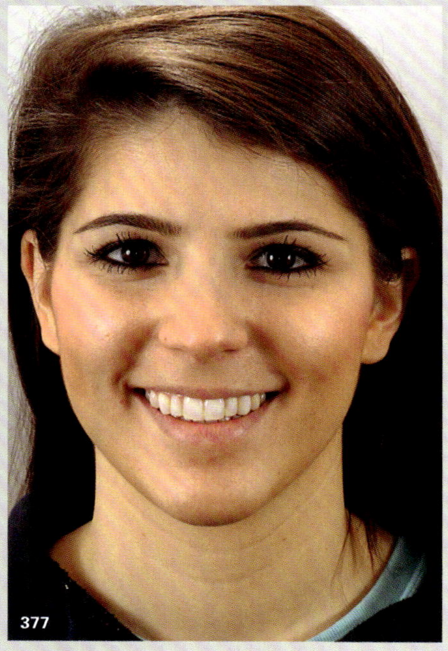
377

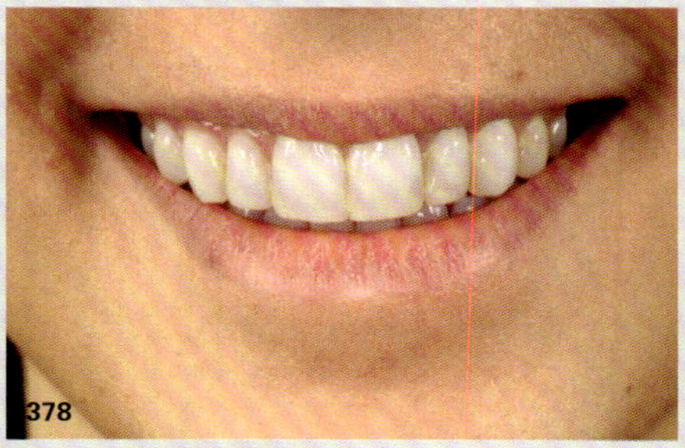
378

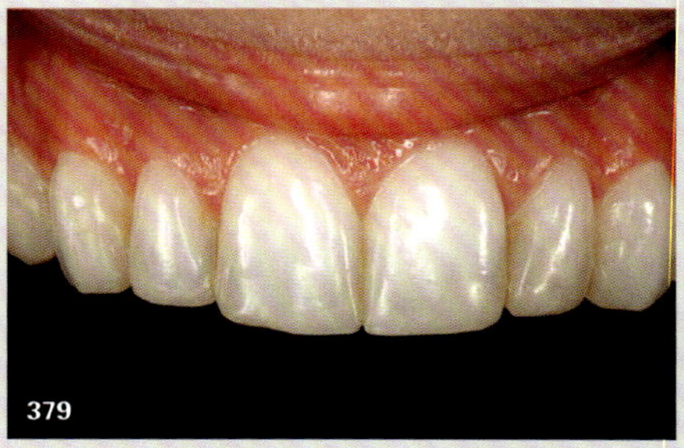
379

图6-377～图6-379 7年后的图像，显示了分层复合树脂贴面修复的耐久性和美观性。

牙齿改形同时增加牙齿尺寸

病例1

图6-380所示的成年患者由她的口腔医生转诊，准备进行瓷贴面修复。上颌左侧中切牙重度磨耗，需将其压低以优化龈缘位置，并为其增加额外的牙体长度提供空间（图6-381）。我认为她的上颌切牙排列也未达到理想的笑线（图6-382）。

在这种情况下，口腔医生可以使用模拟修复体（mock-up）试戴临时贴面，让患者感受到修复体的美学和功能。我经常于初诊时在电脑上模拟临时贴面（mock-up）的情况，对患者治疗后可能呈现的情况进行可视化建模，同时也有助于我明确建议与调整方向。宏观美学计算机成像也有助于引导患者合理设定预期[15]。在这个可视化mock-up的帮助下，我开始和患者沟通，并动手将磨损的左上切牙调整到理想的长度、宽度和形状（图6-383）。然后，我继续增加其他切牙的长度（图6-384），并问患者：“你认为哪种效果更好？”

开始正畸治疗后，我使用了透明冠和复合树脂，不只增加了左上中切牙的长度，而是增加了所有4颗切牙的长度。这有助于我（和患者）更好地了解粘接托槽的位置，以便将切缘修整到所需位置。牙齿排齐后，我觉得虽然她的笑容得到了很大的改善（图6-385），但仍然未达到我所期望的最佳效果。我希望增加切牙暴露量，获得更优的笑线，并认为通过减少上颌切牙的宽度进行改形，可获得更出色的效果（图6-386和图6-387），并用圆丝关闭间隙以增加切牙暴露量和上颌前部𬌗平面的曲率。她完成了治疗后获得了良好的咬合效果（图6-388～图6-390），切牙的形态在各维度上的比例都很好（图6-391），患者的笑容显著改善（图6-392和图6-393）。目前她正等待过渡至瓷贴面修复阶段。

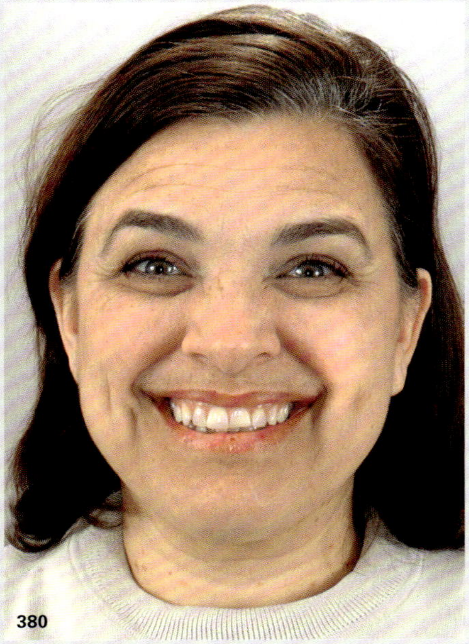

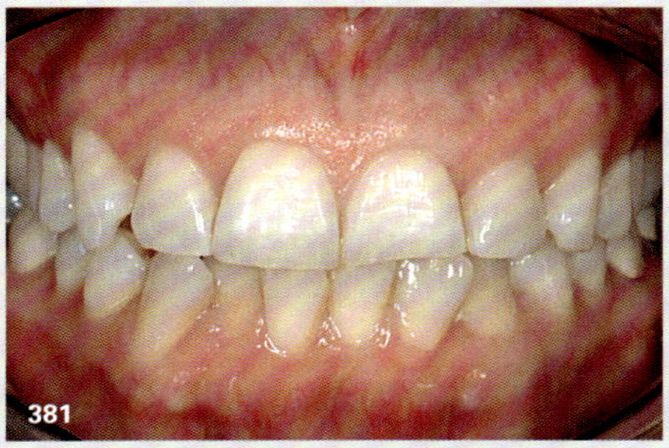

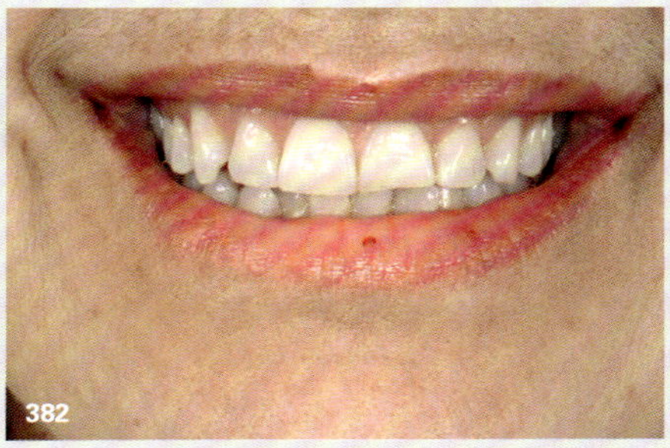

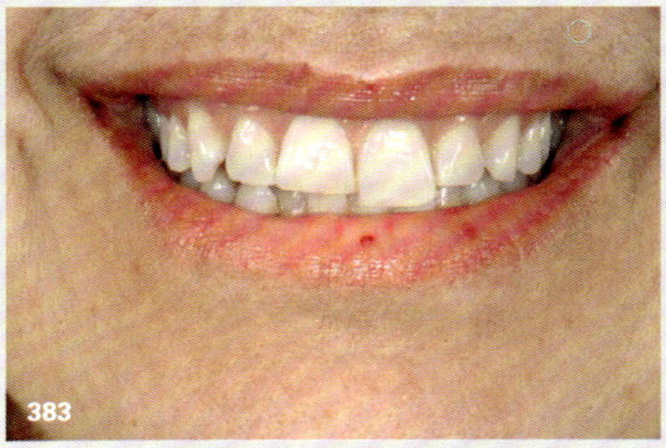

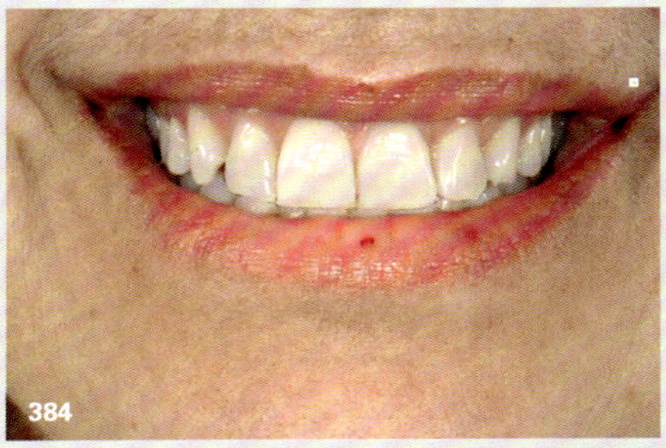

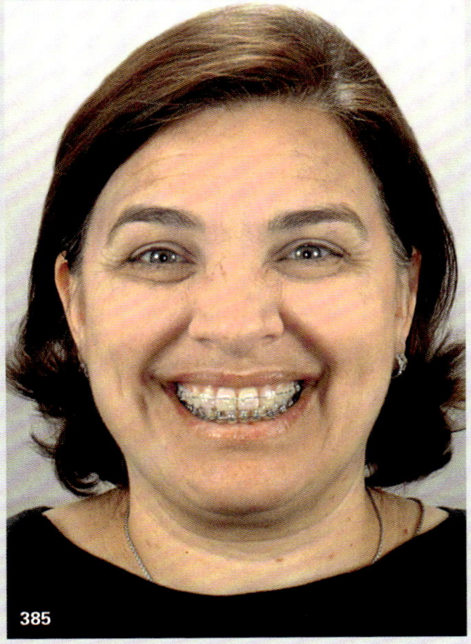

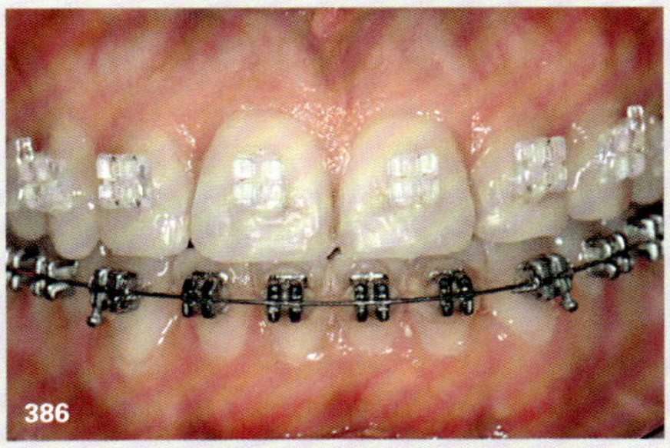

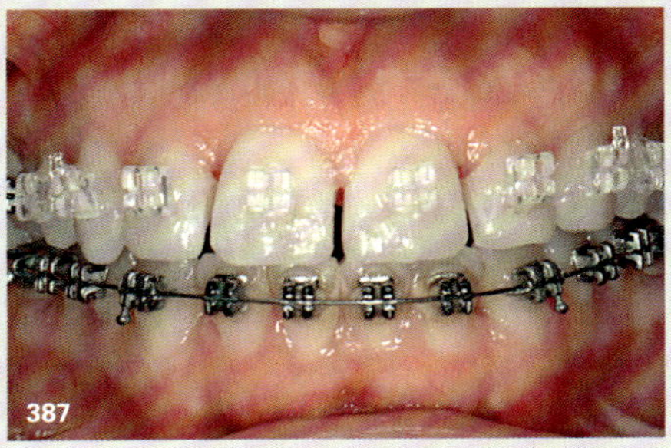

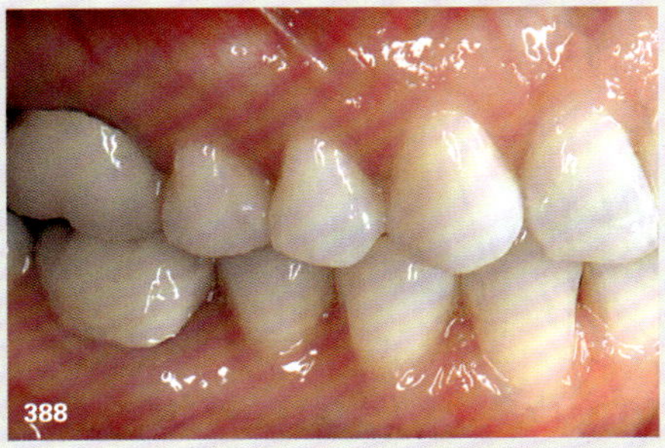

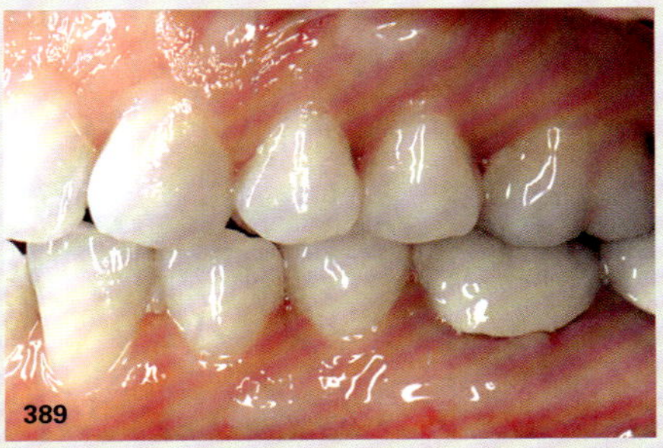

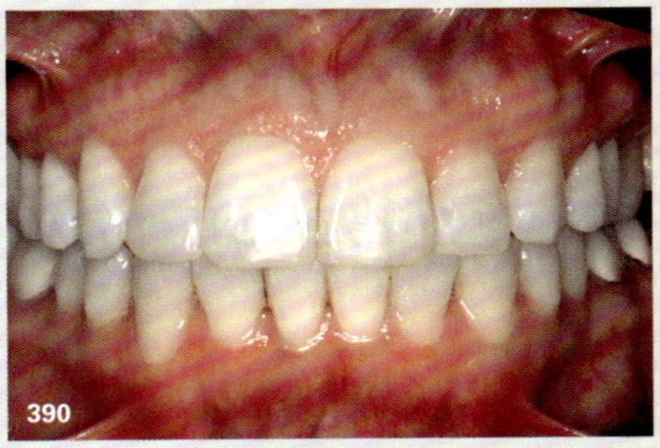

图6-380～图6-382 这名成年患者的左上中切牙严重磨损。我最初的工作是压低这颗牙齿。

图6-383 计算机成像软件用于模拟切牙长度增加后的牙齿模型。在这里模拟了左上中切牙的理想宽度和长度。

图6-384 在看到右上中切牙太短后，模拟增加了它的长度。

图6-385 排齐整平后，微笑并未达到预期，因此我建议切牙改形，以创造改善切牙比例所需的间隙，减少切牙唇倾，并优化笑线。

图6-386 添加临时复合树脂以获得更好的切牙长度。

图6-387 对上颌切牙进行改形，减小其宽度，并用圆丝关闭间隙，利用间隙直立切牙。

图6-388～图6-390 正畸治疗后的最终咬合和切牙美学。

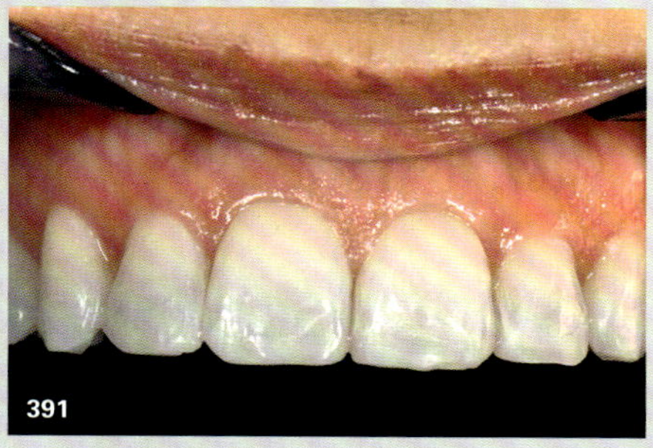
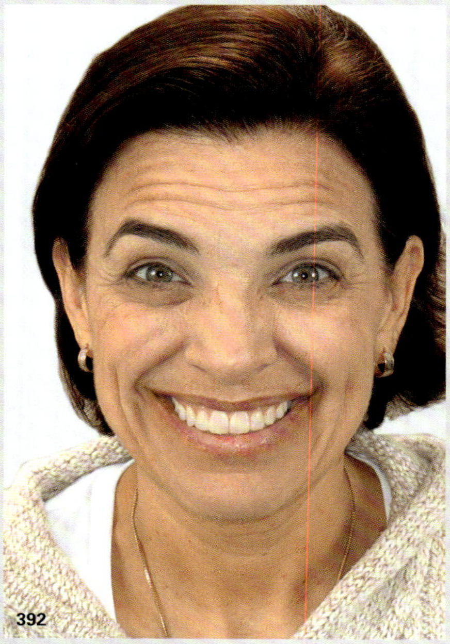
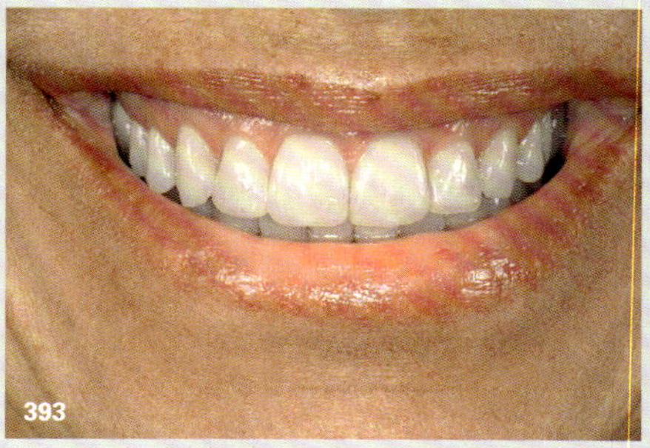

图6-391 切牙比例在改形后非常好，瓷贴面的效果也很理想。
图6-392和图6-393 最终微笑像。与图6-380相比，这是一个巨大的进步。

病例2

这名13.5岁的女孩（图6-394）由其母亲带来正畸咨询，因为她觉得孩子会从笑容的改善中受益。这名母亲就是上一例患者，经过治疗她敏锐地意识到了口腔美容的潜力。她无法准确地说出她女儿的问题所在，但她确实意识到女儿上颌尖牙迟萌（图6-395），以及微笑时中切牙显得过大。从功能上看，患者咬合正常，但中度深覆殆。从面部来看，她面下部高度较短，侧貌为轻度的凸面型，我判断这主要是因为下颌发育不足所致（图6-396）。因为她面下部高度偏短，所以我计划通过下颌反Spee曲线伸长下颌牙齿来打开咬合，增加面下部高度的同时打开深覆殆。

她的特写微笑像（图6-397）显示出笑线过大（下唇覆盖了上颌切牙切缘），但微笑宽度和颊廊都很好。同时我也注意到她上颌侧切牙与上颌中切牙大小比例不调。切牙的特写像（图6-398）让我开始思考：我知道上颌侧切牙比上颌中切牙要小，但这是因为牙齿本身过小，还是因为牙龈增生导致的被动萌出不足而显得短小？首先要明确牙齿过短的病因：①临床牙冠过小；②主动萌出不足；③被动萌出不足。两颗侧切牙的牙周探诊深度超过2mm，提示存在被动萌出不足。因此我尝试通过用半导体激光延长侧切牙来确定实际的牙冠长度（图6-399）。然而去除软组织后的牙冠仍然短小，排除了被动萌出不足的病因，剩下的病因就可能是主动萌出不足或临床牙冠过小。我还在粘接托槽之前，解决了潜在的口腔卫生问题。

我们随后粘接了固定矫治器，并使用0.016英寸连续超弹弓丝进行初始排齐。在初始排齐阶段，我一直关注着中切牙的垂直向切缘位置。为什么要这样关注呢？因为当我们使用连续的弓丝牵引上颌尖牙向下时，尖牙会受到一个伸长的力，同时在4颗切牙上产生一个压低的反作用力。初始排齐后，上颌中切牙将被轻微压低，导致笑线轻微变平。我承认，大约10年前，我甚至都不会注意到这种细微的变化，但现在我意识到，我应该使用片段弓伸长尖牙，或者在初始排齐之后进行调整（如果需要）。牙弓整平后，我通弯制弓丝压低上颌侧切

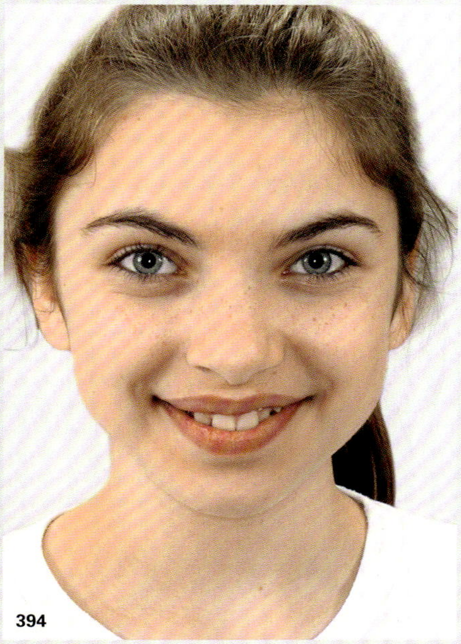

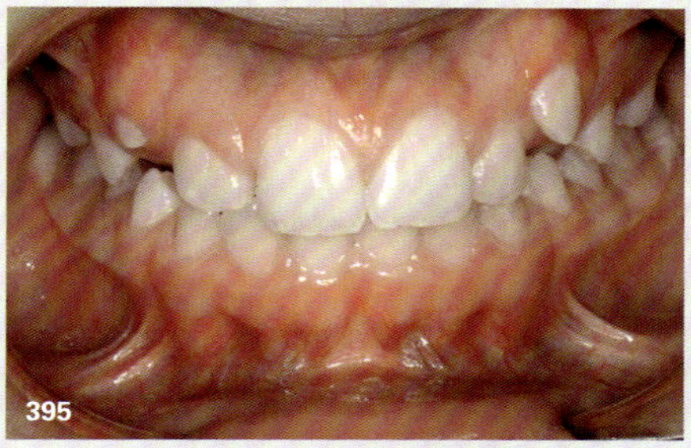

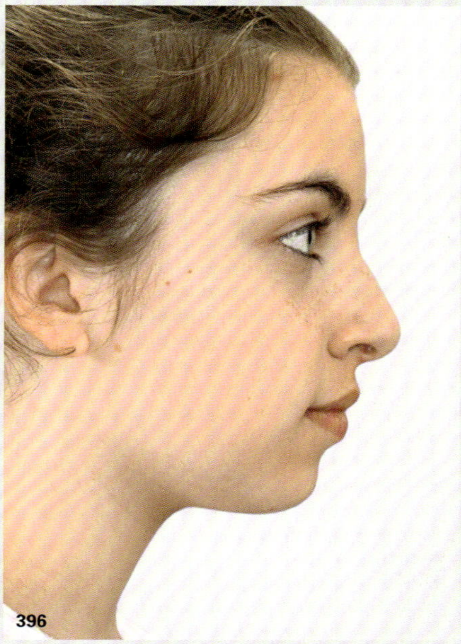

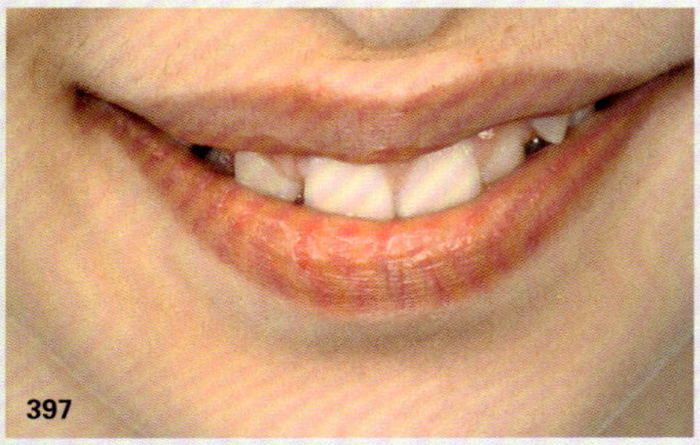

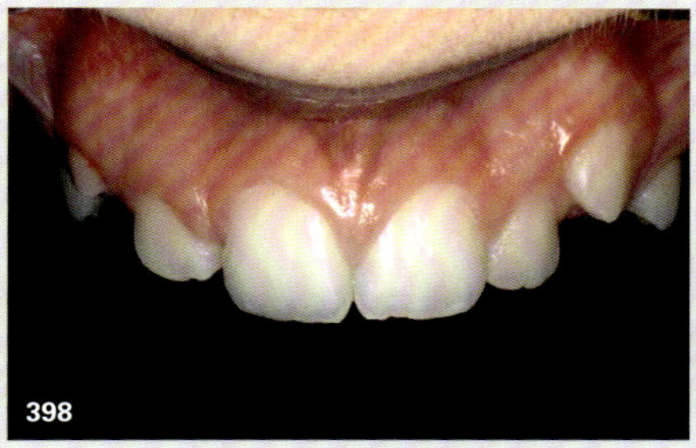

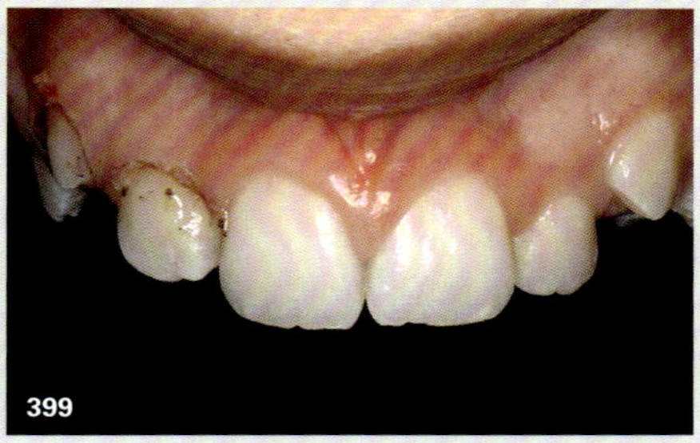

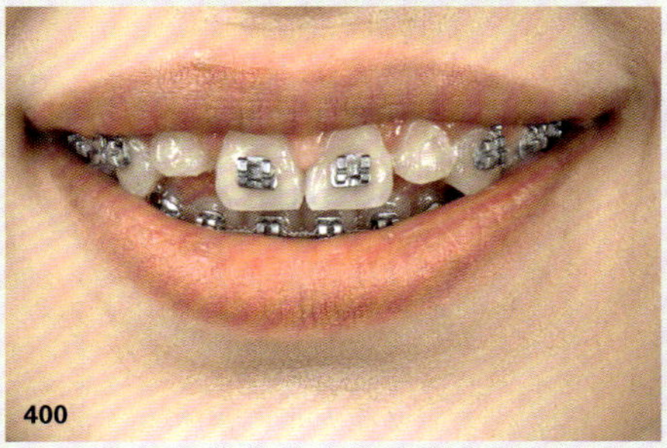

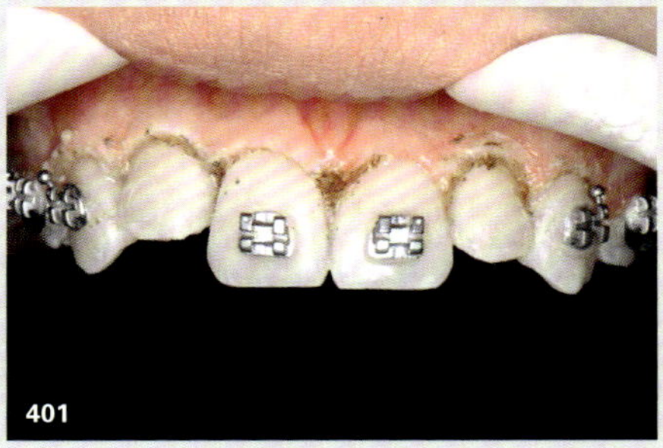

图6-394和图6-395 这名13.5岁的女孩是前一名患者的女儿，为了改善她的微笑美学而前来就诊。

图6-396 侧貌为凸面型，颏部后缩。

图6-397 特写微笑像显示由于笑线过大导致切牙暴露不足（部分被下唇覆盖）。

图6-398 上颌切牙的特写像显示比例不协调，牙龈边缘和切缘不平齐。

图6-399 牙周探诊龈沟深度超过2mm，我使用半导体激光对侧切牙进行了牙冠延长术。

图6-400 粘接固定矫治器以整平龈缘。

图6-401 排齐整平牙列，用半导体激光延长了所有上颌切牙，以优化其真实的解剖牙冠尺寸。

牙，使侧切牙牙龈边缘与中切牙的牙龈边缘匹配（图6-400）。

在治疗推进过程中，经过仔细考量，我希望将中切牙伸长，回到更靠近下唇的位置。要做到这一点，我要么通过弯制钢丝将中切牙伸长，要么按照我的偏好，将托槽重新定位得更靠龈方。然后，我用半导体激光（图6-401）延长了所有切牙（而不仅仅是侧切牙），这样我就有空间重新定位切牙托槽，以便重新建立切牙的切缘位置。在延长了中切牙之后，就可以看到这些牙齿上的初始粘接托槽位置略低于临床牙冠的实际中心，导致中切

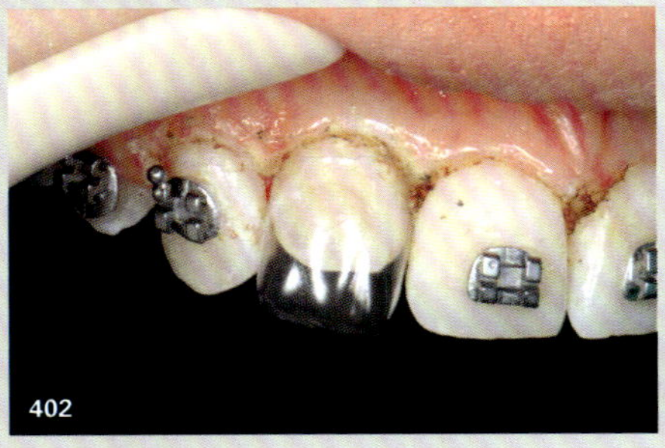

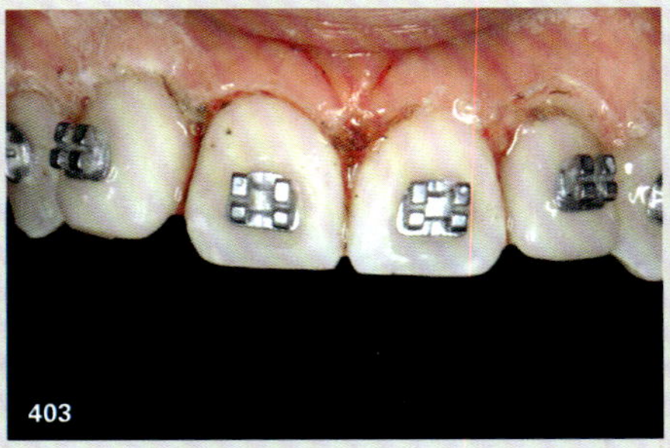

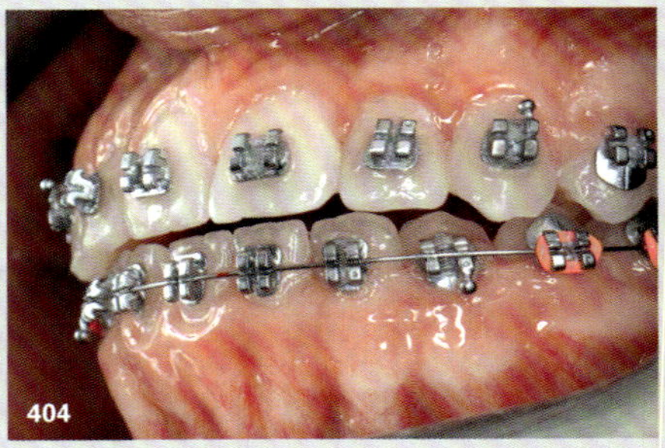

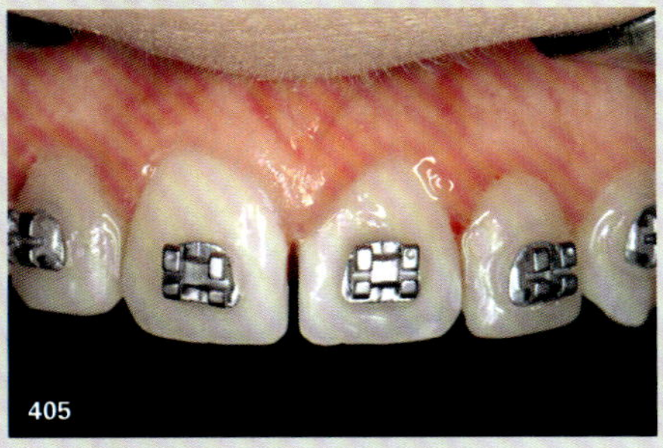

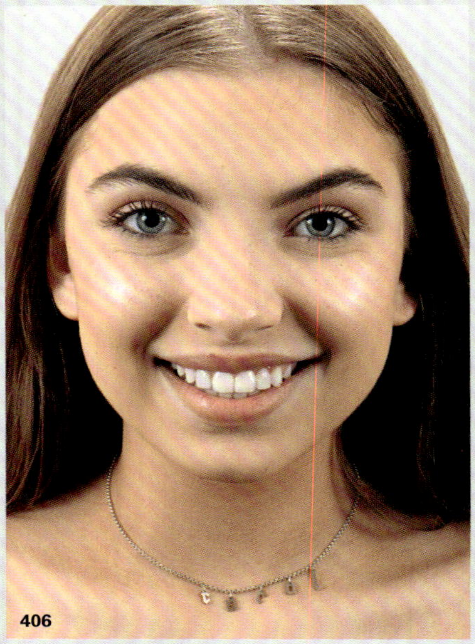

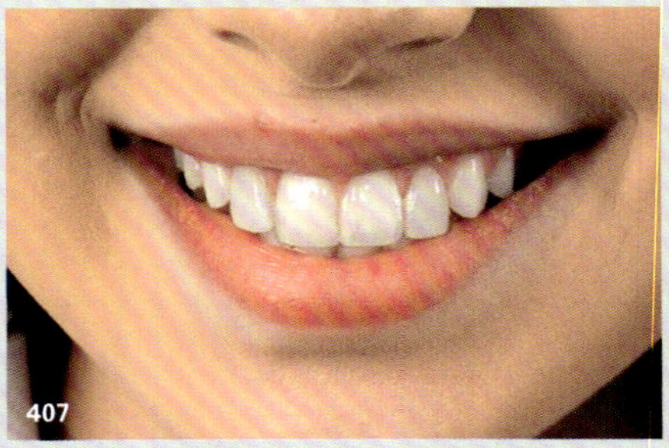

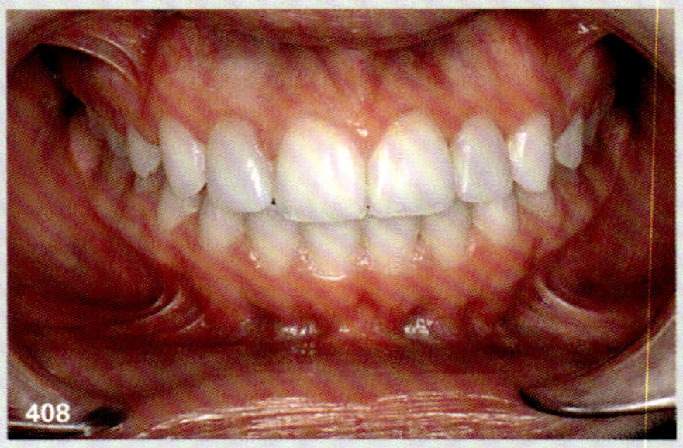

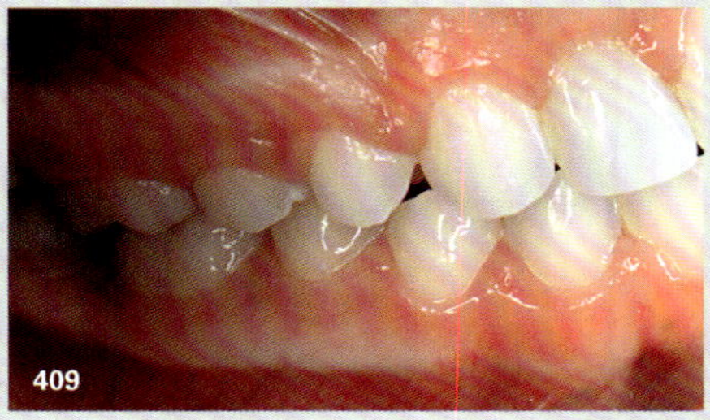

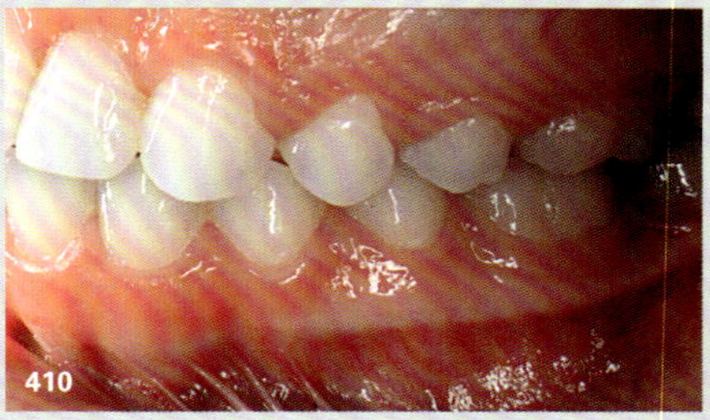

图6-402 使用透明冠来增加侧切牙的长度。

图6-403 重新粘接侧切牙托槽，再次排齐整平。

图6-404 她有轻度深覆盖，上颌切牙轻度唇倾，切牙无咬合。

图6-405 对上颌切牙进行改形，并用圆丝关闭间隙，使切牙直立并减少覆盖。

图6-406 正畸治疗完成后，她获得了美丽的笑容。下一步是将临时复合树脂粘接更换为更美观、更耐用的瓷贴面。问题是，仅更换侧切牙上的树脂粘接修复体是否足够，还是同时为上颌中切牙制作瓷贴面能让她获益更多。

图6-407 通过数字成像技术模拟了4颗牙而非仅侧切牙的瓷贴面效果。患者及其母亲均对模拟效果感到满意，并选择为4颗切牙全部进行贴面修复。

图6-408～图6-410 放置贴面前的口内像。

牙被压低。

接下来，将复合树脂添加到侧切牙中，使侧切牙与中切牙的比例达到理想状态。将侧切牙调整至合适的大小，可让我更恰当地重新定位侧切牙托槽。换言之，我不必猜测应该将托槽放在哪里。我们在侧切牙上放置了尺寸合适的透明预成冠，然后对牙齿进行酸蚀，准备粘接。我将复合树脂注射到透明冠中并就位，并在光固化之前，小心将其调整至尽可能理想的位置（图6-402）。然后粘接侧切牙托槽（图6-403），重新排齐牙齿。我曾想过重新粘接上颌中切牙托槽，以少量压低中切牙，但由于患者的深覆盖和切牙唇倾，我犹豫了（图6-404）。我觉得深覆盖是由于上颌中切牙略大以及由此产生的上颌牙齿尺寸过大，所以我通过延长中线处的邻接区来对上颌中切牙改形（图6-405）。这可以优化切牙宽度，并为切牙内收与直立创造空间。在圆丝上关闭间隙后，切牙直

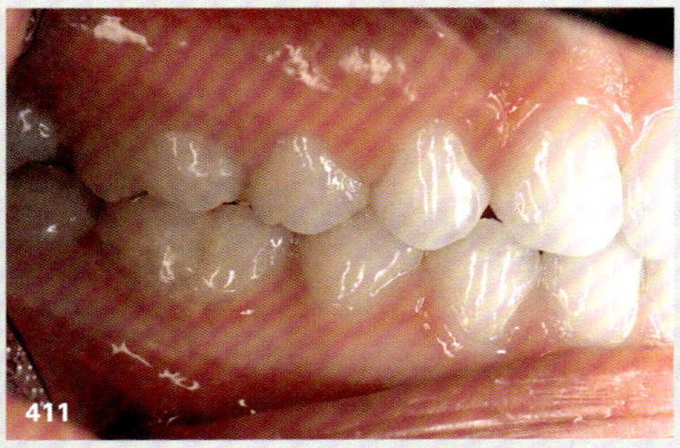
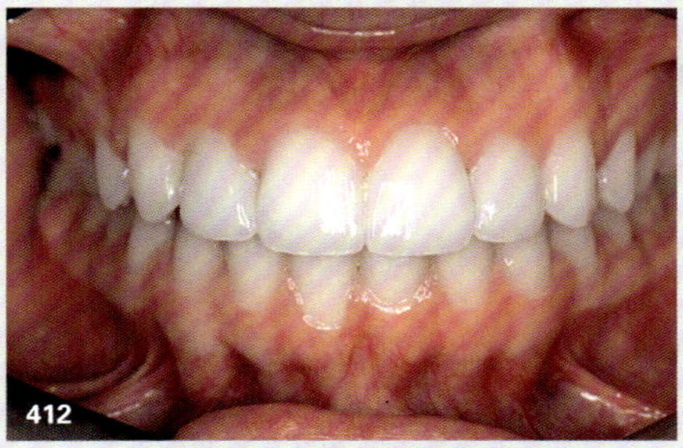
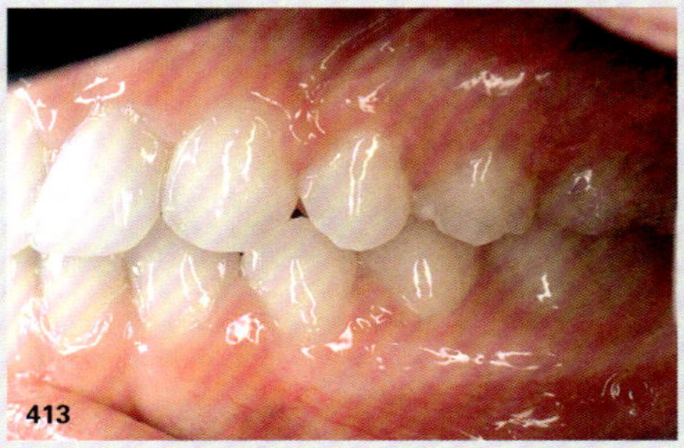
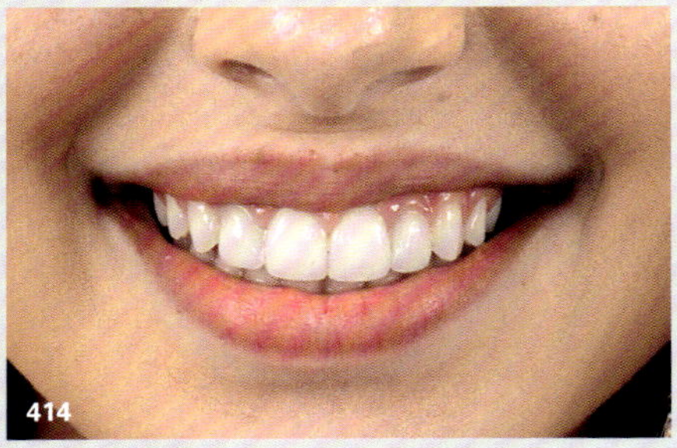

图6-411～图6-413 放置瓷贴面后的最终咬合，切牙比例很好。
图6-414和图6-415 最终微笑像展示了极佳的美学效果。

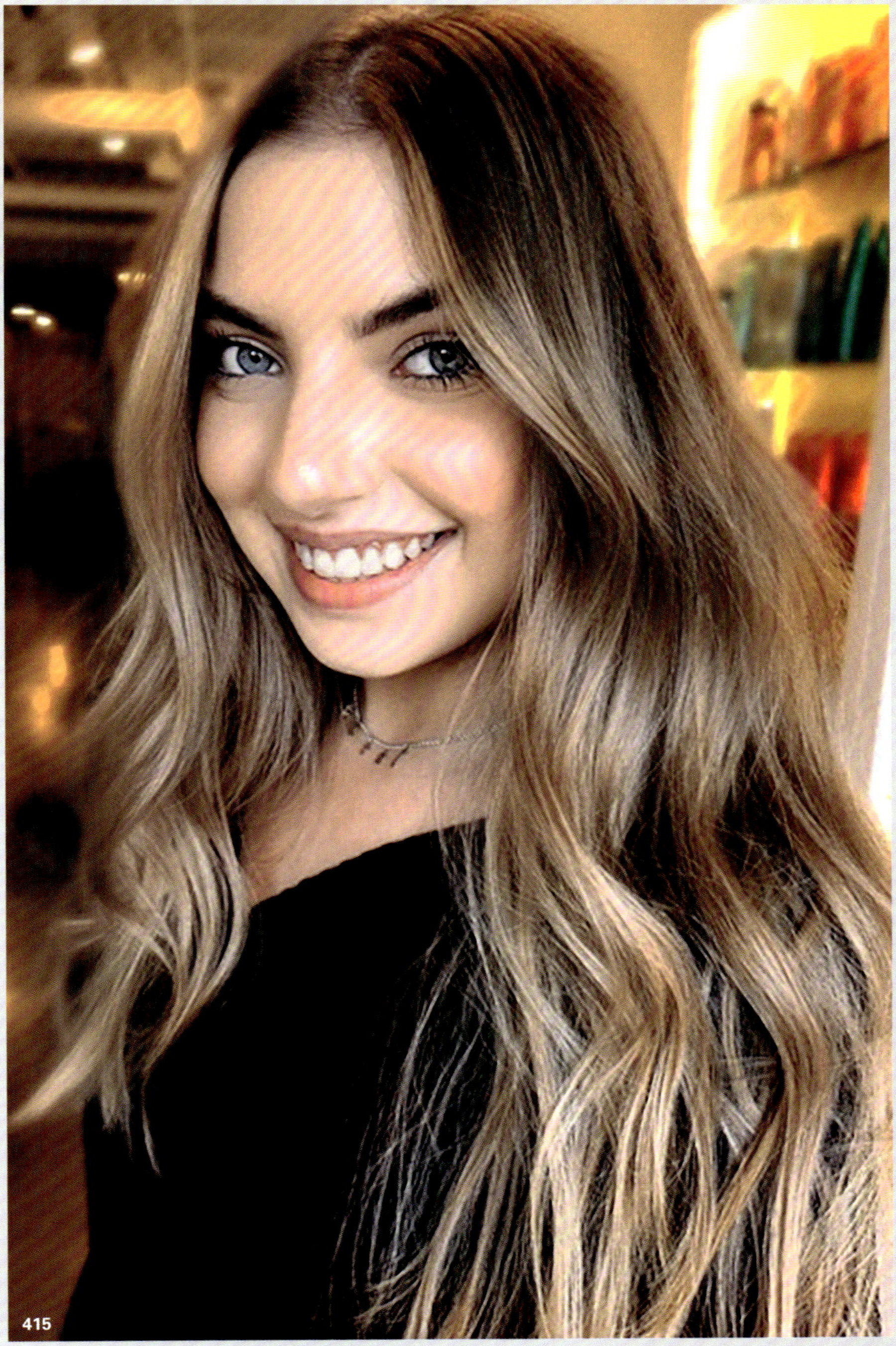

立，不仅实现了上颌切牙切缘的最终垂直定位，同时也减小了剩余的深覆盖和切牙唇倾度。

固定矫治器治疗完成后（图6-406～图6-410），我将患者转诊至其口腔医生处，用瓷贴面替换侧切牙上的复合树脂。最终完成贴面修复后，她的覆盖和切牙咬合都达到了理想状态。图6-411～图6-413显示了最终的咬合关系和完美的上颌切牙比例，理想的切牙暴露量和笑线显著改善了她的微笑（图6-414和图6-415）。

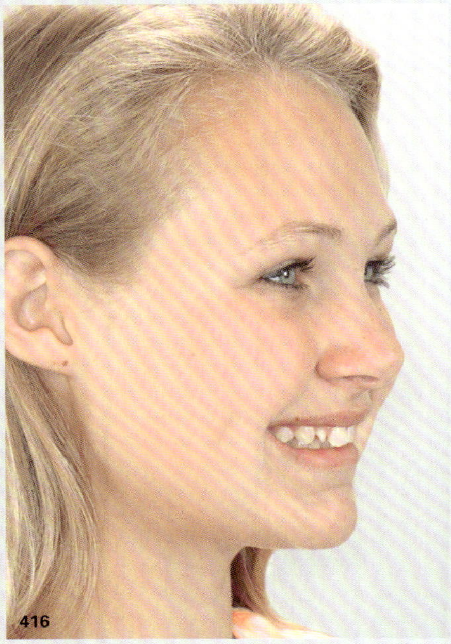

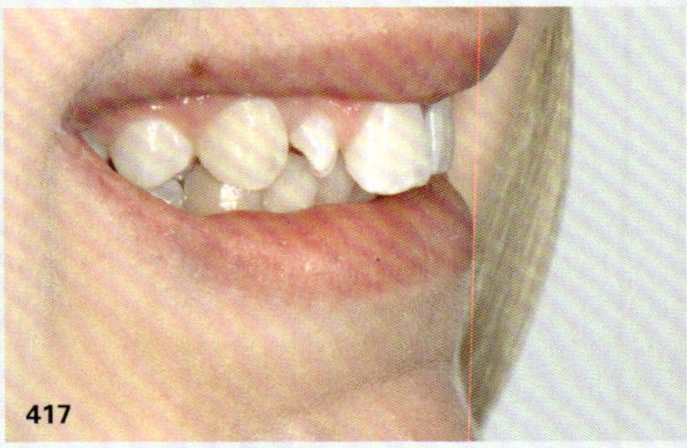

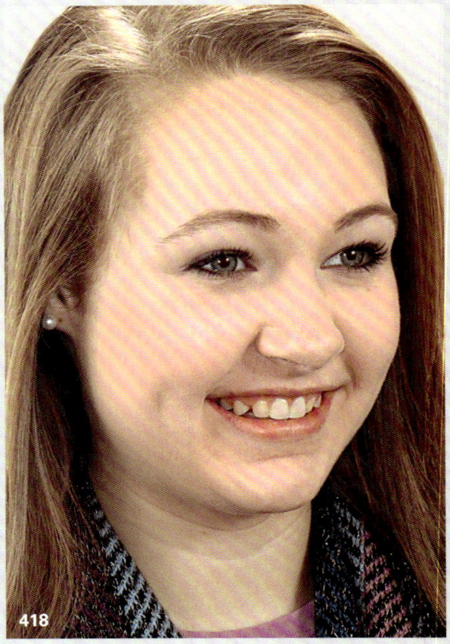

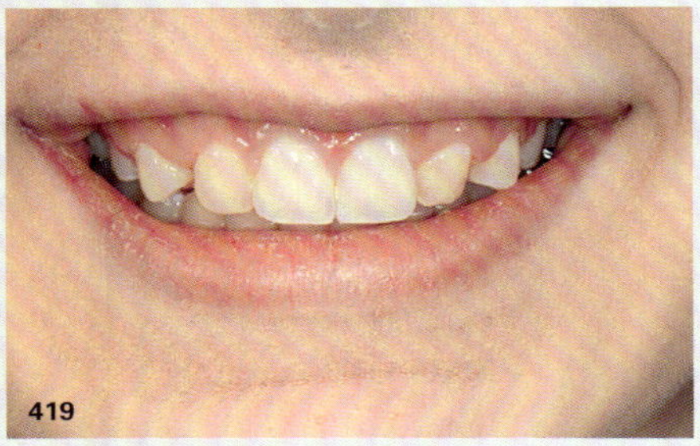

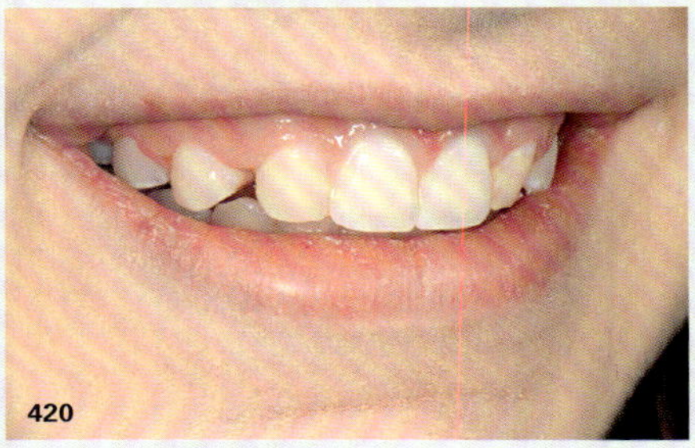

图6-416和图6-417 这名13岁女孩表现为右上侧切牙畸形，左上侧切牙先天缺失。

图6-418～图6-420 拔除畸形牙齿、尖牙代替侧切牙并关闭间隙后的最终特写像。与中切牙相比，“侧切牙”色调明显偏暗。

改善色调渐变的处理策略

我遇到的色调渐变问题最常见的一种情况是将尖牙代替侧切牙。这是合乎逻辑的，因为尖牙的颜色通常比侧切牙的颜色更深。可以考虑两种选择：牙齿美白（如果有效）和口腔美容治疗。

牙齿美白

图6-416中的13岁女孩先天缺失左上侧切牙，且右上侧切牙畸形（图6-417）。这个病例将在下一章中完整介绍，因为其治疗决策过程中涉及许多细节考量，最终成就了她的治疗效果。总之，我选择拔除右上侧切牙，将2颗上颌尖牙代替侧切牙。正畸治疗完成后的微笑如图6-418～图6-420所示。在最终的图像中，可见上颌中切牙的色调明显浅于尖牙，且缺乏从前往后逐渐加深的理想色调层次。因此，我们将她转诊至她的口腔医生处进行牙齿美白，结果非常成功，着色更加均匀，色调渐变改善图6-421～图6-423）。

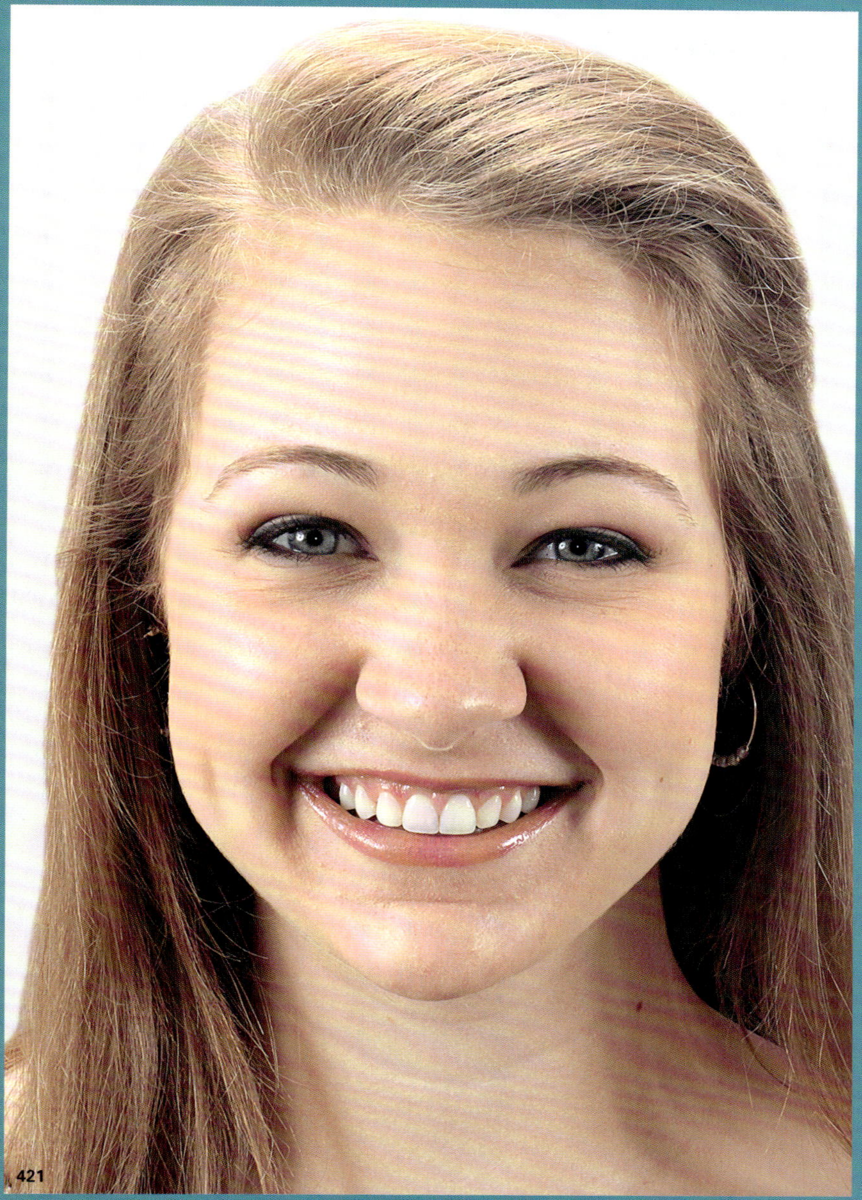

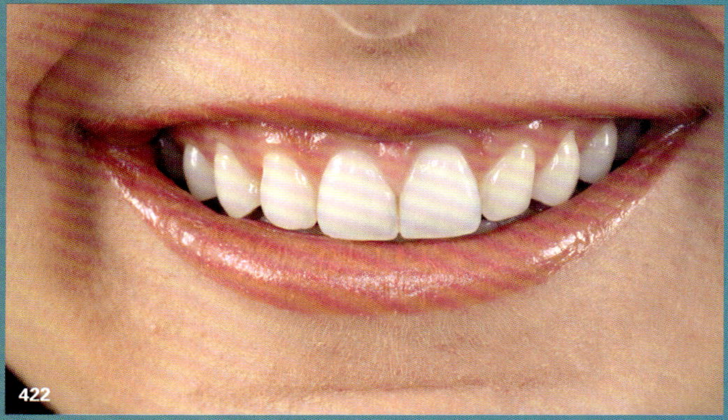

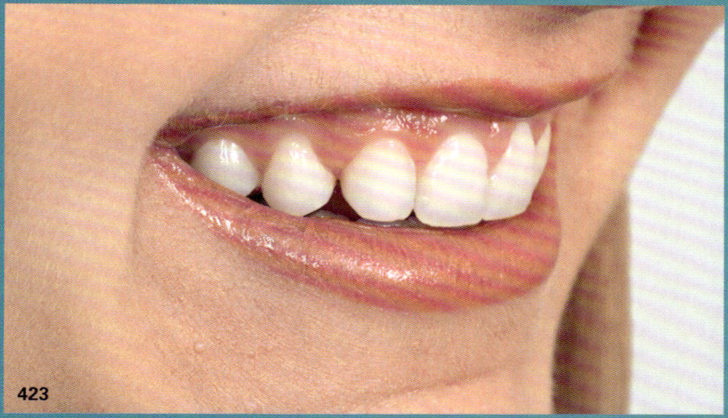

图6-421～图6-423 牙齿美白后的微笑像。请注意从中切牙到后牙的色调渐变有所改善。

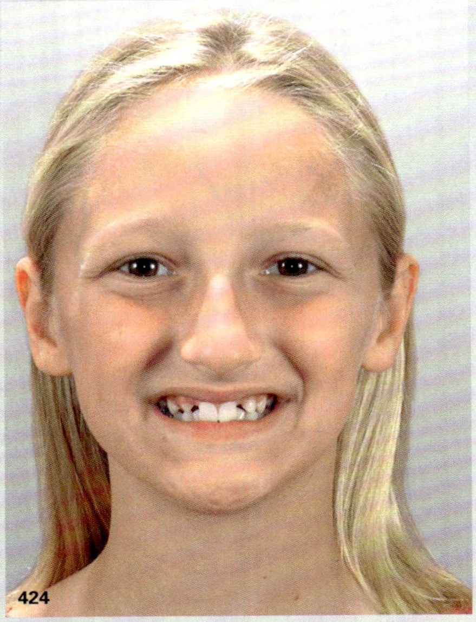

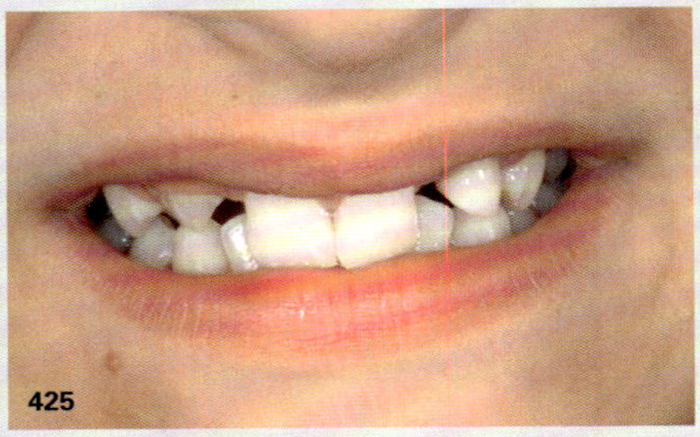

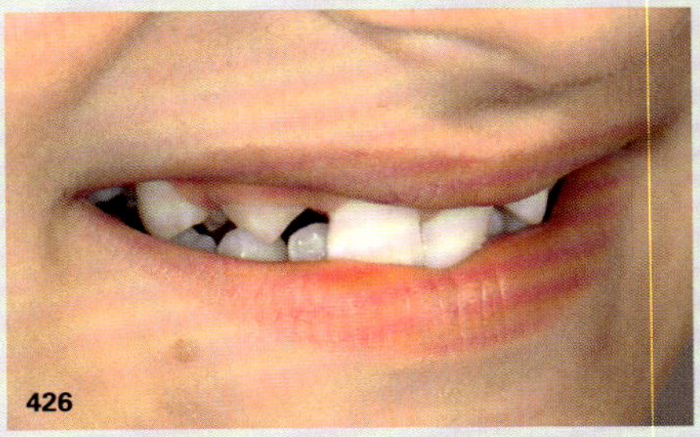

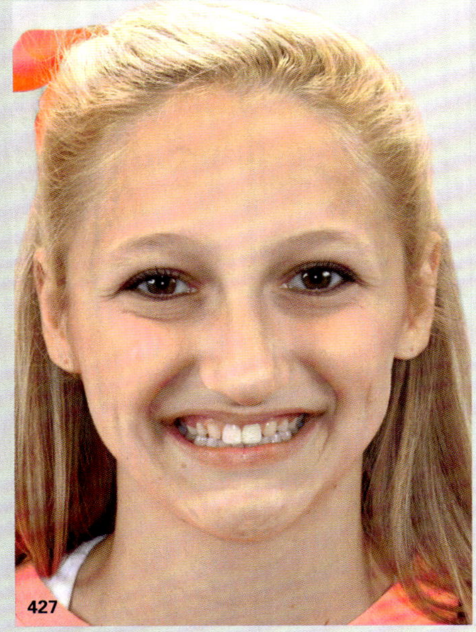

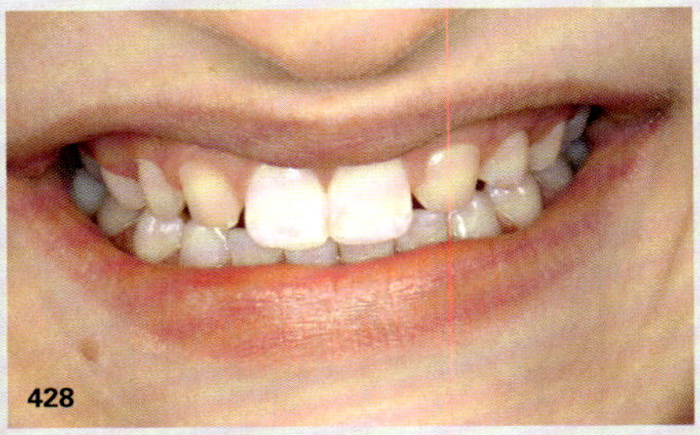

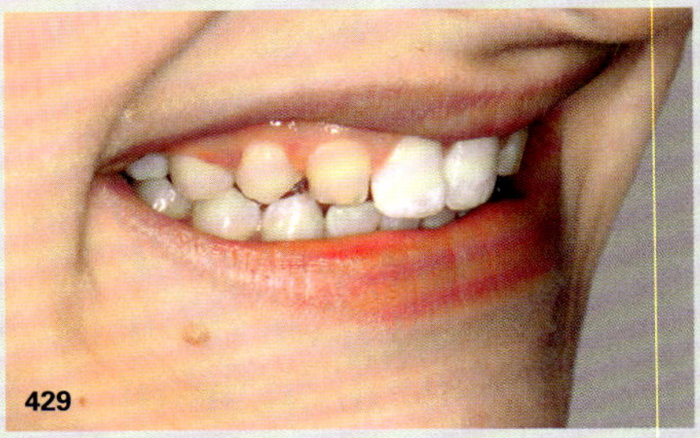

图6-424～图6-426 这名11岁女孩双侧上颌侧切牙先天缺失。

图6-427～图6-429 28个月的正畸治疗，完成尖牙替代侧切牙后的微笑像。由于色调和形状问题，美学效果令人失望。

口腔美容

图6-424中的11岁女孩因上颌侧切牙先天缺失（图6-425和图6-426）前来咨询。经过28个月的正畸治疗，已完成了尖牙对侧切牙的替代，但美学结果令人失望（图6-427～图6-429）。鉴于她的年龄还小，我们为她制作了复合树脂贴面，显著改善了微笑美学效果（图6-430～图6-432），6年后，由于她的微笑美学仍令他们满意，她的家人决定暂不更换瓷贴面（图6-433～图6-435）。他们计划当复合树脂最终磨损到一定程度需要更换时，再考虑完成瓷贴面修复。

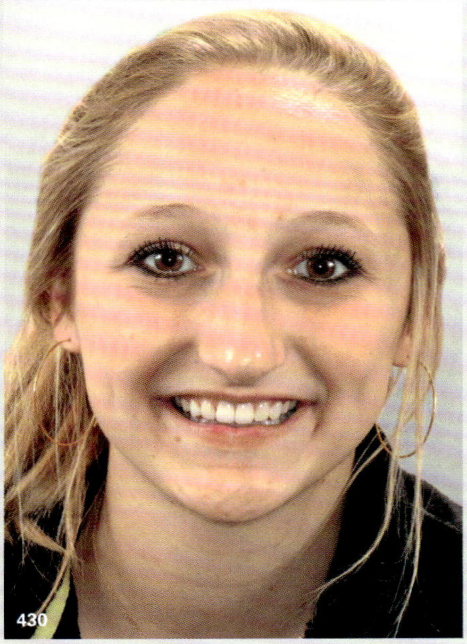

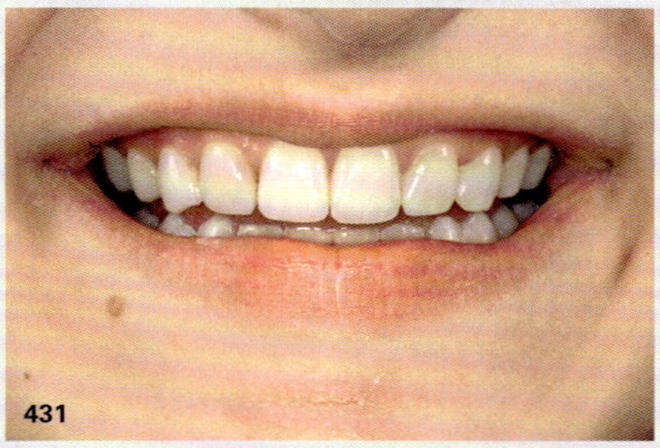

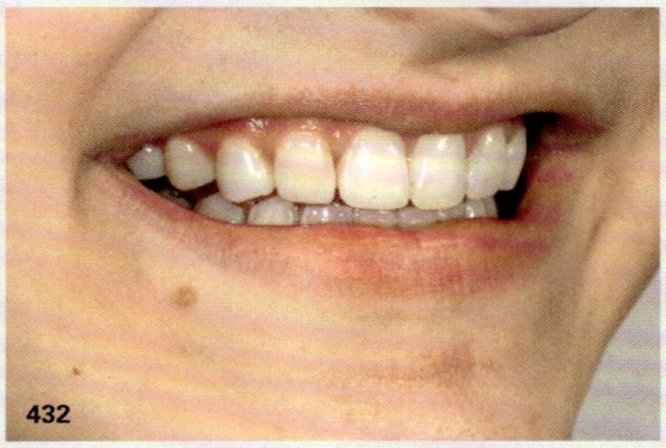

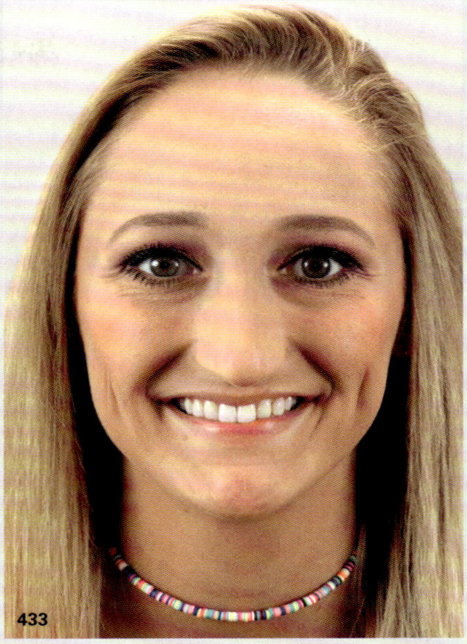

图6-430～图6-432 用复合树脂贴面进行修复处理后的微笑像。

图6-433～图6-435 6年后，患者使用复合树脂贴面仍然具有良好的美学效果。

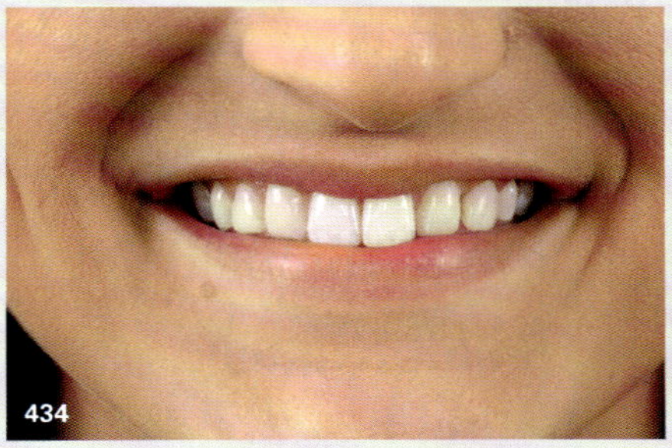

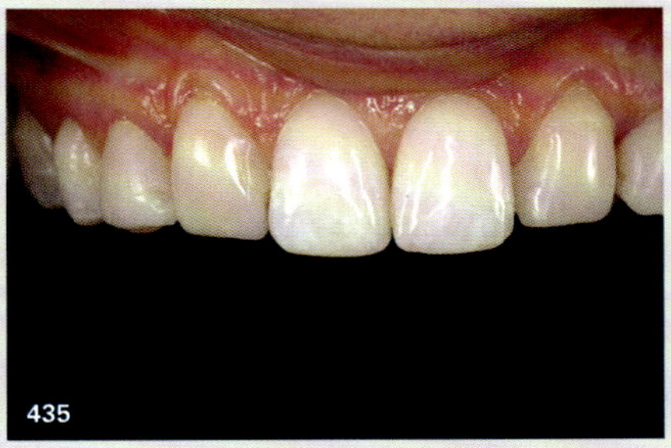

托槽拆除检查清单

在大多数临床正畸实践中，患者和家长往往会在某个阶段要求我在未来的6个月内完成治疗，甚至希望更快。在治疗方案的初始规划阶段，咬合设计即与美学目标一同进行系统性综合考虑，且多数正畸医师已熟练掌握正畸治疗中的这一环节。鉴于当代正畸治疗的复杂性，当我被催促完成治疗时，我发现自己需竭力兼顾实现尖牙引导和前牙咬合等咬合目标，与面部和微笑的美学目标。当我还是北卡罗来纳大学的一名住院医师时，其中一名高年资住院医师Louis Anderson博士整理了一份用于完成咬合目标的检查清单。多年来，我一直采用3×5的卡片来实践这一做法，直到相关内容深深印在我的脑海中。

当我开始将微观美学概念融入治疗中时，我认为在拆托槽之前，制订一份微笑完成清单是个好主意。显然，某些决策，如微笑饱满度，必须在最初的计划里就确定下来。如果在我最初的计划中未考虑这点，我实现治疗目标的概率就会降低。切牙暴露量和笑线等治疗目标最好通过站在患者正面，让他们微笑，以便对要重新定位的托槽或要调整的弓丝做出最终评估。多年来，我不断修改托槽拆除前的检查清单（表6-1），因为研究表明，某些美学问题比其他问题更受患者更关注。这就是为我把笑线放在清单首位的原因：

1. 笑线。
2. 水平向殆平面倾斜程度（从正面观察殆平面的“倾斜”）。
3. 切牙暴露量。
4. 牙龈暴露量。
5. 微笑宽度（颊廊的大小）。

表6-1 托槽拆除前的检查清单

1. 笑线

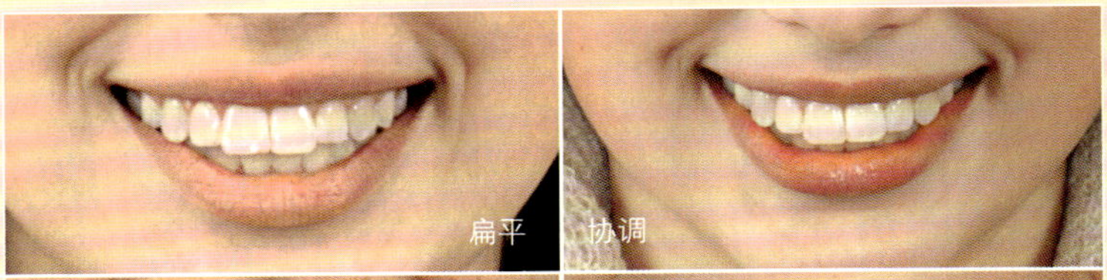

2. 水平向殆平面倾斜程度（从正面看殆平面的“倾斜”）

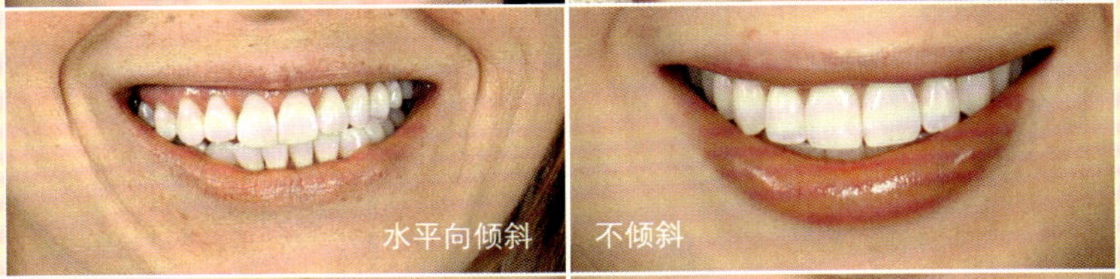

3. 切牙暴露量

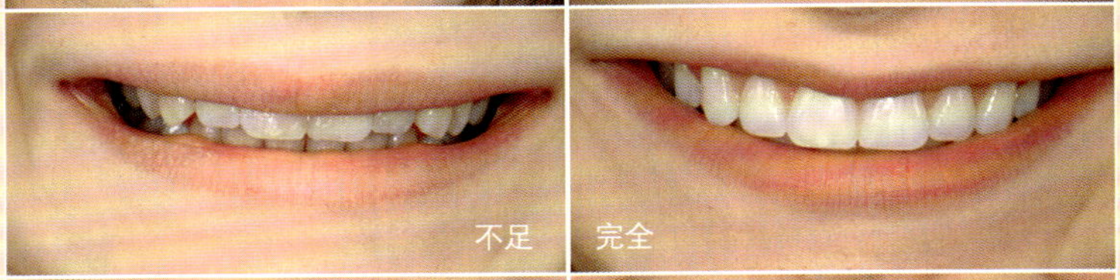

4. 牙龈暴露量

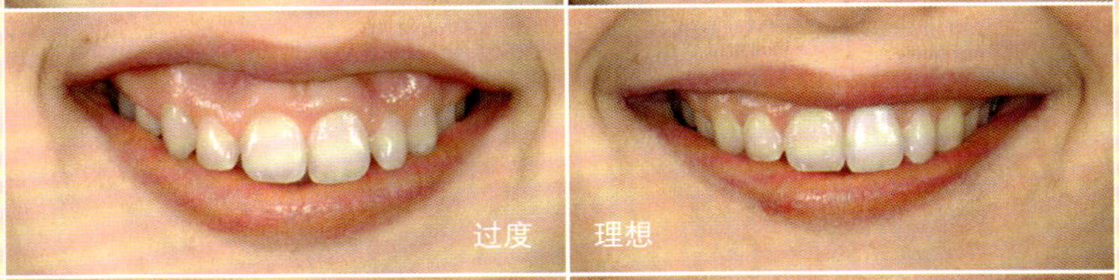

5. 微笑宽度（颊廊的大小）

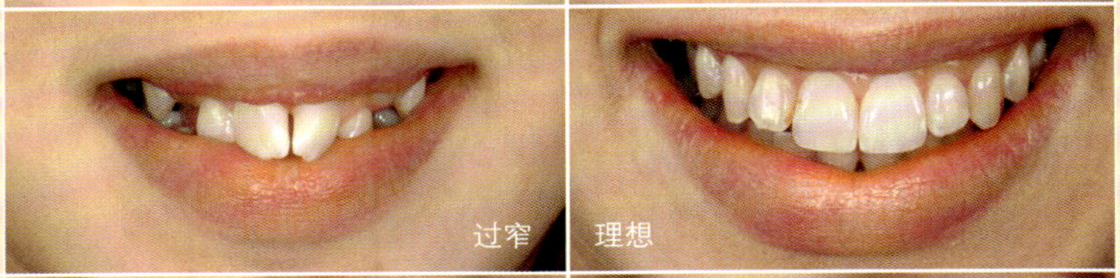

6. 切牙比例

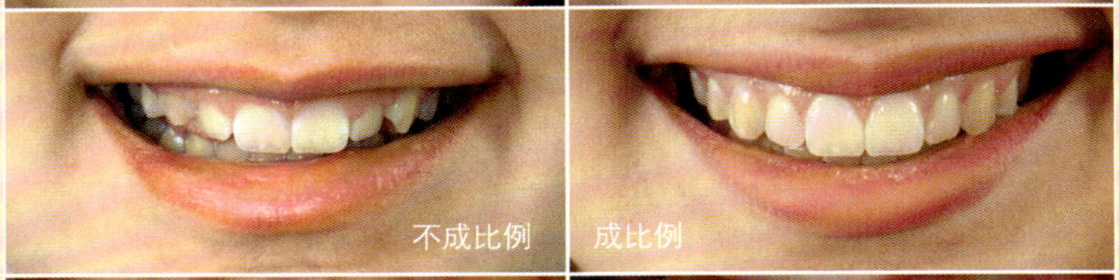

7. 切牙外展隙和龈外展隙

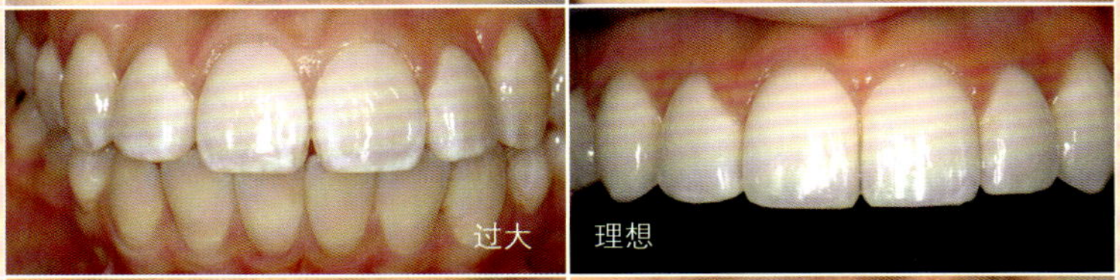

8. 渐变层次

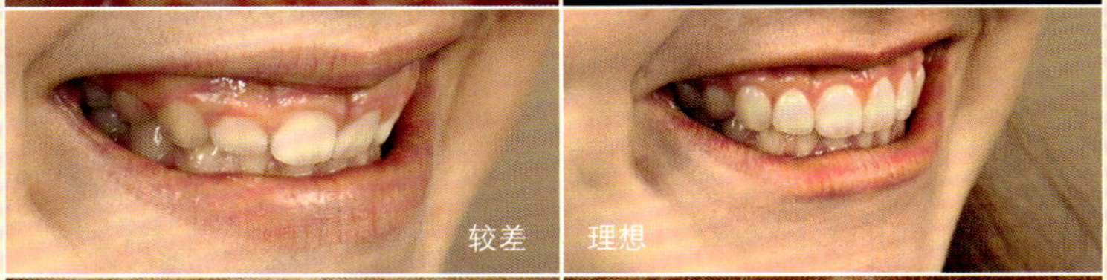

9. 牙齿色调

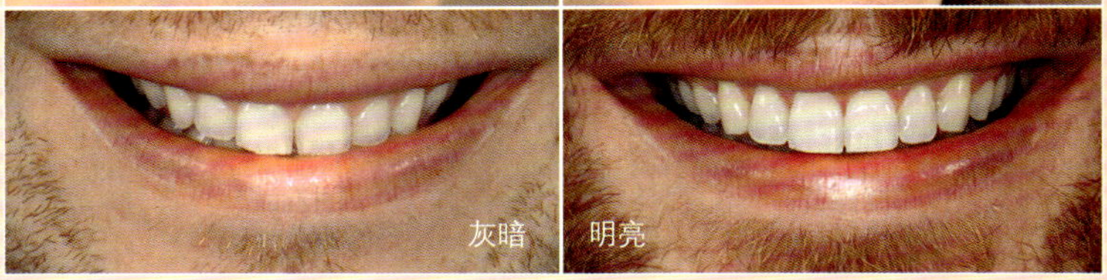

作为一名狂热的篮球迷，我喜欢加利福尼亚大学洛杉矶分校篮球传奇教练John Wooden的一句话："重要的是细节。细节能扭转乾坤。"

6. 切牙比例。
7. 切牙外展隙和龈外展隙。
8. 渐变层次。
9. 牙齿色调。

当然，临床医生可能不一定都同意我使用的项目顺序，甚至对某些项目是否应当列入检查清单持不同意见。重点是，检查清单是我在完成治疗之前评估微笑的"检查点"，因为毕竟这通常是患者寻求治疗的根本动机。

结论

对我来说，这一章的主要价值在于展现那些我在职业生涯早期未曾留意的内容，如何在多年后变得非常明显。我在这本书中收录了如此多长期随访记录的原因之一是患者足够频繁的复诊让我得以察觉自己的疏漏或错误，而我有幸能从中吸取教训。

（郝泽良　彭怡然　王　璟）

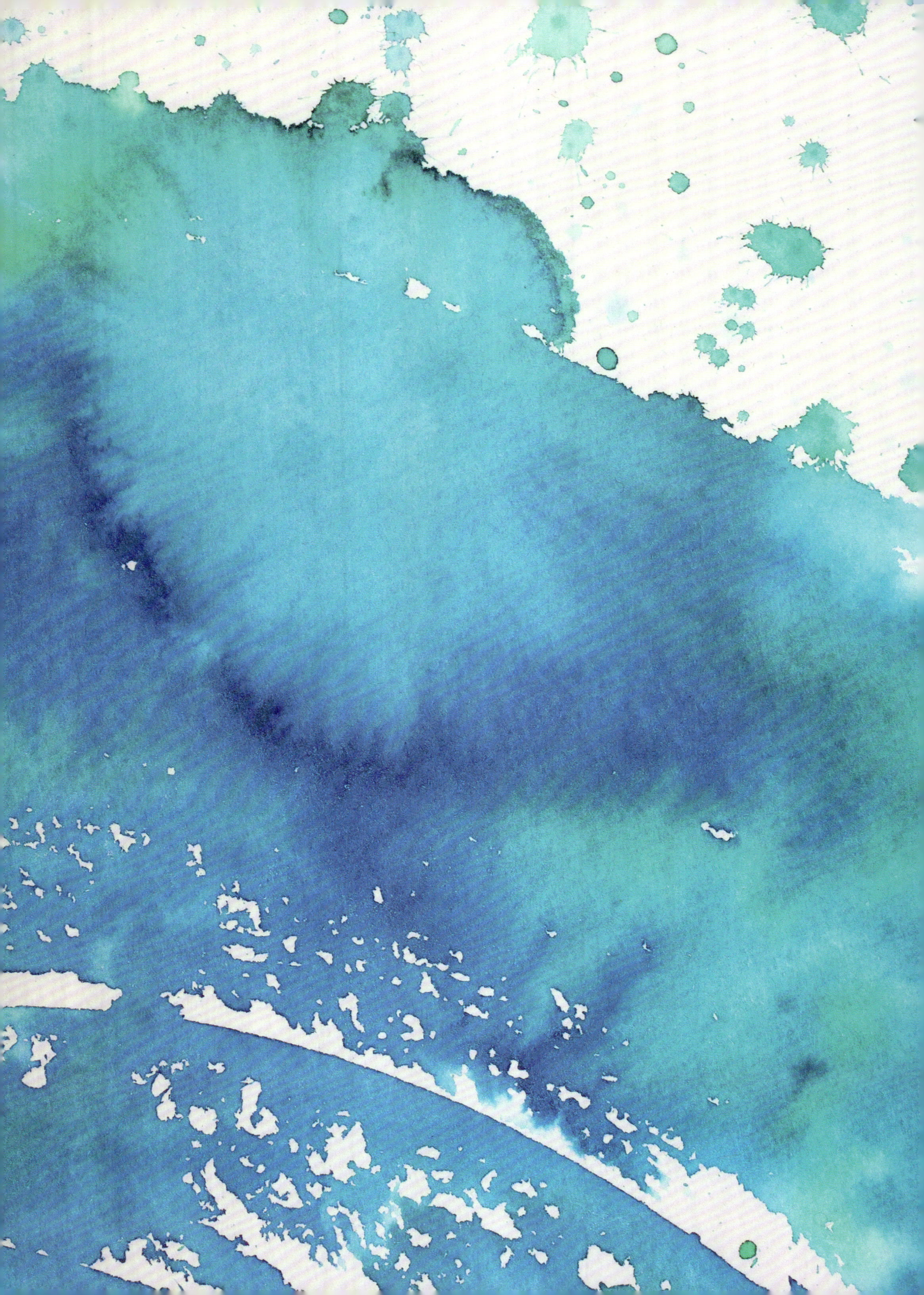

第7章

先天缺牙的多学科管理策略

Management of Congenitally Missing Teeth: Interdisciplinary Care

在正畸文献中，Vastardis[1-4]第一次提出“牙发育不全（Tooth Agenesis）”一词作为更正式的描述性术语，包含先天缺牙及大量综合征和非综合征疾病等遗传原因导致的牙齿缺失或形态异常。在缺牙的语境中，无牙症（Anodontia）是指牙列牙齿完全缺失。少牙症（Oligodontia）从字面释义为缺少多颗牙齿，已在很大程度上取代了部分无牙症来描述缺牙情况。使用较少的缺牙症（Hypodontia）代表了一种多方面的情况，包括恒牙在数量、大小和形状方面存在的问题。Vastardis指出，牙发育不全（Tooth Agenesis）更具有信息表达能力，因为它暗示了潜在的发育缺陷，事实上几乎所有缺失的牙齿都是由于牙齿在发育起始和增殖阶段发生紊乱，其结果可能是牙齿的缺失或畸形[5-6]。

先天缺牙和上颌侧切牙畸形是本章讨论的主要问题。我们的治疗目标是获得理想的美学效果。大约2%的人会发生上颌侧切牙发育不全[7]。这是一个复杂的问题，因为缺失或畸形的牙齿位于口腔美学区[8]。目前有几种可能的多学科治疗方法，同时必须考虑到遗传因素和长期生长发育的动态变化。如何优化此类病例诊疗决策的管理，是多学科治疗中最具挑战性的难点。与多学科治疗的许多方面一样，向患者提供的治疗选项通常可以反映首诊医生的专业背景。

本章中，我想介绍正畸的观点，因为正畸医生往往是第一位在患者最终治疗方向上提供指导的医生。正畸医生在治疗侧切牙缺失的患者时面临着许多挑战，既要预测长期生长发育趋势和修复技术细节，还要妥善考虑影响父母决策的财务因素。所有专业人士都希望有机会提供他们所能提供的最佳治疗，但有时“理想”的治疗计划在经济上不可行。12岁的上颌侧切牙缺失患者的兄弟姐妹通常也正在接受治疗，或者将来需要治疗。他们的父母还没有达到收入高峰期，还有其他事情需要操心，比如旅行、棒球、足球、啦啦队等费用。而且更大量的大学或职业培训的费用迫在眉睫。这些都是多学科团队在管理先天缺牙的年轻患者时必须考虑的现实问题。但是父母仍然想要给孩子最好的治疗，如果父母不想让孩子戴上一个可摘活动义齿的话，就应该听取专业意见。

生长和生长完成：对种植决策的影响

单侧或双侧上颌侧切牙缺失的患者有明显的局部美学问题，但也需要宏观美学方面的考虑。40年前，尖牙替代侧切牙可能是治疗侧切牙缺失接受度最高的方法，因为当时的口腔修复解决方案从铸造金冠联合树脂贴面到金属烤瓷（Porcelain-Fused-to-Metal，PFM）固定桥。PFM有两个主要缺点：①需要对健康的牙齿进行广泛的牙体组织磨除；②因为材料透光性不足，且冠颈部边缘金属色透出，美学效果差，如果出现牙龈退缩，金属边缘暴露会更加明显。

大多数美学和修复医生现在首选是在缺失的侧切牙牙位上放置种植体支持式牙冠。尖牙前移代替侧切牙是正畸医生首选的替代方法，该方法有时需要种植体支抗（TAD）辅助，可以完全关闭牙间隙。是否选择替代方法，其决定因素往往取决于潜在的宏观美学影响。本章的目的是探索许多修复医生不熟悉的一些问题，大众对最佳美学效果问题的真实看法，以及一些不常被提及的长期效果问题。

种植体治疗的时机

什么时候是种植体最佳植入时机[9-12]？当我向一个多学科团队提出这个问题时，我得到的答案多种多样，从“20岁以后可以植入”到“18岁之前不能植入”，再到“当他们发育完成时植入”等。随后我会反问：“你是怎么选择20岁作为最佳植入时间的依据呢？为什么不是21岁或者19.5岁呢？”“你怎么知道他们什么时候完成发育呢？”照此逻辑来说，似乎一旦患者身高发育完全，他们就会完成生长，但正如本章所展示的那样，这个问题要复杂得多。有人建议连续的头影重叠记录，以证明颅颌面生长已经停止。但问题是颅颌面生长终身都在进行——正如我们在前几章中反复指出的，颅颌面后期生长对种植修复的影响将在本章后面详细阐述。

对于青少年，即使是生长发育晚期，也不能进行种植修复。为什么呢？这是因为：①患者还没有完成发育；②大多数家庭在该阶段无法负担种植费用，通常该时期有一个或多个兄弟姐妹即将上大学；③对种植体支持式义齿替代侧切牙的长期研究数据并不理想。恰当的治疗计划需要了解牙槽突发育的生理学，及其对“完成发育”患者和“成熟”患者植入时机的影响。

无继承恒牙的固连乳牙带来的临床启示

从我们对固连乳牙的了解，以及它们在青少年的成长过程中会有的各种反应，我们能够学到很多。尤其适用于那些乳牙固连但没有继承恒牙的患者。

正畸医生在接诊儿童和青少年中患者有时会遇到固连乳牙的病例。一项研究表明，在3.7%的青

对于青少年，即使是生长发育晚期，也不能进行种植修复。

少年样本中发现了乳磨牙固连，并且下颌第一乳磨牙发生乳牙固连的时间更早，频率更高[13]。Baccetti指出，由于固连发生在乳牙列，不仅会导致低咬合，而且随着面部的进一步发育，咬合下沉的情况会加剧[14]。其机制在于牙固连本质上是牙周膜间隙骨性融合、患牙和牙槽骨形成刚性结合，阻止了牙齿萌出和正畸牙齿移动。就像种植体一样，它不会像正常牙齿在面部生长期间那样萌出。

对于没有继承恒牙的固连乳牙临床如何处理呢[15-16]？对于发育期患者，包括青春后期，拔牙是正确的答案。上面引用的两项研究都建议，固连发生得越早，就越有必要拔除乳磨牙以维持牙槽骨的垂直高度。因此，在有继承恒牙的情况下，拔除固连的乳牙并维持间隙是最常推荐的治疗方法[17]。在拔除固连的乳牙后，后续恒牙的萌出将促进牙槽骨维持在牙弓正常的水平和垂直位置上，这是有依据的。但是，在没有继承恒牙的情况下，牙槽骨是继续正常发育，还是像成年人无牙颌牙槽嵴一样萎缩呢？

图7-1中的9岁患者双侧上下颌第一乳磨牙、第二乳磨牙固连，口腔医生非常担心在她这个年龄进一步观察可能不是最佳选择。由

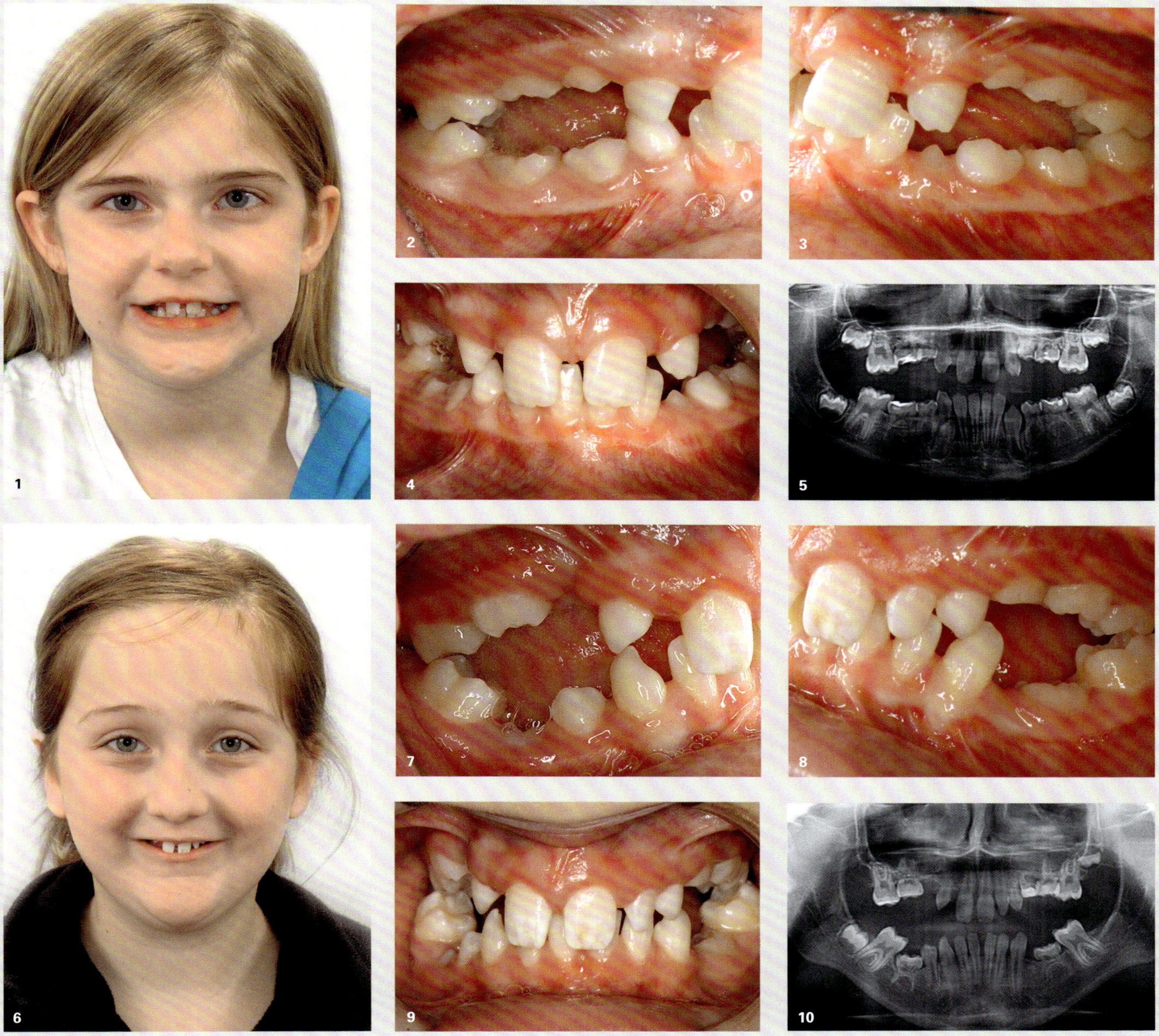

图7-1～图7-4 患者9岁，表现为双侧上下颌第一乳磨牙和第二乳磨牙固连，导致双侧后牙开𬌗。

图7-5 全景片显示固连乳牙没有继承恒牙。

图7-6～图7-9 患者的姐姐，12岁，也患有双侧上下颌第一乳磨牙和第二乳磨牙固连，她的开𬌗状况更为严重。

图7-10 姐姐和妹妹一样，也没有这些牙齿的继承恒牙。然而，由于比妹妹年长3岁，姐姐牙齿固连更加严重，牙齿几乎被埋入牙槽骨下。

于固连及其导致的牙槽骨发育障碍，患者存在严重的双侧开𬌗（图7-2～图7-4）。全景片（图7-5）令人震惊——这些牙齿都没有继承恒牙。作为对比，她12岁的姐姐（图7-6）同期就诊检查，同样发现了上下颌第一乳磨牙和第二乳磨牙的固连。由于年龄比妹妹大3岁，她的后牙开𬌗更加严重（图7-7～图7-9）。

姐姐的全景片（图7-10）显示了随着年龄增长患牙呈骨性下沉状态。如果任其发展，她的情况肯定会进一步恶化。我遵循了治疗固连乳牙的主流处理策略——拔除这

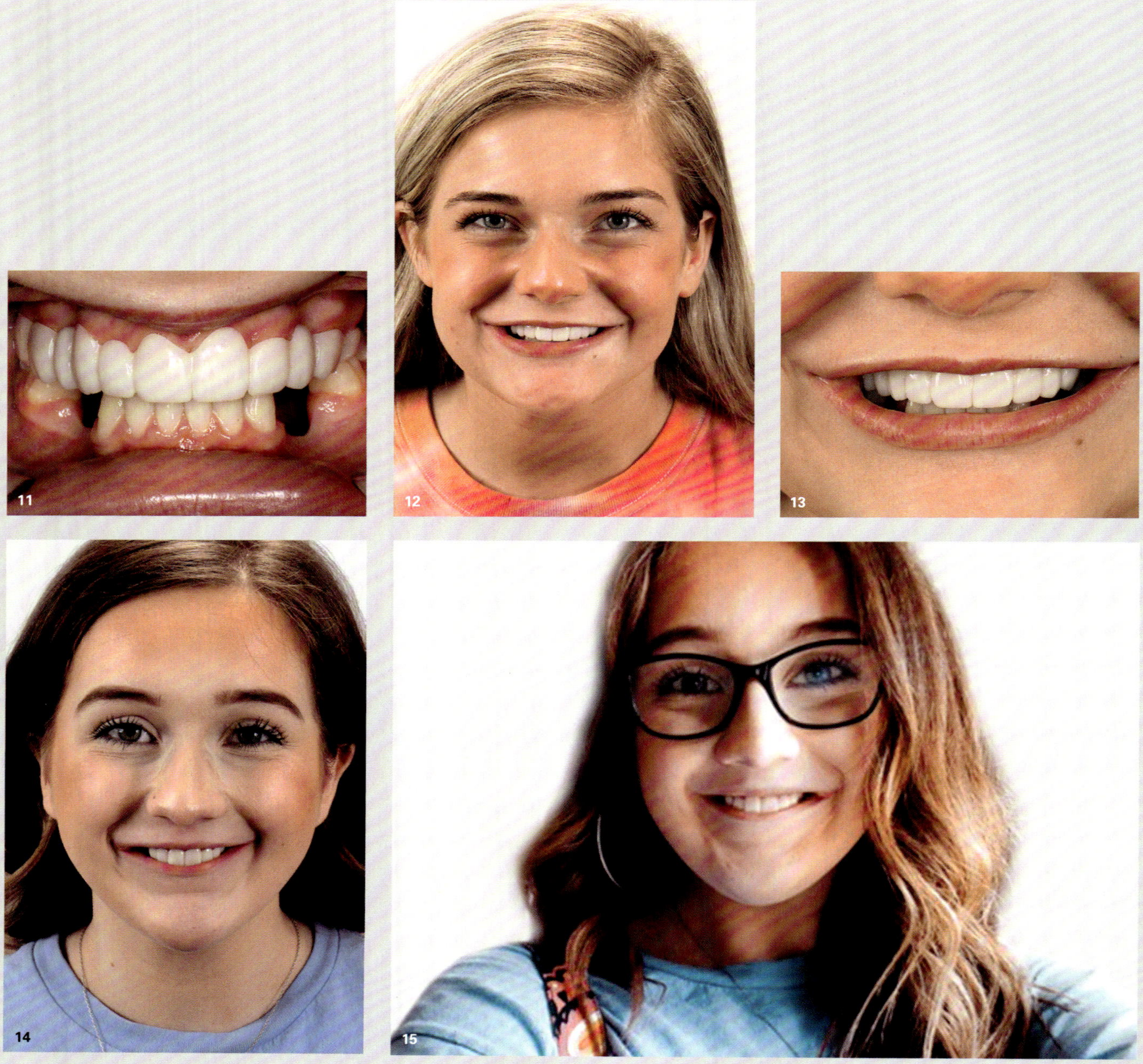

图7-11 由于姐妹俩的年龄原因，无法植入种植体，因此制作了一种“卡扣式”修复体作为临时解决方案。
图7-12～图7-14 修复医生修复后的微笑观。这些卡扣式修复体在整个初中和高中期间都为女孩们保持了良好的美学效果。
图7-15 姐姐对自己新的笑容欣喜若狂，一离开修复医生诊室就给我们发来了一张自拍。

些固连乳牙，阻止进一步的牙槽骨变形。

当然，对于这些处于青春期的青少年而言，尚未到进行种植修复的时机，需推迟最终修复。然而，年轻女孩们不愿意带着这样一个不太满意的笑容度过初中和高中阶段。在权衡了许多选择后，我将他们转诊至一名修复医生，他发明了一种定制的“微笑神器”修复体（图7-11），这种修复体可以使牙齿正常咬合，但不会阻碍剩余牙齿的垂直向发育。患者和家长对最终治疗结果非常满意（图7-12～图7-15）。

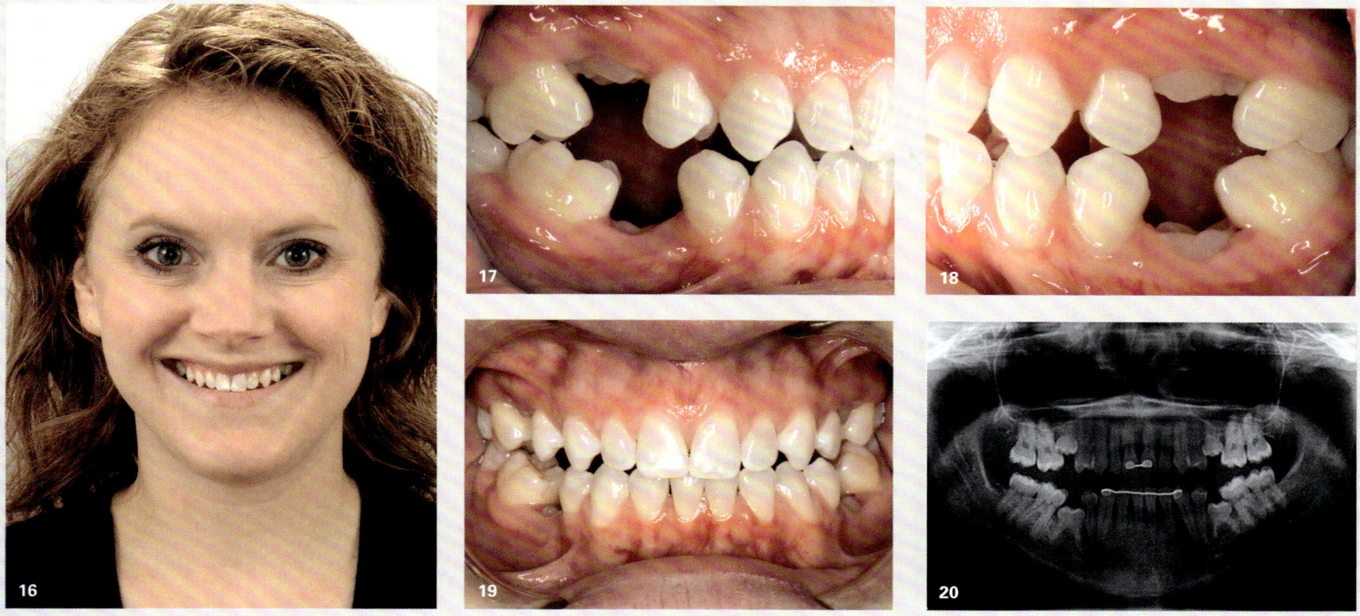

图7-16～图7-19 这名24岁的女性患者存在未经治疗的第二乳磨牙固连。
图7-20 乳磨牙完全埋在牙槽骨下，治疗的口腔医生没有对其处理，只是采取观察措施。

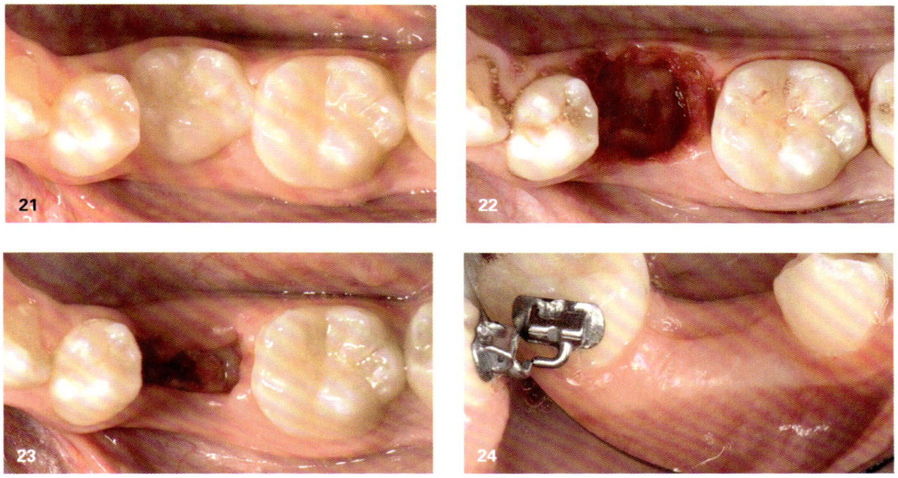

图7-21～图7-24 对一名年轻患者的固连乳磨牙进行去冠治疗，如图展示了规范的手术流程。

由于长期观察或未及时对固连的牙齿进行处理而导致牙槽骨变形程度加重的牙齿在以下病例中有典型表现。这是一名24岁的女性（图7-16～图7-19），她的双侧第二乳磨牙固连，没有继承恒牙，因为她的口腔医生选择了不处理，只是“随访”，直到牙齿完全被没入牙槽骨（图7-20）。对她目前来说，立即拔除乳牙将产生巨大的牙槽骨缺损，需要通过植骨进行种植或正畸关闭间隙。如果这些牙齿在青春期时被拔除，虽然该区域的牙槽骨量仍然无法达到正常发育水平，但骨量会好得多。

Malmgren等在1984年提出了另一种可以考虑的治疗方案，“去冠术（decoronation）”即去除固连乳牙牙冠[18]。在这项技术中，不是通过拔除固连乳牙（图7-21），而是将牙冠去除至牙槽骨嵴顶以下2mm的深度（图7-22和图7-23）[19]，并且手术创口区域保持开放、不缝合。该牙齿不需要根管治疗，因为根管治疗没有效果。在去除牙冠后的牙根上会形成新的骨膜，手术切断的牙周膜纤维会在相邻牙齿之间重新排列重建（图7-24）。

邻牙处于继续萌出过程中，通过牙齿-骨膜纤维复合体来调节边缘骨的沉积，在拔牙区周围每侧3～4mm范围内诱导新骨形成，延续萌出过程带来的骨增量效应[20]。

去冠术的优点是能够维持成长中儿童的牙槽宽度长达数年，同时还允许牙槽骨的额外垂直向生长（图7-25～图7-27）[21-22]。

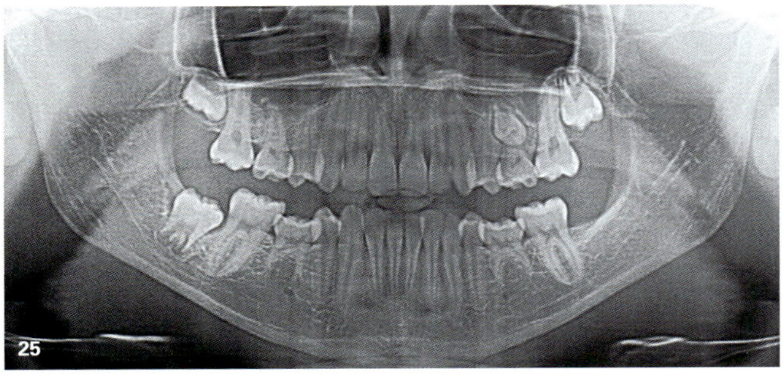

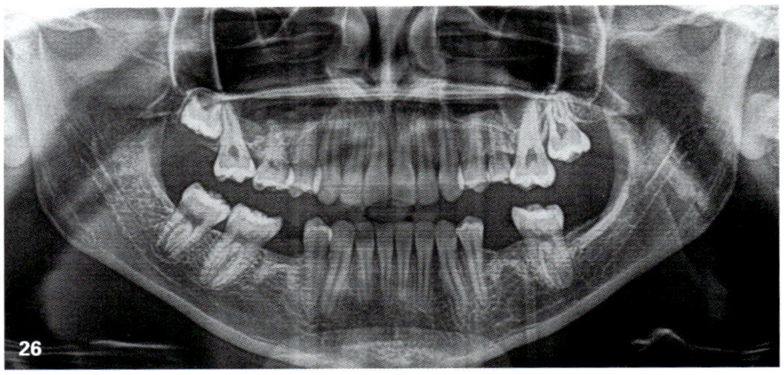

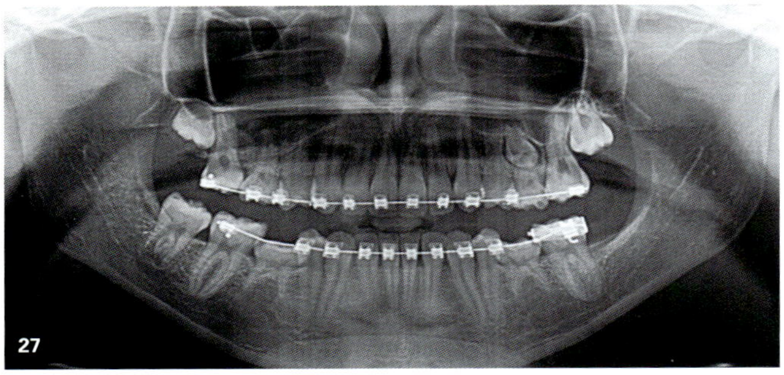

图7-25和图7-26 一名年轻患者的全景片，该患者第二乳磨牙固连，后来去冠至牙槽骨嵴顶下2mm的深度。

图7-27 图7-25和图7-26中的患者在正畸治疗开始后的全景片。

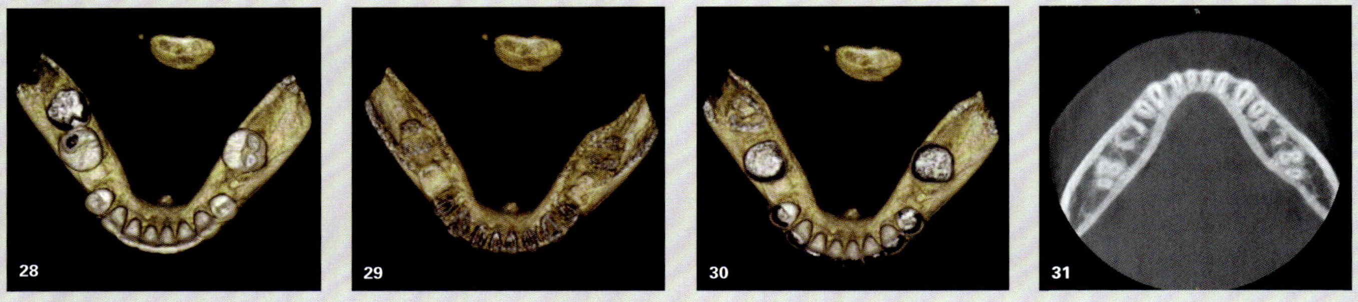

图7-28～图7-31 患者的一系列CBCT影像截面，显示去冠后牙槽骨宽度得到维持。

图7-28～图7-31展示了我的患者3年来CBCT影像的一系列截面，显示了去冠后牙槽骨宽度的维持效果。图7-32～图7-35为下颌第二乳磨牙去冠前的下颌牙弓情况。3年后，该下颌牙弓拥有良好的牙槽骨宽度和高度（图7-34和图7-35）。这种方法往往决定了未来种植体植入时是否需要植骨。

理论如此，那有没有临床研究证实这一点呢？在下颌第二前磨牙缺失的患者样本中，Ostler和Kokich为患者拔除了固连乳牙，并进行了长达7年的追踪[23]。他们报道牙槽骨宽度减少了30%，但缺牙区牙槽嵴在相邻牙齿萌出时可以殆向移动，这一现象支持了前面的理论。但有没有证据表明新生骨膜和牙周间纤维会导致垂直向骨附着生长呢？

Donnelly和Swoope[24]在一项动物研究中试图复制对骨膜施加垂直向力。他们在灵长类动物的缺牙区牙槽嵴的骨膜下方放置了一张金属网，并施加垂直向牵引力，结果显示：该牵张力确实能诱导出垂直向的牙槽骨增长，为该机制提供了实验佐证。

最后一个问题：一旦患者到了临床医生认为适合种植的年龄阶段，是否需要对牙槽骨中残留的乳牙根进行处理？由于牙齿固连的定义是牙周膜的骨化并和相邻牙槽骨完全融合，剩余牙根结构是整合进牙槽骨中的（图7-36），因此植入种植体时不需要取出残留牙根。我们应该像对待骨一样对待它，因为从生物学角度而言，它就是骨。

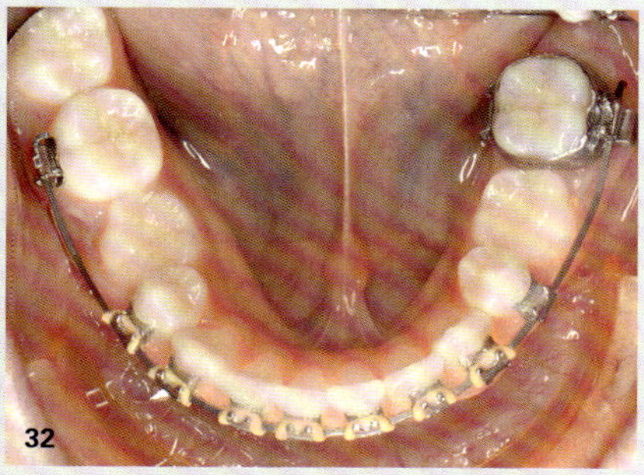

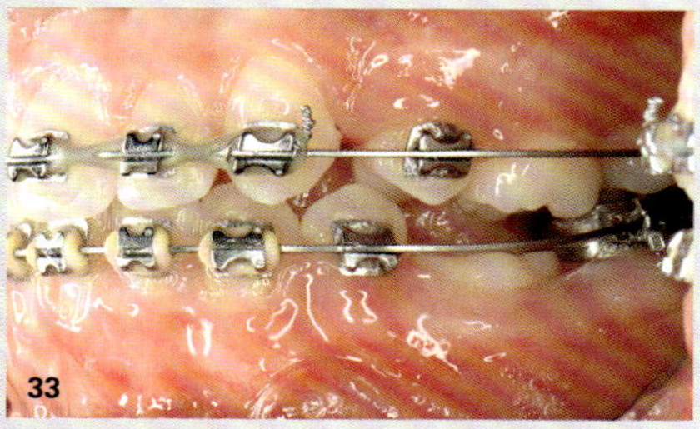

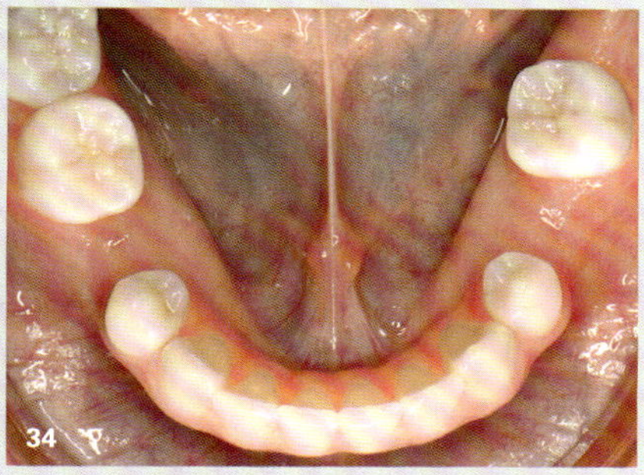

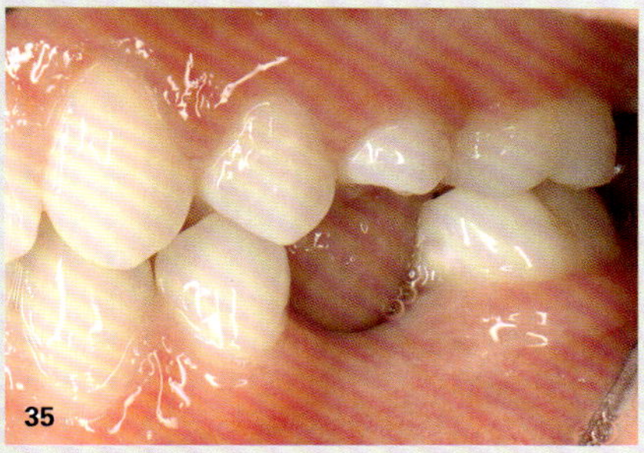

图7-32～图7-35 分别为去冠术前和去冠术后3年的下颌牙弓及咬合。

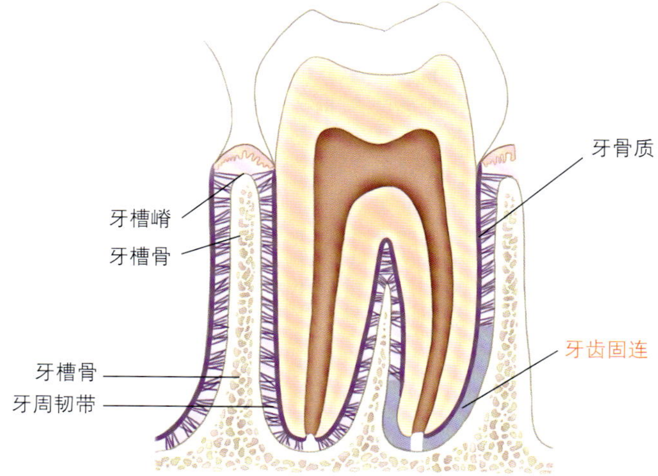

图7-36 牙齿固连示意图，整个牙周韧带骨化，使牙根与骨融合。

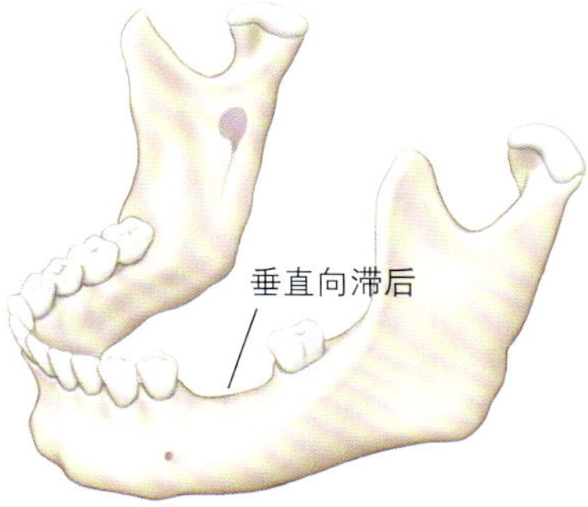

图7-37 示意图显示拔除固连乳牙引起牙槽骨垂直高度不足。

当面临固连乳牙且没有继承恒牙的情况时，必须采取一些临床干预。

从这一部分得出的重要结论是，当面临固连乳牙且没有继承恒牙的情况时，必须采取一些临床干预。及时拔除固连的乳牙，将牙槽骨的变形进一步最小化，当相邻的恒牙萌出时，缺失乳牙区域的牙槽骨高度将增加。

临床上我们发现，根据萌出恒牙之间的距离，垂直高度变化可能存在滞后（图7-37），牙槽骨缺隙中央的骨量略少，萌出牙齿附近的骨量较多。在去除牙冠有相同垂直骨增量效果的同时，更具有保留更多牙槽骨宽度的优势。

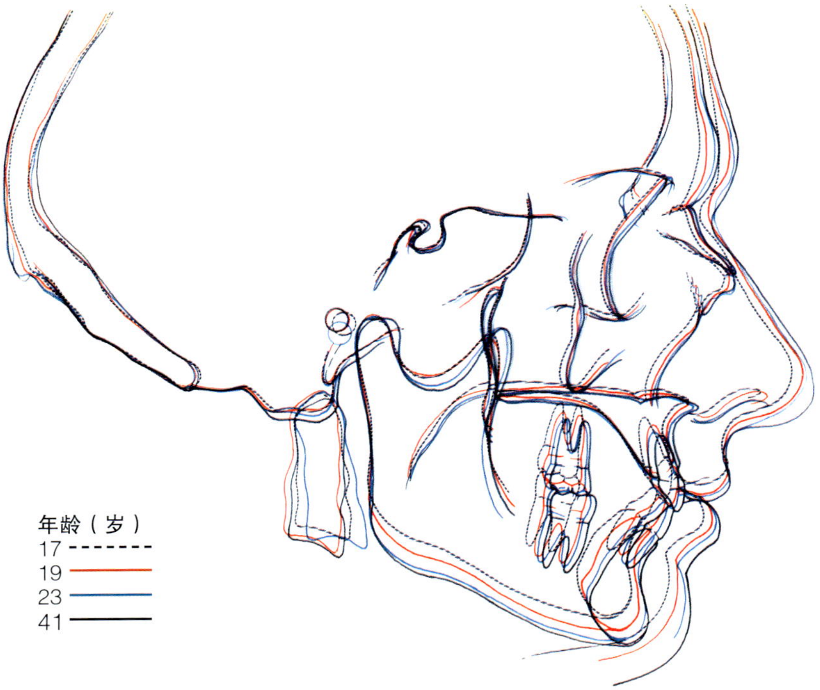

图7-38 成年男性随年龄增长观察到的少量颅面生长的示意图。

长期生长发育对种植体的影响

修复医生在文献和会议上就种植体的最佳植入时机进行了广泛的辩论。正如Morr所说："不幸的是，即使患者已经达到了预设完成生长的年龄范围，这并不意味着生长已经停止"。修复学文献中存在大量关于评估种植体最佳植入时机方案的争论，本章的目的不是试图调解这一争论，而是基于大多数修复医生通常不熟悉的固连乳牙特点和正畸文献，提供了另一种观点。

在种植体植入位点，特别是在切牙美学区，修复医生想要确保患者"已经完成生长"。患者可能会先被转到正畸医生那里，给患者拍摄手腕片来检查骺板是否闭合。这里有两点需要说明：①多项研究表明：手或腕的骨骼成熟度与颅颌面结构的生长发育之间并不能建立显著相关性[25-29]。手腕片评估的是长骨骨骺的生长状况，而不是颅颌面的生长状况。即使骺板未闭合，只是意味着生长仍在继续，但剩余的生长潜能仍难以量化预测。Priest[30]建议，确认骨骼成熟的"金标准"是：每隔6个月对患者单独拍摄头颅定位侧位片，然后将这些片子进行重叠，直到连续一年内头影测量没有变化；这通常发生在15～16岁的女孩和16～17岁的男孩，当然也存在个体差异。②通过对比Thilander和Bernard的研究数据发现，"成人"患者和"年轻成人"患者都存在类似的长期颅颌面的生长变化。简单地说，一个人可能永远不会停止"生长"——问题在于每个人剩余生长量的个性化评估。

第3章中的内容涵盖了长期生长的许多方面，重点聚焦于软组织的变化。其中提到这样一个事实，许多软组织的变化部分归因于支撑骨组织的丧失。Behrents团队研究表明，颅颌面的生长实际上从未真正停止过[31]，对成年人来说，每年非常少量的生长累积起的效应（图7-38）反映了以下特征：①垂直生长量比我们想象的要大得多；②这种垂直生长伴随着显著的垂直牙槽骨发育。此外，Pessa[32]（见第3章）的研究利用三维树脂复制了老年人群与年轻人群的颅颌面结构并进行对比，结果证明：与年轻人群相比，老年人群面中部丧失了牙槽突的骨支持。这再次引发一个问题："什么时候是种植的最佳时机[33-37]？"

有两项重要的研究让我们对口腔种植体随着时间的推移所发生的变化有了重要的了解。第一项研究于2001年发表[38]。该研究纳入15名患者（8名男孩，7名女孩）年龄跨度从13岁到19岁。研究资料包括口内像、根尖周X线片、头颅定位侧位片、模型和身高数据。一共包括27颗种植体，19颗上颌种植体，8颗下颌种植体。结果显示在种植体植入后的前3年，低咬合就出现了，范围从0.6mm到1.6mm不等，且头颅定位侧位片证实了颅面部的生长与身高的增加相关。植入4年及之后，没有提到身高的进一步增加，但种植体支持式修复体的低咬合持续增加，且存在个体差异。在接下来7年的生长发育后期阶段，低咬合以平均0.5mm持续进展。在整个10年的研究中，低咬合范围为0.1～2.2mm，平均值为1.0mm。有临床意义的发现是：种植体与相邻牙齿之间的距离越短，边缘骨高度丧失越大。学者总结认为："骨整合种植体在周围骨骼中保持静止，不会随牙齿的萌出过程或生长变化而适应性移位。"

2004年，Bernard等[39]进行了一项类似的研究，该研究调查了28名采用种植体修复缺失牙的受试者，其中包括14名青年人（年龄15.5～21岁，平均年龄18.4岁）和14名中年人（年龄40～55岁，平均年龄43.6岁）。这项研究的目的是对比年轻人和中年人之间的差异。大多数临床医生会认为，青年人可能会出现种植体相关咬合变化，中年人肯定不会。结果是什么呢？在青年人中，所有患者都表现为种植修复体的低咬合，范围为0.1～1.65mm。在中年人中，所有患者都表现为种植修复体低咬合，范围为0.12～1.86mm。令人惊讶的是，两个年龄组中数据非常相似，学者得出结论：青年人和中年人种植后在低咬合上的表现没有差异，在性别上也没有差异。

我从这些发现中得出的结论可以概括如下：

1. 颅颌面和牙槽骨的发育贯穿人的一生。
2. 颅颌面和牙槽骨的生长是多学科团队在选择牙齿缺失修复方案时必须考虑的因素。
3. 这并不意味着不应该进行种植，而只是提出了一个问题：即我们不知道在哪些患者身上有轻微低咬合（0.1mm），在哪些患者身上是会对美学效果造成破坏的（2.2mm）。因此，低咬合是一项重要的知情同意要素。

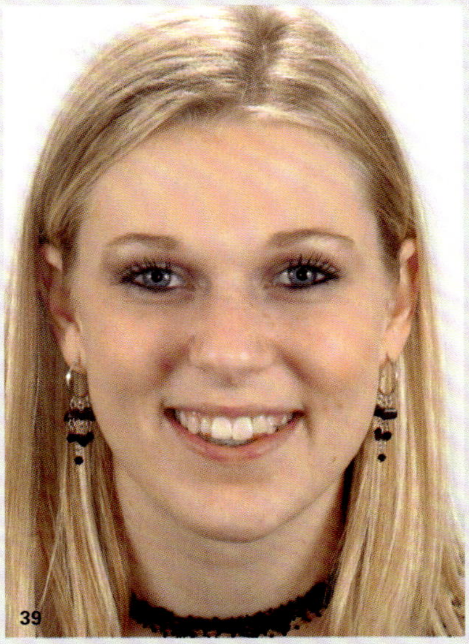

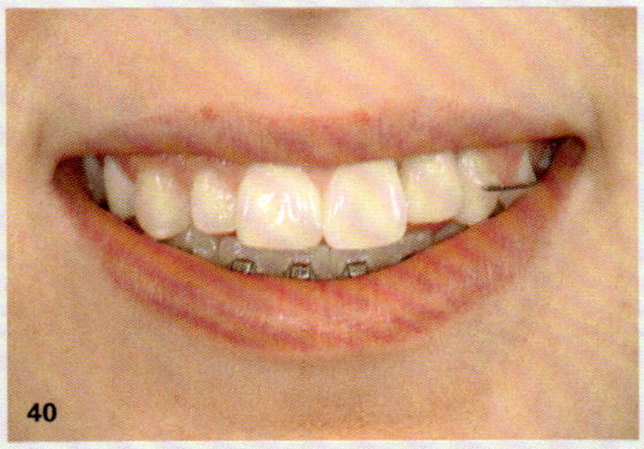

图7-39和图7-40 这名15岁的患者左上侧切牙位点植入种植体1年。现在那颗牙已经低咬合了。

让我们想一想：如果真的遇到严重低咬合的情况会发生什么？在后牙区，我们可以通过替换牙冠来恢复咬合接触。在切牙美学区，影响要严重得多。

病例说明：早期植入种植体引发的美学问题

图7-39和图7-40中的患者在15岁时被转诊到我的诊室，患者的诉求是解决1年前植入的种植体支持的左上侧切牙低咬合的棘手问题。由于目前侧切牙的牙龈边缘明显高于理想位置，因此更换牙冠将会导致牙冠比例失调，美观效果很差。此外，患者唇侧骨板很薄，种植体的颜色会透过牙龈组织和牙冠边缘显露出来（图7-41）。

她的外科医生建议她做一次单颗牙齿截骨术，让种植体连同骨块调整至理想的位置，但我觉得这不是一个好的选择，因为现在的修复体本身就没有美感。

另一种选择是移除种植体，然后放置骨替代材料并植入新种植体。在这个病例中，外科医生推荐生物玻璃作为替代材料，这是一种生物相容性良好（不会产生免疫反应）的人工材料，可以与骨骼形成化学结合。它最初的应用是修复大面积无法自然再生的骨骼损伤或缺陷[40]。经过考虑，父母明确表示不愿再次行种植修复，因此排除了更

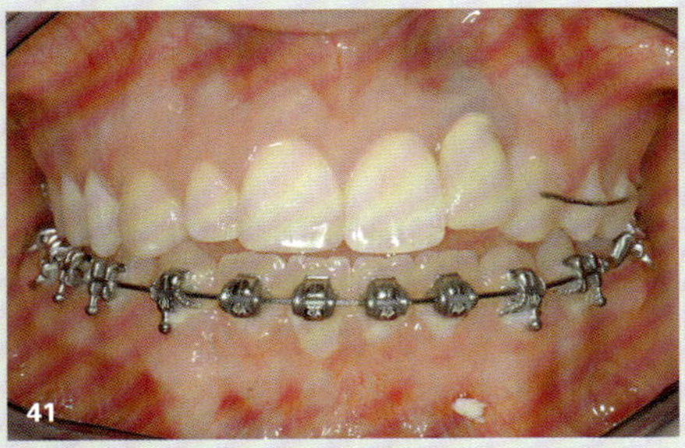

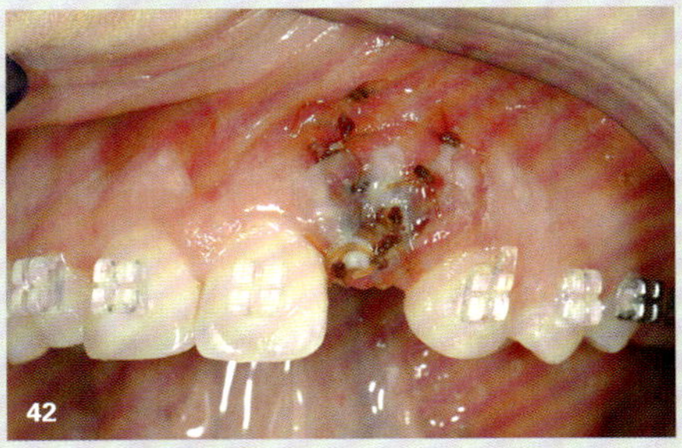

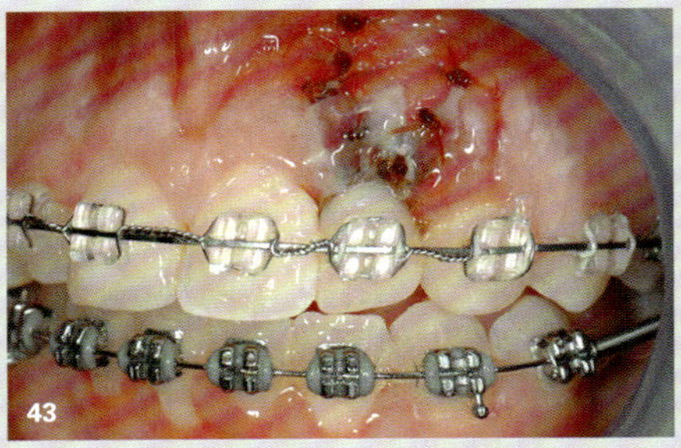

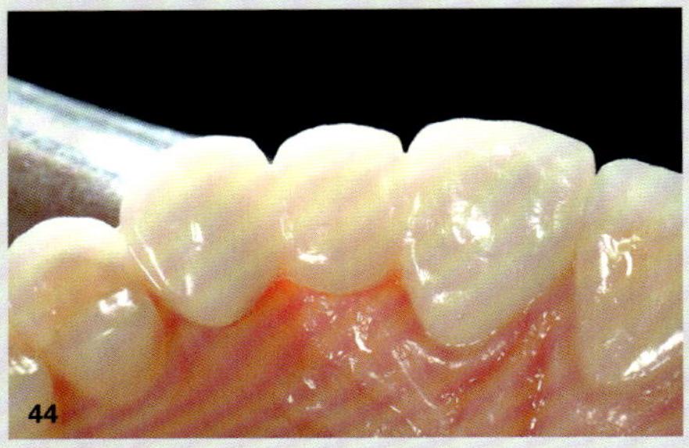

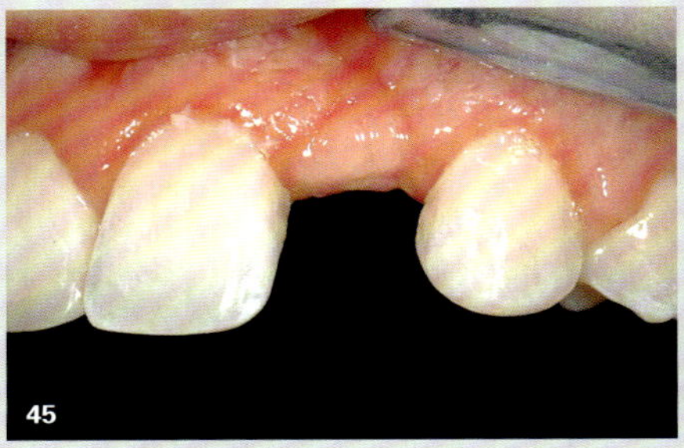

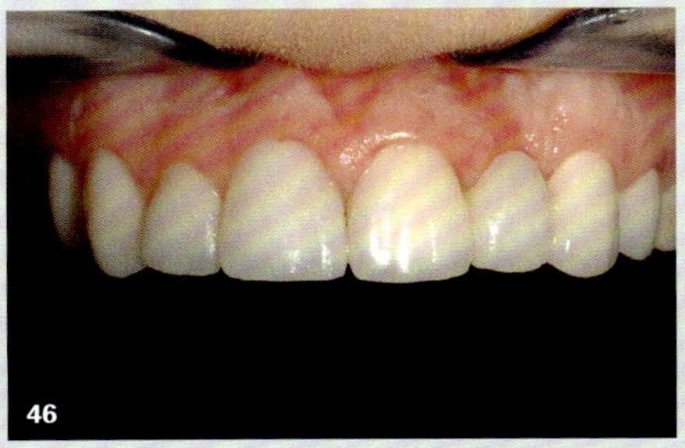

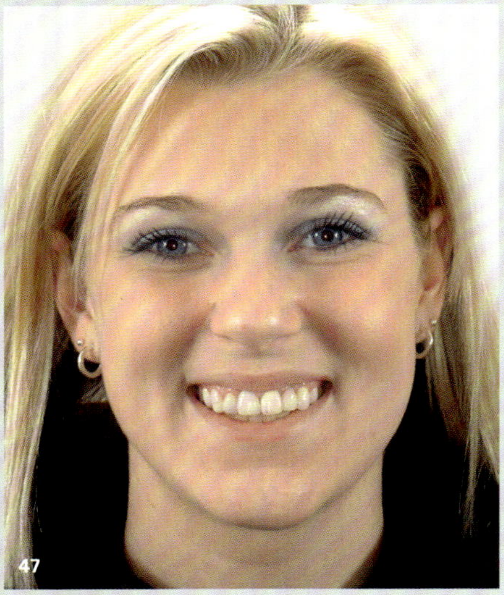

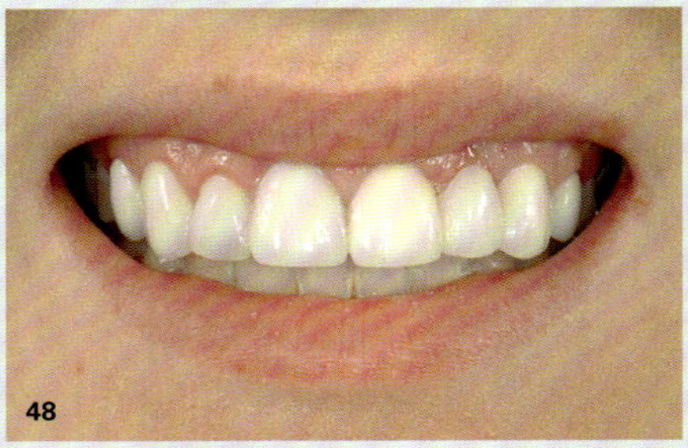

图7-41 除低咬合外，左上侧切牙种植体的龈缘明显高于其他牙，种植体颜色暴露。

图7-42 在考虑了所有的治疗选项（移除、修复、截骨、替换种植体）后，决定取出种植体并在该区域放入骨移植物。

图7-43 正畸过程中，桥体被用作美学替代体。

图7-44 过小的右上侧切牙用贴面修复，以更好地与其他切牙匹配。

图7-45 正畸治疗后，牙龈边缘对齐，牙槽骨高度足以容纳卵圆形桥体。

图7-46和图7-47 家长拒绝再次植入种植体，所以口腔医生设计了1个三单位的氧化锆桥以维持美学效果。

图7-48 微笑观。右上侧切牙是贴面，左上侧切牙是卵圆形桥体，属于三单位氧化锆桥的一部分。

换种植体的选择。我不认为更换种植体是一个好的选择，因为我已经清楚我们刚刚回顾的研究，不想再次冒同样发生低咬合的风险。

最后，与我们的团队协商后，我们决定去除种植体，放置骨替代材料修复骨缺损（图7-42），并放置一个临时的树脂桥体作为缺失侧切牙的美学过渡替代（图7-43）。我的正畸目标包括整平上颌牙弓（该弓形可能已受种植体影响发生偏斜），解除开殆，并将尺寸不足的右上侧切牙放在适当的位置，后期用贴面进行修复，使其与左上侧切牙的尺寸一致。患者通过正畸完成了适当的龈缘位置垂直向调整，为了辅助正畸治疗，我在右上侧切牙上粘接了树脂复合体，以达到理想的宽长比（图7-44）。一旦该部位愈合，正畸治疗完成后，牙槽高度就足以容纳一个卵圆形的桥体

（图7-45）。如前所述，该家庭不考虑重新植入种植体，并寻求替代修复方案，因此修复医生选择了1个三单位氧化锆桥和与之匹配的贴面修复，最终获得了令人满意的修复效果和微笑外观（图7-46～图7-48）。

青少年先天性上颌侧切牙先天性缺失的治疗策略

对于正畸医生来说，面对单侧或双侧上颌侧切牙先天缺失的患者，有4种选择[41-45]：

1. 预计未来种植修复的正畸治疗。
2. 预计用非种植修复方案替换侧切牙的正畸治疗。
3. 自体牙移植（拔除口腔其他部位的牙齿并重新植入到缺失的侧切牙位置）。
4. 用尖牙替代缺失的侧切牙。

对儿童的最终治疗方法需要根据其进一步生长和发育进程再确定，实施这些决策的第一步最好先进行暂时性的非种植修复。

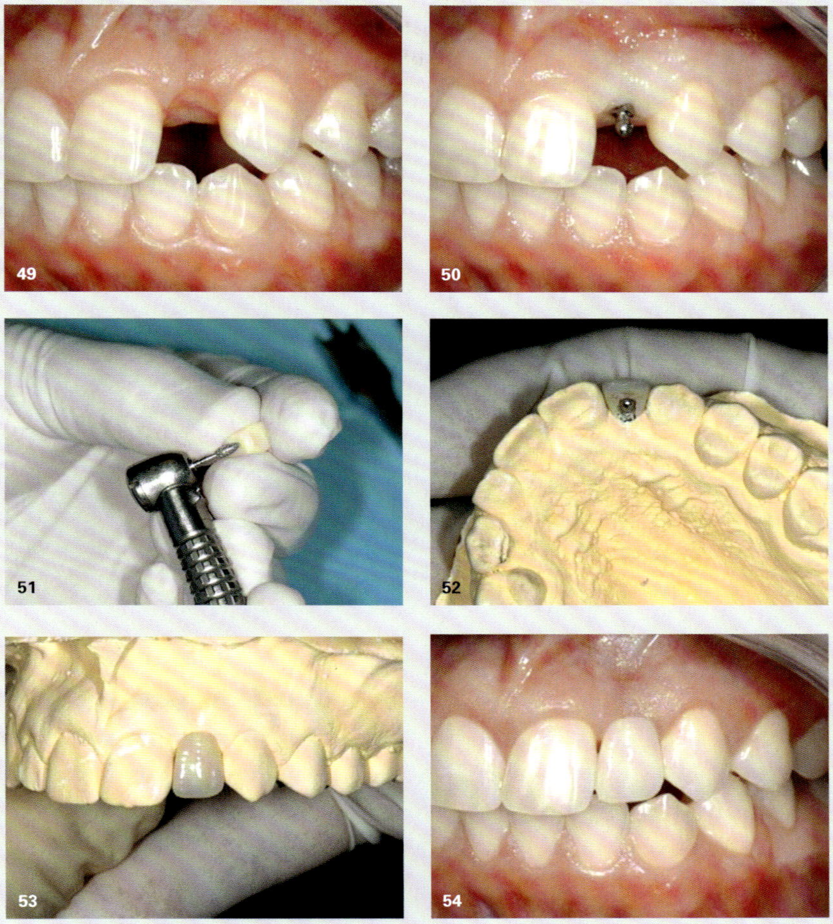

图7-49和图7-50 种植体支抗被植入缺失的左上侧切牙位点。
图7-51～图7-54 制备义齿桥体，用复合树脂粘接到种植体支抗上（图7-49～图7-54由John Graham医生提供）。

非种植临时修复体

种植体的运用，特别是在美学区，并不总是下意识选择的治疗方法。如本章前面所述，生长发育是能否植入种植体的决定因素之一，种植体的其他禁忌证还包括：①植入空间不足；②与邻牙牙根过近，种植体的可用空间不足；③高笑线伴随过度暴露牙齿；④费用。许多非种植修复体可以临时放置，其中包括种植体支抗、带桥体的可摘式装置和纤维增强复合树脂修复体。

种植体支抗（Temporary Anchorage Device，TAD）

将种植体支抗放置在缺失牙齿的牙槽嵴上是一种临时替换侧切牙的方法（图7-49和图7-50），将义齿桥体粘接到种植体支抗上进行修复（图7-51～图7-54）。该技术的优点是无须摘戴，不依赖邻牙的粘接，避免邻牙间粘接失败的可能。关于种植体支抗是否像骨整合种植体一样抑制垂直向骨生长的讨论，Ciarlantini和Melsen[46]的一项研究并不支持这一观点。在他们的研究中，于5名10～13岁的患者中植入6个种植体支抗（TAD），在5年的随访期内，植入种植体支抗的牙槽突与相邻牙齿的萌出遵循相同的垂直向发育规律。因此，该技术是一种非常合理的临时选择，用于替换生长期患者缺失的侧切牙。

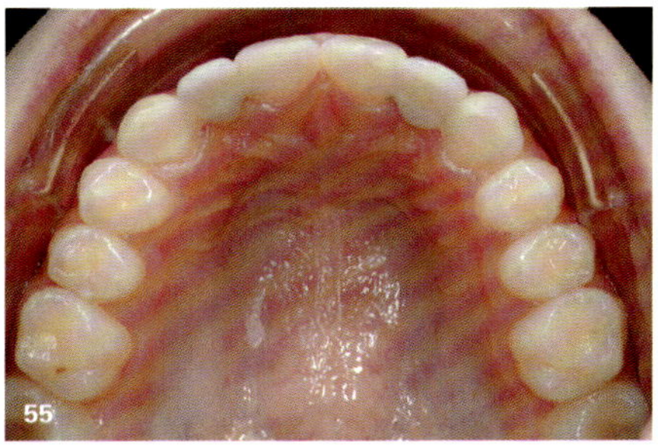

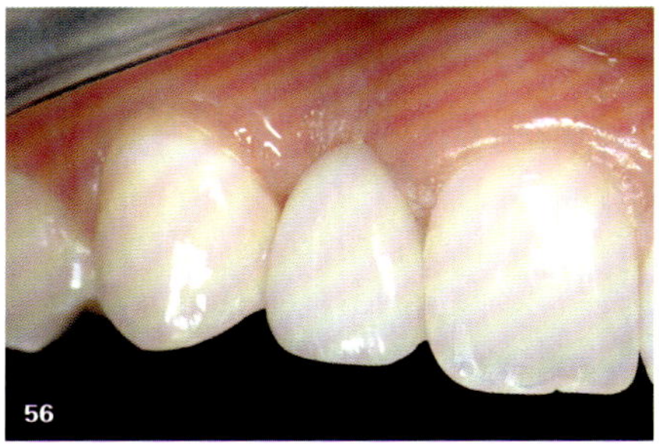

图7-55和图7-56 双侧纤维带条修复体粘接在中切牙和尖牙上，以替代缺失的侧切牙。

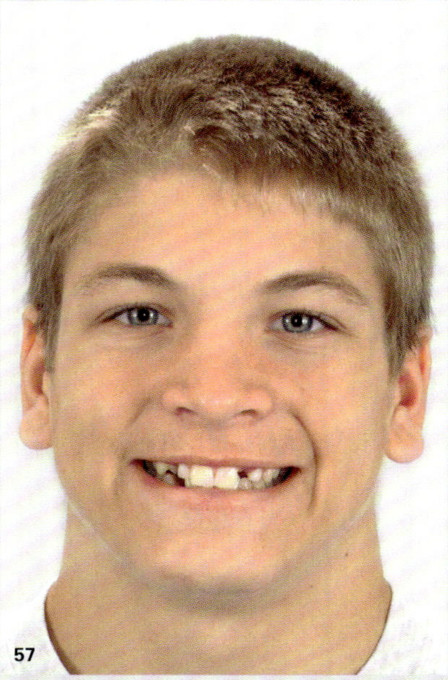

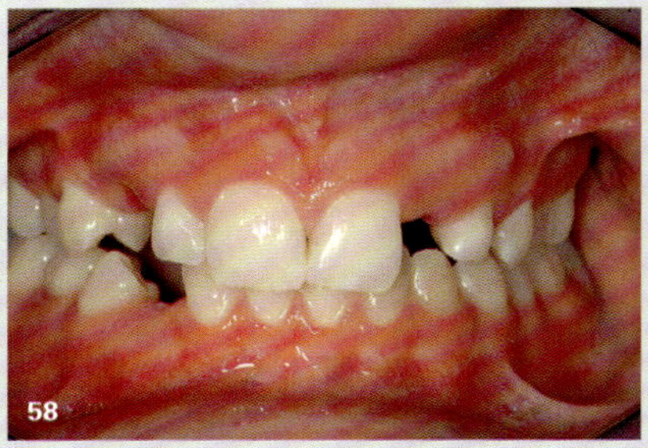

图7-57和图7-58 这名14岁的男孩右上乳侧切牙、左上乳尖牙和下颌第二乳磨牙未替。他的左上乳侧切牙最近脱落，促使正畸转诊。

带人工牙的可摘义齿

多年来，在正畸矫治器拆除后，带有人工牙的可摘义齿是暂时取代缺失侧切牙的公认方法。然而它有一个主要的缺点：需要依赖患者的配合，并且当可摘义齿从患者口腔中取出后，很容易被弄坏。当这种情况发生时，在患者找到替代方法之前，牙齿通常会发生一些不必要的移动。另一个显著的缺点是：即使始终佩戴义齿，大约10%的患者会经历中切牙和尖牙牙根向缺隙侧倾斜占据侧切牙的空间，这需要进行正畸治疗，进而为种植创造足够的空间[47]。目前尚无关于将人工牙嵌入Essix透明保持器的有效性研究，理论上它具有与带人工牙的可摘义齿相同的潜在风险。

临时纤维性桥修复体

纤维加强型修复体，其连接部分由用于制作防弹背心的超高分子聚乙烯纤维制成，超高分子聚乙烯是制作此类修复体的首选材料。一种常见的选择是强度超过了玻璃纤维断裂点的Ribbond纤维。这种具有良好生物相容性的半透明材料几乎可以与任何复合树脂系统粘接，因其几乎无色，它在与丙烯酸或复合树脂人工牙结合中不会显示出颜色。先把纤维条带与人工牙粘接，然后粘接到与缺失的侧切牙相邻的中切牙和尖牙的腭侧（图7-55和图7-56），这种方法实际上不需要磨除任何牙齿结构。这种材料具有足够的柔性，因而不会出现金属马里兰桥那样因应力集中而脱落，还具有足够的硬度以保持位置。该修复方式提供了可接受、耐用和高度美观的临时桥，可以作为后期永久修复方案实施前的过渡性方案。

下面的病例说明了正畸医生和修复医生在利用临时纤维加强修复桥时沟通的必要性。这是一名14岁的青春期男孩（图7-57和图7-58），其牙齿发育较晚，右上乳侧切牙、左上乳尖牙和右下第二乳磨牙未脱落（图7-59）。直到左上乳侧切牙最终脱落，在微笑区产生了美学问题，他的口腔医生才发觉

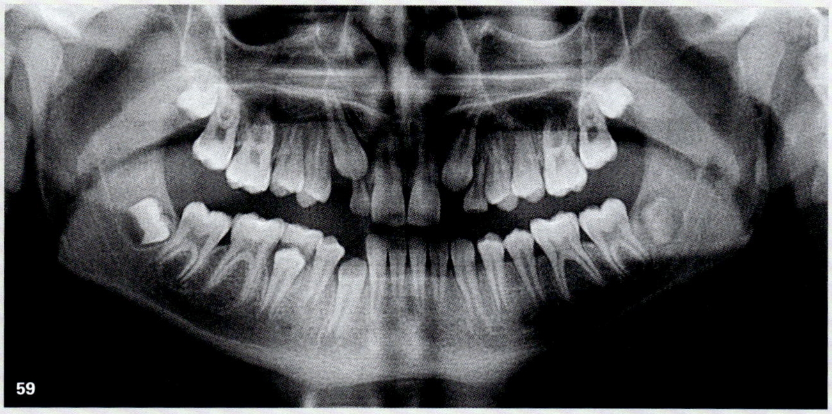

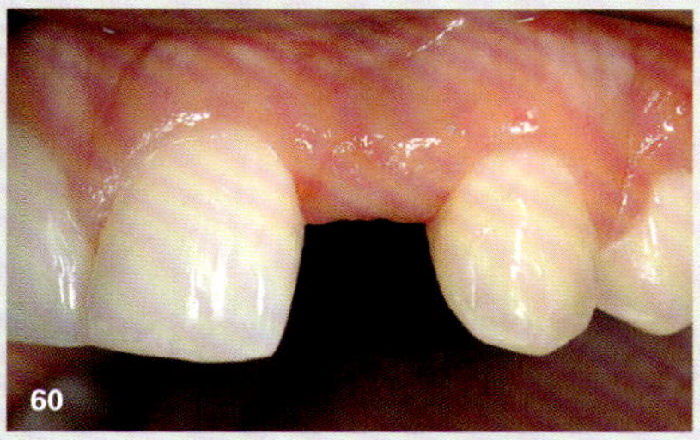

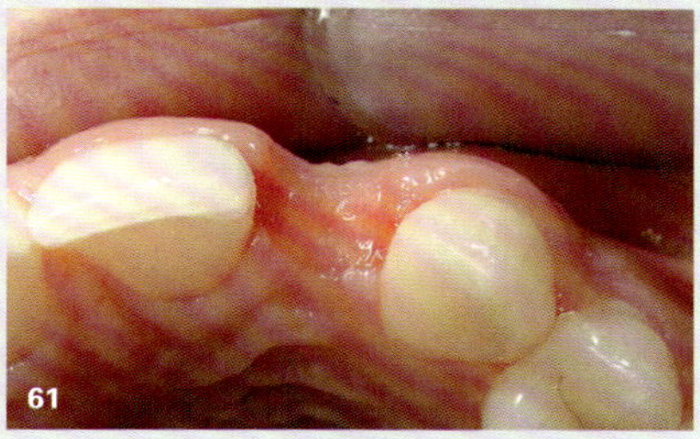

图7-59 全景片显示牙齿发育较晚，上颌侧切牙先天缺失，缺牙区牙槽骨高度良好。

图7-60和图7-61 正畸治疗为左上侧切牙缺失预备了修复桥体的位置。桥体在缺牙区的软组织上施加轻微压力，足以使最终修复体的卵圆形桥体能够紧密附着在牙槽嵴位点上。

治疗的紧迫性。

正畸治疗旨在实现理想的牙齿排齐，并为最终的种植体支持式修复创造适当的空间。将托槽粘接到义齿牙体上，并对其进行调磨，使其紧密附着在牙槽嵴表面，并施加轻微压力，以帮助形成卵圆形假牙龈外形（图7-60和图7-61）。

在他16岁生日之前治疗即将完成，修复医生认为此时植入种植体还为时过早，侧切牙将使用临时纤维加固带翼桥替代。在完成正畸治疗之前，患者被转诊至修复医生处进行咨询并进行牙位最终评估和治疗方案确认。

我通常希望修复医生参与牙齿矫正的收尾阶段，以确保牙齿最终位置满足修复治疗的需求。这包括足够的种植空间（如果最终选择了种植方案）、理想的切牙暴露量和笑线，以及足够的咬合间隙，以满足上颌中切牙和尖牙腭部临时桥的预备与粘接要求。

一旦修复医生对牙齿矫正的位置满意，我们就会尽量协调后续治疗时间。一旦双方同意拆除矫治器，我会安排患者上午到我的诊室，这样我们就可以在拆除正畸矫治器的当天，确保患者有时间转诊到修复医生处进行下一步治疗，这样患者就可以着手安装临时义齿。如果没有牙齿美白计划，修复医生将直接进行牙体预备，并粘接临时桥体，也用作切牙保持器。

所有这些操作都在同一天进行，可以在拆除正畸矫治器后最大限度地减少任何不必要的牙齿移动。如果需要在口腔修复体安装之前进行牙齿美白，我们可以在移除矫治器之前先取下主弓丝，制取印模，制作一个在缺失侧切牙处留有空泡或预制人工牙的Essix（压膜）保持器。Essix（压膜）保持器可以用作漂白托盘以及美学上可接受的保持器。在某些情况下，尽管有牙齿漂白计划，父母和患儿都渴望在漂白的准备阶段之前尽快修复缺失牙，对此，我们不必进行争论，可先完成临时桥体的粘接（这是家长和患者都开心的事情），之后再开始美白治疗。漂白完成后，可以确定永久桥体的颜色，并制作和粘接最终修复体。图7-62 ~ 图7-64显示了具有良好美学效果的树脂粘接最终桥修复体。

这些纤维加强固定桥要使用多长时间？我们通常建议患者，如果桥体仍然美观，能发挥功能，则可以根据患者的意愿长时间保留。例如，该患者的10年随访记录如图7-65 ~ 图7-68所示。如果他将来愿意，他可以选择之后进行种植修复。有趣的是，当通过正畸打开侧切牙间隙，为未来种植预留空间，该区域的牙槽骨相当稳定[37]。然而，如果长时间未进行种植修复，局部仍可能出现一定程度的骨吸收，进而需要进行骨增量手术。

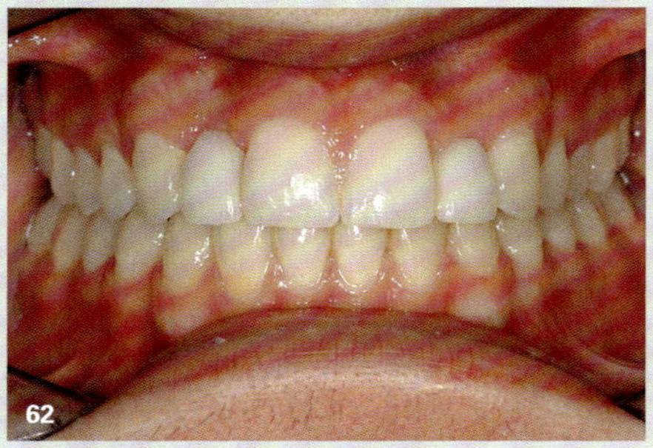

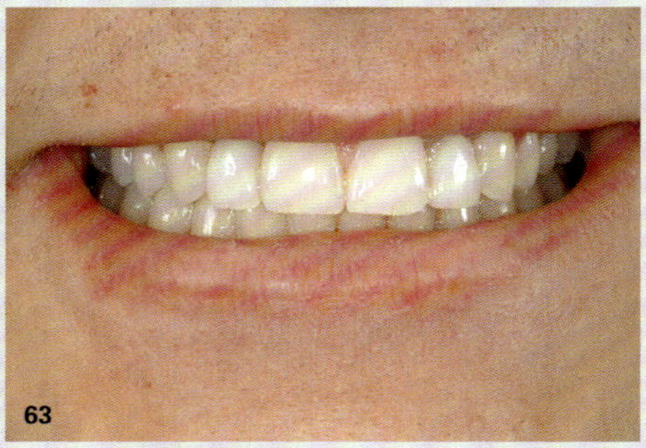

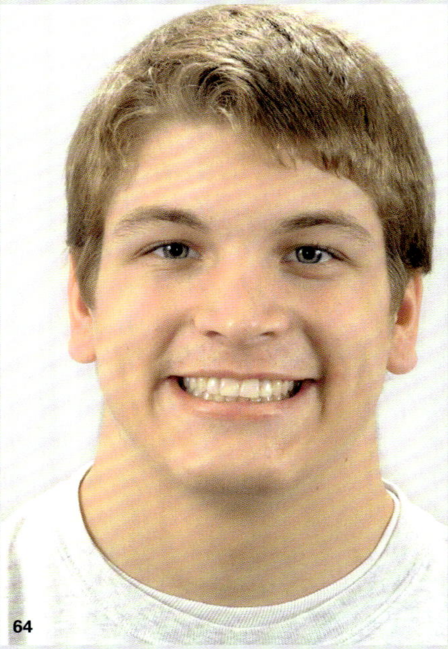

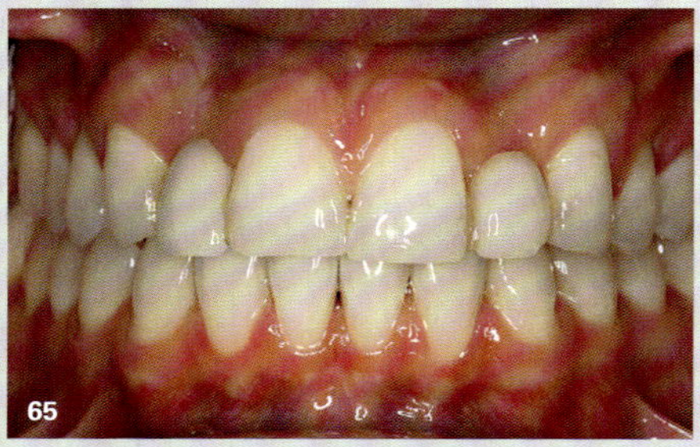

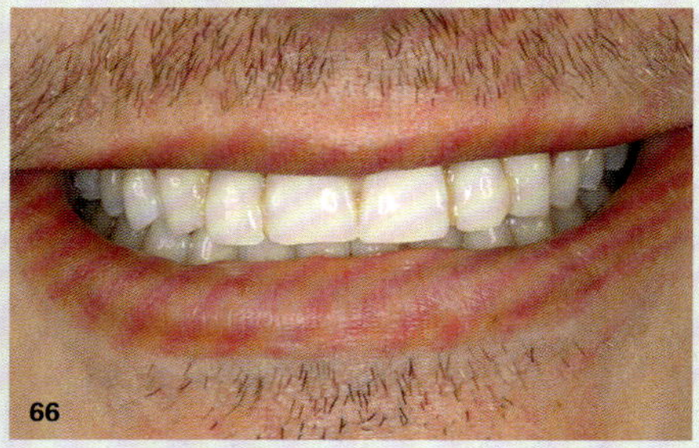

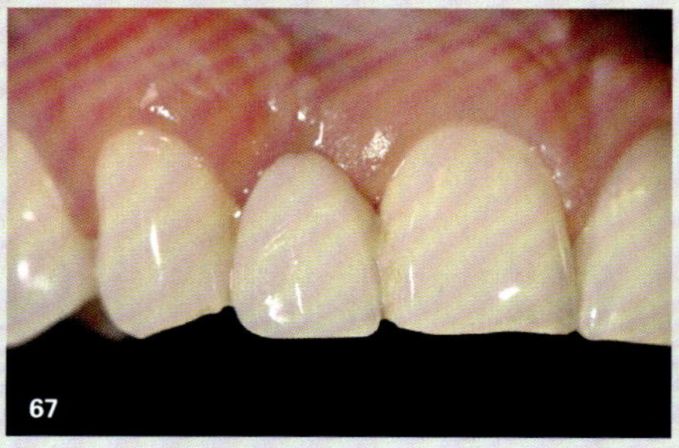

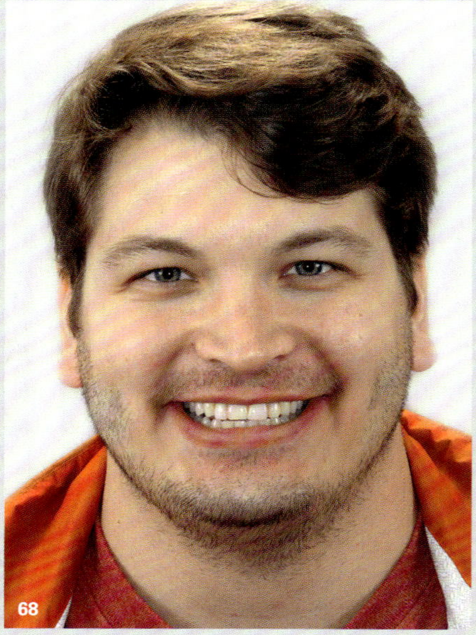

图7-62～图7-64 使用纤维增强修复体修复后的最终口内像。

图7-65～图7-68 10年后的照片显示了修复体的持续稳定性和美观性。

非种植永久性修复：翼板粘接固定桥

固定修复体的优点很明确：①美观；②相邻牙根位置稳定，从而避免了后期再治疗的可能。由于需要永久性地大量磨除牙齿，使用全冠覆盖固定桥已不再受欢迎。然而技术进步为侧切牙缺失提供了许多不涉及全冠的其他固定修复选择。这些修复体有许多名称和首字母缩写，例如树脂粘接固定修复体（Resin-bonded Fixed Dental Prostheses，RBFDPs），但为了统一描述，本书将这些修复体统称为“翼板粘接固定桥”，因为它们的结构具有共同的特征。

马里兰桥

马里兰桥由Rochette首次推广[48]，由一个带翼的铸造金属连接体和连接在其上的全瓷桥体组成，金属翼粘接在相邻基牙的舌侧面上（图7-69和图7-70）。有时候可能需要一定程度的牙釉质预备，这取决于技师制造的金属翼厚度及患者前牙覆盖量。修复侧切牙时，基牙可选择中切牙和尖牙。马里兰桥第1次实现了在制作永久性固定桥时，无须对邻牙进行全冠修复。这在当时是一个相当大的进展，但也存在许多问题，诸如牙的特征性解剖结构的磨除、金属连接体导致的颜色单一、透明度差，以及可能存在高失败率。文献中关于成功率的报告差异也很大，从11个月时的53%到11年时的90%[49-53]。有学者计算了来自大约25项研究累计的数据，失败率为4.6%，修复体在口内存留时间的中位数约为7.8年[54-55]。然而，即使有这么多缺点，马里兰桥依然可作为正畸后维持基牙牙根位置的保持器，它可以维持基牙的牙根位置不变，同时确保它们不会侵入到未来的种植位点[47]。

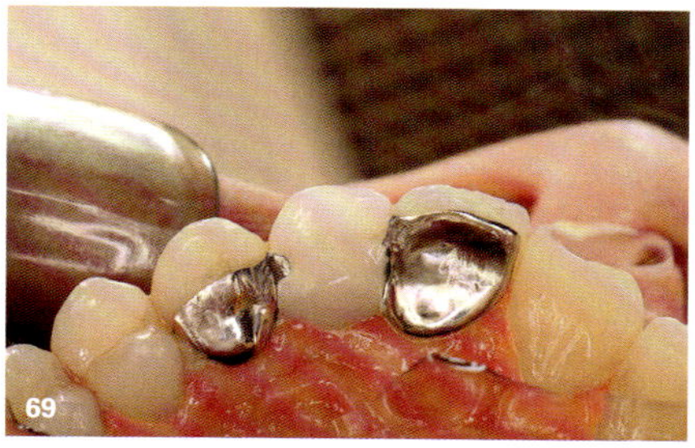

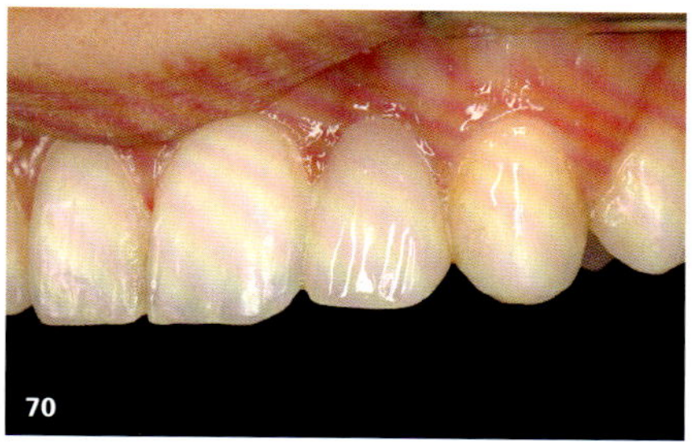

图7-69和图7-70　用于修复左上侧切牙缺失的Rochette型马里兰桥示例。

纤维增强型树脂翼板粘接桥

纤维增强型树脂翼板粘接桥，有时也称为Encore桥，原理与马里兰桥基本相同，但它不是金属翼板和桥体，而是预制复合树脂与高强度纤维增强材料，以及瓷贴面粘接到桥体的表面以改善其外观。与金属马里兰桥相比，纤维增强型树脂框架能更好地与牙釉质和牙本质粘接，并具有足够的强度和弹性，可以随着相邻牙齿的移动而弯曲，从而避免粘接失败。甚至在切牙轻微移动的情况下也能避免脱粘。这也是对基于金属框架马里兰桥的重大改进，因为框架材料与牙齿颜色相同，解决了金属基底带来的变色和透明度消失的问题。

虽然这种类型的修复桥比原来的马里兰桥侵入性小得多，但它也确实需要在基牙的舌侧和邻间隙表面上磨除一些牙釉质，并且当它受到过大的侧向力时，失败率更高。出于这个原因，不建议深覆𬌗的患者使用此种修复方式[43]。许多口腔医生都避免使用纤维增强固定桥，因为它可能会出现连接体部位断裂、材料剥离或脱粘接。如前一个病例所示，作者发现如果制作得当，有一大部分的纤维加强树脂翼板粘接桥可以成功保持长达15年。可以说，修复医生的技术水平和操作经验是成功的主要决定因素。

氧化锆翼板粘接桥

目前，用于制造翼板粘接桥的两种最常见的材料是氧化锆和二硅酸锂。氧化锆（稳定二氧化锆的商品名）是一种多晶陶瓷，与金属一样坚固，比其他材料更美观，但它不具有可蚀刻的玻璃相。首先用陶瓷底漆处理氧化锆翼板，然后再用树脂水门汀粘接，能达到一个可接受的粘接强度。为了达到最优的美学效果（因为氧化锆非常坚固但透明度差），可以在人工牙的表面覆盖一层透明度更好的玻璃陶瓷，就像最初用于金属翼板马里兰桥的技术一样。因此，氧化锆翼板的优势在于氧化锆连接体的强度和桥体表面层状玻璃陶瓷的卓越美学表现。

翼板的设计和材料成分仍在不断改进。相对于种植体，它们适用于那些低龄、经济条件不好，咬合不佳，或者单纯不愿意接受种植的患者。对于低龄的患者，在达到种植或可以粘接更永久固定桥的年龄前，纤维增强树脂粘接桥是一种很好的修复选择——有深覆𬌗的患者除外，哪怕只作为临时使用，他们也需要选择更坚固的固定桥类型。目前，全瓷翼板粘接桥逐渐成为马里兰桥的更新替代品。正如Morr[56]所述，一半粘接桥已从金属-树脂粘接系统过渡至全瓷修复粘接系统。

新一代材料在强度和美观方面的改进体现在以下病例中。这名13.5岁患者（图7-71～图7-75）在她的正畸医生退休后，转诊给我继续完成正畸治疗。最初的全景片（图7-76）有点令人担忧，因为上颌尖牙的位置不正。而且其萌出方

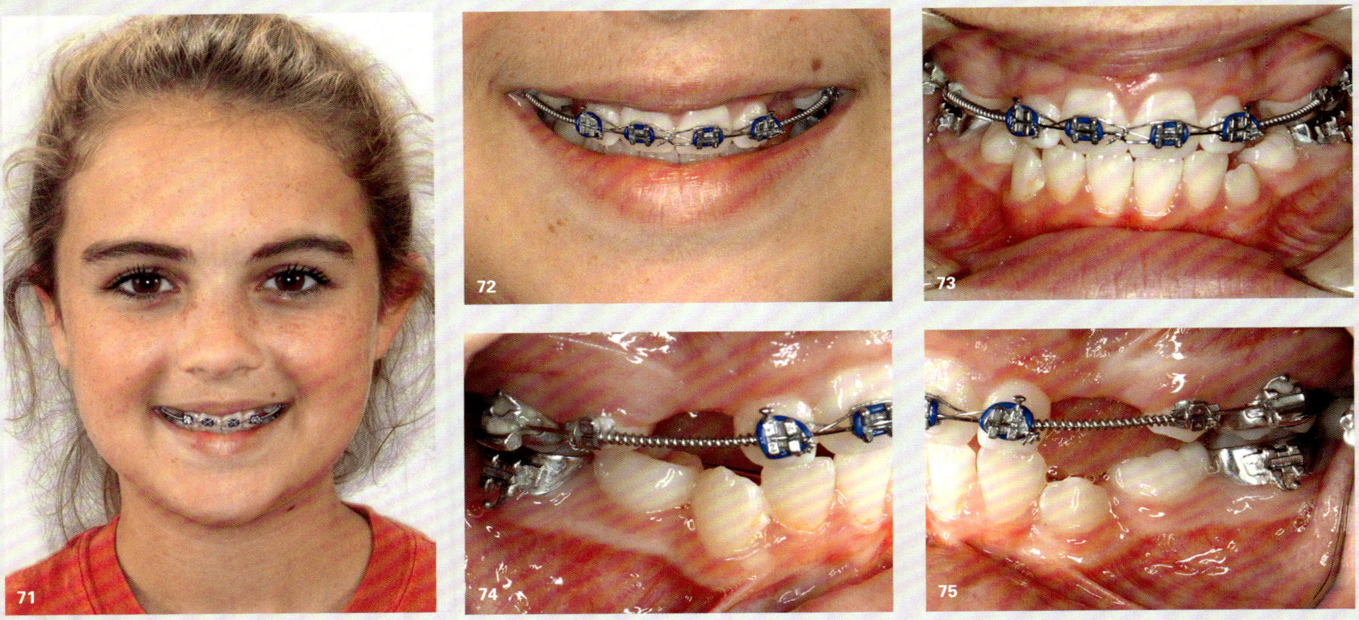

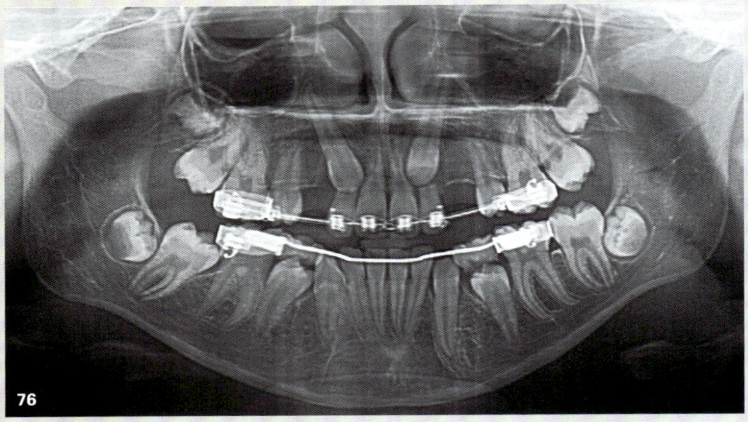

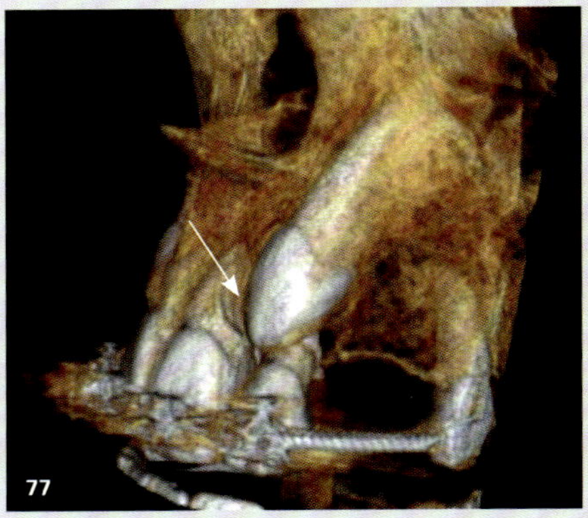

图7-71～图7-75 这名13.5岁的女孩正在进行正畸治疗，其恒尖牙未萌出。

图7-76 她初始的全景片立刻引起了我的注意，因为尖牙与侧切牙的位置关系异常。看起来侧切牙已被正在萌出的尖牙损伤。但由于二维全景片的局限性，很难判断这是真实的牙体损伤，还是尖牙在影像上与侧切牙的颊侧重叠。

图7-77 CBCT影像揭示了全貌。不仅侧切牙牙根发生了吸收，尖牙的萌出牙囊也对左上中切牙的远中部分造成了损伤（箭头所示）。

向似乎对上颌侧切牙牙根造成了吸收。甚至，上颌中切牙也受到了轻微的影响。她的CBCT证实了这些担心：上颌侧切牙的牙根几乎完全被尖牙的萌出压迫吸收（图7-77和图7-78），甚至中切牙牙根的远中也受到了破坏。我意识到，上颌侧切牙长远看可能没法保留，但由于她的年龄（还小），我想尽可能延迟其拔除时间。这给正畸治疗带来一定挑战，因为需要将上颌的尖牙水平向远中牵引，以避免对上颌侧切牙的进一步损害（图7-79）。为了达到这个目的，我将种植体支抗植入于上颌后上方，并使用弹性链将尖牙水平远移，同时避免其伸长（图7-80）。经过6个月的治疗，牙齿移动到了预期的位置，于是拆除了手术牵引纽扣，重新粘接了尖牙托槽。到14个月时，实现了所有牙齿的排齐（图7-81）。

在与修复医生充分沟通后，我们决定用固定保持器稳定前牙位置（图7-82），同时保留前牙托槽，并以弓丝连接牙体，待拔除侧切牙

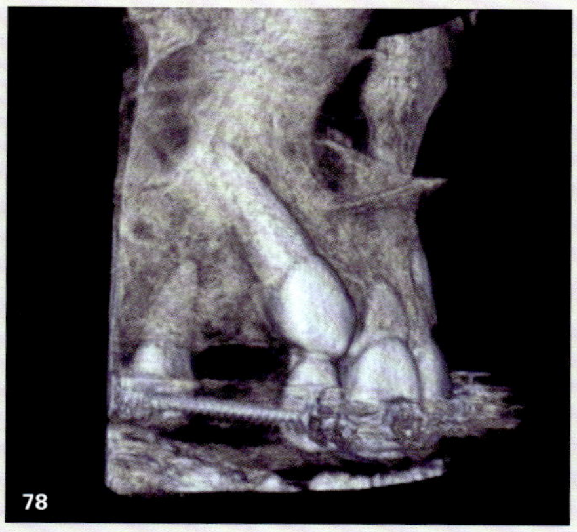

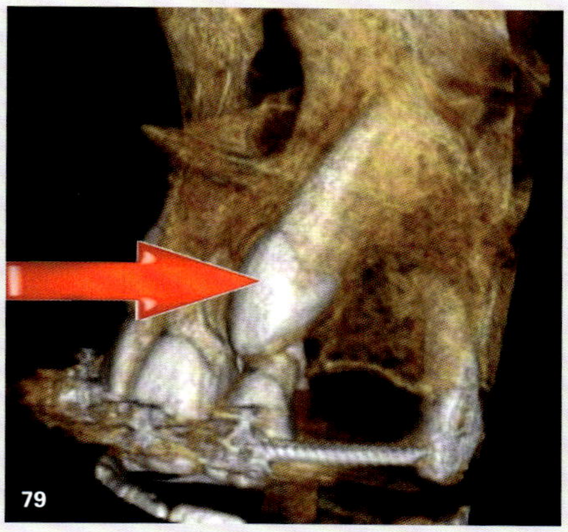

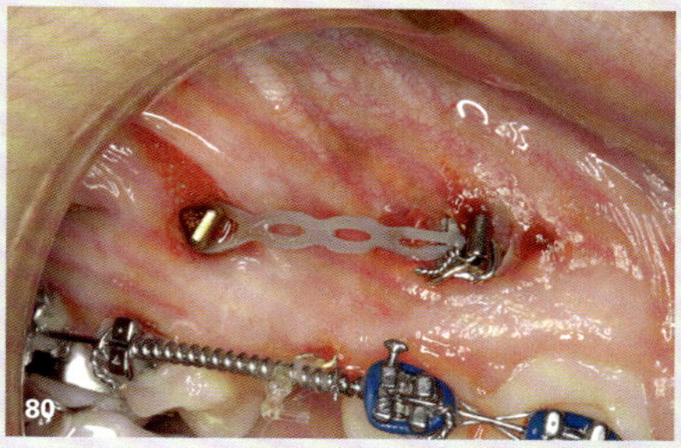

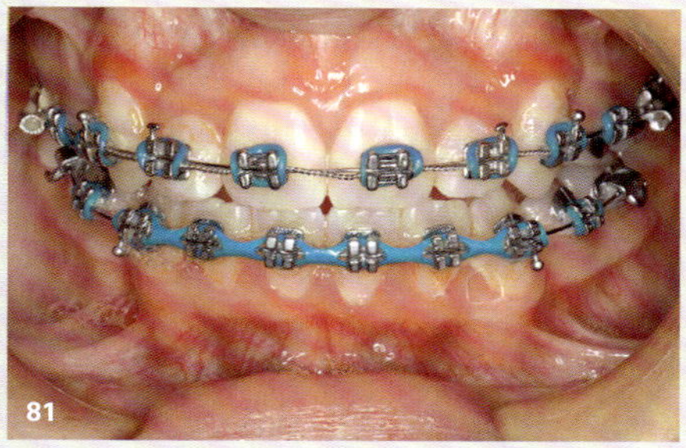

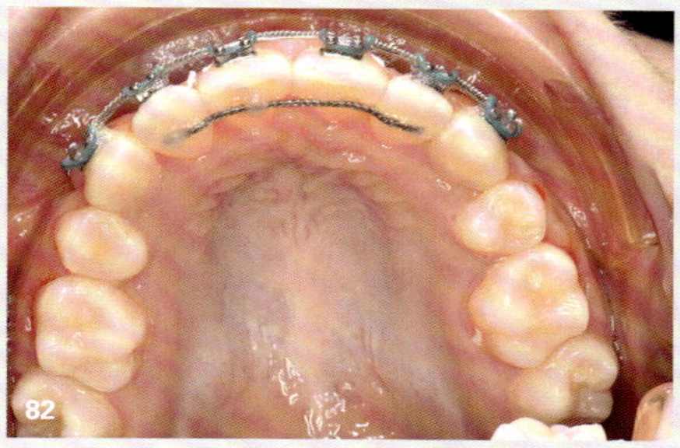

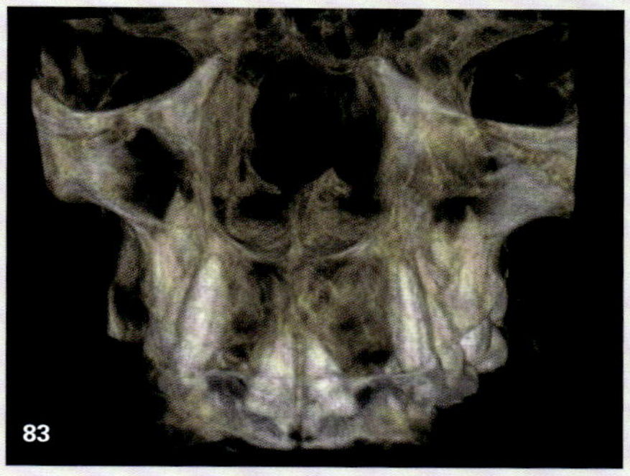

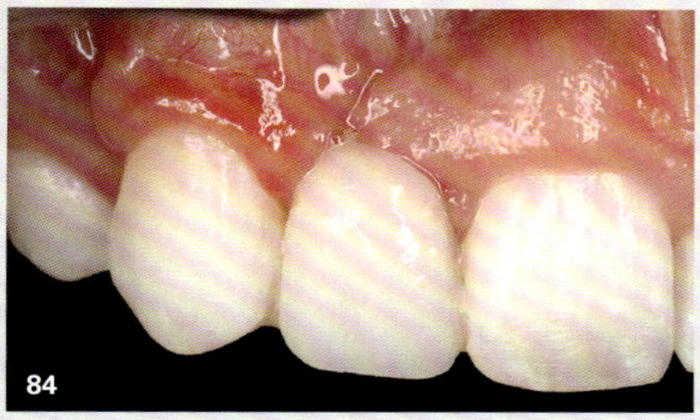

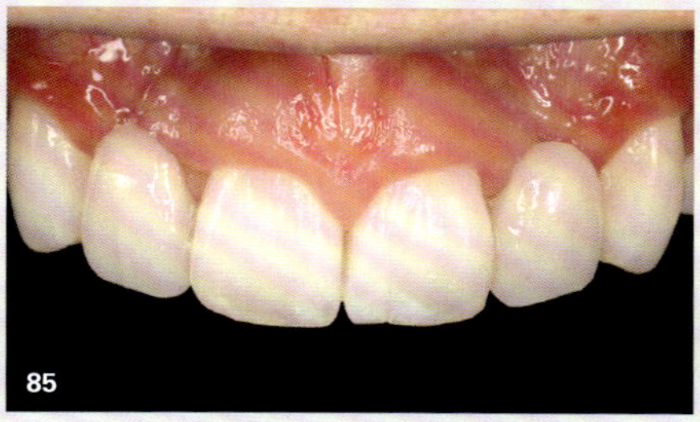

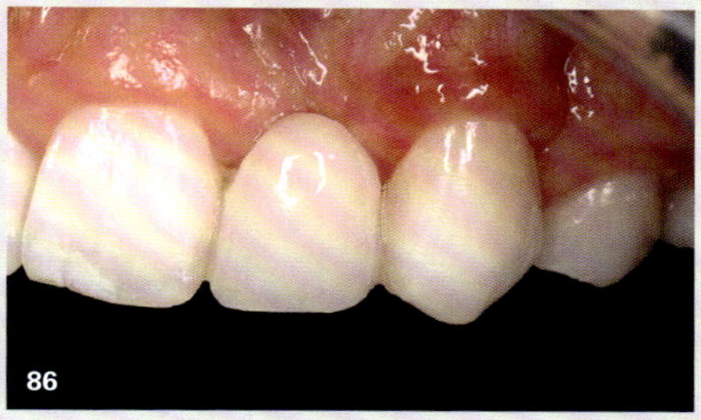

图7-78 右侧情况相同，但右上中切牙的损伤略小。右上侧切牙根尖完全吸收。

图7-79 希望能够挽救上颌侧切牙的部分牙根，作者想尽可能水平向远移左上尖牙牙冠，以免对侧切牙造成进一步损伤。

图7-80 作者使用种植体支抗与弹力链的组合来水平向远移双侧尖牙牙冠。

图7-81 治疗14个月后实现排齐。

图7-82 接下来的治疗过程中，作者放置了1个固定保持器来稳定牙齿。

图7-83 拔除双侧上颌侧切牙并放置氧化锆翼板固定桥后的CBCT。请注意中切牙根部的吸收。

图7-84～图7-89 最终的微笑像展示了极佳的美学效果。→

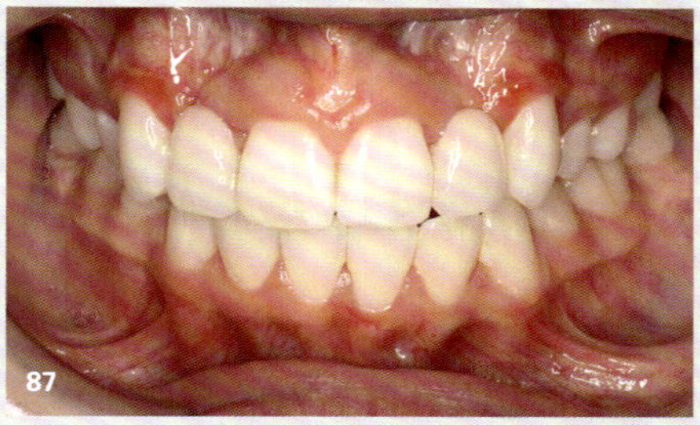

后立即用临时翼板粘接桥修复，通过就诊安排，密切配合，我在同一日完成固定保持器的粘接和托槽的拆除，随后立即转诊进行侧切牙的拔除，完成翼板固定桥的牙体预备和粘接临时桥。

在设计她的修复体时，考虑到上颌中切牙牙根结构薄弱，所以我们选择使用氧化锆确保强度。虽然由于氧化锆有足够的强度，允许修复医生在尖牙制作单端悬臂，但我们认为使用三单位翼板固定桥对稳定中切牙很重要，因为中切牙在尖牙萌出期间发生了吸收（图7-83）。我们都对她的微笑很满意（图7-84～图7-89），具有良好的切牙比例、切牙暴露量和笑线。

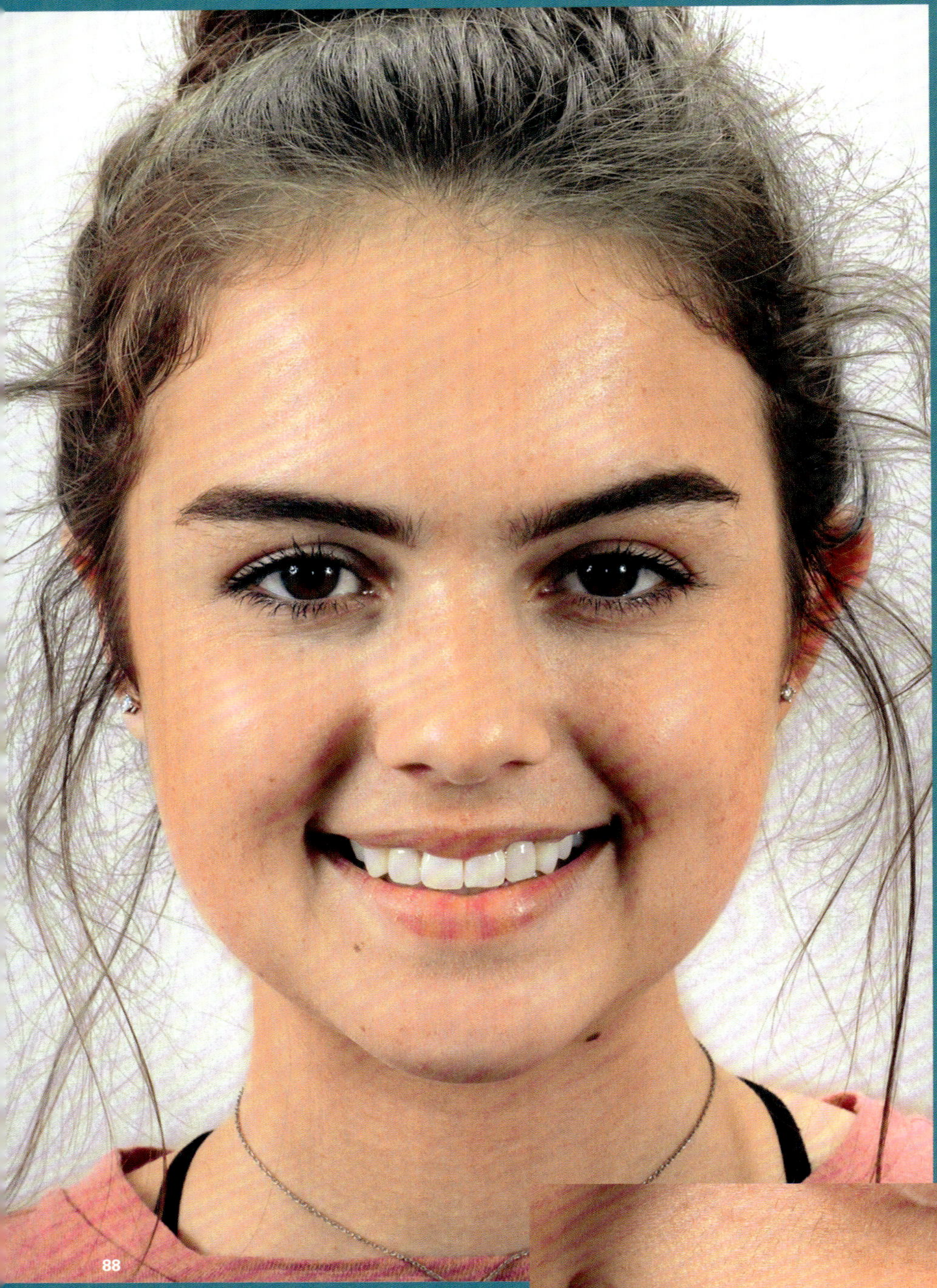
88

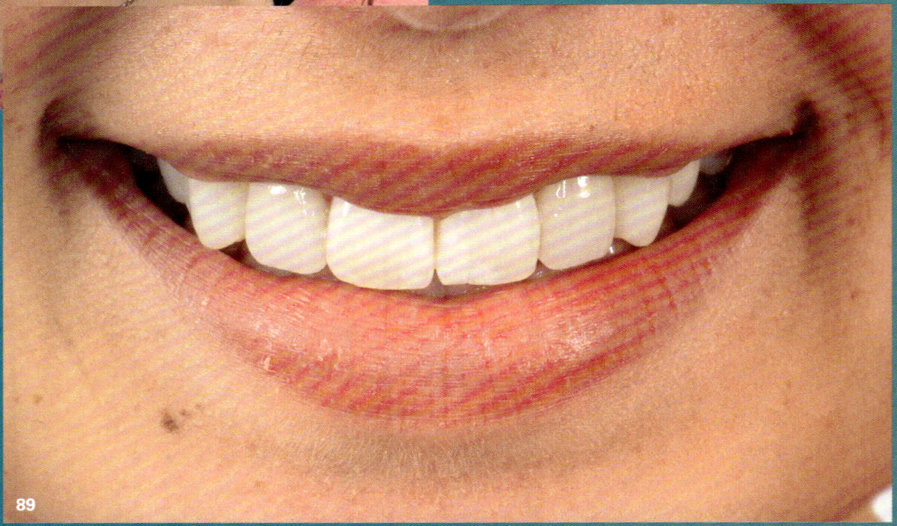
89

二硅酸锂翼板粘接桥

与氧化锆不同，二硅酸锂陶瓷具有玻璃相，因此可以蚀刻和硅烷化以增加翼部与基牙的粘接强度。二硅酸锂陶瓷（可以铣削或压制）比氧化锆有更高透明度且美观，但强度不如氧化锆，抗弯曲强度为400～480MPa，而氧化锆的抗弯强度为1000～1200MPa。

需要注意的是，氧化锆和二硅酸锂都和传统金属翼一样是刚性材料。与纤维增强树脂翼板粘接桥不同，它们在行使功能时不会随着切牙的轻微移动而弯曲。因此，当使用这些材料时，许多研究人员和临床医生推荐使用单翼而不是双翼的悬臂桥（即单基牙单位悬臂桥），理论上这将减少由于牙齿在行使功能时移位而发生脱落的可能性。

然而，从正畸医生的角度来看，我更喜欢三单位固定桥而不是悬臂桥，因为如果悬臂松动，它会使患者立即陷入紧急情况，如果患者没有切牙，就不能去任何地方！更多的时候，他们会给我打电话而不是找修复医生。如果修复医生没空，紧急情况就需要由我来处理了。有时，我会在下班后被叫回诊室去重粘翼板固定桥。

框7-1总结了翼板固定桥的优点和缺点。

我更喜欢三单位固定桥而不是悬臂桥，因为如果悬臂松动，它会使患者立即陷入紧急情况，如果患者没有切牙，就不能去任何地方！

框7-1　翼板固定桥的优缺点

优点
- 外观美观
- 牙体预备量少
- 与种植体和上部牙冠相当的费用
- 可在种植禁忌证时使用
- 比可摘局部义齿更受欢迎

缺点
- 通常需要一些牙体预备
- 可能在连接体部位发生断裂
- 即使具有更高的粘接强度也可能发生脱落
- 丰富的临床知识和技术很重要

自体牙移植

在某些情况下，如果患者口腔中有另一颗处于正常发育阶段的牙齿，自体牙移植替换缺失的侧切牙是一种实用的选择[57-59]。利用现代技术，牙弓远端自体牙移植的存活率为93%，当移植的牙齿具有正常的牙周组织、没有进行性牙根吸收或粘连、没有异常动度、没有根尖感染、冠根比能达到维持牙齿功能的比例（根长占比大于牙长的1/2）时，视为移植成功[60]。

由于侧切牙的牙槽嵴宽度和高度有限，自体牙移植很少用于替代侧切牙；前磨牙被认为是可用作自体牙移植的唯一备选，但第三磨牙已被证明是可行的[61]。在自体牙移植手术方面有经验的美国外科医生并不多。即便如此，对于符合自体牙移植标准的患者，不应忽视自体牙移植的可行性。

尖牙替代

当我向许多修复科同事提出用尖牙替代缺失的侧切牙作为治疗选择[62-63]时，我通常会收到这样的评论："我无法忍受移动至侧切牙位置的尖牙！"当被问及原因时，他们的回答通常是：

- "美观性看起来很糟糕。"
- "它会导致颞下颌关节功能障碍。"
- "它会导致上颌前磨牙的牙周附着丧失。"
- "它会导致切牙的过度磨损。"

让我们看看文献中是怎么说的，并逐一解决这些问题。

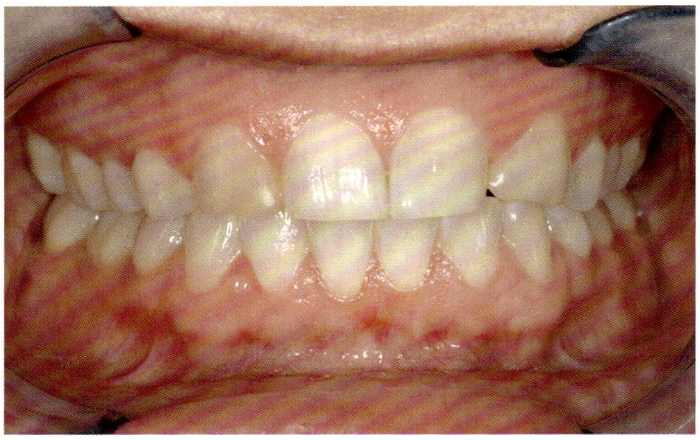

图7-90 采用保守治疗移到侧切牙位置的尖牙，而不是改形尖牙的尺寸和轮廓。使用复合树脂添加到尖牙的牙尖两侧，使切缘外形更像侧切牙。

表7-1 上颌侧切牙缺失治疗的美学评估

	无缺牙	尖牙替代	马里兰桥	种植体上的牙冠
全科口腔医生	1（固定）	1（固定）	3	4
正畸医生	1	2	3	4
其他口腔医生	1（固定）	1（固定）	3	4
非专业人士	2	1	3	4

美学考量：将尖牙改造成美学上可接受的侧切牙

对于尖牙“看起来不美观”的质疑，第一个重要的问题是“它对口腔医生来说看起来不美观，还是对患者来说看起来不美观？”听到“它看起来不美观”时，我的第一反应是这名医生可能从未见过被规范“侧切牙化”的尖牙。在我看来，影响尖牙替代侧切牙最终美观效果的许多变量中，最重要的是临床医生具有改形尖牙的技能。

有几种改形尖牙的方法，其中损伤最小的方法是在切角上简单地添加复合树脂（图7-90）。这将导致形成一个宽大的假侧切牙，通常比中切牙还宽。

除此之外，还可以去除尖牙的牙尖，从而获得更好看的外观，但这样牙齿仍然可能比中切牙宽很多。1970年，Tuverson介绍了一种详细的方法，包括减少尖牙的横向宽度和改形牙齿唇面的轮廓[64]。在此基础上的延伸就是我的“尖牙侧切牙化”方法，这将在本章后面详细介绍。

2005年，Armbruster等调查了一组口腔医生和非专业人士，让他们对能够替代缺失的上颌侧切牙可选的方式进行偏好选择评分[65-66]。包括全科口腔医生、正畸医生、其他专科医生和非专业人士4组，他们使用视觉模拟量表对一系列特写微笑照片从最好到最差进行评分。4类治疗方法包括①无缺牙；②使用马里兰桥或传统固定桥修复缺失侧切牙；③用尖牙替代侧切牙的正畸治疗；④利用种植体冠修复缺失的侧切牙。

结果如何？正如你在表7-1中看到的那样，所有4组都将种植修复列为最不美观。所有人都认为尖牙替代优于马里兰桥，其中2个专业组和非专业人士组认为其美观评分等同于甚至优于完整自然牙列。对于那些说他们更喜欢固定桥或种植体并声称尖牙替代“看起来很糟糕”的美学修复医生来说，选择也差不多——甚至他们在小组中的代表也投票支持尖牙替代方案。

的确，由于该研究是在2005年完成的，现在外科技术、修复材料和其他美学增强技术的改进已改善了种植修复效果。Schneider等[67]在Armbruster研究的基础上进行了一项研究，以评估当代技术的变化，是否改变了之前侧切牙替代治疗的评估。在所有受访者群体中都发现种植体的美学效果有显著改善，截至2016年，正畸医生和全科口腔医生将种植体与尖牙替代评为了同等美学效果，但非专业人士仍然更喜欢尖牙替代。无论你选择如何解释这一点，都会留下一个问题，即种植体是否是替代缺失侧切牙的最佳选择。

尖牙替代的功能考虑

2000年，罗伯茨森（Robertsson）和莫林（Mohlin）评估比较了采用尖牙替代方案和修复体修复治疗侧切牙缺失患者的口腔功能和功能障碍。他们使用问卷询问受试者关于咬合时的7个方面的主观感受：①咬合稳定性；②张口疼痛；③张口度；④颞下颌关节弹响或杂音；⑤肌肉僵硬；⑥颞下颌关节周围疼痛；⑦头痛的频率。对于以上内容，尖牙替代组和修复组之间没有显著差异[68]。

尖牙引导

尖牙引导有多重要？在尖牙替代缺失的侧切牙后，前磨牙处于尖牙位置是否影响咬合功能。

Robertsson和Mohlin（与其他研究一致[69-73]）均发现正畸替代组和修复组之间工作侧干扰的发生率没有显著差异，关节痛、压痛或头疼也没有显著差异。结论是患者能很好地适应在尖牙位置有另一颗牙齿。

总之，尖牙引导并不是影响稳定咬合功能的决定性因素，或者更清楚地说，上颌尖牙位置的替代牙齿也能发挥同样的作用。

牙周方面的考量

尖牙替代和牙齿修复治疗之间的一个有趣的差异在于牙周健康：与尖牙替代组相比，侧切牙修复治疗患者的牙周组织更容易受损，牙菌斑积聚并导致牙龈炎，提示天然牙的生物学优势。

牙体形态修整重塑尖牙以作为侧切牙替代牙

尖牙重塑的远期疗效

我们在第6章中讨论的改形效果的数据为尖牙侧切牙化提供了重要的背景。在Zachrisson等的研究中[74]，他们观察到，一般情况下牙齿改形不会出现问题——他们研究的大多数牙齿都是为了替代缺失的侧切牙而进行改形的尖牙。

上颌侧切牙与尖牙的解剖差异

上颌尖牙有时被称为口腔的基石，因为它所处的位置分开了前磨牙与切牙，是前牙中唯一有牙尖的牙，唇舌径比侧切牙厚得多。它的唇面近远中突度和切龈突度也很大。在腭侧，尖牙有舌隆突，而非舌面窝，这是它与切牙的主要区别。

解剖学上的差异对于尖牙替代的管理和临床实践具有重要意义。应明确（最好在治疗开始时，但至少在治疗结束前）是否压低第一前磨牙，以便在14岁时可以制作贴面，完成对尖牙的完全模拟。这个决定具有更大的意义，因为在第一前磨牙上放置贴面可能会导致需要在所有上颌切牙上放置贴面以实现美学效果。当然，这将涉及更复杂的修复计划和更高的费用。此外，正畸医生必须决定是否需要内收尖牙以形成对称的牙龈边缘。

如果尖牙在改形后看起来颜色太深，漂白和抛光也许能达到美学要求。如果不行的话，可能需要瓷贴面。无论如何，在尖牙制作贴面仍然比种植体加牙冠便宜（并且我要补充，尖牙仍然有牙根和牙周韧带）。种植体+全瓷冠修复，患者其他牙齿的形态和色泽直接影响修复体拟真性。如果其余前牙的形状或颜色不理想，则种植牙冠必须与美学上不合理的牙齿相匹配——或者，其他切牙也应该应用贴面以更好地协调所有牙齿的整体美观。

请记住，青少年患者的父母通常还有其他孩子以及随之而来的费用，更不用说未来上大学和其他大量费用了。由于这个决定的重要性，父母常常拒绝考虑贴面，因为担心会逐渐变成其他所有牙齿都需要贴面；即使他们不拒绝，也通常会反复拖延做出决定。这意味着正畸口腔医生和修复医生之间的沟通必须持续进行。当患者的咬合看起来差不多完成了，并且微笑美学与没有贴面的患者一样好时，是时候最后一次提出贴面的话题了。我喜欢在最终决定之前，父母能与患者一起参与决策，这样父母可以对他们的决定感到放心。

上颌尖牙位置的替代牙齿也能发挥同样的作用。

上颌第一前磨牙替代尖牙的考量

用尖牙代替侧切牙意味着第一前磨牙将移动至尖牙的位置，两者解剖学上的差异在于颊侧和腭侧。首先，也是最明显的是，上颌第一前磨牙的腭尖必须减小尺寸和厚度，以获得良好的咬合关系。

其次，前磨牙唇侧冠长较短，可能需要压低牙齿以获得龈缘对称

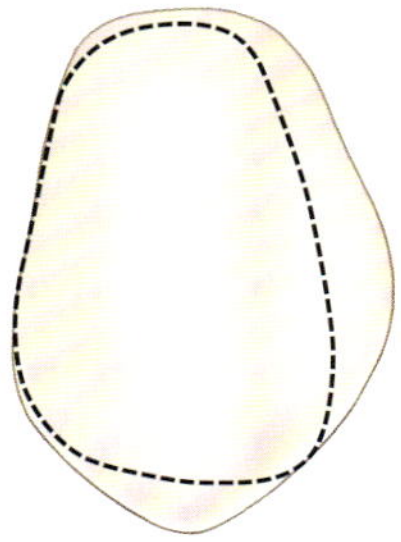

91

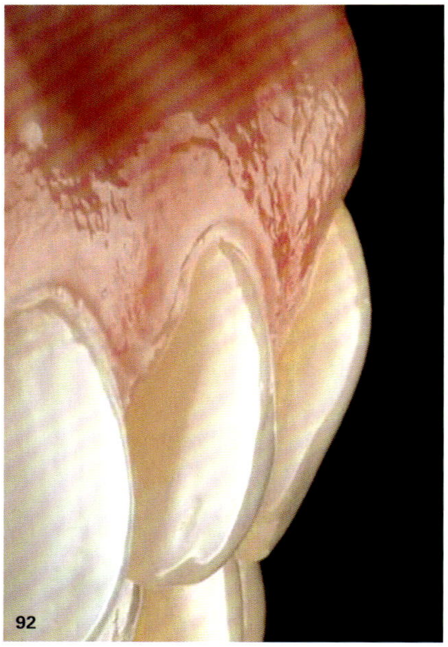

92

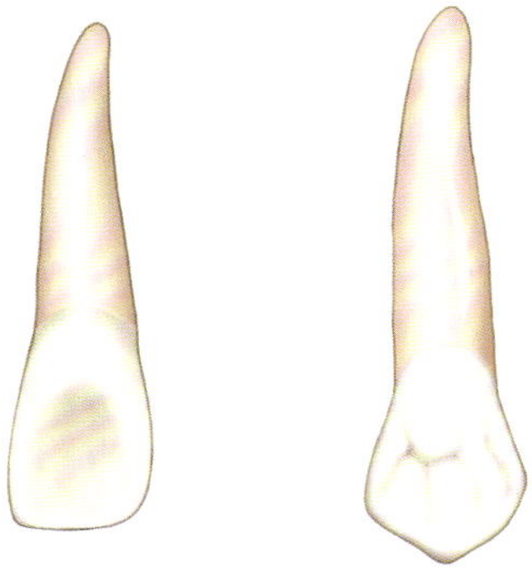

93

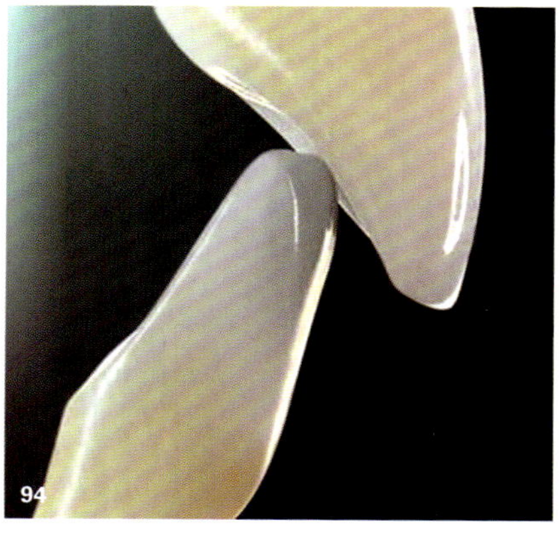

94

性。若患者微笑时不露龈则临床影响较小，若为高笑线患者，则可能严重影响美观。

最后，前磨牙唇面突度小于上颌尖牙。尖牙牙冠和牙根的唇舌侧都很厚，釉牙骨质界上方的唇侧牙槽骨通常更突出。这将影响尖牙的根舌向转矩和前磨牙移动至尖牙位置时需施加颊向根转矩。

解剖学差异总结

尖牙、侧切牙和第一前磨牙在尖牙侧切牙化方面的显著解剖学差异可归纳如下：

- **近远中宽度的差异：**在将尖牙转换为侧切牙时，尖牙的宽度必须减小（图7-91）。我通常通过减小尖牙的近中径来开始侧切牙化过程，因为尖牙的远中部更圆钝，在某些情况下，非常类似于侧切牙远中表面的轮廓。相反，当前磨牙代替尖牙时，其近远中宽度小于正常尖牙宽度。这可能不明显，但如果要制作贴面，则正畸阶段需要留出额外空间，以便更好地模拟尖牙宽度
- **唇侧突度的差异：**由于上颌尖牙厚度和唇面突度差异导致光线反射方式与侧切牙和前磨牙完全不同，因此微笑时在外观上存在明显差异（图7-92）。将尖牙的表面磨平改形对于尽量模拟侧切牙的外观至关重要
- **腭侧解剖学的差异：**上颌侧切牙有舌侧窝，而尖牙有舌隆突（图7-93）。若尖牙改型时未充分修整舌隆突的形态将无法建立正确的切牙关系，导致在侧切牙的位置，舌侧面过于突出，且与下颌切牙没有咬合接触（图7-94）。将前磨牙移至尖牙位置需要磨除前磨牙的腭尖，以免影响咬合关系，而且从美学角度来看，腭尖在微笑中没那么重要
- **颜色和明度的差异：**虽然差异可能不大，但上颌尖牙比侧切牙更暗。随着唇面牙釉质的磨除，牙齿唇侧的牙釉质层变薄，尖牙可能看起来更黑

这些差异将在以下病例中进一步详述，我们将在其中展示尖牙侧切牙化的流程清单。清单按照器械使用的顺序编排，旨在最大限度地减少必须更换器械的次数并提高治疗的效率。

图7-91 图示比较尖牙（背景）和侧切牙（黑色轮廓）尺寸。
图7-92 特写像显示侧切牙化的尖牙的唇面突度。这个突起的形状应该被塑造得更扁平，给人以它是侧切牙的印象。
图7-93 图示侧切牙和尖牙腭部解剖结构的差异。侧切牙有舌窝，而尖牙有舌隆突。
图7-94 尖牙的舌隆突必须适当减少，以实现与下颌切牙的适当接触。

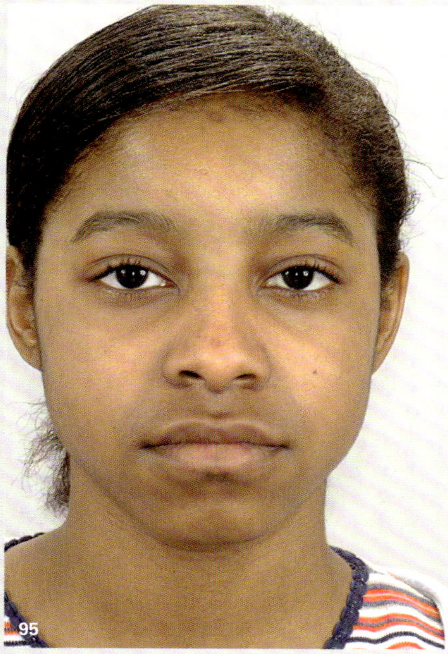

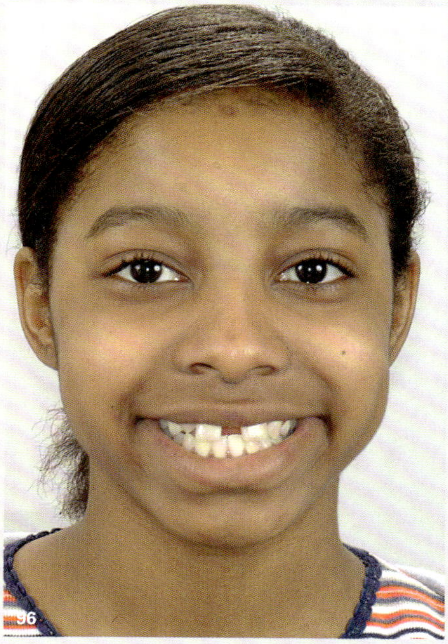

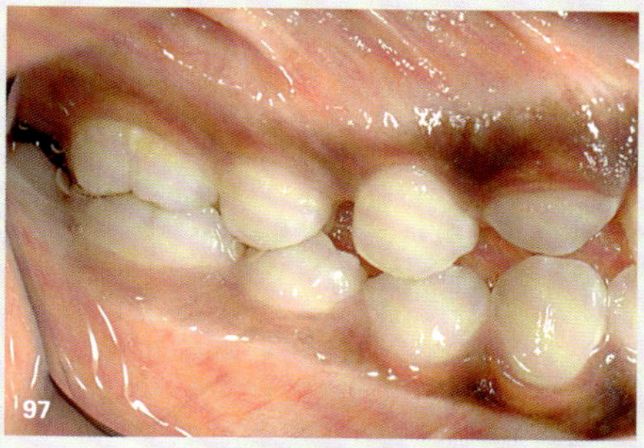

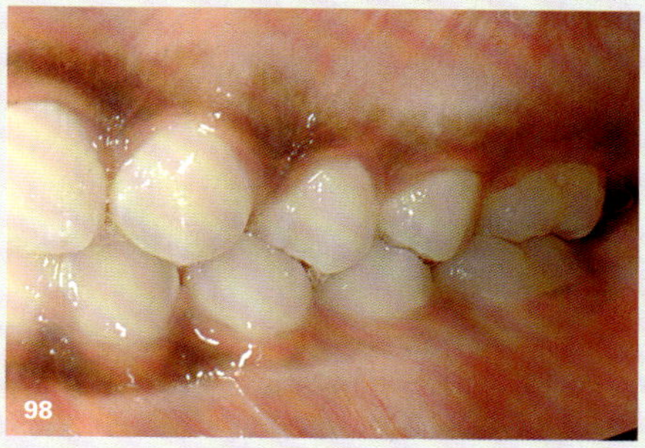

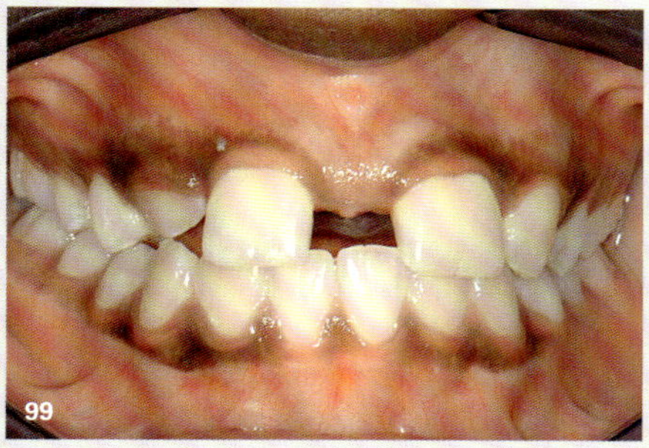

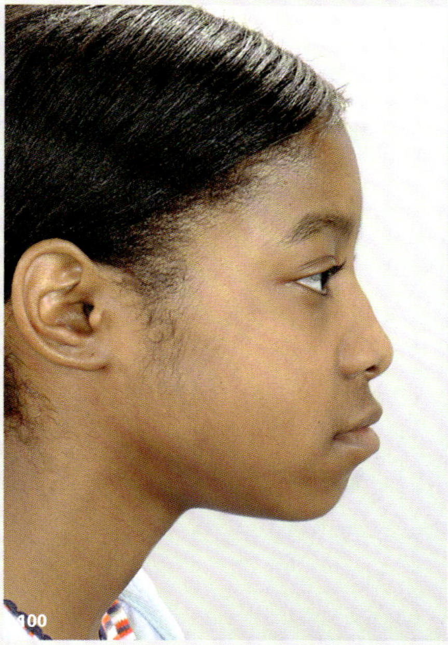

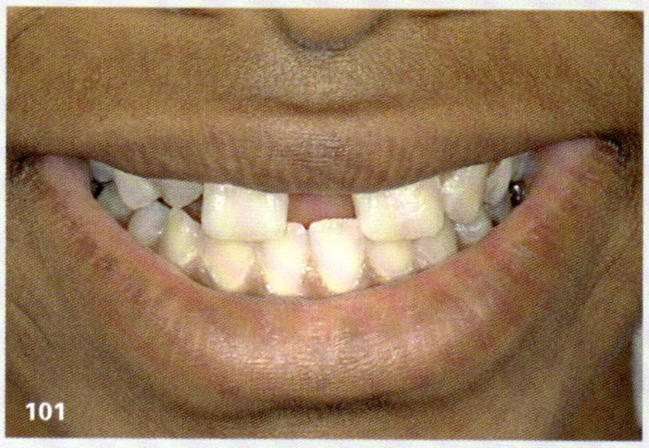

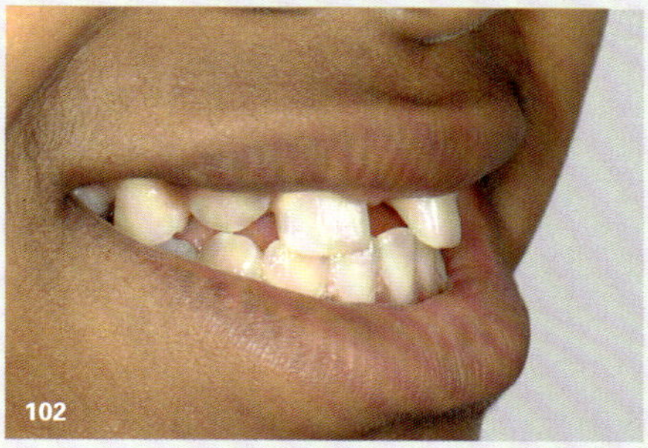

图7-95～图7-99 这名12岁的女孩上颌正中间隙非常大，但后牙咬合关系良好。

图7-100 她的侧面像显示出牙齿前突、颏部突度不足以及面下部高度增加。

图7-101 特写微笑像显示微笑时上颌切牙暴露不足。

图7-102 特写45°微笑像显示上颌中切牙唇倾。

病例报告

病例1：尖牙侧切牙化

这名12岁女孩的主诉是上颌正中间隙过大（图7-95和图7-96）。她双侧上颌侧切牙先天缺失，但后牙咬合关系良好（图7-97～图7-99）。标准治疗包括关闭中线间隙，为将尖牙外形修整替代侧切牙提供操作空间。然而，从宏观、局部和微观美学评估的角度来看，还应纳入其他考虑因素。

宏观美学评估

主要特征是双颌齿槽突出、颏部突度不足和面下部高度增加（图7-100）。

局部美学评估

局部美学评估显示微笑时上颌切牙暴露不足（图7-101）和上颌中切牙唇倾（图7-102）。

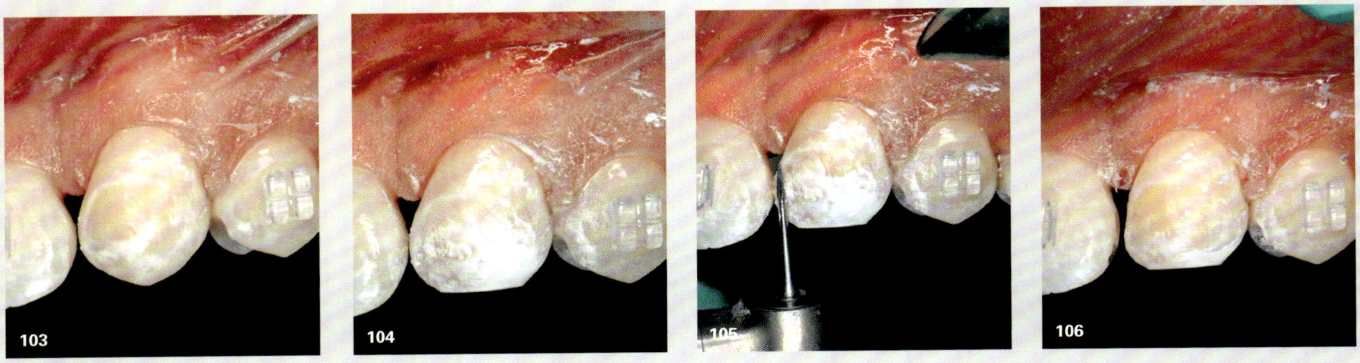

图7-103和图7-104 为了开始尖牙侧切牙化的第一步，使用KS7车针来修整牙尖。
图7-105和图7-106 然后使用ET3-008车针进行IPR修整，以改善牙齿的近中突度。

微观美学评估

第6章中介绍了微观美学评估的细节。此时为该患者制订治疗计划的一个关键考虑因素是如果尖牙解剖形态正常就可以成功进行侧切牙化——事实确实如此。解剖异常的尖牙不适合作为替代牙。

让我们首先解决上中切牙唇倾问题，因为它会引导我们做出下一个决定——如何让它们直立。选项如下：

- 拔除上颌第一前磨牙，然后远移尖牙并将上中切牙远中倾斜。最终建立尖牙Ⅰ类关系，通过关闭中线间隙为种植修复侧切牙腾出空间。此方案对我来说毫无意义（让我们想想，患者没有上颌侧切牙，所以我们要拔除第一前磨牙以便为种植体腾出空间）
- 拔除她的下颌第一前磨牙，内收下颌切牙缓解前突。上颌中线间隙的关闭将同时矫正前突，直立中切牙并增加切牙暴露量。第二种选择确实有意义，因为我可以在直立切牙的同时减少切牙的牙槽突度并增加上颌切牙在唇面的暴露量。当然，这也需要结合尖牙侧切牙化

在比较了这些选项之后，这个家庭选择了拔除下颌前磨牙以及直立切牙，同时利用切牙直立获得更为柔和的侧貌，并避免种植治疗。

治疗顺序和细节

我通常推荐的治疗顺序旨在最大限度地减少手术过程中所需的车针更换次数。车针是我的首选，但许多正畸医生更喜欢圆盘形砂片而不是车针。

1. 确定上颌中切牙的宽长比，因为这个比例将决定所有其他切牙的比例。
2. 降低尖牙牙尖长度。这样做的目的是为要重塑的尖牙长度与中切牙协调，形成适当的比例。用KS7车针将牙尖磨平（图7-103和图7-104）。
3. 邻面去釉（IPR）。首先解决尖牙的近中切角突度（图7-105和图7-106），因为远中面形态与天然侧切牙类似，通常不需要磨除太多，使用ET3-008车针完成。IPR后会留下一个线角，将在后续步骤中修整。
4. 磨平唇突度。同样使用ET3-008车针磨平唇突度，重点在于牙冠中1/3（图7-107～图7-109），以达到良好的牙面光线反射。
5. 重塑舌隆突。再次使用KS7车针（与你用来减少牙尖高度以确定牙齿长度的那个车针相同）充分磨除舌隆突，以便建立合适的切牙咬合关系（图7-110和图7-111）。
6. 修整相邻前磨牙的腭尖（图7-112）。因为前磨牙将作为上颌尖牙，必须去除腭尖这样做以避免咬合干扰。
7. 使用8833031车针修整牙间线角，使IPR完成时产生的线角变平滑（图7-113）。
8. 重新定位托槽。将侧切牙托槽放在尖牙上，以建立合适的轴倾角与转矩。在某些情况下，需要将侧切牙托槽倒置以增加现在上颌

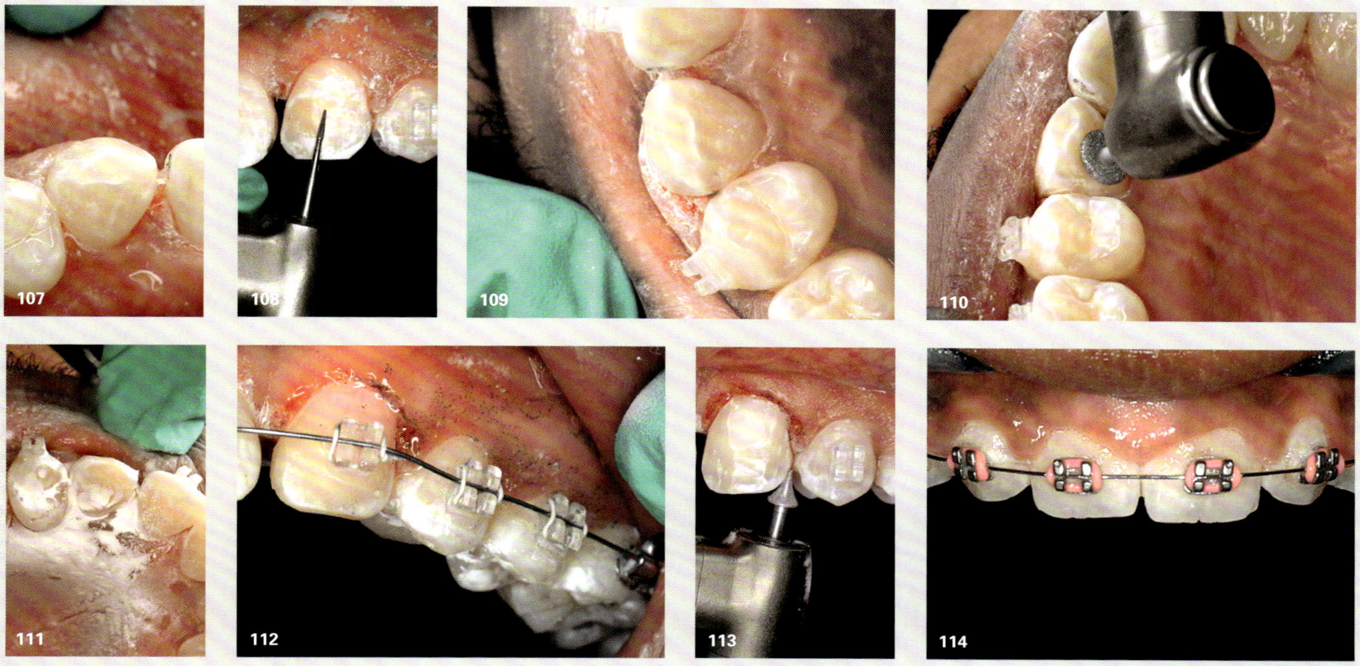

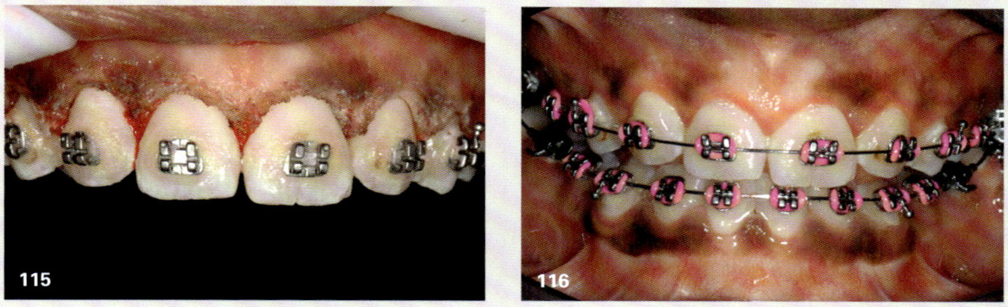

图7-107～图7-109 使用相同的ET8-003车针改善唇突度。

图7-110和图7-111 再次使用KS7车针来修整舌隆突。

图7-112 缩小相邻前磨牙的腭尖，防止产生咬合干扰。

图7-113 IPR过程中产生的近端线角用8833031车针磨圆钝。

图7-114～图7-116 重新定位托槽以建立适当轴倾角和转矩，并关闭所有间隙。

侧切牙的根舌向转矩。尽量弱化尖牙牙根在牙槽骨的突度，因为有时尖牙的根形过于明显。

9. 关闭间隙。在本病例中这种情况下，通过圆丝关闭间隙会带来更多的上颌切牙内收（直立），从而增加了上颌切牙在下颌姿势位和微笑时的暴露量。

10. 完善牙龈的形状和轮廓。对于这名患者，当间隙关闭时已接近治疗结束，是时候评估两件事了：①第一前磨牙的压低是否适合做贴面，以及②有无必要矫正治疗期间发生的严重牙龈炎症，导致牙龈增生使临床牙冠长度降低，龈缘形态紊乱。在探查牙周袋深度后，通过牙冠延长和牙龈成形术可以获得潜在的牙冠长度，然后我进行了半导体激光辅助牙龈切除术，以确立更好的宽长比、牙龈高度和牙龈顶点（z点），最终使尖牙侧切牙化（图7-114～图7-116）。

由于瓷贴面的费用较高且具有永久性，父母不希望在侧切牙或前磨牙上制作贴面，所以我磨除了上颌第一前磨牙的腭尖以避免咬合干扰，但未进一步压低处理。

她的治疗是全面兼顾宏观、局部和微观美学要素后得到的满意结果。她的面部变化和微笑改善如图7-117～图7-124所示。

图7-125和框7-2分别说明了尖牙侧切牙化的操作步骤与检查清单。

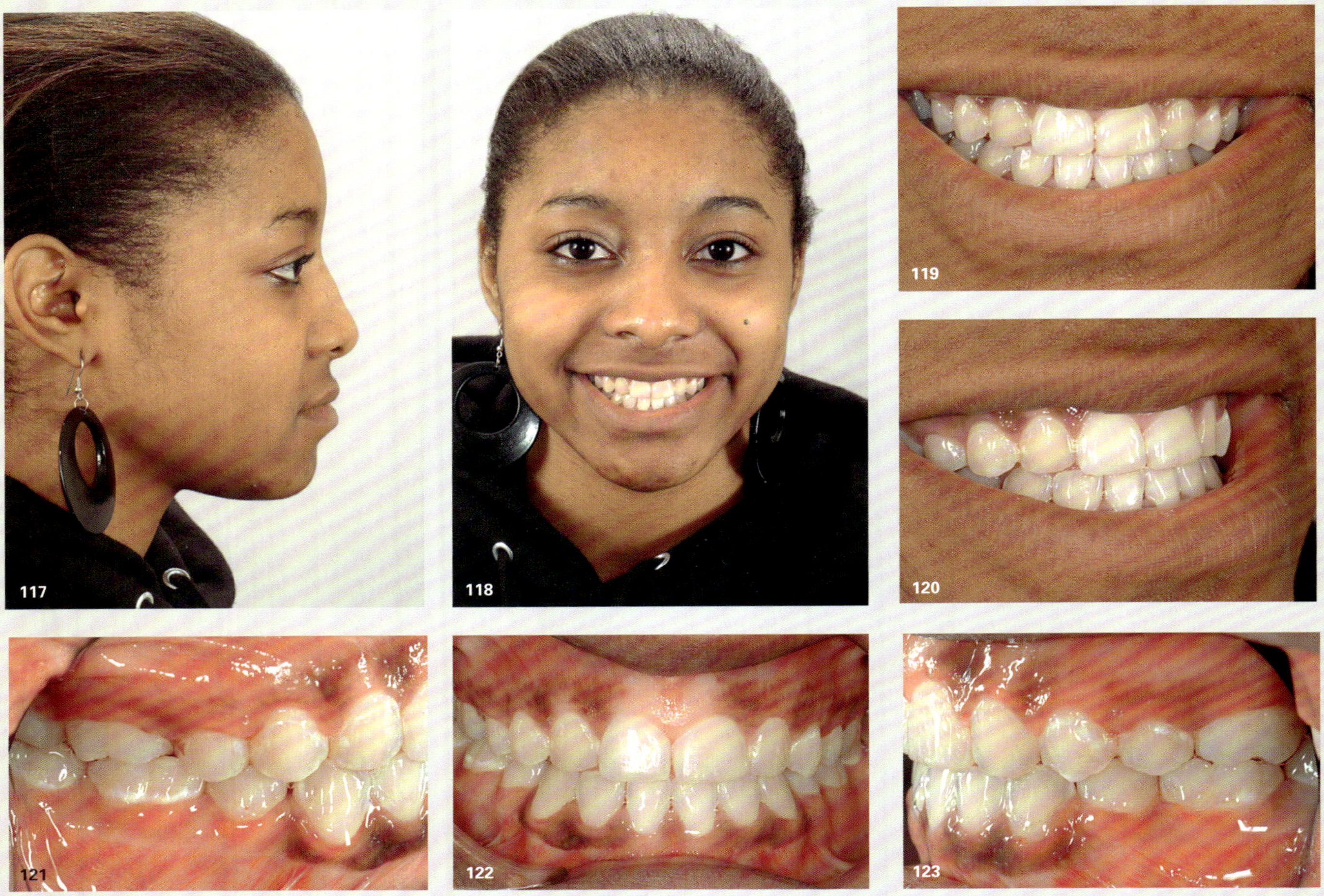

图7-117 ~ 图7-124 尖牙侧切牙化后的最终效果。牙间隙已关闭，尖牙外形看起来像侧切牙。但它们的色度仍然稍暗，影响色调渐变，但这可以以后解决。

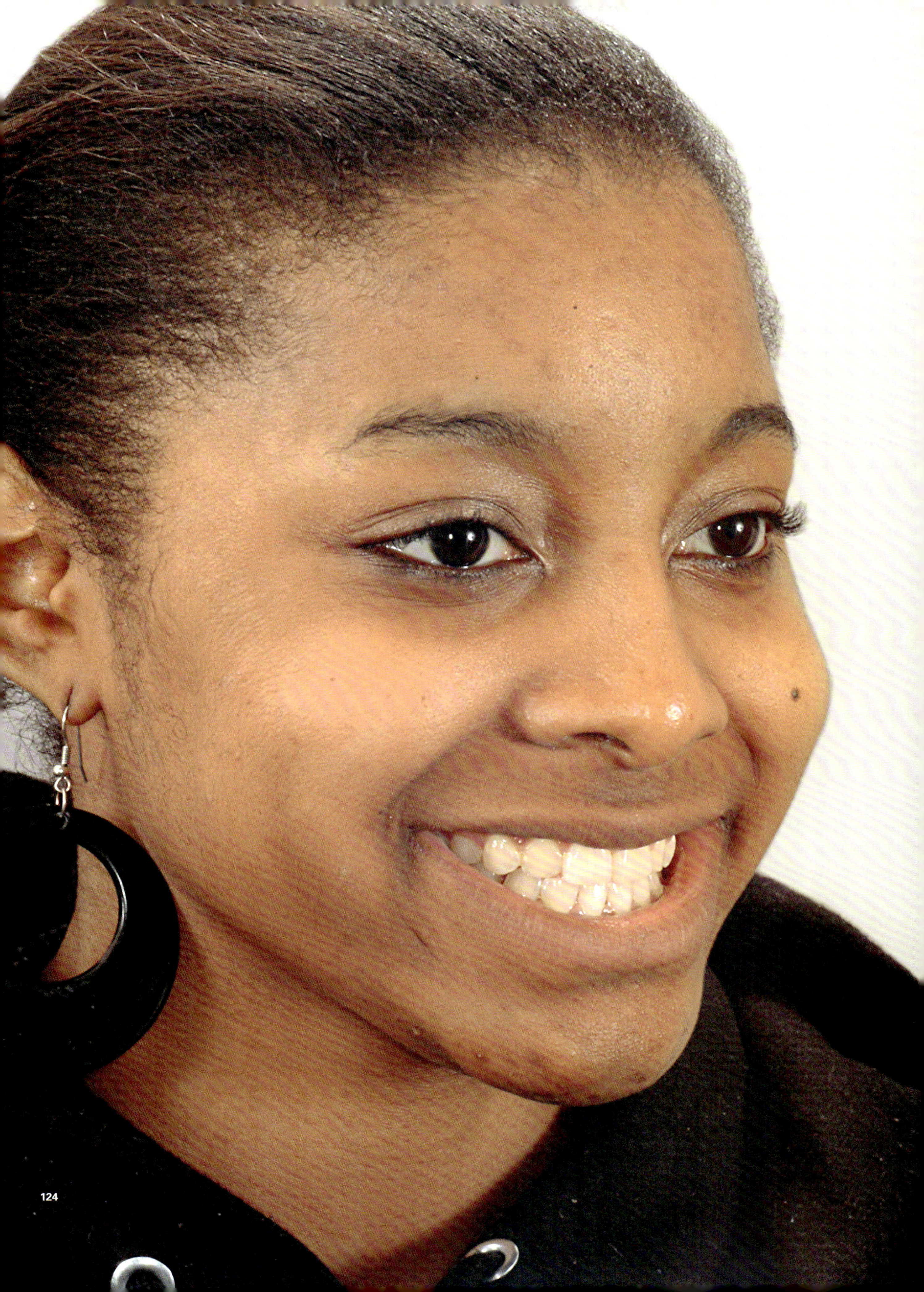

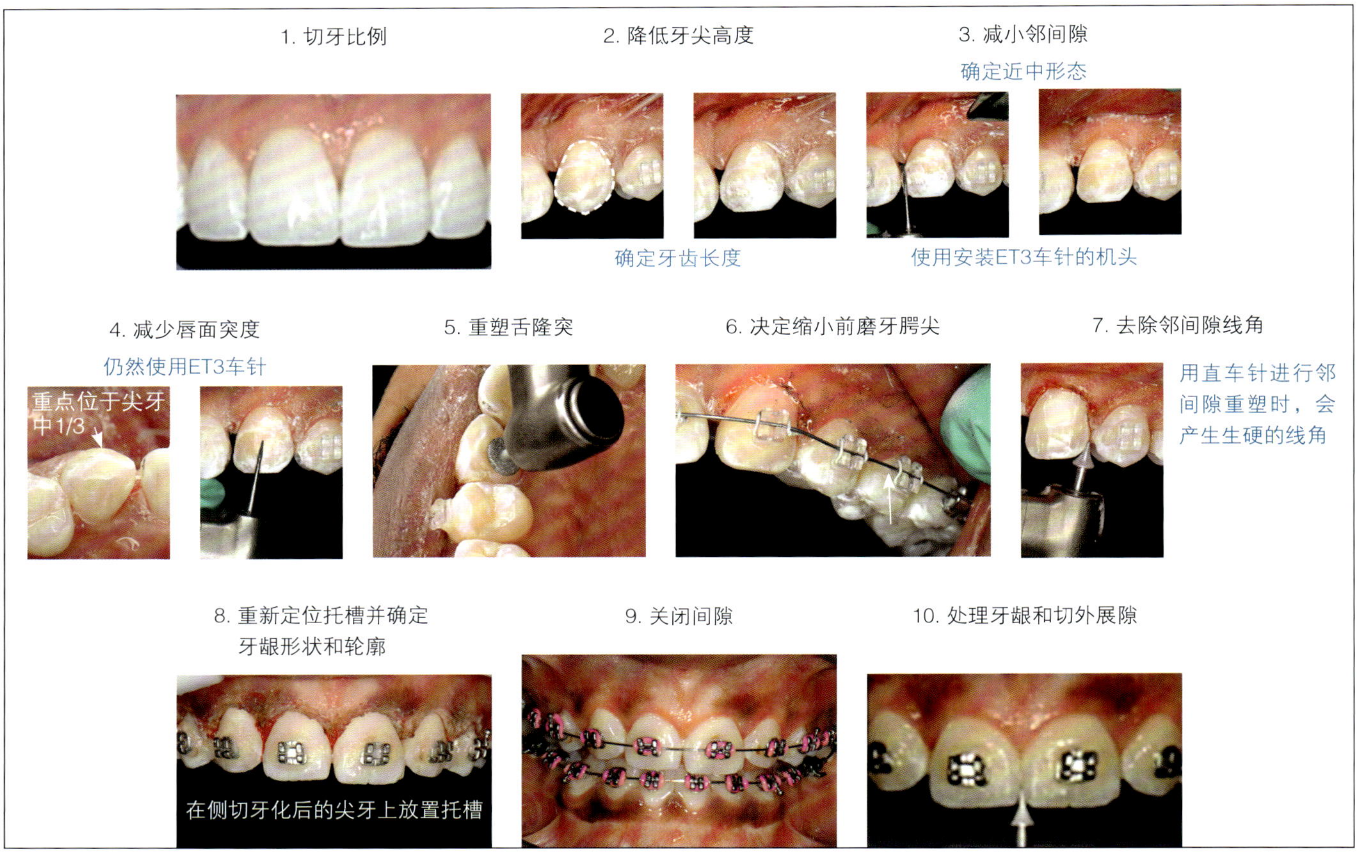

图7-125 尖牙侧切牙化的步骤。

框7-2 尖牙侧切牙化检查清单表

1. 建立切牙宽长比
2. 磨低尖牙牙尖以首先确定牙长度（KS7金刚石砂轮）
3. 从近中开始IPR，以建立适当的宽度（ET3-008硬质合金针状车针）
4. 减小唇面突度（ET3-008硬质合金针状车针）
5. 重塑尖牙的舌隆突以减小腭面突度（KS7金刚石砂轮）
6. 磨小第一前磨牙的腭尖（KS7金刚石砂轮）
7. 将牙间线角磨圆滑（8833031金刚砂车针）
8. 通过在侧切牙化的尖牙上放置侧切牙托槽来确定托槽位置
9. 使用弹力链关闭剩余间隙
10. 处理牙龈和切外展隙（8833031金刚砂车针）

病例2：尖牙侧切牙化再治疗

这名20岁的女性（图7-126～图7-131）曾在16岁时接受过正畸-正颌联合治疗。到20岁时，她担任口腔助理，因此更加注意自己微笑的美感。由于她的上颌尖牙近远中宽度过大，导致后牙咬合关系不佳。当她寻求治疗以改善笑容时，她的主诉是尖牙唇面过度突出，与其余牙齿相比存在颜色差异，我建议她进行正畸再治疗以实现精细调整和微笑提升。正畸再治疗包括尖牙侧切牙化和间隙关闭，在治疗完成阶段，上颌第一前磨牙施行了牙龈切除术（激光切除）获得尽可能多的牙冠长度，以更接近尖牙的长度。治疗在她21岁时完成，通过添加临时复合树脂层（贴面）修复暂时掩盖尖牙和切牙之间的颜色差异（图7-132～图7-137）。诚然，色度匹配不是很好，因为此时我直接使用了粘接套件中用来粘接托槽的复合树脂，但在临床可接受范围内。

1年后，她采用了更永久的修复计划继续她的治疗。从牙齿美白开始，获得牙的“基础色度”，制作并粘接尖牙（现在位于侧切牙的位置）和第一前磨牙（现在位于上颌尖牙的位置）的瓷贴面。6年后，制作上颌中切牙的瓷贴面与其他贴面相协调匹配（图7-138～图7-140）。在牙齿矫正后15年，患者接受了6颗前牙瓷贴面修复，获得了良好的颜色稳定性和美观效果（图7-141～图7-143）。

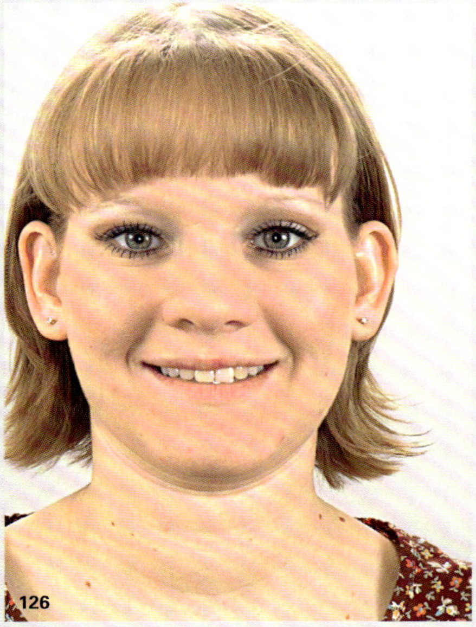
126

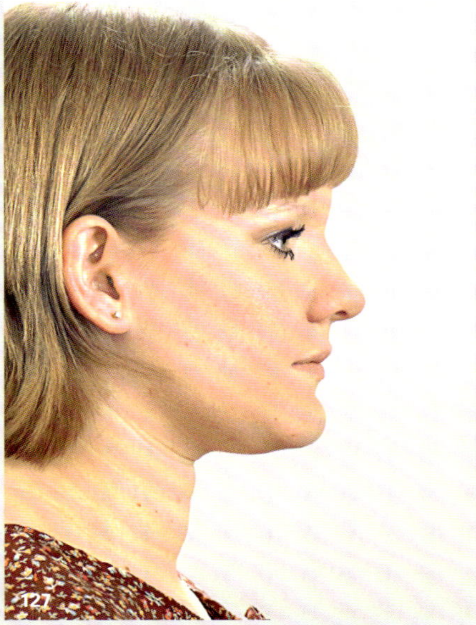
127

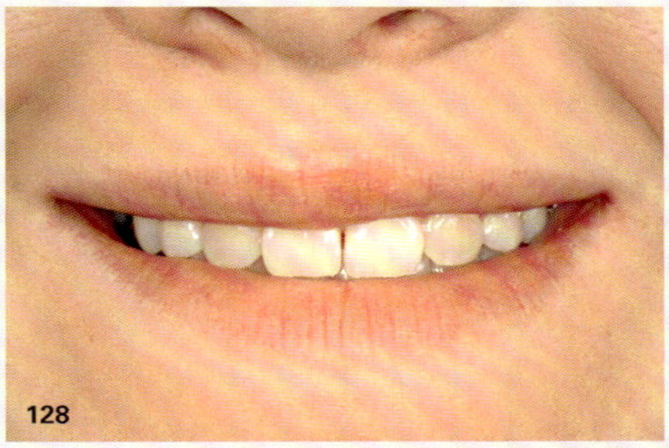
128

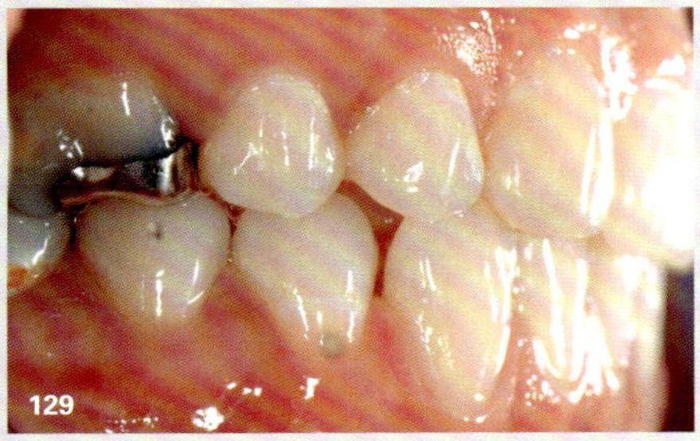
129

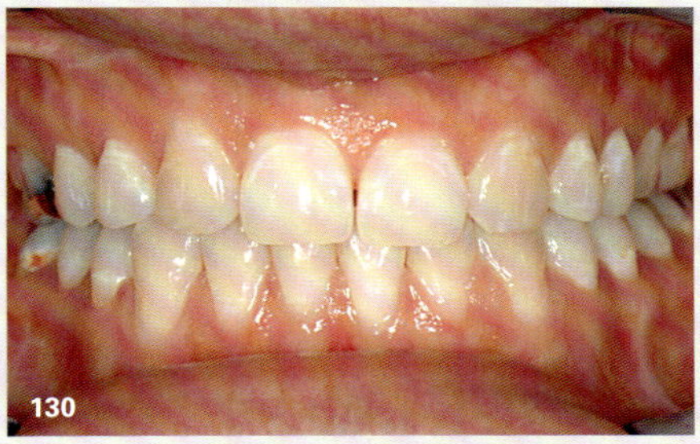
130

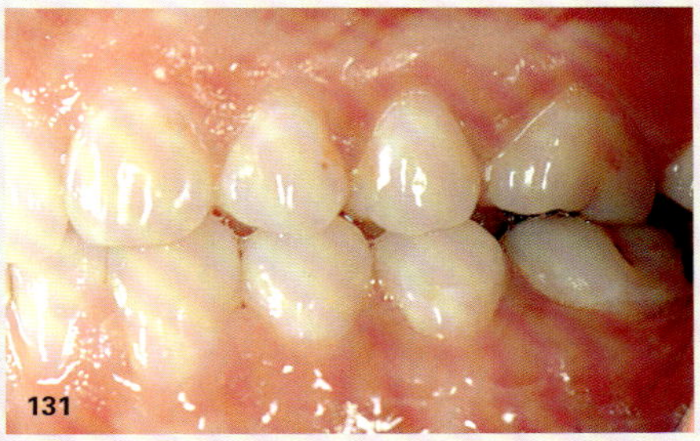
131

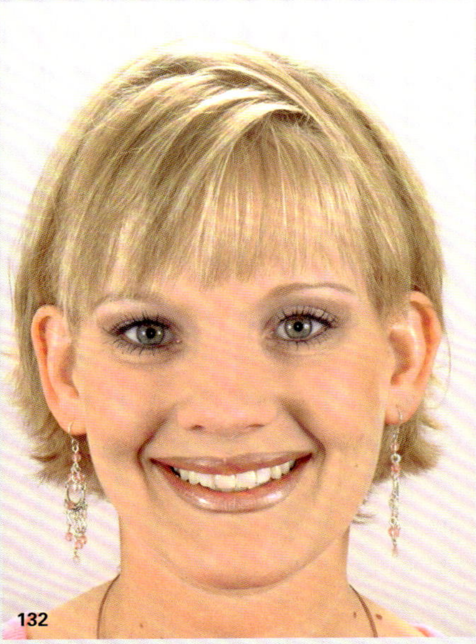
132

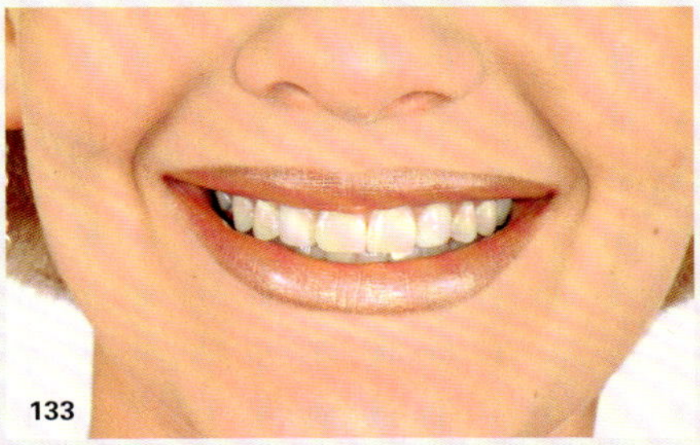
133

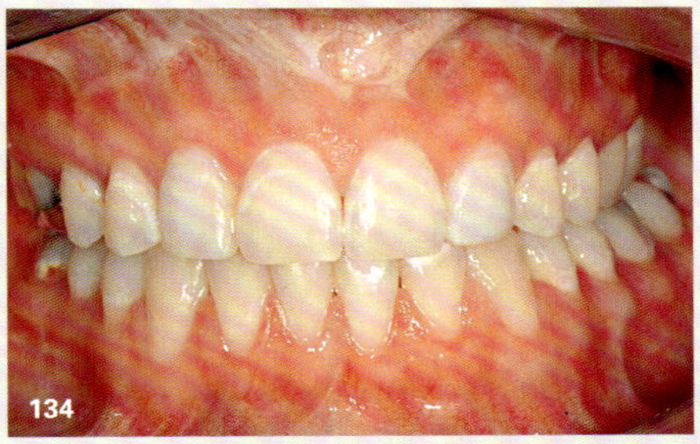
134

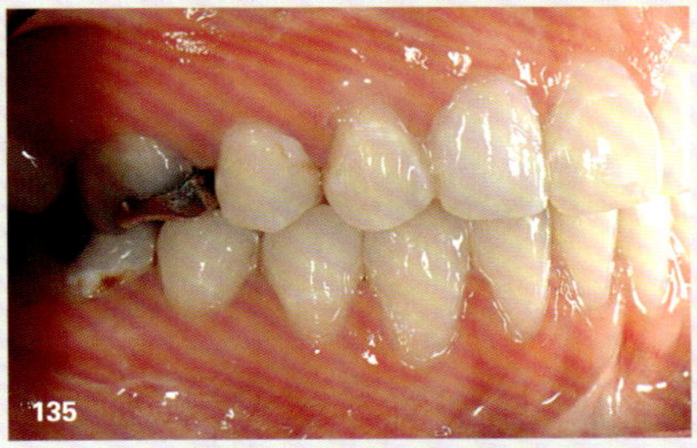
135

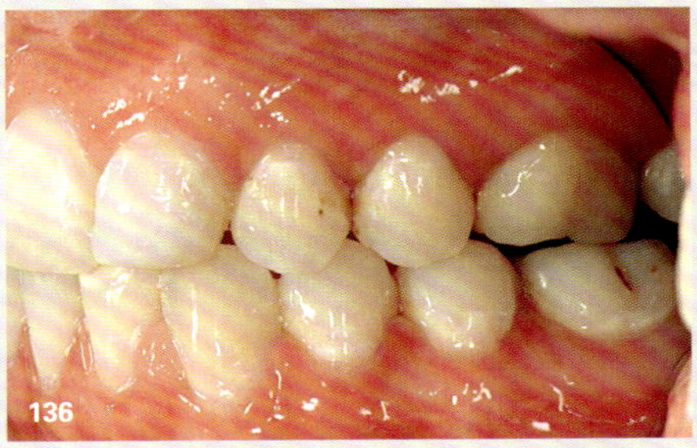
136

图7-126～图7-131 这名20岁的女性在完成正畸治疗（包括尖牙替代和正颌手术）后4年希望改善她微笑时的美学效果。尖牙近远中宽度过大，颜色太深。

图7-132～图7-137 在尖牙侧切牙化、间隙关闭和牙龈切除术后，粘接临时复合树脂贴面，使侧切牙化的尖牙和中切牙之间颜色更协调（但效果不是很好）。

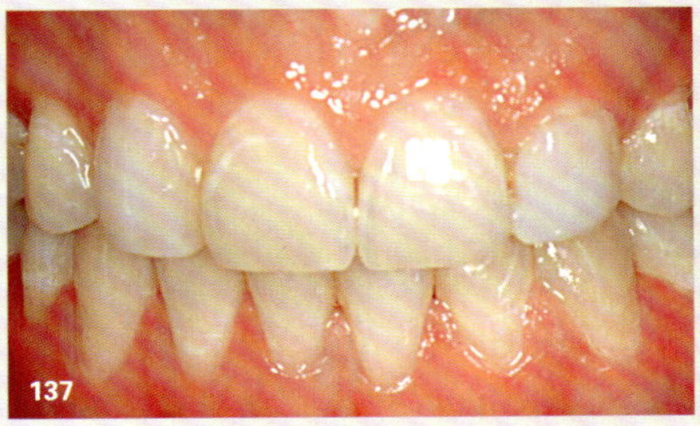
137

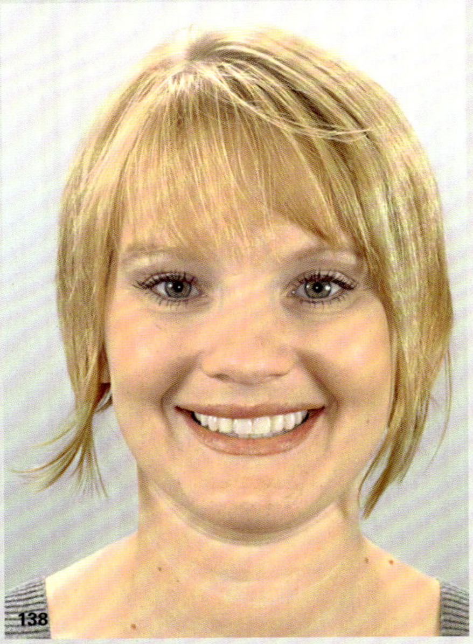

138

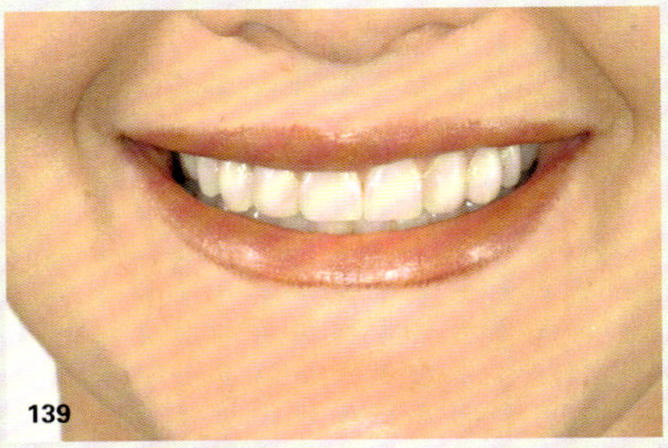

139

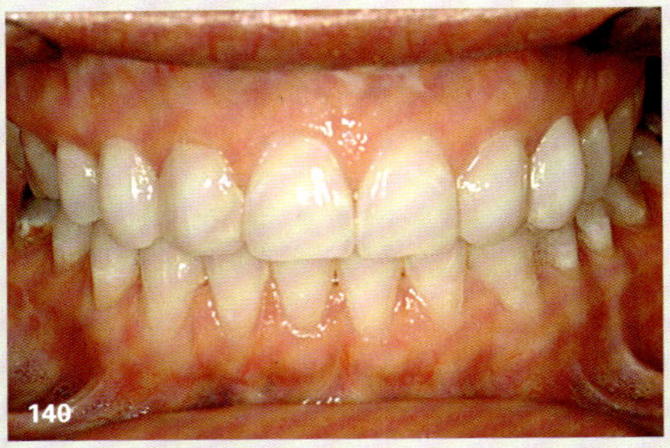

140

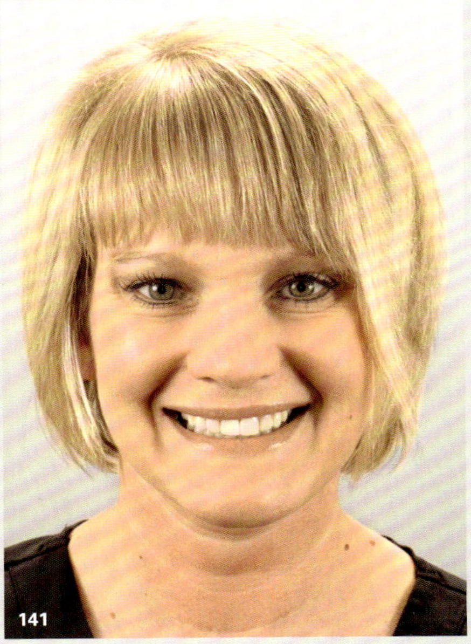

141

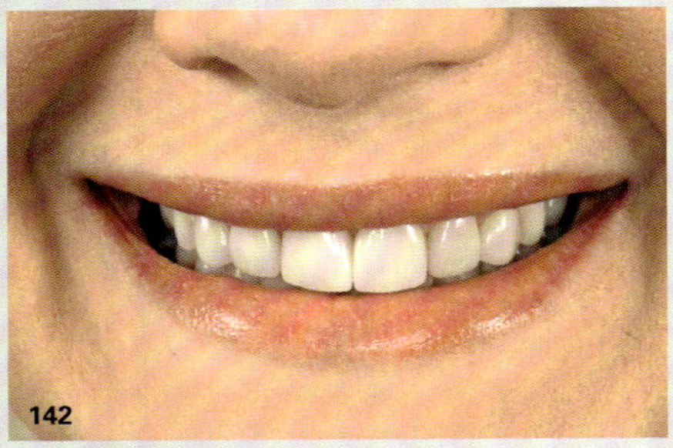

142

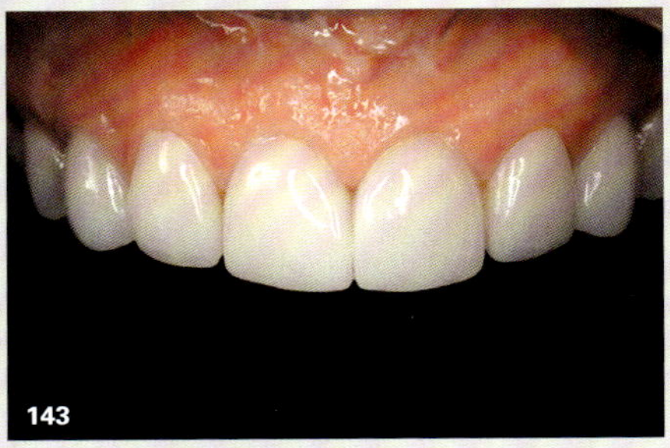

143

图7-138～图7-140 完成牙齿矫正1年后，患者进行了牙齿美白，并接受了永久修复解决方案，为“侧切牙”和“尖牙”制作了瓷贴面。6年后为中切牙制作了贴面。

图7-141～图7-143 完成牙齿矫正后15年的效果。患者决定在她其余的切牙上制作贴面，从而获得了极好的美学效果。

病例3：种植效果不理想的病例

现在让我们来看看没那么幸运的种植病例。这名患者在19岁时来找我（图7-144），希望就她先天缺失的左上侧切牙（图7-145和图7-146）已完成的治疗提出意见。她曾在另一个州接受过正畸治疗，她的正畸计划指向的是种植修复。当她返回美国伯明翰向家庭医生复诊咨询时，可以见到她的侧切牙种植体上尚未安放种植冠，而是佩戴有人工牙的可摘保持器（图7-147）。因为一切似乎都在合理地进行，我们建议她回到原来的外州团队完成治疗。然而，在种植体上戴上牙冠后，患者和其家长对美学效果不是特别满意，并回来找我进一步咨询。

为什么在这种情况下会出现不理想的结果？从美学角度分析，上颌切牙的牙根位置不合适，尤其是左上中切牙的牙轴远中倾斜过度，这导致牙邻接区过短，牙龈顶点位置偏远中，以及牙龈间隙大（“黑三角”）、切牙排列不齐。进一步的微观美学问题包括牙齿大小不成比例，反映在上颌侧切牙长宽比均为1：1，而不是理想的8：10（图7-148）。结果微笑的美感遭到了破坏（图7-149和图7-150）。

关于种植修复左上颌侧切牙的问题，虽然种植体已成功植入，并且牙槽高度和宽度都没有问题，但种植体放置得偏腭侧，可能是因为颊侧骨量不足，或者植入的角度偏差（图7-151），因此牙冠长度必然很短。

考虑到患者已经花了很多时间

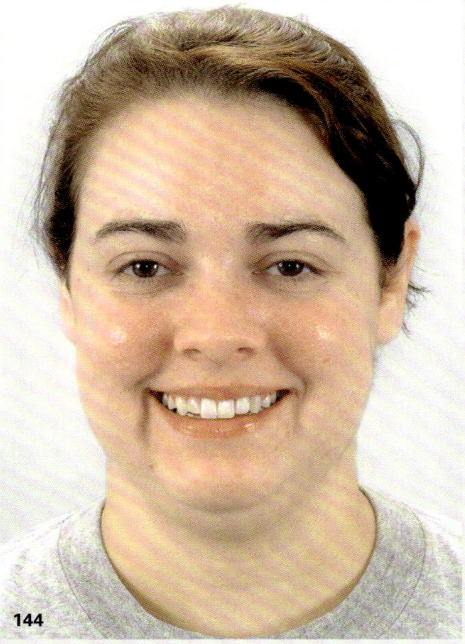

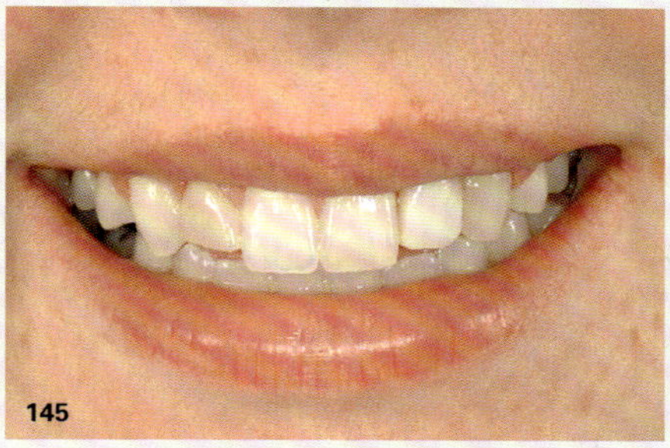

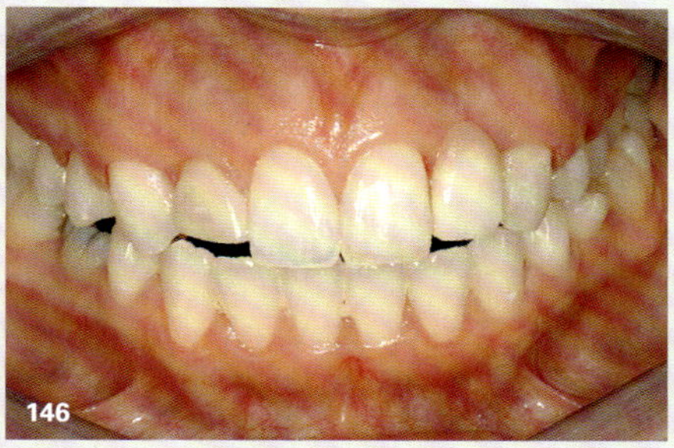

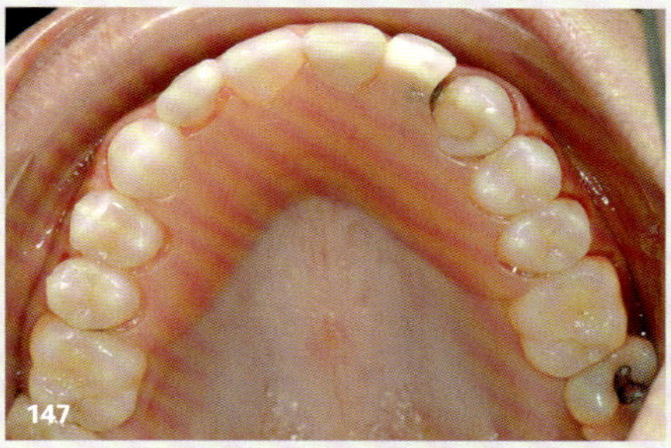

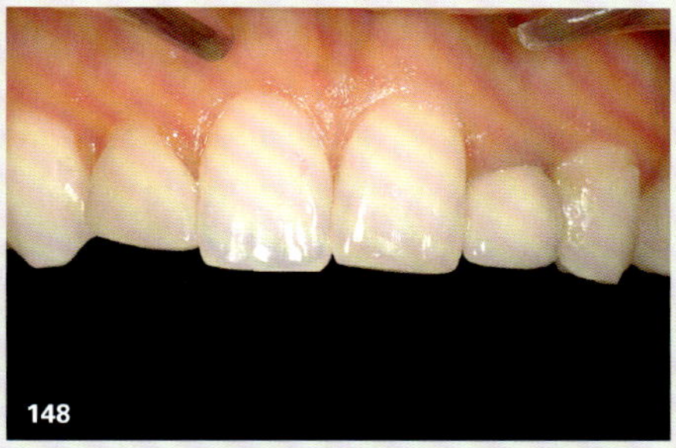

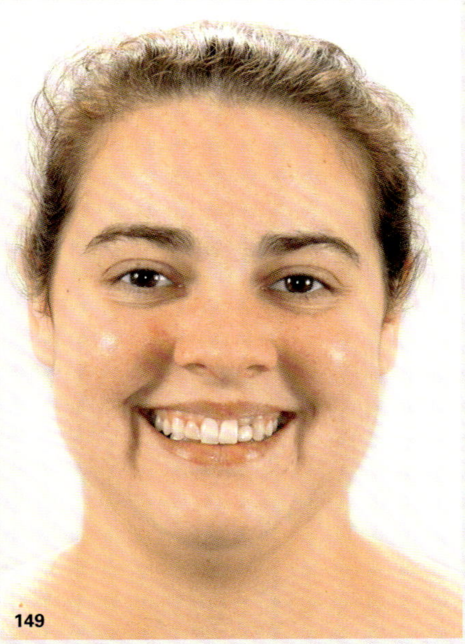

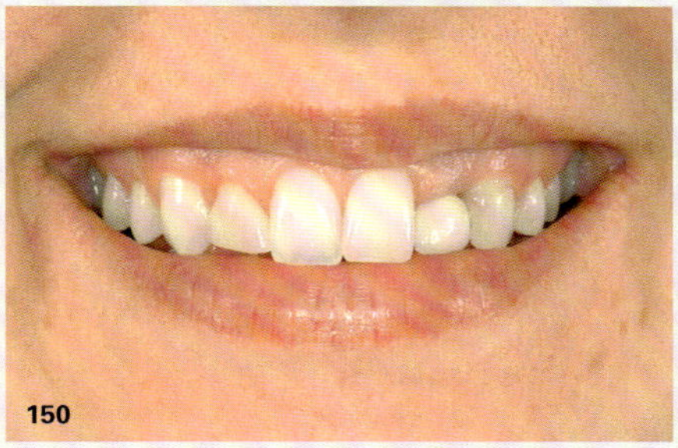

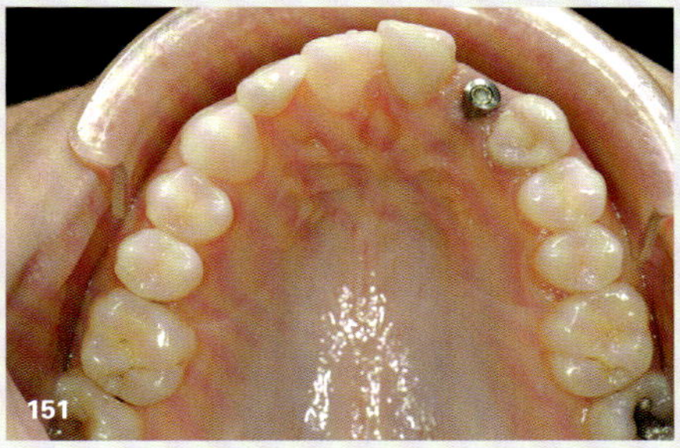

图7-144～图7-146 在美国伯明翰的一次家庭医生随访中，这名患者向我咨询了她在另一个州正在进行的，关于用种植体修复她先天缺失的左上侧切牙的治疗意见。

图7-147 患者植入了种植体，但尚未修复。她暂时佩戴了一个带有桥体的可摘保持器。当时一切似乎都还好，所以我们建议她继续在之前的诊所进行治疗。

图7-148～图7-150 种植体修复后，患者及其家长对美学效果不满意。龈缘不平整、冠长度过短，以及切牙不成比例，这些都影响了微笑的美感。

图7-151 上颌殆面像显示了种植体偏腭侧植入。

进行正畸治疗，我想通过进一步矫治改善上前牙排列，压低右上侧切牙，为美学修复创造条件。如果是你将如何处理上颌种植体问题?

出于显而易见的原因，患者及其家长并不愿意重新植入种植体。我建议从唇侧取出种植体（以尽量减少去骨量），通过移除唇侧骨板取出种植体，骨丧失可以忽略不计。同时，放置合适的骨替代材料，在这个病例中，骨替代材料为磷酸钙生物活性玻璃。使用体积充足的植骨材料以提供足够的牙槽骨高度，与卵圆形人工牙相匹配，使桥体看起来像是从牙龈中长出来的牙。外科手术在正畸再治疗开始前进行，以便在正畸治疗过程实现骨愈合和牙槽骨改建。

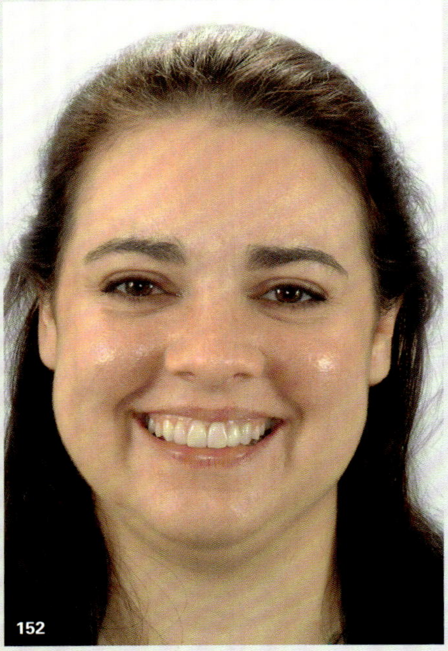

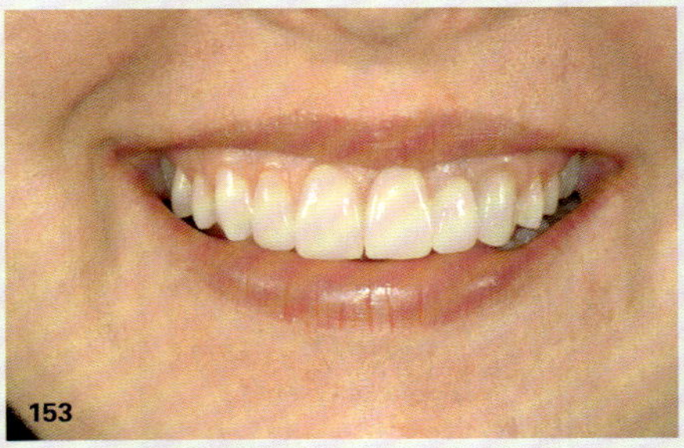

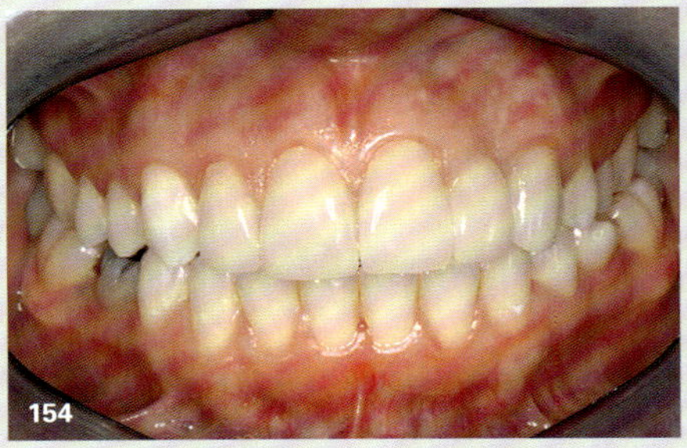

图7-152～图7-154 在移除种植体、完成骨移植和8个月的正畸再治疗后，制作贴面和全瓷带翼固定桥以恢复微笑美学。

正畸治疗持续了大约8个月，为愈合留出了足够的时间。正畸治疗完成后，拆除矫治器，患者完成单侧全瓷翼板粘接固定桥和上颌贴面修复（图7-152～图7-154）。

应用粘接桥修复时必须考虑的因素：

- 中切牙和尖牙之间必须有足够的空间，以获得人工侧切牙桥体的理想宽度
- 上颌尖牙和下颌牙列之间必须有足够的覆盖，以容纳修复体的结构（这意味着避免正中咬合干扰，尽可能允许尖牙引导侧方运动）
- 相邻牙齿的牙龈高度必须修整到对称协调
- 中切牙和尖牙的牙根必须足够分开，以便患者以后可以考虑选择种植修复

为了最大程度提升修复成功率并避免不良事件发生，制定如下完成阶段处理流程：

1. 不要一感觉达到了正畸阶段治疗的所有目标，就马上拆除正畸矫治器。而是先安排患者去修复医生处就诊，确保负责固定桥修复的医生对牙齿位置满意，按需进行任何必要的调整。在下一次就诊中为下颌取模，将模型提交给技师定制固定保持器，并安排患者拆除矫治器。患者还可在此时返回口腔医生处进行固定桥牙体预备。
2. 在拆除任何矫治器之前，将下颌固定保持器粘接到位。然后拆除上颌托槽，为上颌制取印模，当天制作Essix（压膜）保持器并交付。
3. 一旦永久性固定桥或贴面就位，我们诊所或其他口腔诊所会为患者制作一个新的保持器。
4. 若修复医生希望在贴面预备之前漂白和淡化基牙的颜色。我们需要先粘接下颌固定保持器，拆除正畸附件，制作透明的Essix保持器，当天交付。这种保持器还可以用作漂白托盘。

严格完成阶段方案的主要目的是在最终修复前尽量减少牙移动的可能性。

病例4：桥体下的骨吸收

我们知道，拔牙后制作即刻义齿，牙槽宽度会在5年内丧失34%。

翼板粘接固定修复体下方的骨会发生吸收吗？桥体下方的骨长期会发生什么改变？我们不知道随着时间的推移，牙槽骨的吸收是否会使桥体不再接触牙龈。而桥体接触牙龈的卵圆形边缘使桥体看起来像是从牙槽中长出的牙齿。我们知道，拔牙后制作即刻义齿，牙槽宽度会在5年内丧失34%。拔牙后即刻种植在4个月后仍可见牙槽骨宽度颊舌向吸收减少40%。

图7-155中的这名15岁的患者，当他家从肯塔基州搬来时，转诊到我这里继续正畸治疗。患者的两颗上颌侧切牙先天缺失，已经完成正畸间隙准备，以便在这些位置进行种植（图7-156）。在进行了新的诊断评估和病例整理后，我认为有必要讨论所有可能的治疗方案，包括粘接固定桥。我们还讨论了随着进一步生长发育而可能发生的潜在变化。个人认为，从知情同意的角度来看这一点很重要，我介绍了种植相关低咬合的研究，但强调低咬合的范围为0.2～2.2mm，因为我们无法预测特定患者在该范围内的结局。考虑到这名年轻人只有15岁，家长选择了全瓷翼板粘接桥（图7-157）。

在1年的随访中，我们发现中切牙和尖牙之间的骨量有所减少。2年后，上颌牙槽突轮廓已经变化到了桥体不再接触牙龈的位置（图7-158）。在我们的3年随访中，桥体上方的牙槽骨发生了显著的骨改建，这在美学上对患者来说是不可接受的（图7-159）。此时，治疗方案包括：①拆除固定桥，植骨并种植；②行牙周软组织移植术以增厚桥体下软组织体积。家长选择了植骨和种植。

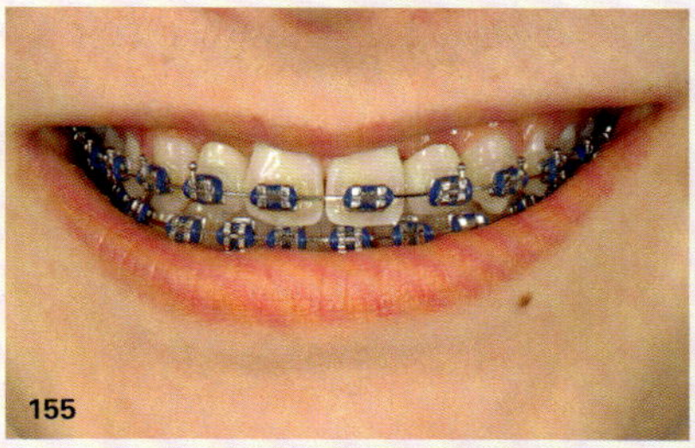

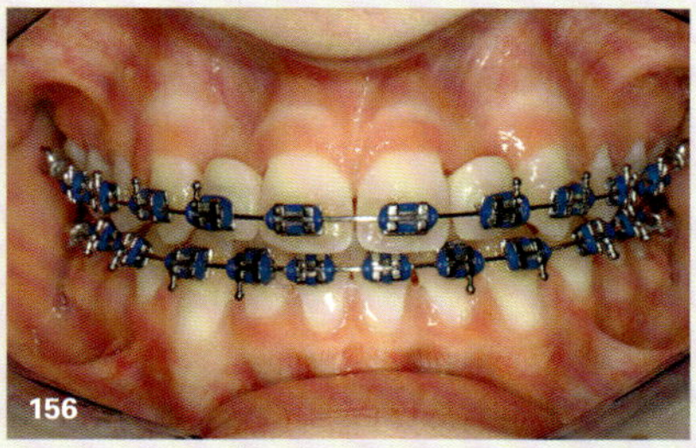

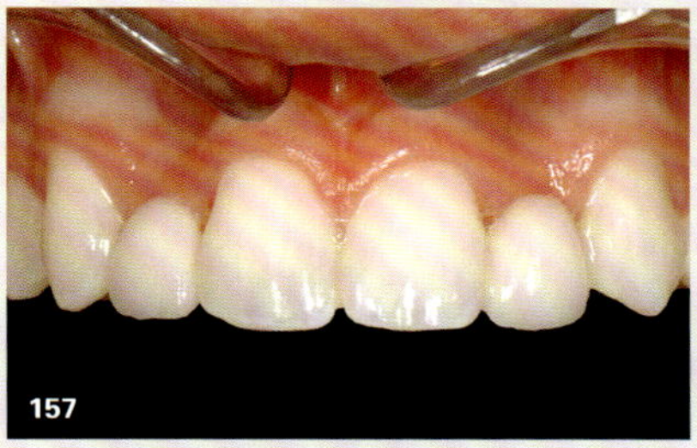

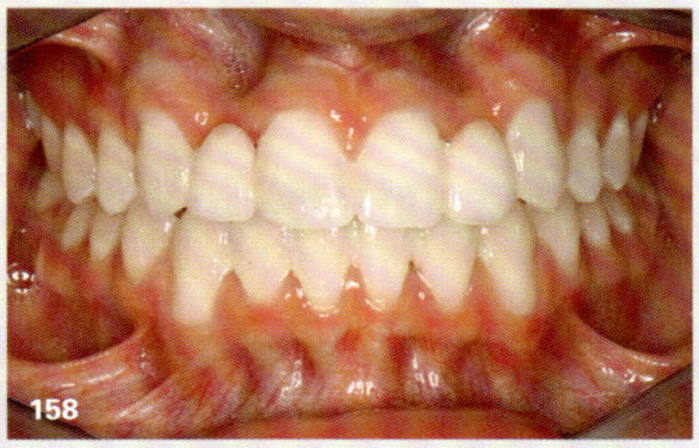

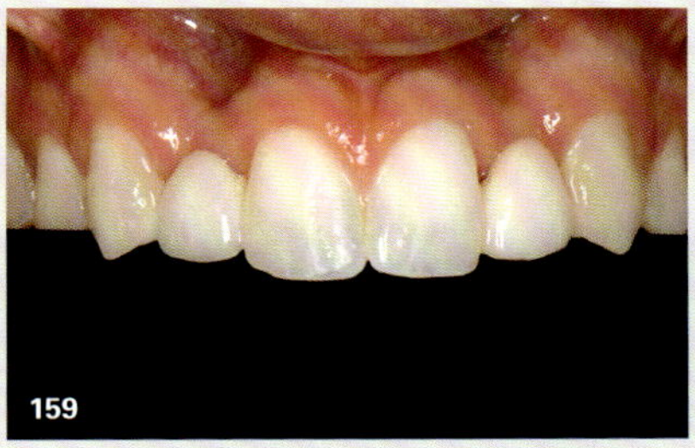

图7-155和图7-156 当他的家长从肯塔基州搬到美国阿拉巴马州时，这名患者被转诊给我。他的上颌侧切牙先天缺失，而他之前的正畸医生已经为他在这些部位植入牙齿做好了准备。

图7-157 在向家长解释了所有选项后，并考虑到他的年龄（15岁），他们决定用全瓷翼板粘接固定桥替代种植来修复缺失的牙齿。

图7-158 修复2年后，中切牙和尖牙之间骨量减少，桥体不再接触牙龈。

图7-159 在修复后3年，桥体上方牙槽骨发生了肉眼可见的改建，这损害了美学效果，使得患者想要进一步治疗。

早一点植入种植体是否可以防止骨吸收？或者种植体会突出到变形的牙槽嵴之外？这些问题无法回答，只能说前牙固定桥桥体区域骨的广泛吸收并不常见。然而，我们确实知道，15岁时进行种植修复，牙冠在3年后会失去咬合，并且牙龈轮廓会变得不自然。那么我们还有

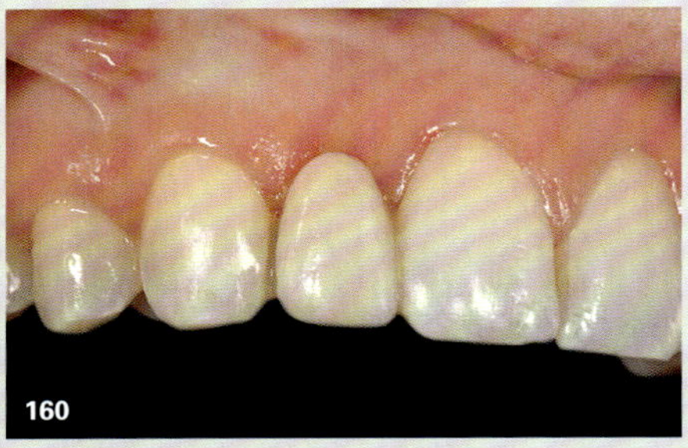

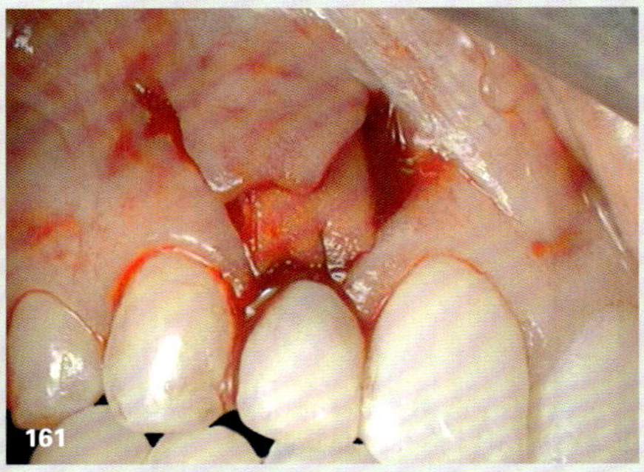

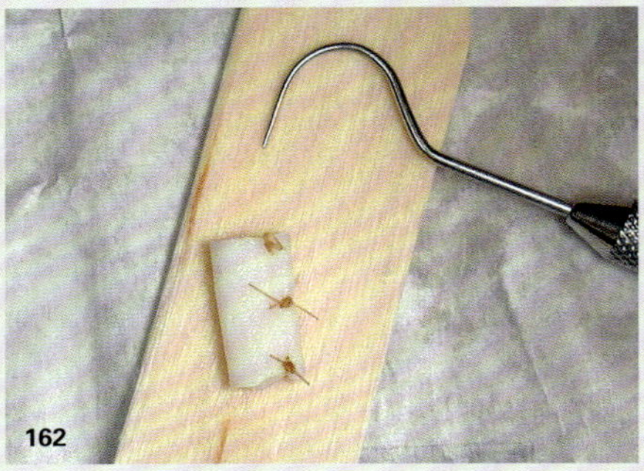

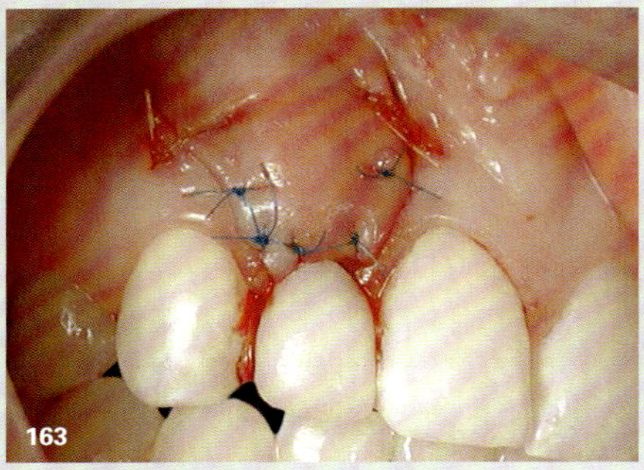

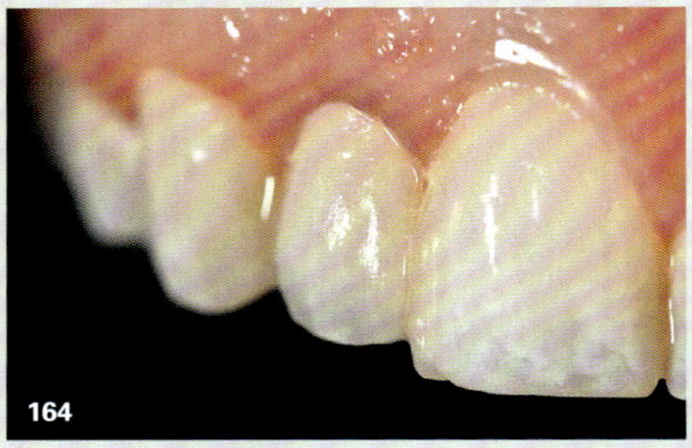

图7-160 这名患者有一个固定桥代替了她先天缺失的右上侧切牙。由于桥体不完全贴合牙龈边缘，美学效果受到影响，因此她希望寻求进一步治疗。
图7-161～图7-163 患者选择软组织移植而不是种植，我将她转诊给牙周医生进行手术。
图7-164 愈合后桥体周围最终的软组织结构和改建效果。

其他选择吗？我通常建议进行软组织移植而不是植骨加种植。

如图7-160所示的患者有一个金属的三单位翼板固定桥来代替先天缺失的右上侧切牙。然而桥体并没有设计成卵圆形（颈部边缘略微离开牙龈，缺乏自然萌出感）。在讨论解决这个问题的时候我提出3种选择：①重做固定桥；②拆除固定桥并种植（可能需进行植骨）；③让牙周专科医生进行软组织移植，使牙龈组织丰满以接触桥体边缘。这名患者不想重做固定桥，也不考虑种植，所以我把她转诊给牙周医生做软组织移植。牙周医生做垂直切口，翻开全厚瓣（图7-161），在桥体下放置移植材料，拉拢缝合（图7-162和图7-163）。术后3年，桥体和软组织的关系得到了极大的改善，使得桥体具备自然龈缘萌出形态（图7-164）。

病例5：多学科沟通的重要性

这名12.5岁女孩（图7-165）寻求治疗的主诉是微笑时牙齿间隙过大（图7-166）。间隙是由于她左上侧切牙先天缺失导致的（图7-167），这也使得她的上牙列中线向左侧偏移。

她的右上侧切牙畸形，但牙根发育良好。尽管侧切牙有问题，但她双侧的尖牙和磨牙关系均为Ⅱ类（图7-168～图7-170）。

与所有的正畸病例一样，我倾向于系统分析各治疗选项的优缺点，以下为该病例的可选方案和我的临床思考：

1. 使用螺旋推簧，通过将中线尽可能向右移动来关闭上颌中切牙间隙。这将有助于为左侧侧切牙的种植腾出空间。该方案的问题是：右侧间隙不足以用于左侧侧切牙种植，也无法矫正右侧的磨牙、尖牙Ⅱ类关系。
2. 拔除右上第一前磨牙，上颌中线可以向右移动，右上尖牙关系可以达到Ⅰ类。然而这样的问题是：需要拔除1颗前磨牙为侧切牙种植腾出空间。
3. 拔除畸形的右上侧切牙，调整上颌中线，并用双侧的尖牙代替侧切牙。这将使磨牙处于Ⅱ类关系，但能行使正常咬合功能。
4. 最后，我注意到全景片上双侧

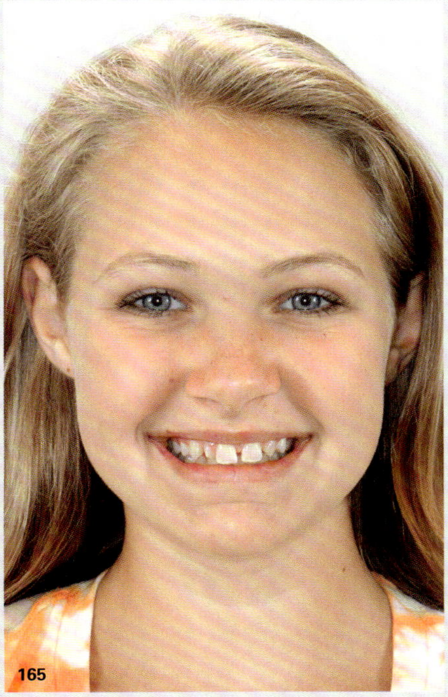

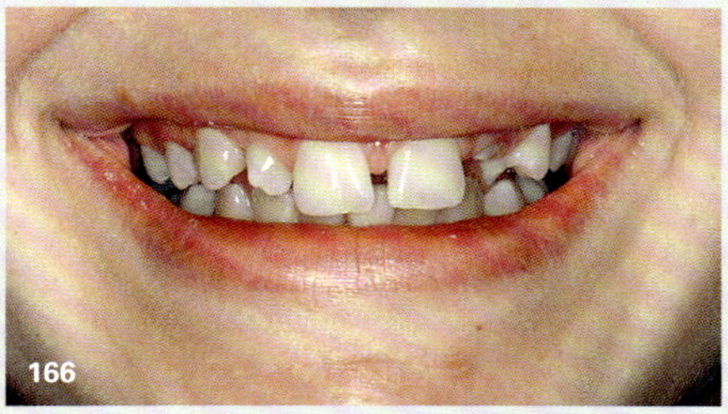

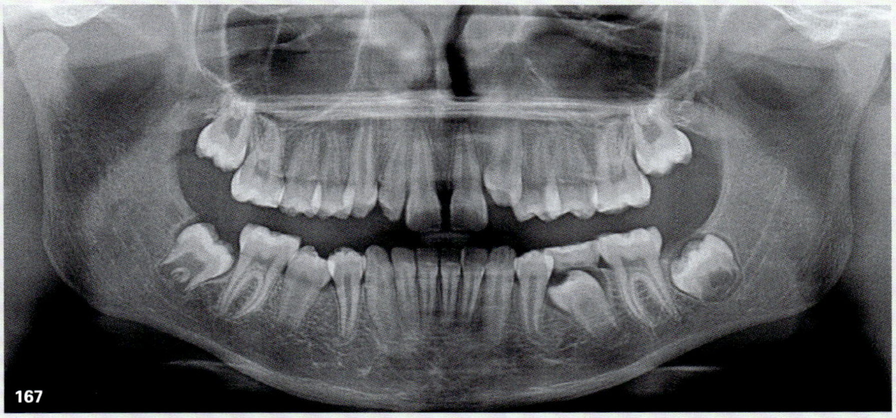

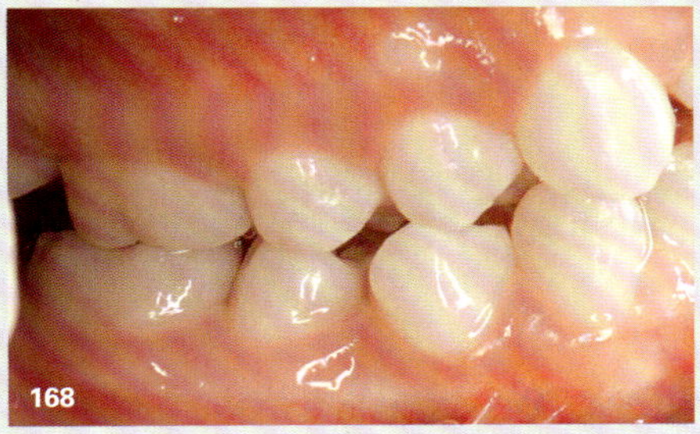

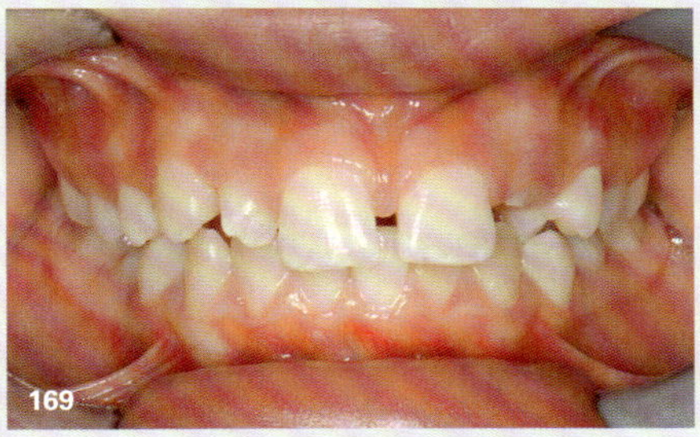

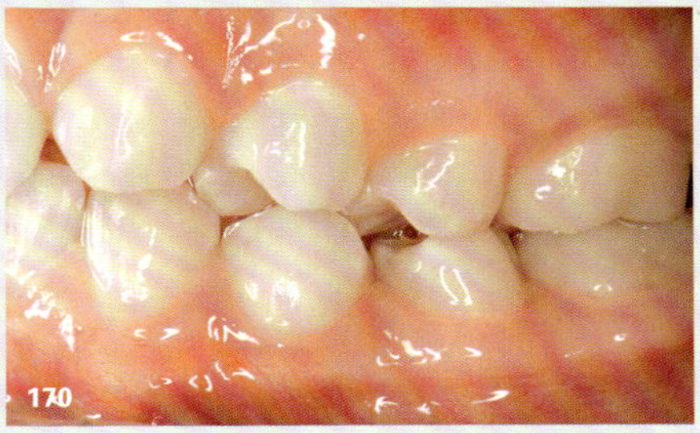

图7-165 这名12.5岁的女孩为治疗其间隙问题而就诊。

图7-166 这张特写微笑像显示了牙列间隙的大小、右上侧切牙畸形和左上侧切牙缺失。

图7-167 全景片显示左上侧切牙先天缺失，右上侧切牙畸形但牙根发育完全。

图7-168～图7-170 双侧尖牙、磨牙关系为Ⅱ类关系。

第二磨牙没有萌出，左侧比右侧萌出位置更低。虽然有点不切实际，但另一个可以考虑的方案是：推双侧磨牙向后，以达到双侧磨牙、尖牙Ⅰ类关系，左上侧切牙处进行种植，右上侧切牙进行全冠修复。

父母认为第3种方案是最好的，因为他们拒绝种植或贴面修复，这在他们看来意味着需要一辈子维护。所以我粘接了固定矫治器，拔除了右上侧切牙。利用拔牙间隙开始将上颌中线与正中矢状面对齐（图7-171和图7-172），并使用Ⅲ类牵引来达到后牙良好咬合（图7-173～图7-175）。

在这之前，我们尚未对尖牙进行任何改形，我认为尚未到解决牙齿和牙龈形状问题的适当时机。

治疗末期，在对尖牙进行改形之前，患者有严重的牙龈增生和炎症（图7-176～图7-178），我选择用激光行牙龈切除术，这样我就可以看到牙齿的解剖外形，从而尽可

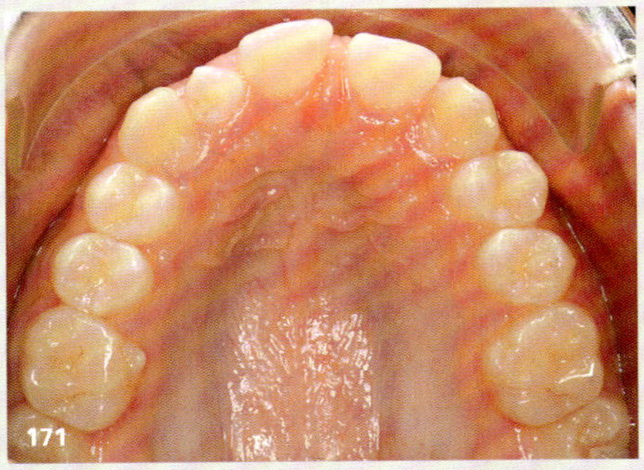
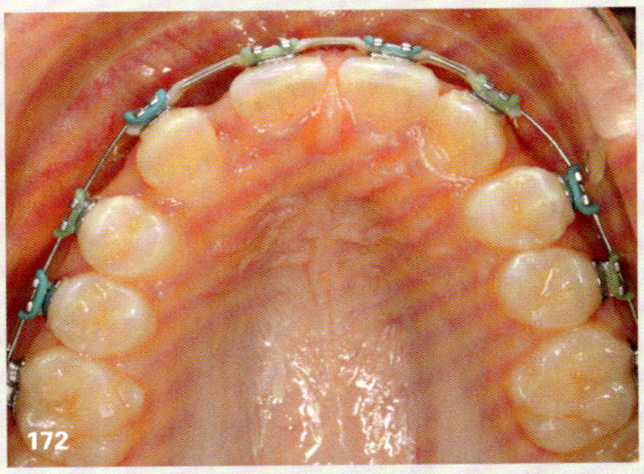
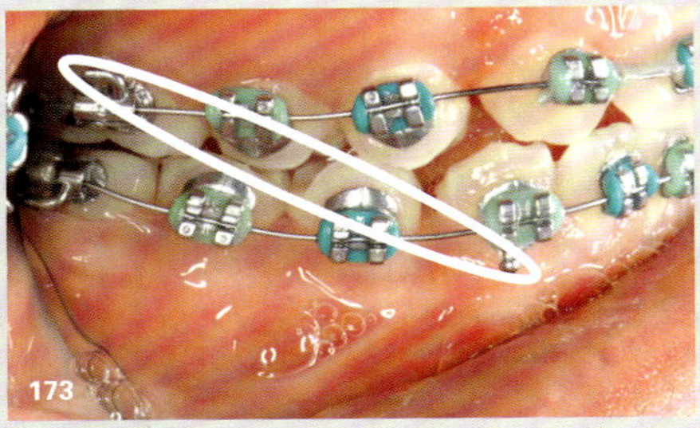
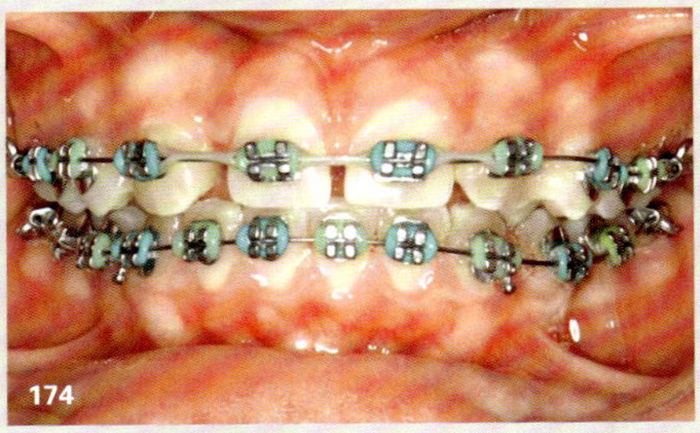
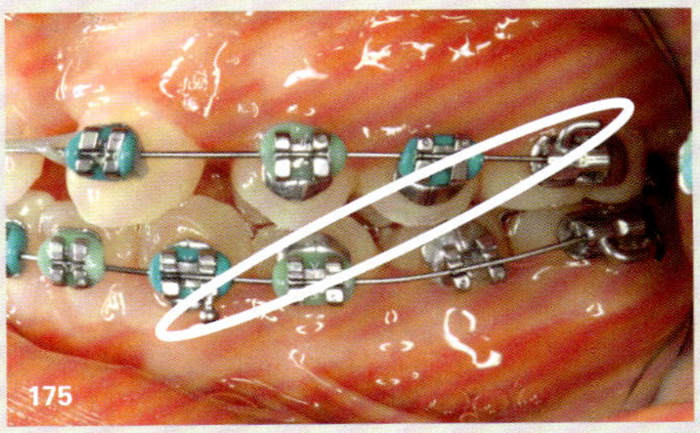
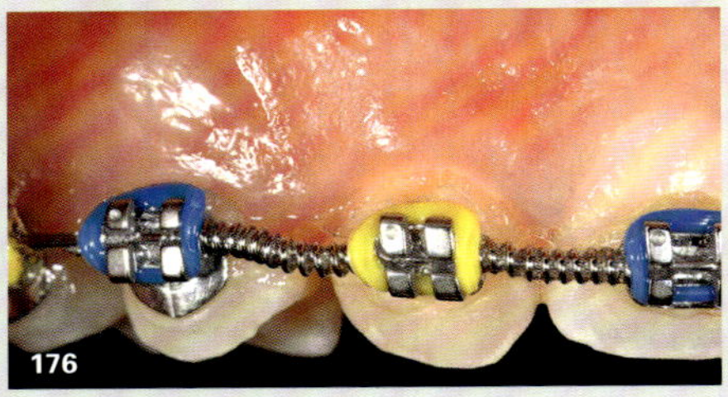
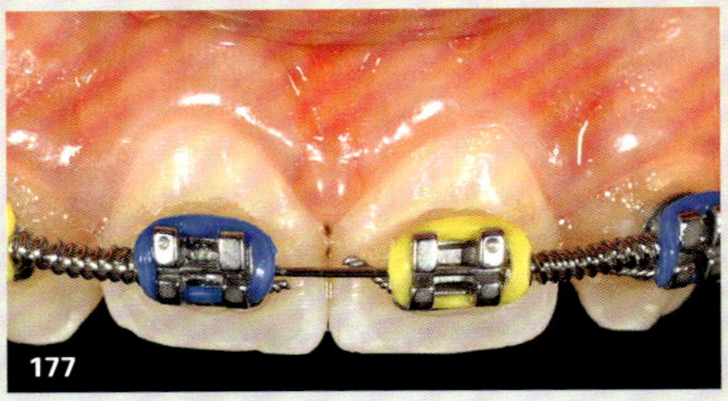
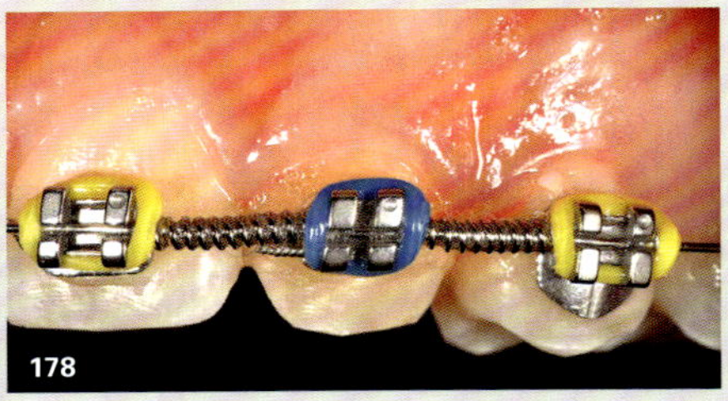
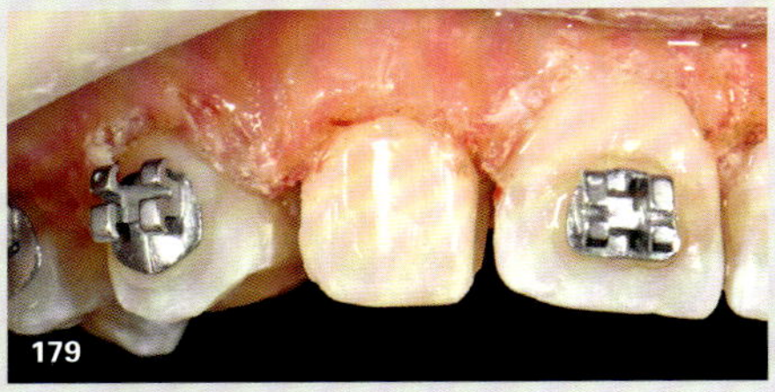
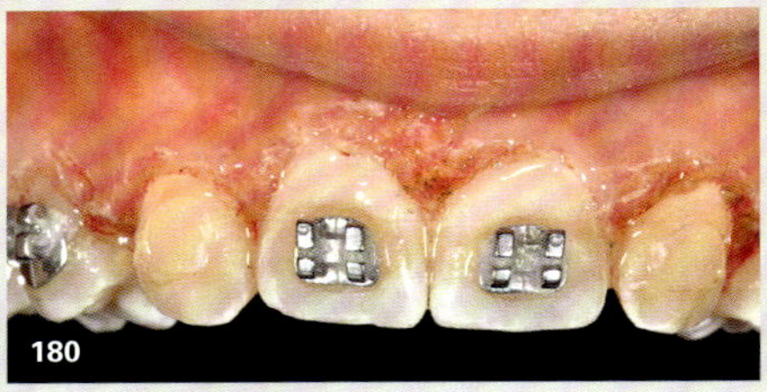
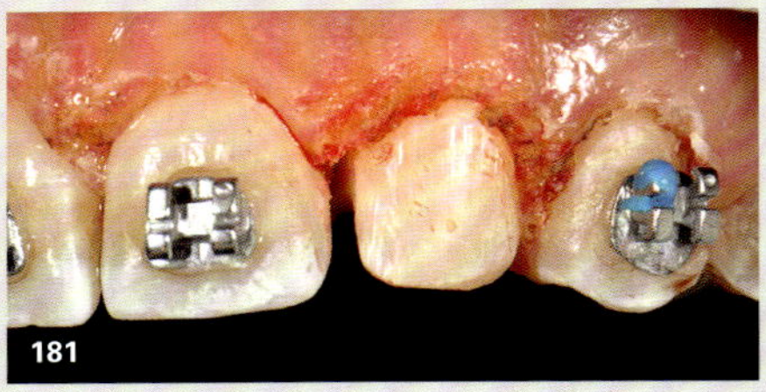

图7-171和图7-172 比较上颌牙弓初始与排齐阶段牙齿移动矫正上颌中线的情况。
图7-173～图7-175 使用Ⅲ类牵引，通过使上颌磨牙前移来达到良好的后牙咬合。
图7-176～图7-178 治疗结束时，患者有明显的牙龈发炎和增生。
图7-179 使用半导体激光切除过多的组织并暴露解剖牙冠。
图7-180和图7-181 进行尖牙改形，使其看起来更像侧切牙，磨除第一前磨牙的腭尖使其更像尖牙并避免咬合干扰。

能完美地完成治疗（图7-179）。我询问家长是否希望给前磨牙行贴面修复来得到良好的尖牙外形，他们选择保留前磨牙的原始形态。在尖牙唇面去釉（图7-180和图7-181）并磨除第一前磨牙的腭尖后，我们关闭了间隙，结束了正畸治疗。

最后的微笑（图7-182和图7-183）非常好，除了改形后的尖牙色度更深。我将她转诊给牙周医生做牙冠延长来实现切牙到磨牙理

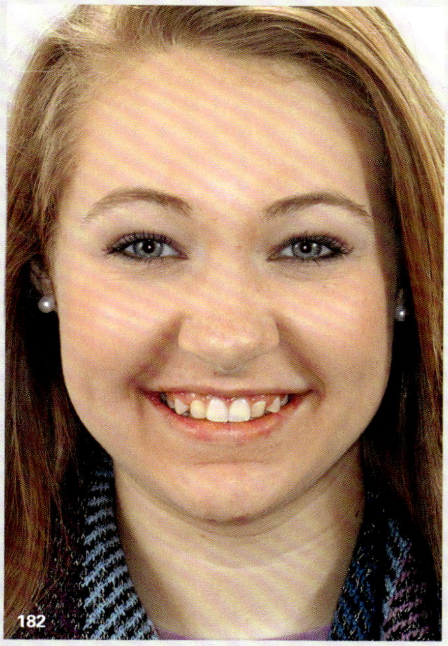

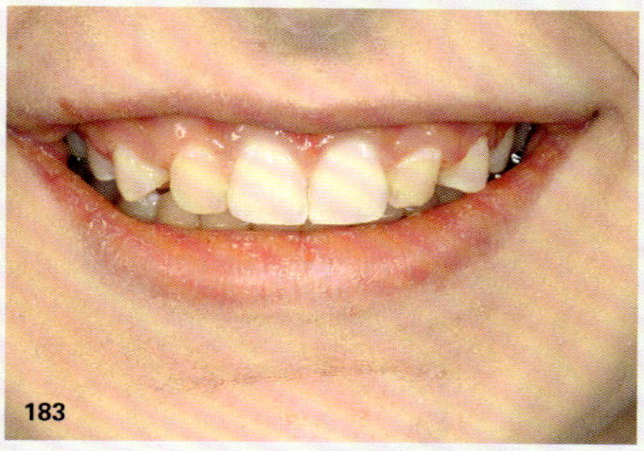

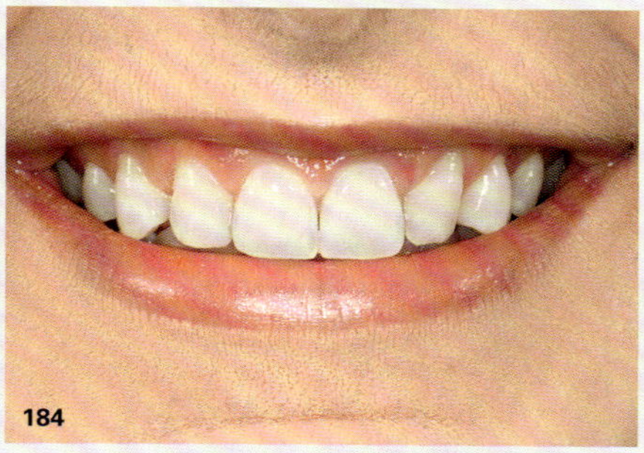

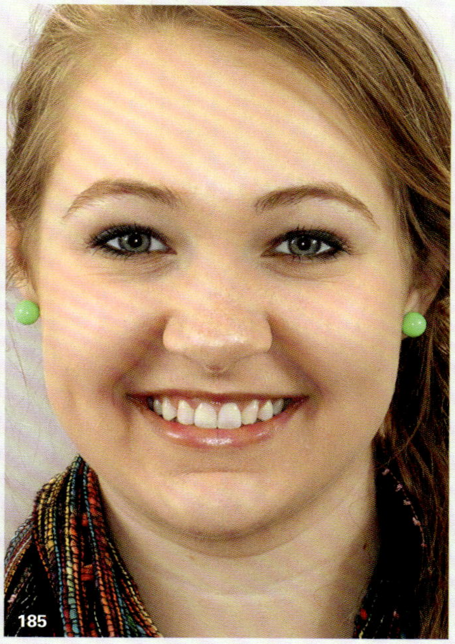

图7-182和图7-183 完成正畸治疗后的微笑像。侧切牙位置的尖牙比相邻牙齿的色度更深。
图7-184和图7-185 牙周冠延长和牙齿美白后的微笑像。

想的牙齿尺寸比例。然后，我们将她转诊给口腔医生进行牙齿美白。复诊时，她的笑容更加饱满和明亮（图7-184和图7-185），咬合关系良好（图7-186～图7-188）。然而，我们注意到左上尖牙出现牙龈退缩。患者对此并不在意，但大约1年后，她认为该牙影响美观，并回到牙周医生那里要求处理。

此案例再次说明了沟通的重要性。当我与牙周医生回顾病例时询问我们可以采取什么不同的方法来避免这个问题时，他解释道：手术延长牙冠确实为第一前磨牙创造良好的临床牙冠长度，但左上尖牙的牙根比他预期的更加向唇侧。他原本以为患者的诉求会是至少尖牙，或包括前磨牙进行贴面修复。换句话说，我们的沟通本来可以更好。牙周医生以为前磨牙会采用贴面修复来模拟尖牙轮廓，但我没有告知他患者家长拒绝贴面修复。此外，尖牙远中倾斜导致轮廓高点远中移位，影响了牙冠长度调整的设计（图7-189）。这是他没有预料到的，因为当时，他术前没有充分考虑尖牙需要改形多少量才能像侧切牙。

牙周医生同意进行牙龈修整手术以改善牙龈退缩。患者和父母同意接受局部手术对牙龈边缘进行修整。为了矫正尖牙不理想的牙龈形态，手术采用了冠向复位瓣术式。垂直切口设计保留牙间乳头，翻起全厚黏骨膜瓣，在瓣基底部进行骨膜松解切口，将其移动使得瓣无张力冠向复位（图7-190和图7-191）。用PrefGel（Straumann）处理牙根表面，PrefGel是一种特制的乙二胺四乙酸（Ethylenediaminetetraacetic Acid，EDTA）凝胶，可清洁和酸蚀牙根表面和牙釉质，以利于更好地牙龈附着。

彻底冲洗牙齿后，将龈瓣冠向复位、牙龈乳头精准对位，并用6-0聚丙烯线缝合固定。

根据医嘱患者在2周内禁止对手术部位进行机械清洁，每天2次用

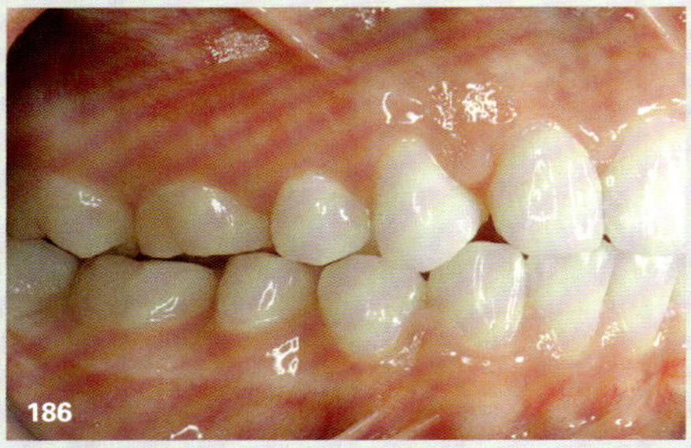

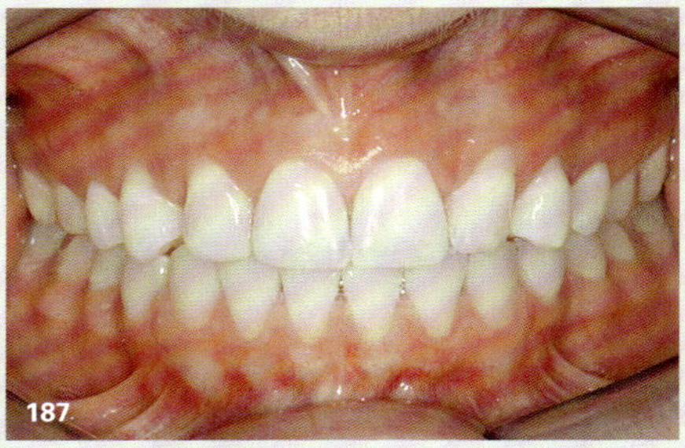

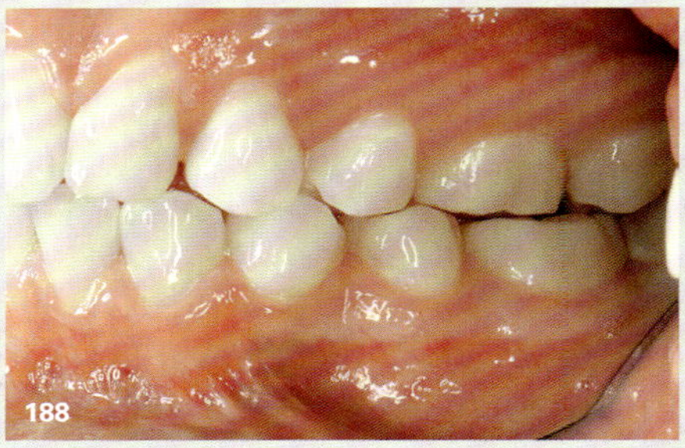

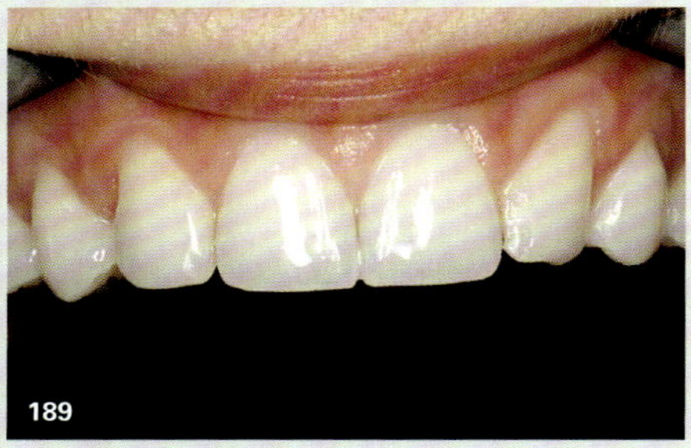

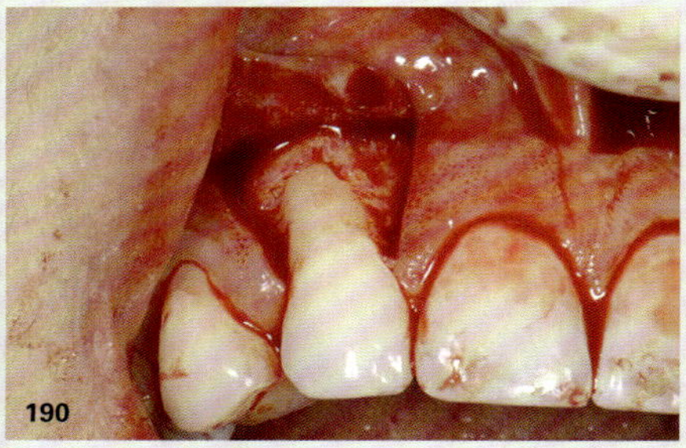

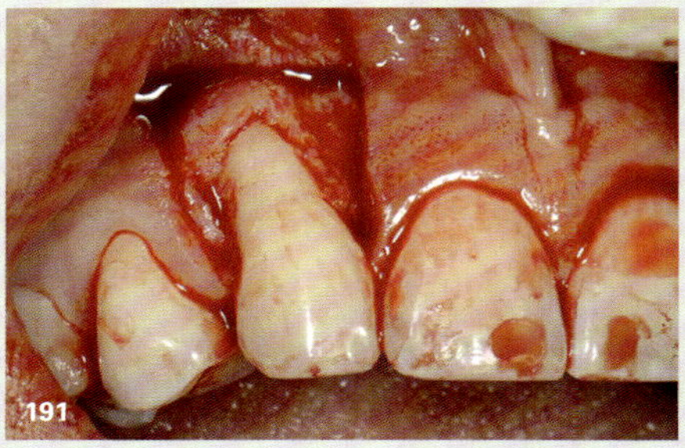

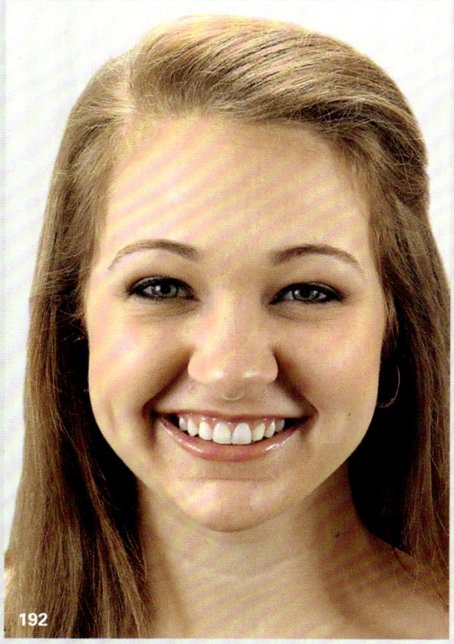

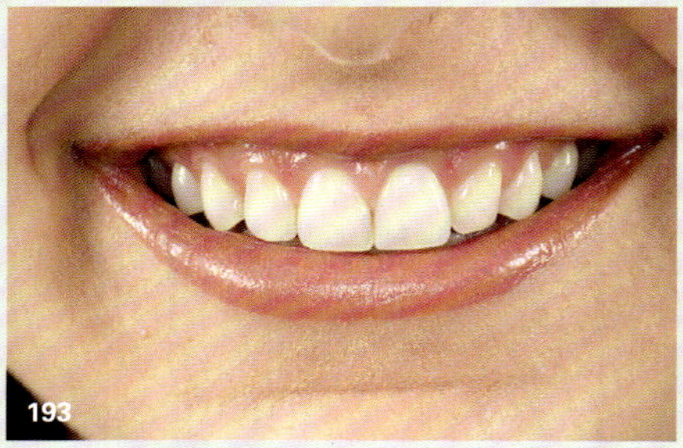

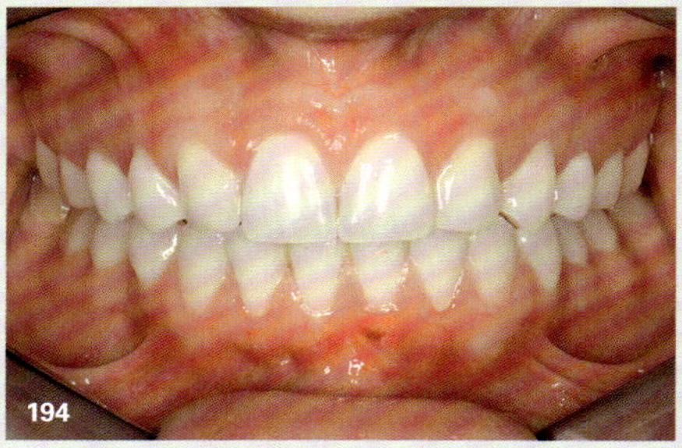

图7-186～图7-188 多学科治疗后的最终咬合。请注意左上尖牙的牙龈退缩。

图7-189 由于我和牙周医生之间缺乏沟通，在冠延长术中未考虑到上颌尖牙牙根靠唇侧，导致美学效果欠佳。

图7-190和图7-191 翻起全厚黏骨膜瓣，冠向复位尖牙的牙龈边缘。

图7-192～图7-194 显示牙周修整手术后的最终微笑像和牙龈边缘形态。

氯己定漱口。2周后拆线，此时便可以开始刷牙清洁龈缘。2周后停止漱口，但需在手术部位每天用氯己定擦拭2次，持续3～4周。尽管切口线和手术部位的进一步恢复将持续几个月，但患者在6周后便能够恢复正常的口腔卫生措施。图7-192～图7-194显示了最终的微笑像和最终牙龈轮廓。

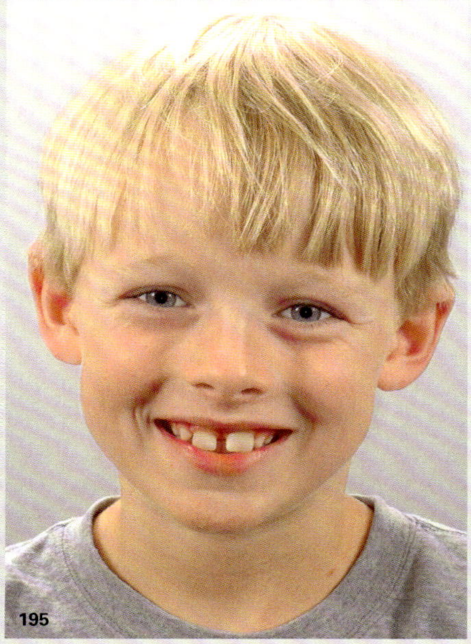

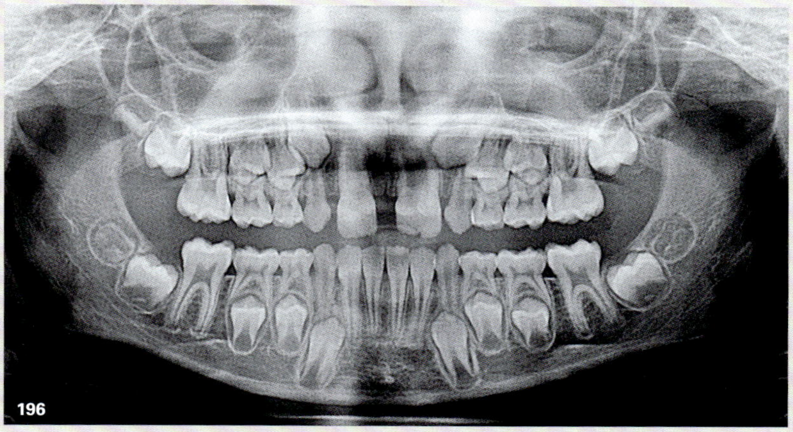

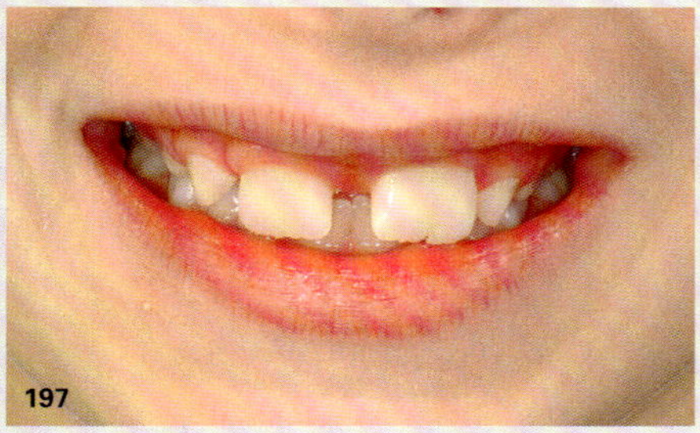

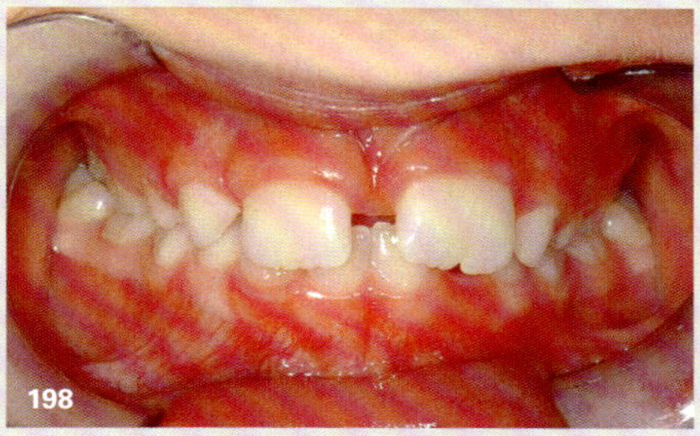

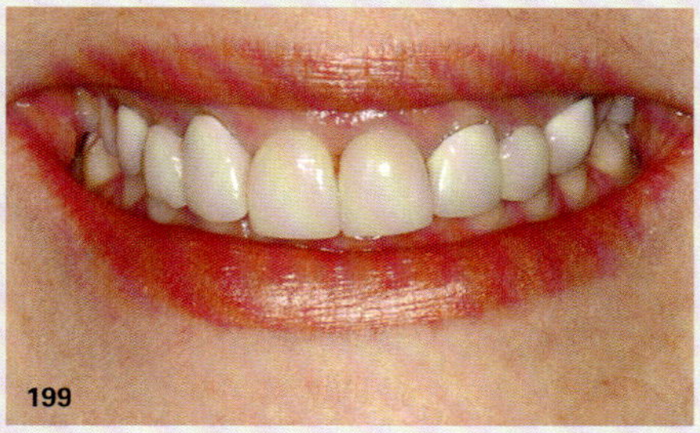

图7-195～图7-198 这名12.5岁的男孩上颌双侧侧切牙先天缺失，正中间隙较大，左上中切牙是融合牙。

图7-199 患者的母亲同样上颌双侧侧切牙先天缺失，她不喜欢修复体，但不得不修复。

病例6：当治疗选择受到其他因素限制时

这名12.5岁男孩的问题（图7-195）不常见，需要采取特殊的治疗方法，并与他的修复医生配合才能获得成功。他上颌双侧侧切牙先天缺失（图7-196），而更复杂的是，左上中切牙是融合牙（图7-197和图7-198）。我当时的治疗方案包括：

1. 推上颌双侧第一磨牙远移，以使尖牙达到Ⅰ类关系，最后进行上颌双侧侧切牙种植修复。他上颌第二磨牙尚未萌出，所以这是一个合理的方案。
2. 由于尖牙已萌出至侧切牙位置，可以将尖牙改形为侧切牙，以Ⅱ类磨牙关系结束治疗。母亲强烈支持这一方案，因为她不喜欢自己同样因先天缺失侧切牙接受种植后的效果（图7-199）。
3. 对于融合的中切牙，修复医生建议，如果边缘位置允许，可考虑全冠修复，若条件不足，则考虑拔除后种植修复。同样，这名母亲更倾向避免冠修复之外的方案。
4. 最后一个考虑的方案是将尖牙移动到合适位置并改形为侧切牙，同时进行牙体形态修整重塑上颌中切牙的形态。

由于患者母亲对于患者明显的上颌正中间隙、萌出尖牙外观不佳以及患者微笑时的社交尴尬十分在意，决定初期治疗重点为改善社会心理问题和外观。我们进行了第一阶段的治疗，包括快速扩弓、上颌固定矫治器以关闭间隙，以及引导尖牙萌出进行排齐。治疗6个月后，拆除矫治器，并佩戴Hawley保持器。

当患者13.5岁达到恒牙期时

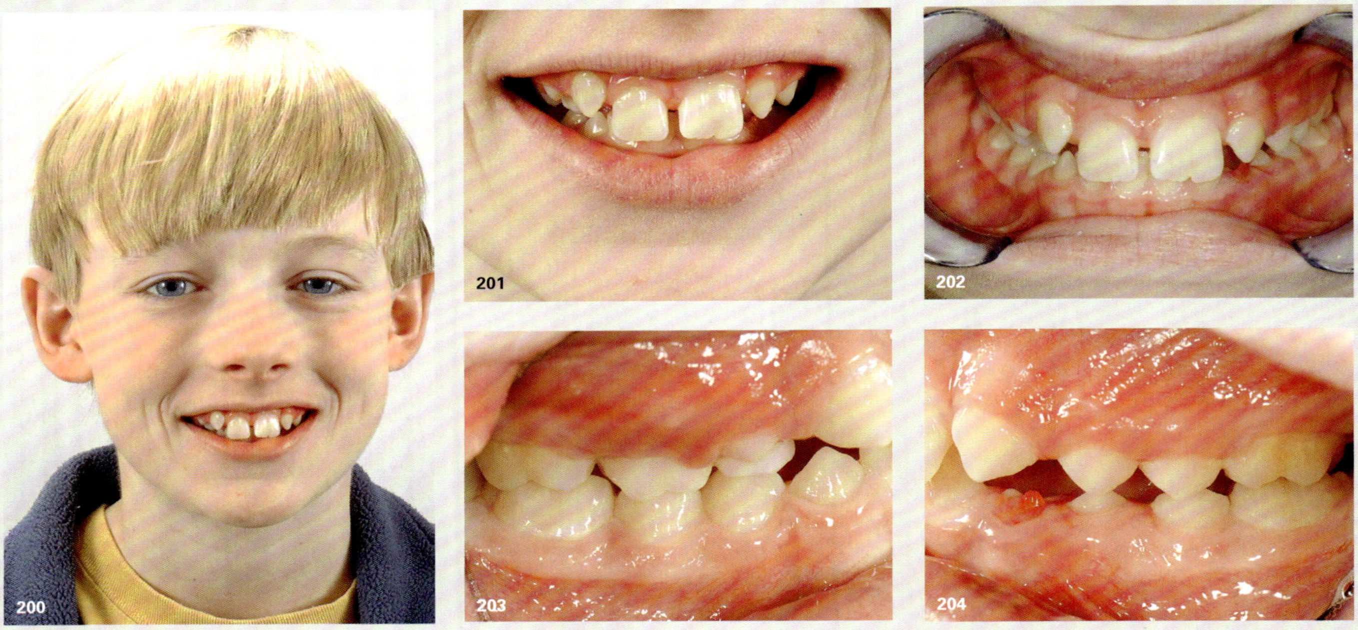

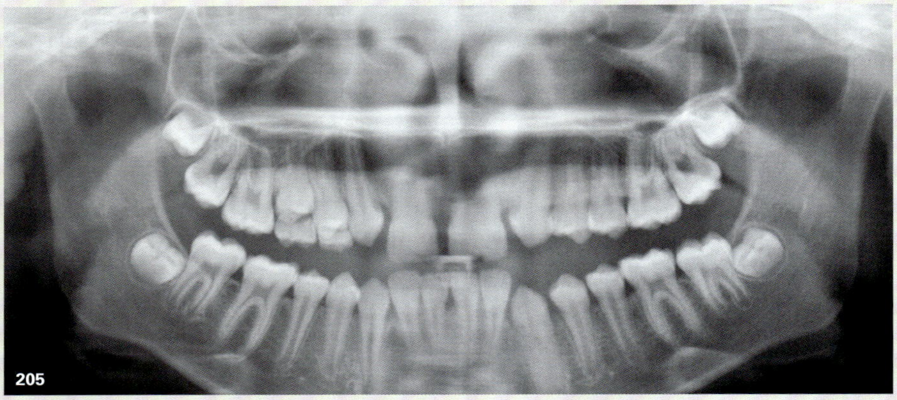

图7-200～图7-205 患者在13.5岁时进入恒牙期，重新探讨了治疗方案。父母选择固定矫治器治疗，尖牙改形为侧切牙，上颌中切牙改形治疗。

（图7-200～图7-205），我们重新考虑了治疗选项以确定最终治疗方案。父母非常倾向第4种方案，因此我们开始使用固定矫治器进行治疗，并列出了治疗目标。我与修复医生讨论了这些选择，并提出由我来做尖牙改形，我非常熟悉且擅长这个手术，但我认为上颌中切牙的改形比较棘手，因为髓室的体积较大。修复医生也非常愿意对中切牙进行改形治疗。最终决定在我确定了所有牙齿尺寸并对尖牙进行改形后，他在局部麻醉下对中切牙进行改形，这样如果遇到任何牙髓问题，就可以及时进行牙髓治疗。

当所有间隙均通过正畸治疗关闭时，牙龈增生显著降低了上颌中切牙和尖牙的临床冠长度（图7-206～图7-208）。我用激光行龈切除术增加牙冠长度，以便在尖牙改形前可以看到右上中切牙的切缘位置和宽长比（图7-209～图7-211）。然后将尖牙改形为侧切牙（图7-212和图7-213），关闭剩余间隙。我们重新定位了托槽（图7-214和图7-215），然后患者去他的修复医生那里改形左上中切牙（图7-216）。治疗22个月后，他达到了理想的微笑外观（图7-217和图7-218）和咬合关系（图7-219～图7-221）。9年随访记录显示了良好的牙列稳定性和美学效果，牙齿没有骨粘连（图7-222～图7-224）。

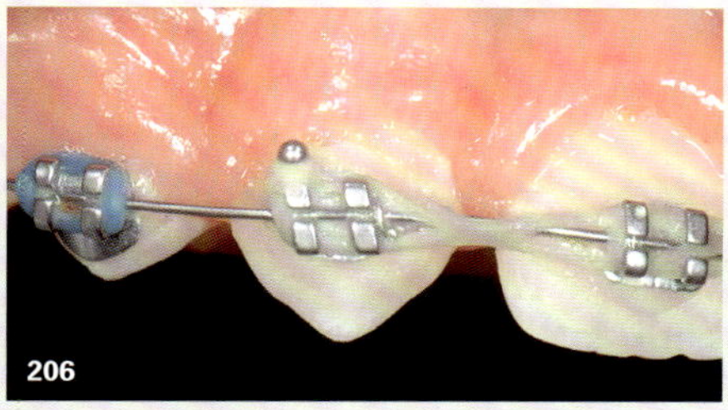

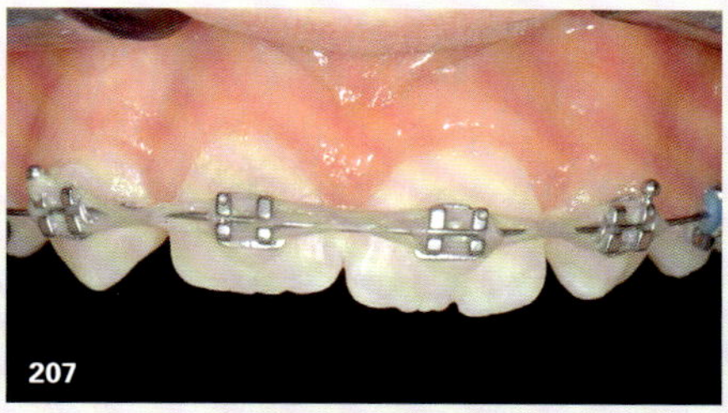

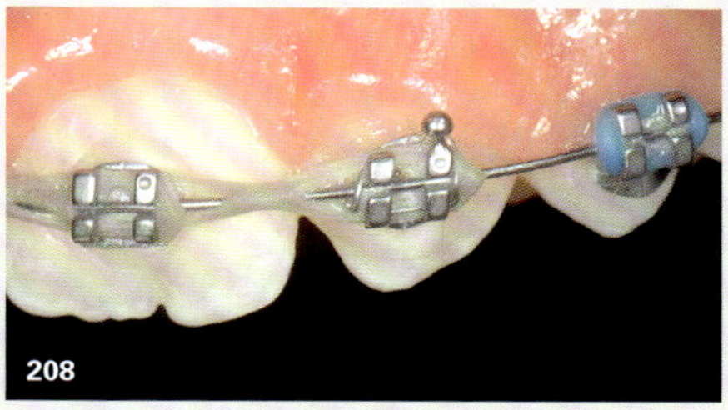

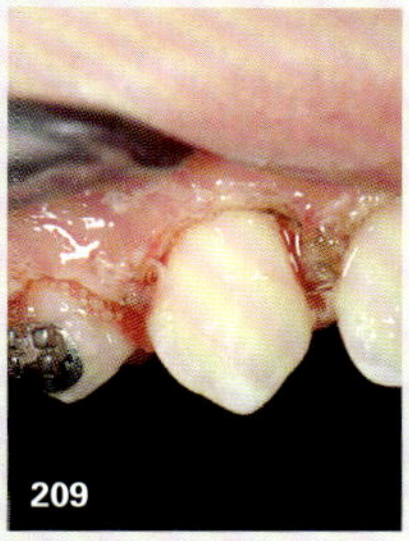

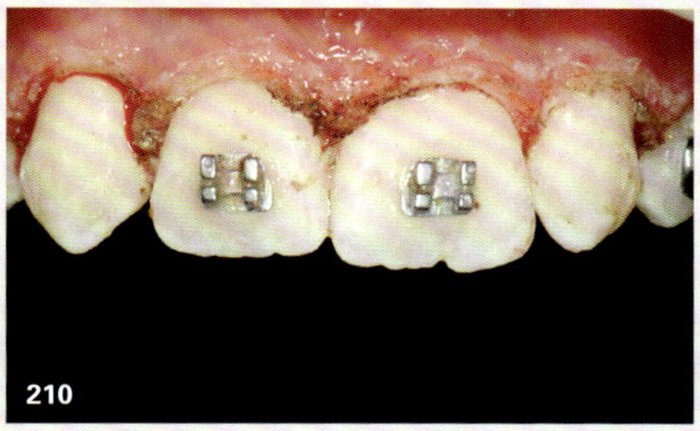

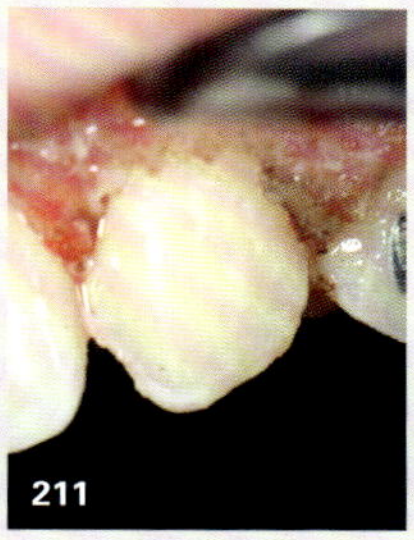

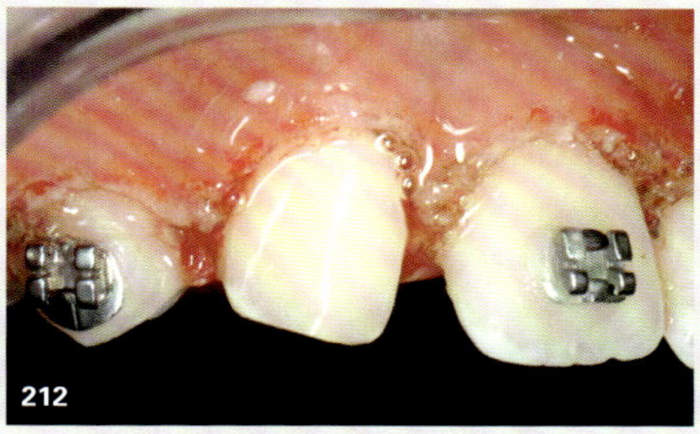

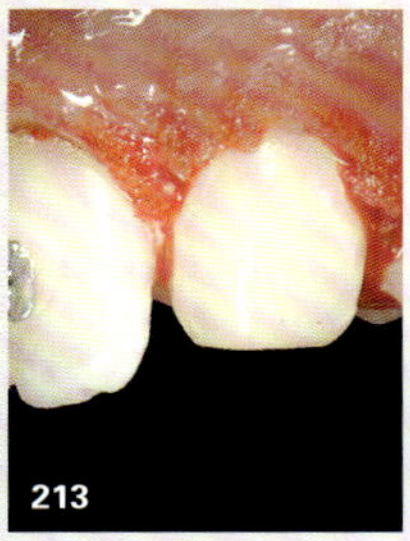

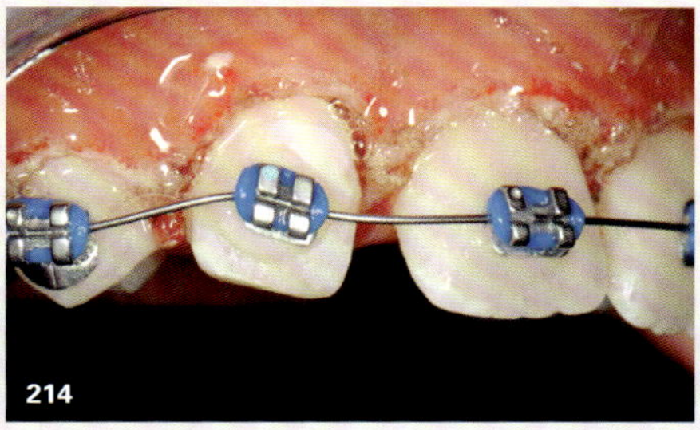

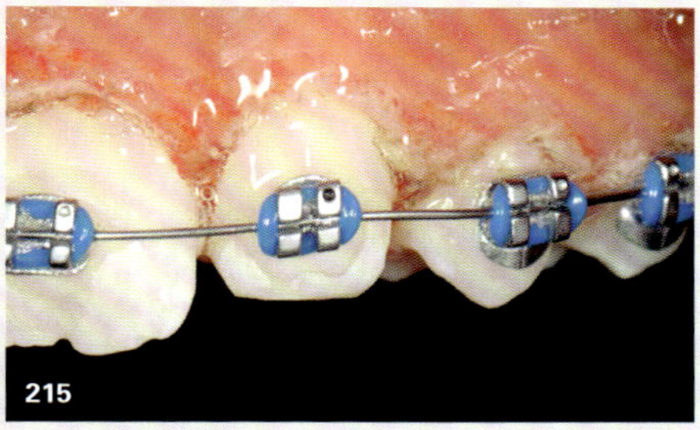

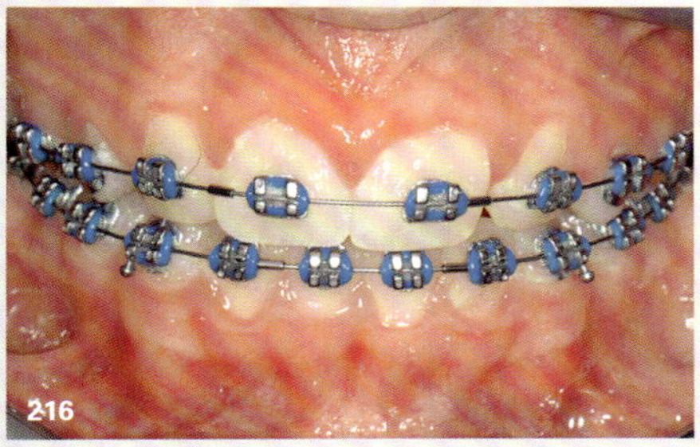

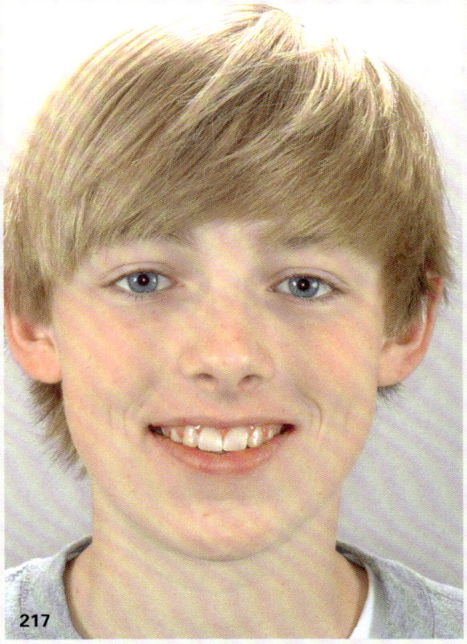

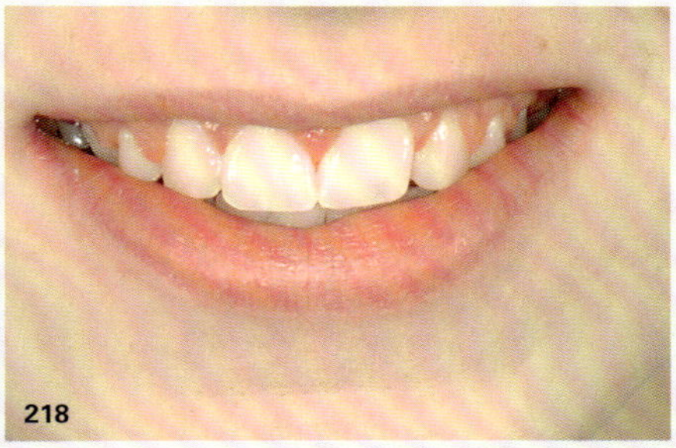

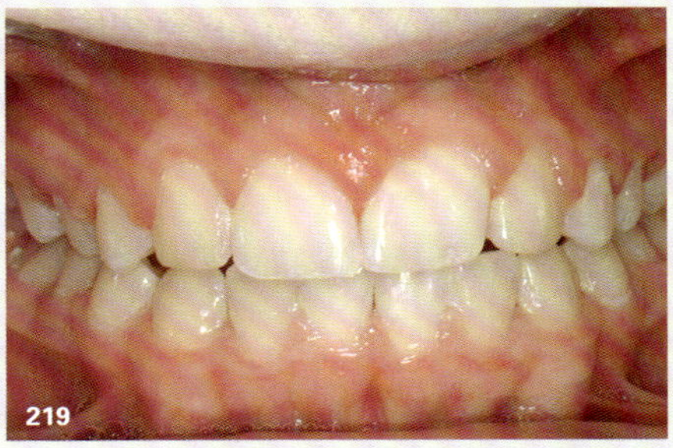

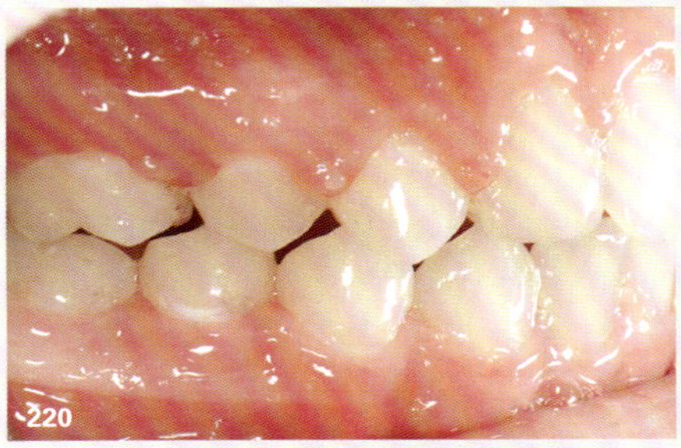

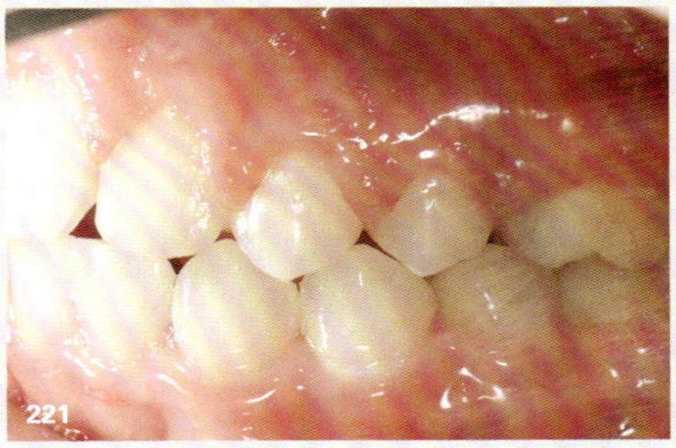

图7-206～图7-208 由于固定矫治器和不良的口腔卫生导致了显著牙龈增生。

图7-209～图7-211 使用半导体激光去除过多的组织并可视化切牙的解剖牙冠尺寸。

图7-212和图7-213 使用本章前面所述的方案将尖牙改形为侧切牙。

图7-214和图7-215 重新定位托槽，并将患者转到他的修复医生处改形左上中切牙。

图7-216 左上中切牙改形后的正面像。

图7-217～图7-221 牙龈成形术和牙体形态修整后良好切牙比例的最终微笑像与咬合像。

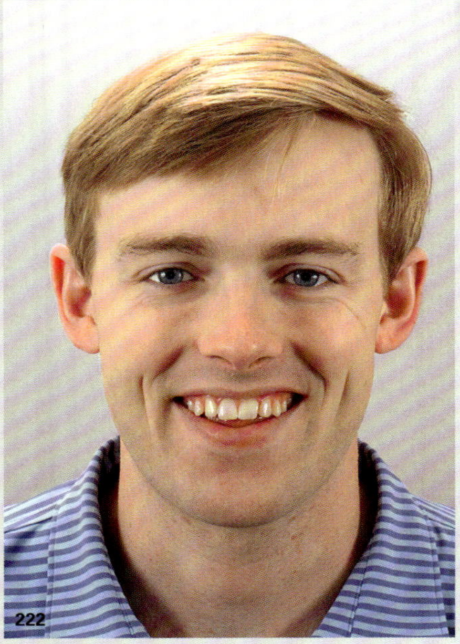
222

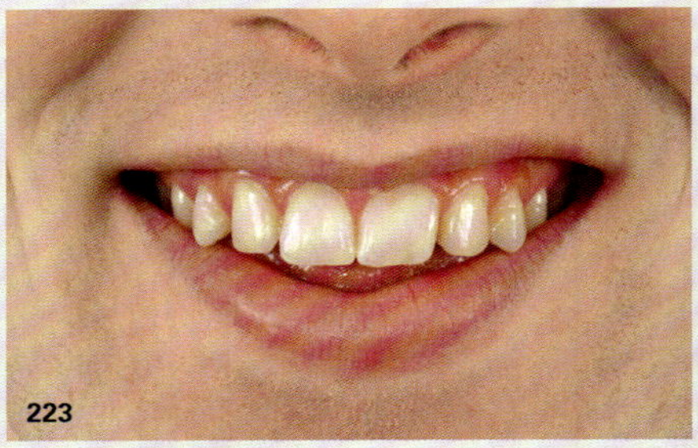
223

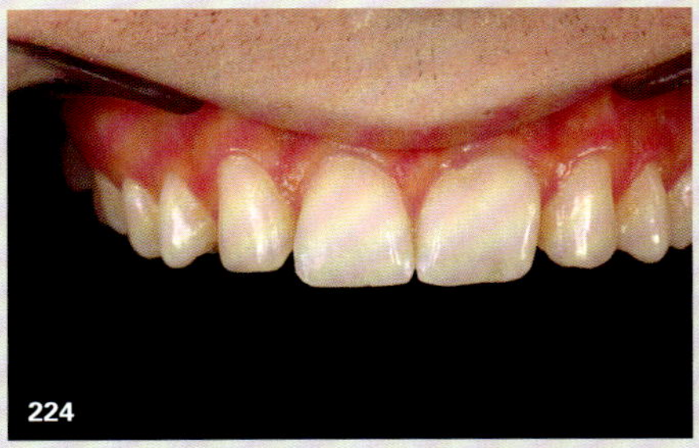
224

图7-222～图7-224 9年后的随访显示了改形牙齿的良好稳定性和美观性。

病例7：其他牙齿替代方案

在临床多学科协作治疗中，团队经常会遇到不寻常的缺牙模式，需要采取不寻常的方法来修复牙列。图7-225中的这名25岁男子曾就诊要求改善他的微笑，特别是改善变色的右上中切牙（图7-226）。患者上牙列中线居中，右上中切牙轴倾角过大。口腔医生发现他7岁时外伤导致左上中切牙缺失，双侧下颌第一磨牙也缺失（图7-227）。上颌牙齿在缺牙后发生漂移，直到所有间隙都关闭。患者目前的牙列有两个非常幸运的方面是：第一，左上侧切牙牙冠很大，与右上中切牙的尺寸没有太大的差异，这让他在成长过程中局部牙齿外观可以接受。第二，CBCT显示左上侧切牙牙根非常长（图7-228）。图7-229～图7-233所示的口内像显示上下颌中度拥挤。他的修复医生和我一致同意可拔除上颌第二前磨牙解除拥挤，并为修复左上侧切牙代替左上中切牙做准备。

在粘接上下颌固定矫治器之前，我将左上尖牙改形为侧切牙，以便粘接左上侧切牙的托槽。排齐牙列后，使用螺旋推簧分别向左上侧切牙的近中和远中扩隙，为添加复合树脂匹配右上中切牙的宽度提供空间。为了压低牙齿以达到适当的垂直向关系，将左上中切牙托槽重新定位到更靠近切缘的位置，并进行最后的整平和间隙关闭（图7-234）。在正畸结束前的最后评估中，我注意到右上中切牙远中的形状不理想，会导致龈间隙过大（图7-235），因此我将该牙齿的远中改形为更理想的轮廓（图7-236）。在上颌尖牙（现在是侧切牙）远中放置一个螺旋推簧，将中线右移，间隙关闭形成更低的接触点和更长的邻接区（图7-237～图7-239）。然后对右上中切牙进行贴面修复、调整色差，以最大限度地提高美学效果（图7-240～图7-243）。

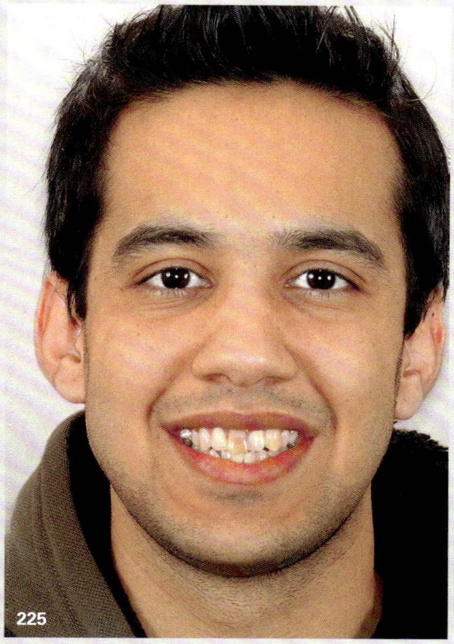
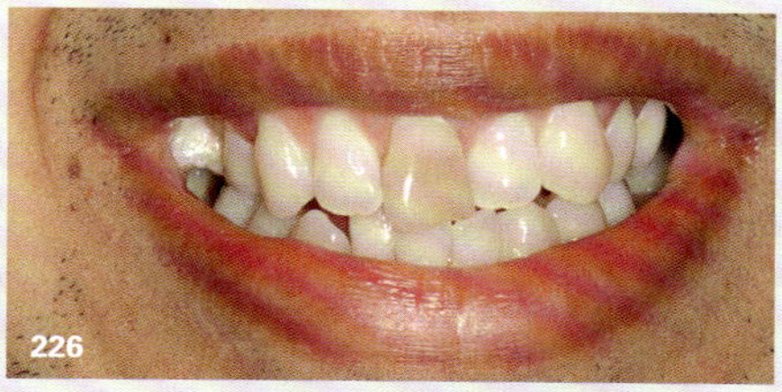
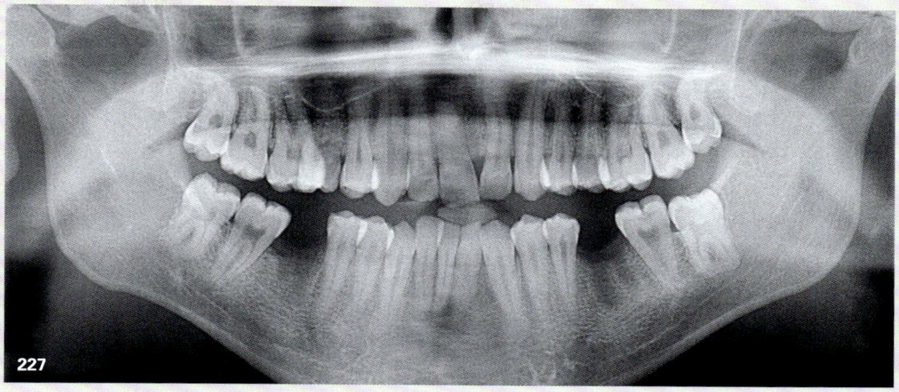
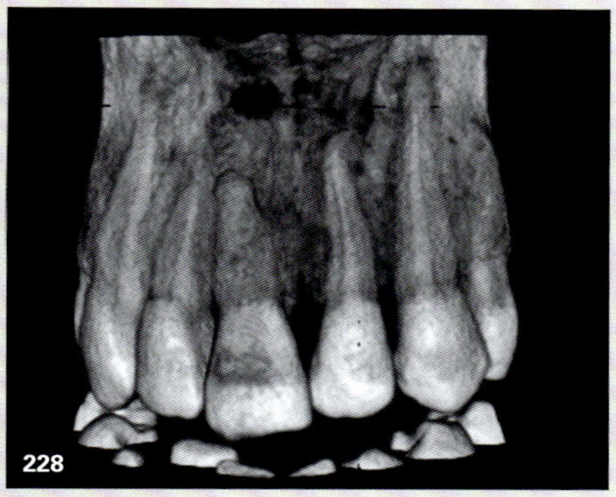
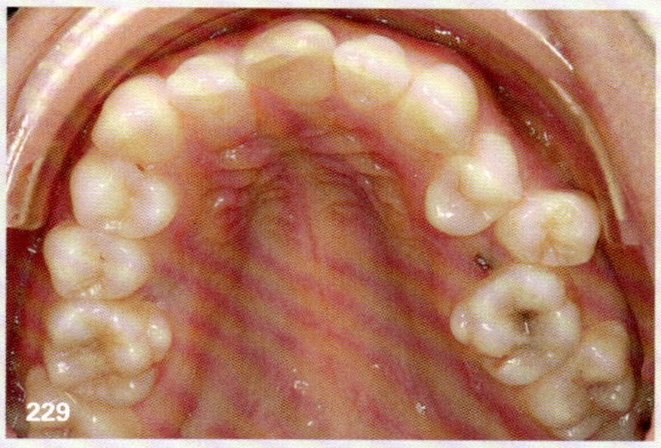
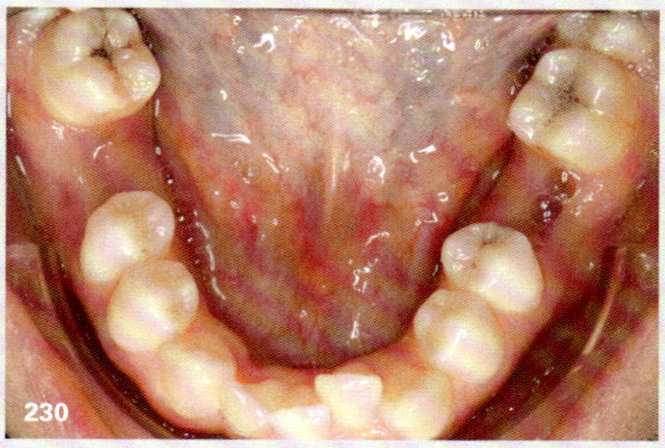
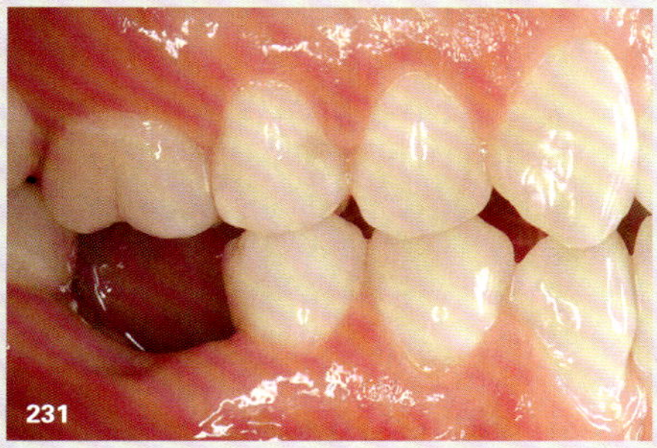
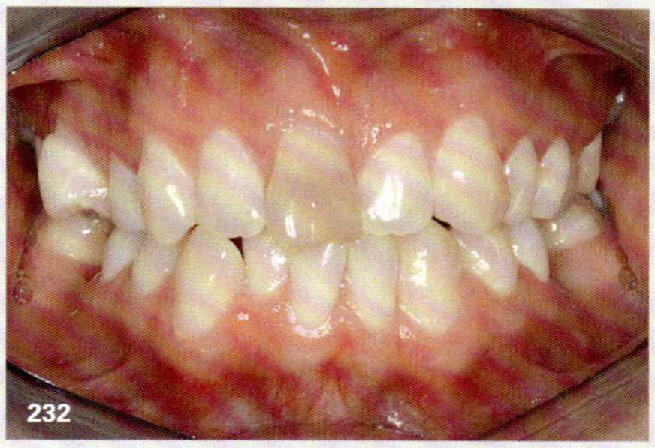
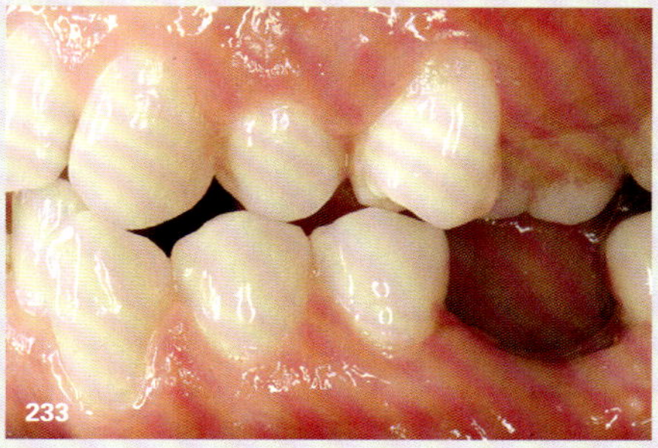

图7-225～图7-227 这名25岁的男子要求改善微笑美观求诊，尤其是右上中切牙变色问题。他的下颌第一磨牙缺失，小时候左上中切牙外伤脱落。幸运的是，左上侧切牙很大，适合作为中切牙的替代。

图7-228 CBCT证实左上侧切牙牙根较长。

图7-229～图7-233 口内像显示上下颌拥挤和下颌第一磨牙缺失。

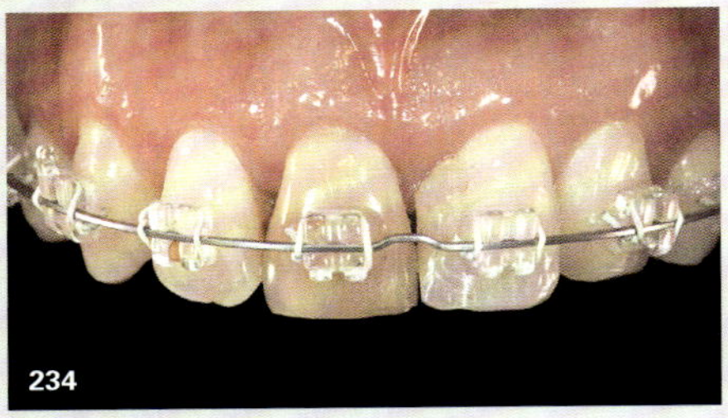

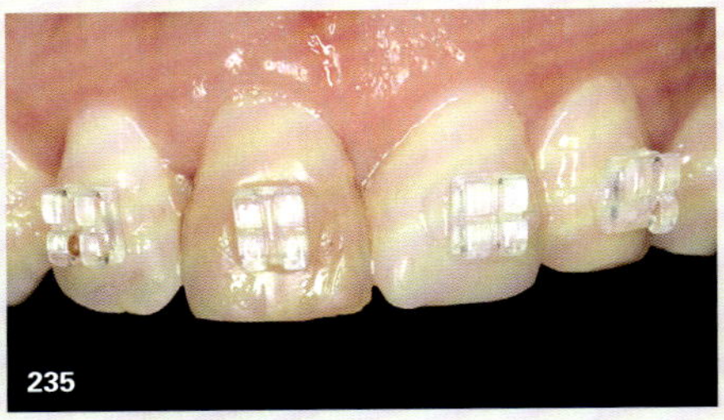

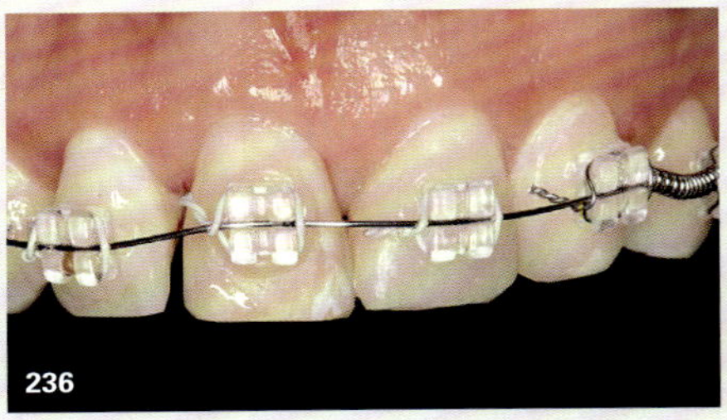

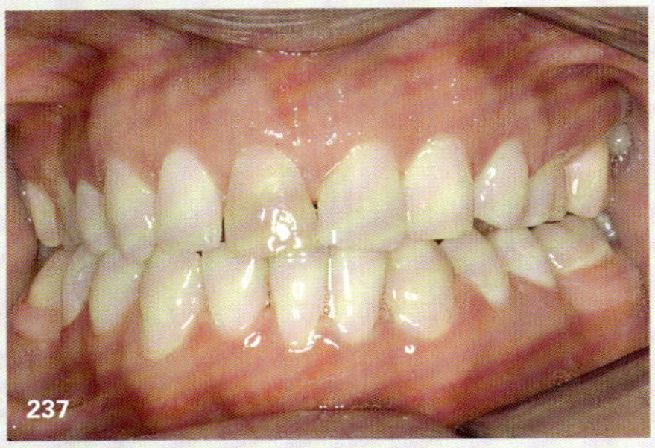

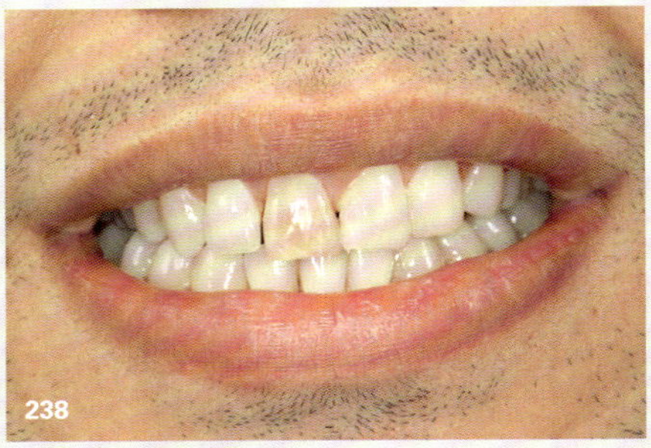

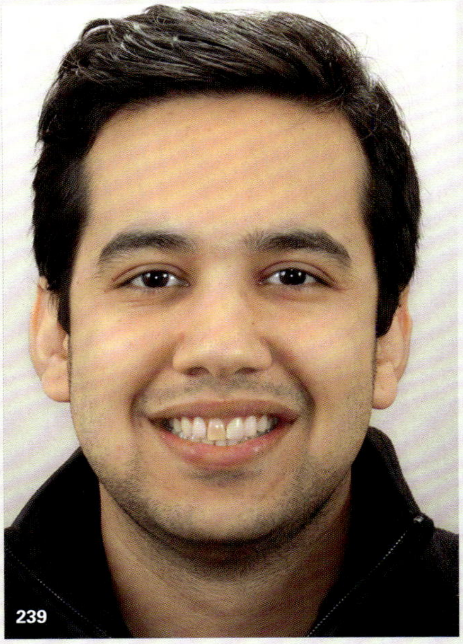

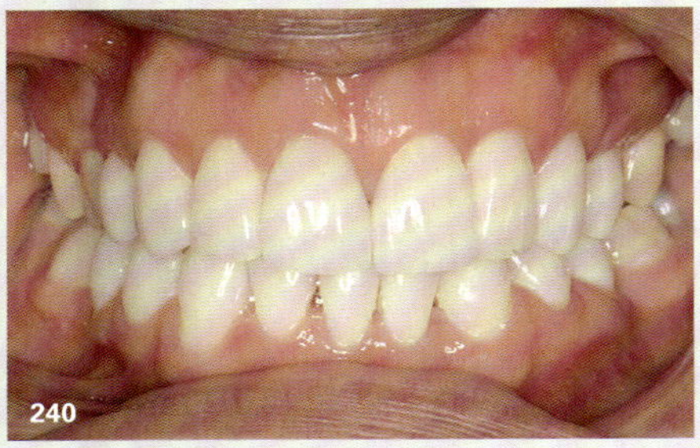

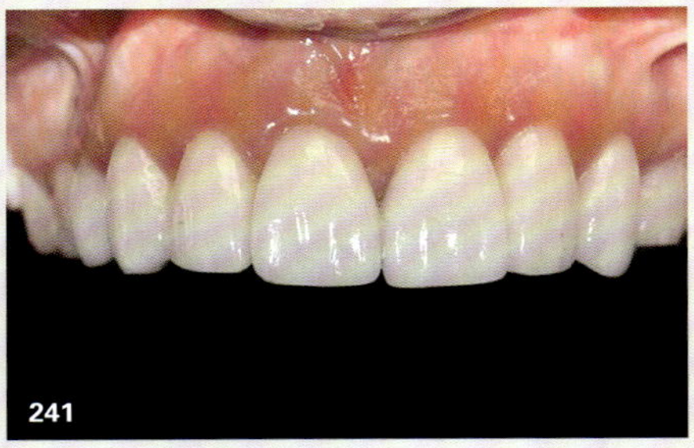

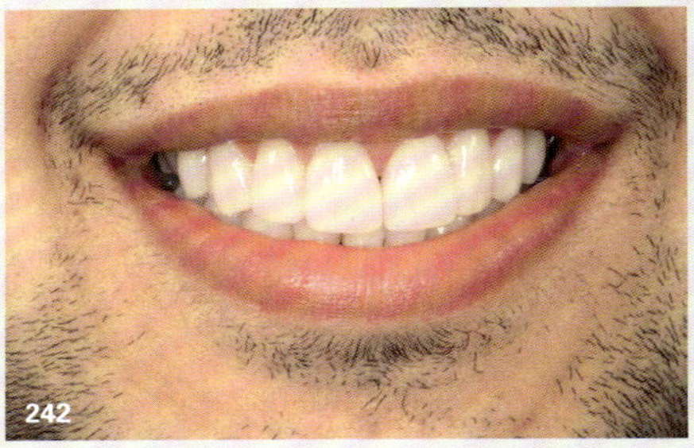

图7-234 左上尖牙侧切牙化后，使用复合树脂将左上侧切牙改形为中切牙，并且最终进行了曲线整平和间隙关闭。

图7-235和图7-236 在拆除托槽之前，我注意到右上中切牙和侧切牙之间的外展隙不美观，因此我调磨了右上中切牙的远中，并在左上侧切牙的远中放置了一个螺旋推簧，以关闭间隙。

图7-237～图7-239 完成正畸治疗之后，修复改善变色牙齿美观问题之前的图像。

图7-240～图7-243 用贴面修复治疗后的微笑像和口内像。

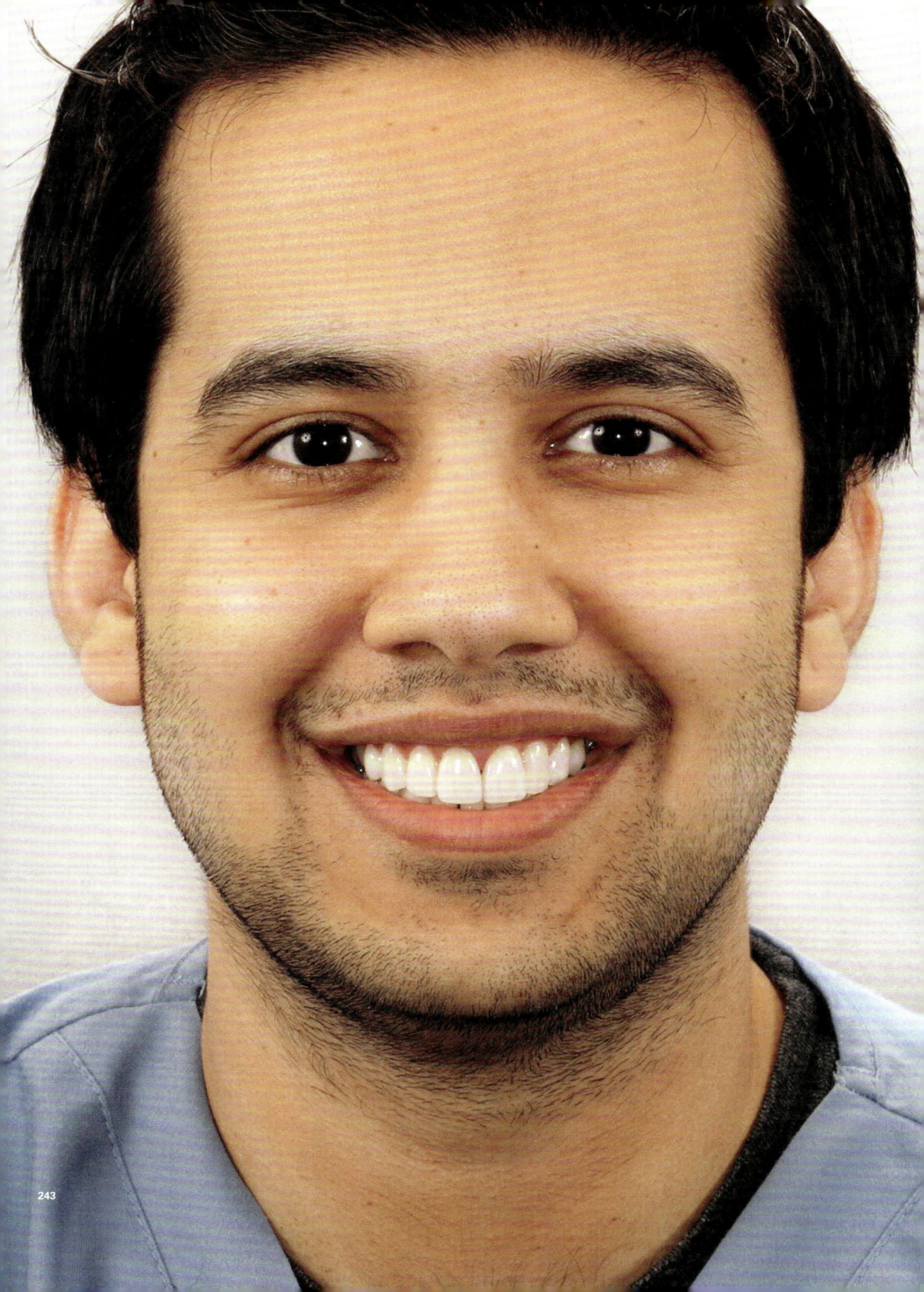

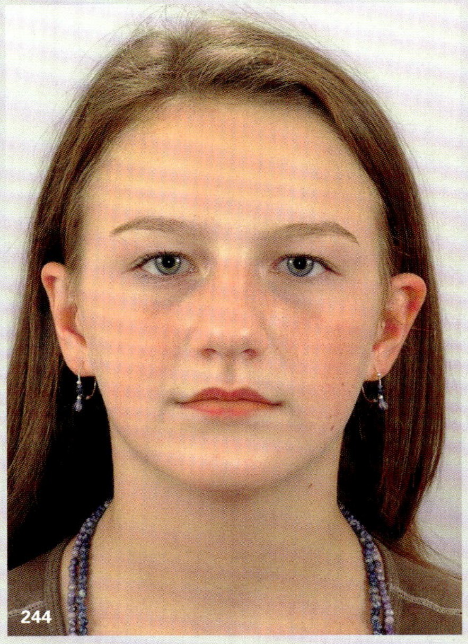
244

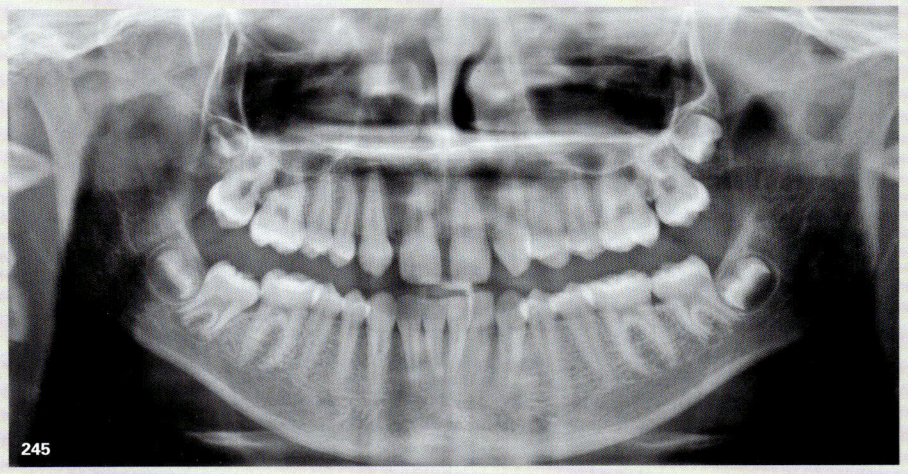
245

图7-244和图7-245 这名13岁女孩双侧上颌侧切牙先天缺失。尖牙于侧切牙位置萌出。

病例8：以面型为导向的治疗决策

以下病例充分诠释了看似便捷的治疗方案并不符合患者的长期美学需求。这名13岁的女孩处于恒牙期（图7-244），她双侧上颌侧切牙先天缺失（图7-245）。上下牙弓狭窄（图7-246和图7-247），反映在她的微笑中呈现出颊廊过大，我称之为“不饱满的微笑”（图7-248和图7-249）。咬合关系是Ⅱ类磨牙关系，上颌牙列有散在间隙，尖牙完全Ⅱ类关系（图7-250～图7-252）。上颌牙弓的间隙和上颌尖牙的位置（已经萌出到侧切牙位置）使得间隙关闭成为最简单的正畸选择。我可以将后牙前移至完全Ⅱ类关系，并将尖牙改形为侧切牙。但另一方面，从患者面型分析角度出发，我对关闭间隙持保留意见。因为如前所述，从正面看她的微笑不饱满。在45°侧面像（图7-253和图7-254）中，我感觉到她的切牙是直立的，而且微笑饱满度欠佳。关闭间隙可能会进一步直立切牙，使微笑更不饱满（或进一步减少其突出），并可能减少唇部支撑。

在与她的父母讨论后，他们选择了一种更具挑战性的正畸方案，在不拔除第一前磨牙的前提下，为上颌侧切牙保留种植间隙。治疗目标包括：使尖牙回到Ⅰ类关系，扩大牙弓长度以缓解牙列狭窄，改善微笑。在粘接固定矫治器的同时，我选择使用T-Rex矫治器推上颌第一磨牙向远移，该矫治器结合了快速扩弓和推磨牙远移向远中的功能（图7-255和图7-256）。上颌扩弓增加了牙弓长度，并拓宽了颊廊，通过推磨牙向后使磨牙达到Ⅰ类关系，创造了足够的空间来远移尖牙（图7-257～图7-259）。将停止曲放置在上颌第一磨牙上，使用弹性橡皮链将上颌尖牙远移至Ⅰ类关系，并将粘接了托槽的桥体放置在侧切牙位置（图7-260～图7-262）。应注意确保牙根充分竖直，以便以后在需要时种植（图7-263）。

在拆除正畸矫治器后，她的修复医生立即进行牙体预备，粘接临时冠，之后粘接永久陶瓷固定桥修复体（图7-264～图7-268）。1年后，患者和她的父母决定用瓷贴面来改善微笑美感（图7-269～图7-271），这给了她想要的更明亮的笑容（图7-272和图7-273）。从尺寸和色调渐变各方面都显著改善（图7-274～图7-276），图7-277显示了制作良好的卵圆形桥体的优越美学效果。

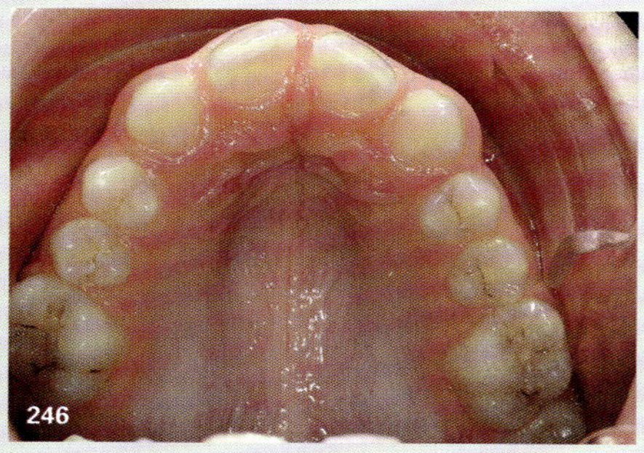
246

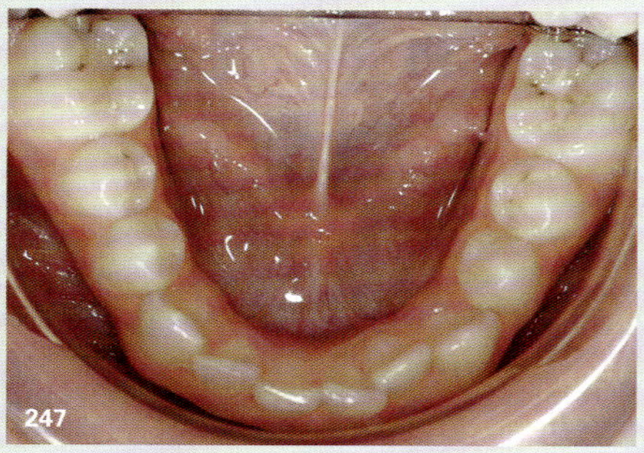
247

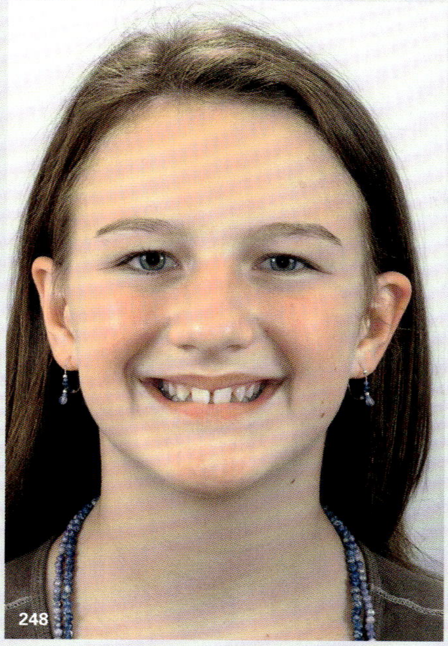
248

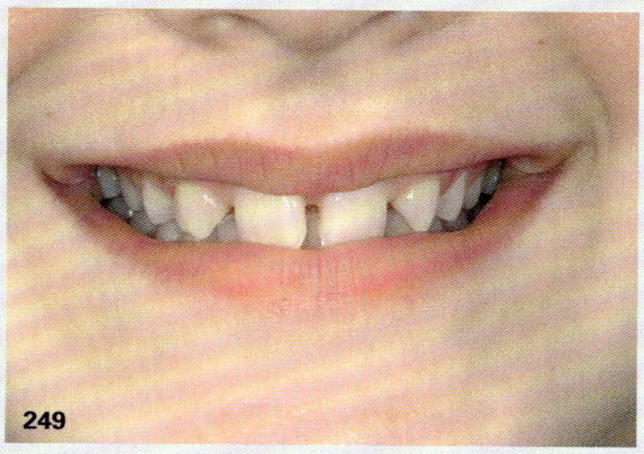
249

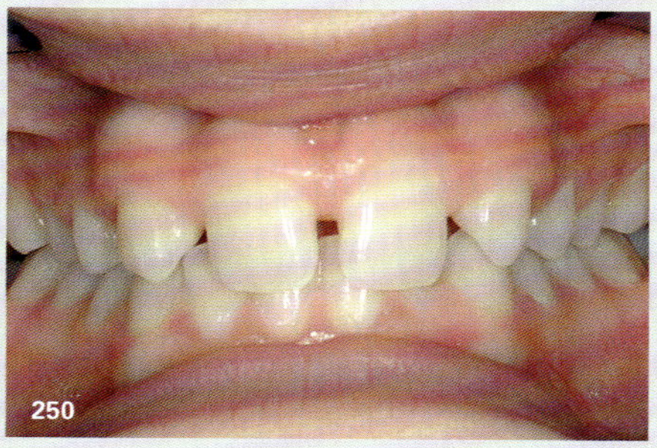
250

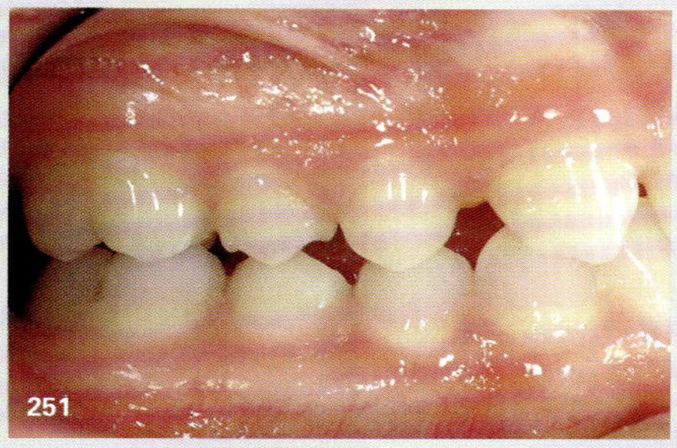
251

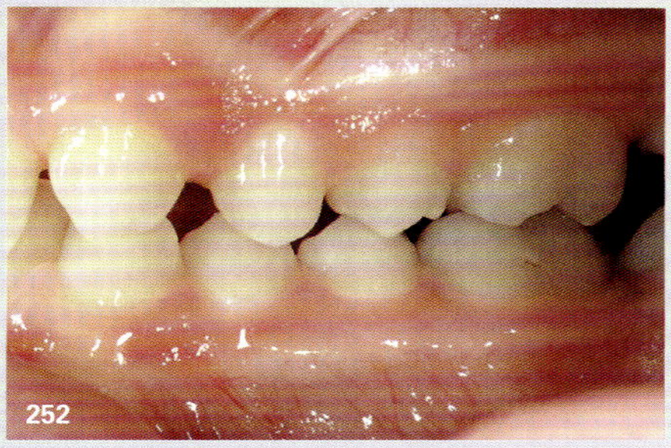
252

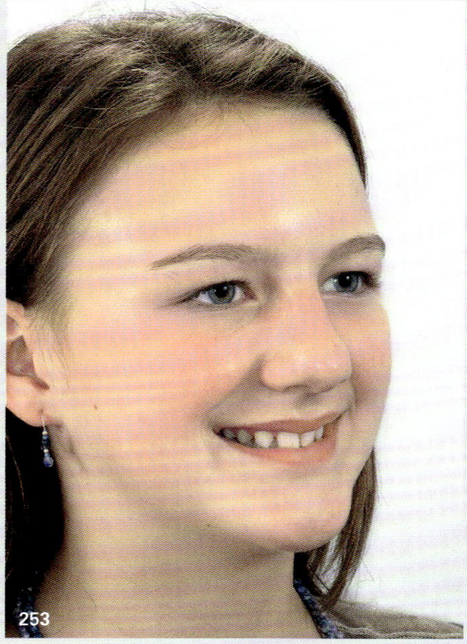
253

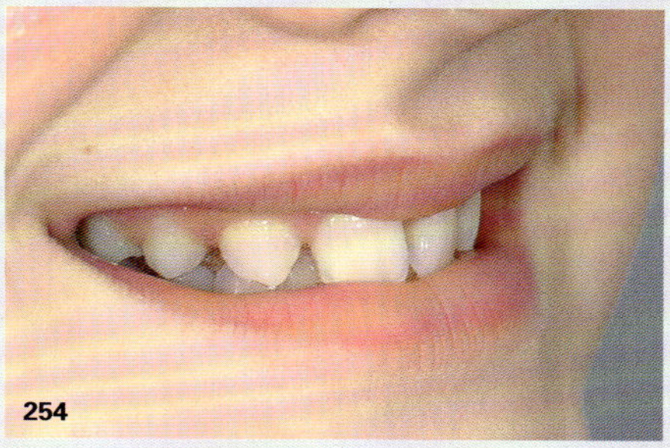
254

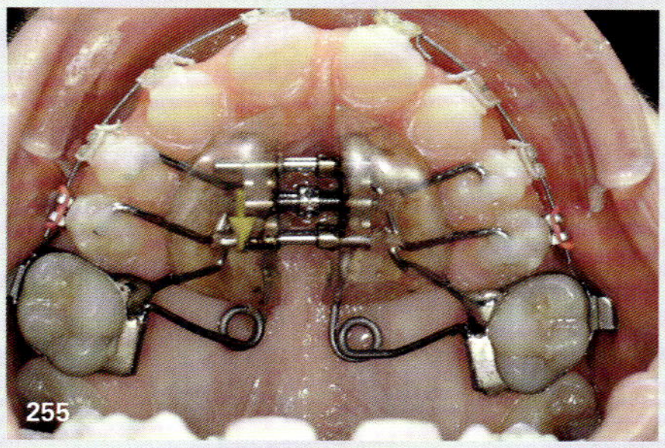
255

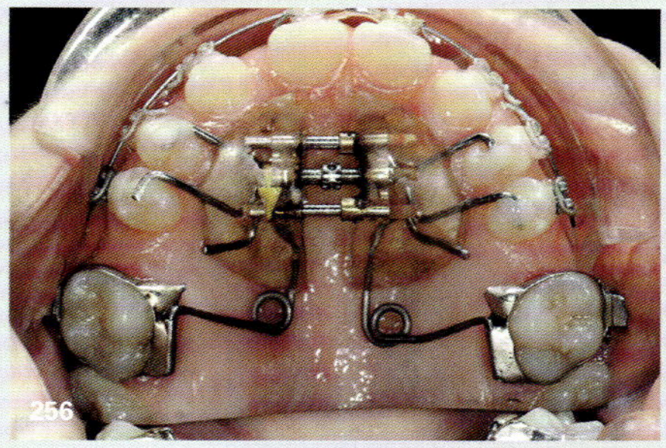
256

图7-246和图7-247 上下牙弓均狭窄。
图7-248和图7-249 笑容呈现颊廊过大。
图7-250～图7-252 磨牙Ⅱ类关系，尖牙完全Ⅱ类关系。
图7-253和图7-254 45°微笑像显示切牙直立，微笑饱满度欠佳。
图7-255和图7-256 使用T-Rex矫治器在扩弓的同时推磨牙向远中。

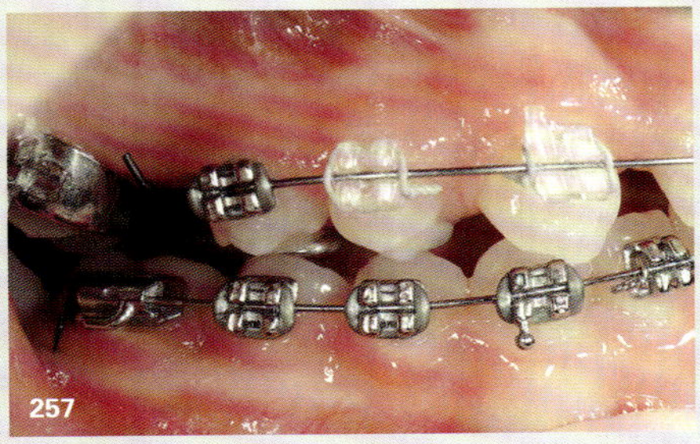
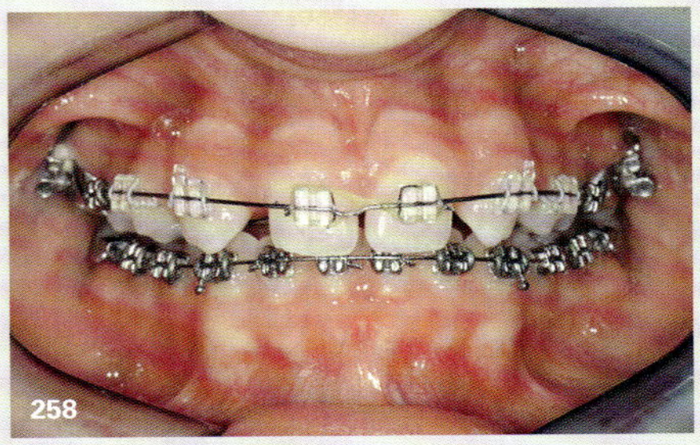
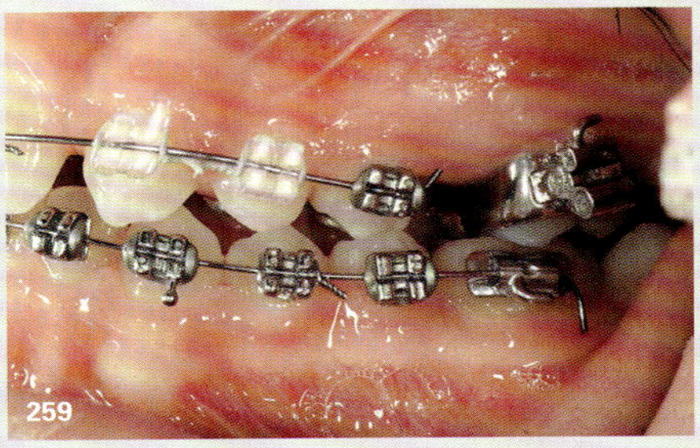
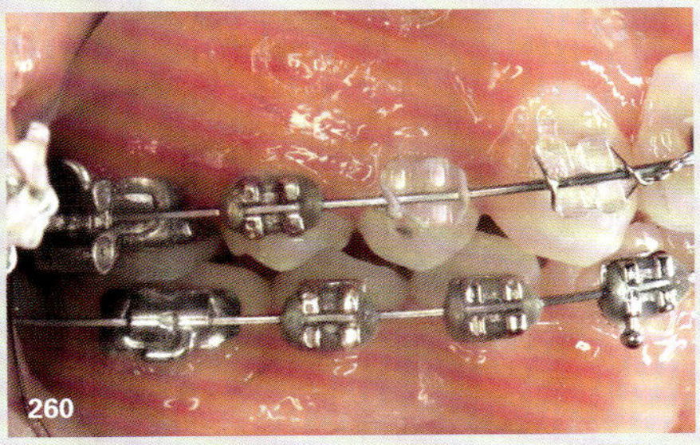
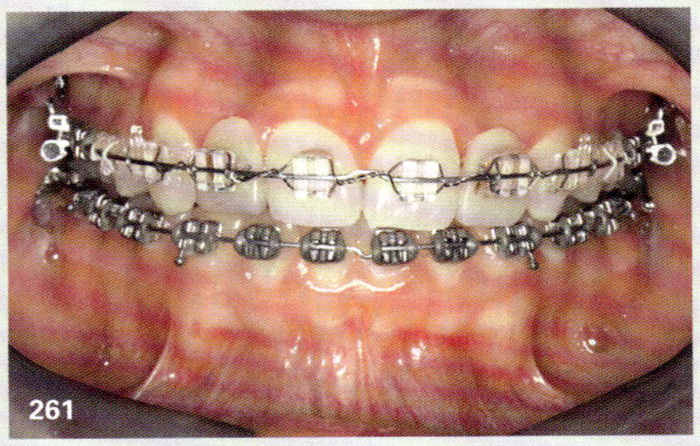
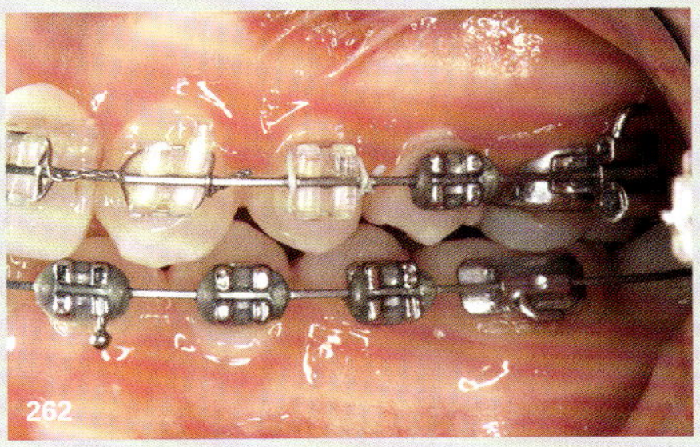
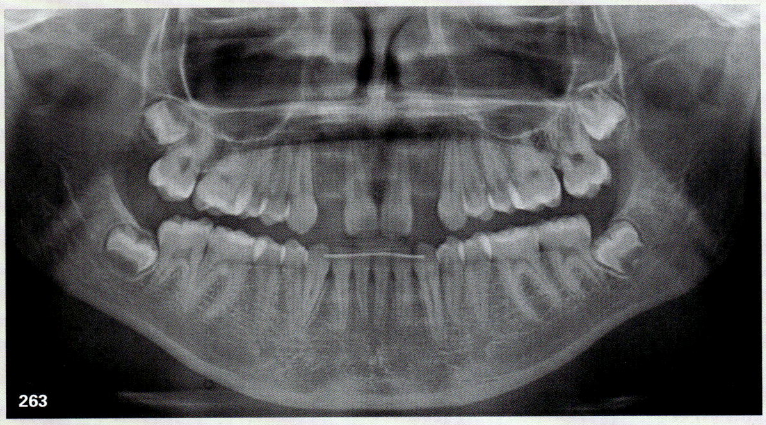
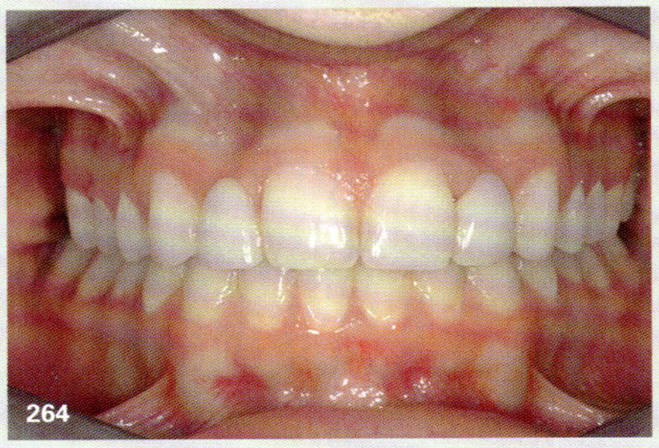
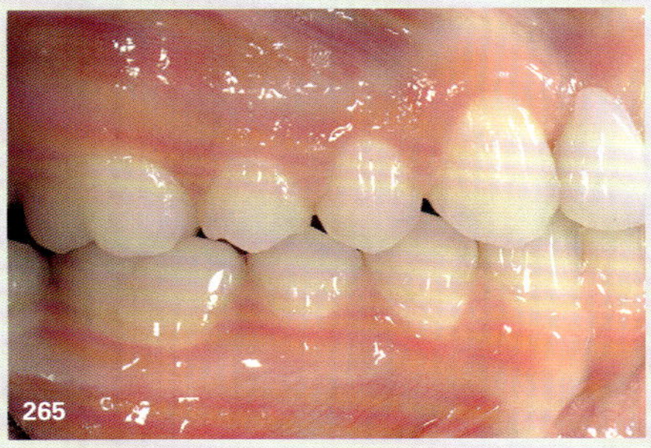
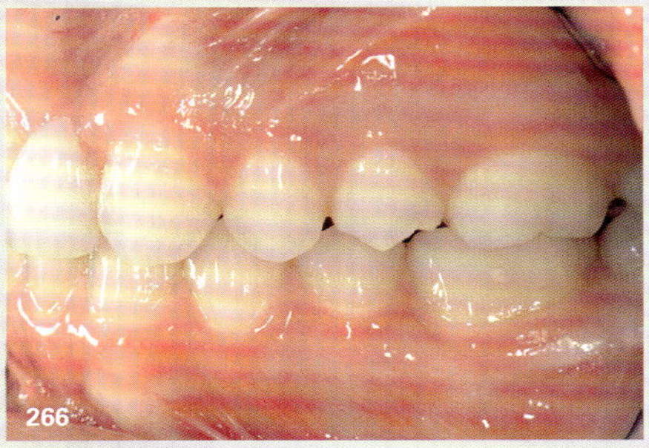
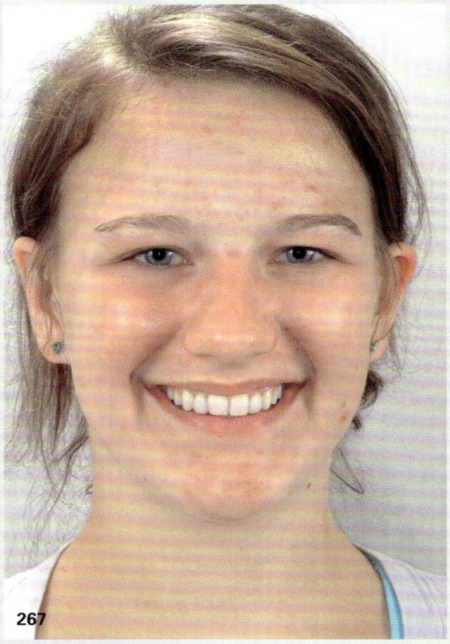
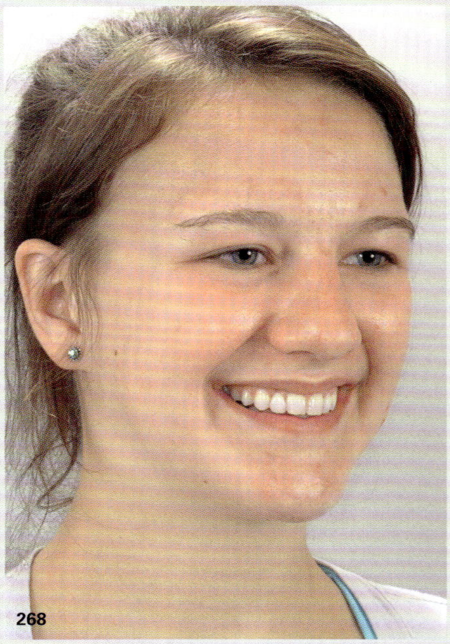

图7-257～图7-259 通过推磨牙向远中实现了Ⅰ类磨牙关系。

图7-260～图7-262 推磨牙向远中产生的间隙有助于尖牙远移至Ⅰ类关系。

图7-263 全景片显示了未来种植体植入处的牙根分开的情况。

图7-264～图7-268 用陶瓷固定桥修复后的最终效果，微笑饱满度显著改善。

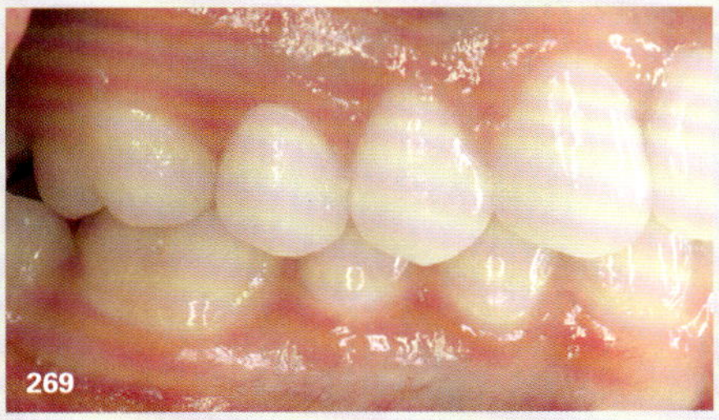

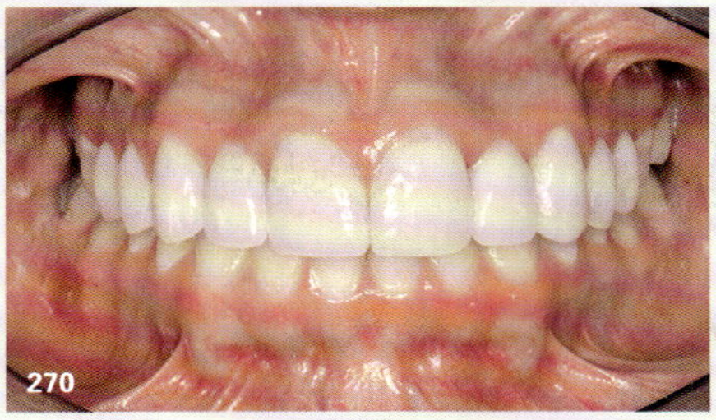

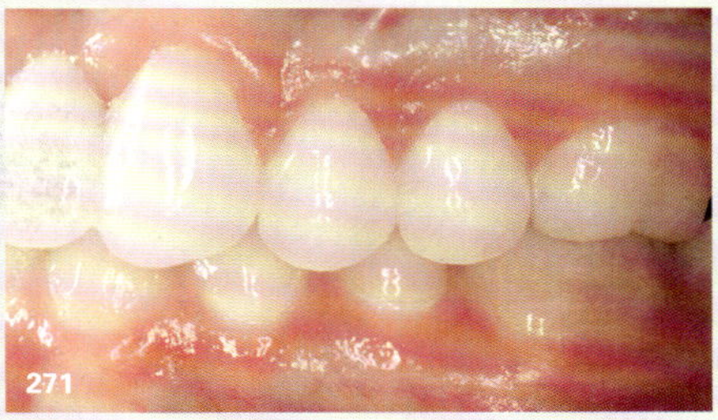

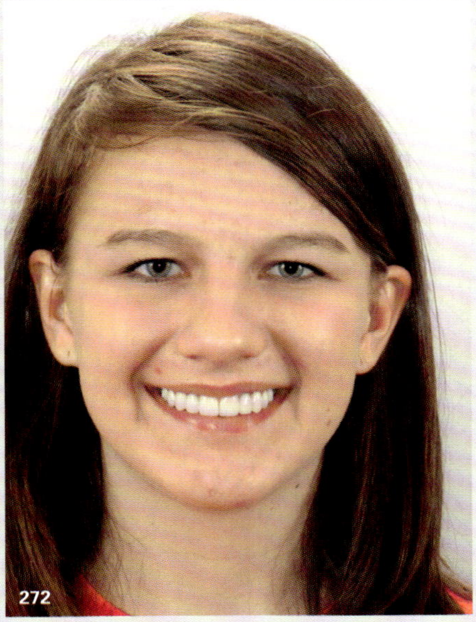

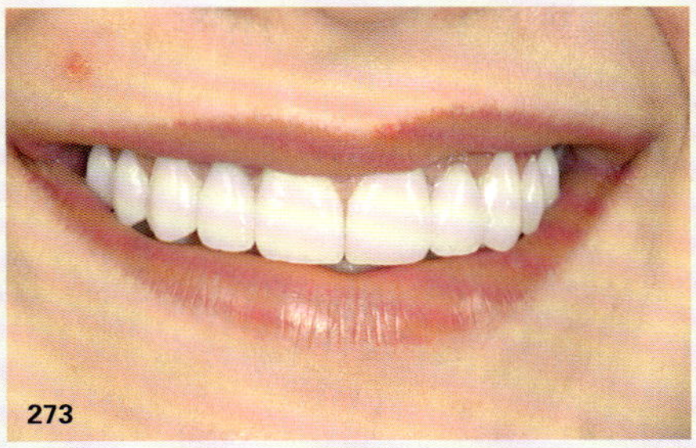

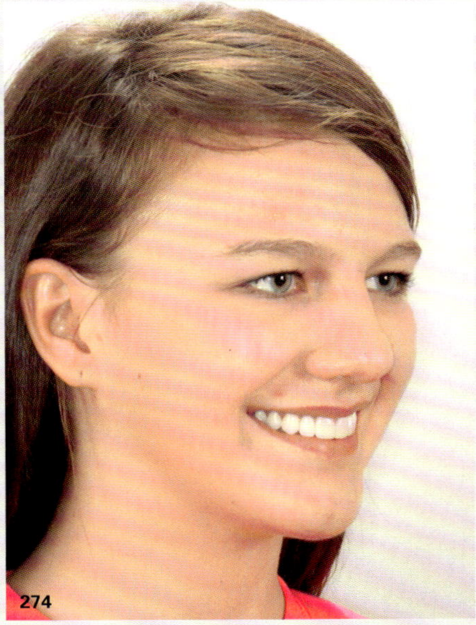

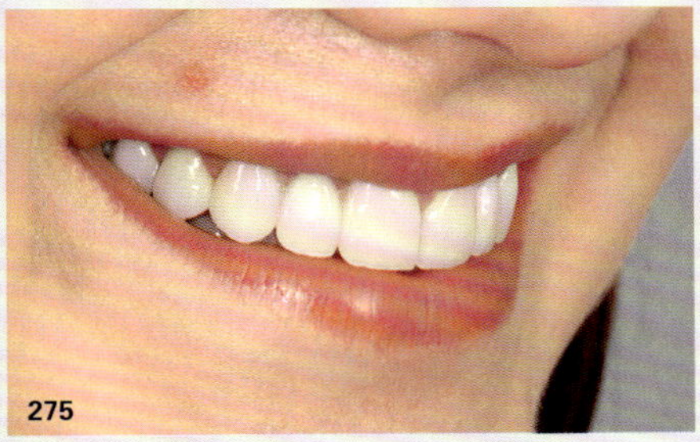

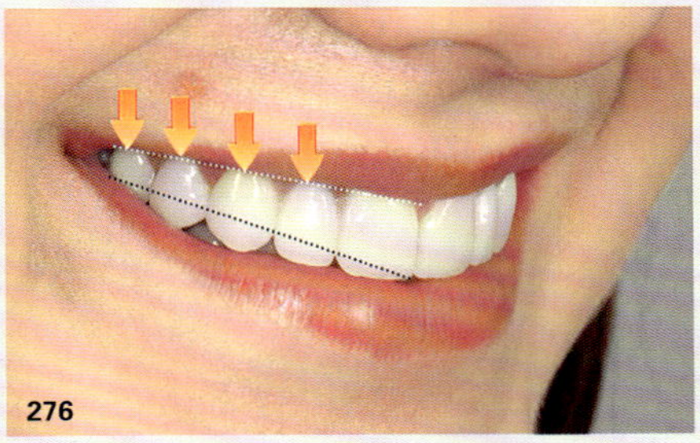

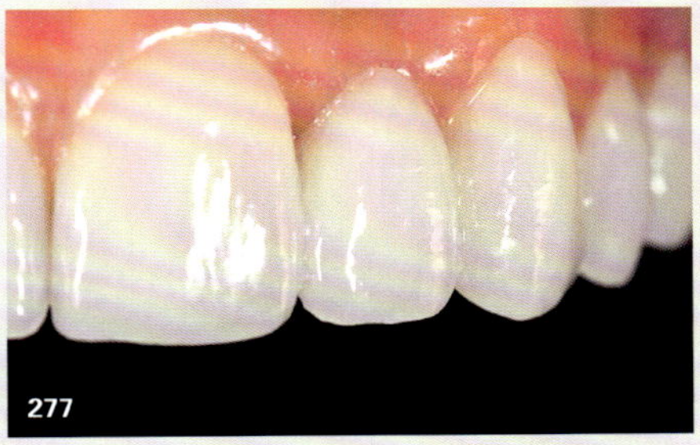

图7-269～图7-271 粘接瓷贴面1年后的口内像。

图7-272和图7-273 最终的面像反映了患者希望看到的更明亮的笑容。

图7-274～图7-276 牙齿的大小和色调都很好。

图7-277 这张照片中的侧切牙是卵圆形的桥体，而不是天然的牙齿。

结论

在本章中，我试图展示在美学区缺牙修复过程中，替代种植的多种可行方案。对于一个多学科团队中的正畸医生来说，必须更早介入决策流程（种植、其他牙齿替代或非种植修复），通常最好与负责最终修复的医生密切协作。每名医生以往的经验与倾向性常常影响治疗选择。我发现很少有人了解本章中介绍的颅面生长的概念及其对种植决定的影响。

本章我想表达的是，多学科团队的所有成员需要扩充美学区缺牙治疗方面的知识，清楚地理解真正的临床决策以及知情同意。换句话说，我个人并不反对在美学区进行种植修复，但应充分告知患者不同治疗决策可能对治疗结果产生差异性影响。对于正畸医生来说，熟悉美容口腔的进展（即技术和材料）是很重要的。例如，正畸治疗设计翼板固定桥进行侧切牙的替代，需要适当地打开咬合和建立足够的覆盖，为桥体设计和粘接预留空间。

在我看来，本章只是正畸医生和美学修复医生讨论找到最适合每名患者解决方案的起点。

（王飞宇　彭怡然　王　璟）

第8章

正颌外科/整形外科中的美学

Esthetics in Orthognathic/Plastic Surgery

在最后一章中，我无意重复模仿那些正颌外科主题的优秀教材。这些教材中已经记录了大部分的正畸-正颌联合治疗的方法[1-3]。

当我在北卡罗来纳大学（University of North Carolina）作为一名正畸住院医师开始我的职业生涯时，我很高兴有机会辅助外科团队将严重的错殆畸形转变为良好的功能性咬合。很幸运，在20世纪70年代末，当我还是正畸住院医师时，师从Bill Proffit、Ray White、Tim Turvey和Bill Terry等教授。我注意到严重的牙颌面畸形患者也呈现出严重的美学不协调。从治疗初始阶段，美学目标就需要纳入治疗计划之中。

正如我在本书开头所概述的，我的职业生涯始于1979年，当时在美国伯明翰的阿拉巴马大学主要负责多学科正颌外科的教学工作。随着我事业的发展，我离开了大学开了私人诊所，在大学里我主要负责指导和教授正畸与外科住院医师正颌外科的治疗原则。而私人诊所的主要患者群体是青少年正畸患者。当我治疗青少年患者时，我突然意识到他们中有一定比例的人患有牙颌面畸形，而其中一小部分患者还较为严重。因此，我问了自己一个根本性的问题：在治疗正颌患者时，我首先评估面部，然后评估咬合。但治疗青少年患者时，我会先看咬合，然后再看面部。难道两者的目标不应该是一样的吗?

本章的目标是：①说明我们如何为牙颌面畸形患者提供多学科治疗，尤其强调软组织美学；②在我们的计划和治疗中展示面部美容手术与美容口腔的益处；③展示我们如何与患者一起确定治疗目标；④展示我们如何协调多学科团队的所有成员进行有效沟通，确保治疗流程顺畅。

让我们从面部骨骼不对称问题及其病因和治疗策略开始这一章。这一主题已在第5章中讨论过，但其重点是生长发育期患者的治疗。

你不能干涉没有发生的生长。

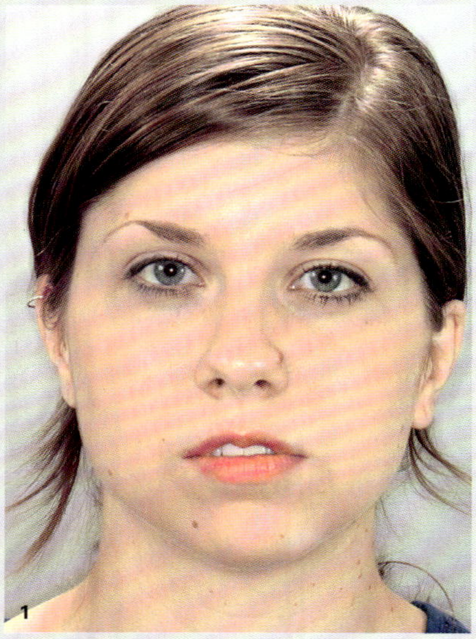

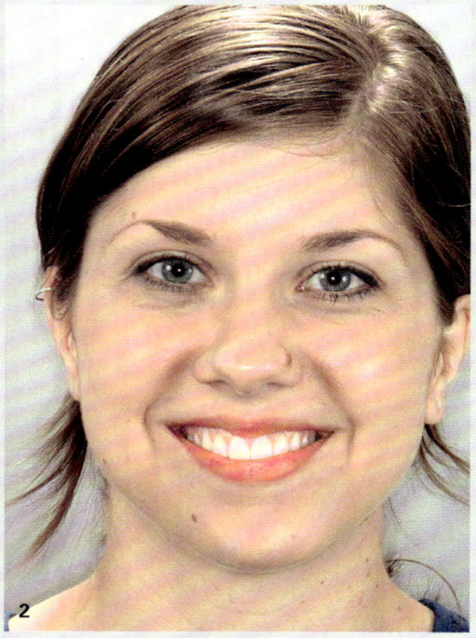

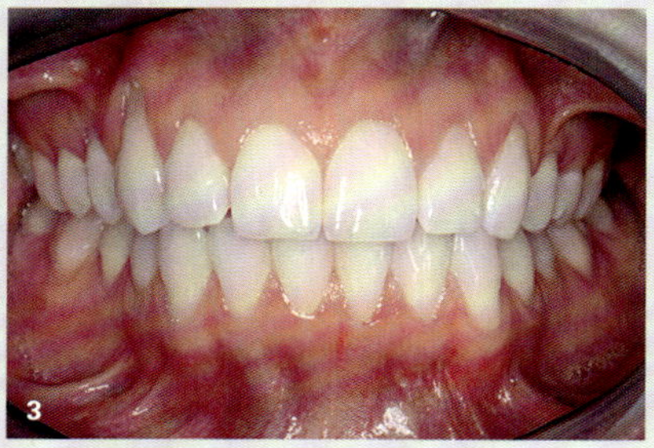

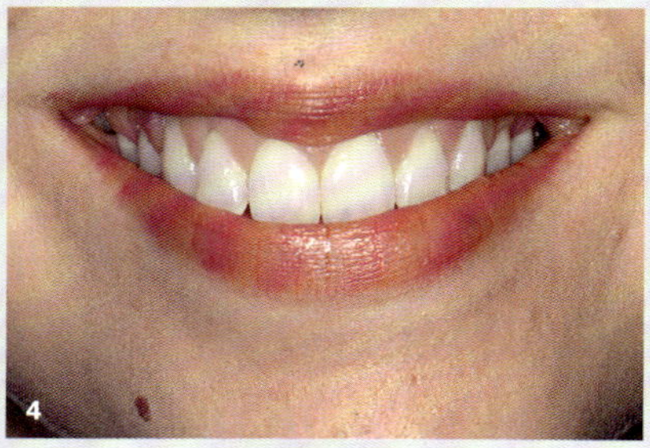

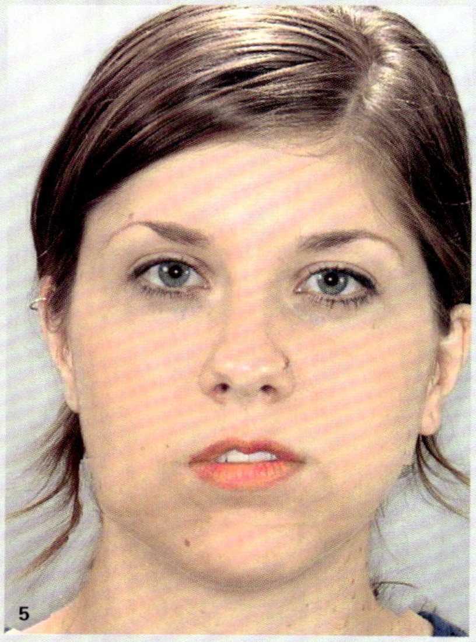

图8-1和图8-2 这名25岁的女性面部不对称，微笑时尤为明显。

图8-3 由于年幼时接受过正畸治疗，咬合关系和功能良好。

图8-4 特写微笑像，显示上颌骨轻微倾斜。

图8-5 使用图像修改软件帮助我预测仅做颏成形手术的变化，也帮助患者理解为什么我建议掩饰性手术治疗。以这名患者为例，我使用“剪切+粘贴”工具将她的下巴虚拟地移回右侧，使她的面部在视觉上对称性尚可。

不对称颌骨生长，对微笑的影响和治疗策略

颌骨不对称的掩饰性治疗

对于因发育引起面部不对称的成年患者来说，生长改良不再可能——你不能干涉没有发生的生长。这意味着治疗仅限于手术，而我们第一个涉及手术治疗的病例是图8-1和图8-2中的25岁女性。通常来说，掩饰性的手术并不是首选项。

该患者在儿童时期接受过正畸治疗，咬合非常好（图8-3），她的主诉是面部不对称。临床检查显示除了颏点左偏，她的上颌骨和牙齿中线都与面中线重合。她的上颌骨殆平面有轻微倾斜，呈左高右低（图8-4）。这是她下颌左偏后，上颌骨代偿的临床表现。因此，她的上颌牙中线并不完全居中，而是随上颌骨倾斜。

我认为除了进行下颌手术之外，上颌的倾斜程度还未到需要行Le Fort Ⅰ型截骨术的程度。与其仔细分析正位片来测量不对称，我更愿意在图像修改软件上“调整”她的面像，从而辅助我构思另一种方案。在计算机屏幕上，我使用一个简单的“剪切+粘贴”工具将她的下巴移动到正中矢状向的右侧，而她对仅做颏成形治疗结果的模拟非常满意（图8-5）。

这个病例告诉了我什么呢？它说明并非只有双颌手术才能满足该患者的主诉。仅颏成形术即可实现她的目标，这种图像修改技术有助于指导我制订适当的治疗计划。

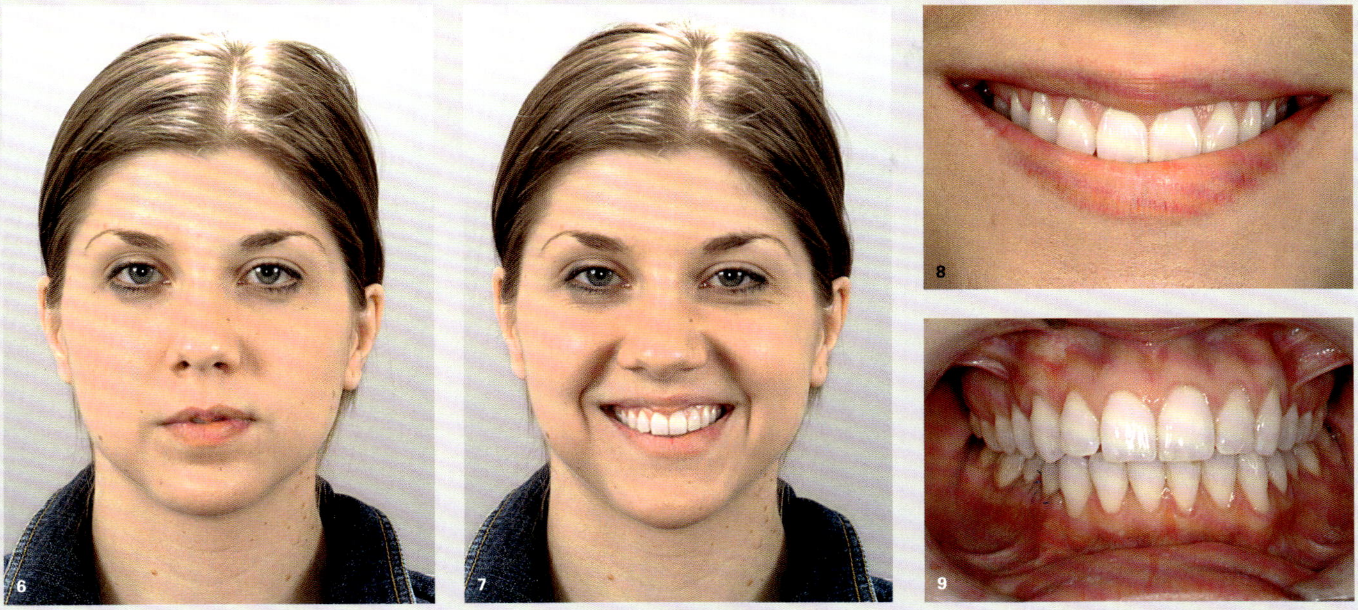

图8-6～图8-9 颏成形术矫正颏部不对称后的最终微笑像和口内像。显示微笑的对称性也有所改善。

因此我建议她去口腔颌面外科做颏成形术，将颏部正中联合与她面部的正中矢状面重合。结果如图8-6～图8-9所示。

矫正成人的颌骨不对称畸形

颌骨的不对称畸形在微笑时最为明显。图8-10是一名23岁女性，为矫正面部和微笑时不对称前来就诊（图8-11和图8-12）。与前一病例相同，临床检查决定了治疗方案。她的颏部明显偏左，殆平面代偿性偏斜，左高右低（图8-13）；右上尖牙比左侧低3～4mm；右侧露龈3mm，左侧露龈-1mm。治疗目标是整平微笑曲线，尽可能达到理想的切缘位置和笑线。以上综合考虑后，患者与我们多学科团队商定的治疗方案是：上颌骨右侧上抬2mm，左侧轻微下降以增加切牙暴露量（有减龄作用）。上颌骨摆正后，行双侧下颌升支矢状劈开截骨术（Bilateral Sagittal Split Osteotomy，BSSO）调整下颌骨位置以匹配上颌。如此矫正殆平面偏斜并改善面部对称性（图8-14～图8-17）。图8-18～图8-20为10年随访的结果。

数字成像和手术效果预测技术的持续发展提高了手术规划的精确性。在21世纪前，外科医生治疗骨性不对称的病例，通常使用殆架石膏模型制作殆板模拟手术，从而提高手术位置的准确性。具体步骤为：切开上颌石膏，模拟手术计划并重新固定，再以此时上下牙列间的关系制作“中间殆板”。手术时，首先行Le Fort Ⅰ型截骨术，然后戴入中间殆板以引导上颌骨就位

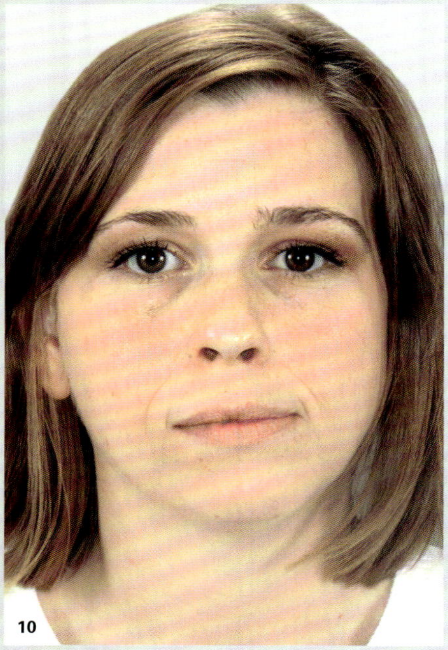

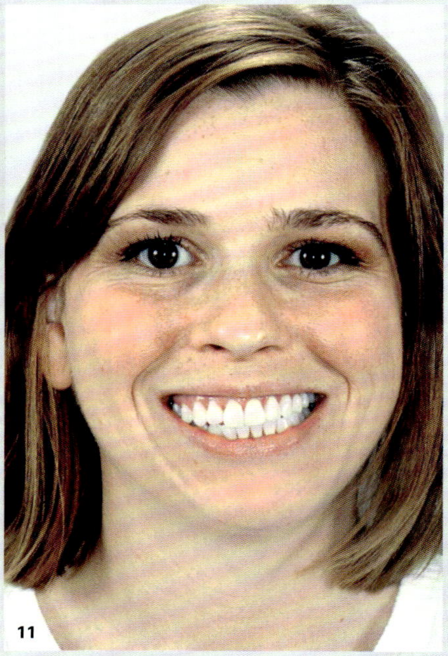

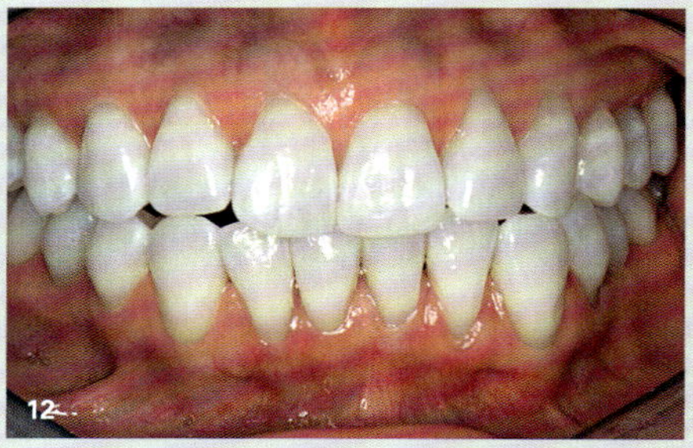

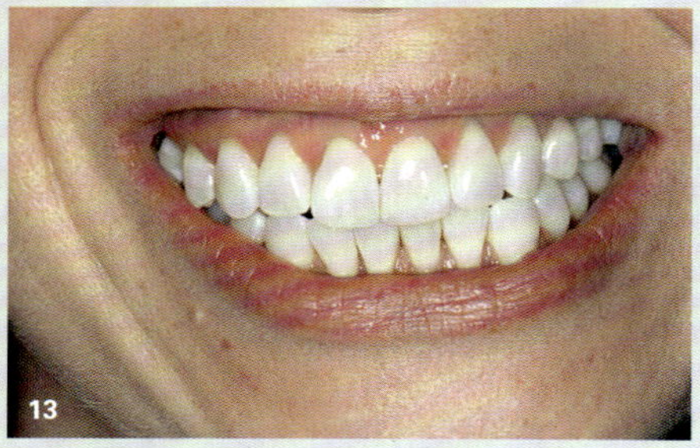

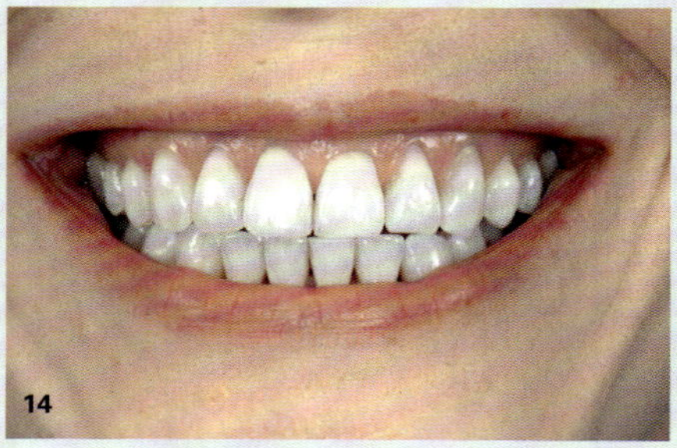

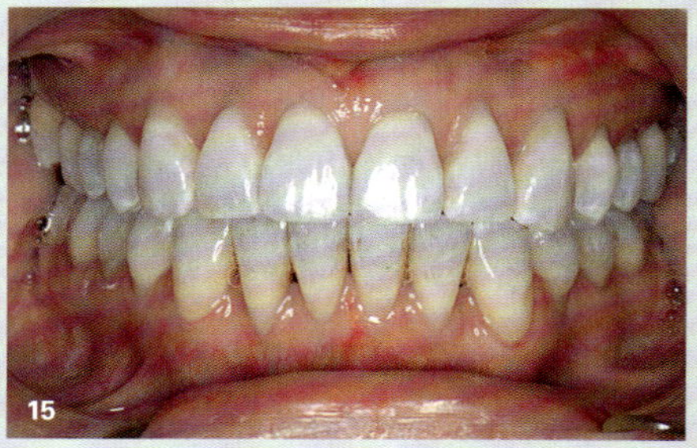

图8-10～图8-12 这名23岁女性表现为明显的面部及笑容不对称。

图8-13 特写微笑像示明显的上颌骨偏斜。

图8-14～图8-17 上颌骨Le Fort Ⅰ型截骨术左侧下降右侧上抬，下颌骨BSSO截骨术匹配上颌。面部对称性显著改善。

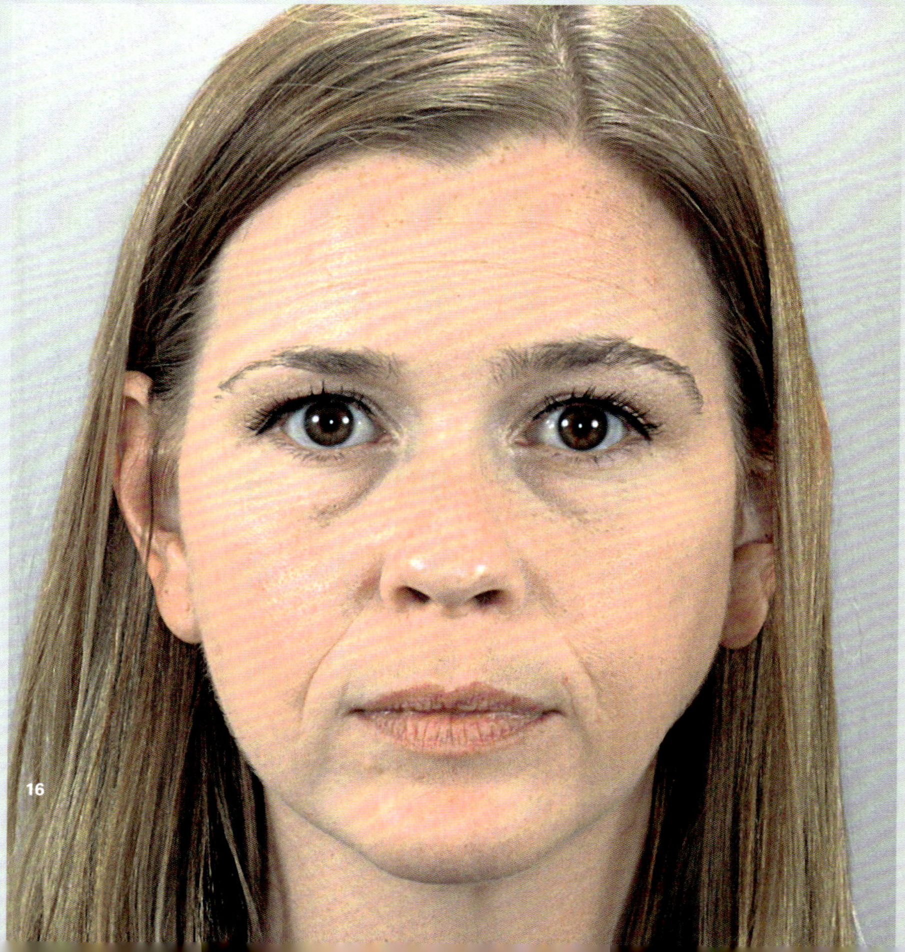

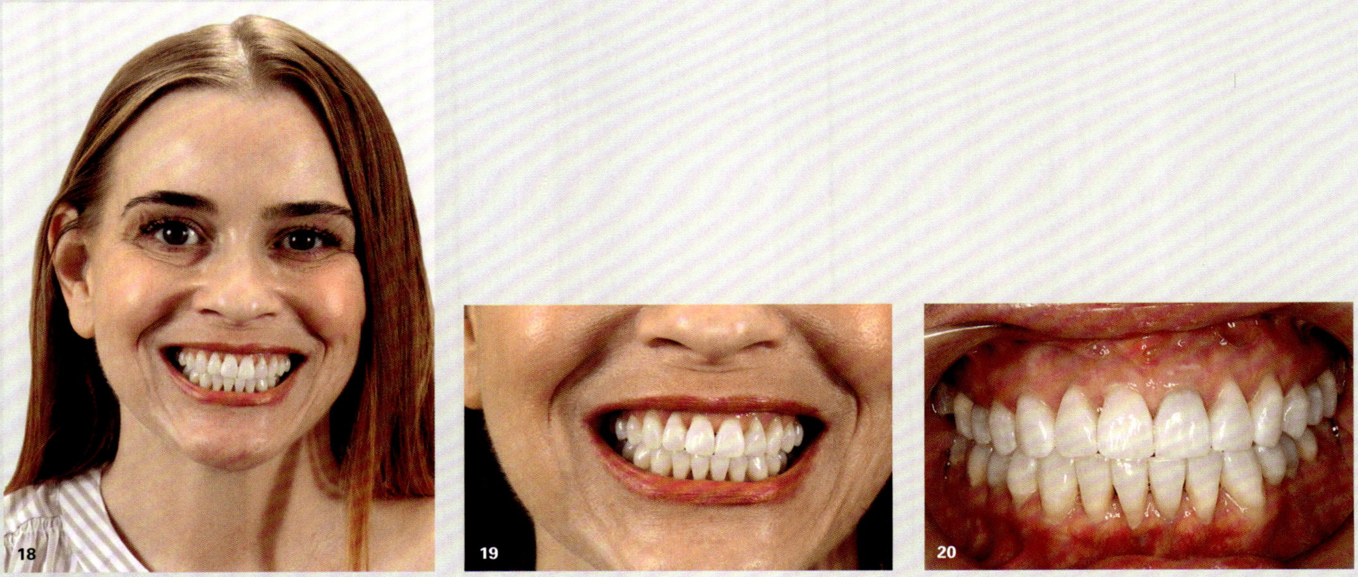

图8-18～图8-20 治疗后10年的随访照片。

至目标位，并行钛板固定[4]。然后行下颌骨BSSO截骨术匹配上颌。

现如今，已使用数字化技术和虚拟规划实现上下颌骨的顺序定位，并配合3D打印技术制作中间殆板和终末殆板[5]。由数字化医学公司提供医学建模服务，理论上可以完全按照外科医生的要求移动颌骨，还可减少手术治疗时间，提高精确度[6-7]。

图8-21～图8-23中的40岁女性被转诊来进行正颌正畸联合治疗，以改善面部不对称。在术前正畸完成后，我们将她转诊至正颌医生处制订精确的颌骨移动方案。通过数字化医学建模，基于临床测量数据将上颌骨虚拟移动到目标位，并得到精准量化的移动数据（图8-24）。什么是理想目标位？这依然取决于面部软硬组织的临床检查评估，以及患者和手术团队设定的治疗目标。

我使用传统经典的二维技术来可视化软组织轮廓，在大多数诊断治疗阶段这仍然是我的标准。但三维成像显示骨骼的不对称效果更佳，是目前评价颌骨不对称畸形的标准[8]。在这个病例中，使用颏成形术达到颏部形态修正效果。目前医学建模技术还不能很好地模拟软组织对骨组织移动的变化，因此我们使用传统的软组织轮廓预测法来得到颌骨目标移动量（图8-25）。首先戴入中间殆板，让手术医生精确定位上颌并固定（图8-26），接着模拟下颌截骨术（图8-27），最后制作终末殆板，三维建模的流程如图8-28所示。在正畸和正颌医生的共同努力下患者获得了良好的面部对称性（图8-29和图8-30）。

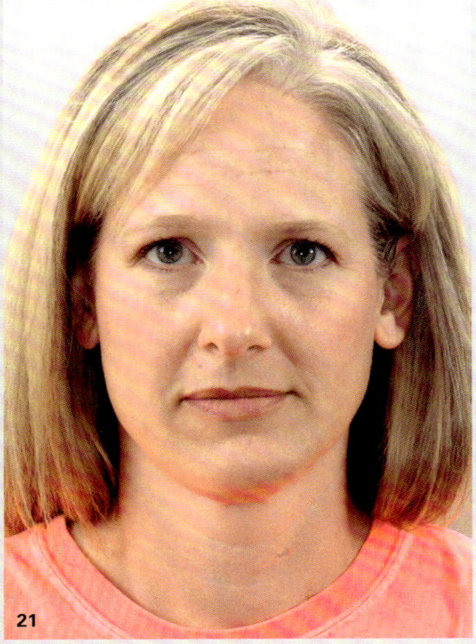

21

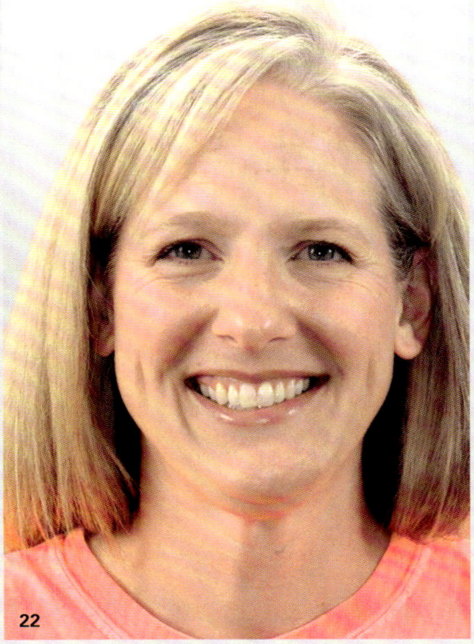

22

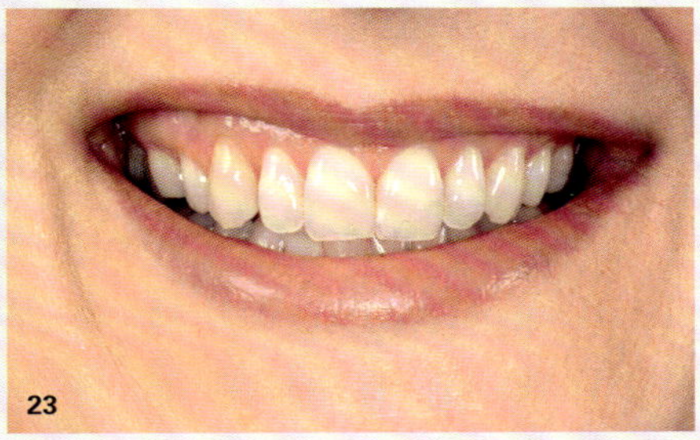

23

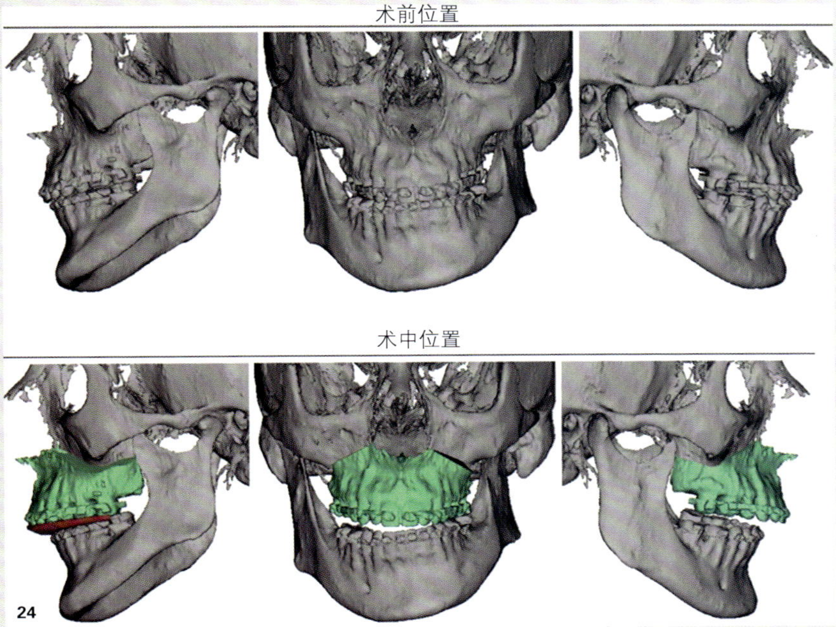

24

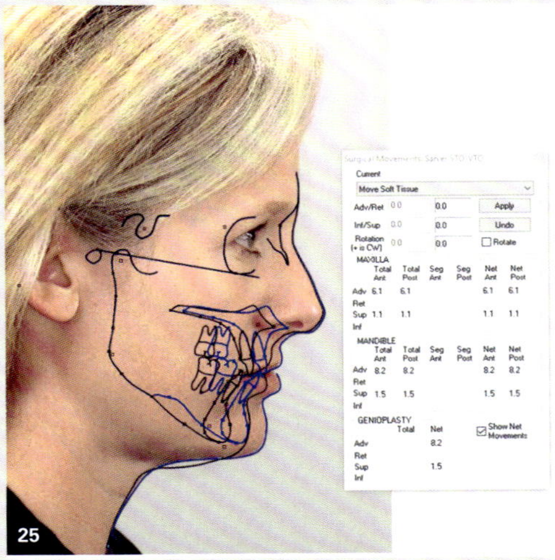

25

图8-21～图8-23 这名40岁的女性，行正颌正畸联合治疗矫正颌骨不对称畸形。

图8-24 正颌医生使用数字化建模来规划精确的颌骨移动方案。

图8-25 使用经典的软组织轮廓预测法来模拟软组织对颌骨移动的反应。

图8-26 基于数字化技术制作中间殆板，以精确定位和固定上颌骨。

图8-27 颌骨和颏的目标位。

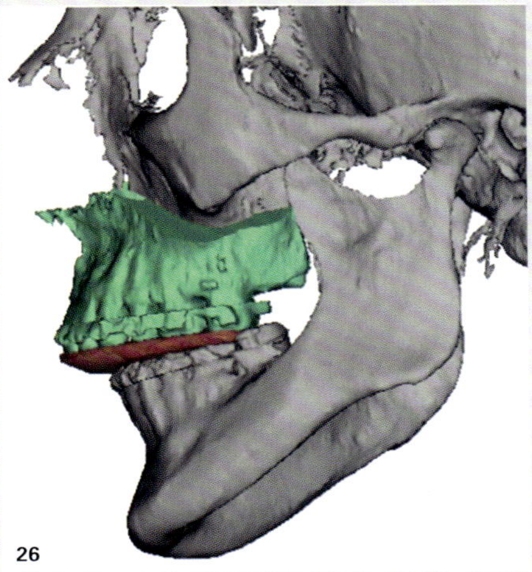

26

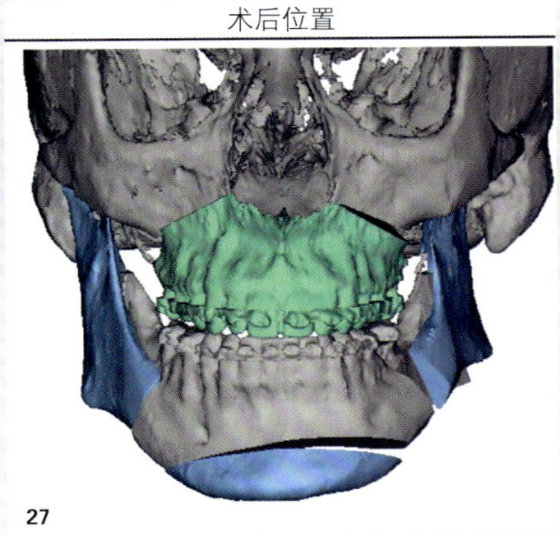

27

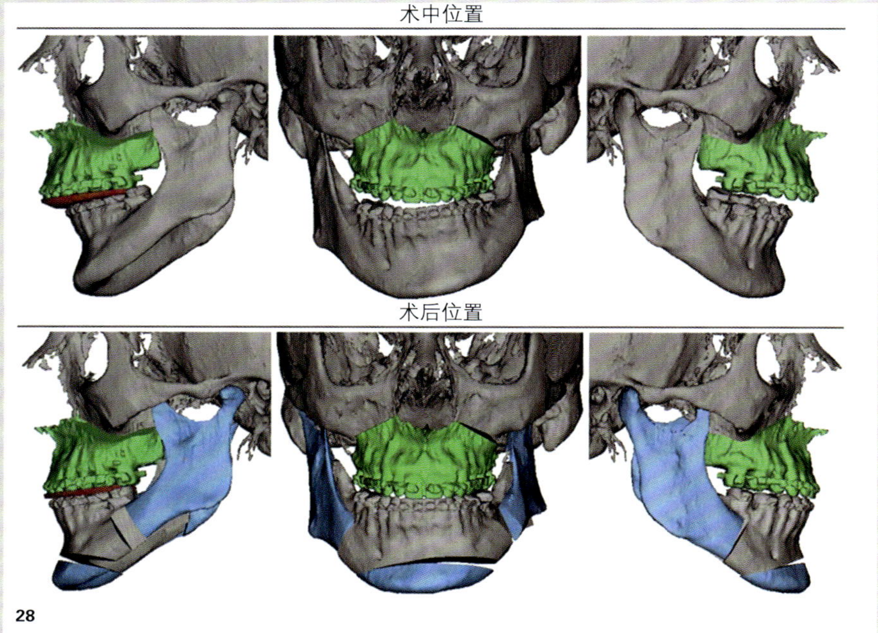

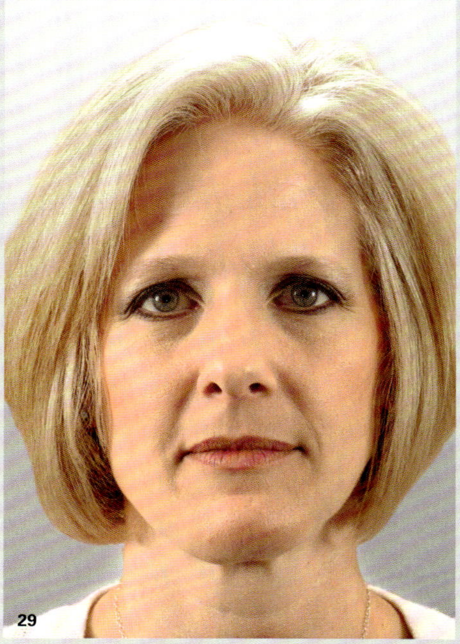

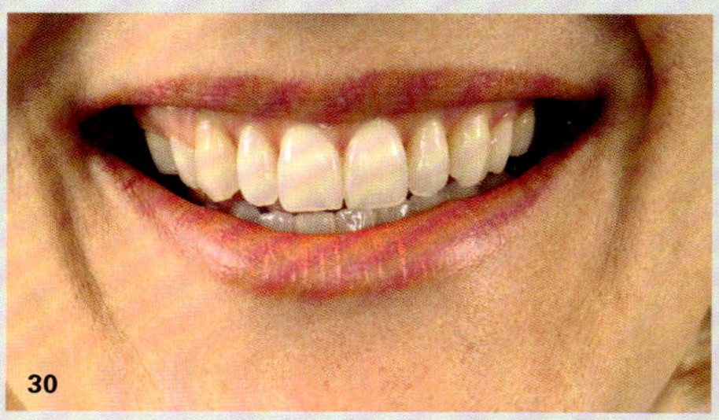

图8-28 三维医学建模软件中的手术规划概要。
图8-29和图8-30 手术后实现了极佳的面部对称性和美观性。

外伤/生长受限导致的颌骨不对称畸形

颌骨不对称也可能是上下颌骨外伤的结果。

张口受限程度越严重，不对称畸形的进展程度越快。

青少年的治疗策略：生长改良

儿童下颌不对称最常见的原因是髁突损伤，这个可能会让大多数正畸医生感到惊讶[9]。儿童髁突骨折在受伤时通常不容易被诊断出来，因为医生更容易观察到其他外伤，或因为儿童没有反馈任何疼痛而漏诊。需要引起临床医生重视的是，如果伤侧的下颌运动持续受限，随着生长发育，颌骨不对称畸形的程度会逐渐加重。还需注意的是，张口受限程度越严重，不对称畸形的进展程度越快。因此，对下颌骨外伤的治疗应以功能性康复为主。

只有无生长潜力的患者才考虑手术干预，而正畸医生可以为生长中的患儿提供显著的改善。比如当一幼儿左侧髁突骨折或髁突周围软组织创伤，由于左侧髁突和升支在垂直向的生长受到创伤阻碍，上颌

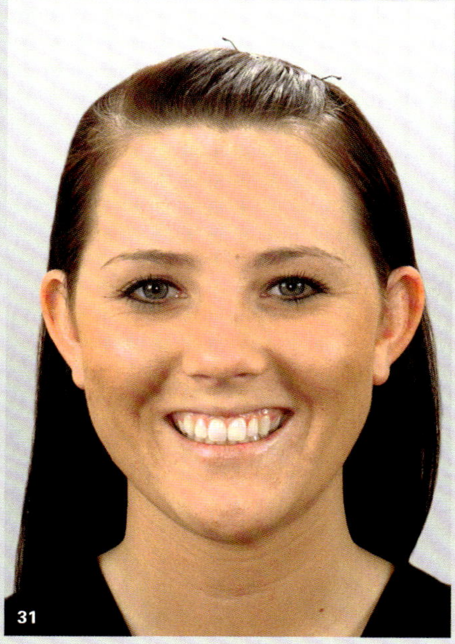
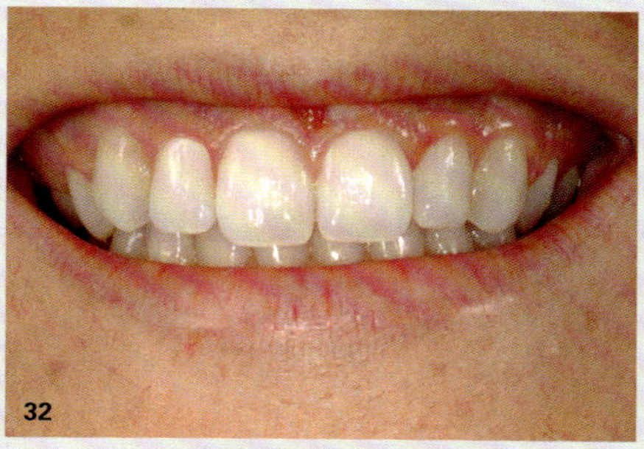
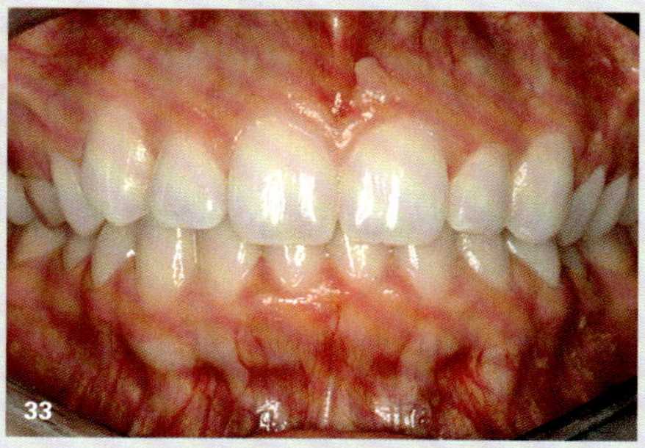
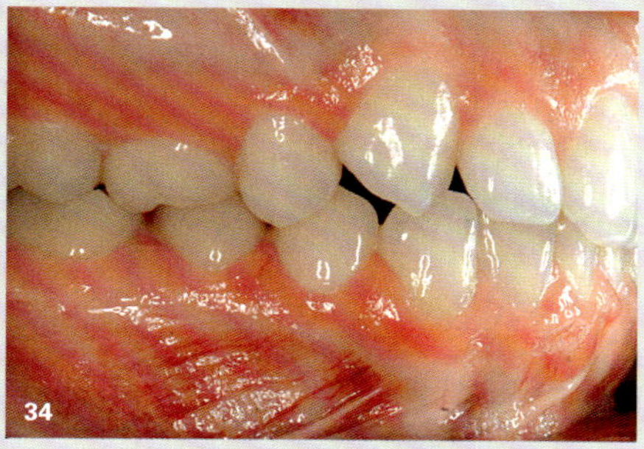
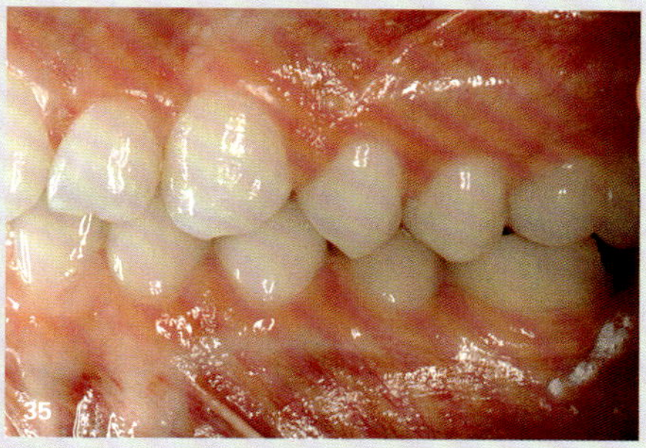
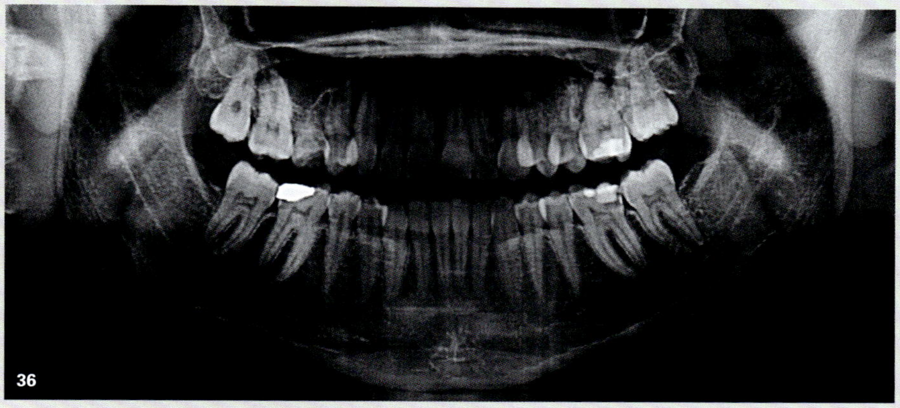

图8-31～图8-36 这名23岁的女性表现为中度拥挤，牙弓塌陷致使颊廊明显，右上第二前磨牙先天缺失（保留第二乳磨牙）。行正畸治疗以改善这些问题，但在粘接固定矫治器2个月后，她遭遇了一场车祸，致使左侧髁突骨折。

骨的右侧将照常发育，其结果将是笑线的偏斜。如果在具备生长潜力的青少年中未能解决此问题，成年后的正颌手术将是唯一办法。

当患儿具备生长潜力时，正畸医生在外伤病例中的治疗策略是：①改善患者下颌的活动度；②牵引损伤或已骨折的髁突。外伤所致的不对称畸形患儿通常具备生长潜力，甚至在半侧颜面短小的先天发育性疾病中也是如此。在20世纪80年代和90年代治疗常见的选择是“混合功能矫治器”。这种装置的原理为：延缓健侧的垂直生长以维持上颌骨水平，同时促进患侧的垂直发育。下颌骨位于外伤部位的前方，以便于下颌活动、预防关节强直和可能的生长抑制反应[10-13]。在第5章中，我们介绍了一例青少年创伤引起的不对称畸形及其后续治疗（图5-427～图5-441）。

创伤致不对称畸形的成年患者

如果同样的损伤出现在一名23岁女性身上，你会如何抉择呢？如图8-31所示，该患者已开始接受正畸治疗，目的是排齐牙列、改善颊廊以及矫正严重扭转的右上尖牙（图8-32～图8-36）。但在治疗开始的2个月后，我接到了她父母的紧急电话，获知她车祸导致左手骨折。患者去面诊了口腔外科，该医生电话询问我对此是否有相关专业

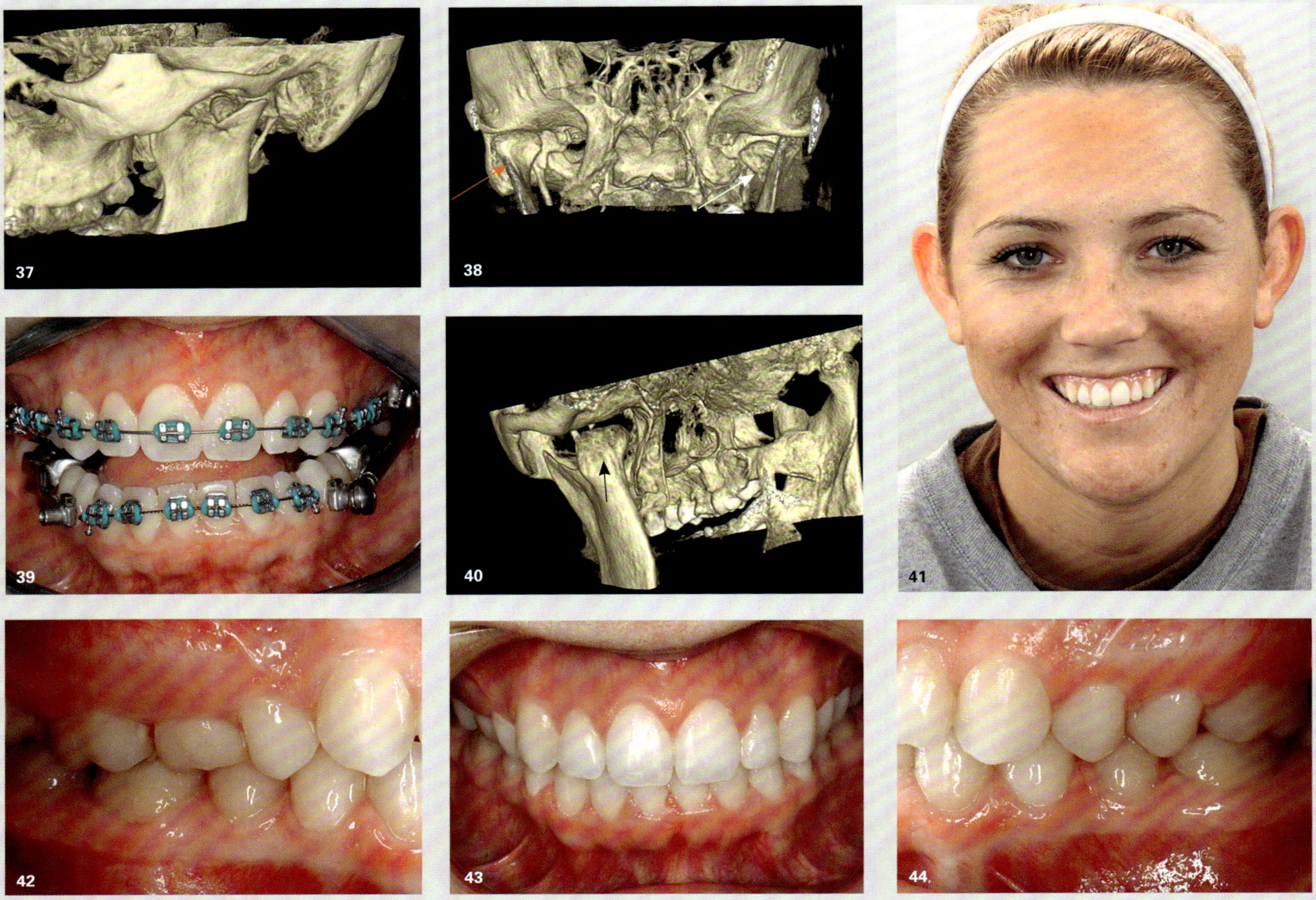

图8-37 左侧髁突骨折导致前牙开殆和下颌不对称。在她受伤时，CBCT是我们能获得的唯一图像。显示她的髁突从矢状向裂开，髁突一分为二。

图8-38 髁突向内侧移位。橙色箭头指向正常的髁突，白色箭头指向骨折的髁突。

图8-39 置入Herbst矫治器，激活左臂以将左髁颈伸出关节窝，以保持活动范围，并重塑髁突，以恢复新的功能负荷。

图8-40 Herbst治疗3个月后的CBCT图像，我们看到了一些有利的髁突骨改建（箭头）。

图8-41～图8-44 移除Herbst臂后，进行了6个多月的正畸精调处理，获得了良好的面部外形和咬合。

意见。她身为正畸行业同仁的父亲也致电了我，考虑到我的诊所有口腔外科医生没有的CBCT，我们一致同意将患者转诊到我处。

车祸导致她的前牙开殆，下颌向左偏斜。CBCT示左侧髁突骨折，这是开殆及下颌偏斜的原因。髁突颈部断裂，髁突头还有一条垂直裂缝（图8-37），髁突向内侧移位（图8-38）。我认为这种类型的损伤可能会导致骨折段的吸收，而且髁突在伤后的异位愈合可能会导致患侧升支高度丧失。患者的最大开口度是27mm，向左偏斜5mm。并且当我手动牵引下颌骨时，患者无疼痛反应。因此与外科医生和家长协商后，我建议使用Herbst矫治器牵引髁突。该器械置入口内后，仅在左侧激活套杆推进臂（图8-39），我没有逐渐递增推进左侧获得正常咬合，而是在治疗之初就将切牙置于切对切关系。患者在之后3次随访的过矫正中未感受到任何疼痛。过矫正共延长了3mm，每次随访延长1mm。

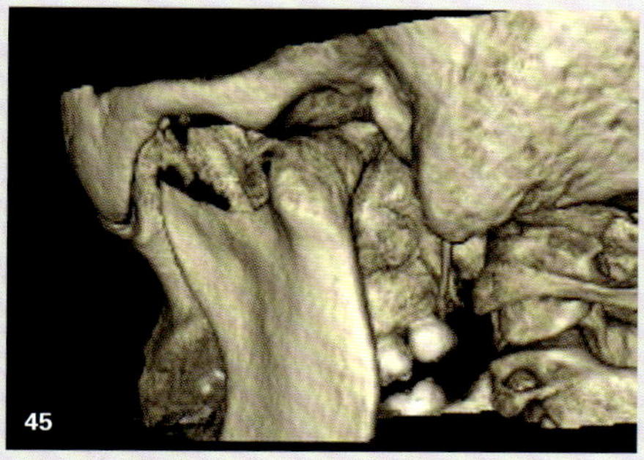

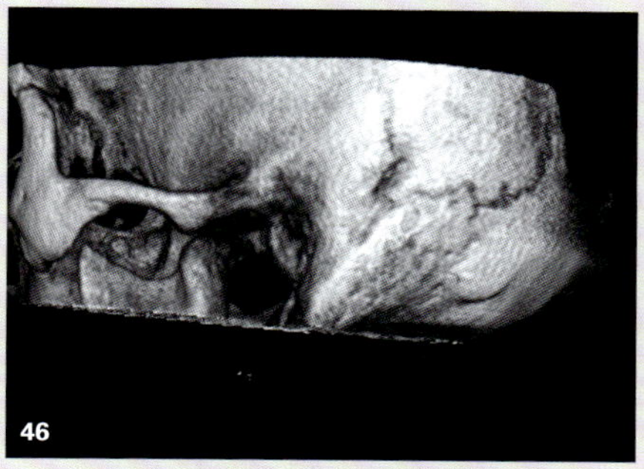

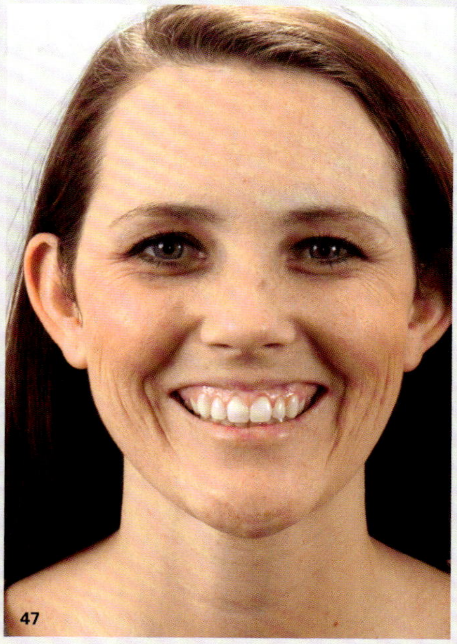

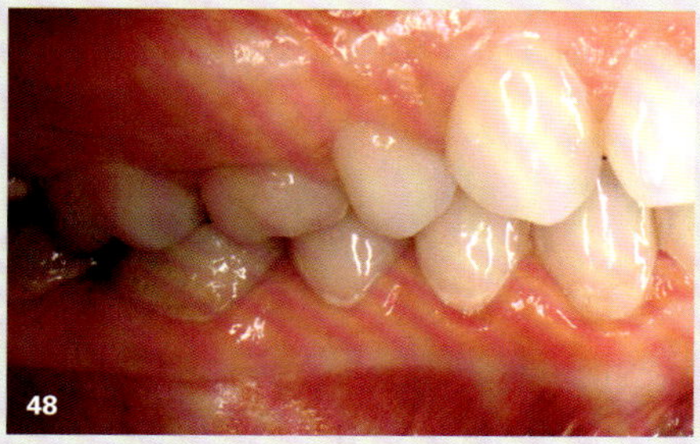

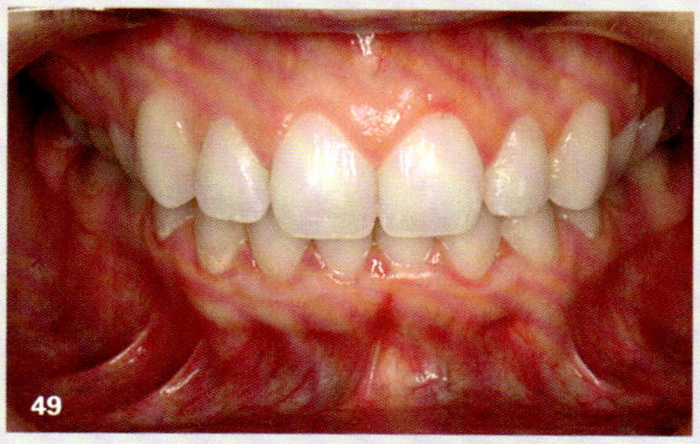

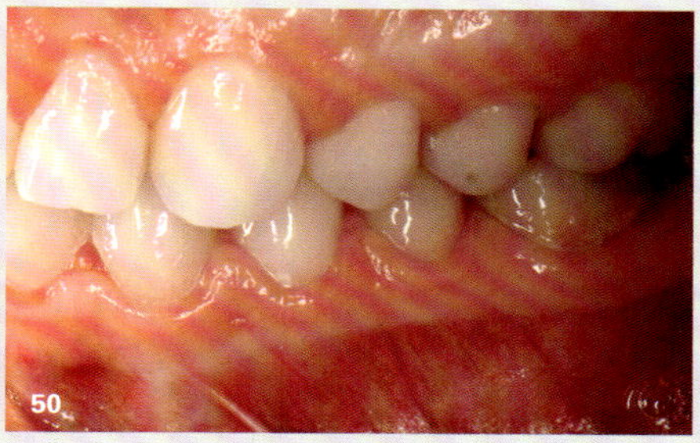

图8-45 正畸治疗结束时拍摄的CBCT显示髁突骨质改建明显。

图8-46～图8-50 拆除固定矫治器后5年，她的复诊影像显示治疗稳定性良好，她左侧的髁突几乎看不出受过外伤，患者下颌动度正常，无偏斜和张口疼痛。

3个月后，患者再次行CBCT检查，愈合过程让我备受鼓舞。向内移位的髁突依然处在原位，但三维容积重建（图8-40）可以观察到髁突与颈部断端的连续性变好。患者最大开口度为37mm，无疼痛感。下颌前导6个月后，拆除Herbst矫治器。8周后再次评估稳定性，显示咬合稳定，无疼痛，开口度35mm。再行6个月正畸治疗后，最终获得了良好治疗结果（图8-41～图8-44）。她最终的CBCT显示髁突的显著改建（图8-45）。治疗后5年的随访记录和CBCT如图8-46～图8-50所示。

我从中得出了什么结论？骨骼具有可塑性和适应性，在生长和非生长患者中都能对施加在其上的负荷做出反应。简单地说，髁突不像殆架上的机械关节那样不可改变，而是能够根据损伤（或正颌手术）进行重塑。

软组织美容外科与正畸/正颌联合治疗

在现代正颌外科中，矫正牙颌面畸形的功能固然重要，美学效果也很重要。治疗结束时的外观不佳可能会引起患者的不满。我们正颌外科团队的一名重要成员是整形外科医生，他既可以在正颌同期行辅助手术，也可以在二期单独手术。

将整形外科手术融入正颌外科中，主要有两个原因：①消除正颌手术的某些不良作用；②提高正颌手术患者的美观性。这些原则将在下面的病例演示中详细说明。

正颌外科手术最常用的辅助手术包括鼻整形术、颏成形术和轮廓修整。其他实用的二期手术包括除皱术（拉皮以减少皮肤皱纹）、眼睑成形术（收紧下垂的眼睑），以及唇缘提升和丰唇术。任何其他提升患者美学效果的手术也可以被提出讨论。

我是如何将鼻整形术等辅助手术纳入正颌计划的呢？这个故事可以追溯到20世纪80年代中期，当时Lou Costa医生加入了我们在美国伯明翰的团队，并呼吁关注正颌手术引起的负面美学问题。如前文所述，Lou Costa医生是名受过良好训练和认证的口腔颌面外科医生，曾完成过耳鼻喉科住院医师培训，还是面部整形外科协会成员。他认为正颌外科的目标应兼顾功能和美学，并且作为一名整形外科医生，他常能注意到我们忽视的地方。当时的口腔颌面外科医生（McCallum医生、Matukas医生和Waite医生）积极听取了他的建议，并扩展诊断方案，发展出多学科的治疗概念，形成更系统的面部治疗方案。

正颌手术同期行软组织手术并没有广泛开展，其原因从临床问题到经济问题各不相同。在20世纪80年代中期和90年代，关于同期行这两种手术是否合理，存在很大争议。当时大多数争论都集中在鼻整形术联合正颌外科手术这点上。这里我将继续讨论其利弊。正如本章其他部分所介绍的，我们团队扩展纳入了更多的口腔和医疗专业人员，以保证美学分析和多学科治疗的效果。

鼻整形术与正颌外科相结合的争议

到目前为止，最常纳入我们正颌外科综合治疗的是鼻整形术。这是因为二者结合的好处包括：①鼻整形术可以改善正颌外科手术对鼻的负面影响；②如需鼻整形术改善外观，可同期进行[14-16]。

克服正颌外科手术对鼻的负面影响

例如，上颌上抬或前移会使鼻基底变宽、鼻尖突出、鼻尖上翘，导致鼻尖上转折加深并缩短人中。图8-51中的年轻女士接受了正颌外科手术，上抬上颌以关闭开殆，减少微笑时过度露龈（图8-52）。在她还是青少年时，我曾尝试正畸治疗解除开殆，但她的颌骨畸形程度太严重，因此我们停止了治疗并建议适龄时行正颌手术。17岁时，她开始行术前正畸。软组织临床检查显示：患者鼻翼宽度大于内眦间距，有轻微的鼻孔外翻，并且由于面下部高度过长及人中过短、唇闭合不全。侧貌（图8-53）突，45°侧面像示严重的唇闭合不全、人中短以及较深的鼻尖上转折（图8-54）。正颌外科手术计划很简单——上颌前移并上抬，下颌前徙，颏成形术前移颏部。她的父母因无法负担鼻整形术的费用，希望通过正颌正畸联合治疗矫正咬合。

因在青少年期间牙齿已初步排列整齐，她的术前正畸时间较短（5个月）。术后正畸4个月即拆除固定矫治器结束治疗，按计划矫正了颌骨不调及颏部缺陷。术后18个月，当软组织完全消肿后，正颌手术的不良影响便突显出来。首先，由于鼻尖上旋导致她的鼻翼宽度增加（图8-55），鼻孔变宽，称为“牛鼻”；其次，鼻尖上旋加深了鼻尖上转折（图8-56）。侧貌有所改善（图8-57），但仍存在上唇短、唇闭合不全的问题，鼻尖上旋也很明

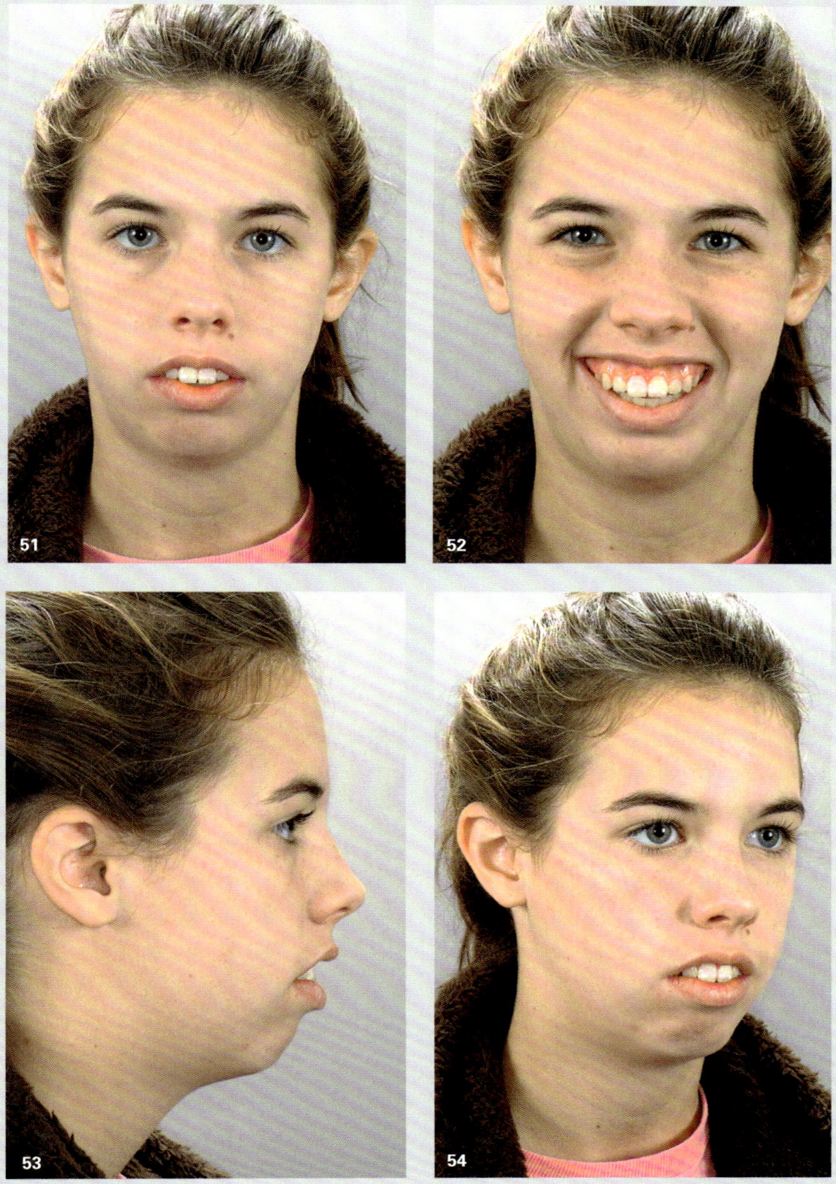

图8-51～图8-54 这名17岁的颌骨发育不良患者有严重的唇闭合不全，微笑时过度露龈，人中短，鼻基底宽，鼻上转折深。

显（图8-58）。

相反，让我们看看图8-59中的18岁年轻女性，她是由家庭口腔医生推荐过来的，小时候接受过正畸治疗。她的口腔医生对她持续存在的慢性牙龈炎病因感到困惑（图8-60），认为她严重的唇闭合不全可能会是原因之一，因为持续的唇闭合不全会导致软组织干燥。她还做了瓷贴面，口腔医生推测龈缘交界也可能是炎症的来源。

这名患者与前一名患者有很多相似之处，露龈笑、牙颌面畸形（图8-61）。正面像显示面下部高度长、人中短、鼻基底宽、鼻孔外翻。侧面像显示凸面型、鼻尖高、鼻唇角钝角、鼻上转折深、上唇短（图8-62）。45° 侧面像显示明显的下颌后缩（图8-63）。她的手术计划与前一名患者非常相似，包括上颌上抬并前移、下颌前徙、颏成形术前移颏部。不同的是她选择同期行鼻整形术，这样可以减少正颌手术对面部软组织美观的负面影响。

术前正畸仅耗时6个月，除了行正颌手术（图8-64）之外，还同期进行了鼻整形术，以应对上颌骨截骨术的后续不良影响。行Weir内入路切口矫正鼻宽[17]，该术式中外科医生在鼻孔拐角的隐蔽处做了楔形切口，去除部分组织后，缝合切口以缩窄鼻翼（图8-65和图8-66）。将软骨移植于鼻背以压低鼻尖，并行鼻尖成形术来让深的鼻尖上转折变浅。

正畸治疗完成2年后，她重做

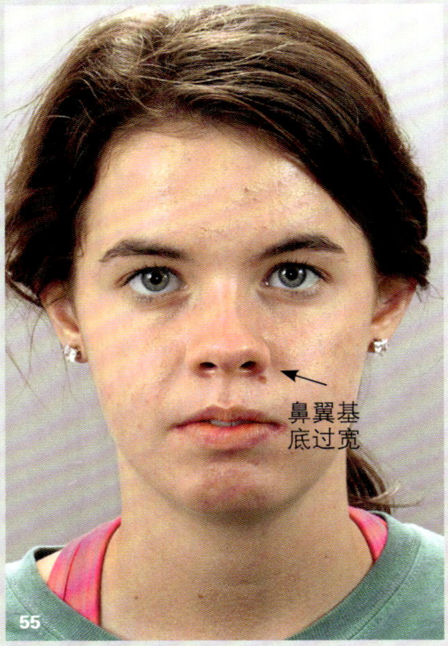

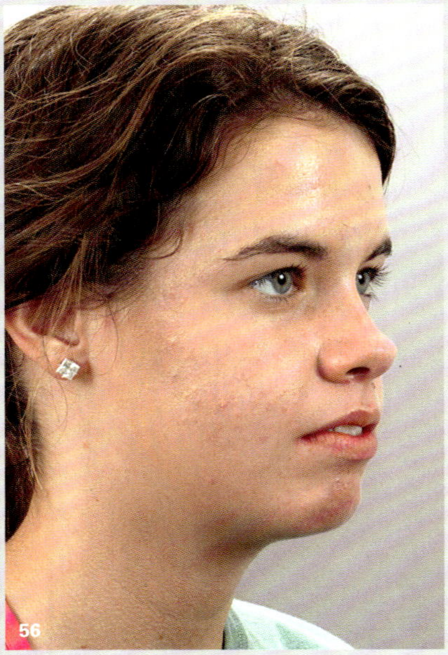

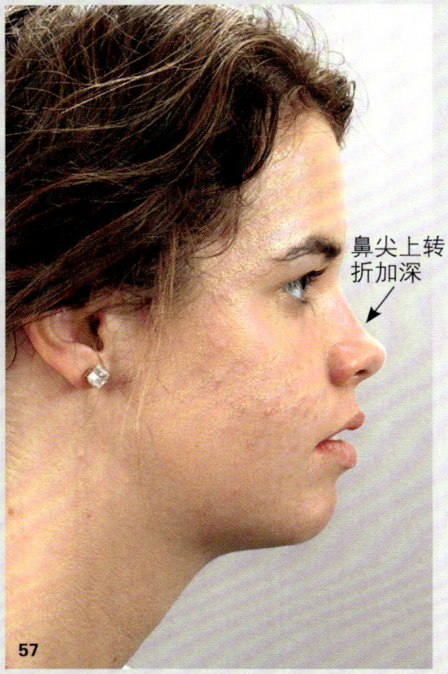

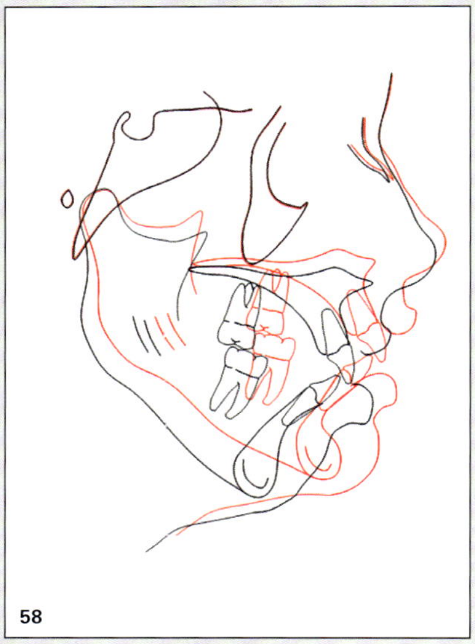

图8-55～图8-58 上下颌前移和颏成形术后的最终图像。鼻基底和鼻孔都变宽，鼻尖向上旋转，导致鼻尖上转折过深，鼻外观不够美观。

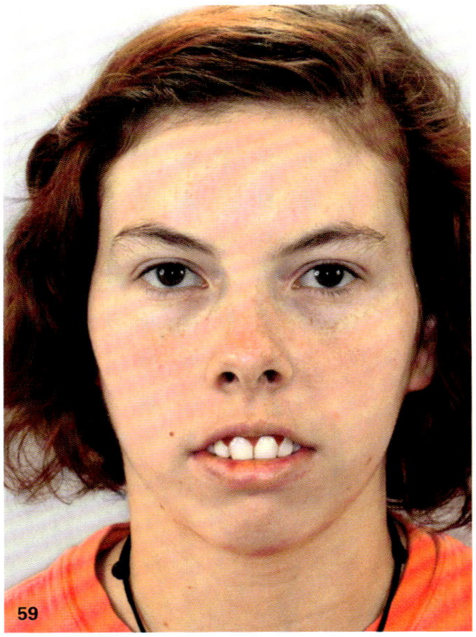

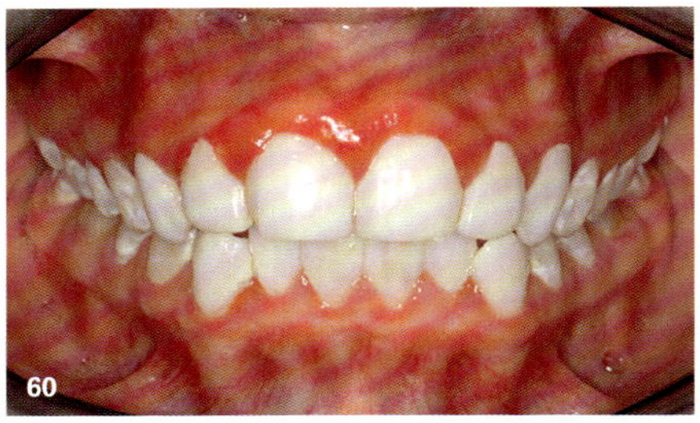

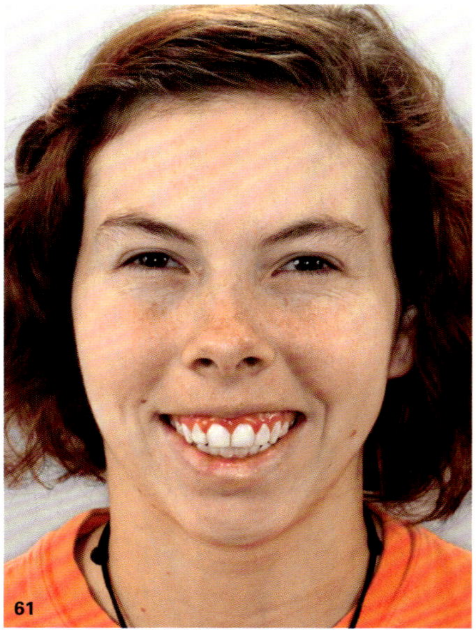

图8-59 这名18岁的年轻女性因持续的慢性牙龈炎而被转诊。显而易见，面下1/3过长、唇闭合不全、长面型和短人中。

图8-60 家庭口腔医生推测，她的慢性牙龈炎是由于唇闭合不全所导致的牙龈干燥引起的。她的瓷贴面龈缘也可能是炎症的来源。

图8-61 由于上唇过短，上颌骨垂直向发育过度，微笑时过度露龈。

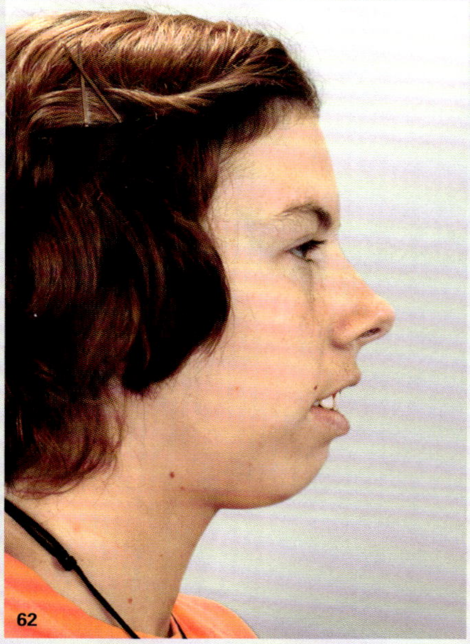

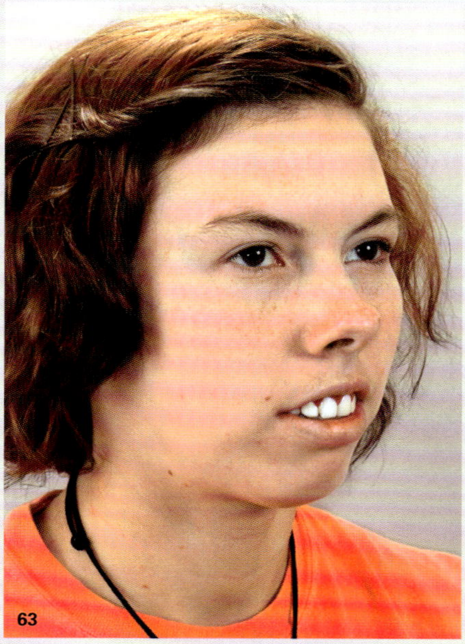

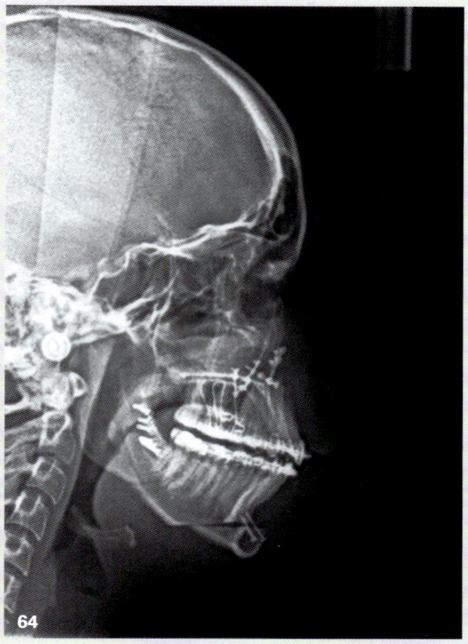

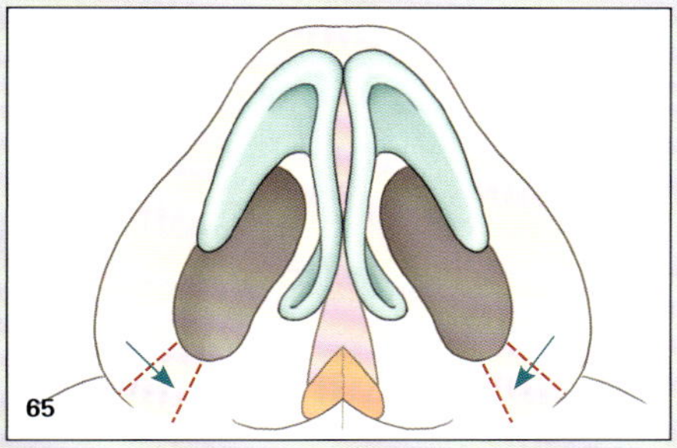

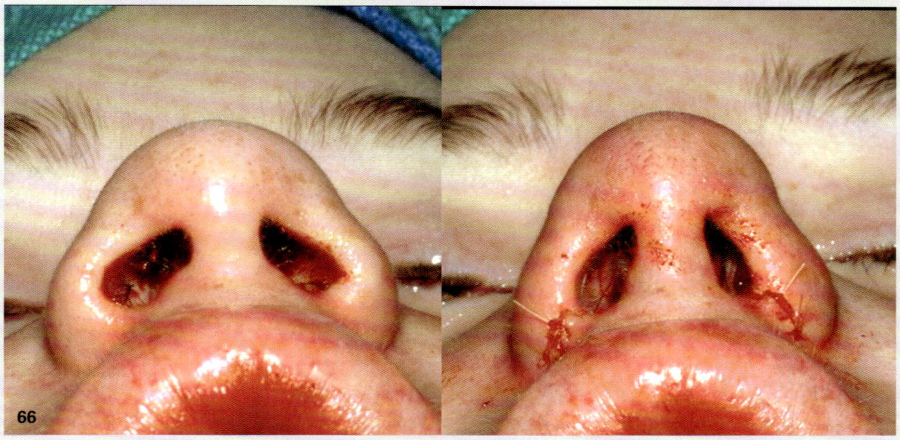

图8-62 由于下颌发育不足，她的侧面非常突、鼻尖较高，导致鼻唇角较钝、鼻尖上转折较深。

图8-63 45° 侧面像示鼻孔过度外翻、唇闭合不全，以及明显的下颌后缩。

图8-64 术后X线头影测量显示上颌骨上抬、下颌前徙和颏成形术前移了颏部。

图8-65 缩窄鼻翼的Weir术式示意图。在鼻孔的拐角隐蔽处做切口，去除部分组织，然后将切口缝合，使鼻孔和鼻基底变窄。

图8-66 鼻整形术前后患者鼻部的图像，显示了Weir术式的缩小效果。

了瓷贴面，牙龈健康状况也得到了改善（图8-67）。面部正面像显示，她拥有优雅的微笑，鼻翼宽度适中。45° 侧面像和90° 侧面像显示鼻部整形效果很令人惊艳（图8-68～图8-71），由此可以看出同期进行的鼻整形手术不但避免了鼻部美学可能出现的恶化情况，还极大地提升了美学效果。

行鼻整形术来改善美观的意愿强烈

这种情况常出现在患者正拟行正颌手术并且想同期改善鼻背美学时。好处是少一次麻醉风险并且总体费用也更低。

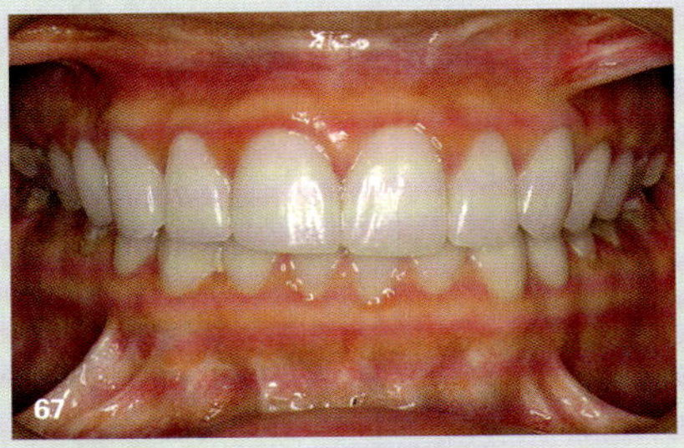

67

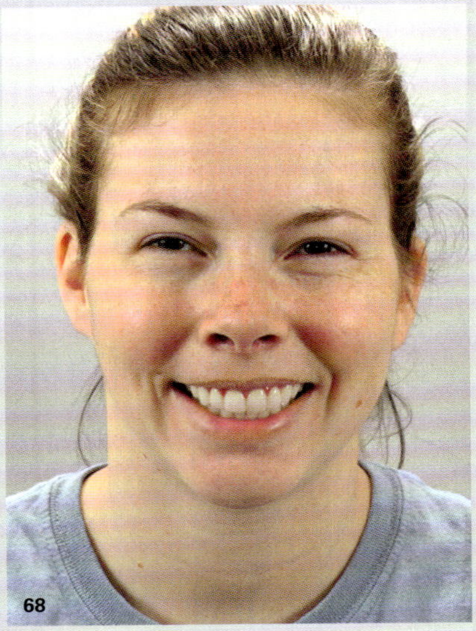

68

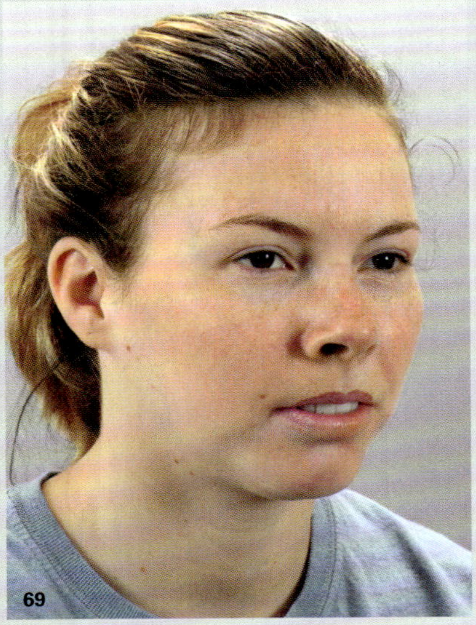

69

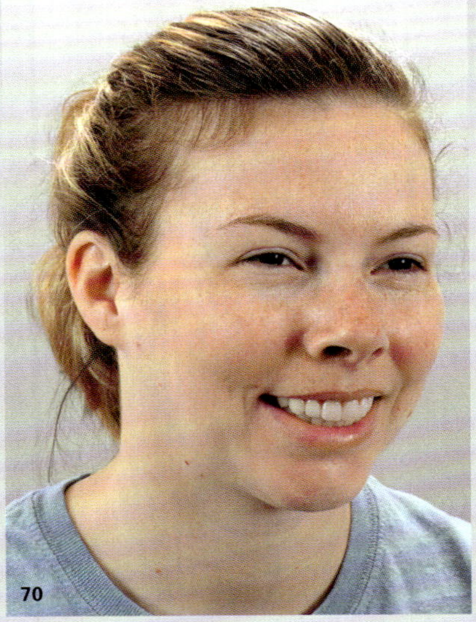

70

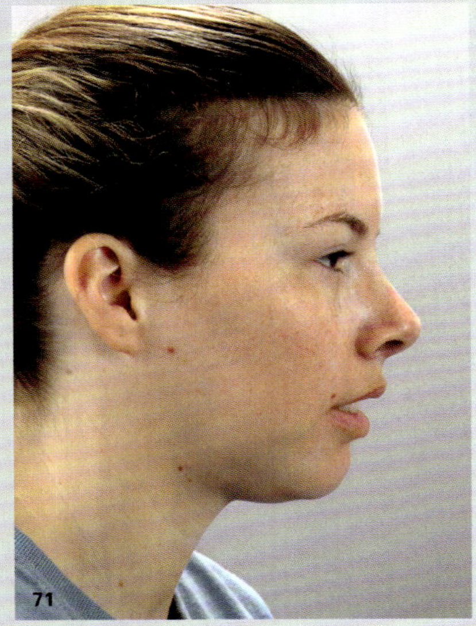

71

图8-67 2年后，患者的瓷贴面已经重做，牙龈健康状况得到改善。

图8-68～图8-71 虽然她仍然有一些唇闭合不全，但微笑美学和鼻部美观显著改善。在这个病例中，鼻整形术的结合有助于抵消正颌手术的负面影响，从而获得更好的美学结果。

图8-72～图8-74中的17岁少女因先天缺牙、尖牙阻生（严重到我在拍摄CBCT前还拍了螺旋CT）和Ⅲ类错𬌗畸形。她的治疗方案时间周期太长，因为她的治疗包括阻生牙牵引和Ⅲ类错𬌗的生长调控，因此我不打算讨论她所有治疗。相反，我会在完成术前正畸后，与患者、家长和手术团队一起制订她的手术规划。正面像显示患者鼻基底宽、鼻尖低（图8-72）。牙列已排齐并为适度的上颌前移做准备（图8-75～图8-77），这种程度的前移鼻部形态变化不大。在术前咨询时，我就已经提出了鼻整形术的可能性，患者表示她一直对自己的鼻形态不满意，希望能正颌同期改善。因此，口腔颌面外科医生和整形外科医生决定协同合作。

在她17岁完成术后正畸时，最终面像（图8-78～图8-80）显示极佳的面中部美学效果。鼻整形术对整体效果的贡献相当大。临床上，鼻整形术与上颌骨手术分期进行的原因之一是担心截骨术的不稳定性以及外科医生无法处理鼻整形术的细节问题。她的咬合良好，但在治疗后出现了一些后牙反𬌗倾向（图8-81～图8-83）。正畸治疗结束4年后，右上中切牙颜色变深（图8-84），说明牙髓坏死，需要进行根管治疗。这名患者选择瓷贴面修复，既用于遮色，也用于改善切牙长度（图8-85～图8-87）。长达8年的治疗过程所取得的结果（图8-88～图8-91）体现了整个多学科团队的专业性。

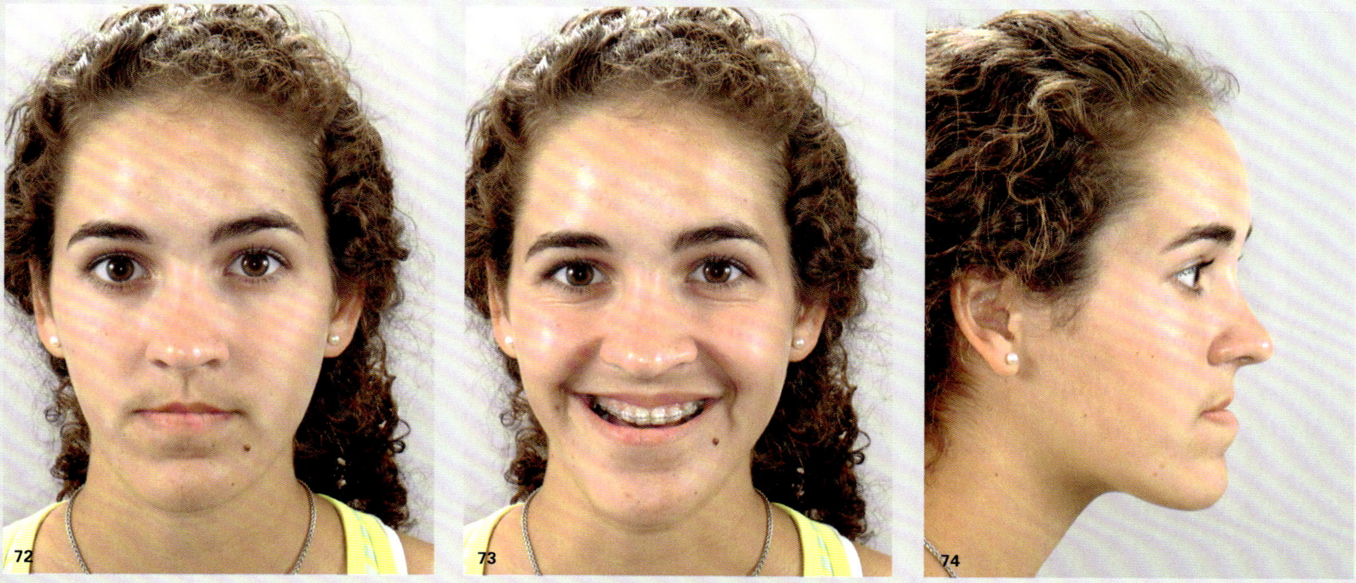

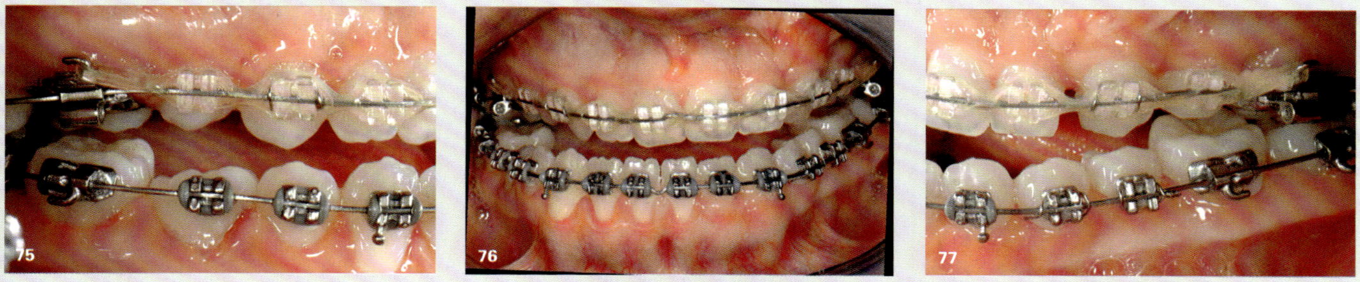

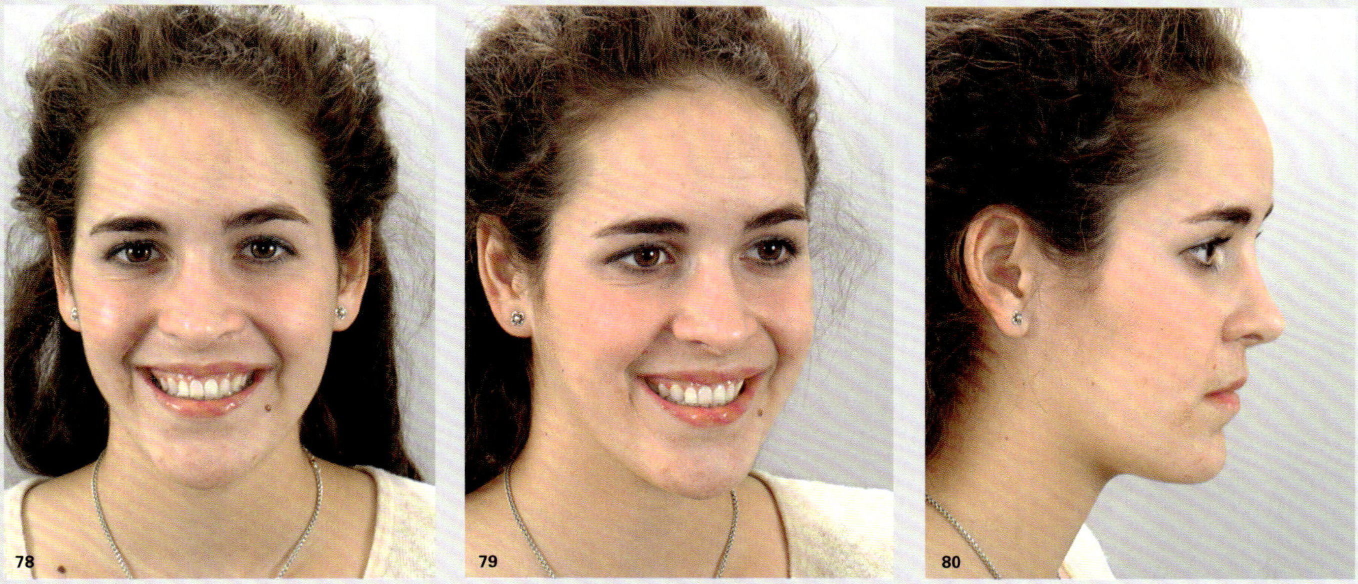

图8-72～图8-74 这名17岁的青少年由于先天缺牙、尖牙严重阻生和Ⅲ类错𬌗，接受了几年的正畸治疗。

图8-75～图8-77 粘接固定矫治器以排齐牙列，为上颌骨前移手术做准备，因其一直不满意自己的鼻形态，患者有意愿同期行鼻整形术。

图8-78～图8-80 完成正畸、正颌手术和鼻整形术后的最终面像。

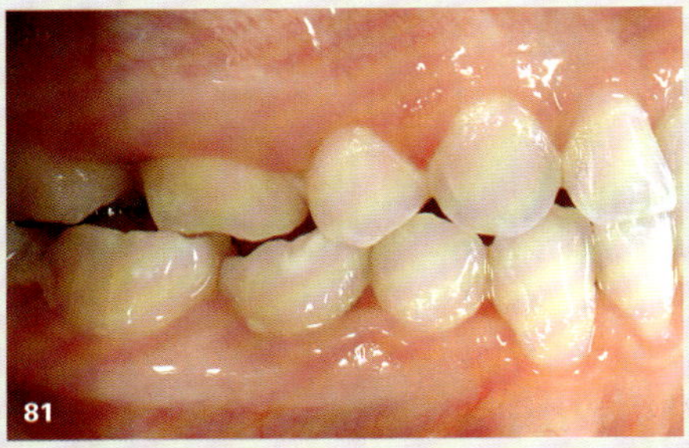
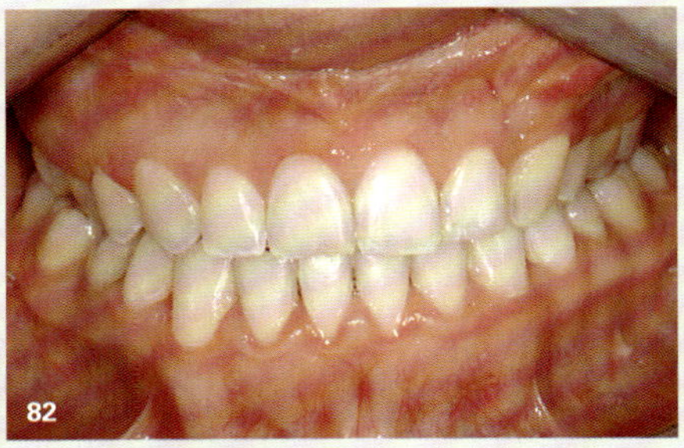
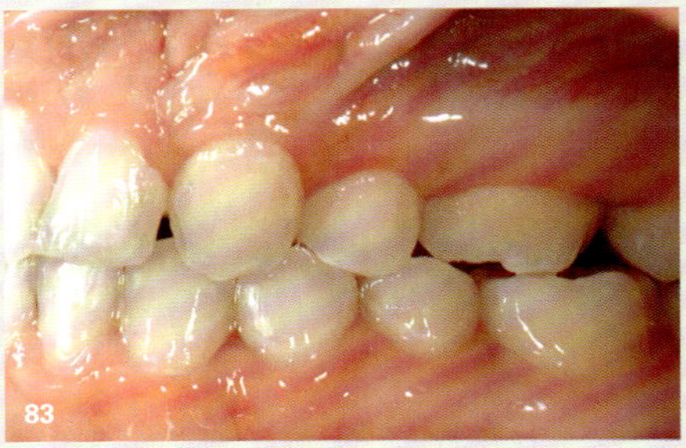

图8-81～图8-83 治疗后出现一些反殆倾向。

图8-84 右上中切牙在治疗4年后由于牙髓坏死而变色。

图8-85～图8-87 右上中切牙行根管治疗消除牙髓病变后，行瓷贴面修复以改善牙体变色和切牙长度。

图8-88～图8-91 完成正颌正畸联合治疗8年后的面像。微笑美学佳，面中部保持了术后良好的美学效果。

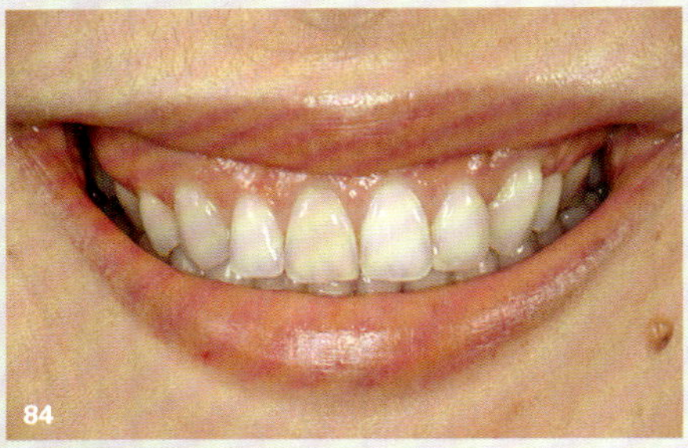
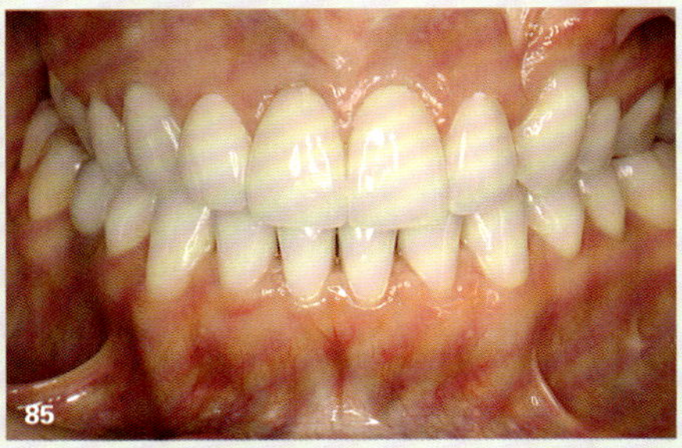
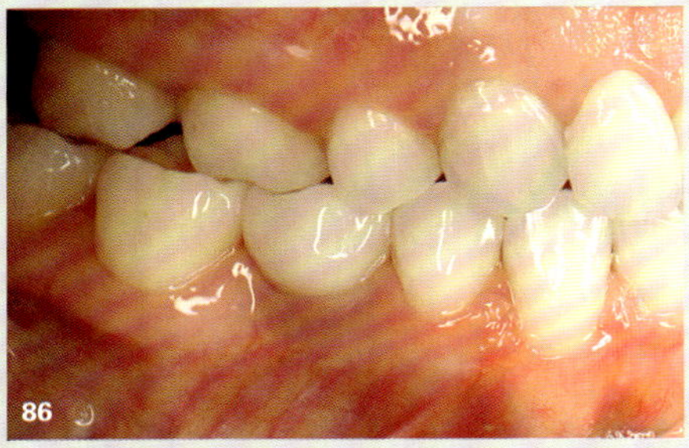
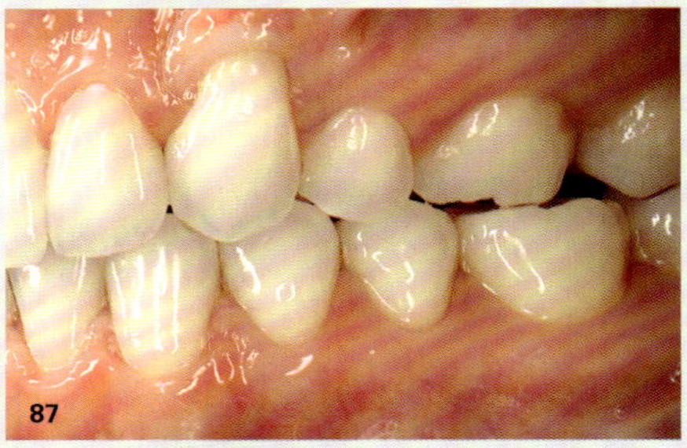
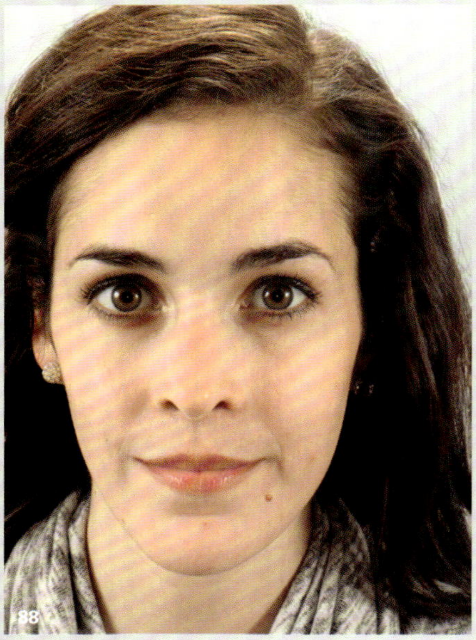
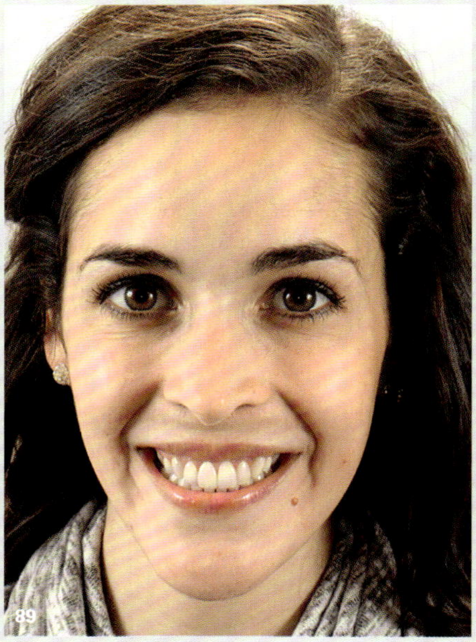
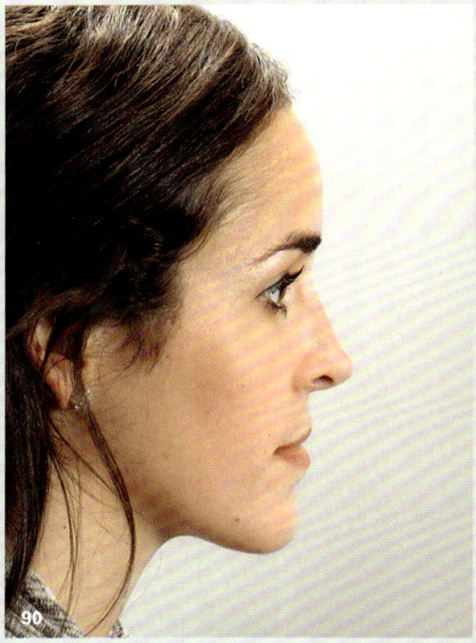

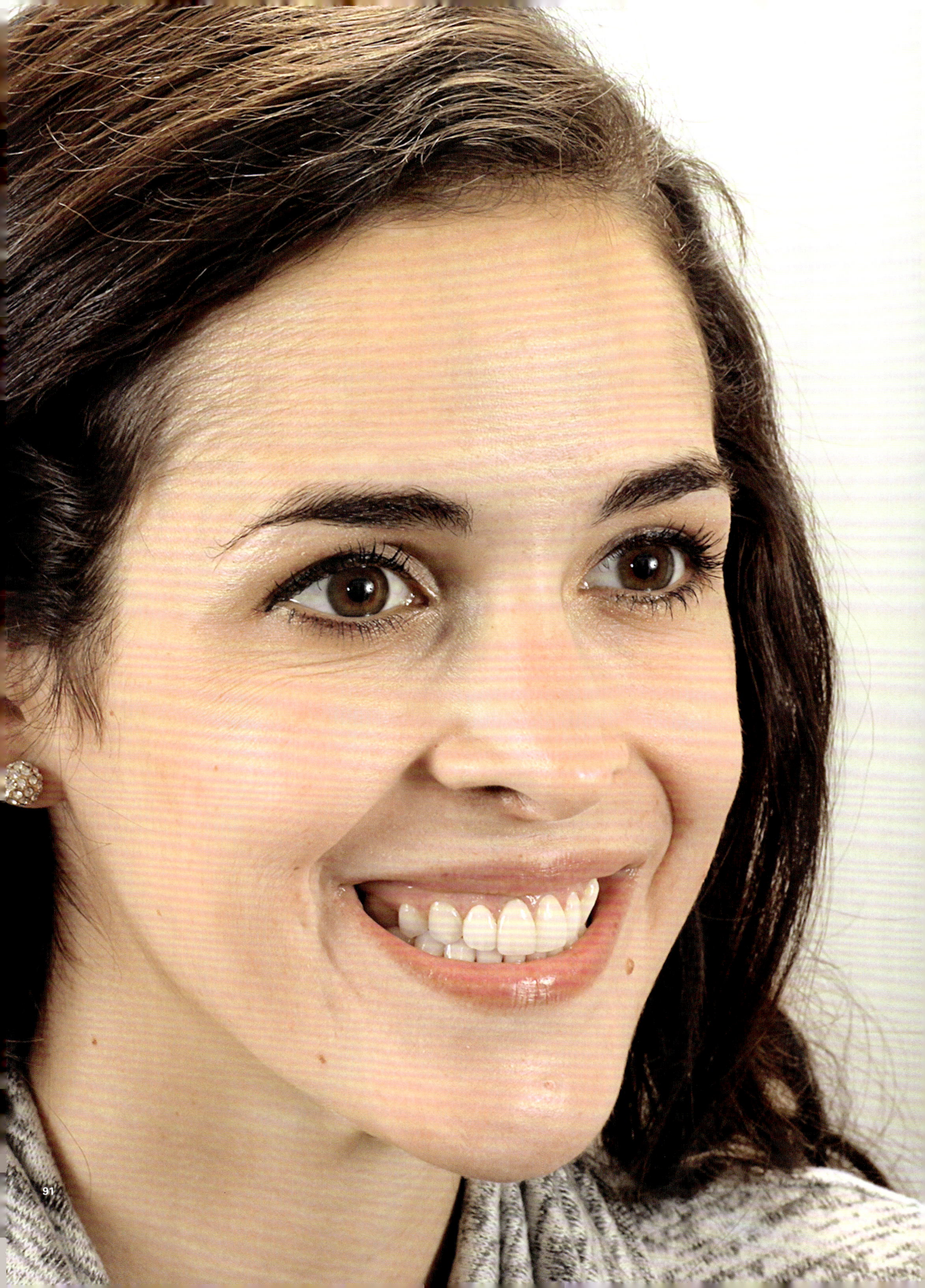

围绕正颌与鼻整形术是否同期进行的争论

同期行正颌+鼻整形术当然是有缺点的。最常提到的技术缺点包括：潜在的气道损伤；气管插管需从经鼻腔改为经口腔；术中的鼻部继发水肿问题很难处理；鼻整形术在尚未稳定的颌骨上进行；以及患者对鼻部畸形缺乏认知。根据我的经验，将软组织手术与颌骨手术相结合的最大障碍是需要组建一个包括面部整形外科医生在内的团队，而面部整形外科医生通常不习惯与由正畸医生、口腔外科医生、牙周医生和修复医生组成的大型口腔团队合作。这意味着需要有个合理的工作时间表，以保证整形外科医生按时间点进入手术室，但这很难精确预测到分钟。

另一个阻碍是对联合手术的不熟悉。考虑到这一点，鼻整形术常被推荐为二期或分阶段手术。但这是患者所求吗？这是我们早期经验试图回答的问题。我们发现，那些同期行正颌手术和鼻整形术的患者中，80%表示他们永远也不会考虑分期行鼻整形术[15]。同期行正颌外科和鼻整形术的关键是使用坚固内固定。显然，如果使用颌间结扎固定，在上下牙列绑定在一起的情况下是无法经口插管的，那么行鼻整形术也不可能完成。而使用坚固内固定，麻醉插管可在颌骨稳定固位后经口插管完成鼻整形术。

手术中如何完成麻醉导管的鼻插换口插？这种转换可以在不拔管的情况下进行，这一过程称为“翻转导管”，也可适用于其他类型的手术。一旦正颌手术颌骨坚固内固定完成，在鼻腔入口处夹住麻醉导管，外科医生便可从咽后部拉出导管并拉入口腔。然后将导管重新连接到麻醉机完成鼻插与口插的转换，随后即可进行鼻整形术和其他软组织手术。据我们经验，整个过程不到30秒。单下颌手术同期行鼻整形术是一种美学手术（除非有功能性问题如鼻中隔偏曲），因上颌未动将不会导致任何鼻部变形。

我始终认为颌面医学团队内部应该知己知彼。

自1985年以来，我们已将面部整形外科医生纳入多学科团队。对于治疗计划的制订来说，相互了解每个学科能为患者带来什么样的显著功能及美学效果改善是至关重要的。治疗的时机和治疗过程的协调需要所有团队成员之间的良好沟通与合作。这种美容手术的学习需要时间和投入，并且需要相当多的努力，因为团队所有成员的合作对结果至关重要。但毫无疑问，这是值得努力的。

协调多学科团队

重要的是在多学科病例中，团队中的一名成员承担“四分卫”的角色，以领导协调工作并确保精心设计的治疗计划顺利执行。正如橄榄球队的四分卫可以看到整个球场并了解每名球员的角色一样，多学科团队的“四分卫”任务也是如此。对我们团队来说，我作为正畸医生承担“四分卫”的任务，请记住，我需要对颅面生长、骨骼生理学、正畸学、美容口腔、正颌外科和面部整形外科有深入的了解。因为我通常是第一个向患者建议他们可能考虑的程序和顺序的人，所以我显然需要了解团队中的每名队员可以做出什么贡献，以及他们的个人偏好。

同样重要的是，我们必须在工作人员之间建立顺畅的工作流程，以确保信息的顺利传递和治疗的协调。在我的诊所里，首先利用临床检查进行初步量化和诊断，然后利用数字成像软件来展示患者方案可选项，并为团队提供现实数据以供参考，最后制订出精确的综合治疗计划。我们的临床数据和初始治疗设计被传送给口腔医生、颌面外科医生和面部整形外科医生，以便他们可以交流治疗设计方案，并提出意见或建议。团队成员能很好地理解我的临床检查结果，以及所有检查对治疗计划的意义。我始终认为颌面医学团队内部应该知己知彼，并且所有学科都有统一的面部分析和诊断标准。

一旦我完成了临床检查，就会组织治疗方案讨论会制定精确的治疗流程，以便团队每一名成员知晓他们的分工及治疗顺序。这些信息如何传递呢？为此，我开发了一个由两部分组成的沟通系统。第一部分遵循临床检查表（与第3章相似），包含相关测量数值和我的建议（图8-92）。

我们为患者安排预约时，此表格将通过电子邮件发送给团队成员，以了解每名医生的参与情况。通过这种方式，每名医生在第一次看到患者时都有粗略的指导方针，并有机会在必要时向其他成员发送反馈。如果需要保险处理，这也方便了诊所工作人员，并给患者很大的信心让他们知道我们从一开始就相互沟通。我的一名治疗协调员还同时担任手术协调员，她已经在每个诊所确定了合适的工作人员，以便在我们的治疗咨询后与其进行沟通。然后，她协调整个过程中的预约，并让患者了解治疗过程中可能出现的任何变化。

一旦术前正畸到了可以手术的程度，我就会取研究模型来检查排齐、牙弓协调和咬合。对我来说，研究模型，无论是石膏模型还是3D打印模型，都能提供我所需的触觉反馈，以确定咬合是否合适。如果我认为术前正畸目标已完成，并且患者也已准备好手术，我会再次重复临床检查，因为一些测量指标可能因为牙齿矫正而发生了改变。第二次检查结果将以类似第一次的记录（图8-93）形式，通过电子邮件发给团队成员。诚然，医生间进一步单独的沟通是最好的，但实际上这并不总是可能的。

手术前初步评估表

姓名：______________________________ 日期 __________

下颌姿势位宏观美学评估，唇/切牙关系

面下部高度______%

中线：上颌/面中线______上颌/下颌______下颌/颏部______颏部/面中线______mm

上唇长度______mm

下颌姿势位上颌切牙暴露量______mm

微笑时上唇长度______mm

微笑活动度______%

动态微笑

水平向偏斜：右______ 左______

微笑时切牙暴露量______mm

牙龈暴露量/微笑______mm

笑线：和谐______ 扁平______ 反向______ 过度______

切牙牙冠长度______mm

覆𬌗______ 覆盖______ 开𬌗______

开口度______mm

手术建议：

上颌

下颌

颏部

其他

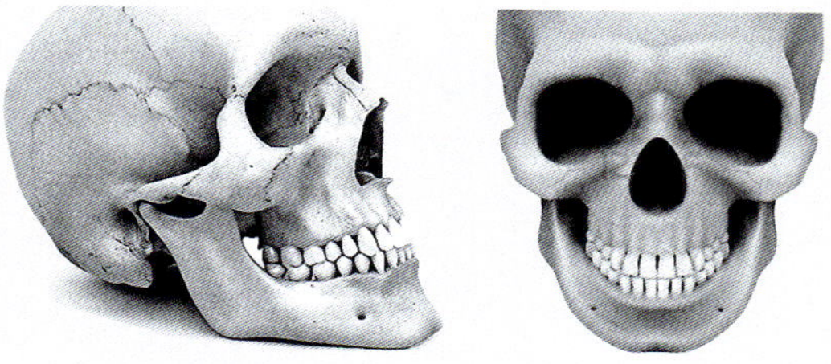

签名____________________日期_____/_____/_____

图8-92 术前初步评估表，将发送给多学科团队的所有成员。

手术前最终评估表

姓名：______ 日期______

下颌姿势位宏观美学评估，唇/切牙关系

面下部高度__50__%
中线：上颌/面中线__0__mm 上颌/下颌__0__mm 下颌/颏部__0__mm
颏部/面中线__0__mm
上唇长度__19__mm
下颌姿势位上颌切牙暴露量__0__mm
微笑时上唇长度__17__mm
微笑活动度__21__%

动态微笑

水平向偏斜：右__无__ 左__无__
微笑时切牙暴露量__7__mm
牙龈暴露量/微笑__0__mm
笑线：和谐__X__ 扁平______ 反向______ 过度______
切牙牙冠长度__10.2__mm
覆殆__10%__ 覆盖__0__ 开殆______
开口度__42__mm

手术建议：

上颌：前移5mm，下降3.5mm，正中分块扩弓2mm

下颌：前移以匹配上颌骨

颏部

其他：鼻整形术

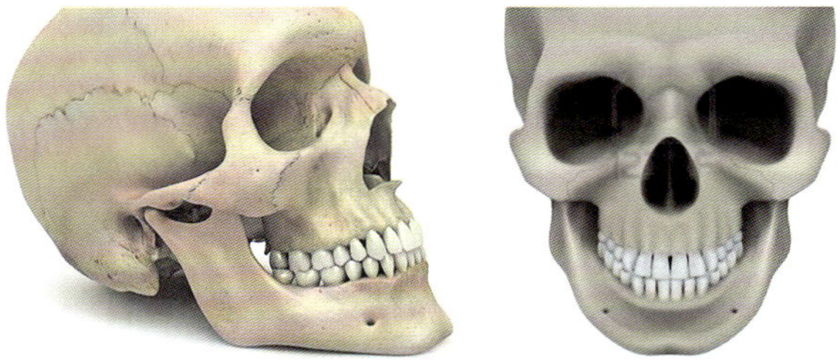

签名______ 日期____/____/____

©David M. Sarver, Future Visions, DMD, MS

图8-93 术前评估表，以告知团队其他成员在正畸治疗期间可能发生的任何变化。这不是处方，每名团队成员按需可再次进行沟通。

病例说明

Ⅲ类错殆畸形——功能和美学兼顾的治疗方法

Ⅲ类错殆畸形有几种类型，这可能会给医生带来挑战，如什么时候是错殆畸形的最佳治疗时机，最好的方法又是什么？答案只包含在头颅定位侧位片中吗？现代正畸学中，X线头影测量不再是治疗计划的主要决定因素[18]。从广义上讲，各种类型的Ⅲ类错殆畸形可以描述为以下牙骨特征的一种或组合：①下颌发育过度；②上颌发育不足；③上颌垂直向发育不足；④水平生长型；⑤下颌牙性前突；⑥上颌牙性后缩。患者的面型反映了其牙齿和骨骼的结构，是诊断开始的首选参考。我没有任何统计数据来证明，但我敢打赌，没有多少外科医生或正畸医生会考虑到第4种即水平生长型的可能性。常规的治疗计划往往倾向于下颌后退或上颌前移以矫正错殆畸形，并考虑适当改变垂直、矢状向和横向关系。而下颌骨后退术因美学变化不理想和气道问题，其稳定性受到质疑而并非常用术式[19]。

手术顺时针旋转对面下1/3的改变

图8-94中的小男孩第一次和他的父母来到我的诊所是在他6岁的时候。他的面下部高度较短，呈典型的水平生长型，由于伴有上颌骨垂直向发育不足，患者上颌切牙在咬合和微笑时几乎很少暴露。当他的下颌骨处于正中关系时，切牙为对刃殆，所以他必须前伸下颌以使后牙保持接触。这种类型的正中殆关系通常比下颌无法后退至切对切的错殆类型更容易矫正。

与大多数年轻患者一样，我们也告诉其父母这种生长模式是不利的，可能很难矫正，并且将来有可能需要手术。在前面的章节中我们讨论过不少Ⅲ类错殆畸形的早期矫治方法。对于这名患者，我在他8岁时采用了广泛使用的上颌扩弓器+面弓前牵引+颏兜的组合。从远期效果看，这些早期干预措施中有多少是成功的？这是一个重要的问题，因为早期治疗需要投入时间和资源。为了回答孩子父母这个问题，我通常会引用自己的一项长达10年的纵向研究病例，该研究追踪了面弓前牵引+颏兜治疗的长期成功率。这项研究回答了父母提出的

对我来说，正颌治疗方案应先从确定上颌切牙在三维方向的位置开始，因此局部微笑美学检查是治疗计划的基石。

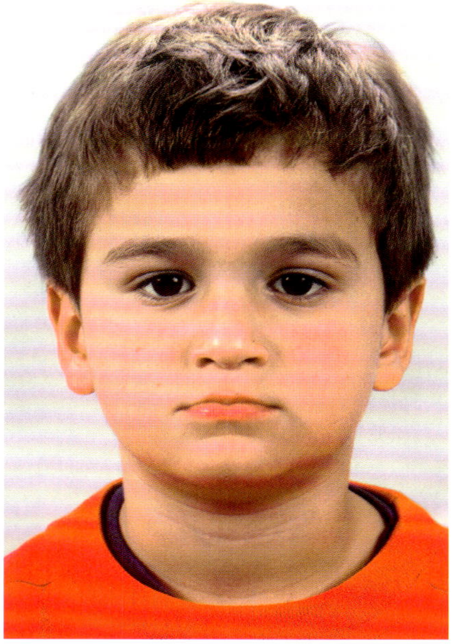

图8-94 这名6岁的男孩是由他的父母带来的，因为他的面下部高度较短，过度的"水平生长型"外观，微笑时几乎没有上颌切牙暴露。

问题："这种早期干预有多少次真正避免了手术？"对我来说，治疗成功指实现了良好的咬合，并获得令患者满意的美学结果。纵向研究的结果中75%接受早期矫治的患者获得了积极预后，25%的患者下颌生长依旧未被有效控制，并且没有成功的远期结果。所以我告诉家长们，对于他们的努力和投入，通常有75%的成功率[20]。

了解到这一点，孩子父母选择了早期治疗方案，尝试前牵引上颌骨。在治疗之初有些许成功，而后续随访发现任何进一步的治疗都是徒劳的，因为他的生长型加重了颌骨畸形。我们选择对他进行随访跟踪，直到他开始出现生长减缓的迹象（18岁左右），并开始每隔6个月进行一次头影测量，将头颅定位侧位片按颅底重叠，以反映颌骨生长情况。当我们连续拍摄3张无明显变化的侧位片时，我认为他已经到了生长活跃末期（20岁），可以开始正颌手术了[21–23]。

他的正颌正畸治疗计划非常复杂，需要我们扩展学科视野，即如何将Ⅲ类错𬌗畸形的手术治疗提升到面部、微笑和牙齿美学规划的另一个层次。出于气道考虑，下颌后退需谨慎选择，这是美学上的妥协，因此合理的手术规划考虑是上颌前移。如何确定上颌骨的目标位？答案不在头影测量分析中，而在于临床检查结果。对我来说，正颌治疗方案应先从确定上颌切牙在三维方向的位置开始，因此局部微笑美学检查是治疗计划的基石。上唇与切牙关系的临床测量对于制订正确的计划至关重要。让我们通过检查表分析得出结论：

宏观美学分析

- 正面像（图8–95）
  - 较短的面下部高度，过度的水平生长型，导致下颌姿势位唇线呈反向弧线，口角下垂
  - 相对于内眦间距，鼻基底较宽
  - 微笑时切牙暴露不足（图8–96）
- 下颌姿势位45°侧面像（图8–97）
- 微笑45°侧面像（图8–98）
- 下颌姿势位侧面像（图8–99）
  - 面轮廓突
  - 鼻根塌陷
  - 驼峰鼻
  - 鼻尖低
  - 鼻唇角锐
  - 颏–颈角钝
- 侧面微笑像（图8–100）
  - 鼻尖低平并下垂

局部美学分析

- 下颌姿势位切牙暴露不足（图8–95）
- 微笑时切牙暴露量为6.5mm（图8–101和图8–102）
- 切牙冠长9.5mm（图8–103）
- 扁平笑线

微观美学分析

- 下牙列存在间隙（图8–104～图8–108）

决策过程中的一个复杂因素是下牙列存在间隙。关闭间隙不仅治疗困难而且违背了术前正畸的原则。下颌切牙位置非常好，若关闭下牙列间隙会使下颌切牙舌倾，这将减少上颌骨前移的幅度。我决定保留间隙后期行种植修复。因此，正畸治疗计划是在手术前进一步协调弓形。

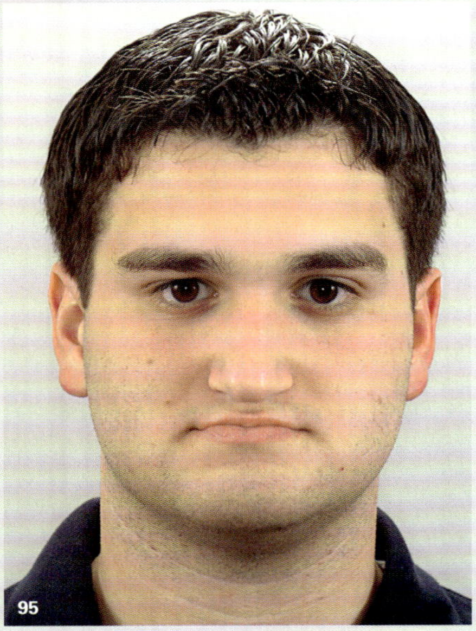

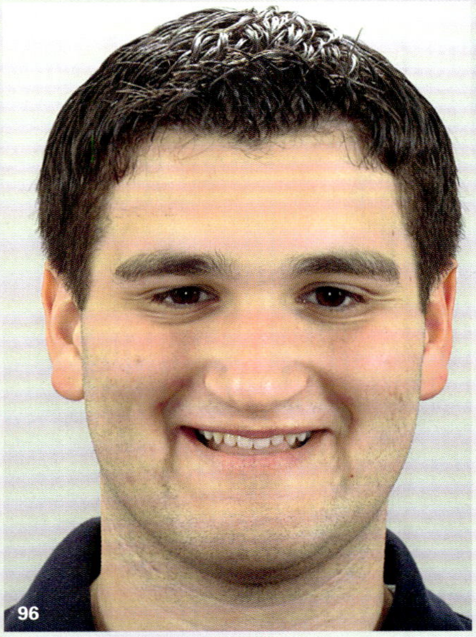

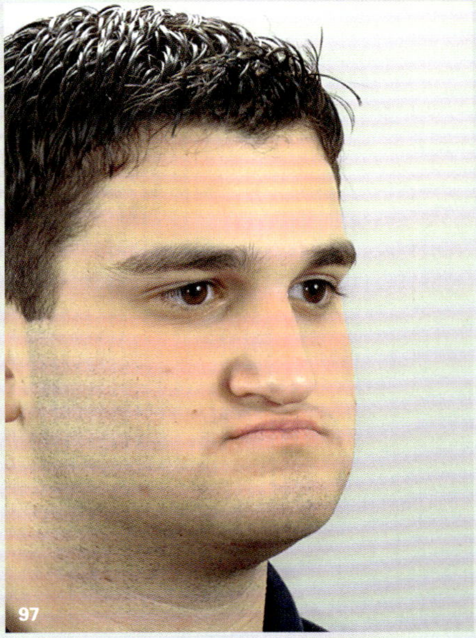

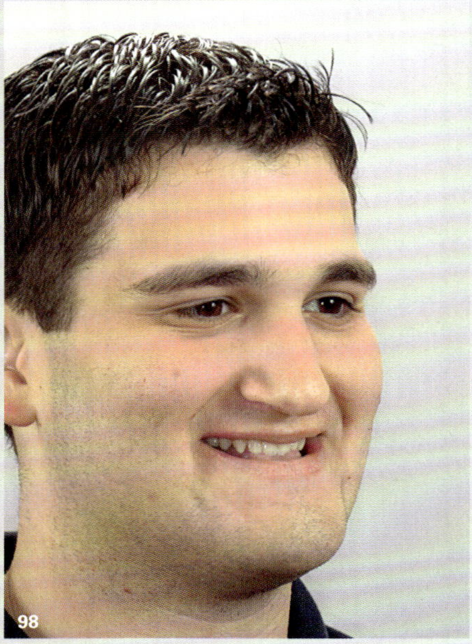

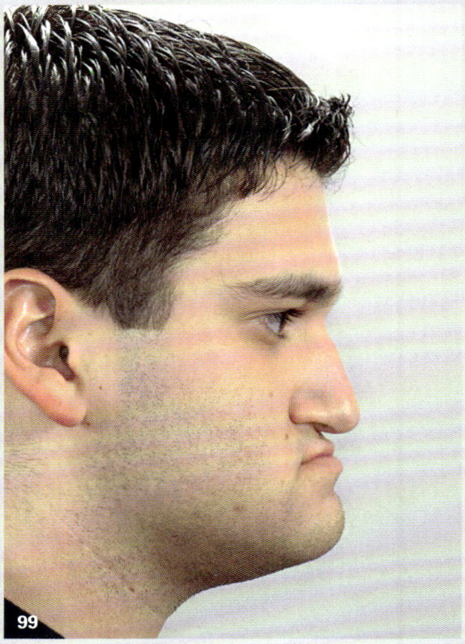

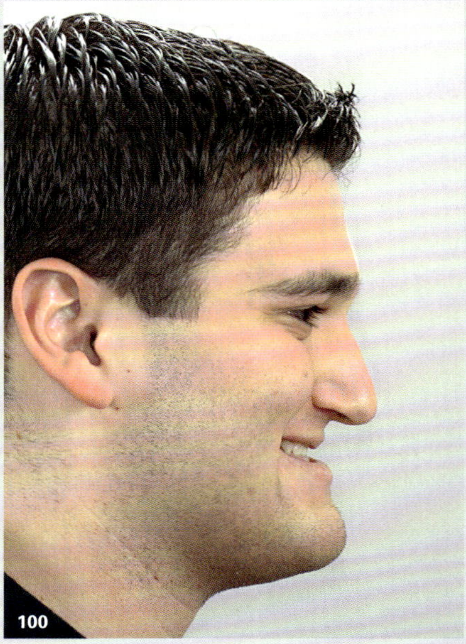

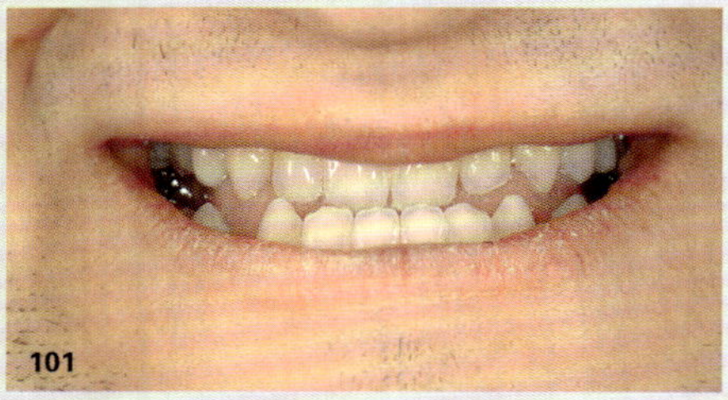

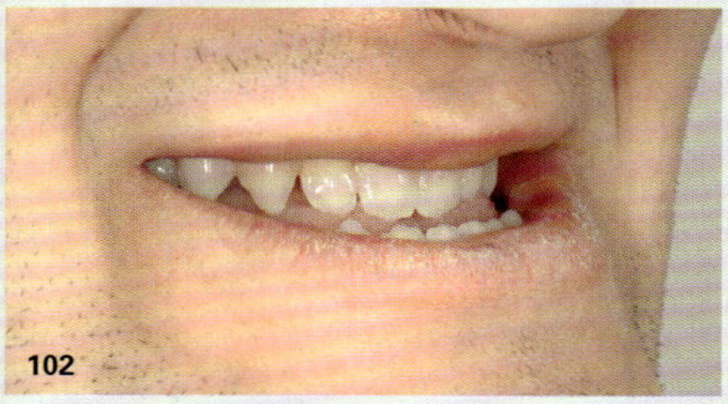

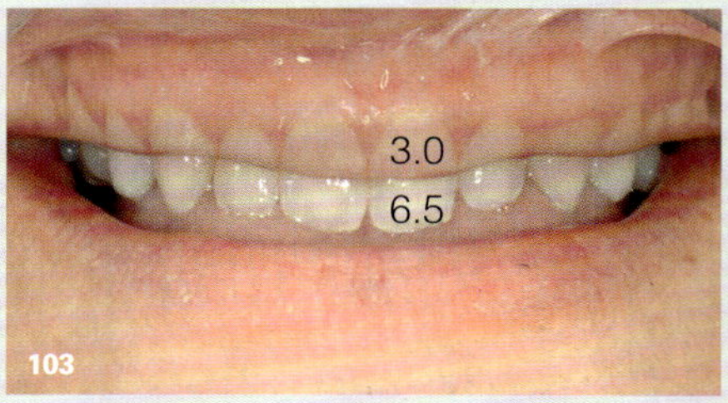

图8-95 在生长监测多年后至20岁，可行正颌手术。下颌姿势位的正面像，面下部高度较短，鼻翼基底宽，鼻尖低。

图8-96 微笑时切牙暴露不足。

图8-97 45° 侧面像显示面中凹陷。宽阔的鼻尖破坏了鼻“卷轴区”的美感。

图8-98 微笑45° 侧面像。

图8-99 侧面轮廓突，鼻唇角尖锐，鼻背隆起，鼻尖低，颏–颈角钝。

图8-100 侧面微笑像显示鼻尖进一步下垂。

图8-101 特写微笑像显示了微笑时切牙暴露不足，以及由于上颌骨发育不足而导致的颊廓减小。

图8-102 45° 侧面像显示了殆平面相对于笑线的方向，微笑饱满度明显欠佳。

图8-103 该图说明了临床检查在确定切缘目标位的应用。在临床检查中，我们测量牙冠长度为9.5mm，在微笑时仅有6.5mm的切牙暴露量。在通过上颌骨截骨术确定上颌骨的理想位置时，需将上颌骨前部向下移动3～4mm，以暴露完整切牙。

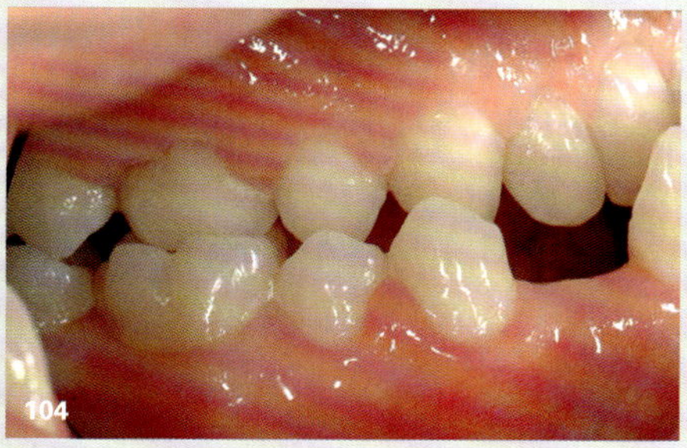

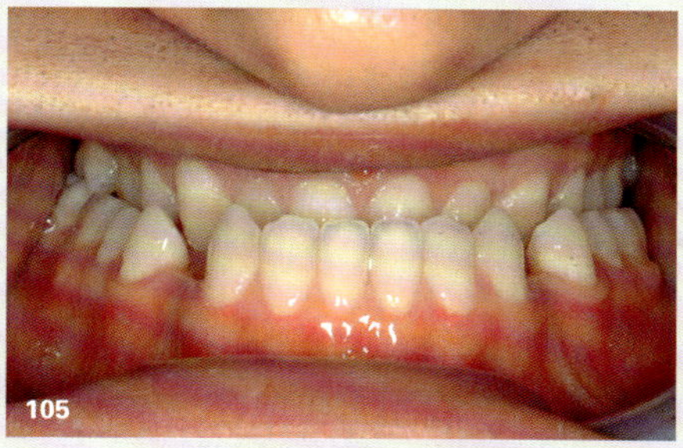

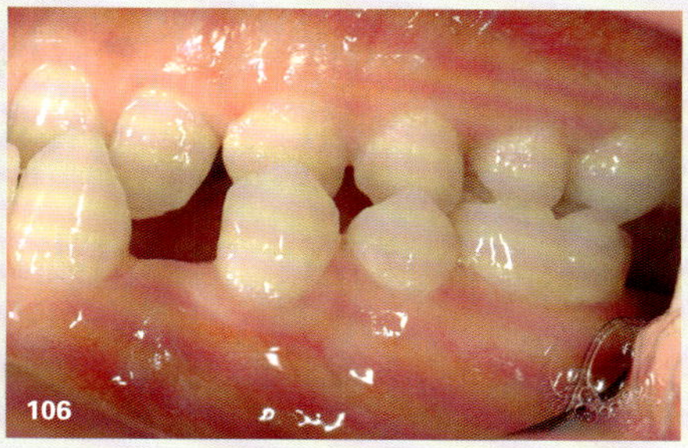

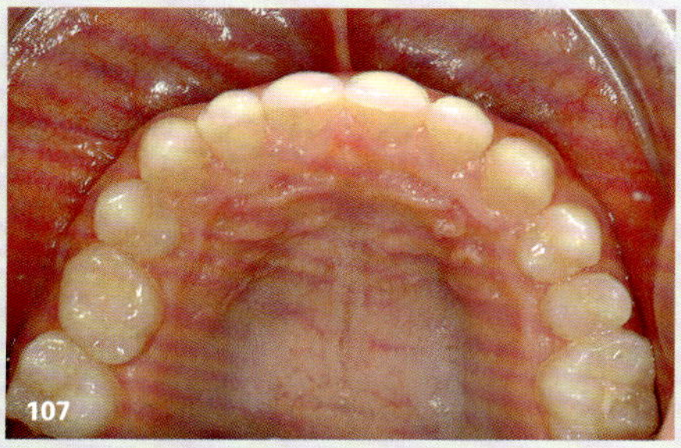

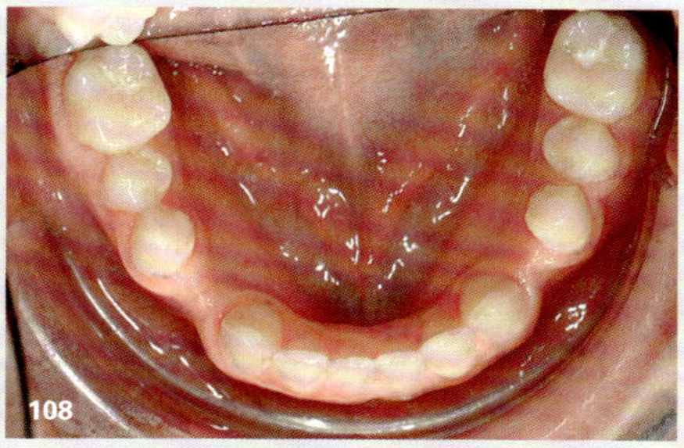

图8-104～图8-108 患者为严重的Ⅲ类错𬌗，反覆盖。下颌间隙使术前正畸决策复杂化。关闭下颌间隙，将会使下颌切牙舌倾，反覆盖减小，进而减小了上下颌骨在术中的相对移动量，无法获得理想面型。

图8-109 患者的手术计划。上颌骨前移6mm，下移4mm。

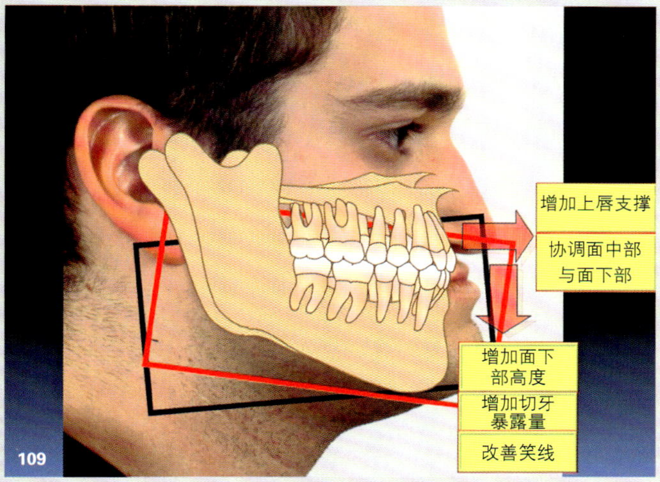

手术计划

手术计划是上颌骨前移下降并顺时针旋转，以增加切牙暴露量并改善笑线，同时矫正塌陷的面中部。前移量和旋转量均来自临床检查。临床检查显示上唇在矢状向有4～5mm不足，提示上颌骨需前移6mm。切牙下降的目的是尽可能在微笑时切牙暴露完全，由于微笑时上中切牙暴露量尚欠缺5mm，因此计划将上颌前部下降4mm（图8-109）。

术前使用Ⅱ类牵引将唇倾的上颌切牙舌倾直立去代偿，下颌切牙唇倾直立。我没有选择关闭下颌牙弓的间隙，而是在下颌第一前磨牙的位置开辟间隙，为远期种植创造空间（下颌每一侧将有3颗前磨牙）（图8-110）。术前正畸切牙去代偿后反覆盖加大，符合预期（图8-111和图8-112）。上颌骨下降易引起固位不稳定造成复发[24-25]。外科医生选择采用上颌骨Z形截骨术，下降颌骨前部而不是整个上颌骨体，以保证最大限度的稳定性。在Z形截骨术中，上颌骨前移并向下旋转时，上颌骨与梨状孔之间仍

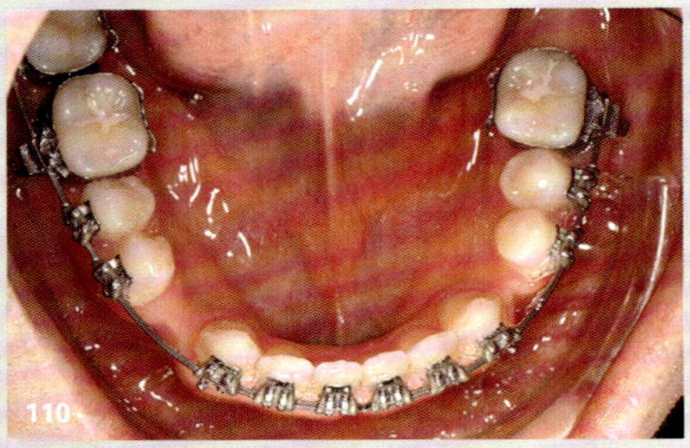

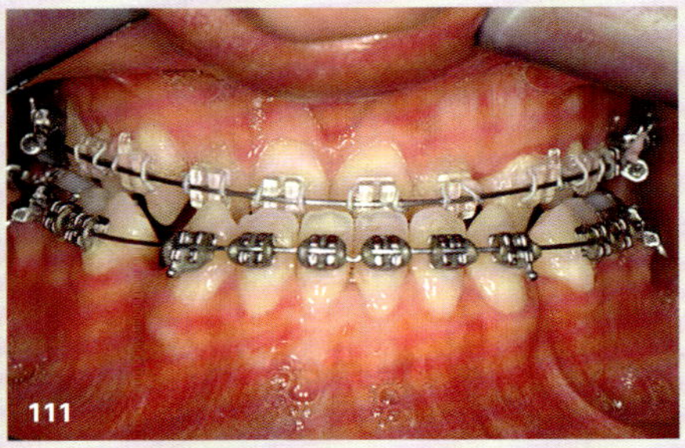

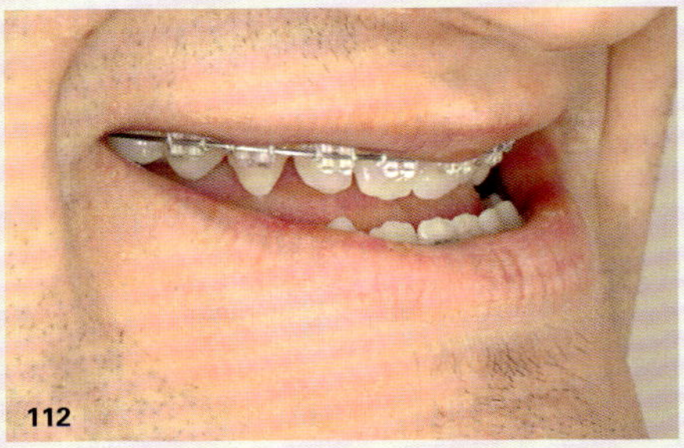

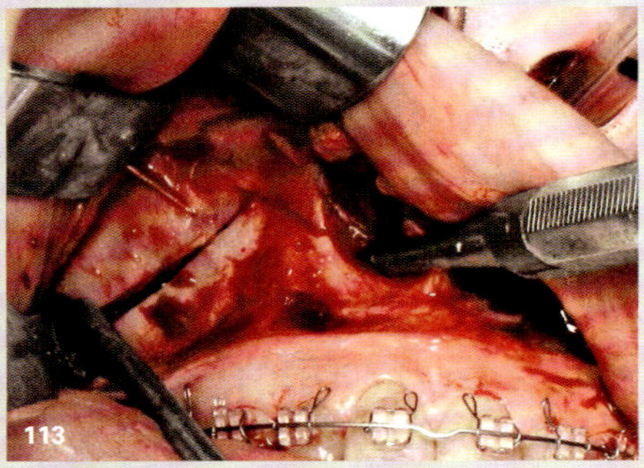

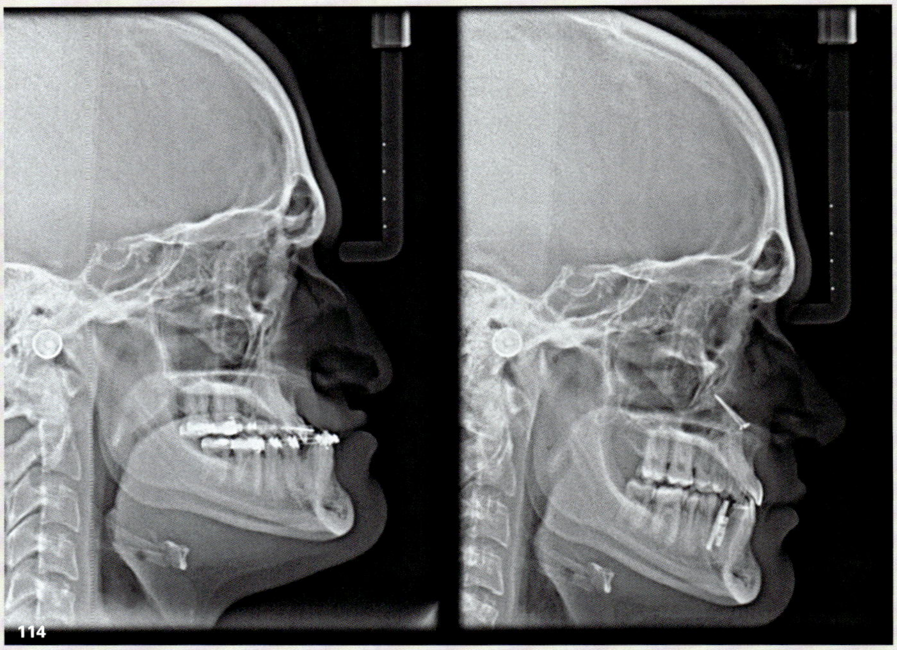

图8-110 将间隙集中至下颌第一前磨牙位置，以最终植入种植体。

图8-111和图8-112 牙齿去代偿增大了反覆盖，这将在手术中得到矫正。

图8-113 上颌骨下移Z形截骨术，始终保持上颌骨和梨状孔之间的骨接触。

图8-114 正颌手术（包括种植体植入）前后的头颅定位侧位片。

然保持骨接触（图8-113）。这使得术者可以在骨端-端接触的情况下行坚固内固定，提高了术后颌骨的稳定性。对于该患者，上颌骨的顺时针旋转导致下颌骨在匹配上颌咬合时也跟着向下向后旋转，并且佩戴中间殆板时会产生暂时性的后牙开殆。

接下来是下颌骨BSSO手术，固定后的上颌骨与终末殆板引导下颌骨段就位。上下颌骨一起顺时针旋转的结果是殆平面的顺时针旋转（图8-114）。术中绕下颌切牙点旋转，避免下颌骨的矢状向后退。正颌手术同期植入种植体，利用术后正畸的时间完成骨整合，即可在正颌正畸联合治疗后不久完成最终修复。

因为上颌骨要前移6mm，所以预计鼻翼会变宽。考虑到患者本身的鼻翼已经很宽，因此计划同期行鼻整形术。在口腔颌面外科医生截骨及坚固内固定完成后，即将植入牙种植体前，面部整形外科医生接到通知进入手术室。从鼻腔插管到口腔插管的平稳过渡对于正颌和鼻整形联合手术的成功至关重要。对于我们的团队来说，口腔颌面外科医生估计还需要30分钟才能完成时，面部整形外科医生已经预先规划好时间来匹配进度。

鼻整形术的细节值得探讨。鼻整形术计划解决宽翼鼻、鼻尖低

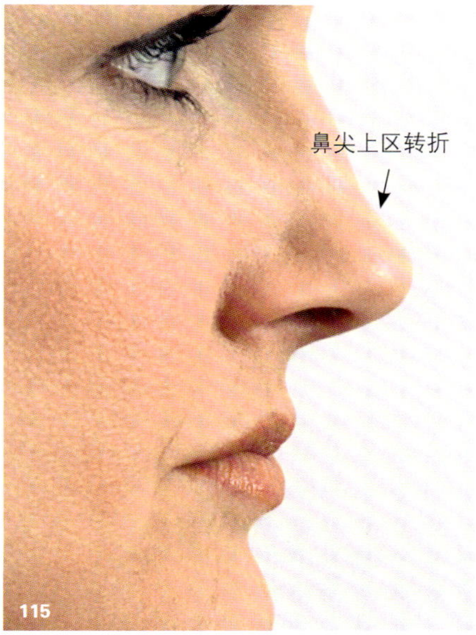

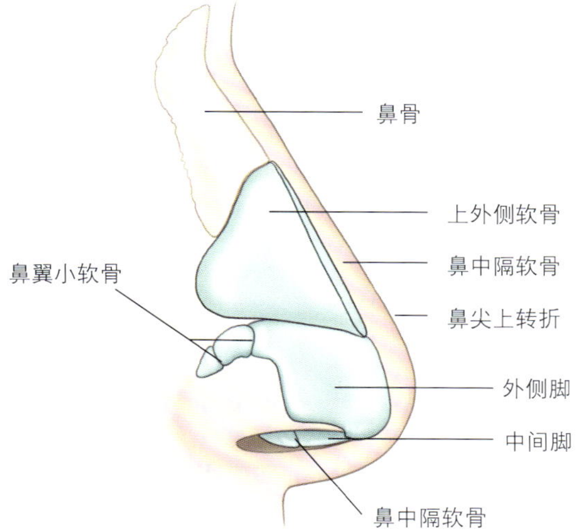

116

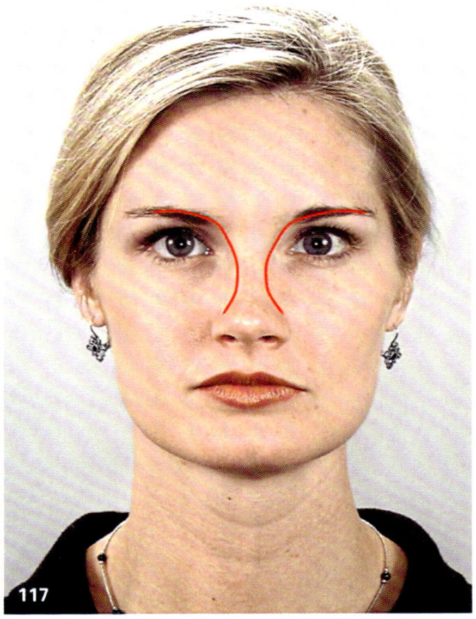

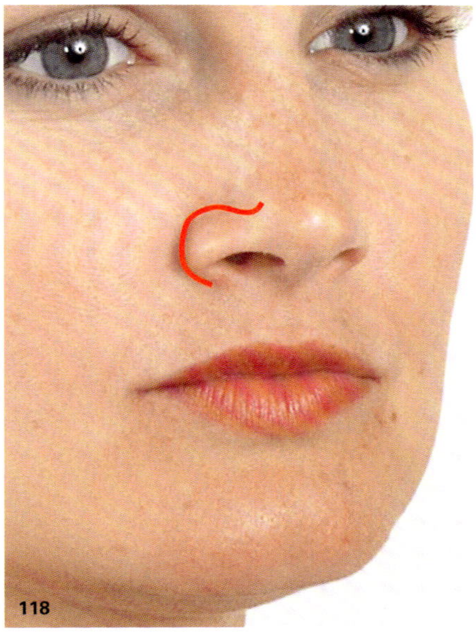

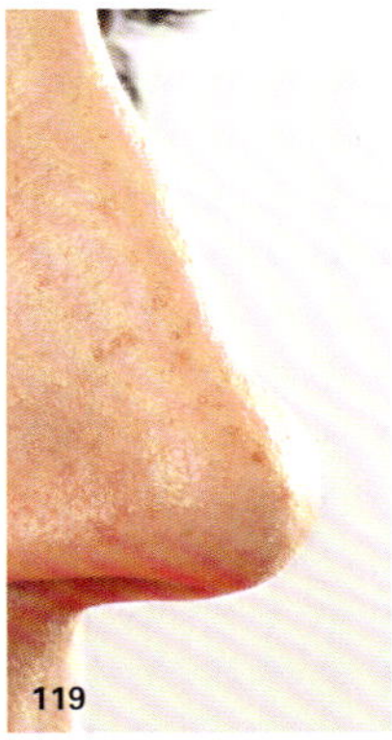

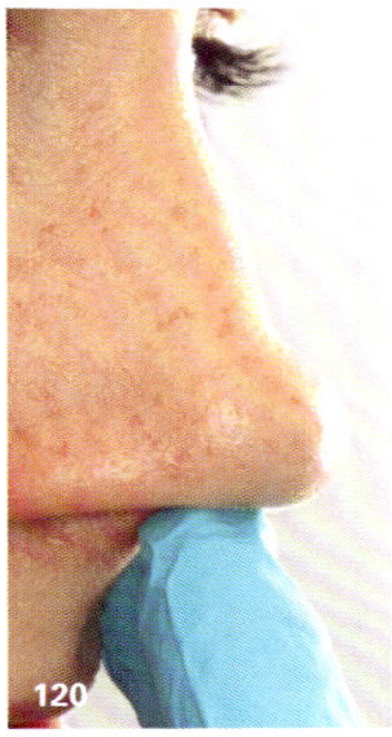

图8-115和图8-116 鼻尖上转折代表鼻中隔软骨和鼻尖软骨的连接处，轻度的转折是美观的。如果不存在转折，则认为是无鼻尖形态。

图8-117和图8-118 美观的面部具有从眉到鼻“卷轴区”前部的连续弯曲。

图8-119 鼻背和鼻尖软骨交界处的鼻尖上转折，此例略深。

图8-120 在这张照片中，模拟了鼻在上颌骨前移时的反应。鼻尖抬高，而鼻背保持静止，从而加深了鼻尖上转折。

平、驼峰鼻等美学问题。鼻背代表鼻骨和鼻软骨（即鼻体）的交界处，理想情况下，鼻背应该有一个平缓的曲线，没有突起。鼻尖上区代表鼻中隔软骨和鼻尖软骨的连接，产生轻微的“鼻尖上区转折”（图8-115和图8-116）。正面像，从眉毛到鼻“卷轴区”前部的曲线最好是连续的，如图8-117所示。鼻“卷轴区”为鼻翼软骨外侧脚与上外侧软骨相接合的部分，呈曲线连接（图8-118）。

上颌前移导致鼻尖逆时针旋转，这对没有明显鼻尖形态的情况是有利的；而原本鼻尖上转折深的情况中将进一步加深，会对鼻部美观不利（图8-119和图8-120）。在这个病例中，鼻翼已经很宽，上颌骨前移将再次加宽鼻翼，因此面部整形外科医生使用Weir内入路术式成功地缩小了鼻翼。Weir术式常用于整形外科，而大多数正颌外科团队通常使用的是“鼻翼收紧缝合术”[26]。

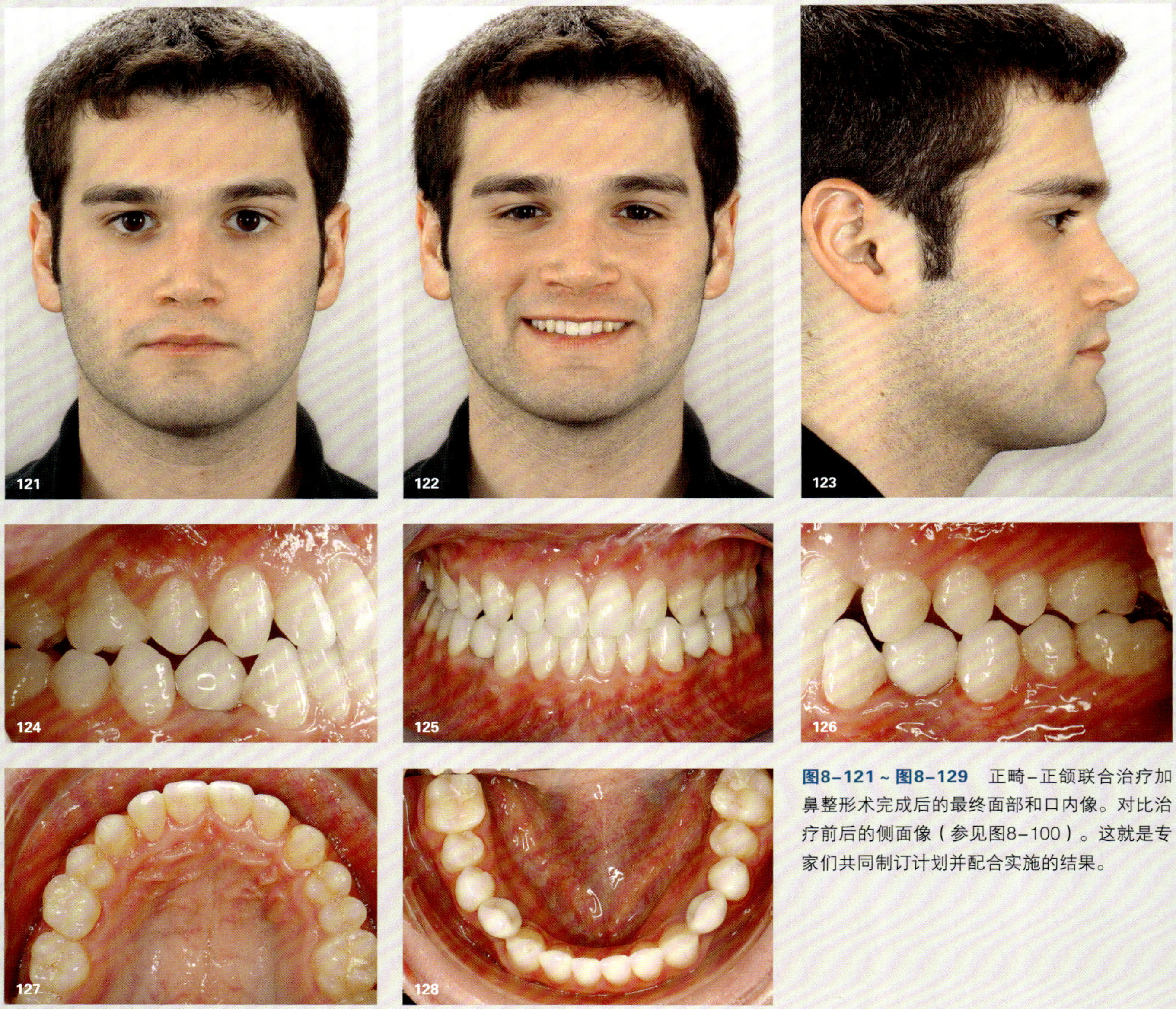

图8-121～图8-129 正畸-正颌联合治疗加鼻整形术完成后的最终面部和口内像。对比治疗前后的侧面像（参见图8-100）。这就是专家们共同制订计划并配合实施的结果。

我们知道上颌骨前移会导致鼻尖有利地向上旋转，因此可以看作鼻整形术的一部分，面部整形外科医生从鼻中隔获取软骨后进一步抬高鼻尖并稳定其位置（鼻整形外科医生有很多技术可使用，但这些都超过了本书范围）。患者的45°侧面像和90°侧面像显示低鼻尖和宽阔的外侧鼻软骨，而无明显的鼻“卷轴区”（图8-97）。由于鼻尖向上旋转，背侧驼峰几乎不需要磨平，仅缩窄了鼻背中部也形成从眉到鼻背再到鼻“卷轴区”的平滑过渡。

在最终治疗完成时，正畸、口腔颌面外科、面部整形外科和口腔修复科的协调配合取得了超出预期的满意效果，如图8-121～图8-129所示。图8-130显示了叠加在最终照片上的理想鼻部形状，右侧为治疗前的鼻部形状。

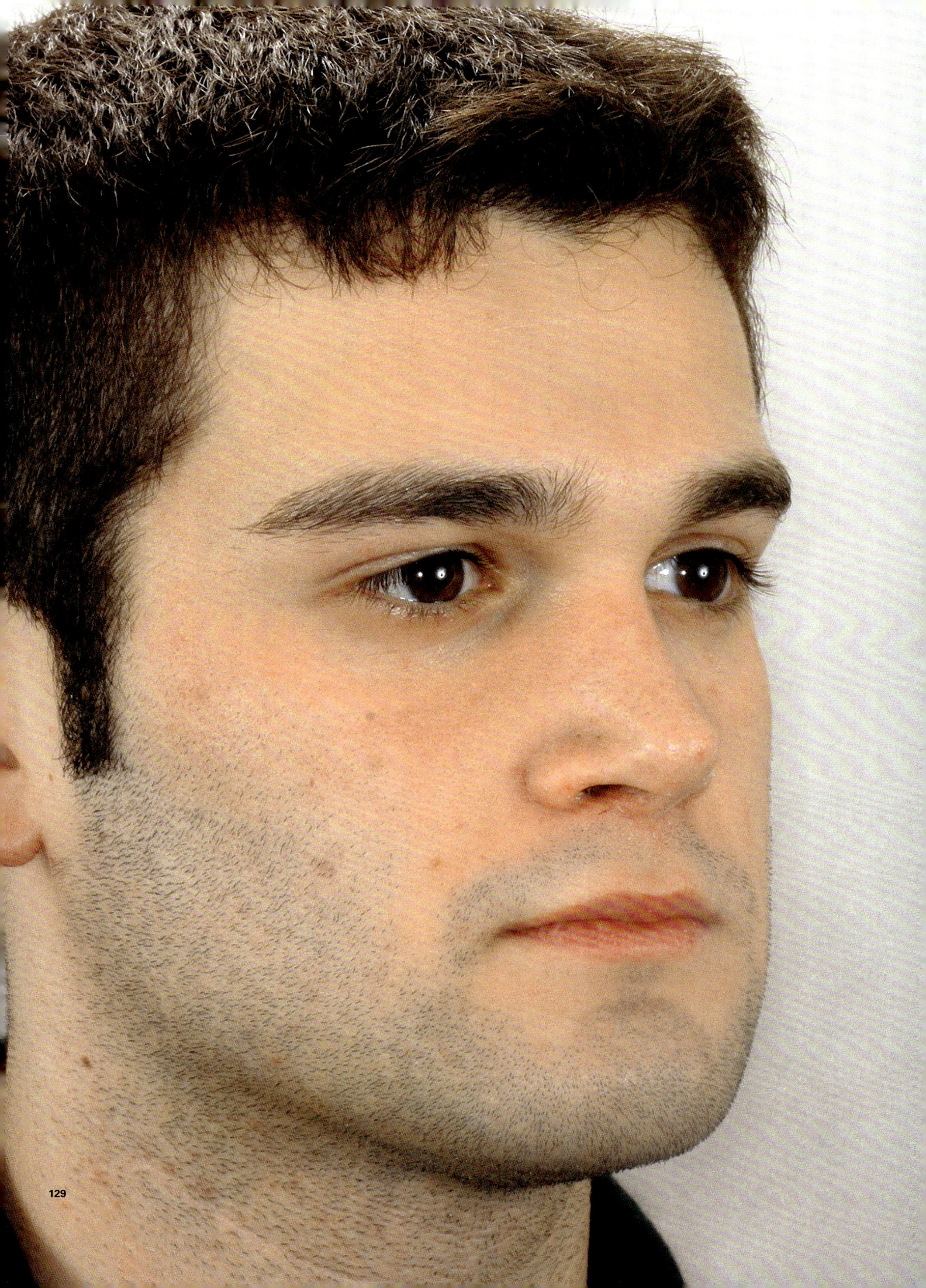

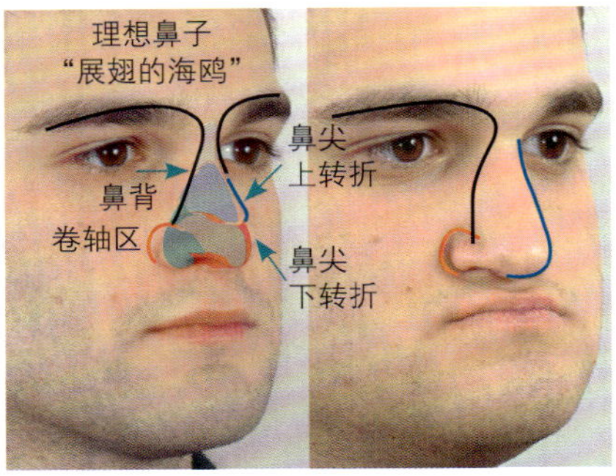

图8-130 该图比较了理想的鼻部形态（覆盖在患者的术后45° 侧面像上）和他的治疗前鼻部形态。区别明显！

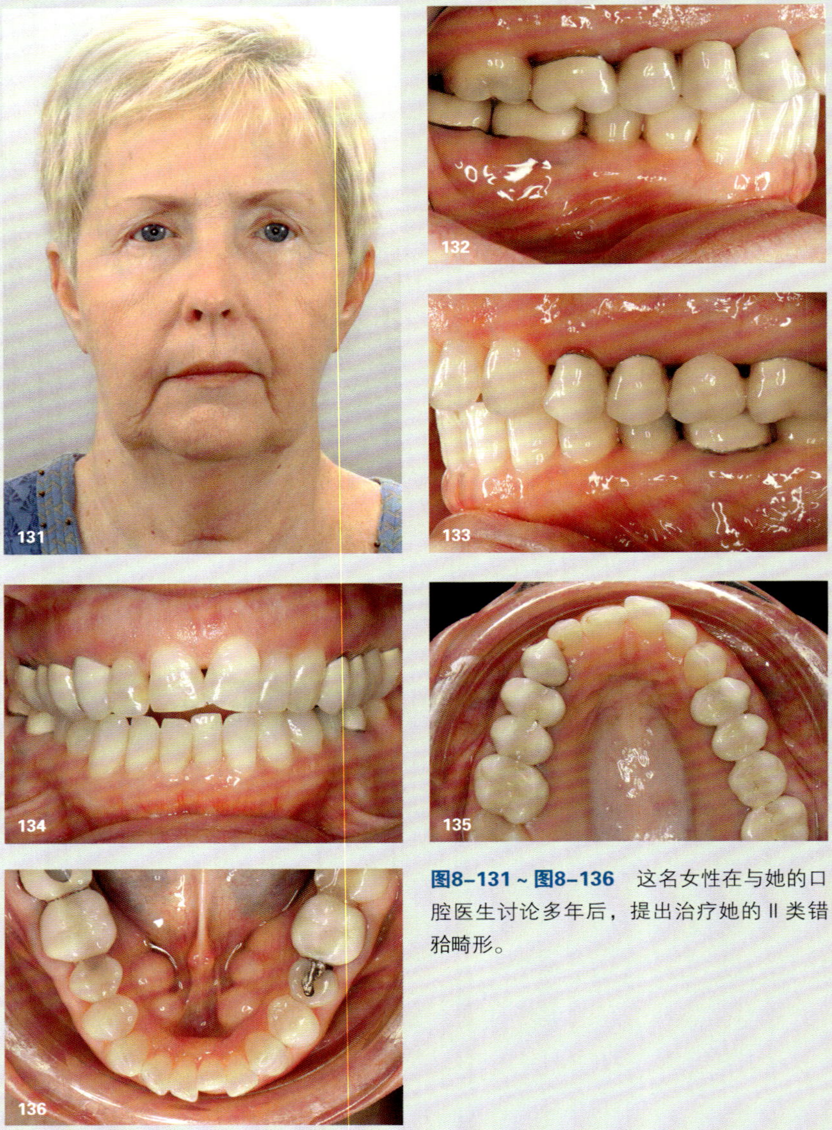

图8-131～图8-136 这名女性在与她的口腔医生讨论多年后，提出治疗她的Ⅱ类错殆畸形。

这个故事——等待是值得的

我鼓励读者访问该网站www.thesmileinside.com看看这名患者的故事。当我第一次见到Jason时，他还在上小学，刚开始经历因面部畸形而受到的他人言语霸凌。在他十几岁的时候，我向他和他的家长展示了手术计划。他很高兴能摆脱这个问题，毫无疑问他和他的父母都认为手术是正确的做法。但当他发现必须等到发育完成才能接受手术时，他很沮丧。我刚刚拿走了他生命中最想要的东西——青春期对美的渴望，他必须读完高中才能进行手术。

当绷带拆除时，他的家长聚集在周围，每个人都对这一转变感到震惊。他们都觉得自己终于看到了他的"真实"样貌，看到了与内心里那个令人惊叹的年轻人相匹配的外表。他在大学里开始了人生的新篇章，参加学生会的竞选，并以他在治疗前从未考虑过的方式投入生活。Jason的父亲在回顾儿子手术前后的生活时说："他所经历的一切，让他更坚强，这对他是一个有趣的人生经历。"Jason是一名年轻的、成功的专业人士，在澳大利亚悉尼工作生活。我们一直保持联系，我感到非常自豪，不仅是因为他的外表，还因为他为抓住人生机遇所做的一切。

口颌面部年轻化

图8-131中的女性是由她的口腔医生推荐转诊的。她是Ⅱ类错殆畸形（图8-132～图8-136），从侧面照可以看出下颌发育不足。她和她的口腔医生做了多年的邻居，一直以来都在讨论她的错殆畸形以及如何解决这个问题。她口述的一些反馈让口腔医生怀疑她可能患有睡眠呼吸暂停，于是鼓励她再多说些。口腔医生为她的转诊做好了准备，对她的咬合、微笑和面部美学进行了全面评估。因此，我能够与她进行全方位讨论，并决定通过正颌正畸联合治疗前徙的下颌来矫

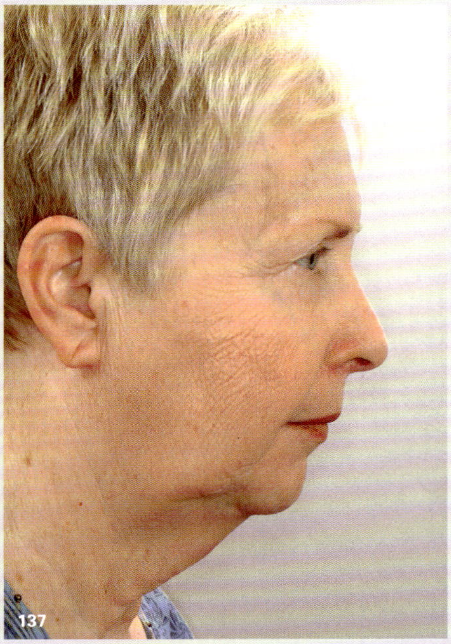

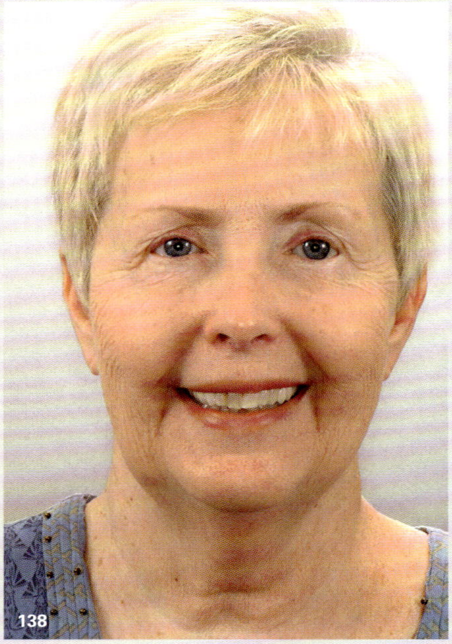

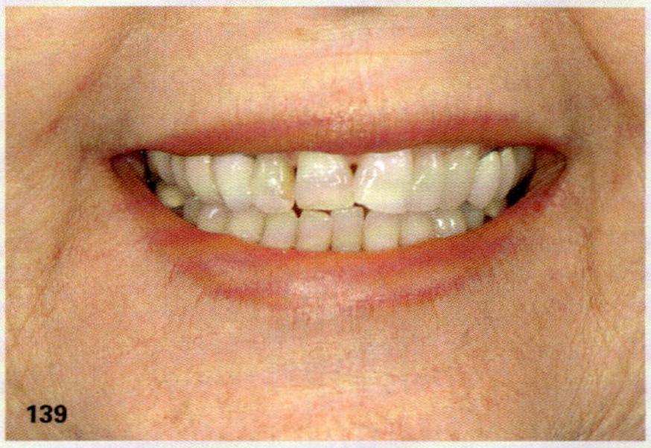

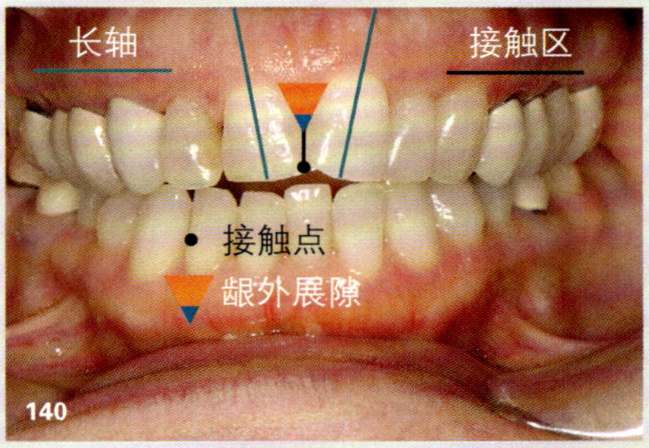

图8-137 侧面像显示下颌骨发育不足。

图8-138和图8-139 她在第一次面诊时说，她从来都不喜欢自己的笑容。微笑时切牙暴露不足，牙齿之间的颜色杂乱。

图8-140 微观美学分析显示中切牙牙根远中倾斜，之间有一个大的“黑三角”，龈缘位置和牙冠长度不规则。

正她的错殆畸形。在她第一次面诊时，她表示从来就不喜欢自己的微笑（图8-138和图8-139）。让我们总结一下她从口外到口内的问题列表。

宏观美学分析

- 侧面像（图8-137）
  - 下颌发育不足呈凸面型
  - 颏-颈部轮廓不佳，软组织松弛
- 下颌姿势位正面像（图8-131）
  - 正常面高伴典型的软组织老化
  - 深鼻唇沟
  - 上眼睑下垂
  - 眶缘骨质流失软组织失去支持
  - 嘴角有木偶纹

局部美学分析

- 切牙暴露不足（图8-139）
- 扁平笑线
- 由于修复和牙齿增龄性变化，牙齿颜色混杂

微观美学分析（图8-140）

- 由于牙根偏向远中，中切牙之间有较大“黑三角”
- 牙龈边缘位置和牙冠长度不规则

牙列关系

- Ⅱ类错殆畸形
- 前牙开殆
- 上下牙列拥挤

我们开始设计她的治疗计划，并利用数字成像来展示我提出的美学和功能变化。我把她介绍给了一名口腔颌面外科医生、一名面部整形外科医生和她的口腔医生，以进行评估、风险控制和反馈。在所有这些预约完成之后，我安排与患者讨论医生们的建议，并为她制订最终的治疗计划。

她的治疗顺序如下：

1. 正畸排齐和协调弓形为下颌前移做准备（图8-141）。请注意托槽的定位，以获得微笑时理想的龈缘暴露量。
2. BSSO前移下颌骨，颏成形术隆颏（图8-142）。
3. 完成正畸治疗。特别注意将她的龈缘调整至与微笑时的上唇缘一致（图8-143）。正畸完成时的咬合状态为轻微的前牙开殆（图8-144），这样她在冠修复时可以有更长的贴面牙冠长度，以增加切牙暴露量。
4. 拆除矫治器后，她立即被转诊进行切牙修复和瓷贴面治疗。口

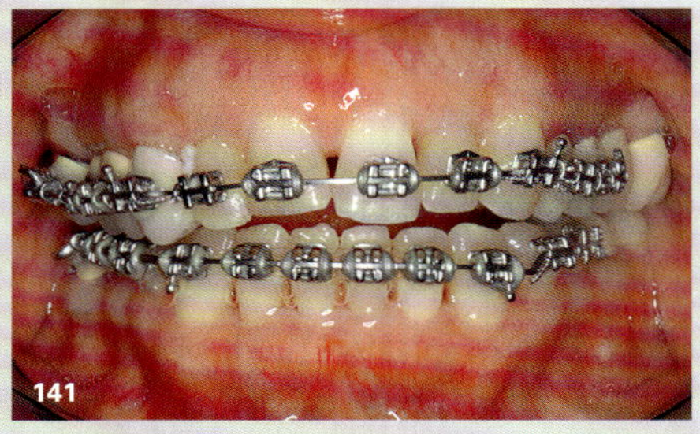
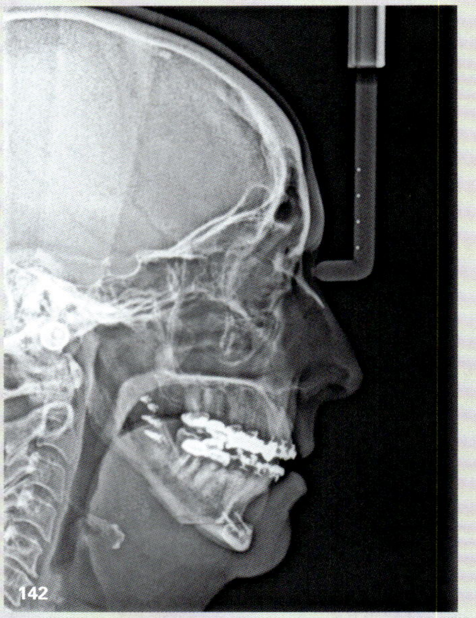
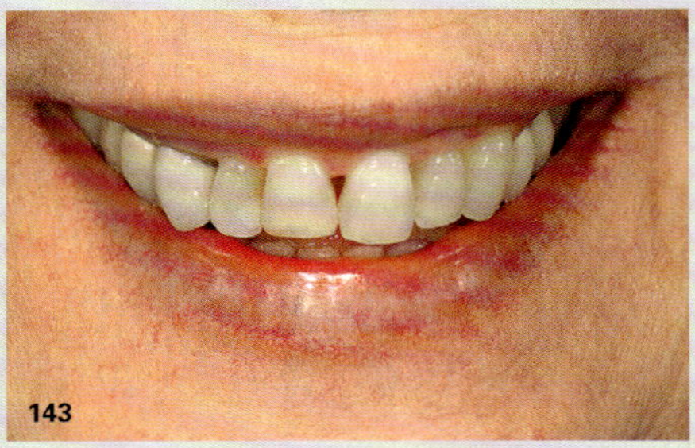
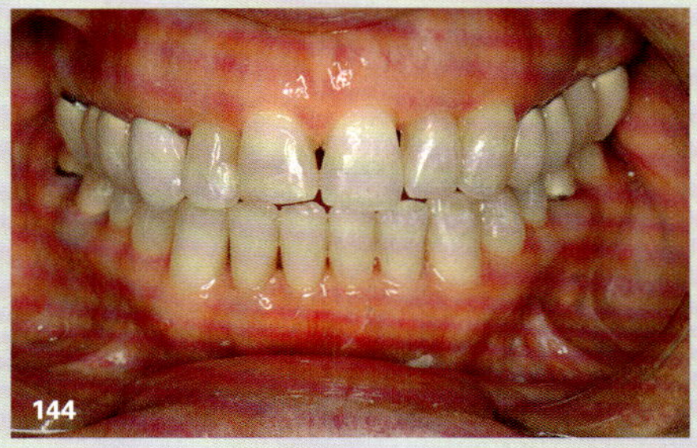

图8-141 术前正畸矫正牙弓，为下颌前移手术做准备。

图8-142 手术计划包括BSSO联合颏成形术。

图8-143 术后矫正精调的目的是将龈缘沿着微笑的上唇边缘排列。

图8-144 我特意将她的结束咬合设置为轻微的前牙开骀，为修复留出额外的空间，以增加切牙牙冠长度。

腔医生将模型提交给技师，用于诊断蜡型、预备导板和临时牙制作。因为从上颌第一前磨牙到上颌第二磨牙之间有一个现成的烤瓷桥，而且第一前磨牙位于美学区域，所以他决定将烤瓷桥纳入治疗计划，而不是进行更换它。

5. 在牙体预备前，使用激光进行牙龈修整实现理想的牙龈高度、形状和对称性。在制取最终印模之前，激光还用于对牙冠和桥基牙边缘周围的软组织修形。

6. 修复阶段，在牙齿上行玻璃陶瓷冠修复，并在上下颌切牙上放置匹配的玻璃陶瓷贴面。用氧化锆桥和氟磷灰石玻璃陶瓷代替烤瓷桥。

7. 在她切牙修复后的几周内，我们通过除皱术、眼睑成形术和浅表肌肉腱膜系统（Superficial Musculoaponeurotic System，SMAS）丰唇术完成了面部年轻化的整个计划。

从美学和功能的角度来看，最终结果（图8-145～图8-150）令人惊艳。她的下颌骨和颏部的前移大大改善了她的面部美观程度，同时增加了她的气道容积（图8-151），并显著改善了她的打鼾和呼吸暂停症状[27-28]。

正畸治疗的目的是使患者下颌前移，并将牙列置于有利于牙齿美观的位置。如上所述，在许多情况下，软组织美学手术可以与正颌外科手术同时进行。然而在这个病例中，我们将各个手术按顺序分期进行，因为我们发现最好不要在正颌手术的同时进行除皱术。软组织美学手术推迟到颌骨及牙齿完全至目标位后再进行。

这个病例说明了在接受正颌外科手术的患者中，辅助面部整形手术可以实现的最大边界。20多年来，与我们一起工作的外科医生一直是我们团队的一员，他了解牙齿和骨骼变化后软组织的反应。因此，他能够以“软硬兼施”的方式进行面部手术设计。转诊的口腔医生也精通这种多学科的治疗方法，并乐于与患者讨论，让她获悉我们介绍的治疗内容。如果你对她的治

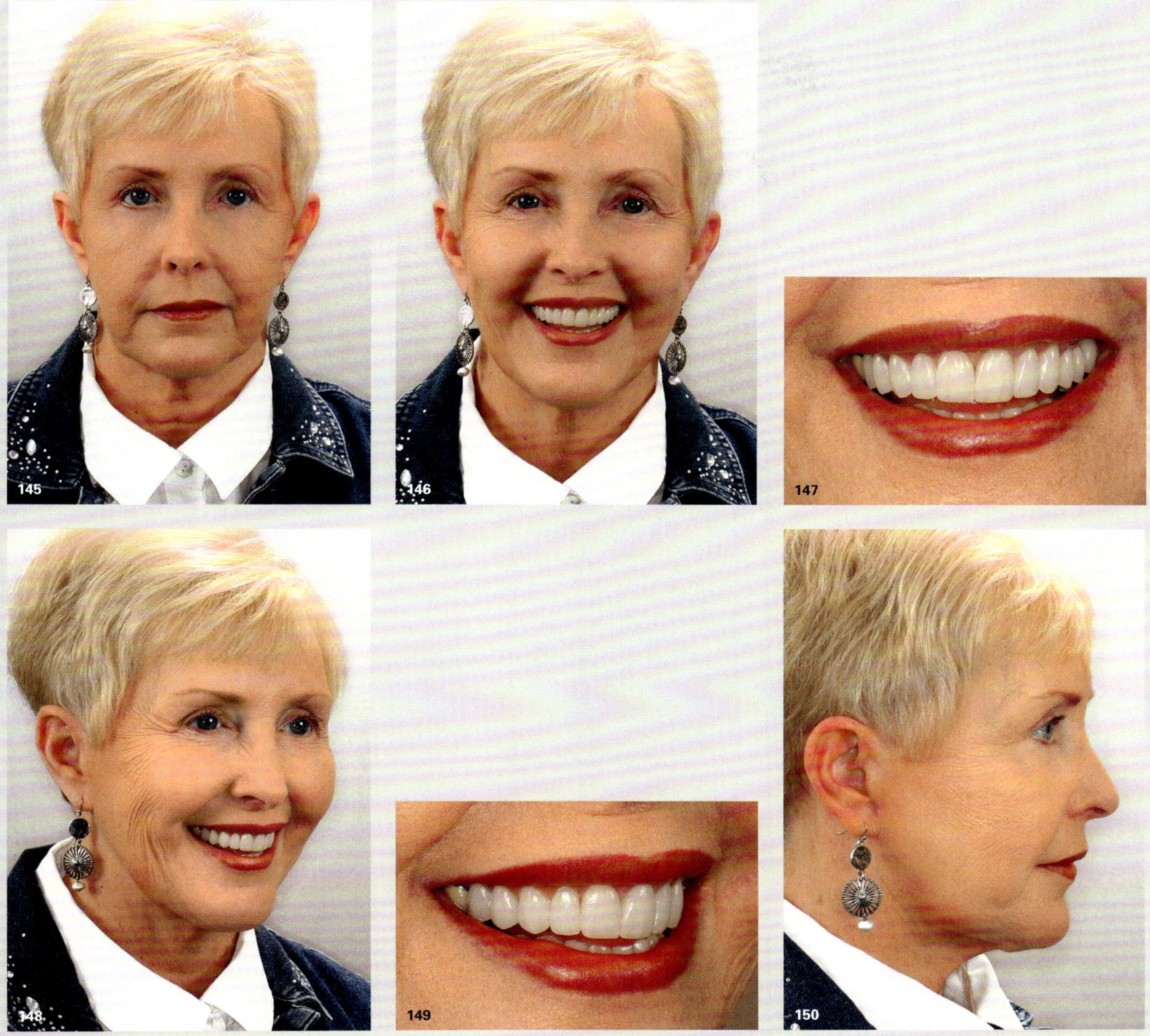

图8-145～图8-150 正畸-正颌联合治疗结合除皱术、眼睑成形术和丰唇术完成后的最终图像。

图8-151 术前、术后头颅定位侧位片的比较显示，随着下颌骨和颏部的前移，患者的气道容积增大，从而改善了健康状况和生活质量。

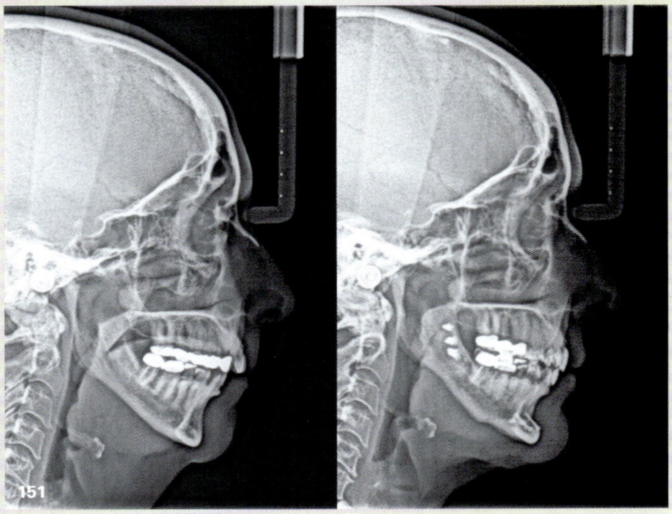

疗历程感兴趣，你可以在www.the-smileinside.com.搜索“Linda”！

协调腭裂病例的复杂治疗——采取额外的步骤

有专门介绍先天性唇、腭、齿槽裂（Cleft Lip，Alveolus，and Palate，CLAP）患儿的复杂性和分期的教科书，其可以是完全或部分畸形，也可以是单侧或双侧畸形。这些患者通常一生都面临着巨大的身心影响。根据畸形的严重程度，儿童将面临手术治疗和口腔治疗的挑战，这可能给他们带来巨大的身体和精神痛苦，也给家庭带来巨大的经济负担。父母发现自己的育儿经历充满挑战，需要付出巨大的努力，必须管理好资金资源以提供所需的治疗。

大多数大学和专科中心为唇腭裂患者提供全面的序列治疗，但这并不意味着私人诊所的临床医生不能为这些儿童提供部分优质治疗。每名孩子都有各自的一系列问题，这些问题在生长过程中不同程度的影响孩子的身心发展。以下病例旨在说明这些儿童治疗的复杂性，并鼓励多学科团队“坚持到底”，为改善对其生活产生影响的功能和美观畸形提供治疗服务。我将做一个全面但浅显的关于唇腭裂治疗的介绍，以阐述一般的治疗流程以及多学科团队的作用。考虑到以如今的知识和专业技术水平，唇腭裂患者的最终愈后可能非常好。因为每名孩子都有自己的一套“变量”，所以没有一套绝对的治疗规则，也没有一个绝对的治疗顺序的时间表，请再次记住这点。

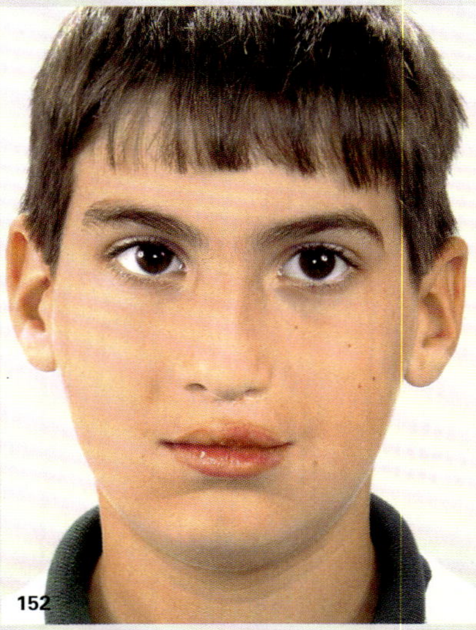
152

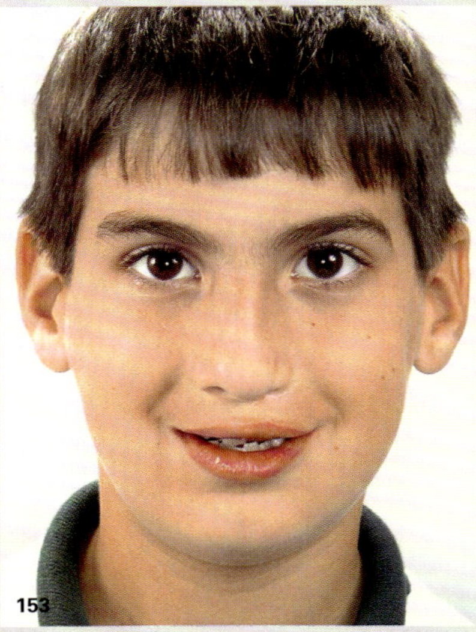
153

图8-152～图8-159 这名6岁的男孩出生时患有左侧单侧唇腭裂。他具有唇裂修复术后儿童的特征，上颌骨狭窄并伴有前牙反殆。

大多数大学和专科中心为唇腭裂患者提供全面的序列治疗，但这并不意味着私人诊所的临床医生不能为这些儿童提供部分优质治疗。

出生至1周岁的治疗

出生时，婴儿必须达到足够的体重，才能进行第一次手术：一期唇修复。在近1周岁时，通常安排腭裂的一期修复[29-30]。这些手术是为了让孩子正常进食，减少健康问题，如反复的耳部感染，并改善美学，帮助减轻父母的心理创伤。口腔团队在婴儿早期就参与到治疗中，一些中心建议采用鼻牙槽成形术（Nasal-Alveolar Molding，NAM）治疗双侧唇腭裂畸形，以扩展塌陷的腭穹隆，并在唇部修复前内收分离的前颌骨段[28]。

混合牙列期的治疗

大约6岁时，在上颌恒中切牙萌出之前，需要进行初步的正畸评估，通常在中切牙萌出后不久进行腭部扩展（扩弓）和牙槽骨移植[31]。图8-152～图8-154中的6岁男孩在出生时患有上颌骨左侧唇腭裂，具有典型与单侧唇腭裂相关的特征性鼻畸形（鼻扁平，尤其是左侧，鼻尖向左偏移）。

他左上侧切牙先天缺失，治疗前的口内像显示左上中切牙及左侧后牙反殆（图8-155～图8-159）。由于继发于腭裂修复手术瘢痕，上

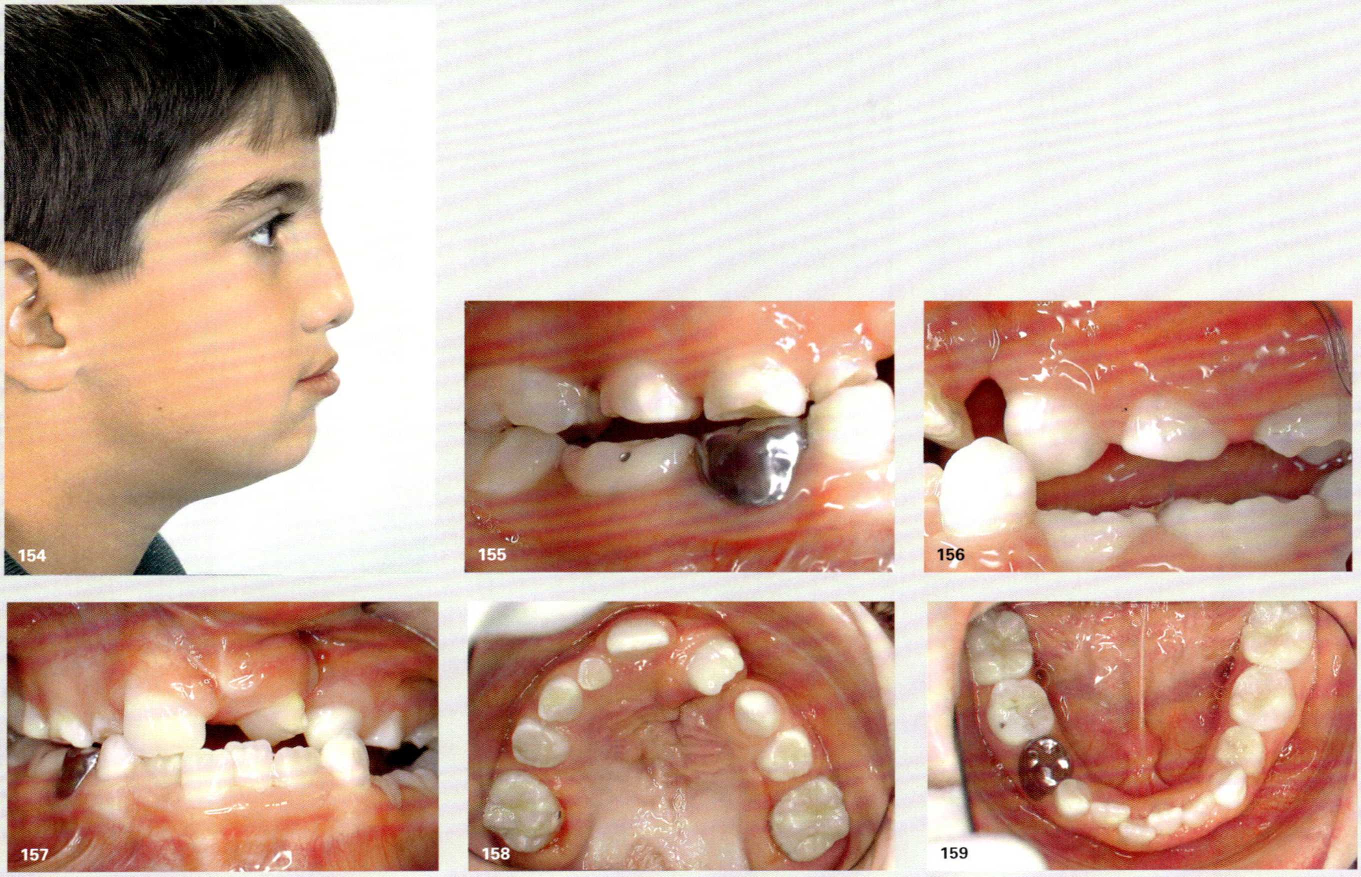

图8-152～图8-159（续）

颌骨横向生长受限，牙弓呈典型的塌陷状。这也可导致上颌骨在垂直向和矢状向的发育不足，影响鼻部和面中部的饱满度[32]。

患者治疗之初进行了必要的上颌后部扩弓以矫正反殆。同时也为患者在牙槽缺损处植骨做准备。自体骨可以从髋部采集，或者可以使用其他非自体骨来源，如“骨库”或来自供体的冻干骨。

唇和侧鼻翼支撑需要牙槽骨的连续性。如果为远期考虑的话，当牙槽骨量足够时，可以选择冠桥修复，也可以选择关闭间隙并将尖牙改形替代侧切牙，显然后者才是最佳方案。鼻基底也需要骨性支撑，这名患者因左侧鼻基底缺乏骨支撑，导致左鼻翼较右侧平坦，鼻尖向较低的左侧旋转。

我扩弓时加了过矫正，考虑到愈合后通常会出现骨吸收。在上颌扩弓的同时，我在切牙粘接固定矫治器以排齐切牙并解除反殆。图8-160显示了上颌扩弓和正畸前移切牙与前颌骨的结果。这改善了咬合并提高了口腔颅颌面外科医生植骨术的成功率（图8-161和图

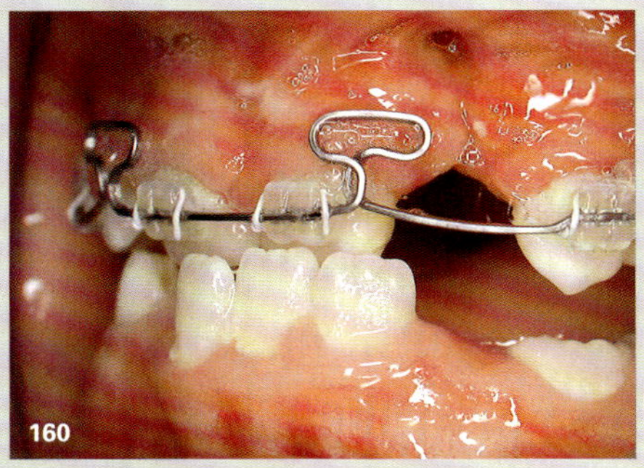

160

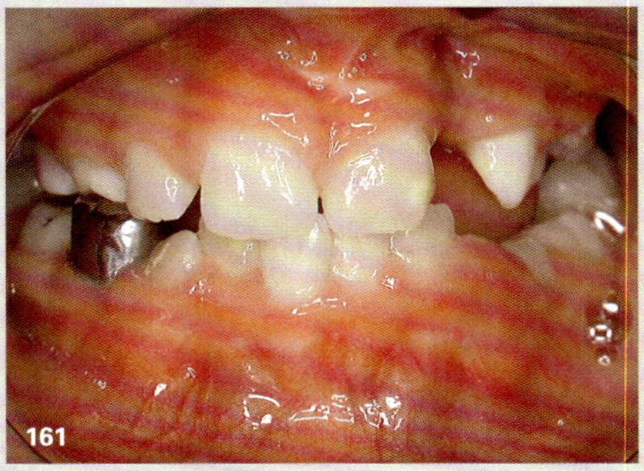

161

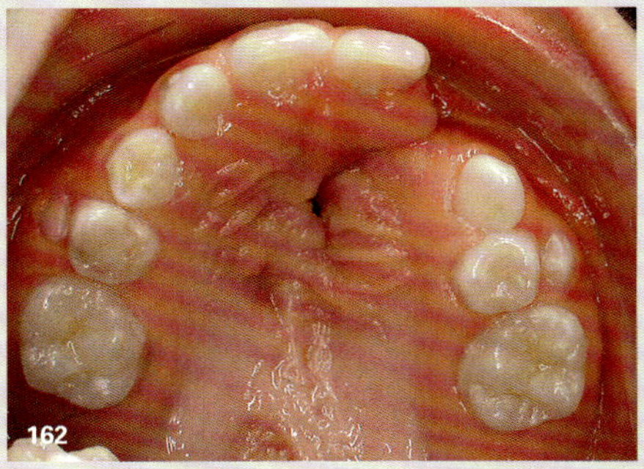

162

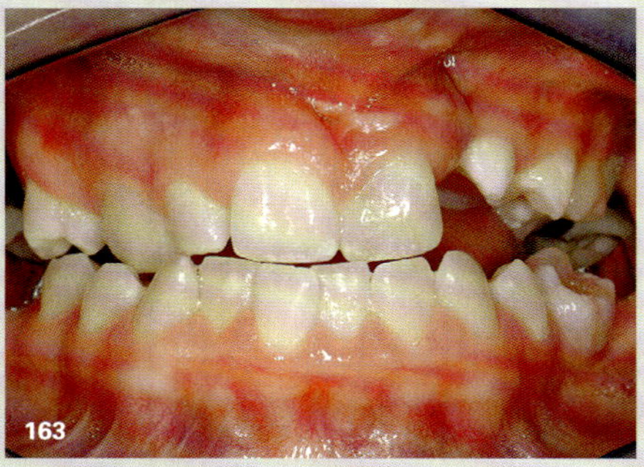

163

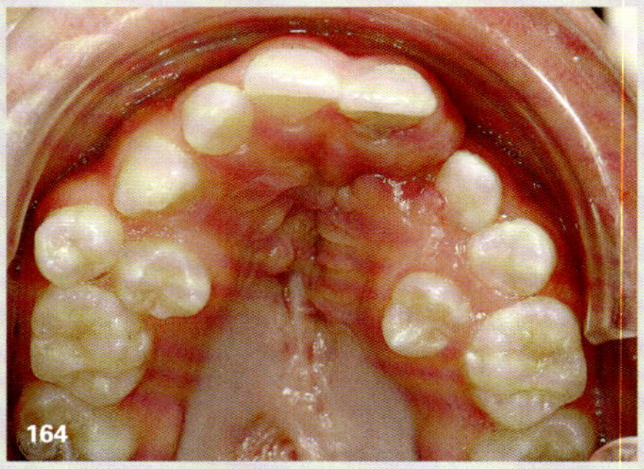

164

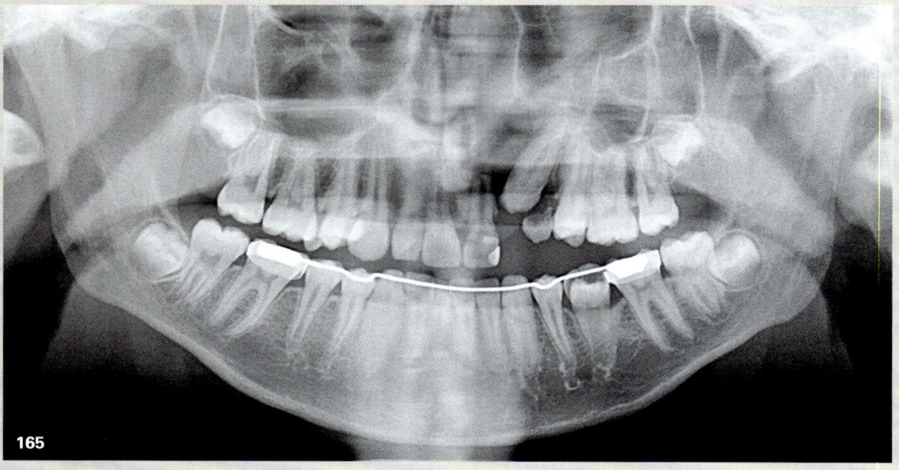

165

图8-160 我扩弓时加了过矫正以补偿移植后可能的骨吸收，并在切牙粘接固定矫治器以解除反殆。

图8-161和图8-162 正畸开始前、植骨愈合后的口内像。

图8-163和图8-164 12岁时，患者已准备好接受进一步正畸治疗以解除重度拥挤。

图8-165 他的左上侧切牙先天缺失，因此将左侧尖牙移至该位置并改形。这是由于种植体在裂隙修复处的负荷效果不佳，因此决定尖牙改形。

8-162）。在植骨术后，我进一步协调了牙弓和排齐，然后拆除了矫治器并使用上颌活动保持器，告知他遵医嘱佩戴保持器是防止扩弓后塌陷复发的关键。

青春期的综合治疗

在大约12岁的时候，随着前磨牙的萌出，需要对患者进行全面的正畸治疗，以使恒牙排列整齐（图8-163和图8-164）。患者的左侧尖牙前移代替先天缺失的侧切牙（图8-165），因为我们认为裂隙部位不适合植入种植体。在这个病例中，严重的上颌后缩也导致了重度拥挤，致使上颌第二前磨牙没有萌出空间。考虑到他的牙齿矫正周期和前来复诊的交通时间（单程5小时），将第二前磨牙纳入牙列几乎不可能。因此我建议拔除上颌第二前磨牙，这意味着在左侧，第一磨牙将直接与未来的尖牙相邻。这一阶段的正畸治疗在排齐和拥挤解除方面非常成功（图8-166和图8-167），患者再次戴入保持器以保持稳定。

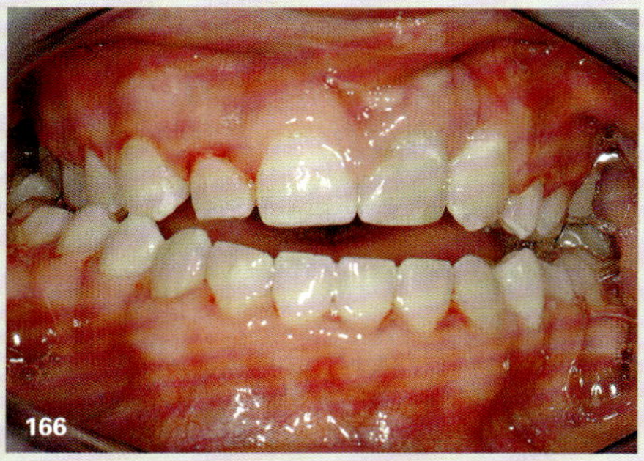

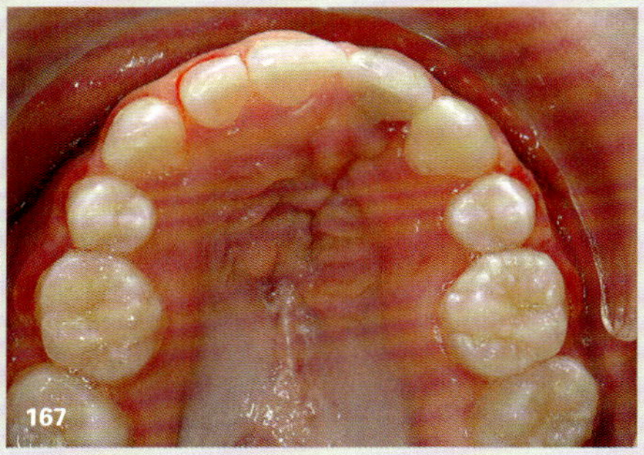

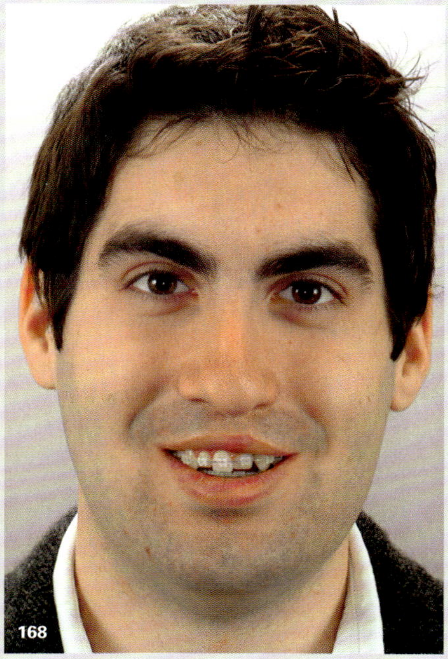

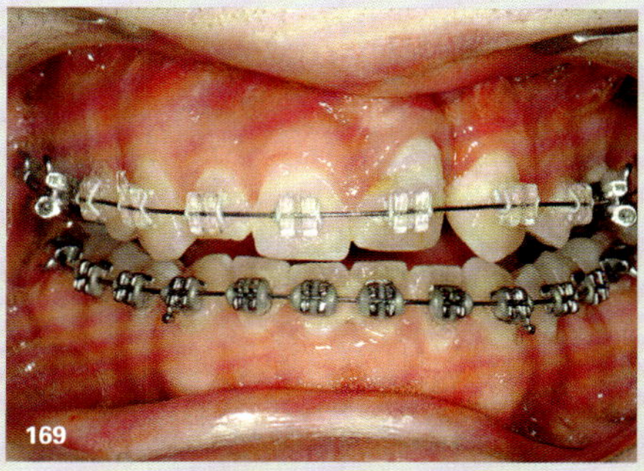

图8-166和图8-167 在此正畸治疗阶段实现的排齐。显示上颌牙弓形态明显改善。

图8-168和图8-169 在进行正颌外科手术之前，需要进行另一阶段的正畸治疗，以矫正由于上颌骨生长持续不足而形成的Ⅲ类错𬌗畸形。经过9个月的调整，我们为他的外科手术做好了准备。

青春期晚期的治疗：正颌外科

在某些病例中，正颌外科手术前需要另一阶段的正畸治疗，这是因为在一定比例唇腭裂术后的骨性错𬌗畸形病例中会再次出现反覆盖。这不是因为“复发”，而是由于上颌骨在矢状向和垂直向上发育不足导致的。这种情况在双侧唇腭裂患者中比单侧唇腭裂更常见。

尽管他是单侧唇腭裂，但也发生了反覆盖再度出现的情况，因此需要进行另一阶段的正畸治疗，并与外科团队进行正颌手术的讨论和协调。在16岁～19岁，颌骨畸形持续恶化，Ⅲ类错𬌗畸形更显著。这种情况是令人沮丧的，所以我做了什么呢?

对我来说，重要的是对患者进行仔细的追踪随访，通过重叠连续的头颅定位侧位片来记录颌骨变化。判断生长停止的“金标准”是在进一步治疗之前拍摄连续的三张头颅定位侧位片，显示没有明显的生长变化。

在使用适当数量的头影测量数据追踪一段时间后，我觉得生长已经完成，因此开始了另一个阶段的正畸治疗。经过9个月的正畸调整后（图8-168和图8-169），行上颌骨Le Fort Ⅰ型分块截骨术，以前移上颌并扩弓，实现牙弓横向宽度的协调。我们选择向前关闭上颌骨左侧间隙（请记住，我们已将尖牙置于侧切牙位置，以避免植入种植体的需要），并改形成侧切牙，我按照第7章所述的方式去除了上颌第一前磨牙的腭尖。他的最终咬合关系如图8-170～图8-172所示，他的最终微笑像和面像如图8-173和图8-174所示。

微笑美学：多走一步

11年的序列治疗完成时，我认为他的微笑称得上是巨大改善。虽然患者和他的父母对正畸和手术结果很满意，但我还为他们提供了进一步改善微笑的选择。在我看来，行瓷贴面修复将获得更好的牙齿形状和色泽。患者及其父母同意后，我把他转诊给美容牙科医生进行最后阶段的治疗。

在制订修复计划时，口腔医生确定了还可以进一步改善的微笑特征，同时又相对微创保守的方法。

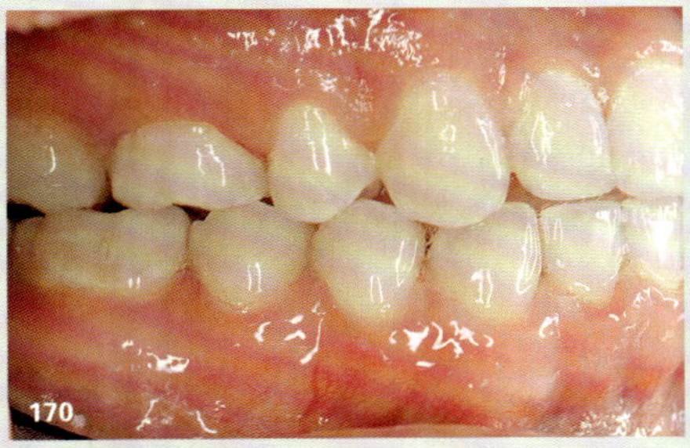

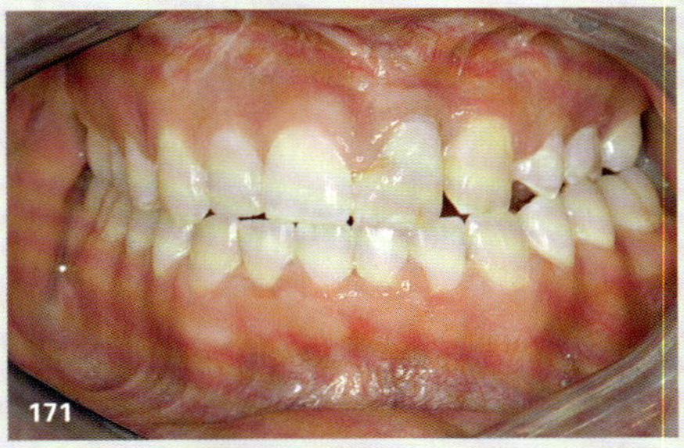

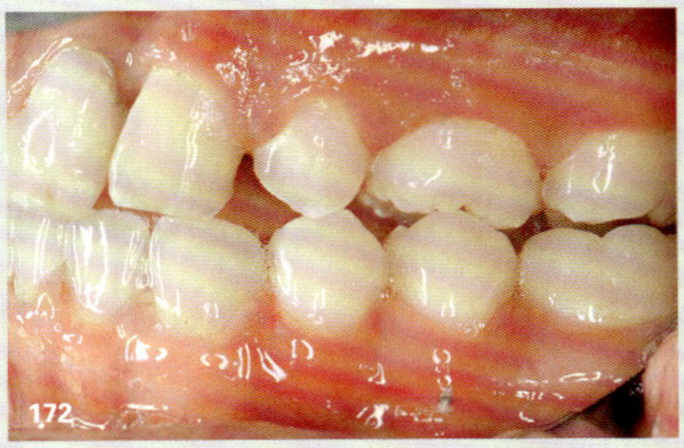

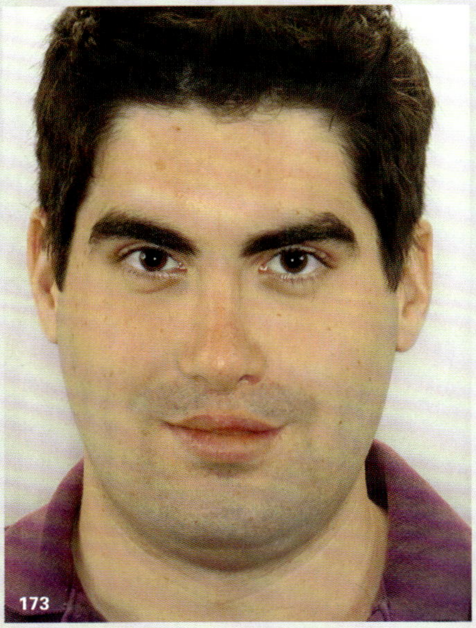

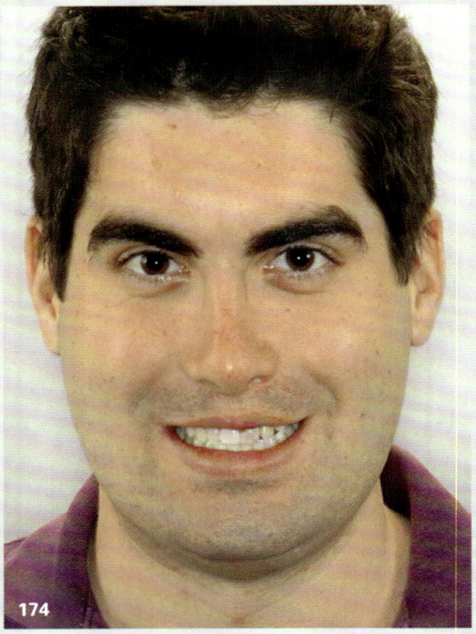

图8-170～图8-172 经上颌骨Le Fort Ⅰ型多段截骨术前移并扩展上颌骨，结合尖牙改形侧切牙化后，获得了功能性咬合。

图8-173和图8-174 三阶段正畸治疗和正颌手术完成后的最终面像。

细节很重要。口腔医生主要关注的区域是左上侧切牙先天缺失的位置，同时他也注意到牙齿中线轻微左偏。中切牙的牙龈结构及其夸张的近中轴向倾斜，使牙齿看起来有轻微的中线倾斜。因为左上尖牙现在代替了先天缺失的侧切牙，因此术后第一前磨牙处于尖牙位置，而第一磨牙占据了前磨牙位置。虽然切牙暴露量和笑线在美学上是可以接受的，但口腔医生认为可以通过稍增加冠长来进一步改善。牙齿的颜色自然是患者关心的问题，他表达了想要更生动笑容的愿望。

口腔医生进一步确定了微笑美学的设计目标：

- 改善左上中切牙的扇形龈缘，以矫正其不良形态，并将其龈缘顶点置于中切牙的轴线远中
- 用贴面改善改形后的尖牙，使其具有更好的形状和色泽
- 为第一前磨牙做贴面，通过增加长度模拟上颌尖牙
- 在左上第一磨牙的颊面放置贴面，以更好地模拟前磨牙
- 通过增加切牙长度来增加暴露量并改善笑线

在这个病例中，尝试将中线完全右移并置于笑线中心是不必要的，因此不包括在治疗计划中。因瓷贴面具有微创性，故将其作为修复选择。其材料是二硅酸锂压铸玻璃陶瓷（IPS e.max Press，Ivoclar Vivadent）。技师采用了切削和微分层技术，为患者提供最佳的美学效果。

临时贴面完成后，患者被转诊至多学科团队的面部整形外科医生进行会诊。最终，鼻整形术、唇整形术和贴面修复都取得了极佳的治疗效果（图8-175～图8-178）。

最终的面像和微笑结果反映

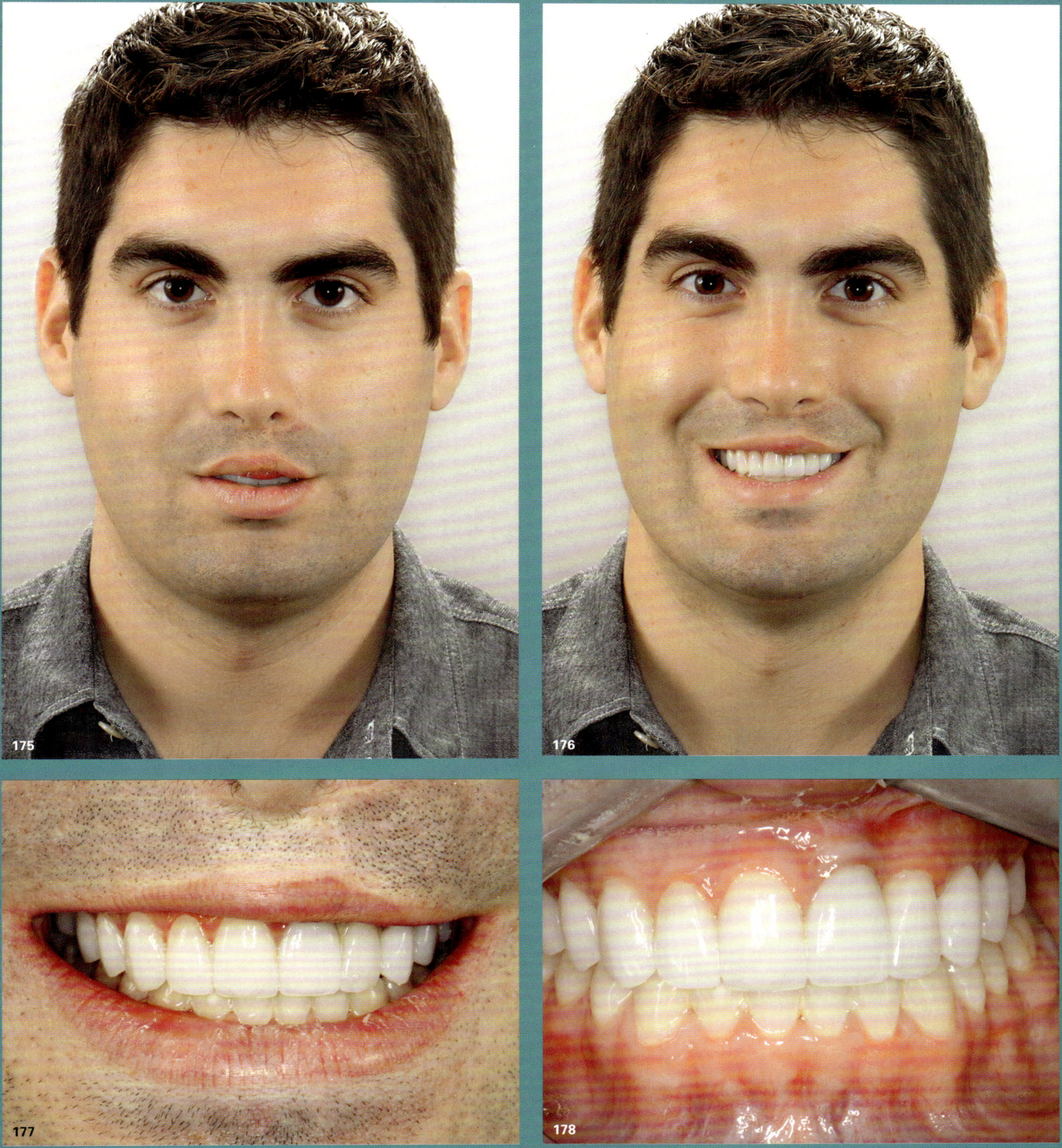

图8-175 ~ 图8-178 鼻整形术、唇整形术和二硅酸锂压铸玻璃陶瓷贴面后的面部和微笑像。

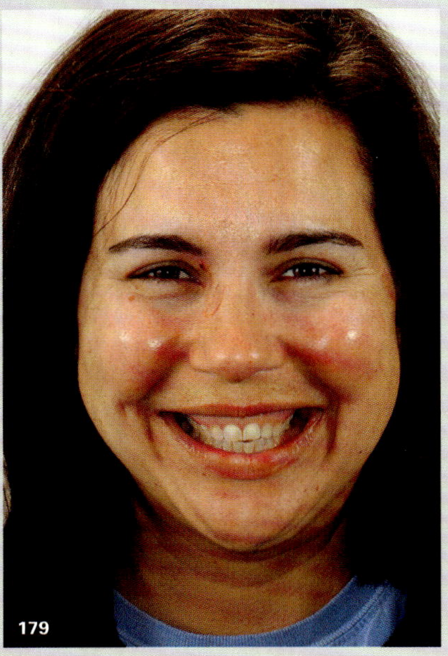
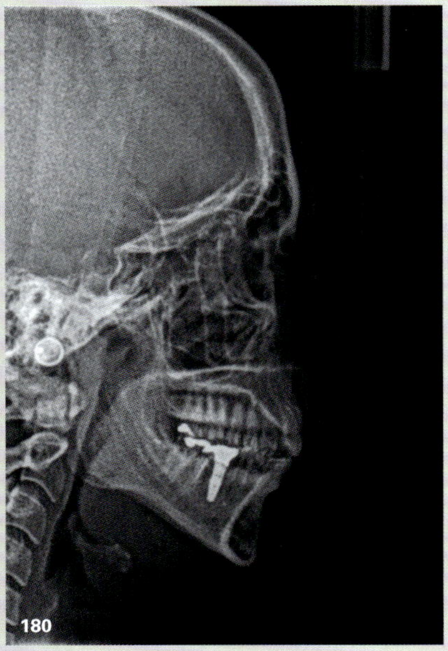

图8-179 该患者因严重OSA的治疗而被转诊。
图8-180 头颅定位侧位片显示上气道非常狭窄。

了我在12年的时间里精心协调的多学科计划和治疗。这需要正畸医生、口腔颌面外科医生、颅颌面外科医生、面部整形外科医生和美容口腔医生之间的协调和团队合作。如果你对他的治疗经历感兴趣，你可以在www.thesmileinside.com搜索“Chase”。

睡眠呼吸暂停的正颌外科治疗

图8-179中的女士是由一名口腔颌面外科医生介绍给我的，以咨询如何治疗她的严重睡眠呼吸暂停。头颅定位侧位片显示上气道狭窄（图8-180），但不能诊断为睡眠呼吸暂停。整夜睡眠监测是诊断的“金标准”[33-35]。她已经接受了一段时间呼吸科医生的治疗，她对睡眠研究的熟悉程度反映了她呼吸暂停的严重程度。她在使用持续气道正压通气（Continuous Positive Airway Pressure，CPAP）设备时遇到困难，于是开始寻求更明确的解决方案，并探索了上下颌前徙（Maxillomandibular Advancement，MMA）的方案。

导致阻塞性睡眠呼吸暂停（Obstructive Sleep Apnea，OSA）的原因和生理特征有很多，在这本书中我不打算尝试探讨所有的原因及生理特征。我只想说，通常我们考虑上下颌前徙的术式对象为那些身体状况良好、不超重、不酗酒的患者。通过正颌外科治疗OSA的治疗目标绝对是提高患者的血氧饱和度。因此，在这些情况下，功能考虑优先于美学考虑，OSA患者的手术移动幅度通常远远超过常规的上下颌前徙的量。上颌骨前移10mm，在正常接受正颌手术的患者群中并不常见，但在治疗OSA的患者群中却很常见。那么，正畸医生在OSA手术治疗中是什么角色呢[33]？当然，这取决于现有骨骼发育不足中的咬合关系和牙齿代偿情况，但我会列出主要类别：

1. 牙列的正畸准备，为下颌骨提供最大的前移距离。通过将下颌骨下缘和颏部尽可能向前移动，使舌和咽喉的软组织向前推进，从而扩大气道，以此来减轻OSA。例如，如果患者的颌骨畸形是下颌后缩伴上颌切牙直立（内倾）和/或下颌切牙过于唇倾，则正畸医生的工作是通过将切牙移动回到其正确的倾斜度，即去代偿以增加上下颌切牙区覆盖，从而为最大程度前移下颌提供可能。
2. 由于颌骨移动的幅度很大，固定矫治器和全尺寸方丝可以更好地控制术后颌骨稳定性。如果术后出现复发趋势，则可以通过正畸的调节干预，以维持或矫正可能发生的不良变化。

该患者还患有严重的磨牙症，其所有牙齿的磨耗和后牙的磨损史都证明了这一点。由于她的切牙严重磨损，微笑时过度露龈。只有她的美观问题能随着手术的进行而得到改善，她才同意接受正颌手术。我总结了她的美学缺点如下：

- 微笑时过度露龈
- 临床牙冠短
- 因上后牙腭倾而出现过多的颊廊
- 侧貌为凸面型，下颌和颏部发育不足，颏–颈长度短，颏–颈角为钝角（图8–181）

我认为正畸治疗的主要目标是：①直立切牙，扩大后牙牙弓，改善过宽的颊廊；②协调上下牙弓，为双颌前移手术做准备（取得较稳定的术后咬合）。仅仅经过5个月的术前正畸，已经使用到了全尺寸钢丝，并为她的手术做好了准备，遂与口腔颌面外科医生预约、选择手术日期。

手术计划包括：

1. 上颌骨上抬以减少微笑时过度露龈（图8–182），上颌骨前移以解决OSA。
2. 下颌骨前移。
3. 颏部前移。

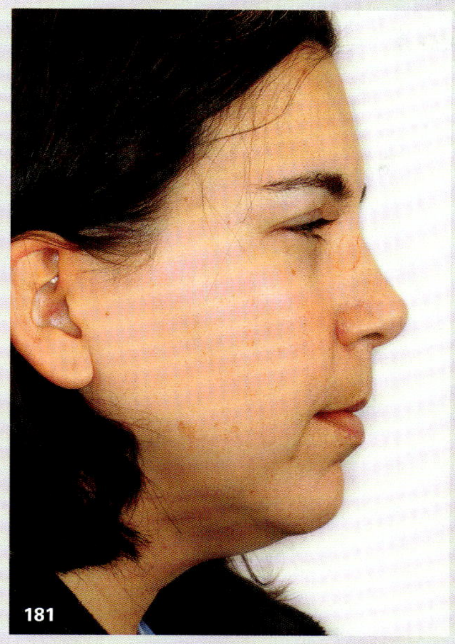

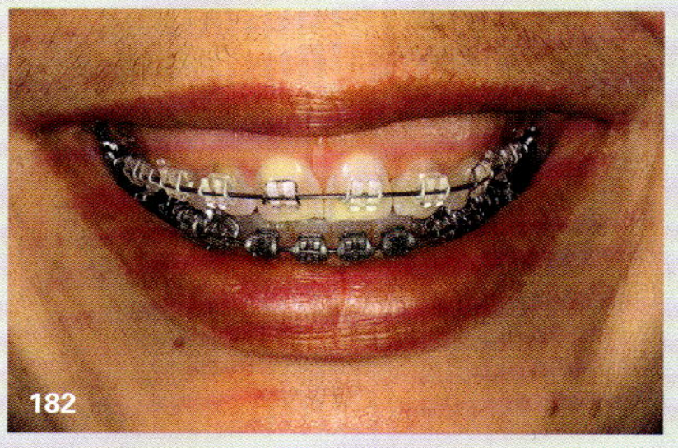

图8–181 她的侧面像为凸面型，伴下颌发育不足，颏颈距离近。
图8–182 术前正畸治疗完成后的特写微笑像，显示了由于切牙磨损导致的过度露龈和牙冠长度过短。

正颌术后3个月，我与牙周医生一起讨论牙冠延长的可能性，并与她的口腔修复医生讨论牙冠和/或贴面修复牙冠长度和形态的可能性。在与其他医生会诊讨论后，她决定全力以赴地进行后续治疗，也正因她的态度与配合度，我能够在3个月内完成她的术后正畸治疗并移除了固定矫治器，因此术后正畸治疗总时间为6个月（图8–183～图8–185）。由于气道被扩大了，她的OSA得到了显著改善，也可以从她的术前和最后的头颅定位侧位片对比中得到印证（图8–186）。

下一步是与牙周医生一起为她进行牙冠延长。牙周医生判断她的牙龈为厚龈生物型，同时伴有非常厚的颊侧与舌侧外生骨疣，很可能出自磨牙症的反应性改变。他将她较短的牙冠长度归因于磨耗和主动萌出的综合结果，以及较厚的颊侧骨疣导致软组织向冠方的迁移。牙周手术需要对颊侧较厚的骨质进行广泛的骨切除（图8–187和图8–188）和实施骨性冠延长术。前牙和后牙的冠延长使得牙冠宽–长比得以改善。它还为脱矿的牙冠颊侧面的外形修复提供了更好的空间。当术后愈合完成时，患者的笑容情况得到了极大的改善（图8–189和图8–190），随后我们进入了牙体修复治疗阶段。

图8–191显示了修复体切缘放置的目标位。使用我们的数字成像软件对图像进行了校准，并计算了若要获得理想的切牙暴露量和笑线而所要制作的切牙修复体长度（图8–192）。然后，她的口腔修复医生在后牙上进行了金属烤瓷全冠和氧化锆3/4冠贴面。最终，我们对她的治疗结果非常满意（图8–193～图8–195）。

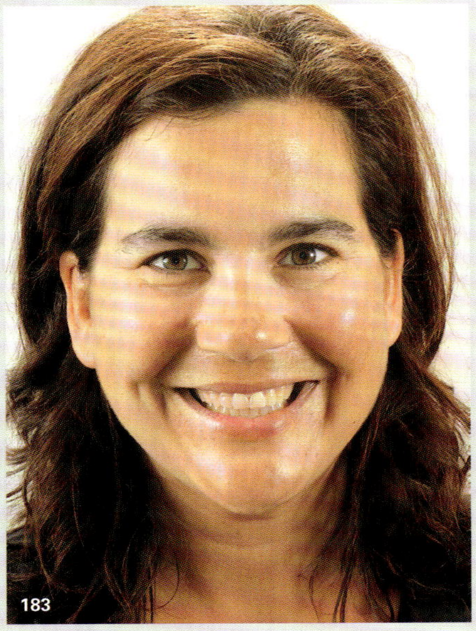

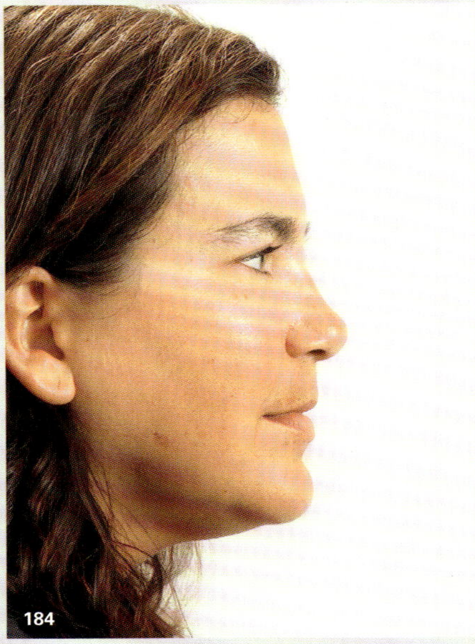

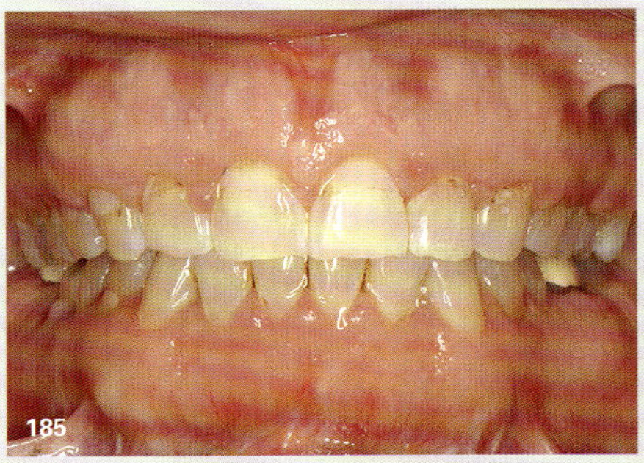

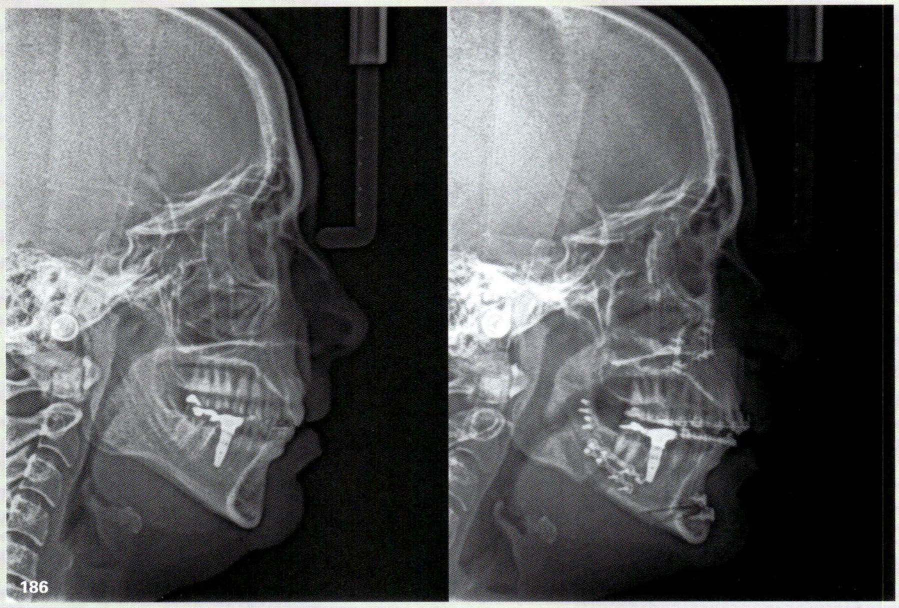

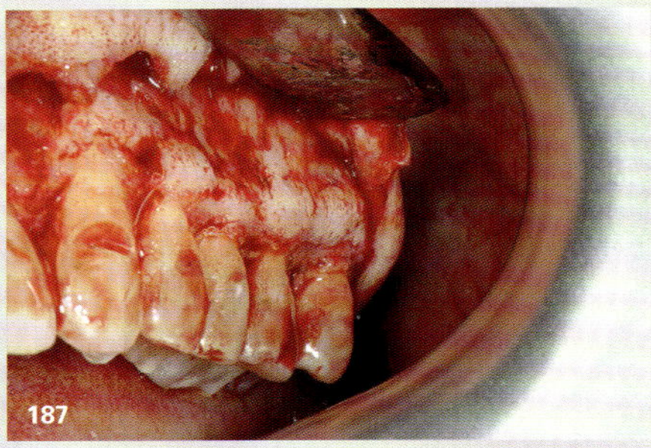

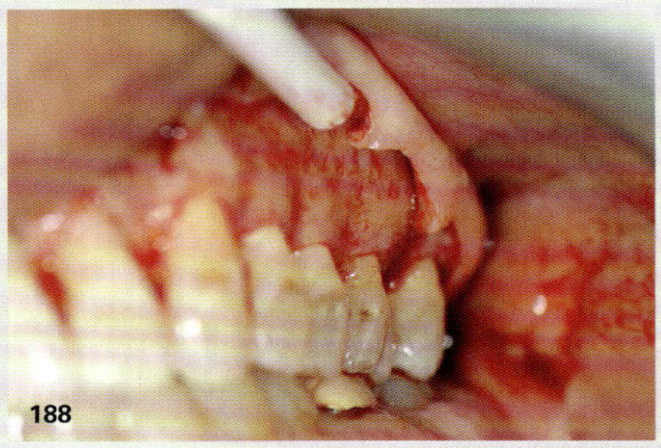

图8-183～图8-185 双颌前移术后和术后正畸完成后的面部与口内像。

图8-186 手术前后头颅定位侧位片的比较。值得注意的是，手术后气道尺寸显著增加，这大大改善了患者的OSA症状。

图8-187和图8-188 牙冠延长手术和广泛骨切除术，以去除厚的颊侧骨疣，同时增加牙冠长度。

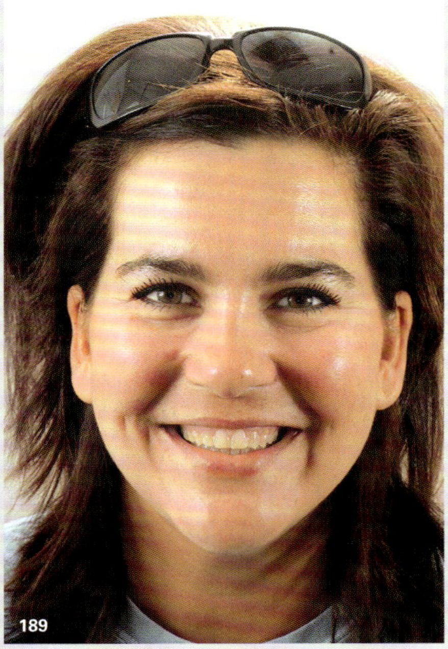

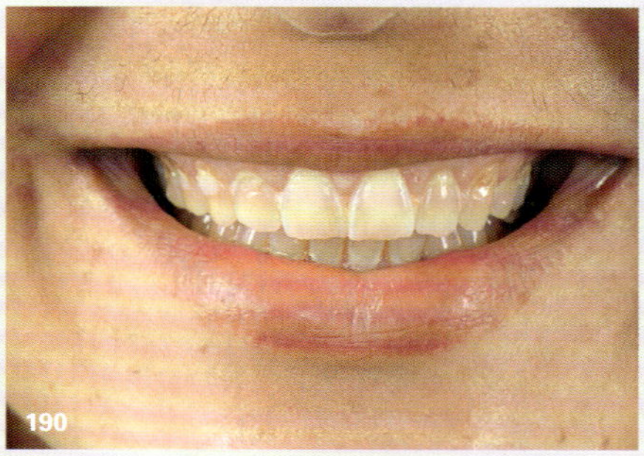

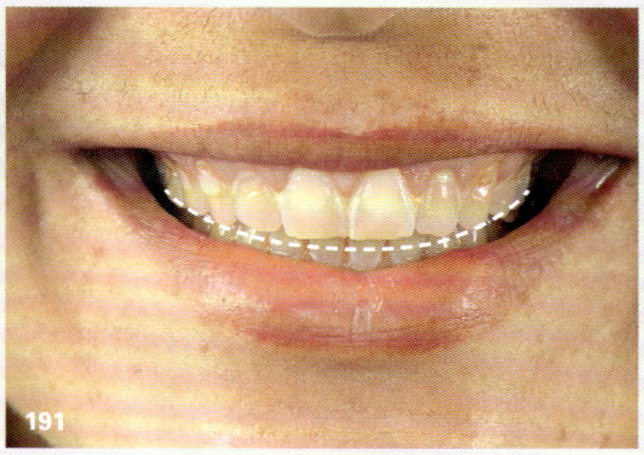

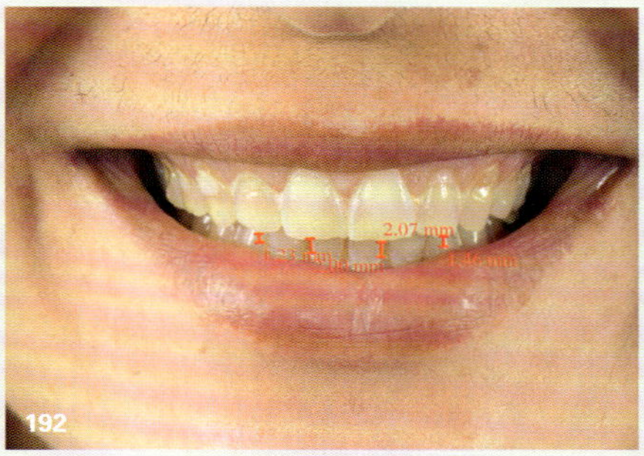

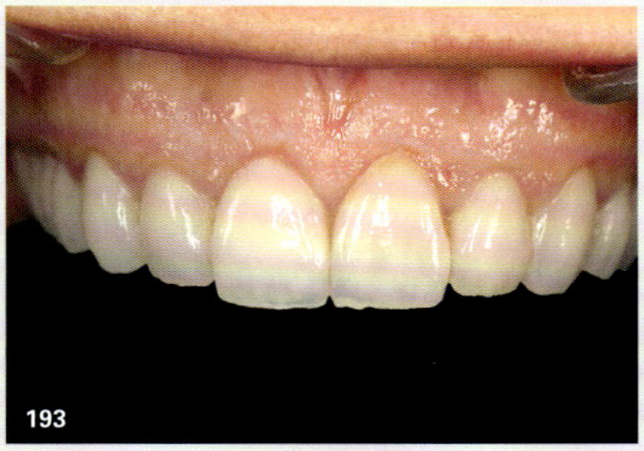

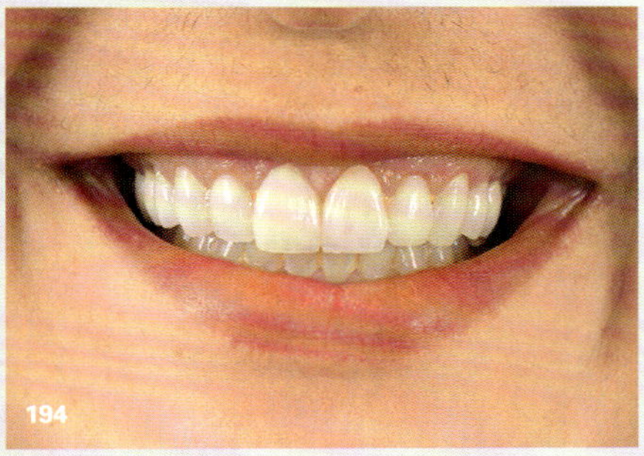

图8-189和图8-190 牙周治疗后的微笑像。患者的笑容已经有了很大的改善，所以轮到口腔修复医生进行治疗。

图8-191 虚线表示放置上颌切牙切缘的理想目标。

图8-192 使用数字成像软件对图像进行校准，以计算切牙牙冠达到理想目标所需的额外长度。

图8-193～图8-195 放置金属烤瓷全冠和氧化锆3/4冠贴面后的最终图像。效果惊艳！

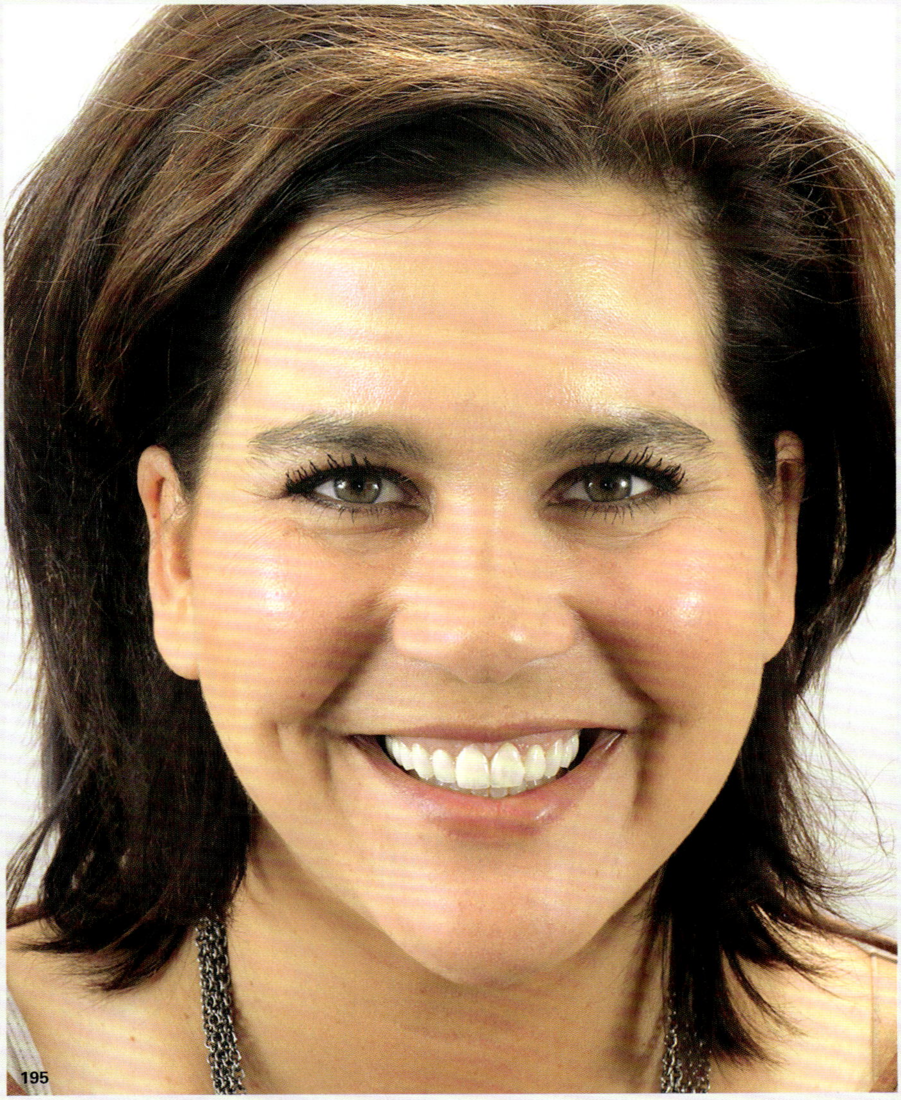

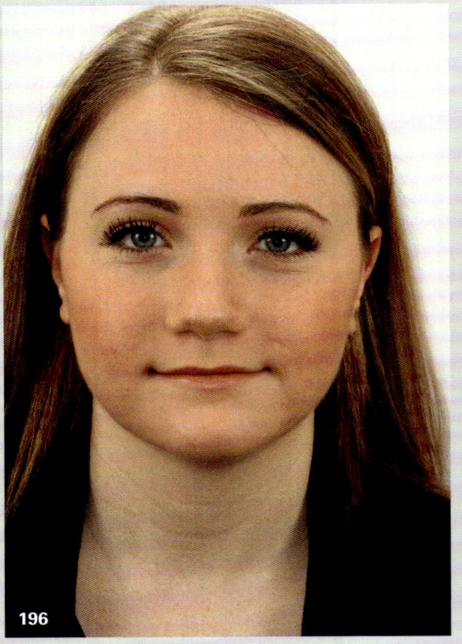

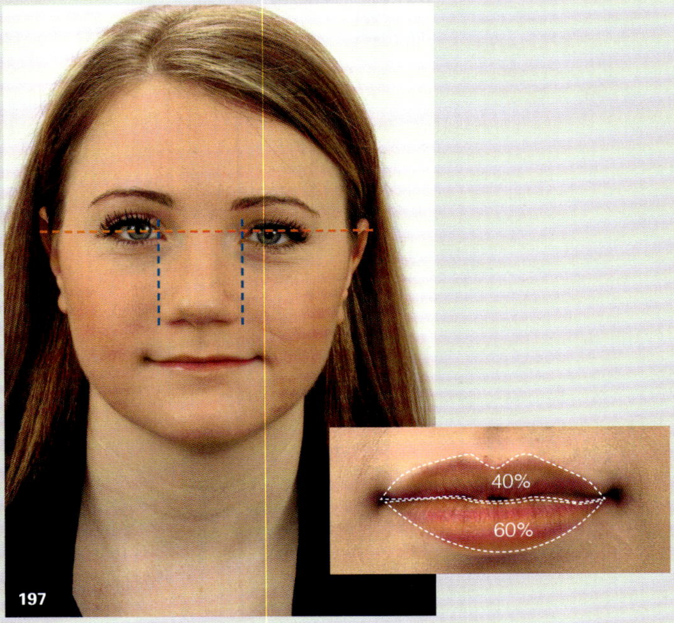

图8-196 这名22岁的女性对自己的外表不满意。她之前接受过正畸治疗，期望通过下颌骨手术来矫正她的下颌骨不对称，并期待更多的美学改善。

图8-197 宏观美学分析显示唇部支撑不足，导致唇红变薄（右侧显示了理想比例，为60%下唇红与40%上唇红）。

微笑饱满度

"微笑饱满度"是我用来与患者交流的一个术语，这是一个很难用语言描述的美学概念。当我在治疗这名22岁的女性患者时，突然"灵光一闪"，这让我真的开始思考这个概念（图8-196）。她之前曾接受过正畸和下颌骨手术的联合治疗，以期改善下颌骨的不对称。当她第一次面诊时候，她的主诉是不喜欢"牙齿偏斜"（即上颌切牙长轴相对于牙列中线的倾斜度），以及咬合不适。

试图量化她的咬合不适是有挑战性的，但我觉得我们可以解决她微笑的美学问题。她在前一次治疗中的经历无疑对随后的谈话起到了促进作用。正如大多数临床医生所经历的那样，主诉往往会演变成真正困扰患者的问题。毫无疑问，她是一个漂亮的年轻女子，但看着她的脸和她微笑的细微差别，几次微小的审美缺陷累积起来就从量变引起了质变。她是一名专业摄影师，她说自己曾期望从正颌手术中获得更多的美学改善。

这个病例很好地说明了系统的评估方法是如何有效发挥作用的。从宏观美学角度出发，患者的唇部支撑不足，导致唇红较薄（图8-197），她的侧面轮廓较平（图8-198），唇突度不足，导致鼻显得过度突出。她的主要局部美学问题是微笑时切牙暴露不足（图8-199～图8-201）。在使用数字成像技术交互讨论了她的整体和局部美学问题后，我们同意了针对上下颌的正畸-正颌联合治疗方案。设计双颌前移以提供更多的唇丰满度，同时设计上颌前部下降以增加切牙暴露量，这将导致殆平面的顺时针旋转。因为她的鼻基底很宽，因此我们也建议同期行鼻整形术，以控制鼻部宽度并改善其他美学特征。

她的头影重叠（图8-202）显示了正畸及手术的移动以及鼻整形术中鼻尖的抬高。微笑照的变化非常明显（图8-203），上颌切牙切缘准确位于目标位（图8-204），但她患有牙龈炎，牙龈红肿导致牙龈乳头变大牙冠暴露不足。与其他微笑美学设计稍有不同的是，我使用半导体激光切龈重塑龈缘形态并延长牙冠（图8-205）。她最终的微笑效果令人惊艳（图8-206和图8-207），并且她的45°侧面微笑像阐述了微笑饱满度的概念（图8-208和图8-209）。请注意看唇红暴露量的增加（图8-210）。

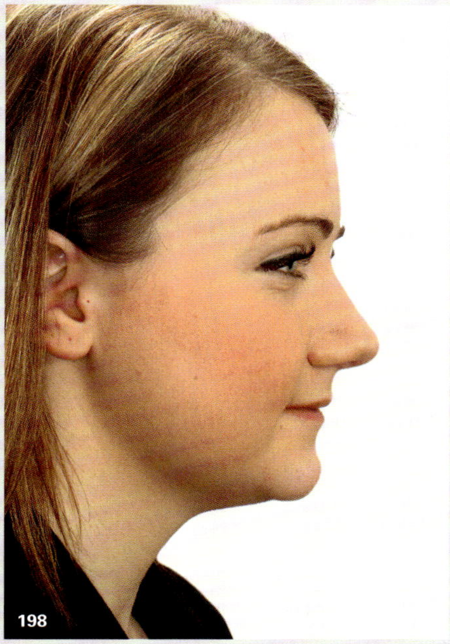

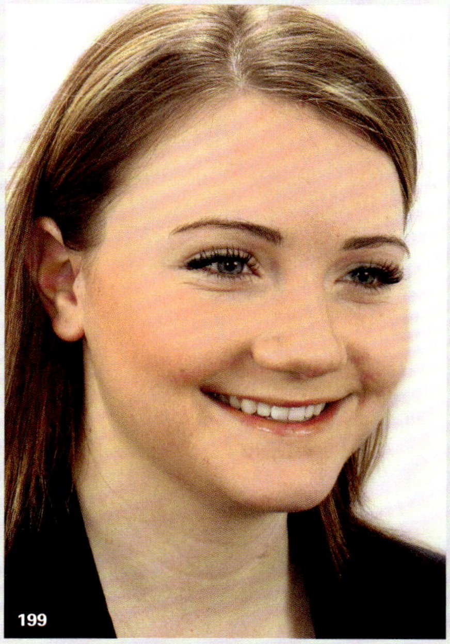

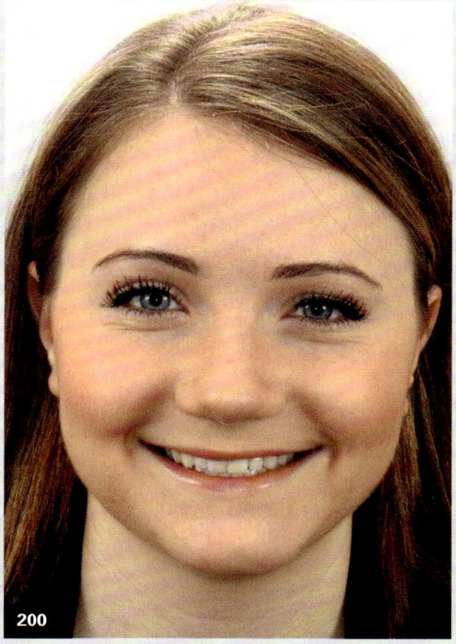

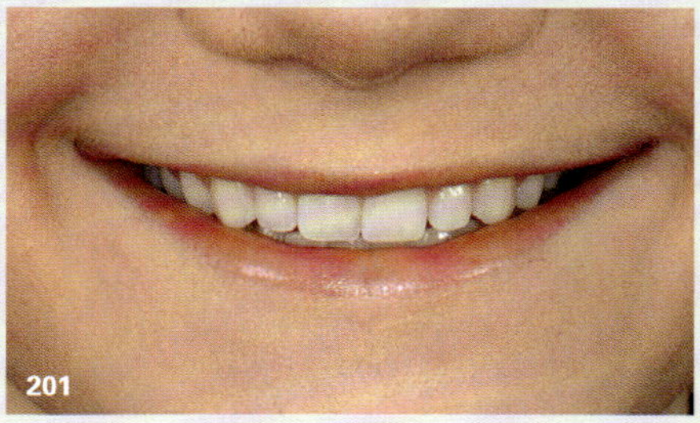

图8-198 她的侧貌扁平，因为唇部突度不足，因此鼻部显得尤为突出。

图8-199～图8-201 局部美学分析显示微笑时切牙暴露不足。虽然她的笑线漂亮，但肯定不饱满。

通过思考她的治疗，我想知道，“是什么让这名患者的治疗效果如此喜人？”我研究了她治疗前后的照片对比，分析了她成功治疗的所有环节。我发现很多细节都起到了作用，但我最终明白是她的牙齿前移了。术语“Projection”的原定义之一是“某物向外延伸的程度”，在这里解释为微笑饱满度。由于她的外科手术前移了上下颌，而不是后退。她的笑容变得更加灿烂，并且可以暴露所有的牙齿。而我使用的与她父母（尤其是母亲）产生共鸣的描述是“我们想要一个充满张力的饱满微笑”。

我开发了一个影响微笑饱满度的因素检查表（见第4章）：

- 牙齿和颌骨的矢状向位置
- 上颌切牙的角度
- 微笑时切牙暴露量
- 牙齿比例
- 渐变

当她的颌骨及牙列向前移动时，唇的丰满度和鼻、唇、颏的突出程度都达到了预期目标。切牙暴露量也得到了很大改善。使用半导体激光切龈来增加冠长和龈缘重塑，可以获得更好的美学比例。因此检查我们上述检查表的前4项，并评估等级。在评估治疗前后的图像时，我注意到在她治疗前，微笑时部分上颌尖牙被上唇覆盖。第一前磨牙第二前磨牙及少量第一磨牙暴露。术后，她的尖牙完全暴露，第一和第二前磨牙完全暴露，第一磨牙大约暴露一半。因此，微笑得到了改善，并且我们清单上所列项得到了解决。她现在的微笑饱满、充满张力（图8-211）！

她的笑容变得更加灿烂，并且可以暴露所有的牙齿。而我使用的与她父母（尤其是母亲）产生共鸣的描述是“我们想要一个充满张力的饱满微笑”。

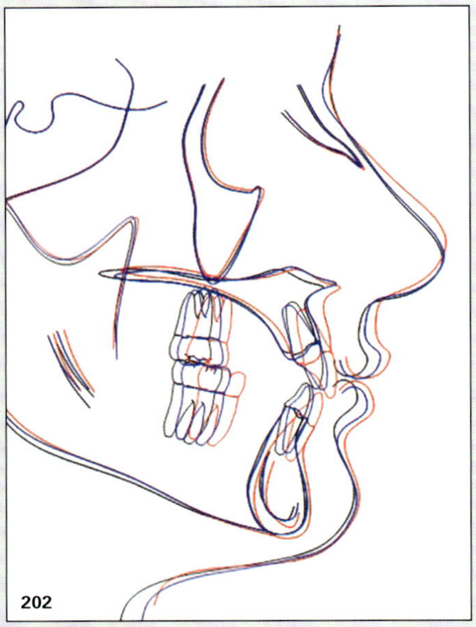
202

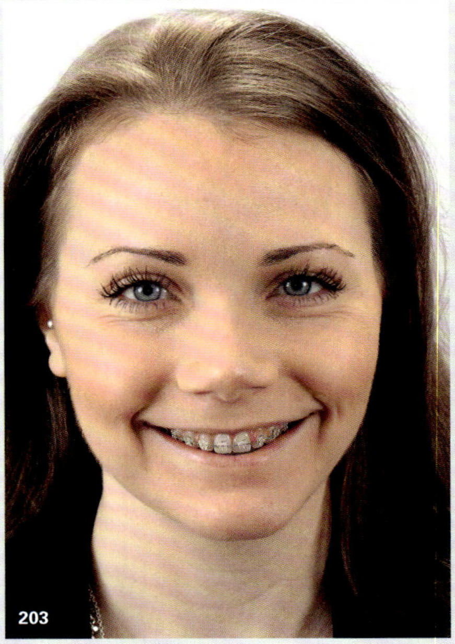
203

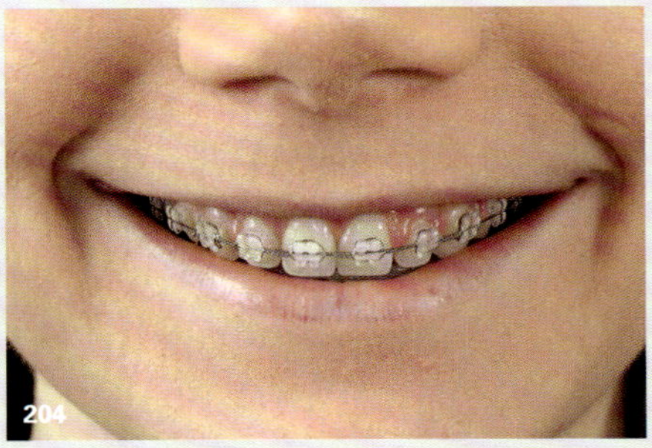
204

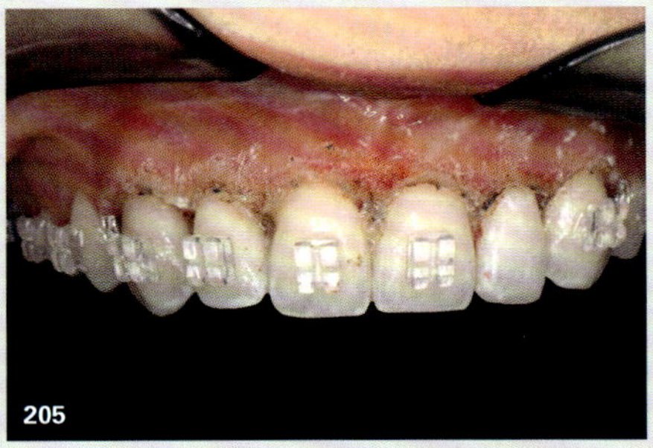
205

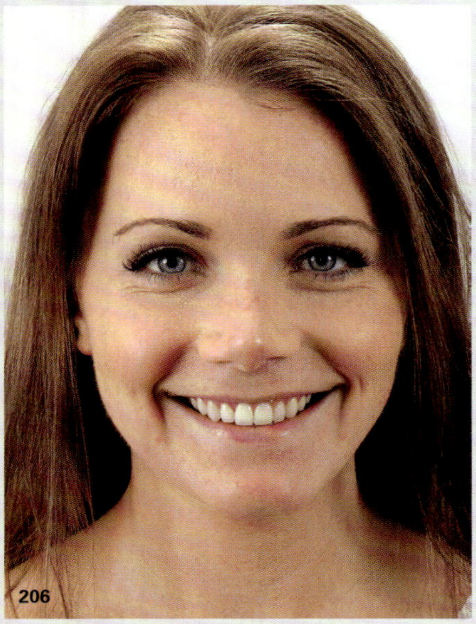
206

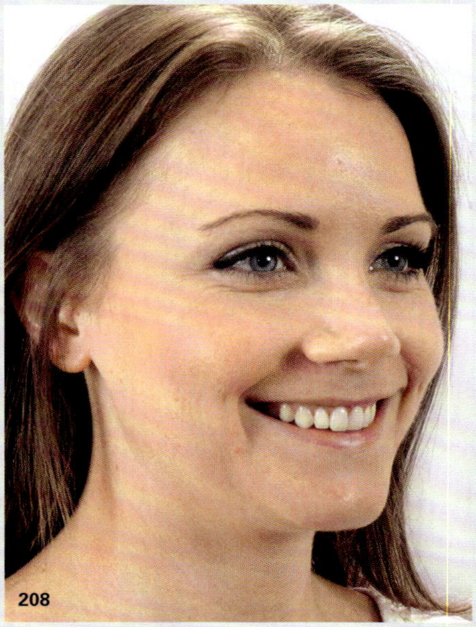
208

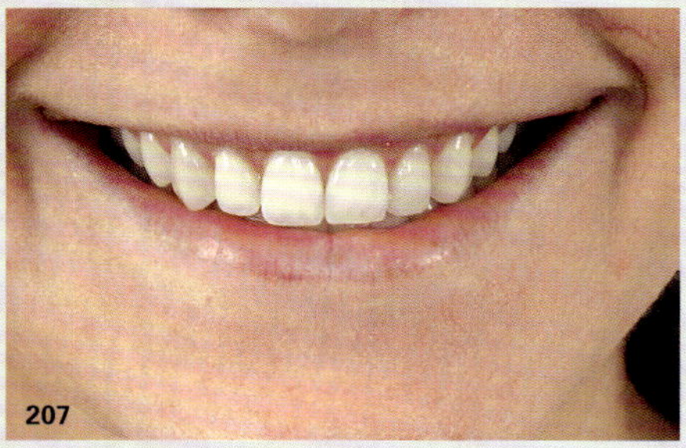
207

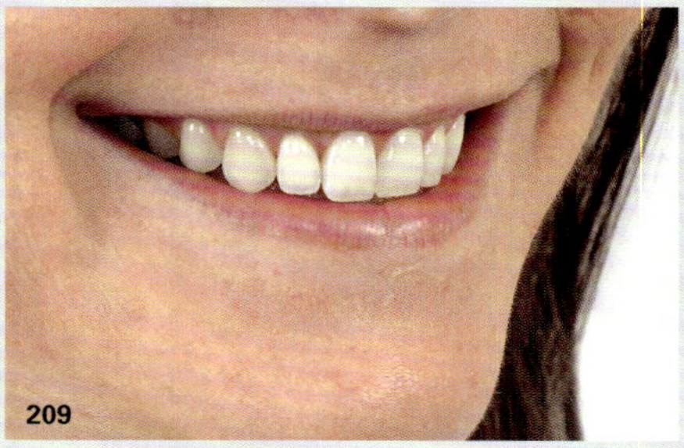
209

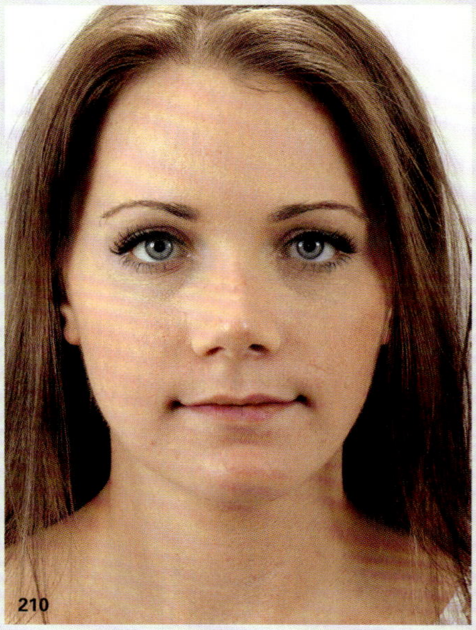
210

图8-202 双颌前移手术联合鼻整形术的头影重叠结果。唇部支撑改善，鼻尖抬高。

图8-203 术后微笑像。

图8-204 特写微笑像显示了手术后极佳的切缘位置。虽然牙龈发炎了，但她现在微笑时切牙暴露完全。

图8-205 使用激光去除多余的牙龈组织，使牙龈边缘理想化，并增加牙冠长度。

图8-206～图8-209 完成术后正畸及牙冠延长后的最终微笑像。与术前差异明显！

图8-210 下颌姿势位的正面像，显示了由于双颌前移手术而获得了更好的唇部支撑，增加了唇红。

图8-211 治疗后患者正面微笑像。

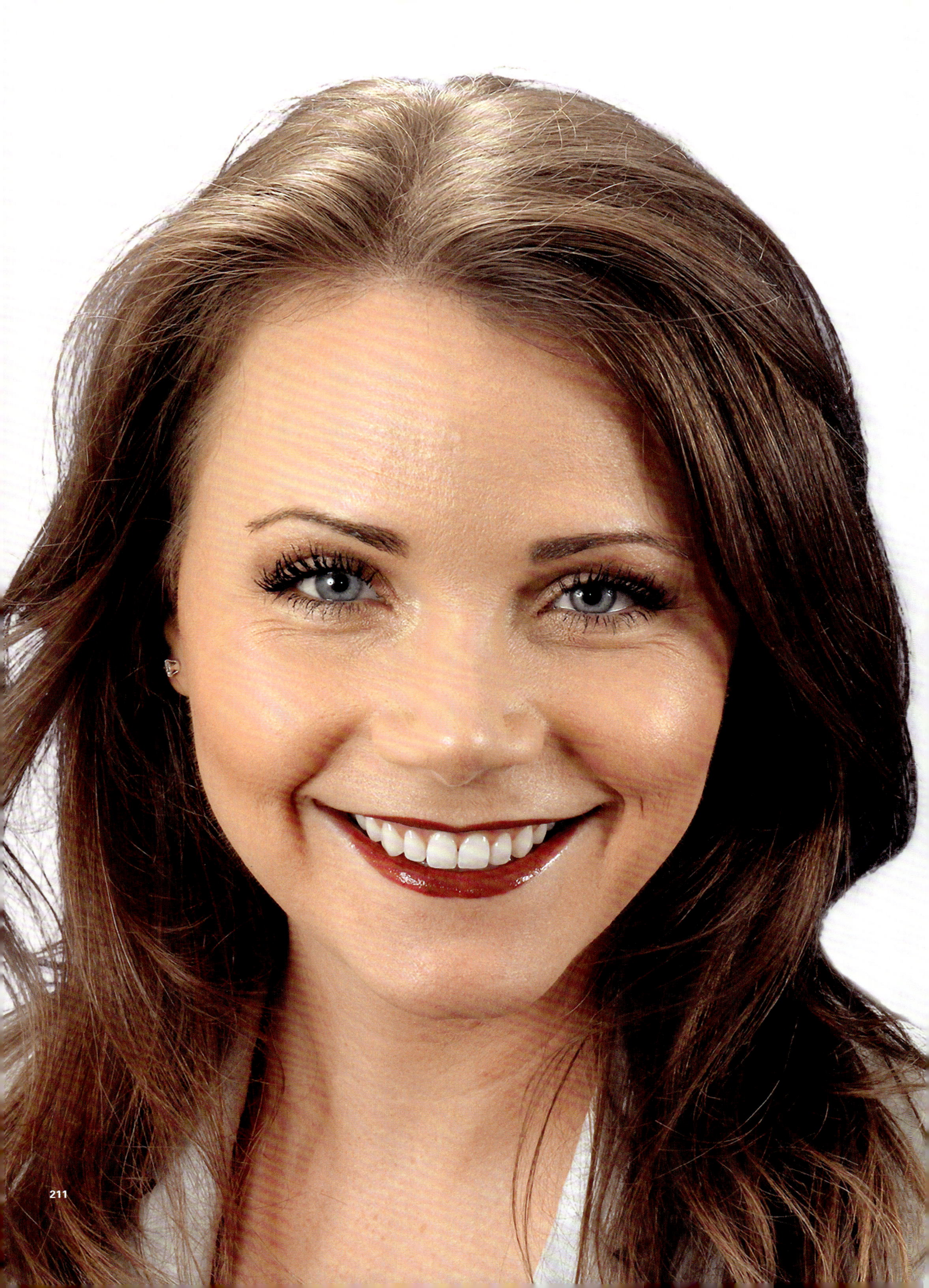

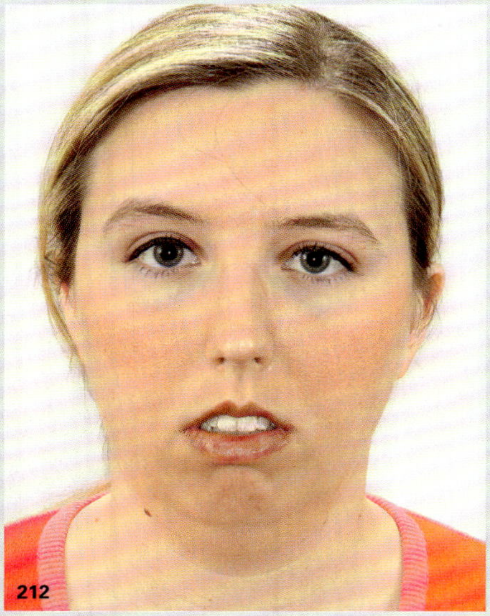

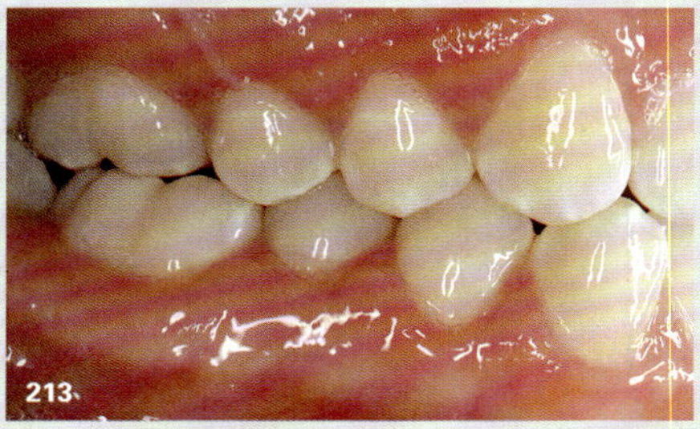

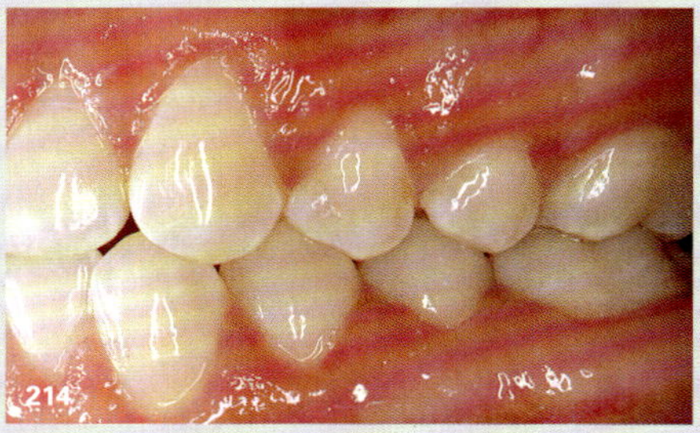

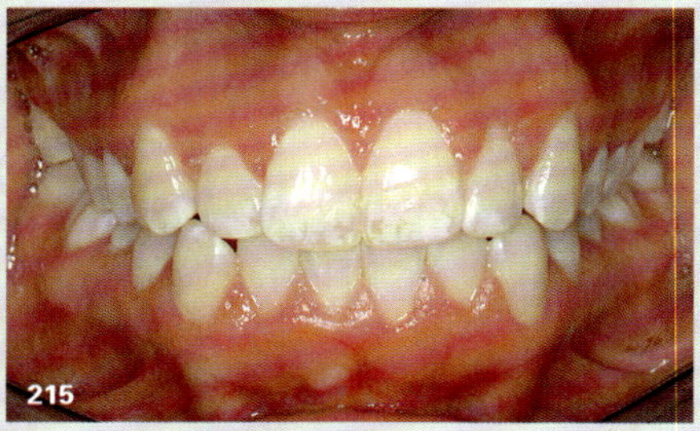

图8-212 这名24岁的女性是由她的叔叔推荐来的，他是一名美容口腔医生。正面像反映了她上颌骨垂直向发育过度，导致面下部高度过长和唇闭合不全。

图8-213～图8-215 她在青少年时期接受过正畸治疗，咬合良好。

整合运用

图8-212中的24岁女性是由她的叔叔推荐来的，她的叔叔是美国阿拉巴马州南部的一名美容口腔医生。她在青少年时期接受过正畸治疗，获得了良好的咬合功能（图8-213～图8-215）。据说，自从她的牙齿矫正治疗完成后，她的叔叔就再也没有见过她，多年后在一次家庭聚会上遇到了她，当时他把她介绍给了在美国伯明翰的我。在我们的第一次面诊时，她说鼻呼吸困难，尽管她没有接受评估，但她觉得自己可能患有睡眠呼吸暂停。她的头颅定位侧位片显后气道狭窄（图8-216），但仅凭头影测量不能诊断睡眠呼吸暂停，有必要进行睡眠监测以确定是否存在呼吸暂停。在充分讨论了从正畸诊断、治疗计划、美学目标设定等一系列问题后，她对二次正畸治疗以行正颌手术的方案持开放接受态度，尤其是我们提出的其他美学改善方案。以下总结了我“由外而内”的临床检查记录：

宏观美学评估

- 下颌姿势位正面像（图8-217）
  - 上颌骨垂直向发育过度伴面下部高度过长
  - 上唇红薄
  - 鼻翼基底宽度窄：理想的鼻翼基底宽度应与内眦宽度相当。
  - 相对口裂高度有较短的人中长度
  - 唇闭合不全
  - 下颌角轮廓不清晰
- 微笑正面像（图8-218）
  - 微笑时过度露龈
  - 笑线稍扁平
- 下颌姿势位45° 侧面像（图8-219）
  - 面下部突度不足
  - 下颌下缘轮廓不清晰
  - 颏-颈角轮廓不清晰
  - 颏下脂肪沉积过多
- 微笑45° 侧面像（图8-220）
  - 微笑时过度露龈
  - 笑线稍扁平
  - 微笑饱满度欠佳
- 侧面像（图8-221）
  - 明显的凸面型
  - 驼峰鼻
  - 鼻尖低
  - 鼻唇角锐
  - 上唇短小、唇闭合不全
  - 上唇突度不足
  - 颏突度不足
  - 颏-颈角钝
  - 颏颈距离短

回头看，考虑到她骨骼发育不良的严重性，第一次代偿性正畸的效果是显著的。

局部美学评估

- 微笑时过度露龈（图8-222）
- 笑线扁平
- 切牙比例不调

微观美学评估

- 上颌侧切牙过小（图8-223）

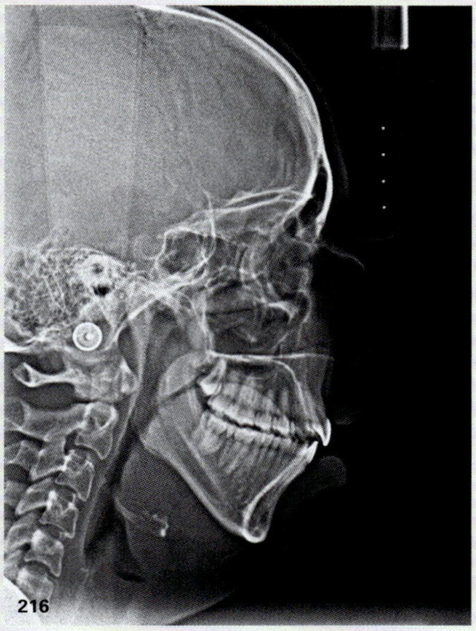

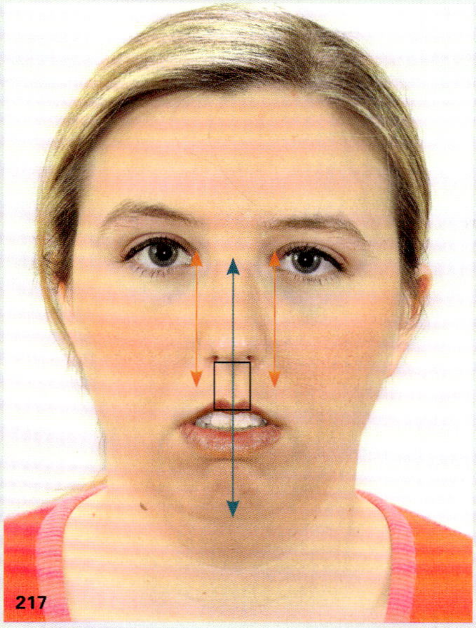

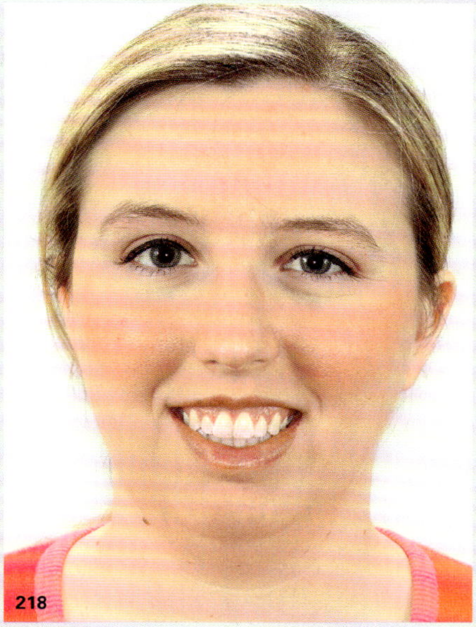

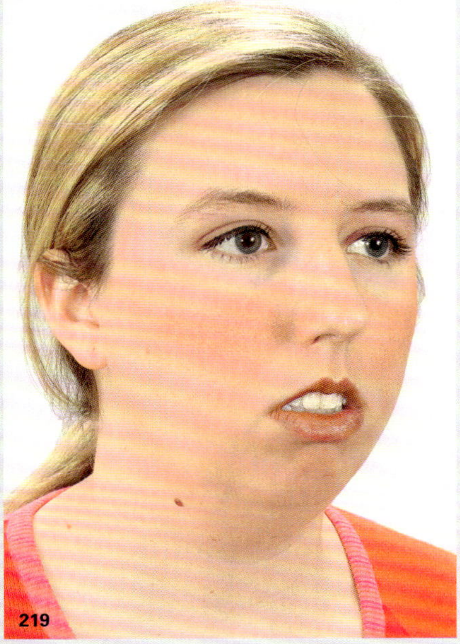

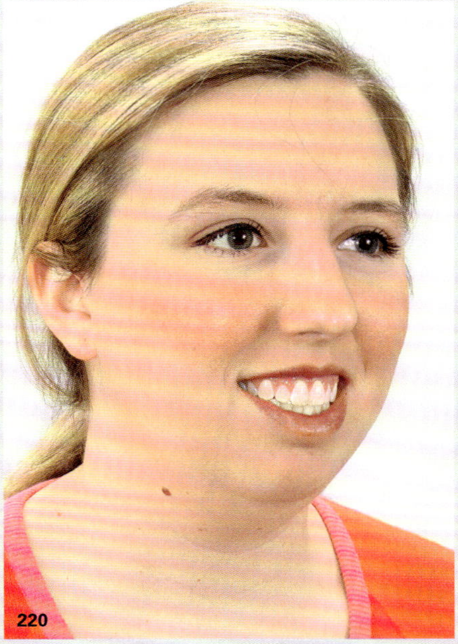

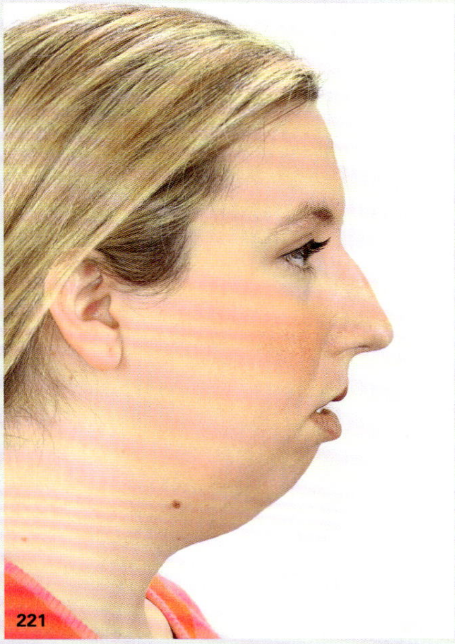

图8-216 最初的头颅定位侧位片示严重的凸面型，伴有下颌发育不足和狭窄的后气道。她确实抱怨说怀疑自己患有睡眠呼吸暂停。

图8-217 面下部高度过长和人中过短。红线反映了鼻翼宽度不成比例。理想情况下，鼻翼基底宽度应该与眼睛的内眦重合。而她的鼻翼过窄。

图8-218 微笑特征：微笑时过度露龈。

图8-219和图8-220 45° 侧面像清楚地显示了她短小的人中，颏部后缩和不清晰的颈部轮廓，以及不饱满的笑容。

图8-221 90° 侧面像显示了她的驼峰鼻和低鼻尖，鼻部过度突出，以及上唇薄，颏部和颈部轮廓不佳。

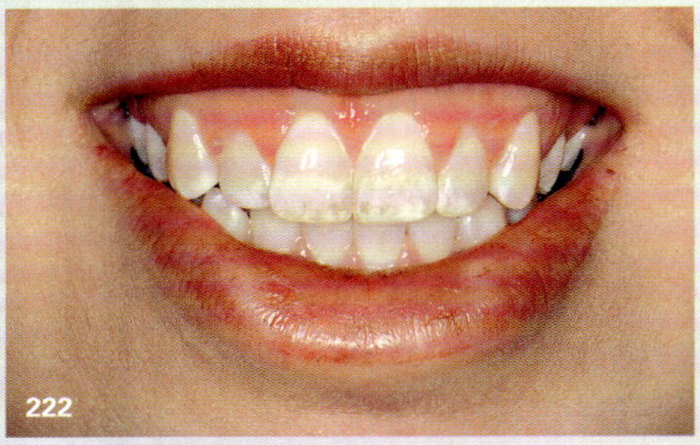
222

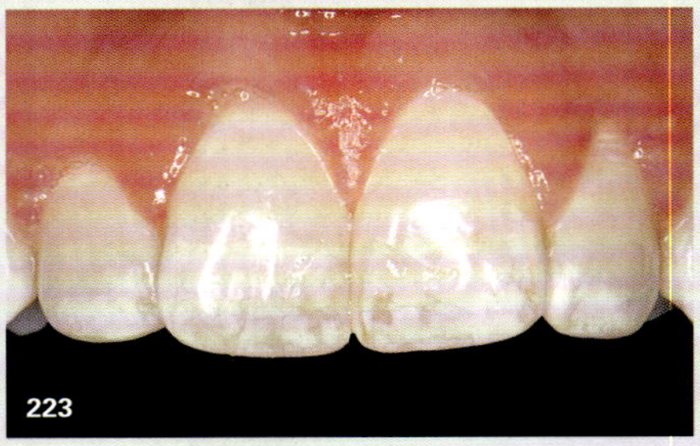
223

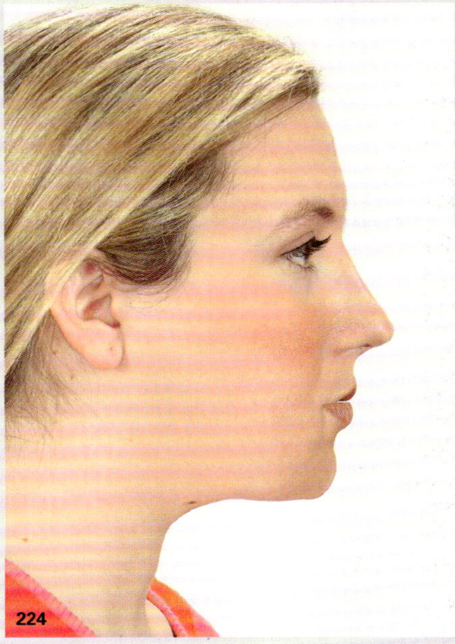
224

图8-222 特写微笑像示，微笑时过度露龈，唇红暴露量不成比例，上颌侧切牙相对于中切牙较小，笑线略显平坦。

图8-223 微观美学显示：扇形中切牙，以及与中切牙相比不成比例的过小侧切牙。

图8-224 拟讨论的手术方案（上颌上抬和前移、下颌前移、颏前移下降、颏下软组织整形和鼻整形术）的初步数字模拟展示了我们对术后效果的预估。她表示认可，这张照片和其他后续数据将被一并被转发给手术团队其他成员审核，以便他们在患者首次就诊时对预期效果有清晰认知。

- 上颌中切牙呈扇形

在初次就诊时，我们讨论了完整的治疗计划，包括正畸、上颌上抬和前移、下颌前移、颏前移、鼻整形术以及颏下整形术。为了让她看到自己的选择，也为了让我们讨论她可能期望的面部变化，我在数字软件中模拟了她的每个变化，呈现了图8-224中看到的最终侧面像。她喜欢她所看到的。我的手术协调员仔细检查了我们的知情同意书，并给了她一份我多年前为患者制作的图文并茂的“患者手术指南”，让患者阅读并理解所有的程序，包括它们是如何执行的，以及在术后治疗阶段会发生什么。然后，她被介绍给多学科团队的其他成员，主要是口腔颌面外科医生和面部整形外科医生。从那时起，我成为团队的四分卫。在与团队成员讨论后，她再次与我会面，确认最终的治疗计划如下：

1. 正颌外科手术前的固定矫治。
2. 手术方案：
   - Le Fort Ⅰ 型截骨术上抬上颌骨，以减少面下部高度，改善唇部功能，并减少微笑露龈量。我还计划将上颌骨前移，以促进面下部的饱满度。
   - 下颌前移也有助于增加面下部的饱满度和扩大气道。
   - 鼻整形术，以改善鼻部美观（驼峰鼻、低鼻尖），并延长人中。
   - 颏成形术使其颏部前移。
   - 颏下软组织成形术（颏下吸脂术）。
3. 完成正畸并保持。

她的手术需要9个月的术前正畸准备，不是因为正畸很困难，而是因为考虑到她从美国阿拉巴马州南部前来复诊的交通时间所做的预约协调。术后2周她回到了我的诊所复诊，取出了手术牵引钉和0.017英寸×0.025英寸弓丝，并且戴入了0.014英寸圆丝7个月后完成了正畸治疗，效果非常显著（图8-225～图8-234）。

结论

正颌外科过去被认为是一种创伤极大的手术。然而，在过去的几十年里，手术方法已经发生了巨大的变化。今天，用坚固内固定代替上下颌间结扎，在愈合阶段可以保证张口不受影响。这意味着美容手术如鼻整形术等，可以在愈合的同时进行，这样并发症少，愈合相对顺利。同时也意味着医生可以更全面更多学科地看待治疗的设计，正如本章所展示的，良好的结果往往可以改变生活。